Handbook of PTSD:
Science and Practice

PTSDハンドブック
―― 科学と実践

マシュー・J・フリードマン，テレンス・M・キーン，パトリシア・A・レシック 編

金　吉晴 監訳

HANDBOOK OF PTSD: Science and Practice
edited by Matthew J. Friedman, Terence M. Keane, PhD, and Patricia A. Resick, PhD

Copyright © 2001 by The Guilford Press. A Division of Guilford Publications, Inc.
Japanese translation published by arrangement with Guilford Publications, Inc.
through The English Agency (Japan) Ltd.

日本語版への序文

このたび私たちの友人であり同僚でもある金吉晴博士より，皆様に『PTSDハンドブック：科学と実践』の日本語版をご紹介するように求められましたことは，私たちにとってこの上ない喜びであり，名誉でもあります。日本はトラウマティックストレスの研究において世界のリーダーとしての頭角を現しつつあります。こうした進歩が示された重要な，しかし痛ましい事例としては，2011年3月11日の破壊的な地震，津波，それに続く福島原子力発電所の爆発と放射性物質の流出事故に対する，日本の精神医療関係者の驚くほど有効な対応が挙げられます（Kim, 2011）。まさしく，トラウマの領域における人道的活動には国境はありません。トラウマ研究者ならびに臨床家の国際的コミュニティの一員として，私たちは等しく，破壊的な自然災害，戦争やテロといった集団的災厄，そして対人暴力から学び続けなければなりません。私たちは本書を通じて，科学的研究や臨床介入の成果だけではなく，現在の知識と臨床的能力との間の大きな断絶をも報告しようと努めてきました。そして最終章には，この領域の科学と臨床を進歩させるための次の重要なステップに向けての私たちの提案が書かれています。

本書の計画を立てた時，私たちにはいくつかの目的がありました。第一に，学部学生，研修生，研究員，科学者，そして臨床家のために，トラウマの領域への洗練された入門となるような包括的なハンドブックを作成し，PTSDの最新の知見が参照できるようにしたいと考えました。第二に，1980年に米国精神医学会の公的診断の中にPTSDが登場して以来のすべての進歩を伝えるような記念碑を建てたいと思いました。第三に，心理的トラウマの領域に対する主要な貢献をはっきりと伝えたいと思ったのです。

まずこのハンドブックはトラウマとPTSDの上級レベルの主要な教科書として使えるように作成してあります。私たちの見るところ，こうした目的のために使うことのできる，正統的な資料は他に存在していません。本書を編集する上で苦心したのは，この領域が様々な学術的，臨床的な学派を超えて拡大してきていることを正確に記述することでした。例えばPTSDに関連した訴訟が増加したことを受けて，司法に関する章を含めることが必要でした。本書を読めばお分かりのように，単に多くの科学的，臨床的な主題を考察するだけではなく，多くの異なったレベルの分析についても理解しなくてはなりませんでした。ミクロなレベルでは遺伝子と環境の相互作用やシナプスの可塑性，神経回路，そして神経生物学的なメカニズムを考える必要がありました。そしてマクロなレベルでは疫学研究，文化横断的研究そしてパブリックヘルスの情報を提供することも必要でした。その中間には，心理学的モデル，記憶，解離，ジェンダー，発達，そして診断と治療に関する多くの臨床的アプローチを扱った章があります。

次の目的は，1980年以来の私たちの活動の深さと広さを十分に示すような記念碑を建て，私たちがどれほど遠くまで歩んできたのかを研究者や臨床家に分かってもらうことでした。たとえば20年前の教科書には，遺伝と環境の相互作用や脳画像研究，記憶，解離，ジェンダー，発達，早期介入，文化的諸問題，司法，レジリエンス，そしてパブリックヘルスを扱った章はありませんでした（Friedman, Charney, & Deutch, 1995）。

本書の冒頭ではまずこれまでの歩みが考察されています。続く2つの章は歴史を扱っており，

PTSDが公式な精神医学的診断として認知されて以来，人々の関心を集めた主な批判と論争を簡潔に紹介しています。最終章の「未踏の領域」では新しい治療，レジリエンス，パブリックメンタルヘルス，そして科学研究と臨床の今後の進歩のために何を検討すべきかを振り返っています。それらにはさまれた第Ⅱ部「科学的基盤と理論的展望」と第Ⅲ部「臨床実践」は本書の中核といえましょう。ここに含まれる章はいずれも（PTSDの心理学理論の紹介の章を除いて）同じ構成をとっています。まず「方法論的考察」があり，その章の主題についての知識がどのような科学的方法論によって得られてきたのかが紹介されています。すなわち読者は，遺伝，脳画像，認知心理学，心理療法，精神薬理学，疫学などの多彩な領域における知識が，実に様々な異なった方法論によって得られたものであることを，入念な解説によって知ることになります。続いて「現在の研究状況」があり，その分野で出版された文献についての包括的で厳密な展望が行われています。その次には「現在の知見の一般化可能性」が論じられ，読者は実証的な研究成果が自分に関心のある科学的，臨床的な疑問への答えとしてどれほど適切なものであるのかを評価することができます。各章の最後では将来の科学研究と臨床にとっての重要な方向が示されています。

最後に，執筆者の多くは米国退役軍人局の国立PTSDセンターで活躍しています。それ以外の著者はこの領域の先端的な研究，臨床機関で勤務をしていますが，ほとんどの者が国立PTSDセンターと緊密に連携しています。その意味で，国立PTSDセンターは私たちにとっての家庭のような機関といえます。このセンターは1989年に合衆国議会の決議によって設立され，トラウマ的出来事への暴露のもたらす心理的影響とPTSDの研究と教育における世界の指導的立場に立ってきました。設立以来，センターによる研究，教育，そして指導は米国のみならず国際的な学術，臨床，パブリックヘルス政策の課題に影響を与えてきています。特にニューヨークの世界貿易センターとワシントンの国防総省への911テロ攻撃やハリケーン・カトリーナ，また現今のイラクとアフガニスタン戦争以降，その役割がますます重要なものとなっています。311の地震と津波災害の影響への対応に関しても，このセンターが日本の皆様のお力になれることを願っております。これほど多くの熱意と才能のある友人たちと働いてきたことは，本当に恵まれたことでした。本書の中で，こうした人々の重要な貢献を紹介する機会を与えられたことを心より嬉しく思っております。

私たちは本書が卒後教育並びに生涯学習のカリキュラムの教科書として役に立つことを期待しています。PTSDの研究者にとっては，本書がトラウマの領域で重要な意義を持つような研究を構想し計画する上での助けになることを，臨床家にとっては，本書を参照することによって自分の患者のためにエビデンスに基づいた最良のアプローチを選択できることを願っております。

マシュー・フリードマン
Matthew J. Friedman, MD, PhD
テレンス・キーン
Terence M. Keane, PhD
パトリシア・レシック
Patricia A. Resick, PhD

参考文献

Friedman, M. J., Charney, D. S., & Deutch, A. Y. (Eds), (1995). Neurobiological, and clinical consequences of stress: From normal adaptation to PTSD. Philadelphia: Lippincott-Raven.

Kim, Y. (2011).Great East Japan Earthquake and early mental-health-care Response. Psychiatry and Clinical Neurosciences, 65, 539-548.

監訳者序文

　PTSDという概念が米国精神医学会の診断分類である1980年のDSM-Ⅲで採用されて以来，この概念の需要をめぐっては米国と同様に日本においても多くの議論が引き起こされた。当初の混乱は，DSM-Ⅲで従来の神経症，心因反応という診断概念が採用されなかったため，かつてはこれらのカテゴリーに分類されたであろう人々や，ときにはパーソナリティ障害や好訴症として扱うべき人々がPTSDと分類されたことも少なくない。さらにはトラウマ体験を本人の主観的な衝撃のみによって定義をしたり，あるいは再体験症状の持つ，侵入性想起という性格が十分に理解されず，単に被害について考えていれば再体験症状であるかのように見なされたという事情もある。

　他方で医学的診断を社会的な救済の手段としてあまりにも安易に用いたこと，さらに社会的救済の責任への抗弁として診断概念そのものへの異議申し立てがしばしば司法の場で生じたこと，さらにはそのような議論が出来事の当事者ではなく保険制度を代表する組織によって営利的目的によって行われ，関係する専門家の利益相反も不明であったことなどの事情が，いっそう問題を複雑にしてきたかもしれない。

　近代精神医学の黎明期以降，トラウマという現象は常に重要な主題であり続けたが，PTSDという形で診断が精緻化されたことは比較的新しく，したがって診断境界，家族集積性，リスク要因，治療反応性，生物学的背景，心理的モデルなどについて不明な点が多かったことはやむを得ない。ちなみにPTSD以外の精神疾患についても，これらの要素について均一な特徴が証明されているものは非常に少ない。にも関わらずこうした特徴についてPTSDへの批判がなされることが目についた背景としては，司法の場での争いを別にすれば，PTSDという患者集団についての共通の臨床経験が熟成していなかったことがあったものと思う。米国などでは戦争帰還兵士という比較的均一なトラウマ集団を共通認識の対象として概念，治療，研究が開始されたが，これは戦争においてPTSDが好発するためだけではなく，業務の延長として医学的診断を受ける機会が多いためでもある。それでも精神科診断を受けることを嫌って受診しない兵士，退役軍人も多い。その他のトラウマの場合には受診への促し，動機づけはさらに低いので，日本のように民間人のトラウマが主要な問題であるような国においては実際にPTSD患者を診察したことのある臨床家は少なく，その少なさが熟練を妨げ，そのために仮にPTSD患者が抑うつや不安を主訴として受診をしても，トラウマ歴を十分に把握し難いという悪循環が生じやすい。そのためにPTSD概念が想定している臨床的な実態についての合意がなかなか形成されなかった。しかし漸く近年になり，PTSDについて率直に臨床的経験を語ることのできる素地が形成されてきたと感じられる。

　PTSD概念の市民化は日本のみならず，異なったタイプのトラウマ患者を目にしている世界各地の臨床家においても生じており，また様々な研究領域でもPTSDという主題が頻繁に扱われるようになってきた。なかでも心理理論については，その治療理論を取り入れたPTSD治療の効果についてのエビデンスが集積し，エビデンスのある治療原理をふまえてさらに病態理論が洗練されてきたという好循環が生じている。また脳科学研究，遺伝子研究の進歩は，主観的な症状に偏りがちであったPTSDの診断概念に客観的な基盤を与え

るものと期待される。それ以外の多くの進歩については原書の序文を参照されたい。

　本書『Handbook of PTSD』はそうした進歩を集大成した書籍である。すでに米国において本書は，PTSDに関するあらゆる議論，疑問，論争の際に必ず引用される基本文献の地位を獲得している。この翻訳が，日本においても，PTSDおよびトラウマという人間の基本的な体験の理解において，常に参照されることが期待される。PTSDの診断，概念，治療，病態，薬理，生理，疫学，レジリエンス，司法などの様々な分野における議論は，少なくとも本書に書かれている程度の内容をふまえていないかぎり，今後はその価値を失うであろう。とはいえ本書の内容は，訳書の出版の時点ですでに数年前の議論となっている。しかしその後の議論の多少となる論点には大きな変化はない。日々，トラウマの臨床や研究に従事しているすべての人々が，この流れを引き継ぎ，本書を座右において絶えず参照することにより，その活動が一層深まっていくことを心より期待している。

　本書は多くの研究者，臨床家に翻訳を分担して頂いた。監訳者は訳稿と原書を照らし合わせ，翻訳の統一を図ったが，なお不備な点があった場合は監訳者の責任である。読者の便利のために多くの訳注と，DSM-5についての解説を作成した。また訳語はできるだけ英語と日本語が一対一対応をするように心がけたが，同じ用語が異なった分野では違う訳語を当てられてきた場合もあり，そのような時には訳注で解説を加えた。なおtraumaという用語は，英語文献においてトラウマ的出来事を指す場合と，そうした出来事の性質を指す場合，その心理的影響を指す場合があり，厳密に区分されていない。そこで本書では基本的にトラウマと仮名表記をした。ただし外傷後ストレス障害，外傷性悲嘆など，カテゴリーを示す用語として定着している場合は例外とした。その他の用語については脚注を参照されたい。

　翻訳に当たっては，用語と訳文についての助言を小西聖子，奥山眞紀子，笠原麻里，金谷泰宏，神尾陽子，白川美也子，大塚佳代，国弘志保，大滝涼子，菊池美名子，林明明，伊藤真利子，佐藤絵里香の諸氏より，また文書編集上の助力を相馬和加奈，近藤正美，岡野茉莉子の諸氏より頂いた。また校正作業については菊池美名子氏より全章にわたる多大な助力を頂き，大沼麻実，中谷優の両氏からも助力を頂いた。改めて御礼申し上げたい。

平成25年11月4日
監訳者　金　吉晴

目　次

日本語版への序文 ……………………………………………………………………… *3*

監訳者序文 ……………………………………………………………………………… *5*

第Ⅰ部　歴史的概観 …………………………………………………………… *13*

第1章　PTSD ── 25年間の進歩と課題── ………………………………… *15*
　　　　Matthew J. Friedman, Patricia A. Resick, and Terence M. Keane

第2章　精神医学におけるトラウマの歴史 ………………………………………… *30*
　　　　Bessel A. van der Kolk

第3章　PTSDの心理学史 …………………………………………………………… *47*
　　　　Candice M. Monson, Matthew J. Friedman, and Heidi A. J. La Bash

第Ⅱ部　科学的基盤と理論的展望 …………………………………………… *63*

第4章　PTSDの心理学的理論 ……………………………………………………… *65*
　　　　Shawn P. Cahill and Edna B. Foa

第5章　トラウマとPTSDの疫学 …………………………………………………… *86*
　　　　Fran H. Norris and Laurie B. Slone

第6章　PTSDのリスク経路──先行研究の理解── ……………………………… *105*
　　　　Dawne S. Vogt, Daniel W. King, and Lynda A. King

第7章　想起と忘却 …………………………………………………………………… *120*
　　　　Chris R. Brewin

第8章　トラウマに誘発された解離 ………………………………………………… *137*
　　　　Anne P. DePrince and Jennifer J. Freyd

第Ⅱ部

- 第9章 PTSDの神経回路と神経可塑性 ———— 152
  Alexander Neumeister, Shannan Henry, and John H. Krystal

- 第10章 PTSDに関連する神経生物学的変化 ———— 164
  Steven M. Southwick, Lori L. Davis, Deane E. Aikins, Ann Rasmusson, Jill Barron, and Charles A. Morgan Ⅲ

- 第11章 遺伝子－環境相関——PTSDに関する双生児研究と遺伝子研究—— ———— 185
  Ronnen Segman, Arieh Shalev, and Joel Gelernter

- 第12章 PTSDにおけるジェンダーの問題 ———— 203
  Rachel Kimerling, Paige Ouimette, and Julie C. Weitlauf

- 第13章 子どものトラウマ的ストレスの頻度とその衝撃 ———— 223
  John A. Fairbank, Frank W. Putnam, and William W. Harris

- 第14章 高齢者のトラウマ ———— 243
  Joan M. Cook and George Niederehe

第Ⅲ部　臨床実践——臨床技法とエビデンス—— ———— 265

- 第15章 成人におけるPTSDと併存疾患の評価 ———— 267
  Terence M. keane, Deborah J. Brief, Elizabeth M. Pratt, and Mark W. Miller

- 第16章 トラウマへの早期介入 ———— 289
  Brett T. Litz and Shira Maguen

- 第17章 PTSDの心理社会的治療 ———— 311
  Patricia A. Resick, Candice M. Monson, and Cassidy Gutner

- 第18章 PTSDの子どもへの心理社会的アプローチ ———— 339
  Glenn N. Saxe, Helen Z. MacDonald, and B. Heidi Ellis

- 第19章 PTSDに対する薬物療法 ———— 354
  Matthew J. Friedman and Jonathan R. T. Davidson

- 第20章 トラウマへの暴露と身体健康 ———— 383
  Paula P. Schnurr, Bonnie L. Green, and Stacey Kaltman

- 第21章 文化とトラウマ ———— 401
  Janet E. Osterman and Joop T. V. M. de Jong

第Ⅳ部　未踏の領域　…… 421

第22章　PTSDと法 …… 423
Landy F. Sparr and Roger K. Pitman

第23章　PTSDの新しい治療 …… 441
Stacy Shaw Welch and Barbara Olasov Rothbaum

第24章　リスク，脆弱性，ストレス抵抗性，そしてレジリエンス
トラウマ後適応についての統合的概念化に向けて …… 468
Christopher M. Layne, Jared S. Warren, Patricia J. Watson, and Arieh Y. Shalev

第25章　災害および集団暴力後のパブリック・メンタルヘルス的介入 …… 490
Patricia J. Watson, Laura Gibson, and Josef I. Ruzek

第26章　今後の研究のための鍵となる問いと課題 …… 507
Matthew J. Friedman, Patricia A. Resick, and Terence M. Keane

あとがきにかえて―― DSM-5と本書の意義 ―― …… 527

人名索引 …… 533

事項索引 …… 551

訳者一覧 …… 556

編者・監訳者紹介 …… 557

【凡　例】
- 注については〔＊＝監訳者注〕，〔†＝訳者注〕〔‡＝原注〕として各章に脚注として付した。
- 本書では歴史的人名以外の人名は原語表記としているが，第2章では歴史が扱われており，これまで仮名表記で紹介されてきた人名も多いので，仮名表記を採用した。

PTSDハンドブック
―― 科学と実践

第Ⅰ部

歴史的概観

第1章

PTSD
── 25年間の進歩と課題 ──

Matthew J. Friedman, Patricia A. Resick, and Terence M. Keane

外傷後ストレス障害 posttraumatic stress disorder（PTSD）を思わせる症状は何世紀にもわたって世界の偉大な文学作品に描かれ，戦争や災害が終わった後で記録されてきたが（Kilpatrick et al, 1998; Saigh, 1992; Shay, 1994; 本書第2章 van der Kolk，第3章 Monson, Friedman, & La Bash 参照），現在の用語である PTSD が疾病分類学に登場したのはようやく 1980 年になってからのことである。19世紀末に Kraepelin（1896）は精神障害の分類の試みにおいて「驚愕神経症」（Schreckneurose；英語では fright neurosis）という用語を用いて，事故や負傷の後に生じる不安症状を捉えようとした。第二次世界大戦後および朝鮮戦争中に米国精神医学会は DSM-I[*1]（American Psychiatric Association: APA, 1952）を作成したが，これには重度ストレス反応 gross stress reaction[*2] が含まれていた。この DSM の初版は今日の改訂版の DSM のような詳細な基準を列挙してはいないものの，元々は比較的正常でありながら，災害や戦争などの極度のストレス要因を経験した結果として精神症状を持つようになった人々への診断として提起されたものであった。奇妙なことに，ベトナム戦争がもっとも激しかった時期に発行された改訂版の DSM-II では，この〔重度ストレス反応という〕カテゴリーが削除されていた。当時の精神科医には，この診断カテゴリーが突然消えたことには政治的動機があると考える人がいた（Bloom, 2000）。Bloom によると，ベトナム戦争で軍の精神科医であった John Talbott（後の米国精神医学会会長）は，DSM-II の診断体系では彼が観察した症状を把えることができなかったために，翌 1969 年にこの診断カテゴリーの復活を提唱している。

1970 年代に入ると米国でも世界中でも多数の社会運動が起こり，戦争と同様に対人暴力の後でも生じる反応に注目が集まった。女性運動では，全米女性機構 National Organization for Women の体験告白グループや意識向上グループ出身の女性による性的暴行[*3]や身体的暴力についての発言が注目されるようになった。法律も改正され，

[*1] 米国精神医学会による Diagnostic and Statistical Manual of Mental Disorders であるが，全く同じ原書名が版によって異なった日本語名に訳されてきたことと，DSM という略称が一般的に知られているため，本書では DSM とのみ記している。

[*2] 米国の戦争精神医学 war psychiatry の経験から作られた概念。戦争などの重度のストレス後，驚愕反応，反復性悪夢，苛立ち，などを特徴とする。当初は一過性の反応であると思われていたが，1962 年の Archibald らの研究によって，15 年後にも慢性化する人々が存在することが指摘された。(Archibald, H., Long, D., Miller, C., & Tuddenham, R. (1962). Gross stress reaction in combat—A 15-year follow-up. American Journal of Psychiatry, 119, 317-322.)

[*3] 性暴力関連の訳語については第 12 章脚注を参照。

家庭内の虐待事件は家族だけの問題ではなく犯罪であり，社会問題であるという考えが反映されるようになった。米国全州で，児童虐待の報告義務が制定された。強姦被害者保護法 rape shield laws や，婚姻内強姦防止法 marital rape laws の成立に加えて，レイプは少女や女性だけでなく少年や男性にも起きうることが司法の場でも認識され，こうした被害者への態度やサービス提供が変化していった。Kempe ら（Gray, Culter, Dean, & Kempe, 1977; Schmitt & Kempe, 1975），Burgess と Holmstrom（1973, 1974），Walker（1979）による記念碑的研究のそれぞれの結果から，児童虐待症候群 child abuse syndrome，レイプ・トラウマ症候群 rape trauma syndrome，バタード・ウーマン症候群 battered woman syndrome *4 が記述され，次世代の研究を産み出した。このようなかたちの対人トラウマに対する反応の記述は，何百万人にのぼるベトナム戦争帰還兵*5 の陳述に酷似していた。その結果，次の DSM 改訂の検討では，あらゆるトラウマ的出来事に対する反応を集めて1つのカテゴリーとすることになったのである。

1980年のDSM-Ⅲ（APA, 1980）においてPTSDが初めて公式の診断として登場した。PTSDは今では不安障害に分類されていて，当時は以下の4つの基準があった。(1) ほとんど誰でも苦痛に感じるようなストレス要因が認識されている，(2) 次の3種の再体験症状のうち1つ以上：（反復する侵入的想起，反復する夢，あたかもトラウマ的出来事が起こっているかのような突発的行動），(3) 1つ以上の反応性麻痺の徴候ないし外界への関わりの減退（活動に対する興味減退，孤立と無関心の感覚，感情の狭小化），(4) その他の一連の症状のうち2つ以上：（過覚醒ないし驚愕，睡眠障害，サバイバーの罪責感 survivor's guilt，記憶障害ないし集中困難，トラウマを想起させる活動の回避，想起させる出来事に暴露された際の症状増強）。〔DSM-Ⅲでは〕急性（最初の6カ月以内）と慢性ないし遅延（6カ月を超えて持続するか，6カ月を過ぎて発現）という2つの亜型を区別している。興味深いことに，このDSM〔-Ⅲ〕では麻痺と努力的回避を分けていたが，これは〔現今の〕DSM-Ⅳで症状の因子分析を繰り返してようやく確立されてきた所見である（APA, 1994; King, Leskin, King, & Weathers, 1998）。診断が導入されると，それに続いて，誰にどのような条件下でこの障害が生じるかといった有病率調査が実施された。また，これらの基準に対する信頼性と妥当性のある評価法も開発された。1980年代中盤から後半になると，治療成績に関する論文が出版されるようになった。

PTSDをDSMに導入するにあたっては，現在まで続く多くの論争が生じた。他方で精神症状によって無力化された大量虐殺のサバイバー

---

*4 原語の batter は，城の壁を打ち壊すような激しい破壊的な行為のことである。日本語には相当する言葉がないので殴打と訳されるが，日本語の殴打という語感よりも遙かに激しい外力をさしている。battered woman は，これまで被虐待女性と訳されてきた。しかしこの訳では batter の語感が伝わらない。また，文脈によっては児童期の虐待との区別が不明確となる。そこで本書では，原則的にバタード・ウーマンという訳語を採用し，文脈によって殴打という言葉を補足した。

*5 veteran は帰還兵もしくは退役軍人と訳されてきたが，Vietonam veteran, combat veteran のように戦地を示す用語が付いているか，文脈から明らかな場合は帰還兵，それ以外は退役軍人と訳している。

*6 災害や事故，犯罪などによって傷つけられた人々を victim（被害者，犠牲者）と呼ぶこともできる。しかし victim という言葉には，無力さ，弱さ，痛ましさ，そして時には哀れさをも連想させてしまう側面がある。それに対し，そうした大きな困難を乗り越えて「生き延びた人」への敬意をこめて survivor という呼称を用いることも多い。原文では rape victim, rape survivor の用語が混在しているが，原文のままに翻訳した。サバイバーという呼称は，被災者や性暴力被害者などの狭義のトラウマ被害者だけを指すのではなく，がんの診断を受けた人々を「がんサバイバー」と呼ぶなど，現在では様々な文脈で用いられている。victim から survivor へ（そして thriver，すなわち「成長した人」へ）と変化して行くことに回復の路を見出すという考え方もある。ただし実際には，一人ひとりの人間は victim である側面と survivor である側面を同時に併せ持つこともあり，必ずしも前者と後者を対立する概念として捉える必要はない。

*7 性暴力関連の訳語については第12章脚注を参照。

survivor*6, レイプ*7の被害者 victim, 戦闘帰還兵, それ以外のトラウマを負った人々に対する適切な疾病分類カテゴリーを探し求めていた臨床家は, PTSDの導入を歓迎した。彼らはようやく, 患者の示す独特な臨床症状が妥当なものであることを示すDSM-Ⅲ診断を手に入れたのである。トラウマ的ストレスによる衝撃の有害性が認識されることで概念枠が提供され, それによって精神保健医療が変化し, 数十年にわたる研究の時代の幕開けとなった。トラウマの影響に対する関心が, 戦争の終結後でも消滅しなかったのは, この時が初めてである。

他方, PTSDという診断に対しては次のような批判が現在まで続いている。(1) 人は常に様々な出来事に対して反応してきたのであり, それを病的に扱う必要はない。(2) PTSDは正当な症候群ではなく, フェミニストと退役軍人の特殊な利益団体が創作した作り物である。(3) PTSDは臨床よりも訴訟のために用いられる。トラウマへの暴露とPTSD症状に明白な因果関係があるために, 軽率な訴訟と障害申請が大量に生じ, それによって得られる金銭が莫大であるためである。(4) トラウマへの暴露もPTSD症状も, 言葉による自己報告には信頼性が乏しい。(5) トラウマ記憶 traumatic memory は妥当性に乏しい。(6) PTSDという診断は欧米文化に限定された症候群であり, 伝統文化におけるトラウマ後反応には適用できない。(7) PTSDは虐待的暴力の被害者が経験する正常な苦痛を, 不要に病理化して扱っている。

次版のDSM-Ⅲ-R (APA, 1987) では以下の5つの基準が設けられ, その大部分がDSM-Ⅳ-TR分類に引き継がれた。

（A）ストレス要因の基準
（B）再体験症状（1つ以上）
（C）回避症状（3つ以上）
（D）覚醒症状（2つ以上）
（E）1カ月の持続期間の基準

急性という名称は, この版では残らなかった。ストレス要因基準の適格定義はひきつづき, 「人が通常経験する範囲外（すなわち, 単なる悲嘆, 慢性疾患, 仕事上の損失, 夫婦の葛藤など人として通常の経験の範囲外）」であり, 通常は強い恐怖, 戦慄, 無力感を伴って経験するということになった。

回避症状には, 思考や想起を回避する努力と, 麻痺 numbing の両方が含まれるが, 未来が短縮したような感覚と, 出来事の一部についての健忘も含まれていた。覚醒基準には, 生理的覚醒の直接的指標（驚愕, 過覚醒, 刺激暴露に対する生理的反応性）と間接的指標（いらだたしさや怒り, 睡眠障害, 集中困難）がある。このように症状と症状クラスター cluster が再構成されて確立すると, 次には, 個々の症状, 3つの症状クラスター, そして診断のために必要とされる症状の個数を検証する新しい研究が盛んになった。DSM-Ⅳのフィールド・トライアルを委託された委員会には, 特に検討すべきいくつかの課題が与えられた (Kilpatrick, et al., 1998)。1つは, 基準Aのストレス要因基準を, 変更ないし完全に削除すべきか否かであった。最初に行われた一連の有病率調査によって, 「正常な経験の範囲外」という表現は正確さに欠けることが判明してきた。大半の人々は, 人生で少なくとも1回以上は基準に合致するトラウマ的出来事を体験するし, また, 1人の人生においては頻繁に見られないとしても, 多数の集団においては決して稀ではない出来事もあるからである。研究者は, 離婚や失職, 愛する人の自然死といった, ストレスの高いそれ以外の出来事を体験した人もPTSDになるかどうかを検討し, PTSDの定義を厳格にしてもしなくてもPTSDの頻度にほとんど差が出ないことを明らかにした。また, 極度にストレスの高いライフイベント life event を経験せずにPTSDが生じた人はほとんどいなかった。主観的苦痛という要素を基準Aに含めることを支持する多数の所見が見出された。出来事の時点において存在するパニックや生理的覚醒や解離の程度が, 後に発生するPTSDの予測指標 predictor になるという一貫した所見が現れたのである。それ以外にフィールド・トライアルで提起された問題は, 様々な症状を基準に

入れるかどうかという点と，回避基準である基準Cに閾値を設けるかどうかであった（Kilpatrick et al., 1998）。

DSM-IVは1994年に発行され，2000年に小幅な改訂があった（APA）。PTSDの診断ではいくつかの変更がなされ，新たに急性ストレス障害 acute stress disorder（ASD）が導入された。PTSD分科会では，PTSDを不安障害の群から外そうという意見も強く出たものの，PTSDは不安障害の中にとどまった。基準Aは，2つの部分からなる。（1）実際にまたは危うく死ぬような，もしくは重傷を負うような1つまたは複数の出来事や，自己または他人の身体の保全に迫るリスクを，本人が体験，目撃，もしくは直面した。（2）その人の反応は，強い恐怖，無力感，または戦慄を伴うものであった。トラウマに関するきっかけへの暴露に対する生理的反応性という項目は，DSM-III-Rでは覚醒〔基準〕のカテゴリーに入っていたが，DSM-IVでは再体験基準に移った。それ以外に唯一の明確な変更点は，症状によって著しい苦痛が生じているか，何らかの領域で機能障害が生じている必要がある，という項目が追加されたことである（基準F）。

さらにDSM-IVにおける大きな変更は，急性ストレス障害が導入されたことであった。急性ストレス障害は，トラウマ的出来事の最中ないし直後に解離症状があった人でPTSDが最も生じやすいという観察に基づいて，DSM-IV解離性障害分科会が推奨した。急性ストレス障害が導入されたのは，トラウマ的出来事の起きた時点と，PTSDの診断がつく可能性のある1カ月後の間隙を埋めるためでもあった。急性ストレスの基準には，PTSDと同一のストレス要因基準と，再体験，回避，覚醒症状が含まれるが，PTSDの診断基準で必要とされるような，それぞれの症状の個数が1個，3個，2個という規定はない。急性ストレス障害では，少なくとも3種の解離反応（健忘，離人症，現実感喪失など）を体験している必要がある点で，PTSDと異なっている。急性ストレス障害も，PTSDと同じく，多くの論争の的となった。

PTSDに対する批判は，時を経ても弱まっていない（Brewin, 2003; Rosen, 2004）。いくつかの批判が一層強くなったのは，カナダおよび米国の退役軍人によるPTSDの障害申請提出が最近急増したことによるようである。スマトラ島沖地震・津波の生存者に関して，目下，比較文化論が沸騰している。こうした議論は，今では日常の文化にも顔を出すようになっているが，これは2001年9月11日の米国同時多発テロ，それ以外のテロ攻撃，スマトラ島沖地震・津波，ハリケーン・カトリーナ Hurricane Katrina，イラクとアフガニスタンにおける戦争に対して，マスメディアの注目が集まるようになったためである。その結果，PTSDに関する科学的議論は，以前は専門家にかぎられていたが，〔今では〕新聞や大衆雑誌，ラジオのトークショー，テレビのドキュメンタリーにも登場するようになった。

こうした批判に対しては，思慮深くバランスのとれた反応をする必要がある。というのも，これらの批判には，専門家集団と一般の人々がPTSDに対して抱いている関心が反映されているからである。しかしこれらの批判を取り上げる前に，1980年以来蓄積されてきた豊かな科学的情報を簡潔に振り返っておく必要がある。PTSDによって新たな概念の文脈が出現したからである。このような研究は，環境における出来事が，どのように心理的過程や脳機能や個人の行動を変化させうるかという捉え方を大きく変化させただけでなく，臨床的治療にも新たな方法を生み出した。実際，過去25年間にPTSDという診断によって多くの科学的成果が臨床に翻案されてきたことは，この診断がもたらした大きな成果である。

科学的所見と臨床への影響

疫　学

PTSDがDSM-IIIで初めて操作的に定義された時，トラウマ的ストレスへの暴露は，「人が通常体験する範囲を超えた破局的出来事」と定義されていた。しかし1980年以後に実施された疫学調査の結果は異なっていた（第5章 Norris &

Slone参照)。米国の全成人の半数以上が(女性の50%, 男性の60%), 人生のどこかでトラウマ的ストレスに暴露されていたのである (Kessler, Sonnega, Bromet, Hughes, & Nelson, 1995)。アルジェリア, カンボジア, パレスチナ, 旧ユーゴスラビアといった交戦中ないし内戦状態の国では, トラウマへの暴露率はずっと高く, 70%から90%の範囲にあった (de Jong et al., 2001)。米軍の退役軍人調査では, 予想通り, 戦闘地域におけるストレスへの暴露が高率にあった。ただし有病率の高さの評価は, 各戦争の特質と, 個々の配備における軍事活動の要請によって様々に異なっていた (Hoge et al, 2004; Kang, Natalson, Mahan, Lee, & Murphy, 2003; Schlenger et al., 1992)。

PTSDの疫学研究の最も確たる所見の1つは, トラウマへの暴露とPTSDの発症に用量反応 dose-responce 関係[*8]が成立することであった。生涯におけるトラウマへの暴露が50〜60%である米国においてPTSD有病率は7.8%であるが, トラウマへの暴露が92%であるアルジェリアでは, PTSD有病率は37.4%に達していた (de Jong et al., 2001; Kessler et al., 1995)。このような用量反応関係は, トラウマ体験が性的暴行か, 戦闘地域への暴露か, 自然災害か, テロ攻撃かによらず, 保持されていた (Galea et al., 2002; Kessler et al., 1995; Norris, Friedman, & Watson, 2002; Norris, Friedman, Watson, Byrne, et al., 2001; Schlenger et al., 1992)。しかしこの中で米国では, レイプなどの対人暴力の有害性の方が事故の有害性よりもはるかに強く, レイプ被害者の女性の45.9%にPTSDが生じるのに対して, 事故の女性生存者では8.8%であった (Kessler et al., 1995; Resnick, Kilpatrick, Dansky, Saunders, & Best, 1993)。他方発展途上国では, 自然災害によってよりPTSDが生じやすかった。これは自然災害への暴露によって多くの社会的支援の資源 resource が失われるためである (Norris, Friedman, & Watson, 2002; Norris, Friedman, Watson, Byrne, et al., 2002; 本書第5章 Norris & Slone 参照)。

トラウマへの暴露によって重大な臨床的影響が生じるのはPTSDにかぎらない。PTSD以外の精神医学的影響には, 抑うつ, PTSD以外の不安障害, アルコールや薬物の乱用ないし依存がある (Galea et al., 2002; Shalev et al., 1998)。また, トラウマを負った人がPTSDになる場合, 身体疾患のリスクが高まることを示すエビデンスが集まっている (Schnurr & Green, 2004; 本書第20章参照)。

これらのデータから, 臨床的には以下のことが示される。米国成人の少なくとも半数 (おそらくそれ以上) はトラウマ体験に暴露されており, また戦争状態の国では暴露率はさらに高くなることを考えると, 精神および一般医療の臨床家は, トラウマ歴を常に問診すべきであり, 初回面接の定式の一部として組み込むべきである。トラウマへの暴露歴があった場合には, 次の段階としてPTSDの有無を評価する (第15章参照)。

リスク要因

トラウマ的ストレスに暴露された人の大半には, 持続的PTSDは生じない。最も有害なトラウマ体験であるレイプを受けた女性でさえ, 54.1%の人には3カ月後には完全なPTSDの症状は認められず, 事故生存者の女性の91.2%には1度もPTSDが生じない (Riggs, Rothbaum, & Foa, 1995; Rothbaum, Foa, Riggs, Murdock, & Walsh, 1992)。すなわち大多数の人には, 自分自身をPTSDの発生から守るためのレジリエンス (p.16参照) が備わっている。リスク要因に関する研究では通常, リスク要因はトラウマ前, 周トラウマ期, トラウマ後に区分される (第6章 Vogt, King, & King参照)。トラウマ前の要因には, 年齢, 性別, トラウマの既往歴, 本人ないし家族の精神科既往歴, 教育程度などがある。これらのリスク要因は膨大な数の研究から同定され

[*8] 原因となる出来事や物質への暴露の程度が増すと, その結果としての症状の重症度や, 疾患の有病率が増加するという関係。

てきたものであるが，どれをとっても，トラウマへの暴露に続くPTSD発症の予測力predictive powerは比較的弱い（Brewin, Andrews, & Valentine, 2000）。

これまで知られているトラウマ前リスク要因については，PTSD発症に対する予測力はかぎられており，PTSDの有病率と関連している理由も不明である。例えば，男性よりも女性の方がトラウマへの暴露に続いてPTSDが生じやすい。もしかするとこれは単に，女性の方が，児童期の性的虐待，レイプ，親密なパートナーの暴力といったPTSDに最も関連しやすい出来事を体験することが多いためかもしれない（Kessler et al., 1995）。しかしこのような明白な性差は，実際にはもっと複雑な現象を表している可能性もある。すなわち，トラウマが概念化される仕方や，PTSDの病理の構造それ自体が性別によって異なっている可能性があり，こうした相違に応じて合併症も異なっているといった複雑な現象が背景にあるかもしれない。最後に，女性であることは，男性の場合よりもPTSDのリスクが高まることを予測するが，PTSDの治療に対する反応性が良いことも予測している（第12章参照）。

最近のヒトゲノム特性解析を用いれば，トラウマ前要因の研究に遺伝子型の評価が用いられるようになるまで，そう長くかからないであろう（Segman, Shalev, & Gelernter, 第11章参照）。実際，うつ病における遺伝子環境相互作用を明示した研究が2つある。3つ以上の不遇な出来事に暴露され，かつセロトニントランスポーター遺伝子の短型が2組ある人は，長型遺伝子が2組ある人に比べて，うつ病症状や自殺行動の報告がずっと多い。（Caspi et al., 2003; Kaufman et al., 2004）。このように遺伝子環境相互作用という性質が存在するならば，PTSDで類似の結果が見られたとしても驚くべきことではない。

周トラウマ期のリスク要因は，トラウマ体験そのものの性質にも，またトラウマ体験に対する反応にも関わっている。前述のトラウマへの暴露とPTSD発症との用量反応関係はここでも該当し，トラウマへの暴露の重症度はPTSD症状の出現しやすさを予測する。周トラウマ期のリスク要因としては他に，残虐行為への暴露，周トラウマ期解離，パニック発作，強い感情がある。（Bernat, Ronfeldt, Calhoun, & Arias, 1998; Davis, Taylor, & Lurigio, 1996; Epstein, Saunders, & Kilpatrick, 1997; Galea et al., 2002; Ozer, Best, Lipsey, & Weiss, 2003）

トラウマ「後」の主たる要因は，トラウマを被った人が社会的支援（ソーシャル支援social support）を受けているか，様々なトラウマ後ストレス要因が続いていたかどうかである（Brewin et al., 2000）。社会的支援の有無はあらゆるリスク要因の中で最も重要であり，事実，社会的支援によってトラウマに暴露された個人をPTSDの発症から守ることができる。以前，うつ病の遺伝研究で，遺伝的に最も脆弱な子どもたちにおいて，有害なライフイベントの後で社会的支援によってうつ病の有病率が有意に減少したという報告があった（Kaufman et al., 2004）が，社会的支援はこれほどに重要な要因なのである。

Schunurr, Lunney, Sengupta（2004）は，PTSD発症のリスク要因と，PTSDの持続を予測するリスク要因を区別した。PTSDの持続に対するリスク要因としては，過去の要因よりも，現在の要因が重要である。現在の要因としては，現在の感情の持続，目下受けている社会的支援，最近の有害なライフイベントがある。これらの所見の臨床的意義はきわめて重要である。リスク要因の評価，中でも社会的支援の強さと，これから支援を受ける可能性は，いかなるPTSD診断面接でも必ず評価すべきである。加えて，どのような治療計画であっても，可能ならば必ず社会的支援を利用すべきである。これは，患者が慢性PTSDであっても，トラウマ後の急性反応であっても，また通常の診療組織の中での臨床であっても，集団災害後のパブリック・メンタルヘルスpublic mental health的な早期介入であっても，同様である（Watson, Gibson, & Ruzek, 第25章参照）。

心理学理論と臨床

PTSDの解明には古典的な実験心理学理論が大

きな役割を果たしてきた。これは他の精神疾患では見られなかったことである。研究者，理論家，臨床家のいずれにとっても，PTSDは，ある時点から発症する疾患が生成する現場に居合わせるという稀な機会を得るという点で，独特で興味深い障害の1つである。PTSDを理解するための概念的枠組みはすでに豊富に存在している（第3章，第4章参照）。その中で条件づけモデルと認知モデルが提唱されてきた。パブロフ学派の恐怖条件づけモデルは，単一モデルも（Kolb, 1989），Mowrerの2要因説も（Keane & Barlow, 2002; Keane, Zimering, & Cadel, 1985），ともにPTSDの研究と治療に影響を及ぼしてきた。これらのモデルは，臨床コホート研究を用いた心理学的調査のみならず，動物研究や精神生理学的研究や脳画像研究をも導いてきた。感情処理理論 emotional processing theory も（Foa & Kozak, 1986）多大な影響を及ぼしている。感情処理理論で提唱されているのは，トラウマによって活性化された病的恐怖の構造（Lang, 1977）が，認知的，行動的，生理的不安を生み出すというものである。なお，認知モデルは古典的認知理論（Beck, Rush, Shawa, & Emery, 1979）に由来しており，臨床症状を引き起こすのはトラウマ的出来事そのものよりもトラウマ的出来事の解釈の方であると主張している。

多くの認知行動療法 cognitive behavioral therapy（CBT）が前述の諸理論に由来し，PTSDの患者で試行されてきた。認知行動療法のあらゆるアプローチに共通しているのは，理論を見事に臨床に翻案していることである。Resick, Monson, Gutnerの総論（第17章）によると，PTSDの治療で最も成功を収めているのは認知行動療法であり，中でも特に持続エクスポージャー療法 prolonged exposure therapy，認知療法 cognitive therapy，認知処理療法 cognitive processing therapy，ストレス免疫訓練法 stress inoculation therapy が効果を示している。実際，すべてのPTSDの治療ガイドラインでは，選択すべき治療として認知行動療法が指定されている（Amreican Psychatric Association, 2004; Foa, Keane, & Friedman, 2000; National Collaborating Centre for Mental Health, 2005; Veterans Administration/Department of Defense, Clinical Practice Guideline Working Group, 2004）。

トラウマ被害後の急性期，つまりトラウマとなる出来事への暴露から2，3週間以内の急性ストレス障害（ASD）の患者の治療でも，認知行動療法の効果が示されていることは注目に値する。急性期治療としての認知行動療法は，慢性PTSDに効果が認められている持続エクスポージャー療法と認知再構成療法 cognitive restructuring のプロトコルの短縮版を用いている。また，認知行動療法のプロトコルには，インターネットやバーチャルリアリティーを通じて普及できるように修正版が作成されているものもある。

こうした進歩は喜ばしいが，今後の課題を認識することも重要である。これまでのPTSDの無作為化比較試験[*9]はほとんどすべて，認知行動療法もしくは単剤による薬物療法の試験であった。こうした研究では，認知行動療法を受けた患者全体の約半数が症状の完全寛解を達成するものの，残りの半数は，認知行動療法のコースの終了後も，部分的改善あるいは改善なしの状態にとどまっている。新たな治療を開発し，複数の薬剤の組み合わせや，さらには薬物療法と心理社会的治療の組み合わせを改善し，これらの治療が研究以外の実際の臨床の場で有効なのか否かを試験しなくてはならない。被害後の経過中で治療提供のための最善の時期を研究することは，治療早期にドロップアウトしやすい人や，標準治療を受けられない人々に恩恵をもたらすかもしれない。将来の研究では実際に，どの治療（あるいは複数の治療の組み合わせ）が，どのようなPTSD患者に，

[*9] 本書では randomized controlled trial と randomized clinical trial の標記が混在し，ともにRCTと略されているが，後者の出現箇所の多くで比較対照試験の説明がなされていることを踏まえ，RCTに対する一般的な訳語である無作為化比較試験を採用した。

どのような条件で最も効果をあげるかの体系的調査が必要になるであろう。最後に、エビデンスに基づいた PTSD の治療実践を臨床場面に普及させる努力をしなくてはならない。

最近では子どもや青年の PTSD に対する治療法の開発にも進歩があった（第 13 章，第 18 章参照）。これは一部には，米国国立子どもトラウマティックストレス・ネットワーク National Child Traumatic Stress Network が設立されたおかげである。高齢者 PTSD の治療法の開発はずっと遅れている（第 14 章参照）。要約すると，トラウマへの暴露から生じる影響に関する理解を一層深め，子どもと高齢者の発達面に配慮した治療アプローチを確立することが，現実に必要な課題となっている。

生物学理論と臨床

技術の進歩に伴って，生物学的研究は動物モデルや神経ホルモン測定から，脳画像や遺伝子研究へと進んできた。1995 年に発行された PTSD の神経生物学に関する書籍には，脳画像の章も遺伝学の章もなかったことを思い起こしてもらいたい（Friedman, Charney, & Deutsch, 1995）。脅威刺激を処理する神経回路の中心は扁桃体にあり，そこから主要な相互結合が視床下部，海馬，青斑核，縫線核，中脳辺縁系，中脳皮質，下流の自律神経システムに伸びている。扁桃体に対する主な抑制系としては通常，前頭葉内側皮質が働いている。PTSD では扁桃体の活動が過剰となっており，前頭前野皮質からの抑制が減少している（Charney, 2004; Davis & Whalen, 2001; 第 9 章，第 10 章参照）。

様々な神経ホルモン，神経伝達物質，神経ペプチドが，このストレス誘発性の恐怖回路で重要な働きを担っている。したがって，基礎知識を薬物療法の臨床に翻案する機会は潜在的に多く存在する。今のところ 2 つの薬剤が PTSD の治療適応として米国食品医薬品局（FDA）の承認を受けている。そのどちらもが選択的セロトニン再取り込み阻害薬 selective serotonin reuptake inhibitor（SSRI）である。他にも様々なメカニズムに影響する医薬品の研究が進んでいるが，これまでのところ無作為化比較試験はほとんど実施されていない。この領域における知識の進歩と，SSRI を投与された患者の 30％しか完全寛解に達しないという事実から考えると，将来の新薬にはより高い効果の証明を期待したいところである（Friedman, 2002; 第 20 章参照）。

科学から臨床へと翻案された別の重要な例として，PTSD と身体疾患の相関がある（第 20 章 Schnurr & Green, 2004 参照）。PTSD の患者では主要な神経ホルモンおよび免疫システムの調節異常があるため，PTSD 患者の医学的疾患のリスクが高いことや（Schnurr & Green, 2004），がんと心血管系疾患による死亡率が増加している（Boscarino, 2006）ことも，驚くべきことではないのかもしれない。繰り返しになるが，最近の進歩の証しとして言及しておくと，こうした連関は 1995 年には単なる仮説にすぎなかったが（Friedman & Schnurr, 1995），今日では，急速に増大する説得力の高いデータベースが存在し，これらの仮説を検証できるのである。

レジリエンス，予防，パブリックヘルス

トラウマに暴露されたことによるリスクと，トラウマへの暴露から生じる影響の捉え方は，2 つの疫学的所見によって大きく影響されている。第一に，先に触れたように（「疫学」の項参照），破局的ストレスへの暴露が人生のどこかで起きることは決して少なくない。第二に，暴露された人でも，ほとんどの人にはレジリエンス resilience（回復力）[*10] があり，トラウマ的出来事に遭遇しても PTSD などの障害は発生しない。近年，世界で生じた複数の出来事で，このような科学的所見から公共政策およびパブリックヘルス public health [*11] への応用が押し進められることになっ

[*10] Resilience：バネなどの金属が押し曲げられたり縮められたりした後で，元に戻ろうとする反発力，弾性のこと。その連想から，心理的な機能低下からの回復の意味に用いられる。

た。ニューヨーク，マドリッド，モスクワ，ロンドンなどにおけるテロ攻撃，2005年の津波，ハリケーン・カトリーナ，その他数多くの人為的災害および自然災害である。科学的疑問は，ストレスの高い破局的体験の後で，レジリエンスがある人とPTSDが生じる人がいるのはなぜかということである。臨床的疑問は，トラウマに暴露された後でPTSDに陥ってしまいやすい脆弱な人々のレジリエンスを強化するために何ができるかということである。精神医療におけるパブリック・メンタルヘルスにとっての疑問は，集団災害や大規模災害の後，脆弱な人々の集団での精神疾患の発症予防には何ができるかということである。

これら3つの疑問は，歴史的観点からも重要である。というのも，最近の科学的進歩があってはじめて，こうした疑問を概念化することが可能になったからである。最近レジリエンスに関心が集まっていることは，この領域の成熟にとっても技術的進歩にとっても象徴的である。レジリエンスとは，多次元的に構成されるものであり，遺伝，神経ホルモン，認知，人格，社会などの要因から成る（第24章 Layne, Warren, Watson, & Shalev 参照）。臨床およびパブリックヘルスの観点からの主たる疑問は，脆弱な人々のレジリエンス教育によって向上するのか否かである。レジリエンスの基盤にある多次元的メカニズムの新たな捉え方によって，「ストレス免疫 stress inoculation」という用語に21世紀における新たな意味が加わった。ここから翻って，大集団におけるトラウマ後の苦痛およびPTSD予防の実施可能性という公共政策およびパブリック・メンタルヘルス上の疑問が持ち上がった。

米国では，2001年9月11日のテロ攻撃から，集団災害への暴露から生じる心理的苦痛および精神医学的症状の縦断的経過を国の主導で把握することになった。ここから，災害時の民間人の精神健康は軍人の精神健康と多くの点で共通している

ことが分かってきた。どちらの領域でも，トラウマ後の苦痛の大半は正常であり，一時的に反応があっても，完全回復が期待できることが認識されている。しかし他方，民間でも軍でもトラウマを被った人のうちごく少数の人は回復せず臨床的な問題が生じ，専門的介入が必要になる。したがって，トラウマ的ストレスの後に2つの経過が存在することになる。後者の経過をたどる人々には，伝統的な精神保健医療の専門家による治療が必要である。実際に，トラウマ被害後の急性期の人々のためにエビデンスに基づいた早期介入が開発されている（第16章 Litz & Maguen 参照）。他方，大多数の人は前者の経過をたどるので，レジリエンスを強化するようなパブリック・メンタルヘルス的手法が必要となる（Ritchie, Watson, & Friedman, 2006; 第25章参照）。

この領域における概念と臨床の最近数年の進歩を考察することは，きわめて刺激的である。将来の研究によって幅広い科学の進歩がもたらされれば，レジリエンスについての理解が（遺伝，分子，社会等の水準において）促進され，いずれの水準でも個人と社会にとっての予防と回復促進のために必要な方法が提供されることであろう。

PTSDという構成概念についての批判

PTSDは正当な診断ではない

人が有史以前から，男女や大人・子どもを問わず，トラウマ的出来事に暴露されてきたことは，容易に認められる。事実，トラウマへの暴露による有害な影響の文学的記録は，ホメロス，シェイクスピア，ディケンズ，レマルクから現代の著者に至るまで存在している。近代の文献として米国南北戦争記録文書のデータを用いた最近の論文では，トラウマへの暴露率の高さと，身体的および心理的有病率の高さが相関していた（Pizarro,

---

* 11 以前は public hygiene という原語が用いられたために公衆衛生と訳されていたが，概念の拡大により，public health という用語に変更されてからは該当する訳語が定着しておらず，仮名表記も多く見られるため，本書では仮名表記を採用した。

Silver, & Prause, 2006)。このような出来事を記録し，そこから生じる影響を科学的ないし医学的観点から理解する試みが行われたのは，比較的最近の，19世紀半ばからである。こうした観察から，数多くの身体的概念（軍人心臓 military heart，努力症候群 effort syndrome，砲弾恐怖症 shell shock，神経循環性無力症 neurocirculatory asthenia など）と，心理的概念（ノスタルジア nostalgia，戦闘疲労 combat fatigue，外傷神経症 traumatic neurosis）が生まれた（第2章，第3章参照）。1980年以前に提供された豊富な臨床（および文献）報告をいくつか振り返ると，多くの著者が，今日ならPTSDに分類されるような記述をしていたことは明らかである。それでは，PTSDという新たな構造を持つ概念および診断によって得られたものは何であろうか。

PTSDという観点による病態の説明と，この診断のDSM-Ⅲへの公式採用によって，精神保健の理論と臨床に著しいパラダイム転換が引き起こされた。第一に，認知，感情，脳機能，および行動におけるストレス誘発性変化の引き金としてのトラウマへの暴露の病因的重要性に関心が集まった。このモデルが普及したことによって，トラウマへの暴露から臨床的問題に至る過程を臨床家が一貫して理解できる土台が提供された。第二に，PTSDのモデルによって（人および動物の）基礎研究が刺激され，極度のストレスが分子，ホルモン，行動，社会的な表現に与える因果的影響の研究が可能となった。最近は，このパラダイムの枠内で遺伝子環境相互作用に関する研究が始まっている。第三に，前述のように，トラウマ的ストレスのモデルによって，PTSDの症状を改善できる治療戦略が確立した。最後に，PTSDは児童虐待症候群，バタード・ウーマン症候群，レイプ・トラウマ症候群，ベトナム戦争帰還兵症候群 Vietnam veterans syndrome といった一連のトラウマ的出来事を研究者が記述する際の，統一原則となった。DSM-ⅢのPTSD診断がもたらした大きな意義は，これら様々な形のトラウマ的出来事に対する反応には，相違よりも共通点が多いという認識である。それに続く研究で，同一の治療が異なるタイプのトラウマに効果を持つことが示された。こうした素晴らしい進歩はどれも，トラウマ後の苦痛と機能不全がPTSDによって再概念化される前には，生じ得なかったものである。

PTSD診断には，歴史的立場からの異論もある。確かに，退役軍人とフェミニストの擁護団体による強力な支持がなければ，PTSDの診断がDSM-Ⅲに取り入れられることはなかった可能性はある。うつ病や統合失調症，PTSD以外の不安障害と異なり，PTSDは学問的，臨床的，あるいは科学的に主導されたというより，社会運動が集まって出現した。その結果，PTSDが1980年に初めて導入された時には，精神医学の多くの重要な分野において，敵対的とまではいかなくても賛否相半ばする受け取り方をされたのである。

PTSD診断の受容に対する否定的見解への反応として，診断としてのPTSDの正当性を厳格に検討する研究が相次いで現れた。本書全体が，早期の研究と最近の精緻な研究の報告書にもなっている。最も重要なのは，PTSDの診断基準に該当する人は，精神障害に罹患していない人とも，うつ病や，PTSD以外の不安障害，それ以外の精神疾患の人とも，様々な点で有意な相違を示したことである。このような研究は，脳画像から認知過程，臨床精神症状，対人関係の力動まで，広範にわたる。PTSDの症状クラスターの因子分析は，ほとんどがDSM-Ⅲ～DSM-ⅣのPTSDの症状構成の妥当性を確認した。ただし，回避症状を麻痺症状から分離する4要因モデルの構成の方が，現在の3要因モデルよりも良いのではないかという疑問は残っている[*12]。診断としてのPTSDの正当性は，もはや疑問の余地がない。

PTSDは，虐待的暴力に対する正常な反応を，不要に病理化している

この批判が主張しているのは，政治的抑圧や拷問（あるいは家庭内暴力などの対人暴力）といっ

[*12] DSM-5のPTSD診断基準においては回避症状と麻痺症状は分離されている。

た異常な状況に対する正常な反応は，極度にストレスの高い出来事に対する正常反応だということである。この議論ではさらにPTSDのような精神医学的分類によって，こうした正常反応から正当な社会政治歴史的脈絡が奪われて，個人の精神症状という不適切な領域に追いやられてしまうと述べている。筆者らはこの議論に反対である。なぜなら，そのような出来事への対処に成功して正常な苦痛しか示さない人々と，臨床的な意味を持った症状を呈する人々がいることが見落とされているからである。この領域においてもやはり，同一のトラウマ的ストレス要因に暴露された集団内の様々な小集団に対して，パブリックヘルスモデルと個人の精神病理モデルの両方が適用されるべきである（「レジリエンス，予防，パブリックヘルス」の項参照）。

2001年9月11日の米国同時多発テロ以後の時期にトラウマ後症状へのパブリック・メンタルヘルス的関心が高まったが，そこで学ばれたことは，重度のストレスに暴露されても大多数の人には十分なレジリエンスがあって完全寛解に至るということである。しかしながら非常に少数の人々に急性もしくは慢性（またはその両方）の精神疾患が生じ，なかでもPTSDは最も目立つものであった。どのような医学的診断でも，その目的は治療方法の決定に情報をもたらすことであり，安直に人々を「病理化」することではない。その立場からあらためて，トラウマに暴露された人々の中にPTSDを見出し，苦しみから回復できるような治療を提供することの意義を強調しておきたい。

PTSDは欧米文化に限定された症候群である

PTSDという概念の構成は，比較文化的視点から見ると欧米に特有であって，それ以外の伝統社会におけるトラウマへの暴露の心理的影響の特徴を捉えていないという批判を受けてきた（Summerfield, 2004）。世界には文化に特有な苦痛のイディオムがあって，個々の民俗文化的状況によっては，それらの文化特異的イディオムの方がトラウマ後の苦痛の表現をより適切に記述できるかもしれないことが，認められてきた（Green et al., 2004; Marsella, Friedman, Gerrity, & Scurfield, 1996）。他方でPTSDは世界中で報告されている（Green et al., 2004）。de Jongら（2001）は，アルジェリア，カンボジア，パレスチナ，旧ユーゴスラビアなどの戦争や内戦に巻き込まれた非西欧諸国におけるPTSDの有病率が高いことを報告した。最近，類似したトラウマ的出来事に暴露された人々を様々な文化で比較した報告がなされたが，この問題について独自の意義を持つ重要な研究である。Northら（2005）は，ケニアのナイロビにある米国大使館の爆撃の生存者と，オクラホマ市の連邦政府建物の爆撃における米国人生存者を比較した。どちらの出来事も，死，負傷，破壊，それ以外の経過について酷似しており，これらの様々なトラウマ的出来事に暴露されたアフリカ人と米国人におけるPTSD有病率も，類似していた。

精神保健と人類学の領域においてPTSDという診断の妥当性に関する討論は終結の時を迎えたというOstermanとde Jong（第21章）の見解に，我々は賛成である。今必要なのは，「文化の要請に応えられるトラウマ的ストレスのモデル」であり，その課題は，様々な文化からトラウマ的ストレスの説明モデルやリスクと予防要因の評価がどのような影響を受けるのか，そうしたことを考えることが診断と治療にどのように役に立つのか，という問いに答えることである。

PTSDは臨床よりも主に訴訟のために用いられる

PTSDを用いた障害認定請求と訴訟がこれほど目立ってきた理由の1つは，トラウマ的出来事が，PTSD症状の発現とそこから生じる機能的障害の原因とみなされたことにある。しかしトラウマへの暴露は，PTSD発症の必要条件ではあっても，十分条件ではない。例えば，PTSDを最も高率に引き起こす出来事はレイプであるが，レイプ被害者のうち，数カ月経ってもPTSDの診断がつく者はごく少数である。先のリスク要因の項で記したように，症状の発現と持続期間には，それ以外のリスク要因が影響を与えている（第6章参照）。PTSD発症の病因は複雑であるが，人身障害訴訟

と，障害による補償と年金の請求では，ストレス要因基準が根本的に重視される。これは，トラウマに暴露されたことによって，精神医学的続発症が生じたことに対する賠償責任ないし義務が確立するからである。PTSDをそれ以外の精神医学的診断から独立したカテゴリーに入れることになったのも，これと同じ理由であった。

　SparrとPitmanが指摘しているように（第22章参照），民事訴訟におけるPTSDの請求が幾何級数的に増加したのは，トラウマに暴露されたことによって長期にわたる深刻な影響が生じ得ることについて社会的な認識が高まったためである。DSM-IVでストレス要因の基準が再定義されたことによって，PTSDによる精神症状や機能障害が曖昧な事案についての，軽々しい訴訟が増加したかもしれない。こうした多くの批判が生じる背景には，もう1つの重要な要因がある[*13]。それは人身傷害訴訟や，障害補償，障害年金の請求が成功した場合には，巨額の金銭が支払われることである。

　しかしながら臨床診断としてのPTSDの有用性への批判と，精神保健医療の専門家が実施する司法ないし障害（就労不能）の評価の質に対する疑問は，著しく異なっている。PTSDによる補償の合法的請求をしている人が，民事訴訟や障害請求の手続きにおけるこのPTSD診断の誤用や乱用のせいで不利益を被ることのないように，司法の場での評価のための最小限の基準を開発し，用いるべきであると筆者らは考えている。

トラウマ記憶には，妥当性がない

　トラウマ記憶の妥当性をめぐっては，科学的に重要な問題がある。記憶と解離に関する文献展望（各々第7章，第8章参照）によると，生理学的覚醒と情報処理がトラウマに関連して変化することによって，トラウマの入力が記憶としてどのように記銘encodeされるのかということに影響が生じる。さらに，そのような情報の想起retrievalは，現在の感情状態およびPTSDの存在の双方によって影響され得る。このような懸念はもっともであるが，外的な情報によって裏づけをとってみると，トラウマの記憶の大半は，ストレスとなった当該の出来事を適切に再現しているようである。トラウマに関連した記憶の正確さに関する疑問は，一般メディアで「虚偽記憶症候群false memory syndrome」として特にセンセーショナルに報じられた。以前は思い出すことのできなかった児童期の性的虐待の記憶が，後になってから「回復した」ということが問題になったのである。こうした記憶が回復した人の中には，親を加害者だと決めつけて告訴する者も現れ，科学的にも臨床的にも複雑で矛盾の多い曖昧な問題が，法廷やマスメディアでのきわめて公共性の高い議論に持ち込まれてしまうことになった。今では，正確なトラウマ記憶が一度失われ，後に回復することがあることは報告されつつある。しかしその一方，回復した記憶の中には不正確なものがあることも明らかとなっている。特定の回復した記憶の真実性については，個別に判断しなくてはならない（Roth & Friedman, 1998, 第7章参照）。

言葉による報告は，信頼性に欠ける

　近代精神医学の発展における一貫した主要な課題は，言葉による報告に頼らない病態生理学的指標の探索であった。これは，PTSDの評価にかぎらず，あらゆるDSM-IV診断でも困難な課題であった。こうした困難さが重要となる精神医学の領域は存在するが，なぜこのことがPTSD特有の問題として言及され，他の精神医学的診断については指摘されないのか，正当な理由があるとは思えない。

　いくつかの実験結果をみると，自己報告に頼らない評価のプロトコルを開発し，診断精度を向上させることは有望と思われる（第9章，第

[*13] DSM-5では出来事基準が大幅に整理され，死亡，重症，性的暴力，虐待について実際に体験するか，その現実の脅威に暴露されること，また身近に目撃すること，とされている。再体験症状についても，DSM-IVで挙げられていた「考えthought」という表現が削除され，フラッシュバック的な再体験が重視されている。これらにより，訴訟の場におけるPTSD診断の範囲はかなり明確になったと思われる。

10章参照）。これには文章課題による脳画像や，驚愕反応 startle response について精神生理学的な評価を行ったり，ヨヒンビン yohimbine や dexamethasone 等の薬物を用いた試験がある。しかしながら，今のところどれ1つとして，臨床で日常的に用いられるほど十分な感受性や特異性を備えたものはない。

一方で，優れた精神測定的特性を持つ構造化臨床面接と自己記入式検査法の開発によって診断評価が著しく進歩したことを見落としてはならない。こうした方法は診断精度の向上だけではなく，症状の重症度を定量し，治療介入の効果を調査するための次元的 dimensional 評価尺度としても用いられてきた（Wilson & Keane, 2004；本書第15章参照）。

最近の目覚ましい研究として Dohrenwend らによる調査があり，自己報告による後方視的データに高い信頼性があることが，全米ベトナム退役軍人再適応研究 National Vietnam Veterans Readjustment Study（NVVRS）に参加した260名のベトナム戦域帰還兵の代表サンプルで示された。この調査では NVVRS の調査官が，調査に参加した退役軍人による戦闘暴露についての陳述を，軍兵員記録資料，軍事行動記録文書，個人経歴書からなる軍歴と比較した。その結果，調査官が軍歴を閲覧する前に本人の陳述に基づいて行った，戦闘地域におけるストレスが高度か，低ないし中程度であったかという二分法による評価は，軍歴記録による戦闘暴露の評価と強い正の相関を示した。すなわちこの綿密な調査によって，言葉による自己報告の信頼性は通常はきわめて高いことが示されたのである。

要　約

PTSDをめぐって多くの議論が交わされてきた。その論点を仔細に検討すると，概して論じられているのはPTSDそれ自体ではなく，すでに論争や対立が生じている状況でPTSDを引き合いに出すことの妥当性についてである。PTSDのように因果性や病因が明確に特定されている精神疾患はほとんど存在しないので，この診断はこれからも多くの臨床，司法，障害認定の状況で適用され，誤用され続けるであろう。重要な目標は，科学的エビデンスを尊重し，そのエビデンスを将来適切に検討し応用できるように確保しておくことである。回復記憶をめぐる議論のような論争の的となった問題から重要な基礎研究や臨床研究が生まれ，その結果として精神症状の評価と治療が向上してきたことも認識しておきたい。

本書の目的は，過去25年間に我々がどこまで進歩したかを記録し，それによって正しい方向に前進する推進力を生み出すことである。その根底にあるのは，トラウマ的ストレスに関する科学を臨床実践の向上のために翻案し続ける過程である。我々の目標は，この疾患を理解し，PTSDなどのトラウマ後の問題を抱える人々の評価と治療を最適化し，トラウマ的出来事への暴露からの回復を促進する過程を見定めることにある。

文　献

American Psychiatric Association (1952). *Diagnostic and statistical manual: Mental disorders.* Washington, DC: Anthor.

American Psychiatric Association. (1968). *Diagnostic and statistical manual of mental disorders* (2nd ed.). Washington, DC: Author.

American Psychiatric Association. (1980). *Diagnostic and statistical manual of mental disorders* (3rd ed.). Washington, DC: Author.

American Psychiatric Association. (1987). *Diagnostic and statistical manual of mental disorders* (3rd ed., rev.). Washington, DC: Author.

American Psychiatric Association. (1994). *Diagnostic and statistical manual of mental disorders* (4th ed.). Washington, DC: Anthor.

American Psychiatric Association. (2000). *Diagnostic and statistical manual of mental disorders* (4th ed., rev.). Washington, DC: Author.

American Psychiatric Association. (2004). *Practice guidelines for the treatment of acute stress and posttraumatic stress disorder.* American Journal of Psychiatry, 161, 1-31.

Beck, A. T., Rush, A. J, Shaw, B. F., & Emery, G. (1979). *Cognitive therapy of depression.* New York: Guilford Press.

Bernat, J. A., Ronfeldt, H. M., Calhoun, K. S., & Arias, I. (1998). Prevalence of traumatic events and peritraumatic predictors of posttraumatic stress symptoms in a nonclinical sample of college students. *Journal of Traumatic Stress, 11,* 645-664.

Bloom, S. L. (2000). Our hearts and our hopes are turned to peace: Origins of the International Society for Traumatic Stress Studies. In A. Y. Shalev, R. Yehuda, & A. C. McFarlane (Eds.), *International handbook of human responses to trauma* (pp. 27-50). New York: Kluwer Academic/Plenum Press.

Boscarino, J. A. (2006). Posttraumatic stress disorder and mortality among U.S. Army veterans 30 years after military service. *Annals of Epidemiology, 16*, 248-256.

Brewin, C. R. (2003). *Posttraumatir stress disorder: Malady or myth?* New Haven, CT: Yale University Press.

Brewin, C. R., Andrews, B., & Valentine, J. D. (2000). Meta-analysis of risk factors for posttraumatic stress disorder in trauma-exposed adults. *Journal of Consulting and Clinical Psychology, 68*, 748-766.

Burgess, A. W., & Holmstrom, L. L. (1973). The rape victim in the emergency ward. *American Journal of Nursing, 73*, 1740-1745.

Burgess, A. W., & Holmstrom, L. L. (1974). Rape trauma syndrome. *American Journal of Psychiatry, 131*, 981-986.

Caspi, A., Sugden, K., Moffitt, T. E., Taylor, A., Craig, I. W., Harrington, H., et al. (2003). Influence of life stress on depression: Moderation by a polymorphism in the 5HTT gene. *Science, 301*, 386-389.

Charney, D. S. (2004). Psychobiological mechanisms of resilience and vulnerahility: Implications for the successful adaptation to extreme stress. *American Journal of Psychiatry, 161*, 195-216.

Davis, M., & Whalen, P. J. (2001). The amygdala: Vigilance and emotion. *Molecular Psychiatry, 1*, 13-34.

Davis, R. C., Taylor, B., & Lurigio, A. J. (1996). Adjusting to criminal victimization: The correlates of postcrime distress. *Violence and Victims, 11*, 21-38.

De Jong, J. T., Komproe, I. H., Van Ommeren, M., El Masri, M., Araya, M., Khaled, N., et al. (2001). Lifetime events and posttraumatic stress disorder in 4 postconflict sectings. *Journal of the American Medical Association, 286*, 555-562.

Dohrenwend, B. P., Turner, J. B., Turse, N. A., Adams, B. G., Koenen, K. C., & Marshall, R. (2006). The psychologic risks of vietnam for U.S. veterans: A revisit with new data and methods. *Science, 313*, 979-982.

Epstein, J. N., Saunders, B. E., & Kilpatrick, D. G. (1997). Predicting PTSD in women with a history of childhood rape. *Journal of Traumatic Stress, 10*, 573-588.

Foa, E. B., Keane, T. M., & Friedman, M.J. (Eds.). (2000). *Effective treatments for PTSD: Prartice guidelines from the International Society of Traumatic Stress Studies.* New York: Guilford Press.

Foa, E. B., & Kozak, M. J. (1986). Emotional processing of fear: Exposure to corrective information. *Psychological Bulletin, 99*, 20-35.

Friedman, M. J. (2002). Future pharmacotherapy for PTSD: Prevention and treatment. *Psyrhiatric Clinics of North America, 25*, 427-441.

Friedman, M. J., Charney, D. S., & Deutch, A. Y. (Eds.). (1995). *Neurobiological and clinical consequences of stress: From normal adaptation to post-traumatic stress disorder.* Philadelphia: Lippincott-Raven.

Friedman, M. J., & Karam, E. G. (in press). PTSD: Looking toward DSM-V and lCD-11. In G. Andrews, D. Charney, P. Sirovatka, & D. Regier (Eds.), *Stress-induced fear circuitry disorders: Refining the research agenda for DSM-V* Washington, DC: American Psychiatric Association.

Friedman, M.J., & Schnurr, P. P. (1995). The relationship between trauma and physical health. In M. J. Friedman, D. S. Charney, & A. Y. Deutch (Eds.), *Neurobiological and clinical consequences of stress: From normal adaptation to post-traumatic stress disorder* (pp. 507-526). Philadelphia: Lippincott-Raven.

Galea, S., Ahern, J., Resnick, H. S., Kilpatrick, D. G., Bucuvalas, M. J., Gold, J., et al. (2002). Psychological sequelae of the Sepcemher 11 terrorist attacks in New York City. *New England Journal of Medicine, 346*, 982-987.

Gray, J. D., Cutler, C. A., Dean, J. G., & Kempe, C. H. (1977). Prediction and prevention of child abuse and neglect. *Child Abuse and Neglect, 1*, 45-58.

Green, B. L., Friedman, M. J., de Jong, J. T. V. M., Solomon, S. D., Keane, T. M., Fairbank, J. A., et al. (Eds.). (2003). *Trauma interventions in war and peace: Prevention, practice, and policy.* Amsterdam: Kluwer Academic/Plenum Press.

Hoge, C. W., Castro, C. A., Messer, S. C., McGurk, D., Cotting, D. I., & Koffman, R. L. (2004). Combat duty in Iraq and Afghanistan, mental health problems, and barriers to care. *New England Journal of Medicine, 351*, 13-22.

Jablensky, A. (1985). Approaches to the definition and classification of anxiety and related disorders in European psychiatry. In A. H. Tuma & J. D. Maser (Eds.), *Anxiety and the anxiety disorders* (pp. 735-758). Hillsdale, NJ: Erlbaum.

Kang, H. K., Natelson, B. H., Mahan, C. M., Lee, K. Y., & Murphy, F. M. (2003). Post-traumatic stress disorder and chronic fatigue syndrome-like illness among Gulf War veterans: A population-based survey of 30,000 veterans. *American Journal of Epidemiology, 157*, 141-148.

Kaufman, J., Yang, B-Z., Douglas-Palumberi, H., Houshyar, S., Lipschitz, D., Krystal, J. H., et al. (2004). Social supports and serotonin transporter gene moderate depression in maltreated children. *Proceedings of the National Academy of Sciences USA, 101*, 17316-17321.

Keane, T. M., & Barlow, D. H. (2002). Posrtraumatic stress disorder. In D. H. Barlow (Ed.), *Anxiety and its disorders: The nature and treatment of anxiety and panic* (2nd ed., pp. 418-453). New York: Guilford Press.

Keane, T. M., Zimering, R. T., & Caddell, J. M. (1985). A behavioral formulation of posttraumatic stress disorder in Vietnam veterans. *Behavior Therapist, 8*, 9-12.

Kessler, R. C., Sonnega, A., Bromet, E., Hughes, M., & Nelson, C. B. (1995). Posttraumatic stress disorder in the

National Comorbidity Survey. *Archives of General Psychiatry, 52*, 1048-1060.

Kilpatrick, D. G., Resnick, H. S., Freedy, J. R., Pelcovitz, D., Resick, P. A., Roth, S., et al. (1998). Posttraumatic stress disorder field trial: Evaluation of the PTSD construct-criteria A through E. In T. A. Widiger (Ed.), *DSM-IV sourcebook* (pp. 803-838). Washington, DC: American Psychiatric Association.

King, D. W., Leskin, G. A., King, L. A., & Weathers, F. W. (1998). Confirmatory factor analysis of the Clinician-Administered PTSD Scale: Evidence for the dimensionality of posttraumatic stress disorder. *Psychological Assessment, 10*, 90-96.

Kolb, L. C. (1989). Heterogeneity of PTSD. *American Journal of Psychiatry, 146*, 811-812.

Lang, P. J. (1977). Imagery in therapy: An information processing analysis of fear. *Behavior Therapy, 8*, 862-886.

Marsella, A. J., Friedman, M. J., Gerrity, E. T., & Scurfield, R. M. (Eds.). (1996). *Ethnocultural aspects of post-traumatic stress disorder: Issues, research and clinical applications*. Washington, DC: American Psychological Association.

National Collaborating Centre for Mental Health. (2005). *Posttraumatic stress disorder: The management of PTSD in adults and children in primary and secondary care*. London: Gaskell and the British Psychological Society.

Norris, F. H., Friedman, M. J., & Watson, P. J. (2002). 60,000 disaster victims speak: Part II. Summary and implications of the disaster mental health research. *Psychiatry, 65*, 240-260.

Norris, F. H., Friedman, M. J., Watson, P. J., Byrne, C. M., Diaz, E., & Kaniasty, K. Z. (2002). 60,000 disaster victims speak: Part I. An empirical review of the empirical literature, 1981-2001. *Psychiatry, 65*, 207-239.

North, C. S., Pfefferbaum, B., Narayanan, P., Thielman, S. B., McCoy, G., Dumont, C. E., et al. (2005). Comparison of post-disaster psychiatric disorders after terrorist bombings in Nairobi and Oklahoma City. *British Journal of Psychiatry, 186*, 487-493.

Ozer, E. J., Best, S. R., Lipsey, T. L., & Weiss, D. S. (2003). Predictors of posttraumatic stress disorder and symptoms in adults: A mera-analysis. *Psychological Bulletin, 129*, 52-73.

Pizarro, J., Silver, R. C., & Prause, J. (2006). Physical and mental health costs of traumatic war experiences among Civil War veterans. *Archives of General Psychiatry, 63*, 193-200.

Resnick, H. S., Kilpatrick, D. G., Dansky, B. S., Saunders, B. E., & Best, C. L. (1993). Prevalence of civilian trauma and posttraumatic stress disorder in a representative national sample of women. *Journal of Consulting and Clinical Psychology, 61*, 984-991.

Riggs, D. S., Rothbaum, B. O., & Foa, E. B. (1995). A prospective examination of symptoms of post-traumatic stress disorder in victims of nonsexual assault. *Journal of Interpersonal Violence, 10*, 201-214.

Ritchie, E. C., Watson, P. J., & Friedman, M. J. (Eds.). (2006). *Interventions following mass violence and disasters: Strategies for mental health practice*. New York: Guilford Press.

Rosen, G. M. (2004). *Posttraumatic stress disorder: Issues and controversies*. Chichester, UK: Wiley.

Roth, S., & Friedman, M. J. (1998). *Childhood trauma remembered: A report on the current scientific knowledge base and its applications*. Northbrook, IL: International Society for Traumatic Stress Studies.

Rothbaum, B. O., Foa, E. B., Riggs, D. S., Murdock, T. B., & Walsh, W. (1992). A prospective examination of post-traumatic stress disorder in rape victims. *Journal of Traumatic Stress, 5*, 455-475.

Saigh, P. A. (1992). History, current nosology, and epidemiology. In *Posttraumatic stress disorder: A behavioral approach to assessment and treatment* (pp. 1-27). Boston: Allyn & Bacon.

Schienger, W. E., Kulka, R. A., Fairbank, J. A., Hough, R. L., Jordan, B. K., Marmar, C. R., et al. (1992). The prevalence of post-traumatic stress disorder in the Vietnam generation: A multimethod, multisource assessment of psychiatric disorder. *Journal of Traumatic Stress, 5*, 333-363.

Schmitt, B. D., & Kempe, C. H. (1975). Prevention of child abuse and neglect. *Current Problems in Pediatrics, 5*, 35-45.

Schnurr, P. P., & Green, B. L. (Eds.). (2004). *Trauma and health: Physical health consequences of exposure to extreme stress*. Washington, DC: American Psychological Association.

Schnurr, P. P., Lunney, C. A., & Sengupta, A. (2004). Risk factors for the development versus maintenance of posttraumatic stress disorder. *Journal of Traumatic Stress, 17*, 85-95.

Shalev, A. Y., Freedman, S. A., Peri, T., Brandes, D., Sahar, T., Orr, S. P., et al. (1998). Prospective study of posttraumatic stress disorder and depression following trauma. *American Journal of Psychiatry, 155*, 630-637.

Shay, J. (1994). (Ed.). *Achilles in Vietnam: Combat trauma and the undoing of character*. New York: Atheneum.

Summerfield, D. A. (2004). Cross-cultural perspectives on the medicalization of human suffering. In G. M. Rosen (Ed.), *Posttraumatic stress disorder: Issues and controversies* (pp. 233-245). Chichester, UK: Wiley.

VA-DoD Clinical Practice Guideline Working Group, Veterans Health Administration, Department of Veterans Affairs and Health Affairs, Department of Defense. (2004). *Management of post-traumatic stress* (Publication No. 10Q-CPG/PTSD-04 2003). Washington, DC: Office of Quality and Performance. (www.oqp.med.va.gov/cpg/ptsd/ptsd_base.htm)

Walker, L. E. (1979). *The battered woman*. New York: Harper & Row.

Wilson, J. P., & Keane, T. M. (Eds.). (2004). *Assessing psychological trauma and PTSD* (2nd ed.). New York: Guilford Press.

第2章
精神医学におけるトラウマの歴史

Bessel A. van der Kolk

  戦争によって生じる神経障害という主題は……これまで実に多くの気まぐれに振り回されてきた。人々は第一次世界大戦後にはこの主題に大きな関心を抱いたが，それが続くことはなかった。精神医学もまた同じである。嘆かわしいことに精神障害を研究するすべての者が，あたかも以前に同じことをした者がいなかったかのように，この問題の研究を一から始めることを神聖な義務だと考えている。
——KARDINDER AND SPIEGEL (1947, p.25)

  人類は常に，圧倒的な恐怖への暴露が記憶の混乱や過覚醒，回避を生じることがあるということを認識してきた。そのことはホメロスの時代 (Alford, 1992; Shay, 1994) から現代 (Caruth, 1995) に至るまで，文学における中心的な主題でもあった。ところが専門分野としての精神医学は，現実が人間の心理と身体を，根本的かつ永久に変化させ得るという考えを扱いかねてきた。精神医学は，確立された知識を不意に忘れ去ってしまうという周期的な健忘症にかかっており，それゆえ，圧倒的な経験のもたらす精神的影響もやがて忘れ去られ，精神症状は器質的および精神内的な要因だけによるものだと考えられてきた。トラウマ的な体験に遭遇して突然生命を脅かされた被害者 victim に生じる侵入症状や困惑，不信を映し出すかのように，精神医学という専門分野はこれまで幾度もトラウマに魅了されては，その後，患者の話の信頼性について救いがたい不信感を抱いてきた。

  精神医学がトラウマ後の症候群に直面して以来，病因をめぐって激しい議論が交わされてきた。すなわち，器質的なものなのか，それとも心理的なものなのか。症状は出来事に由来するのか，主観的な解釈によるのか。精神的な機能低下に関与しているのはトラウマそれ自体か，あるいは既存の脆弱性 vulnerability なのか。詐病ではないのか，あるいは患者に感情的な脆さがあるのか。自分の人生を積極的に引き受けられなかったことは，どの程度，患者自身の落ち度なのか。患者は記憶を作り上げていないのか。その記憶は正確なのか。記憶が抑圧され，後になって想起することはあり得るのか。トラウマに対して常に解離が生じるのか。それは解離性障害なのか，それとも不安障害なのか。多重人格はトラウマの結果として自然に生じたものなのか，それとも医原的に誘発されたものなのか。こうした疑問のすべては1880年頃からたびたび提起されては解決されたと考えられ，後年になるとまた提起されることを繰り返した。いずれの疑問も21世紀初頭の現代においてもなお，決定的な解決には至っていない。

トラウマ的ストレス：感情か器質か

　トラウマの影響に関する最も初期の科学的議論は，むち打ち症 whiplash injuries と「鉄道脊椎症 railroad spines」をめぐって行われたが，その中心にあったのは器質因説と心因説，詐病説と真性の疾患説の対立である。英国の外科医エリクゼン John Eric Erichsen（1886）は，重症のトラウマ患者に見られる精神症状を器質に起因するものとし，これらの症状とヒステリーを混同しないように警告した。ヒステリーは当時，エリクゼンを含むほとんどの人々によって，女性だけに生じる症状だと考えられていた。今日と同じく当時の医師たちも，心身相関を理解するのには苦心していたようである。というのも今日でもそうであるが，不安の身体症状は器質疾患の症状と誤診されやすかったからである。エリクゼンの同僚であった外科医ペイジ Herbert William Page（1883）はエリクゼンの説に意義を唱え，鉄道脊椎症の症状には心理的な原因が存在するという説を提起した。「驚愕だけでは十分に説明できないと考えられているために，多くの誤診が生じている」と彼は主張した。

　「外傷神経症 traumatische Neurose/traumatic neurosis」（1889）という用語を最初に使用したのは，ドイツの神経科医オッペンハイム Herman Oppenheim であった。器質論者であった彼は，機能的異常は中枢神経系における微細な分子的変化によって引き起こされるとの見方を示した。トラウマを負った者，特に戦地に派遣された兵士に心血管症状が頻発したことから，トラウマ後症状を「心臓神経症 cardiac neuroses」と結びつける長い慣習がはじまった。最初は「過敏性心臓 irritable heart」や「軍人心臓 soldier's heart」（Da Costa, 1871; Myers, 1870）と呼ばれ，第一次世界大戦中には「不規則性心臓 disorderly action of the heart」や「神経循環性無力症 neurocirculatory asthenia」と呼ばれるようになった（Merskey, 1991）[*1]。

　外傷神経症における心因説と器質因説で主な対象とされたのは，戦地に派遣される兵士たちであった。臆病な行為や徴兵忌避の問題が持ち上がったとしても，トラウマ後症状を器質的な異常のせいにすれば名誉を保ったままで解決ができた。兵士は自尊心が保たれ，医師は自分の専門性を守りつつ，兵士の懲戒処分という厄介な事柄に巻き込まれないですむ。軍当局もそれまで勇敢だった兵士の精神的な破綻を説明する必要がない。器質的な原因であれば，臆病な行為や部隊の士気の低さ，リーダーシップの欠如，あるいは戦争遂行の意義などといった厄介な問題を論じなくても済んだのである。

　しかしもし病気だとするのなら，どのように定義できるのだろうか。「砲弾恐怖症 shell-shock」[*2] という用語を医学文献に最初に記載したのは，英国軍の精神科医マイアーズ Charles Samuel Myers（1915）である。ところが「砲弾恐怖症」の症状は，戦闘に直接さらされたことのない兵士にも見られるようになり，多くの場合の原因は純粋に心理的なものであることが徐々に明らかになった。彼は，後の多くの医師と同様，戦争神経症 war neurosis がヒステリーと酷似していることを強く指摘した（Myers, 1940）。彼は戦争神経症は感情の動揺だけで十分説明できるとし，器質因の１つである「分子レベルでの脳震盪」との関係を否定した。ところが，これで論争に決

[*1] ダ・コスタ症候群ともいう。南北戦争当時，軍医であった Da Costa によって1871年に記載された。彼自身は不安定心臓 irritable heart と呼び，一般には軍人心臓 soldier's heart と呼ばれた。ICD-10では身体表現性自律神経機能不全に分類される。DSM-IV には該当する診断がない。心臓神経症，神経循環性無力症も同様の疾患であるが，診断境界は必ずしも明確ではない。これらすべてに共通するのは，動悸，発汗，紅潮，振戦などの交感神経機能の亢進症状と，他覚的には不明確な易疲労性，倦怠感，鈍痛などである。

[*2] 第一次世界大戦時に有名大学からの素朴な愛国心に燃えた若い兵士が塹壕の中で敵からの砲弾の爆発に暴露され，その後も恐怖に苦しめられたという病態。実際には砲弾の爆発だけではなく，その後の損傷遺体や負傷して苦しむ兵士たちと長時間，塹壕の中で過ごさざるを得なかったことも大きな原因である。軍の上層部は士気に関わるという理由から，その発見者であるマイアーズにこの病気の公表を禁じた。

着がついたわけではない。英国首相チャーチルの主治医だったモラン卿 Lord Moran が，第一次世界大戦に自分自身が従軍した経験を綴った回顧録 (1945) の中で，砲弾恐怖症と臆病さは医師にとって非常に区別しがたいものだと認めたのである。ちなみに第一次世界大戦中，2,200 人以上の英国兵が臆病な行為と敵前逃亡の罪で死刑を宣告された。もっとも実際に処刑されたのは 200 人程度にすぎなかったが。

外傷神経症の心理学的な解釈は，民間人のあいだにはさらに容易に広まった。米国の神経科医パトナム James J. Putnam (1881) は，精神科医のジャクソン Hughlings Jackson の疾病概念に基づく理論を作り上げた。それによれば心理的トラウマとは，単純で，反射的な，自動化された，以前の精神機能への退行であった (MacLeod, 1993; Putnam, 1898)。こうした考えは，サルペトリエール病院のジャネ Pierre Janet が博士論文「精神自動症 L'Automatisme Psychologique」(1889) の中で示した，トラウマと様々な自動症的な不随意行動との関係に近いものだった。1906 年にハーバード大学医学大学院がロングウッド通りに新校舎を開設した際，パトナムは尽力してジャネをボストンに招聘し，ジャネは「ヒステリーの主要症状 The Major Symptoms of Hysteria」(1907) という表題のもとに 2 人の共通の関心についての講義を行った。

トラウマ，暗示，詐病

精神医学が自然科学の仲間入りを果たそうとし始めて以来，トラウマとヒステリー症状との関係が注目されるようになった。早くも 1859 年にはフランスの精神科医ブリケ Pierre Briquet (1859) によって，幼児期のトラウマの既往歴と，「ヒステリー hysteria」症状としての身体化や強烈な感情反応，解離，遁走などとの関係が明らかにされている。ブリケは，ヒステリーと診断した 501 の症例のうち 381 例について，その病因はトラウマに特異的なものだったと報告している (Crocq & De Verbizier, 1989)。19 世紀後半フランスでは，法医学教授タルデュー Ambroise Tardieu (1878) などの研究者たちによって，児童の性的虐待が頻繁に報告された。

幼児期の性的トラウマの問題が明るみに出るとすぐに，虚偽記憶という厄介な問題がフルニエ Alfred Fournier のような人々によって取り上げられた。子どもたちが自分の両親を近親姦 incest[*3] で不当に訴えていると考えたフルニエは，子どもたちには「空想的虚言症 pseudologia phantastica」があると述べた。同じような問題は，パリのサルペトリエール病院において，トラウマと精神疾患との関係に関する初めての体系的調査が行われた時にも持ち上がった。偉大な神経学者であったシャルコー Jean-Martin Charcot (1887) は，トラウマのもたらす「神経性ショック choc nerveux」が，催眠によって生じる精神状態と非常に似ていることを記述した。このいわゆる「類催眠 hypnoid」状態は，シャルコーが「外傷性ヒステリー的自己暗示 hystero-traumatic auto-suggestion」と呼んだ状態が生じるための必須条件であった。こうしてシャルコーは，患者が被暗示的になっていることと，ヒステリー発作が長期の耐え難い経験の結果であることの両方を説明した最初の人物となった。

シャルコーがトラウマと記憶，解離に強い興味を抱いていたため，彼の弟子たちは 2 つのグループに分派することになった。トラウマへの適応の研究を続けたグループと，被暗示性と偽りの記憶について研究をしたグループである。ジャネが解離に関する研究とトラウマ記憶 traumatic memory に関する研究で成功を収めたころ，トゥレット Gilles de la Tourette とバ

[*3] incest は従来「近親相姦」と訳されることもあったが，双方の能動的な行為，ないし合意があったかのように受け取られかねないことから，本書では「近親姦」の訳を採用した。なお強姦という訳語と同じく，女性のみを含意するかのような漢字表記になっていることについては批判もあり，今後の検討が待たれる。

ビンスキー Joseph Babinski は，ヒステリーの被暗示性に関する研究に取り組んでいた。1905年にサルペトリエール病院の医長の任に就いたバビンスキーは，トラウマをヒステリーの原因としたシャルコーの考えを無益なものとして退けた（Ellenberger, 1970）。その後，詐病と被暗示性は，今やバビンスキーによって神経性疾患だと断定されたヒステリーの中心的な特徴だと見なされた（Babinski, 1901, 1909）。この新しい学説が，第一次世界大戦中バビンスキーとフランスの研究者たちに活躍の舞台を用意することになる。彼らの熱意は，ドイツ人精神科医たちと同様に，トラウマ記憶の恐怖を緩和させるよりは「詐病」を治療することの方へと向けられた（Babinski & Froment, 1918; Nonne, 1915）。フランスとドイツの多くの神経科医と精神科医にとって，戦争神経症の治療は詐病との戦いであった。

詐病への関心が高まるにつれ，「意志 will」という概念が主要な争点になっていった。多くの精神科医が，戦争神経症（戦争ヒステリー）とは本質的に意志の病 Willenskrankheit だと考えていたのである（Fischer-Homberger, 1975）。こうして，主に政治的な理由のために，第一次世界大戦中とそれに続く数十年間，ドイツにおけるトラウマ後の精神障害の医学的な診断は，兵士個人の意志力の減退として考えられていた（Willenversagung, Willenshemmung, Willensperrung, Wille zur Krankheit）。そのため，「原因意志療法 causal will therapies」が行われることになった。患者の「健康への欲求 desire for health」が刺激され，生理学的運動によって増強されなければならなかった。この治療にはかなりの苦痛が伴ったので，多くの患者がむしろ前線での任務を望んだ。するとそれが「治癒」と見なされたのである。

第一次世界大戦の直後，ドイツ精神医学の第一人者ボンヘッファー Karl Ludwig Bonhoeffer (1926) とその同僚たちが創設した学派は，外傷神経症を社会的な救済によってのみ治癒可能な社会的疾患と見なした。ただし，ここでの社会的救済は，社会状態の改善という意味ではない。ボンヘッファーは，自身の142人の外傷神経症患者のほとんどすべてに，障害を発症させる素因が備わっていることを見出した。そのため患者の先天的な脆弱性への対応の方が，悲劇的な状態の防止や改善よりも重視された。また彼と同僚たちは，補償を受けられるということが外傷神経症の本当の原因だと考えていた（「法律が宿命神経症の原因である Das Gesetz ist die Ursache der Unfallsneurosen」）。言い換えれば精神障害は二次的利得によって引き起こされると見なされた。外傷神経症は疾患ではなく保険制度の産物であり，賠償神経症 Rentenneurose[*4] なのである。ドイツで1926年に制定された国家健康保険法 Reichversicherungs Ordnung (RVO) はドイツでのこうした見解を強化した。外傷神経症は，この法律の補償の対象から外されることになった[*5]。この方針が示すのは，外傷神経症とは，患者が恩給などの補償を与えられるかぎり治ることがないという考えである。それ以来今日に至るまで，ドイツの賠償制度は他の多くの国よりも，トラウマ性の精神障害については制限的でありつづけている（Venzlaff, 1975）。

[*4] rentenneurose は直訳すると年金（恩給）神経症となるが，本書では従来の訳に従った。
[*5] ドイツでは社会民主主義の台頭による社会の不安定化を予防するために，彼らの要求する福祉政策を先取りし，1884年に損害保険法を制定し，世界で初めて労働災害への公的な賠償制度を始めた。災害による疾病の中にドイツ神経学会の初代会長であったオッペンハイムの外傷神経症が認められていたために，身体的負傷では補償を得られなかった兵士が，この診断によって補償を要求する事案が増加し，特に第一次世界大戦ではそのような事案が急増したために，オッペンハイムは当時の精神科医から批判され，1916年にミュンヘンの会合で糾弾されてからは診療を停止し，まもなく心臓麻痺で死亡した。1926年には皇帝ウィルヘルムも「法律が事故神経症を作るのである。今日，それを疑う研究者はいない」と述べ，同年に改訂された国家健康保険法では「被保険者が雇用され続けることができないような障害が，単に自分が病気であるという想像や，自覚の程度はともかくとしてそうありたいという願望のみによってもたらされたのであれば，先行する事故はその障害の本質的な原因ではない」と述べられ，以後，精神的な疾病が労災や兵士への補償に含められることはなくなった。この見解は，ドイツ精神医学の影響を受けて発展した日本精神医療の一部においても踏襲されている。

脆弱性と素因

　民間人の場合には，軍人のように国の威信がかかっているわけでもなく，補償が大きな経済的問題となる可能性も低かったので，素因の問題はさほど熱心に研究されなかった。スイスの精神科医であるシュティアリン Edouard Stierlin（1909, 1911）は，1907年のメッシーナ Messina 地震や鉱山災害において地域住民を対象として行われた研究によって，災害精神医学の最初の研究者であるとみなされている。地域住民を対象としたことによって，彼は個人の脆弱性とレジリエンス resilience の問題に関心を抱くようになった。彼の下した結論は，サルペトリエール病院の先達と同じく，激しい感情こそが「驚愕神経症 fright neurosis」または外傷後神経症の最も重要な病因であるというものであった。またシュティアリンは，医師たちが感情によって深刻で長期的な精神神経症的な問題が生じるということをほとんど認識せず，一般の人々がトラウマ後の心理的問題を詐病であると考えていたことを憂慮した。

　というのも，被害者のかなりの割合は長期的なトラウマ後ストレス症状を呈していたからである。例えば，メッシーナ地震では70,000人の住民の命が失われたが，生存者の25％には悪夢を含む不眠症があった。彼の重要な観察は，心因性症候群の中で唯一外傷神経症だけは，精神病理学的な素因を必要としないというものである。彼は「神経症」という用語が適切な記述ではないということも指摘し，クレペリン Emil Kraepelin に異議を唱えた。クレペリンはといえば，精神医学の有名な教科書（1899）において，恐怖が主要な病因であるような外傷神経症は稀であり，「非定型的」であると主張していたのである*6。

トラウマの心理学的な処理：
現実の痕跡か精神内での加工なのか

　今日から見ればヒステリーのトラウマ起源説は，19世紀後半の精神医学が残した最も重要な遺産である。ヒステリー患者の症状の原因が過去のトラウマ体験にあるということを初めて提唱したのは，パリのサルペトリエール病院におけるシャルコーである（Charcot, 1887）。同病院の心理部門を主宰していたジャネは，ヒステリー患者たちが，自分の内面的過程に注意を向けており，適応的行動ができないことに気がついた。当時の一般的な考え方（例：Henri-Louis Bergson, 1896）にしたがって，ジャネは個人の意識こそが精神的健康の中心課題であると考えた。ジャネは自分の過去についての認識が現在の環境に対する正確な知覚と結びつくことが，ストレスに適切に対応する能力を決定すると考え，記憶の集合体を記述するために意識下 subconscious という用語を産み出し，そこから精神的なスキーマ schema が形成されて人間と環境との相互作用を導くとした（Janet, 1904; van der Kolk & van der Hart, 1989）。過去の経験を適切に分類してその記憶を統合することによって，意味のスキーマを作りだし，その後の困難に対処することができるとされた。

　「激しい感情 vehement emotions」が経験されると，精神は現在起こっていることを既存の認知スキーマに適合することができない。その結果として，経験の記憶は個人の意識に統合されることができず，意識と随意的な制御から切り離される（解離される dissociated）。彼の説明はトラウマの精神的影響についての最初の包括的で明確な記述であるが，その基盤にあるのは，極度の感情的な興奮によってトラウマ記憶の統合が妨げられ，その結果として我々が今日 PTSD と呼ぶ症状が生じるという考え方である。「患者は我々がナラ

---

*6　クレペリンは1915年の教科書では「心因反応とヒステリー」の章で，外傷神経症と驚愕神経症を区別した。本文で言及されているのは外傷神経症であるが，今日のPTSDとほぼ同じ概念は驚愕神経症の方であり，侵入，麻痺，過覚醒症状が記述され，急性期の意識障害や，2，3カ月以内の自然寛解についても記載されている。

ティブ記憶 narrative memory と呼ぶものを再現して語ることができないが、それでもなお苦痛な状況に直面し続けているのである」(1919/1925, p.661)。この状態から「記憶への恐怖症 phobia of memory」(p.661) が生じ、トラウマ的出来事の全体を総合することが妨げられ、トラウマ記憶は通常の意識から切り離される (Janet, 1909, p.145)。トラウマ記憶の痕跡は無意識の固定観念として残り、個人のナラティブに書き換えられないかぎりは「清算 liquidate」されることがなく、意識に侵入し続けて恐ろしい知覚や強迫観念を生じさせたり、不安発作で見られるような身体症状の形を取って再体験される (Janet, 1889, 1930)。

トラウマを受けた患者がそれを想起させる刺激に対してみせる反応は、最初の恐怖に対してはふさわしかったかもしれないが、その出来事が終わった今となっては全く非適応的である。想起刺激に暴露されると、トラウマは体性感覚として表現されることが最も多い (Janet, 1889)。患者がトラウマ体験を個人の意識全体へと統合できないと、彼らはトラウマに「固定される[*7]」(フロイトは後に「固着 fixated」という用語を使用した)。「トラウマ記憶を統合することができないので、新しい経験を同化する能力が失われたように思われる。それは……あたかも人格がある地点で明らかに停滞し、新しい要素の追加または同化によってこれ以上広がることができないかのようである」(Janet, 1911, p.532)。「すべての(トラウマを受けた)患者は生命的な発展を阻害され、乗り越えられない障害に固定されている」(1919/1925, p.660)。断片化されたトラウマ記憶を意識の中に入れないようにする努力が、心理的エネルギーを妨げている。そのことがさらに、ある目標に向かった創造的な活動を阻害し、経験から学ぶことを妨げる。トラウマから解離された記憶の要素が個人の意識に統合されないかぎり、患者の個人生活および職業上の機能は徐々に低下するであろう

(van der Kolk & van der Hart, 1989)。

精神内の葛藤と抑圧された児童性欲の原則に基づいた精神分析が、ジャネの学説を対立する学説であると見なして駆逐するまでは、彼の臨床的な観察は、トラウマによる精神への影響を適切に記述しているとして広く認められていた。ジェイムズ William James、ピアジェ Jean Piaget、マーレイ Henry Murray、ユング Carl Jung、マイアーズ(上述)、マクダガル William MacDougal、そして解離の研究者であるヒルガード Ernest Hilgard などは、精神的過程を理解するうえでのジャネの仕事の重要性を認めていた。彼ら全員が、トラウマ後ストレスを引き起こす病因的過程の中心に解離があることを認める一方で、トラウマの治療としてのカタルシスや除反応といった精神分析的概念には異議を唱え、その代わりに記憶の総合と統合を重視した (van der Hart & Brown, 1992)。ジャネの膨大な業績と同世代および次世代の精神科医への深い影響にも関わらず、彼の学説は徐々に忘れ去られた。PTSDの発症における解離の役割が1980年代に再発見されるまで、ジャネが行ったトラウマ、記憶、解離の治療に関する広範な研究は、PTSDについて集積された知識に統合されることはなかった (van der Hart & Friedman, 1989; Putnam, 1989)。

フロイトとトラウマ

フロイト Sigmund Freud は1885年の後半にシャルコーを訪ね、当時のサルペトリエール病院の考え方の多くを取り入れ、ヒステリーに関する彼の初期の論文に謝辞とともに紹介した (Breuer & Freud, 1893-1895/1962; Freud, 1896a; MacMillan, 1980, 1991)。彼は1892～1896年の間に記述した多くの論文の中で、「意識下」には意識変容の中で記銘された、感情を伴った出来事の記憶が保存されているという、サルペトリエールの学説に従っている。『ヒステリー現象の身体

[*7] フランス語の原語は attacher (-é) であり、貼り付けるという意味である。本節からも明らかなように、これはフロイトの固着とほぼ同じ概念である。しかし英語の attachment という用語が児童精神医学などで愛着と訳されていることから、ジャネのこの概念も「トラウマへの愛着」と訳されることがあり、患者が意図的にトラウマを保持したり、保持することを望んでいるかのように誤解を受けることがあった。

的メカニズム Physical Mechanism of Hysterical Phenomena』において，ブロイアー Josef Breuer とフロイト（1893/1955）はヒステリー発作の特徴を解説した。

> ヒステリー現象を説明するにあたっては，我々は解離すなわち意識内容の分裂を仮定することを必須の条件であると考えていることを指摘しておきたい……（反復性の）ヒステリー発作の一般的で基本的な内容は，患者が過去に経験した心理状態の反復である。(p.30)

ブロイアーとフロイトが 1895 年に『ヒステリー研究 Studies on Hysteria』でこの説を発展させた時，彼らはジャネの恩恵を受けていることを認め，「ヒステリーとは主として回想の被害である……。トラウマ体験は常に回想されることを患者に強要しており，これはその体験の強度の証明である。患者はいうなれば自身のトラウマに固着されているのである」と述べている（Breuer & Freud, 1893/1955）。ジャネ（Janet, 1909, 1919/1925）と同様に，ブロイアーは何かがトラウマになるのは，それが解離して意識の外側に残るからだと考えた。彼は，この状態を「類催眠ヒステリー hypnoid hysteria」と呼んだ。1896 年になってようやくフロイトは「神経症の遺伝と病因 Heredity and Aetiology of Neuroses」（1896b）で「他者からの性的虐待による……早期の性的経験は……ヒステリーの特異的な原因である……（シャルコーが主張したように）単なる誘因ではない」と述べた。

次いで『ヒステリーの原因論 The Aetiology of Hysteria』（1896a）では，抑圧された本能的願望が神経症の基礎を形成するという独自の学説を形成し始めた。フロイトは「私は自分自身の経験において，純粋な類催眠ヒステリーに遭遇したことはない」（Masson, 1984）と主張するに至った。第一次世界大戦中に彼は再び外傷神経症に関心を持ったが，現実の児童期のトラウマと精神症状との関係に関心を向けることは遂になかった。フロイトの見解では，児童期のトラウマについての意識から切り離された実際の記憶ではなく，受け入れられない児童期の性的および攻撃的願望が自我を脅かし，こうした願望を意識することへの抵抗をかき立てるのである。『自叙伝研究 An Autobiographical Study』（1925）で，フロイトはこう述べている。

> 私はこれらの話（児童期の性的トラウマの話）を信じ，その結果として，児童期の性的な誘惑の経験にそれ以降の神経症の根源を発見したと考えた。もし読者が私の信じやすさに首を横に振りたいと思うとしても，私は必ずしもその人を責めることができない……私はやがて，これらの誘惑の場面が起こらなかったのであり，トラウマの話は私の患者が作り上げた空想でしかなかったことを認めなければならなくなった。(p.34)

フロイトはそれ以降，ヒステリーに見られる記憶障害と再演 replay は，新しいデータを既存の意味のスキーマに統合できない結果ではなく，5 歳頃のエディプス危機の時期をめぐる，葛藤に満ちた性的および攻撃的な考えと衝動に対する積極的な抑圧であると主張した（Freud, 1905a; van der Kolk & van der Hart, 1991）。精神医学の教義は，健常な人間の精神機能についてもフロイトの考えを受け入れるようになった。そして現実のトラウマは，空想とみなされて無視されたのである。

しかし彼が初期の頃に診療をしたヒステリー患者のトラウマ記憶を取り除くことができなかったので，フロイトは「トラウマへの固着」の問題に立ち戻り続けた。第一次世界大戦はフロイトを含めた世界の人々を，人間の精神に対するトラウマの影響という避けられない現実に一時的にせよ直面させた。この時期に，彼は「激しい感情」が外傷神経症の根源にあるというジャネの概念を再生させた。ストレス要因の圧倒的な強さ，言語あるいは運動的な除反応の欠如，個被害者の準備性の欠如のために，刺激への防御（Reitschutz）が機能しないのだとされた。心理的装置を浸水している興奮に個体が対応できなかった結果，精神的麻

痺と，強度の感情の嵐が生じる（Freud, 1920）。1920年にフロイトは，ヤウレック Julius Wagner-Jauregg に不利な証言を行った。彼はウィーンの指導的精神科医であり，その後にノーベル賞を受賞したが，クリニックで乱暴な電気ショック療法によって戦争神経症の患者を苦しめたとして訴えられていた。法廷でのフロイトの証言とヤウレックの反論について，当時の戦争神経症の概念を知るうえで示唆に富む書籍が出版されている（Eissler; 1986）。フロイトは委員会でこう述べた。あらゆる神経症は(1)目的を持っており(2)意識下の意図によって恐怖を疾患に換えたものであり(3)戦争が終われば戦争神経症は消え去る。このすべてにおいてフロイトは誤っていた。

フロイトはジャネと同じく，トラウマの反復強迫の問題に魅了され続けた。彼は『精神分析入門 Introductory Lectures on Psychoanalysis』(1917)で，次のように述べている。

> 外傷神経症は，その根源にトラウマ的出来事への固着があることを明白に示している。これらの患者は，夢で定期的に外傷神経症を反復する。そこでは……トラウマ反復の発作が起こると，患者はトラウマが生じた状況に完全に移動させられてしまう。まるで患者にとっては，トラウマ状況は終わっていないかのようである。

フロイトは「我々はしたがって，意識から切り離し続けることがヒステリー的抑圧の主要な特徴であると結論した」と述べ，反復強迫は抑圧それ自体の機能であると提言している（1920, p.18）。患者は記憶が抑圧されるので，「抑圧された内容を，……過去に属しているものとしてではなく，現在の経験として反復しなくてはならない」(p.18)。

「快感原則の彼岸 Beyond the Pleasure Principle」(1920)では，フロイトはごく初期に行った観察を，その後の精神内界の現実についての洞察と再統合できていたかもしれなかった。つまり，「外傷神経症の症状はヒステリーのものと似ているように思えるが……以下の点で原理的にヒステリーを超えている。すなわち主観的な著しい病苦の徴候と，ヒステリーよりは遙かに包括的な，精神能力一般の衰弱と障害においてである。」(p.12)。彼は，外傷神経症の患者がしばしば事故の記憶に対する意識的な不安を経験していないという事実に衝撃を受けた。フロイトは「おそらく彼らは考えないようにすることに懸命になっている」と仮定した。しかし彼は，この観察をヒステリーにおける「美しき無関心 la belle indifference[*8]」の概念と結びつけることはなかった。

精神分析理論は世間に受け入れられたが，子どもの生活に対する現実のトラウマによる影響の研究は全くなされなかった。1895年からごく最近まで，児童期の性的トラウマ研究はされていない。フロイトを初めとする精神分析医は性的トラウマが悲劇的で有害であることを認めていたのだが，この主題は文化人の集団の中で真面目に取り上げるにはあまりに悲惨だったのであろうか（Freud, 1905b, 1917）。1つの顕著な例外はフェレンツィ Sandor Ferenczi である。彼は1932年に精神分析学会において，「大人と子どもの間の言葉の混乱：優しさと情熱の言葉 Confusion of Tongues between the Adult and the Child: The Language of Tenderness and of Passion」(1955) と題する論文を発表した。この発表において彼は，子どもの弱さにつけ込んで性的な満足を得ようとする大人に直面した時の子どもの無力さを論じた。フェレンツィはそれ以前のどんな精神科医よりも，対人的な暴力の被害者であった子どもによって経験される無力さと恐怖についてより雄弁に語った。そして彼は，深刻なトラウマを与えられた子どもにとって，もっとも利用可能な防衛は「加害者との同一化」であるという重要な概念を導入した。フェレンツィの論文は精神分析を支持する集団の中にも戸惑いを引き起こしたようであり，彼の死

[*8] 古典的には転換型ヒステリー（近年の診断分類では身体表現性障害の転換型）に見られる特徴で，患者が自分自身の症状の存在やその意味，周囲への影響についてまったく無関心でいる状態をさす。

の17年後にあたる1949年まで英国では公開されることがなかった（Masson, 1984）。

統合の始まり：カーディナーの貢献

第一次世界大戦の後，戦地で学んだことを民間の医療施設での介入に生かそうとした精神科医たちは，精神医学にあまり大きな影響を与えることも，組織的な変革は行うこともできなかった（Merskey, 1991）。注目すべき例外は，第一次世界大戦でトラウマを受けた米国帰還兵の治療を開始したカーディナー Abram Kardiner であった。フロイトによる教育分析を終えた後，彼は1923年から初期の精神分析理論の概念に基づく戦争神経症の理論を作ろうとしたが，うまくいかなかった。1939年以降は，第二次世界大戦を受けて，カーディナーは自身の注意深い臨床観察の全体を振り返り，『戦争による外傷神経症 The Traumatic Neuroses of War』（1941）を発表した。トラウマに関わった過去の偉大な先駆者のように，カーディナーは患者の複雑で珍しい症状を詳細に説明することに優れていた。加えて彼は，患者の症状がトラウマに結びつけられる前に付けられていた多くの診断病名も記録していた。すなわちヒステリー，詐病，てんかん様障害 epileptiform disorder などである。他の誰にもまして，カーディナーの説はそれ以降の20世紀にわたってPTSDの定義の原型となった。

カーディナーは「外傷神経症」を持つ人々が危機的状況への持続的な警戒と過敏さを有していることに注目し，「神経症の中核は生理神経症 physioneurosis である。これは，戦場においてだけでなく，トラウマが構造化されていくすべての過程の中に存在し，調節装置を総動員してもそれを止めることができず，慢性化する。トラウマ症候群は，いつまでも変わることなく存在し続ける」

と述べた。（p.95）。彼はこれらの患者に起こる極度の生理学的覚醒について，患者が温度，痛み，突然の触覚刺激への過敏性に苦しんでいると述べた。「これらの患者は，急に背中をたたかれることに耐えられない。彼らは，踏み間違いや躓きを我慢できない。生理学的観点からは刺激閾値が低下し，心理学的観点からは驚愕反応への準備性が高まっている」（p.95）。

生理学的変化以外にも，カーディナーは「病的なトラウマ症候群」が世界との関係において変化した自己概念からも構成されていると述べている（Kardiner, 1941）。そのような自己の変化とは，トラウマに固着しつつ夢想的な生活を送る一方で，慢性的な苛立ち，驚愕反応，爆発的な攻撃性を伴う，といったものである。これは「自我が自らを犠牲にして生物としての安全を確保し，自らをトラウマ記憶の集合体から守ろうとしている」結果であると彼は考えた。患者はトラウマの中で「行き詰まり」，いわば「シーシュポスの夢 the Sisyphus dream」*9をしばしば経験している。つまり，「彼が行うどのような活動も，同じことを繰り返すだけの不毛なことでしかない」。患者はしばしばこの不毛さの感覚に襲われていた。戦闘の前には活動的であった者が，引きこもり，現実とは関わらなくなった。

カーディナーは，症状のヒステリー的原因と器質的原因とを区別しにくいことが多いことを認め，トラウマ記憶は様々な方法で貯蔵されると述べた。彼は普通ではみられないような身体症状を示した多くの患者について記述するうちに，こうした症状は「記憶すること remembering」の適応的な様式である場合があることに気がついた。なぜなら医学的な訴えは社会的に受け入れられやすく，経済的にも補償されるからである。しかしながら彼は，これらの症状を二次的な疾病利得だけで説明することはできないとも警告した（van der Kolk, Herron, & Hostetler, 1994）。

---

*9 テッサリアの王子シーシュポスは神々の怒りを買ってしまい，大きな岩を山頂に押して運ぶという罰を受けた。彼は神々の言い付け通りに岩を運ぶのだが，運び終えると岩は転がり落ちてしまう。岩を運ぶ労苦に加えて，その不毛さを特徴とする罰である。

カーディナーはトラウマの記憶が，非常に多様な経験によって汎化 generalize され，誘発され得ることにも気がついていた（Kardiner, 1941）。例えば，長いあいだ続く大きい音は，どのような音であっても，その音源に関係なく，脅威として体験されるようになった。彼はトラウマ体験のこうした汎化によってトラウマへの固着を説明できると考えた。カーディナーの考えの中心は，ジャネとフロイトの考えと同様に，「あたかも最初にトラウマとなった状況がまだ存在しており，患者は最初の出来事では失敗した防御装置をまた使おうとして行動する。これは結局のところ，外部の世界についての信念と自分自身についての信念が，永久に変えられたことを意味している」(p.82) というものであった。固着は，解離性の遁走の形をとることもある。例えば感覚刺激に反応した患者は，軍の攻撃中に自身の身を守ろうとしていたことを思わせる言葉を口にしながら，飛びだして行ってしまうことがある。多くの患者は地下鉄に乗っている間に，特にトンネルに入ると，塹壕に戻っているかのようなフラッシュバックを生じた。トラウマを暗示するような刺激に対してパニック発作を起こしたが，自分の感情と以前のトラウマ体験とを意識的に結びつけられなかった者もいる。

カーディナーは心理療法が治癒的に働くことだけではなく，トラウマについて話すことの難しさと危険性にも気がついていた。「外傷神経症」のすべての治療者が取り組み続けた課題の1つは，無意識のトラウマ的な内容を意識化させるべきなのか，またどのようにそれを手助けすれば良いのか，ということである。症例研究においてカーディナーは，頻繁に起こる重篤な頭痛と解離性発作の原因が戦闘のトラウマにあると考え，患者にそのことを話すように求めた。しかし患者はこれに従わなかった。患者は，何を話しても平気であると言われたにも関わらず，（トラウマ）についての話しは，異様なほど強硬に，はっきりと拒否した。言い換えれば，最初のトラウマと二次的に派生した症状のすべては殻に覆われているかのようであり，それ以外の精神領域とは全く結びついていないようであった。患者の意識的な生活と無意識におけるトラウマの影響とを結びつけることができなかったので，この患者の予後はほとんど絶望的であると思われた（van der Kolk et al., 1994）。

第二次世界大戦とその余波

第二次世界大戦が勃発した時，カーディナーの仕事を参照して臨床に応用することは可能であったにも関わらず，実際には第一次世界大戦以降の精神医学の教訓の大部分は忘れられてしまい，あらためて再発見される必要があった。そのため，第一次世界大戦の初期に見られた不適切な対応，すなわち兵士にとっても負担が大きく，軍隊にとっても人材の喪失になる，前線からの兵士の避難という処置が繰り返されたのである（Ahrenfeldt, 1958; Social Science Research Council, 1949）。しかしながらそれまでの精神医学の本質的な要素である，「近接，即時，予期 proximity, immediacy, and expectancy（PIE）」は，前線においてもただちに実行された。訓練，集団の凝集性，リーダーシップ，動機づけ，そして士気といった保護要因に関する研究が初めて行われた（Belenky, 1987; Grinker & Spiegel, 1945）。

米国では，その当時の優れた知性の持ち主は戦場でカーディナーの教訓を適用しようとした。キュービー Lawrence Kubie，グリンカー Roy Grinker，シュピーゲル Herbert Spiegel，シュピーゲル John Spiegel，メニンガー Walter Menninger，コルブ Lawrence Kolb を初めとする多くの米国精神医学の先駆者が，戦地でも自国でも戦争神経症を積極的に治療していた。彼らはトラウマを受けた患者に残っている，強く条件づけされた生物学的反応について，カーディナーの観察の正しさを確認した。そこで彼らが創案したのは身体療法である。彼らは効果的な治療法を探索する中で，患者が意識変容状態でのトラウマ体験の身体感覚的側面を「覚えている」ことを再発見した。その観察に従って，40年前の精神医学と同じように再び催眠によって傾眠状態で記憶の

統合を行い，患者がトラウマを「思い出し」て除反応することを促した。記憶の変容と置換が生じなければ除反応は役に立たないというジャネの観察も再確認された。グリンカーとシュピーゲルは，トラウマ記憶が精神に残した持続的な痕跡に注目し，「それは消すことができる黒板の上の文章ではない。文章を消せば黒板は以前と同じ状態で残っている，というわけにはいかない。戦闘は人間の精神に継続的な痕跡を残し，彼らの人生を通じて，どのような重要な体験にも劣らないほど，精神を劇的に変化させ続ける」と述べた（Grinker & Spiegel, 1945）。米国軍は，集団的なストレス・デブリーフィングを開発し始めた（Shalev & Ursano, 1990）*10。

戦争を経験した結果，米国のメニンガーや，英国のビオン Wilfred Bion とタビストック・クリニックでの同僚の精神科医は，集団心理療法と治療共同体を始めた*11（Main, 1989）。第二次世界大戦中の甚大な経験，医師たちの献身，戦争神経症に関する堅固なデータの蓄積を考えた時，その後四半世紀にわたって，またもやトラウマに関する記憶が精神医学から忘れ去られたことには驚くほかない。興味深い例として，第二次世界大戦から生まれた最も重要な2冊のうちの1冊の共同執筆者であるグリンカー（Grinker & Spiegel, 1945）は，境界性パーソナリティ障害の研究の先駆者となったが，彼はこの2つの関心領域を結びつけることはなかった（Grinker, Werble, & Drye, 1968）。

強制収容所のサバイバーの研究

第二次世界大戦後には，上記とは全く独立して，ナチスによるホロコーストや，それ以外の戦争関連のトラウマのサバイバー survivor の長期的な影響についての研究が現れた。アイティンガー Leo Eitinger とシュトローム Axel Strøm（Eitinger, 1964; Eitinger & Strøm, 1973）によって調査された強制収容所のサバイバーは，戦争前の健康に関しては，一般国民と変わるところがない代表サンプルであった。しかし彼らの間での死亡率，身体疾患と精神疾患は増加しており，それらは徹底的に報告された（Bastiaans, 1970; Venzlaff, 1966）。彼らは「強制収容所症候群 concentration camp syndrome」という用語を産み出し，現在のPTSDに挙げられている症状に加えて持続的な人格変化をそれに含めた。こうした研究に共通する所見は，極度の，そして長期間のストレスがその後の健康に与える影響であろう。このことは連合軍輸送船団における「戦争水夫症候群 war sailor syndrome」（Askevold, 1976-1977）や日系人強制収容所のサバイバーにおいても認められた（Archibald & Tuddenham, 1965）。強制収容所を体験した人々の研究からは，極度のトラウマが生物的，心理的，社会的，実存的な影響をもたらすことと，その後の生活における心理的，生物的なストレスへの対処能力を低下させることがあらためて見出された。

強制収容所での集団的トラウマの長期影響を研究したクリスタル Henry Krystal（1968, 1978, 1988）は，トラウマの中核的経験は「諦め giving up」であり，死と破壊を避けられないものとして受け入れることである，と述べている。クリスタルは精神分析の用語を用いながらも，かつてのジャネとカーディナーと同様にトラウマ反応は過覚醒的な不安から感情の遮断と行動の抑制に進むと考えた。彼はトラウマが「感情の差異の消滅」をもたらすとした。子どもは発達過程の中で身体の状態を感情として解釈し，その感情が個人の意味やその後の行動の指標として用いるが，トラウマを受けた人々に生じる慢性的な過覚醒は，個人

---

*10 自然災害の直後に民間人を対象として行われる，短期間の心理的デブリーフィング psychological debriefing ではない。心理的デブリーフィングにPTSDの予防効果がないことは，多くの研究，国際ガイドラインが示している。
*11 集団ということが，精神科医の関心をひいたことは明らかである。極度のストレス下では，個人ではなく集団こそが研究や治療の対象であるということについて，戦争や災害は精神医療の専門家の目を開いたのである。

にとっての身体感覚の意味を認識する能力を喪失させる。トラウマを受けた患者は，感情的反応を単なる身体状態として体験し，自分が感じていることの意味を理解することができない。さらに，何を感じるのかを「知る」ことができないので，個人的な意味を持たない未分化な感情の嵐や心身の反応を生じがちであり，適応的な反応をすることができない。クリスタルによると，この「失感情症 alexythymia」は，慢性的なトラウマ被害を受けた人に典型的に生じる心身症の中心的特徴である。

1970年代以降のトラウマ的ストレス

この30年間，社会，心理，生物的機能へのトラウマの影響を統合的に解釈しようとする取り組みに大きな刺激を与えてきたのは，ベトナム戦争帰還兵のように実際にトラウマを受けた人々だけではなく（例：Figley, 1978），トラウマを受けていながらそれ以前には全く関心を向けられることのなかった女性と子どもたちが，研究に含められるようになったことである。1895年から1974年の間のトラウマ研究は，主としてほぼ男性への影響だけを扱っていた。ボストン市立病院のブルゲス Ann Burgess とホルシュトロム Linda Holstrom は，「レイプ・トラウマ症候群 Rape Trauma Syndrome」（1974）と題する論文において，これらの女性に認められる恐ろしいフラッシュバックと悪夢は戦争の外傷神経症に似ていると述べた。同じ頃にはケンプ Ruth Kempe とケンプ Henry Kempe（1978）らが，被虐待児の研究を始め，ウォーカー Lenore Walker（1979），ヒルバーマン Elaine Carmen Hilberman（1978），シュトラウス Murray Strauss（1977），ゲレス Richard Gelles（Gelles & Strauss, 1979）は，トラウマと家族の暴力 family violence に関する最初の系統的研究を発表した。1980年になっても，精神医学の主要な米国の教科書には「近親姦を受ける女性は100万人に1人もいない，またその影響は特に有害ではない」と書かれていた

が（Kaplan, Freedman, & Saddock, 1980），ハーマン Judith Herman（1981）のような人々が，広範囲に見られる性的児童虐待とそれが引き起こした破壊的影響について発言をし始めた。ヘイリィ Sarah Haley は，DSM-Ⅲの診断カテゴリーとしてのPTSDの採用に最も直接的に関与した1人であるが，彼女自身が第二次世界大戦の重い「戦争神経症」を持つ退役軍人の娘であると同時に，近親姦の被害者でもあった。ヘイリィは，治療場面で患者が虐殺の報告を始めた時に，治療者がどのようにそれに耐えれば良いのかについて，最初の包括的な論文を書いた（Haley, 1974）。

ベトナム戦争中の1970年に，ニューヨークの精神科医のシャタン Chaim Shatan とリフトン Robert J. Lifton は，「戦争に反対するベトナム退役軍人の会」に所属している，帰還したばかりの兵士が自分の戦争体験を話す「ラップグループ rap groups」を開始した。「ラップセッション rap sessions」は米国中に急速に広がり，戦争が男性の退役軍人の心理学的健康に与える影響への認識不足を心配する専門家による非公式のネットワークの中心的活動となった。彼らは，カーディナーやホロコーストのサバイバーについての文献，熱傷と事故被害者に関する既存の研究書を読み始め（Andreasen, 1980），文献で報告されていた「外傷神経症」の最も一般的な27の症状リストを作成した。次にそのリストをベトナム戦争帰還兵の700以上の症例報告と比較し，その報告からもっとも重要と思われる症状を抜粋した。

この活動の指針としてカーディナーが用いられたことを考えると，最終的な分類体系が，カーディナーが1941年に出版したものと非常に似ていたことは偶然ではない。DSM-Ⅲ作成の過程が進行するにつれて，米国精神医学会での多くの委員会報告と発表が積み重ねられ，1980年にはDSM-ⅢにPTSDを含めるという結論に達した。「レイプ・トラウマ症候群 rape trauma syndrome」，「バタード・ウーマン症候群 battered woman syndrome」，「ベトナム戦争帰還兵症候群 Vietnam veterans syndrome」，「被虐待児症候群 abused child syndrome」などの様々な症候群は，

この新しい診断に含まれた。とはいえ，これらの様々な症候群の元々の記載は，PTSDの最終的な定義からはかなり異なったものである。

　米国では1970年代中頃に出された4つの重要文献が，戦争のトラウマと一般市民生活におけるトラウマとの間に重大な結びつきをもたらした。1つはホロヴィッツ Mardi Horowitz の「ストレス反応症候群 stress response syndromes」(1978)であり，急性の致命的な体験に有効な心理療法のモデルをつくった。「ココナッツ・グローヴ火災 Coconut Grove Fire[*12]」(1944)が出版された後に，ホロヴィッツはリンデマン Erich Lindemann の観察を基にして，トラウマに対する二相性の反応を定義し，侵入症状と麻痺の時期が交替する（現在では，交替するのではなく共存するということが知られている）とした。また彼は急性トラウマに対する系統化された力動的心理療法を提示した。テア Lenore Terr は，彼女がチャウチラ Chowchilla (1979, 1983) の子ども[*13]についての研究を発表し始めた際に，トラウマの心理的機能への影響に発達的視点を強調した。クリスタルの論文「トラウマと感情 trauma and affects」(Krystal, 1978) は，内的体験を表現する能力にトラウマが影響を与え，その結果として身体化が生じ，言語などの象徴的機能が障害されると述べた。フィグレー Charles Figley (1978) はベトナム戦争の戦闘帰還兵であり，ベトナム戦争のトラウマに関する最初の重要な本を編纂した。こうした知見の大部分は，DSM-ⅢのPTSDの定義に含めるには遅すぎたが，改訂されたDSM-Ⅲ-R (1987) はこうした研究の一部を組み込んでいる。

　DSM-ⅢでのPTSD診断は，「外傷神経症」のある人々の症状像を慎重に因子分析した研究の結果ではなく，文献検索と退役軍人のカルテの詳細な調査，そして思慮深い政治的な過程によって導かれた症状の集積である。PTSDが診断分類としてより詳細に検討され，その利点と限界が十分に研究されるようになったのは，後年のことである。科学的なフィールド・トライアルは，PTSDの診断がDSM-Ⅳで再検討されるまで行われなかった (American Psychiatric Association, 1994)。それらの研究結果は，トラウマは様々な被害者集団や発達年齢に応じて，PTSDの定義に見られる以上の複雑な影響を与えていることを示していたが (van der Kolk, Roth, Pelcovitz, Sunday, & Spinazzola, 2005)，しかしA基準（ストレス要因）に関する研究を除いては，DSM-Ⅳには取り入れられなかった (Kilpatrick et al., 1998)。

　DSM作成の過程の中で解離性障害の診断システムを作成していた研究者と臨床精神科医のグループは，PTSDを担当していたグループと連絡を取ってはいなかった。当初は，単に解離とトラウマの関係が認識されていなかったために，トラウマから完全に分離されたかたちで解離性障害の診断分類が作成された (Nemiah, 1980)。この2つの委員会が重なり合っている現象についての診断基準の作成を委任されていたことが理解されてからは，双方の委員会と診断カテゴリーを統合することが何度も試みられた。しかしながら，2つの診断を結びつけて広い診断システムを作成すべきだという共同提案は，DSM-Ⅲ-RとDSM-Ⅳの双方の委員会によって棚上げにされた。

採用以後のPTSD診断の発展

　1980年に公式の精神医学の診断体系の中にPTSDが採用されて以来，トラウマが個人と共同体に与える影響についての研究は爆発的に増加した。PTSDが認められたことで，専門家としての一生をトラウマの研究と治療に捧げようとする多数の基礎と臨床の研究者が出現した。トラウマ研究に特化した専門雑誌としては『the Journal of Traumatic Stress』誌がある[*14]。他方，『the

---

[*12] 1942年11月28日土曜の夜に，ボストンのナイトクラブ「ココナッツ・グローヴ」で火災が生じ，492人が犠牲となったといわれる事件。
[*13] 1976年7月15日カリフォルニア州チャウチラで，スクールバスから運転手1人と26人の子どもたちが誘拐され，その後監禁された事件。

Journal of Trauma and Dissociation』は，トラウマと解離に関する専門的な問題を扱っている。『Child Abuse and Neglect and Developmental Psychopathology』など，トラウマを受けた子どもだけを対象とする査読付きの学術雑誌も少なくない。特に子どものトラウマの領域では，早期の親への愛着パターンの形成の不良と，特定のトラウマ的出来事の衝撃についての研究を統合しようとする重要な努力がなされてきた。

1985年以降，子どもと大人に対するトラウマの影響を研究しようとする多くの団体，組織が米国，ヨーロッパ，オーストラリア，イスラエル，日本，アルゼンチンで創立されている。米国では，米国国立精神保健研究所 National Institutes of Mental Health が暴力とトラウマ的ストレス Violence and Traumatic Stress の部局を創立し，米国退役軍人援護局 U.S. Veterans Administration は米国国立PTSDセンター National Center for PTSD を設立した。そして，米国保健社会福祉省 U.S. Department of Health and Human Services は米国国立子どもトラウマティックストレス・ネットワークを作った。

1980年以降，PTSDの疫学，脆弱性，経過，症候論の理解には大きな前進が見られている。これらの多くの進展は本書でも取り上げられているが，特に意義深いのは以下の3つの領域である。すなわち（1）ライフサイクルを通じて様々に発達する能力へのトラウマの影響の理解（Putnam, 1995; Pynoos, Steinberg, Ornitz, & Goenjian, 1998; van der Kolk et al., 2005a, 2005b），（2）トラウマの基礎をなすいくつかの神経生物学的過程の解明（Friedman, Charney, & Deutch, 1995; Yehuda & McFarlane, 1997），（3）様々なトラウマ集団における治療結果の系統的調査（Foa, Keane, & Friedman, 2000）。これらの研究は互いに交錯しながら，トラウマ研究への真の生物心理社会的アプローチを示してきた。

結論

おそらくトラウマの歴史から得られる最も重要な教訓は，トラウマが文化的，社会的，歴史的，政治的な条件と強く結びついていることと，人々がトラウマに取り組んできたその方法である。歴史が示すように，精神医学はおそらくそれ以外のどの医学分野よりも，社会的な影響を受けてきた。文化的影響としては，女性と子どもの地位，補償の問題，特定の科学的発見のための資金利用の可能性，法医学的問題，それ以外では経済的および政治的な動きがある。

今の世代がトラウマ研究を本格的に花開かせる以前にも，歴史の上にはトラウマに関する才気ある研究者が常に存在した。彼らは，男性，女性，子どもによるトラウマへの適応を，PTSD診断の比較的狭い定義を越えて，まるで豊かで複雑な織物のように記述してきた。この四半世紀の間に生物学および治療効果に関する研究は飛躍的に進歩したが，トラウマへの順応という課題についてはもちろんのこと，過去130年間にわたって観察され続けていながら現在ではほとんど注意を向けられなくなったトラウマ後の複雑な現象については，なお学ぶべきことが多い。すなわち，自動的行動 automatic behavior，解離状態，親密性の障害，集中力，注意力，無力さ，持続的な被害者感情，非定型的で浮動性の，衰弱を伴う身体症状などである。

今から四半世紀が過ぎた後で現在のPTSDに関する知識を振り返れば，それがあまりに乏しいことに将来の人々は当惑するであろうが，それと同時に現在までの1世紀以上にわたって我々の知識を洗練させてきた臨床と科学の英明な観察には，あらためて畏敬の念を抱くことであろう。

＊14　日本では2002年より『トラウマティック・ストレス』誌が，ヨーロッパでは2010年より『European Journal of Psychotraumatology』誌が出版されている。

文 献

Ahrenfeldt, R. H. (1958). *Psychiatry in the British army in the Second World War.* New York: Columbia University Press.

Alford, C. F. (1992). *The psychoanalytic theory of Greek tragedy.* New Haven, CT: Yale University Press.

American Psychiatric Association. (1980). *Diagnostic and statistical manual of mental disorders* (3rd ed.). Washington, DC: Author.

American Psychiatric Association. (1987). *Diagnostic and statistical manual of mental disorders* (3rd edition, rev.). Washington, DC: Author.

American Psychiatric Association. (1994). *Diagnostic and statistical manual of mental disorders* (4th ed.). Washington, DC: Author.

Andreasen, N. C. (1980), Post-traumatic stress disorder. In H. I. Kaplan, A. M. Freedman, & B. J. Saddock (Eds.), *Comprehensive textbook of psychiatry* (pp. 1517-1525). Baltimore: Williams & Wilkins.

Archibald, H., & Tuddenham, R. (1965). Persistent stress reactions after combat. *Archives of General Psychiatry, 12,* 475-481.

Askevold, F. (1976-1977). War sailor syndrome. *Psychotherapy and Psychosomatics, 27,* 133-138.

Babinski, J. (1901). Définition de l'hystérie. *Revue Neorologique, 9,* 1074-1080.

Babinski, J. (1909). Démembrement de l'hystérie traditionelle. Pithiatisme. *La Semaine Médicale, 59*(1), 3-8.

Babinski, J., & Froment, J. (1918). *Hystérie-pithiatisme et troubles nerveux d'ordre reflexe en neurologie de guerre.* Paris: Masson & Cie.

Bastiaans, J. (1970). Over de specificiteit en de behandeling van het KZ-syndrom [On the specifics and the treatment of the concentration camp syndrome]. *Nederlands Mititair Geneeskunde Tijdschrift, 23,* 364-371.

Belenky, G. (Ed.). (1987). *Contemporary studies in combat psychiatry.* New York: Greenwood Press.

Bergson, H. (1896). *Matiél et msmoire.* Paris: Alcan.

Bonhoeffer, D. (1926). Beurteilung, Begutachtung und Rechtsprechung bei den sogenannten Un-fallsneurosen. *Deutsche Medicinische Wochenschrift, 52,* 179-182.

Breuer, J., & Fred, S. (1955). On the psychical mechanisms of hysterical phenomena: Preliminary communication. In J. Strachey (Ed. & Trans.), *The standard edition of the complete psychological works of Sigmund Freud* (Vol. 2, pp. 1-181). London: Hogarth Press. (Original work published 1893)

Breuer, J., & Freud, S. (1962). Studies on hysteria. In J. Strachey (Ed. & Trans.), *The standard edition of the complete psychological works of Sigmund Freud* (Vol. 2). London: Hogarth Press. (Original work published 1893-1895)

Briquet, P. (1859). *Traité clinique et thérapeutique de l'hysterie* [Clinical and therapeutic aspects of hysteria]. Paris: Balliére.

Burgess, A. W., & Holstrom, L. (1974). Rape trauma syndrome. *American Journal of Psychiatry, 131,* 98 1-986.

Carmen [Hilberman], E., & Munson, M. (1978). Sixty battered women. *Victimology, 2,* 460-471.

Caruth, C. (Ed.). (1995). *Trauma and memory.* Baltimore: Johns Hopkins University Press.

Charcot, J. M. (1887). *Leçons sur les maladies du systéme nerveux faites à la Salpêtrière* [Lessons on the illnesses of the nervous system held at the Salpêtrière] (Tome III). Paris: Progrès Médical en A. Delahaye & E. Lecrosnie.

Crocq, L., & De Verbizier, J. (1989). Le traumatisme psychologique dans l'oeuvre de Pierre Janet. *Annales Médico-Psychologiques, 147*(9), 983-987.

Da Costa, J. M. (1871). On irritable heart: A clinical study of a form of functional cardiac disorder and its consequences. *American Journal of the Medical Sciences, 61,* 17-52.

Eissler, K. R. (1986). *Freud as an expert witness: The discussion of war neuroses between Freud and Wagner-Jauregg.* Madison, CT: International Universities Press.

Eitinger, L. (1964). *Concentration camp survivors in Norway and Israel.* Oslo: Universitetsforlaget.

Eitinger, L., & Strøm, A. (1973). *Mortality and morbidity after excessive stress: A follow-up investigation of Norwegian concentration camp survivors.* New York: Humanities Press.

Ellenberger, H. F. (1970). *The discovery of the unconscious: The history evolution of dynamic psythiatry.* New York: Basic Books.

Erichsen, J. E. (1866). *On railway and other injuries of the nervous system.* London: Walton & Maberly.

Erichsen, J. E. (1886). *On concussion of the spine, nervous shock and other obscure injuries to the nervous system in their clinical and medico-legal aspects.* New York: William Wood.

Ferenczi, S. (1955). Confusion of tongues between adults and the child: The language of tenderness and of passion. In *Final contributions to the problems and methods of psychoanalysis.* New York: Basic Books.

Figley, C. (1978). *Stress disorders among Vietnam veterans: Theory, research and treatment implications.* New York: Brunner/Mazel.

Fischer-Homberger, E. (1975). *Die Traumatische Neurose, von somatischen zum sozialen Leiden.* Bern: Verlag Hans Huber.

Foa, E. B., Keane, T. M., & Friedman, M. J. (2000). *Effective treatments for PTSD: Practice guidelines from the International Society of Traumatic Stress Studies.* New York: Guilford Press.

Freud, S. (1896a). The aetiology of hysteria. In J. Strachey (Ed. & Trans.), *The standard edition of the complete psychological works of Sigmund Freud* (Vol. 3, pp. 189-221). London: Hogarth Press.

Freud, S. (1896b). Heredity and the aetiology of the neuroses. In J. Strachey (Ed. & Trans.), *The standard edition of the complete psychological works of Sigmund Freud* (Vol. 3, pp. 142-156). London: Hogarth Press.

Freud, S. (1905a). The interpretation of dreams. In J. Strachey (Ed. & Trans.), *The standard edition of the complete psychological works of Sigmund Freud* (Vols. 4-5). London:

Hogarth Press.

Freud, S. (1905b). Three essays on the theory of sexuality. In J. Strachey (Ed. & Trans.), *The standard edition of the complete psychological works of Sigmund Freud* (Vol. 7, pp. 125-243). London: Hogarth Press.

Freud, S. (1917). Introductory lectures on psychoanalysis. In J. Strachey (Ed. & Trans.), *The standard edition of the complete psychological works of Sigmund Freud* (Vol. 16, p. 369). London: Hogarth Press.

Freud, S. (1920). Beyond the pleasure principle. In J. Strachey (Ed. & Trans.), *The standard edition of the complete psychological works of Sigmund Freud* (Vol. 18, pp. 7-64). London: Hogarth Press.

Freud, S. (1925). An autobiographical study. In J. Strachey (Ed. & Trans.), *The standard edition of the complete psychological works of Sigmund Freud* (Vol. 20). London: Hogarth Press.

Freud, S. (1926). Inhibitions, symptoms and anxiety. In J. Strachey (Ed. & Trans.), *The standard edition of the complete psychological works of Sigmund Freud* (Vol. 20, pp. 77-174). London: Hogarth Press.

Friedman, M. J., Charney, D. S., & Deutsch, A. Y. (Eds.). (1995). *Neurobiological and clinical consequences of stress: From normal adaptation to post-traumatic stress disorder.* Philadelphia: Lippincott-Raven.

Gelles, R. J., & Straus, M. A. (1979). Determinants of violence in the family: Toward a theoretical integration. In W. R. Burr, R. Hill, & F. I. Nye (Eds.), *Comtemporary theories about the family.* New York: Free Press.

Grinker, R. R., Sc Spiegel, J. P. (1945). *Men under stress.* Philadelphia: Blakiston.

Grinker, R. R., Werbie, B., & Drye, R. C. (1968). *The borderline syndrome: A behavioral study of ego functions.* New York: Basic Books.

Haley, S. (1974). When the patient reports atrocities. *Archives of General Psychiatry, 30*, 191-196.

Herman, J. L. (1981). *Father-daughter incest.* Cambridge, MA: Harvard University Press.

Hocking, F. (1970). Psychiatric aspects of extreme environmental stress. *Diseases of the Nervous System, 31*, 1278-1282.

Horowitz. M. J. (1978). *Stress response syndromes.* New York: Aronson.

Janet, P. (1887). L'anesthésie systématisée et al dissociation des phénomènes psychologiques. *Revue Philosophique, 23*(1), 449-472.

Janet, P. (1889). *L'Automatisme psychologique.* Paris. Alcan.

Janet, P. (1894). Histoire d'une idee fixe. *Revue Philosophique, 37*, 21-163.

Janet, P. (1904). L'amnesie et la dissociation des souvenirs par l'emotion. *Journal de Psychologie, 1*, 417-453.

Janet, P. (1909). *Les nervoses.* Paris: Flammarion.

Janet, P. (1925). *Psychological healing* (Vols. 1-2). New York: MacMillan. (Original work puhlished 1919)

Janet, P. (1930). Autobiography. In C. A. Murchinson (Ed.), *A history of psychology in autobiography* (Vol. 1). Worcester, MA: Clark University.

Janet, P. (2007). *The major symptoms of hysteria* (2nd ed.). London: Macmillan. (Original work puhlished 1907)

Kaplan, H. I., Freedman, A. M., & Saddock, B. J. (Eds.). (1980). *Comprehensive textbook of psychiatry.* Baltimore: Williams & Wilkins.

Kardiner, A. (1941). *The traumatic neuroses of war.* New York: Hoeber.

Kempe, R. S., & Kempe, C. H. (1978). *Child abuse.* Cambridge, MA: Harvard University Press.

Kilpatrick, D. G., Freedy, J. R., Resnick, H. S., Pelcovitz, D., Resick, P. A., Roth, S., et al. (1998). Post-traumatic stress disorder field trial: Evaluation of the PTSD construct-criteria A through E. In *DSM-IV sourcebook* (4th ed., pp. 803-844). Washington, DC: American Psychiatric Press.

Kraepelin, É. (1899). *Psychiatrie, 6.* Leipzig: Auflage.

Krystal, H. (Ed.). (1968). *Massive psychic trauma.* New York: International Universities Press.

Krystal, H. (1978). Trauma and affects. *Psychoanalytic Study of the Child, 33*, 81-116.

Krystal, H. (1988). *Integration and self-healing: Affect, trauma, and alexithymia.* Hillsdale, NJ: Analytic Press.

Lindemann, E. (1944). Symptomatology and management of acute grief. *American Journal of Psychiatry, 101*, 141-148.

MacLeod, A. D. (1993). Putnam, Jackson and post-traumatic stress disorder. *Journal of Nervous and Mental Disease, 181*(11), 709-710.

MacMillan, M. (1980). *Freud evaluated: The completed arc.* Amsterdam: North-Holland.

MacMillan, M. (1991). Freud and Janet on organic and hysterical paralyses: A mystery solved? *International Review of Psychoanalysis, 17*, 189-203.

Main, T. (1989). *"The Ailment" and other psychoanalytic essays.* London: Free Association Press.

Masson, J. (1984). *The assault on truth.* New York: Farrar, Strauss & Giroux.

Merskey, H. (1991). Shell-shock. In G. E. Berrios & H. Freeman (Eds.), *150 year of British psychiatry 1841-1991* (pp. 245-267). London: Gaskell, The Royal College of Psychiatrists.

Moran, C. (1945). *Anatomy of courage.* London: Constable.

Myers, A. B. R. (1870). *On the aetiology and prevalence of disease of the heart among soldiers.* London: Churchill.

Myers, C. S. (1915). *A contribution to the study of shell shock.* Lancet, pp. 316-320.

Myers, C. S. (1940). *Shell shock in France 1914-18.* Cambridge, UK: Cambridge University Press.

Nemiah, J. C. (1980). Psychogenic amnesia, psychogenic fugue, and multiple personality. In A. M. Freedman, H. I. Kaplan, & B. J. Saddock (Eds.), *Comprehensive textbook of psychiatry* (Vol. 2., pp. 942-957). Baltimore: Williams & Wilkins.

Nonne, M. (1915). Zur therapeutischen Verwendung der Hypnose bei Fällen von Kriegshysterie. *Medizinische Klinik, 11*(51), 1391-1396.

Oppenheim, H. (1889). *Die traumatische Neurosen.* Berlin: Hirschwald.

Page, H. (1883). *Injuries of the spine and spinal cord without apparent mechanical lesion and nervous shock in their surgical and medio-legal aspects.* London: Churchill.

Putnam, F. W. (1989). Pierre Janet and modern views on dissociation. *Journal of Traumatic Stress, 2*(4), 413-430.

Putnam, F. W. (1997). *Dissociation in children and adolescents: A developmental perspective.* New York: Guilford Press.

Putnam, J. J. (1881). Recent investigations into patients of so-called concussion of the spine. *Boston Medical and Surgical Journal, 109*, 217.

Putnam, J. J. (1898). On the etiology and pathogenesis of the posttraumatic psychoses and neuroses. *Journal of Nervous and Mental Disease, 25*, 769-799.

Pynoos, R. S., Steinberg, A. M., Ornitz, E. M., & Goenjian, A. (1997). Issues in the developmental neurobiology of traumatic stress. *Annals of the New York Academy of Sciences, 21*, 176-193.

Shalev, A., & Ursano, R. J. (1990). Group debriefing following exposure to traumatic stress. In J. E. Lundeberg, U. Orro, & B. Rybeck (Eds.), *War medical services.* Stockholm: FOA.

Shay, J. (1994). *Achilles in Vietnam: Combat trauma and the undoing of character.* New York: Atheneum.

Social Science Research Council. (1949). *Studies in social psychology, in WW II: Vol. 2. The American soldier: Combat and its aftermath.* Princeton, NJ: Princeton University Press.

Stierlin, E. (1909). *Über psychoneuropathische Folgezustände bei den Überlebenden der Katastrophe von Courrières am 10. Marz 1906* [On the psychoneuropathic consequences among the survivors of the Courrierès catastrophe of 10 March 1906]. Doctoral dissertation, University of Zürich, Zürich, Switzerland.

Stierlin, E. (1911). Nervöse und psychische Störungen nach Katastrophen [Nervous and psychic disturbances after catastrophes]. *Deutsches Medizinische Wochenschrift, 37*, 2028-2035.

Strauss, M. A. (1977). Sociological perspective on the prevention ad treatment of wife-beating. In M. Roy (Ed.), *Battered women: A psychological study of domestic violence.* New York: Van Nostrand Reinhold.

Tardieu, A. (1878). *Etude medicolegale sur les attentats aux moeurs* [A medico-legal study of assaults on decency]. Paris: Balliere.

Terr, L. (1979). Children of Chowchilla: A study of psychic trauma. *Psychoanalytic Study of the Child, 34*, 552-623.

Terr, L. C. (1983). Chowchilla revisited: The effects of psychic trauma four years after a school-bus kid-napping. *American Journal of Psychiatry, 140*, 1543-1550.

van der Hart, O., & Brown, P. (1992). Abreaction re-evaluated. *Dissociation, 5*(4), 127-140.

van der Hart, O., & Friedman, B. (1989). A reader's guide to Pierre Janet on dissociation: A neglected intellectual heritage. *Dissociation, 2*(1), 3-16.

van der Kolk, B. A., Herron, N., & Hostetler, A. (1994). The history of trauma in psychiatry. *Psychiatric Clinics of North America, 17*, 583-600.

van der Kolk, B. A., Roth, S., Pelcovitz, D., Sunday, S., & Spinazzola, J. (2005). Disorders of extreme stress: The empirical foundation of a complex adaptation to trauma. *Journal of Tranmalic Stress, 18*(5), 389-399.

van der Kolk, B. A., & van der Hart, O. (1989). Pierre Janet and the breakdown of adaptarion in psychological trauma. *American Journal of Psychiatry, 146*, 1530-1540.

van der Kolk, B. A., & van der Hart, O. (1991). The intrusive past: the flexibility of memory and the engraving of trauma. *American Imago: Psychoanalysis Culture, 48*, 425-454.

Venzlaff, U. (1966). Das akute und das chronische Belastungssyndrom. *Medizinische Welt, 17*, 369-376.

Venzlaff, U. (1975). Aktuelle Probleme der forensischen Psychiatrie. In K. P. Kisker, J. E. Meyer, C. Müller, & E. Strømgren (Eds.), *Psychiatrie der Gegenwart* (pp. 920-932). Berlin: Springer-Verlag.

Walker, L. (1979). *The battered women.* New York: Harper & Row.

Yehuda, R., & McFarlane, A. C. (1997). *Psychobiology of posttraumatic stress disorder.* New York: New York Academy of Sciences.

第3章

PTSDの心理学史

Candice M. Monson, Matthew J. Friedman,
and Heidi A. J. La Bash

　他の科学分野と比べると心理学の歴史は浅く，ましてトラウマと外傷後ストレス障害（PTSD）への心理学的理論や研究の応用に至っては，なおさらである。その短い歴史の中で，PTSDの科学的理解や治療に対して心理学が与えてきた影響は大きい。本章では，PTSDの心理学的理論の起源について，精神医学的理論と対比させつつ簡単に展望する。まずトラウマ後の症状を初めて心理学的に説明した19世紀後半から20世紀初頭にかけての精神分析家たちの貢献を簡単に紹介し（第2章 van der Kolk参照），彼らの理論的アプローチを，現在の心理学的枠組みの中で捉え直したい。次に認知行動主義の第一波としての行動主義の進展と不安反応の理解への貢献，第二波による認知的革命とPTSDへの応用，そして最新の第三波について詳述する。この展望をふまえて，今後，PTSD概念と臨床の質を向上させるためには，どのような理論や知見の探求が求められるのかを考察する。

　19世紀後半，心理学的な観点からトラウマの被害者victimの研究と治療に取り組み，トラウマについての認識を深めたのは精神分析的精神科医である。その理論と治療方法は，これらの反応を器質的に説明しようとする当時の時代精神とは，相反するものであった。しかしながら彼らの著作には，現代のPTSDの発症と慢性化に関するエビデンスに基づいた理論を先取りする要素が含まれている。Sigmund FreudはJosef Breuerとの仕事に基づいて，ヒステリー反応は初期のトラウマ体験によるとの仮説を立てた（Freud & Breuer, 1895）。「性的誘惑説」と呼ばれている彼のトラウマ理論は，児童期の性的虐待体験によって最も原始的な防衛機制（例：解離，否認，抑圧）が用いられるというものであった。Freudはこうした患者に対して，感情的なカタルシスと除反応（抑圧された感情の解放）を促進するために，トラウマ的出来事を再び語るという先駆的な治療を行った。この方法は現在の認知行動療法 cognitive behavioral therapy（CBT），特に下記の持続エクスポージャー療法 prolonged exposure therapyの先駆けともいえる。

　ビクトリア朝文化では精神症状を心理的にではなく器質的に説明しようとする風潮があった。Freudはこれに強く反対していたが，やがて彼が主張していた児童期の性的虐待が「存在しない」ことについて器質論者からの批判を受けるという不運に見舞われ，ヒステリーが外的な出来事の有害な影響であるという考えを改め，早期発達段階における抑圧された性的欲動によるものだと述べるようになった。

　Freudと同時代のPierre Janet[*1]もまた，トラウマ後反応を心理学的に考察した。Janetの文

---

*1　Janetの学説については第2章参照。

献は現在の解離の概念と関連して引用されることが多いが，彼の治療には先駆的な CBT の要素も含まれている。例えば Janet は，人は過去の経験に基づいて，その後の困難に対処するために意味スキーマを発達させていると考えた。しかし「激しい感情」を体験すると，精神はその驚愕する体験と既存の認知図式とを統合することができなくなる。こうした記憶を自己意識に統合できない時，解離に近い現象が生じるという。Janet は「記憶への恐怖症」という概念も提唱したが，これは PTSD を不安の上に基礎づけるという今日の考え方の先駆けである。Janet は記憶がその人自身の物語として読み直されないかぎり，その痕跡はいつまでも残ると仮定した。彼のトラウマ概念によれば，今日の治療と同じように，トラウマに関する情報を結び合わせて統合することが治療の目標となる。

　古典的精神分析医たちの中では，現代の認知理論と認知療法 cognitive therapy を予見させる Alfred Adler の業績もまた際立っている。Adler が「操作的方法」や最頻性格 modal personality[*2]，自己永続的行動パターンと呼んだものは，現代の認知療法家が用いる中核信念図式に非常に近い。アドラー心理学における心理療法では，安全な治療関係の中で「促進的な直面化 facilitative confrontation」が行われるが，これは現代の認知療法家によって実践されているソクラテス的問いかけや認知の再構成に非常によく似ている（下記参照）。

精神生理学的理解の先駆け

　19 世紀後半から 20 世紀初頭にかけてのトラウマ研究は戦闘を主な舞台として発展した。戦地で観察された現象を説明するために，脳器質的理論と心理学的理論が競い合うように提案された。器質論が最初に登場したのは米国南北戦争の最中である。注目された症状のほとんどは心臓血管系であり，軍人心臓 soldier's heart やダ・コスタ症候群 Da Costa's syndrome，神経循環性無力症 neurocirculatory asthenia などの症候群が記述された。第一次世界大戦中には脳神経系の血液循環が障害されるとの仮説が立てられ，「砲弾恐怖症 shell-shock」と名づけられた。と同時に，その同じ現象は心理学的理論からも説明がなされた。そうした説明としてノスタルジア nostalgia や戦争神経症 war neurosis，戦闘疲労 combat fatigue，戦闘衰弱症 combat exhaustion といった概念が形成されたが，これらの起源もまた 19 世紀後半にある。

　トラウマ反応に対する器質的説明と心理学的説明を公式に統合した最初の人物は，精神分析の訓練を受けた精神科医 Abram Kardiner（1941）であった（第 2 章参照）。彼はトラウマへの生物心理社会的アプローチの創始者として名高い。Kardiner は第一次世界大戦でトラウマを負った帰還兵たちの戦闘ストレスと戦争神経症の重要な症状は驚愕反応 startle response であるという見事な洞察の上に立って，トラウマ反応は心理，生理の両方の要素によって構成されていると主張した。「外傷神経症 traumatic neurosis」はまさしく「生理神経症 physioneurosis」であった。

　Kardiner（1941）は，トラウマによって行動と認知に障害が生じることを同定した最初の人物でもある。彼は第一次世界大戦でトラウマを負った帰還兵を自ら治療し，患者が感覚刺激に誘発されやすく，未だ戦闘に巻き込まれているかのようにふるまう傾向があることを記録した。トラウマとなった体験を思い出させる状況によって，フラッシュバックとパニック発作が引き起こされたのだと考えたのである。Kardiner は，多くの患者が自分の感情とトラウマ体験を意識的に結びつけられないことも指摘している。こうした観察のすべてが，トラウマとなる刺激と反応についての古典的恐怖条件づけの概念へとつながったのである。

[*2] 特定の文化的，社会的集団において，最もよく見られるパーソナリティのこと。

Kardiner はまた，戦争帰還兵に関する自著の中で「彼の世界像と自己像は永久に変えられてしまった」(p.82) とも述べ，トラウマが脅威の知覚に変化を及ぼすことを強調している。彼のこうした著書は，トラウマに起因する認知の変化が後に理論化され，研究の対象となり，治療の直接的な目標となることを予告するものであった。

第一の波　行動主義

精神病理学における行動理論は，当時主流であった精神分析的アプローチへの反動として20世紀初頭に湧き起こった。行動療法の最初の波と呼ばれるこの動きは，様々な実験によって相矛盾するデータが生み出されたことによって一層活発になった。行動主義者たちは，観察可能な行動に焦点をあて，実証に基づく科学的アプローチを確立しようと努めていた。動物実験モデルの進歩や，学習理論の臨床への応用に影響を受けていたため，行動主義提唱者たちは，動機づけや精神内要因といった理論を全くと言っていいほど信用しなかった (O'Donnell, 1985)。

古典的条件づけ

Pavlov は犬の消化腺の研究を行っていた際，行動主義の基本原理の1つを偶然発見し，ノーベル賞を受賞した。すなわち世話係が餌を運んで来る時の階段が軋む音を聞くと，犬は決まって涎を垂らしたのである。Pavlov は思いがけない観察結果を確かめようと正式に実験を行い，そして古典的条件づけ理論が誕生した。つまり，中性で「意味のない」刺激であっても，生体に自然な反応を引き起こす刺激と組み合わされて条件づけられていれば，生体に反応を引き起こしうることを示したのである。この研究と，後にこの理論を広げて神経生物学と関連させた研究者たちの仕事が，不安反応を理解するのに重要な貢献を果たした。こうした古典的条件づけ理論，とりわけ刺激汎化 stimulus generalization や消去 extinction，条件抑制 conditioned inhibition，自発的回復 spontaneous recovery の原理は，PTSD を理解するうえで重要な示唆を含んでいる。

PTSD 研究において，基礎となる神経生物学と古典的条件づけの関連を解明しようという取り組みは以前から行われてきた。Lawrence Kolb は，Kardiner と Pavlov の研究を神経生物学という文脈の中で PTSD に明確に適用した最初の人物であった。彼は自身の画期的な論文において，PTSD は Pavlov の恐怖条件づけの発現として理解されうると仮定した (Kolb, 1987)。Kolb はまた，PTSD に関連したトラウマの想起刺激に対する過剰な反応を媒介する脳の主要な核は扁桃体であるとの仮説を提起し，20世紀後半の神経科学を自らの理論に組み込んだ。van der Kolk, Greenberg と Boyd (1985) は，実験心理学（例：逃れることのできない衝撃）と神経薬理学（例：ノルアドレナリン性とオピオイド性機能の変化）を，PTSD 概念の定式化のために融合することを試みた重要な論文を出版している。

Friedman, Charney と Deutch によって編纂された書籍 (1995) は，学習理論，ストレス研究，神経科学といった互いに異なってはいるが補完し合う3つの科学的伝統の枠組みにおいて，PTSD を包括的かつ統合的に解説しようとした初めての試みであった。PTSD の原因となる恐怖条件づけと，PTSD の慢性化の元となるこのような条件づけ反応の消去への抵抗に関する新しい神経生物学的な論考が，Charney (2004) によって提唱されている。

オペラント条件づけ

Clark Hull と Edward Thorndike がそれぞれもたらした基礎理論は，古典的条件づけに匹敵する第二の理論であるオペラント条件づけにつながり，行動主義に非常に大きな影響を与えた。Hull の動機づけ理論 theory of motivation (1943)，またの名を動因軽減理論 drive-reduction theory は，人の行動の目的は生物学的な動因を減らすことにあるという前提に基づいている。刺激−反応関係に続いて生物学的な動因が減少すると，そうした行動は反復されやすくなる。同じように

Thorndike（1927）は，快をもたらす反応は強化され，不快や苛立たしさをもたらす反応は弱化されるという効果の法則を提唱した。Hull と Thorndike のいずれも，好ましくない効果を避けるために，反応を異なる刺激に適応させる能力を持つ生体の役割に重点をおいた試行錯誤アプローチを行った。

　Burrhus Frederick（B. F.）Skinner は，オペラント条件づけ理論により高い評価を得るに至った。オペラント条件づけ理論は，生体は環境に「自発的に働きかける operating」という概念に基づいている。Skinner の理論では，「自発的な働きかけ operant」や行動は，オペラント条件づけの結果に基づいて増減するのだとされた。彼はオペラント条件づけを基本的な刺激-反応モデルとして概念化するに留まらず，強化スケジュール，刺激の弁別と消去の過程，形成概念を特定するなどの成果を挙げた。Skinner は徹底的な行動主義者として，すべての行動は正しい環境状況のもとで容易に順応させることができると信じていた。中でもオペラント条件づけ理論は，PTSD や他の不安障害が慢性化する過程の理解に役立ってきた。特に回避行動は不安軽減効果があるため，負の強化刺激とされてきた。他方で回避は，条件づけられた反応の暴露や消去，あるいは習慣化をすることができないので，以前に習得された不安との結びつきを慢性化してしまう側面もある。

　コロンビア大学において発表された「行動主義宣言」でもよく知られる John Broadus Watson（1913）は，行動原理を不安と恐怖反応に応用するトランスレーショナルリサーチによって，行動主義者の中でも最も高名な人物の 1 人になった。Watson とその同僚 Rosalie Rayner による生後 9 カ月のアルバート坊やの実験は，不安反応に関する学習過程についての異常心理学テキストの範例となっている。11 カ月のアルバート坊やは，目の前に白ネズミが置かれると，しきりに手を伸ばそうとした。坊やの手がネズミに触れると，頭の上にある金属製の棒とハンマーが大きな音を立てるという実験が行われた。坊やは，「ひどく飛び上がって前のめりに倒れ，マットレスに頭をうずめた。2 回目の実験でも同じ反応がみられたが，今度はすすり泣きするという反応も加わった」（Watson & Rayner, 1920, p. 4）。最初の実験から 7 日目，アルバート坊やの恐れは，Watson の白髪やサンタクロースのマスク，犬，木れんがといった広範囲の物にまで汎化されていることが分かった[*3]。

　アルバート坊やの行動が，不安における混乱を原因とする古典的条件づけ，オペラント条件づけ双方の過程を示している。音がなくともネズミを見ただけで反応が誘発されて（古典的条件づけ），坊やはネズミを避けるためにできるだけ早く逃げて行ったのである（行動回避によるオペラント条件づけ）。

　Orval Hobart Mowrer は，古典的条件づけとオペラント条件づけの学習過程における相補的関係を，条件づけされた恐怖の 2 要因説で明確にしたことで知られている。「真」の学習方法についての議論が湧き上がる中で，Mowrer は学習における古典的条件づけ理論，オペラント条件づけ理論のみでは，研究の中で生じるすべての疑問に満足のゆく答えを出せないと主張した。双方のアプローチにおける妥当性を認めながらも，行動を説明するにはどちらも重大な限界があるとも見なしていた。そして彼はそれぞれの理論の強みを，自身が考案した不安反応の 2 要因説 two-factor theory へと生かすことにした。

　2 要因説は Kilpatrick, Veronen, Resick（1979）によってトラウマ後の症状の理解に用いられるようになる。彼らは，レイプ被害者と非被害者を比較した縦断的予測研究を行い，そこから観察された恐怖反応について古典的条件づけや刺激汎化，回避を用いて説明することを初めて提唱した。この研究は『精神障害の分類と診断の手引き（American Psychiatric Association, 1980）第 3 版』に PTSD 診断が導入されるよりも前に実施された。他の研究者たちによっても，2 要因説を

＊3　この研究は，今日であれば倫理的に認められない可能性が高い。

PTSDの発症や慢性化に応用することについては議論されてきた（例：Foa & Kozak, 1986, 1991; Keane, Zimering, & Caddell, 1985）。2要因説の最初の部分では，古典的条件づけによってトラウマ後反応の原因が説明されている。それによれば，もともとトラウマ的出来事と組み合わされていた刺激が提示されることで，感情的，生理的，認知的，行動的な反応が引き起こされる。トラウマとなる状況と関係なく生じ，古典的条件づけ反応を引き起こすような特殊な刺激の例としては，映画のレイプシーンのような光景，ヘリコプターの音，犯人のひげそり後の匂い，性的接触などがある。侵入思考やトラウマ的出来事の想起といった内的体験によっても学習された反応は引き起こされる。トラウマ反応が，どのようにして表面的にはトラウマ的出来事と関連していない状況にまで拡がっていくのかを，汎化の過程は説明する。例えば交通事故被害者は，どの交通機関であろうと，トラウマに関連した反応を引き起こすであろう。

2要因説の次の部分が述べているのは，オペラント条件づけがトラウマ後の不適応的な反応を慢性化するということである。行動回避による恐怖の負の強化は，不適切な恐怖反応を維持し促進さえするとされる最初の過程である。トラウマを抱えた人に見られる典型的な行動回避としては，トラウマ的出来事に関連する刺激の回避，トラウマ的出来事を他者に開示しない／話さない，社会的孤立，解離などがある。

Joseph Wolpeによる系統的脱感作の開発は，不安反応の行動概念化から自然に発展したものである。それゆえ，彼は最初の行動療法士との賞賛に値すると思われる。第一次世界大戦中，Wolpeは南アフリカ陸軍医療部隊長として精神分析を実践することから経歴をスタートさせた。しかし，臨床的成果の乏しさから精神分析に失望と幻滅を感じるようになり，当時の理論的進歩に基づく代替的な治療法の開発を模索した。WatsonとRayner（1920）による恐怖の誘発に関する研究に触発されて，彼は恐怖反応を修正する治療法を開発した。

Wolpe（1954）によれば不安障害は「拮抗制止reciprocal inhibition」によって，または何らかの「生理的な反対刺激」とともに恐怖の原因に暴露されることによってうまく治療できる。このような逆条件づけcounterconditioningを通じて，恐怖反応とは反対の新たな反応が，元の刺激に対して条件づけられるのである。Wolpeの系統的脱感作において，患者は不安とは相反する深部筋肉弛緩を学習するのである。不安階層表に基づき，患者はくり返し，段階的に想像エクスポージャーを行う。リラクゼーション法の指導を受けながら，その刺激が不安を引き起こさなくなるまで実施する。系統的脱感作法は，人間の不安と恐怖を扱う画期的な治療法であり，開発されて以来，様々な治療法に取り入れられてきた。なお治療法に応じて，エクスポージャーの形式（想像と現実），エクスポージャーの持続時間（短時間と長時間），エクスポージャー中の覚醒水準（低いか高いか：Foa & Rothbaum, 1997）といった側面には変化が見られている。

1970年代から1980年代には多くのアナログ研究と臨床研究がなされ，階層表を用いて暴露の程度を上げていくことや，それと同時にリラクゼーションを用いることは，逆条件づけが生じるためには必要がないという結論が出された。エクスポージャー療法は，現実エクスポージャーおよび／または想像エクスポージャーの介入法へと発展した。その際に患者は「階層表の一番上」，つまり最悪の出来事や最も恐怖を感じる刺激に対して，不安が減少するまでの数セッションにわたってエクスポージャーを行う。Fairbank, Keane, Kaloupekは，ベトナム戦争の戦闘帰還兵にみられたPTSDに対してエクスポージャー療法を試みた最初の研究者である（Fairbank & Keane, 1982; Keane & Kaloupek, 1982）。その現場で最も試された暴露プロトコルは，持続エクスポージャー療法であった（PE; Foa et al., 1999, 2005; Foa, Rothbaum, Riggs, & Murdock, 1991）。これは最も深刻なトラウマ的出来事に対する想像エクスポージャーと，恐れてはいるが安全な条件刺激に対する現実エクスポージャーを組み合わせたものである。

系統的脱感作やエクスポージャー療法が行われている一方で、トラウマの被害者にはストレス免疫訓練法 stress inoculation training (SIT) も用いられ (Meichenbaum & Novaco, 1985)、体系的な効果研究も行われていた (Kilpatrick, Veronen, & Resick, 1982)。SIT はトラウマを処理するのではなく、症状管理に集中するための代替行動を提供するという独自性を持った治療である。SIT では不安を管理するための様々な技術、例えば呼吸調整法や深部筋肉弛緩、思考停止法、ストレス要因への備え、内潜モデリング、ロールプレイなどについての知識を患者に与える。こうした介入の原理は、多くの状況や経験に汎化された恐怖を管理することで回避を減少させ、最終的には症状を低下させる。PTSD 症状の改善における SIT の有効性は、少なくとも性的暴行に伴う PTSD においては、初期のいくつかの臨床試験によって立証された (Foa & Rothbaum, 1997; Kilpatrick et al., 1982)。

第二の波　認知行動主義：認知革命

　学術的な探求の主題としての認知は、ギリシャの思想家たちの初期の書物にさかのぼることができる。ソクラテスは、内省と知識の習得を高める特別な方法を発展させたことで高い評価を得ている。この「ソクラテス的問いかけ」という方法は、様々な症状の人に用いられる認知療法の主要な技法である。プラトンは「生得説」の初期の提唱者であり、人には生まれつきあるいは生得的に備わった知識構造と、生まれる前から存在する認知能力があるとされる。この説は、白紙状態である心は外的要因によって決定されるという経験主義者の考えと相反するものであった。アリストテレスは後に、人の知識や思考能力が、どれほど本人の経験からもたらされるのかを力説した (Taylor, Hare, & Barnes, 1998)。
　19世紀後半になって心理学が単なる哲学の一分野ではなく科学であると認識され始めた頃、意識の内容と過程に関する研究（構成主義）に専念していた Wilhelm Wundt によって、最初の実験心理学研究室が 1879 年ドイツに設立された。Wundt は、観察可能かつ測定可能な刺激や反応との関連の中で、精神的事象の客観的測定法を開発し、心理学における精神生理学分野の発展に尽力した。その後、機能主義学派で有名な心理学者 William James と G. Stanley Hall は、認知の目的と、生体が環境に適応する際の認知の機能の仕方に関心を向けた。対処、適応、種の生存における認知の重要性は、当時広く知られていた Charles Darwin の進化論の論理的延長線上にあった。従って、20世紀半ばに起こった認知的構成概念における探究は、新たに開発されたものではなく、行動や精神病理学における認知の重要な役割が再発見され、発展したものであった。
　1960 年代には認知的解釈が急速に広がった。この背景には、徹底的行動主義に対する反発があったが、それだけでなくコンピューター科学や、方法論の進歩により、認知的構成概念の研究がより観察可能、計測可能なものとなったことも影響している (Neisser, 1967)。熱心な徹底的行動主義者たちは、認知という概念を否定してきた。彼らは、心理学という科学は、明らかに観察可能な現象のみを対象とすべきであると主張した。精神的、主観的、または私的なことは一切含めるべきではないということである。いわゆる「こころ」というものは「ブラックボックス」と考えられ、環境的な刺激とその結果から得た知見を越えるいかなる活動も存在しない、ということである (O'Donohue & Krasner, 1999)。
　Skinner の『言語行動 Verbal Behavior』(1957) という書籍への Noam Chomsky による書評は、認知心理学の重要な転回点の 1 つだと考えられている。マサチューセッツ工科大学の言語学者である Chomsky は、Skinner が主張したような刺激－反応過程からは言語を説明することができないと述べた。こうした過程は、言語に関するいくつかの共通要因に理由を与えることができないというのである。Chomsky によれば心理学は「心の科学」であり、それを行動科学と呼ぶのは、あたかも物理学を「計測の科学」と言うようなもので

あるという。人間の行動からは心の働きの法則を証明すべきであって，行動の法則を証明すべきではない（Chomsky, 1968）というのがChomskyの主張であった。

ブラックボックスの「内部」を考えるために，認知科学者たちは心の中の活動を探求し始めた。PTSD診断が始めて提唱される以前に発展していた数々の研究は，その後PTSDの文献に広く引用されてきた。「スキーマ schema」は，最も頻繁に議論される認知的構成概念の1つである。英国の心理学者Bartlett（1958）は，スキーマという概念を最初に提唱したことで知られている。Bartlettのスキーマ理論は，当時としては革新的な概念であった。記憶とは活発に再構成されるものであり，単純に知覚や言語情報が，環境の中で体験されたままの状態で心の中に蓄えられているわけではないというものである。人のスキーマは人生経験や文化，知識をもとに情報を理解し，記憶するための心理的枠組みをもたらすとされた。

1900年代前半，スイスの心理学者Jean Piaget（1962）もまた，自身の3人の子どもを含む子どもの認知的発達について研究を行っていた。さらにPiagetの主な関心は，認知的発達の様々な段階の説明に加えて，加齢や経験によって知識が増加し変化するという過程にあった。こうした関心が，スキーマ理論と，新たな情報処理過程へとつながったのである。Piagetの理論では，外部情報が既存スキーマの内容と一致していると認識されると，その情報は直ちに意味構造へと組み入れられる（すなわち同化 assimilation）。他方で，情報が既存スキーマの内容と一致していない場合，新たな情報を考慮して既存スキーマが修正されるという，スキーマの調節 accomodationがみられる。

後の認知心理学者たちは，スキーマに関連する過程をさらに展開させ，コンピューター科学の領域から，連想ネットワークや並行処理といった新しい概念を取り入れた。CollinsとLoftus（1975）による人間の記憶の活性拡散モデルと，KintschとKeenan（1973）による記憶の命題ネットワークモデルは，いずれも認知的内容を統制する過程を説明したものである。

同じ頃，社会心理学者たちは認知内容に目を向けていたが，それはその後トラウマ反応の研究に応用されていった。Fritz Heider（1958），Edward JonesとKeith Davis（1965），Harold Kelley（1967）らによる帰属理論 attribution theoryは，PTSDの社会的認知理論に幅広く引用されてきた。本質的に帰属理論とは，因果関係の説明，もしくは「なぜ」で始まる問いにどのように答えるかというものである。人が原因を帰属させる次元は，動作主の統制がどの場所にあると知覚されるか（内的 vs. 外的），出来事が安定しているか，出来事が普遍的あるいは特異的性質を持つか，であるとして理論化された。

後に起こるトランスレーショナルリサーチは，この基礎的な認知科学を活用し，一般的な精神症状に対して，またより特異的にはトラウマ的出来事の記銘，想起，処理に対して，応用したものである。Lang（1977）は恐怖に関する彼自身の生体情報理論の中で，刺激と反応の情報の貯蔵，想起，修正を説明する認知構造を統合することによって，不安障害の行動理論を発展させたことで知られている。Land, MelamedとHart（1970）による系統的脱感作における精神生理学的関連要因の研究によって，恐怖に関連するイメージを引き起こす生理機能と行動の変化との間に関係があることが立証された。Langはこの研究を，認知心理学者Pylyshyn（1973）の研究および理論的著作と統合した。Barlett（1958）と同様Pylyshynも，人間は未処理の，生の視覚情報を単純に記憶しているのではないと主張した。むしろこうしたイメージは，構成的な心理的過程によるものと考えられた。Lang（1977）はこの概念と恐怖に関連するイメージを結びつけ，次のように考えた。「恐怖とは，刺激と反応との間にある特定の命題ユニットのネットワークであり，そこには指示機能と行動機能が存在する。こうした命題ユニットは流体的な性質を持つと考えられ，ひとりでに広がるような，柔軟な認知構造への増減が可能である」（p.867）。

Langはまた，これらの認知構造に付随する情報の意味要素にも関心を向けた。例えば，レイプ

によって引き起こされたPTSDの恐怖構造には，トラウマ場面のイメージや，生理的・行動的な様々な恐怖反応（心拍数の上昇，逃走，発汗），さらにはその出来事に関係する脅威への意味づけ（例：「駐車場は危険」）などが含まれていると考えられる。この恐怖構造は，その中に含まれている情報と一致するような入力情報によって活性化され，その活性化によってさらに関連する再現が誘発されるのである。Langの行動治療理論が示唆したのは，この構成されたイメージと，関連した恐怖と精神生理学的反応を修正するためには，恐怖構造の活性化が必要だということであった。

FoaとKozak（1986）は，彼ら自身のPTSDの感情処理理論 emotional processing theory によって，Langの理論をトラウマ的出来事に拡大して適用した。この点についてはCahillとFoaが本書第4章で詳述している。この行動治療理論の発展が持つ独自の強みは，病的な恐怖構造よりも通常の恐怖構造に新たな注意を向けた点にあった。様々な不安障害における恐怖構造の普遍的要素と特異的要素についても同様である。FoaとKozakはまた，恐怖構造の修正によって，新たな，正しい，あまり恐怖をもたらさない連想が獲得され，絶えず存在している誤った連想が弱められると主張した。この考えは，トラウマ記憶 traumatic memory の消去が以前の関係の削除や置き換えではなく，むしろ古い情報と相反する新たな学習の結果だとする，恐怖反応の消滅と自然回復に関する研究と一致する（Bouton, 2000; Rescorla & Mahwah, 2001）。ストループ課題の修正を用いる多くの実験的な精神病理学の研究によって，こうした認知的な過程が高度の自動性を有するとのエビデンスが示されている（Foa, Feske, Murdock, Kozak, & McCarthy, 1991; McNally, 1998; Thrasher, Dalgleish, & Yule, 1994）。

主題スキーマの内容については，トラウマの認知理論の箇所で議論したが，不安に関するBeck, Emery, Greenberg（1985）の古典的文献にさかのぼってみることもできる。不安障害は危険や恐れの過大評価の産物であり，かつ自身の対処能力の過小評価がこれに付随しているのではないかとされる。社会心理学者で，帰属理論を構築したJanoff-Bulman（1989）もまた，認知的内容のレパートリーを広げるのに貢献した。彼女は，Lerner（1965）が述べた「公正世界仮説 just world theory」をトラウマの被害者に応用した。公正世界仮説では，人々は世界におけるできごとに「公正」でふさわしい因果関係があると信じている，とみなす。Janoff-Bulman（1989）によると，世界の善性，経験の有意性，内発的な自尊心を支えている，ポジティブだが幻想にすぎない公正世界観は，トラウマによって粉々に砕かれてしまい，その結果PTSDが発症するのである。

PTSDに関する論点は，精神力動的，対人関係的，フェミニスト的なトラウマ理論からも引き出されてきた。例えば，Hermanの画期的な著作『心的外傷と回復』（1992）は，トラウマ患者群全般にわたる重要な認知的な主題，とりわけ被害に遭遇している間やその後に生じる力と支配の問題に関する主題を提供した。McCannとPearlman（1990）もまた，精神力動と社会的認知構成概念を統合した自身のトラウマ理論の中で，トラウマのサバイバー survivor に顕著にみられる認知的内容について概説している。これらの主題には，自身の安心感や信頼感，力，自尊心，親密さにおける崩壊が含まれる。さらにMcCann, Sackheim と Abrahamson（1988）は，トラウマ的出来事は前もって保持するポジティブな信念を必ずしも破壊するわけではなく，自己や他者，世界に対して以前から存在していたネガティブな信念を強化する可能性があることを示し，PTSDの認知的理解に重要な貢献を果たした。

ResickとSchnicke（1993）は，トラウマの内容が既存の信念構造 belief structure の中にどのように統合されるのか（または，されないのか）を概念化するため，Piagetの同化と調節の概念を応用した。トラウマ的情報を扱う場合，人は自身の既存の信念体系を維持するために，トラウマ的出来事をとりまく環境に対する自身の認識を変えてしまう可能性がある。自己非難や事後覚知 hindsight [*4] バイアス，公正世界的な思考は，PTSD症状の一因となる同化の例である。先に述

べたように，場合によっては患者が予め自身と他者の両方，あるいはどちらか一方に対してネガティブな信念を抱いており，トラウマ的出来事がすでに問題のあるスキーマに容易に同化され，強化されることがある。スキーマの調節では，外的情報が既存のスキーマ内容と矛盾していると認識されると，そうした新しい情報を統合するようにスキーマが変化するのである。トラウマとなるような情報の調節が均衡のとれた形で成し遂げられた時に（例：「世界は，たいていは安全だ」），トラウマ的な内容の適切な処理が起こると考えられている。ResickとSchnickeも，外的情報を説明するために自身のスキーマが過度に調節される可能性があり，トラウマの場合には既存のスキーマとは一致しないトラウマ体験と折り合いをつけようとして，スキーマが根本的に変えられることもあるということを提起した（例：「誰も信用できない」）。過度な調節は，PTSDの発症と慢性化の一因になると考えられている。

注目すべきは，様々なPTSDの認知理論が，思考過程や思考内容に相対的に焦点をあてつつ互いに補完し合っていることである。社会的認知理論は，トラウマ後の病理に関連する無数の歪んだスキーマの内容を特定し詳説するが，一方，感情／情報処理理論は，問題のある内容を処理する機能障害を起こした過程を説明するのに役立つ。スキーマの内容は，情報に対して選択的に注意が向くように導き，その情報の解釈に影響を与え，スキーマと一致する情報の修正を促すのである。

Brewin, Dalgleish, Joseph（1996）も似た言葉を用いて，多少とも努力を要するこうした認知的次元の統合について，自身の「二重表象理論dual representation theory」の中で論じている。彼らはトラウマとなる記憶には，意識的・無意識的両方の感情があると仮定した。意識的な側面は，トラウマ的出来事を理解するための意味と関係があり，一方の無意識的な感情反応は，出来事の最中に条件づけられ，自動的に活性化されると考えられている。Brewinらの指摘したようにこの理論が示唆するのは，こうした異なった側面に取り組むためには，患者によっては異なった行動および認知的介入を処方する必要があるということである。同時にこの理論は，行動的介入が認知的な変化を誘発する理由，またその逆についても説明している（Foa, Molnar, & Cashman, 1995）。

PTSDの理論と治療から見て意義深いことに，不安だけではなく，悲しみや嘆き，怒り，罪悪感，恥といった様々な感情についても認知的な概念化がなされてきた。Brewinらの仮定によればPTSDは，体験を意味づけることができず自己や他者，世界に対する信念が破壊されたことに関する実に様々な感情を引き起こす障害であり，単なる不安障害ではない。

PTSDに対する認知的介入は，トラウマ後反応に関するこうした認知理論の当然の帰結であった。不適応な感情反応を引き起こす機能不全と（または）不合理な解釈が，認知再構築のための標的とされる。エクスポージャー療法同様，認知的介入における深さと，トラウマに焦点化される性質には多様なものがある。トラウマ的出来事によって形成されたり破壊されたりした，中核信念core beliefや仮説を修正することが，認知療法の目的である（Ehlers & Clark, 2003; Hamblen, Gibson, Mueser, & Norris, 2006; Resick & Schnicke, 1993）。認知的介入によっては，症状のマネジメントを促進するために，日々の出来事に関する思考をより「浅い」ものとするように，再構成が行われることもある（Mueser, Rosenberg, Jankowski, Hamblen, & Descamps, 2004）。

心理学がこのように発達してきた段階において，Shapiro（1989）は，眼球運動による脱感作と再処理（EMDR）を開発した。「ある日公園を歩いていた時に，偶然体験したことがきっかけと

＊4 トラウマの後でもたらされた情報によって，トラウマ記憶についての認知や想起が影響を受けること。例えば偶発的な食中毒に苦しんでいた者が，後日，第三者が悪意を以て毒物を混入したと聞かされたり，その毒物には長期的な有害作用があると聞かされた場合などに生じ得る。

なってその手法を見出した」と彼女は1995年に出版された自身の著書において記している。それによると，心配ごとを抱えていた彼女は，自分の両目がいつの間にか斜め上の方で，左右に非常に素早く動いているのに気付いたという。それから彼女は，様々な心配事や嫌な記憶に集中しながら，意識的に目を動かし始めた。すると，心配事がなくなり「負担がなくなる」のを感じたのである（Shapiro, 1995, p.2）。その後患者にも，彼女が左右に動かす手の指を目で追うというやり方で，眼球運動を再現してもらった。こうして，眼球運動による脱感作と彼女が名づけた治療法が誕生した。そして彼女自身，この治療法がトラウマ的出来事にまつわる記憶と内的帰属の認知的再構築に最適であることを確認し，後に眼球運動による脱感作と再処理法と改名した。

この治療法はその後，眼球運動による脱感作と再処理 eye movement desensitization and reprocessing（EMDR）と呼ばれるようになったが，PTSDの治療に効果的であることは，これまでも経験的調査によって示されてきた。エビデンスに基づくPTSDの治療法として，現在すべてのPTSDの臨床ガイドラインがEMDRを推奨している。無作為化直接比較試験においても，すべてというわけではないがそのいくつかで，EMDRがCBTと同様の効果を持つことが示されている（例：Rothbaum, Astin, & Marsteller, 2005）。

ところが，いくつものポジティブな研究結果が得られたにも関わらず，EMDRは依然として多方面にわたり議論の的となっている。EMDRの有効な要素や依拠する理論，またそれを支える科学的手法などについては，これまでに多くの議論が存在した。Shapiro（1995）は，EMDRで用いられる眼球運動（または代替となる反復的な運動）は，「加速された情報処理」を活性化する生理的機能を起動させるものだと強く主張している。この活性化は，現在の刺激と過去のトラウマの両方に注意が向けられた結果として，あるいは様々な反復運動によって引き起こされた「神経細胞の発火」の特異的効果，または弛緩反応による条件反応消去だと仮定されている。しかし，こうした作用機序が治療の有効性に関与するとされる仮説は，いかなる神経生物学的，精神生理学的研究によっても実証されていない。

この作用機序が回復に関与しているのかどうか，解体研究は疑問を提起している。眼球運動を用いた場合と用いない場合でのEMDRの比較研究では，条件間における治療結果に差異は見出されず，EMDRの有効性に関して眼球運動が不可欠であるとの考えをほとんど支持しなかった（例：Pitman et al., 1996a, 1996b; Renfrey & Spates, 1994）。こうした結果や，EMDRの介入の性質を考えたうえで，EMDRはCBTの亜型だという主張もある（Rothbaum et al., 2005; Shapiro, 1995）。

他方EMDRには独自の特徴があり，そのことによってこの治療の有効性が説明でき，また治療者と患者を惹きつけているのだ，ということも主張されてきた。例えば，この治療が持つ患者指向という性質が挙げられる。この治療法では，焦点をあてたいと思うトラウマ的内容を患者が選び，自分のペースとやり方でそれを処理するのである（Hyer & Brandsma, 1997）。

第三の波　認知行動主義

この10年の間に認知行動学派では，行動と認知の変化ばかりではなく，自身の環境や内的体験，行動様式，他者の性格と行動に対する受容にも重点を置くようになってきた。いわゆる行動主義の第三の波と呼ばれるものである（Hayes, Follette, & Linehan, 2004）。こうした認知行動主義の新しい流れは，自己や内的体験，環境，他者を受容するという禅の教えやマインドフルネスのアプローチから影響を受けている。弁証法的行動療法（DBT; Linehan, 1993），マインドフルネス認知療法（MBCT; Segal, Williams, & Teasdale, 2002），アクセプタンス＆コミットメント・セラピー（Acceptance and Commitment Therapy: ACT；第23章参照）（Hayes, Strosahl, & Wilson, 1999）は，このようなアプローチを代表するものである。

こうしたCBTでは，ネガティブな感情や体験，状況を，問題であるとは捉えない。むしろ逆説的ではあるが，ネガティブな体験を回避すべく行動することが，精神病理的な原因だとみなされるのである。ネガティブだと解釈された感情や記憶，行動の傾向，あるいは思考など，内的体験を回避しようとする傾向は「体験の回避」と名づけられた（Hayes, Wilson, Gifford, Follette, & Strosahl, 1996）。体験の回避とは，トラウマ後反応を理解して治療するのに適した概念であろう。なぜならトラウマのサバイバーたちは，トラウマ的出来事につながる心や記憶，感覚，感情の中にある深刻な苦しみを与える刺激から必死に逃れようとしているからである（Batten, Orsillo, & Walser, 2005）。こうしたアプローチがPTSDに対して有用であることを示す治療結果のデータは，現在のところまだ限定的である（Batten & Hayes, 2005; Walser, Westrup, Rogers, Gregg, & Lowe, 2003）。

将来の方向

PTSDを理解するための理論と経験的基礎は大きく進歩したとはいえ，未だ完成からは遠い。本章では，PTSDの研究と臨床を前進させるために生かすことのできる心理学分野の主要な発見のいくつかを述べてきた。しかし，この研究が未だ完成に至っていないことは，社会的学習理論に対して関心が向けられていないという一例からも明らかであろう。Albert Bandura（1962）によって提唱された社会的学習理論は，幅広い精神症状に適用されており，PTSD以外の不安障害に関する基礎研究も行われてきた。この理論をPTSDに適用することの重要性はいくつかの研究から示唆されているが，実際にPTSDへの理論的な理解を深める研究はなされていない。例えばMinekaとCook（1986）は，アカゲザルによる研究の中で，古典的条件づけの恐怖反応を確実に引き起こす刺激（例：ヘビ）の前で，実験対象のサルにくつろいでいるサルのモデルを見せるという実験を行ったところ，恐怖獲得が低下した。社会的学習理論は，トラウマ的出来事に暴露された後，なぜ全員ではなく何人かの人々がPTSDを発症するのかを説明するのに役立つかもしれない。トラウマ体験以前であれ以後であれ，自分にとって重要な人間がストレスとなる出来事に対して示す反応がモデルとなり，トラウマ体験に対する自身の反応に影響を及ぼしているように思われる。子どものトラウマ後反応にとって養育者の反応が強い予測要因であることを考えれば，社会的学習理論は，特に子どものトラウマ被害者に適用できるであろう。治療への示唆としては，Deblinger, Lippmann, Steer（1996）の研究でも示されたように，養育者と子どもの両方への共同介入を考慮する必要がある。こうしたタイプのモデリングの予防的応用としては，高いリスクを持つ人々（例：軍人）において，トラウマに暴露される前に緩和反応をモデルとして身につけておくことなどが考えられる（Feldner, Monson, Friedman, & Bouton, 2007）。

本章ではPTSDと相関する生物学的，心理学的な要因を統合するような研究努力について述べてきた。一般論としての精神保健医療の将来とは，まさにこうした領域を結びつけていくことであり，PTSDも例外ではない。今日までのほとんどの基礎的神経生物学的研究は，PTSDに含まれる古典的条件づけの過程に焦点をあててきた。今後はPTSDを維持するように働くと思われる，オペラント条件づけの過程について研究を深めてゆくことが奨励される。さらに，PTSDを発症させないようなレジリエンスresilienceについて，生物学的，心理学的指標を用いて解明してゆくことが，将来の研究の重要な道筋となるであろう。心理療法への反応性と関連した生物学的指標が究明されれば，将来の治療法開発や，おそらくは患者に合った治療の選択にも役立つであろう。

PTSDの症状に焦点をあてた治療法としてのSIT（ストレス免疫訓練法，上述）が臨床で用いられるようになって以来，その治療効果研究がほとんど行われてこなかったことは注目される。SITは，FoaやKozak（1991）の初期のPE研究において比較条件として採用された。というのも，

SITは当時，レイプ被害者のスタンダードな心理療法として考えられていたからである。彼女たちによって，SITがPEと同じように機能することが確認された[†5]。これはSITプロトコルの重要な構成要素である「ストレス要因の強さの序列に沿った実際の環境下での不安マネージメントスキルの練習」を取り除いた後でも同様であった。現在トラウマに対して行われているエビデンスに基づくCBTは，SIT以外はすべてトラウマに焦点をあてたものである。そのため，状態が十分に安定していない人やトラウマに焦点化した介入に抵抗感がある人に対する，SITなどの「今ここの問題」に焦点化した介入法について，今後の研究が進むことは有益であろう。トラウマ的な内容を処理しなくても効果が得られる治療法において，有効な要因を特定することは，将来の有望な研究領域である。このような構想に関連するものとしては，トラウマを焦点化したアプローチと，トラウマではなく現在の問題を中心に扱うSITなどの治療法とを比べて，PTSD患者にとって，どちらからの方がより大きな効果を得られるかを調べる研究が考えられる。トラウマを焦点化しない介入は，一般に広く普及する取り組みにおいても非常に役立つはずである。

今後は，例えばCloitre, Koenen, CohenとHan（2002）が試みたようなトラウマ治療の段階的アプローチや，前述のようなマインドフルネスに基づく治療を研究することが重要と思われる。この分野は，異なるタイプの介入治療を同時に適用することによって治療の効果と耐性を改善する可能性を検討することを通じて，さらに発展するであろう（例：精神薬理学の治療の心理社会的治療への付加的効果，家族や社会的支援的介入とトラウマに焦点化した介入の組み合わせ）。現在のエビデンスに基づく治療の本質的な構成要素をさらに解明していく研究は，治療の効率と効果を高めるうえで有益である。

PTSDの科学的理解と治療に対して，心理学は計り知れないほど大きな貢献を果たしてきた。その代表的なものとして，例えばトラウマ後反応に関する厳密な方法論に基づいた記述や，PTSD発症および維持のメカニズムの研究を助ける実験計画の開発，実証的に検証され，理論的に導かれた体系的な治療などが挙げられる。こうした数々の歴史的貢献の探求が，PTSDの概念化や研究，治療における将来の革新のための触媒として機能することを期待したい。

文　献

American Psychiatric Association. (1980). *Diagnostic and statistical manual of mental disorders* (3rd ed.). Washington, DC: Author.

Bandura, A. (1962). *Social learning through imitation*. Lincoln: University of Nebraska Press.

Bartlett, F. (1958). *Thinking: An experimental and social study*. New York: Basic Books.

Batten, S. V., & Hayes, S. C. (2005). Acceptance and commitment therapy in the treatment of comorbid substance abuse and posttraumatic stress disorder: A case study. *Clinical Case Studies, 4*, 246-262.

Batten, S. V., Orsillo, S. M., & Walser, R. D. (2005). Acceptance and mindfulness-based approaches to the treatment of posttraumatic stress disorder. In S. M. Orsillo & L. Roemer (Eds.), *Acceptance and mindfulness-based approaches to anxiety: Conceptualization and treatment* (pp. 241-269). New York: Springer.

Beck, A. T., Emery, G., & Greenberg, L. S. (1985). *Anxiety disorders and phobias: A cognitive perspective*. Philadelphia: Basic Books.

Bouton, M. E. (2000). A learning theory perspective on lapse, relapse, and the maintenance of behavior change. *Health Psychology, 19*, 57-63.

Brewin, C. R., Dalgleish, T., & Joseph, S. (1996). A dual representation theory of posttraumatic stress disorder. *Psychological Review, 103*, 670-686.

Charney, D. S. (2004). Psychobiological mechanisms of resilience and vulnerability: Implications for successful adaptation to extreme stress. *American Journal of Psychiatry, 161*, 195-216.

Chomsky, N. (1968). *Language and mind*. New York: Harcourt, Brace, and World.

Cloitre, M., Koenen, K. C., Cohen, L. R., & Han, H. (2002).

---

†5　この研究ではPE, SIT, 支持的カウンセリング，待機群の4群を比較した。治療直後では，PE群とSIT群の方が他の2群よりも有意にPTSD症状が減少した。平均3カ月半後の追跡時には，PE群の方がSIT群よりも有意にPTSD症状が減少した。

Skills training in affective and interpersonal regulation followed by exposure: A phase-based treatment for PTSD related to childhood abuse. *Journal of Consulting and Clinical Psychology, 70*, 1067-1074.

Collins, A. M., & Loftus, E. F. (1975). A spreading-activation theory of semantic processing. *Psychological Review, 82*, 407-428.

Darwin, C. (1859). *On the origin of species by means of natural selection*. London: Murray.

Deblinger, E., Lippmann, J., & Steer, R. A. (1996). Sexually abused children suffering posttraumatic stress symptoms: Initial treatment outcome findings. *Child Maltreatment, 1*, 310-321.

Ehlers, A., & Clark, D. (2003). Early psychological interventions for adult survivors of trauma: A review. *Biological Psychiatry, 1*, 817-826.

Fairbank, J. A., & Keane, T. M. (1982). Flooding for combat-related stress disorders: Assessment of anxiety reduction across traumatic memories. *Behavior Therapy, 13*, 499-510.

Felduer, M. T., Monson, C. M., Friedman, M. J., & Bouton, M. E. (2007). A critical analysis of approaches to targeted PTSD prevention: Current status and theoretically-derived future directions. *Behavior Modification, 31*, 80-116.

Foa, E. B., Dancu, C. V., Hembree, E. A., Jaycox, L. H., Meadows, E. A., & Street, G. P. (1999). A comparison of exposure therapy, srress inoculation training, and their combination for reducing posr-traumatic stress disorder in female assault victims. *Joural of Consulting and Clinical Psychology, 67*, 194-200.

Foa, E. B., Feske, U., Murdock, T. B., Kozak, M. J., & McCarthy, P. R. (1991). Processing of threat-related information in rape vicrims. *Journal of Abnormal Psychology, 100*, 156-162.

Foa, E. B., Hembree, E. A., Cahill, S. E., Rauch, S. A. M., Riggs, D. S., Feeny, N. C., et al. (2005). Randomized trial of prolonged exposure for posttraumatic stress disorder with and without cognitive restructuring: Outcome at academic and community clinics. *Journal of Consulting and Clinical Psychology, 73*, 953-964.

Foa, E. B., & Kozak, M. J. (1986). Emotional processing of fear: Exposure to corrective information. *Psychological Bulletin, 99*, 20-35.

Foa, E. B., Kozak, M. J. (1991). Emotional processing: Theory, research, and clinical implications for anxiety disorders. In J. D. Safran & L. S. Greenberg (Eds.), *Emotion, psychotherapy, and change* (pp. 21-49). New York: Guilford Press.

Foa, E. B., Molnar, C., & Cashman, L. (1995). Change in rape narratives during exposure therapy for posttraumatic stress disorder. *Journal of Traumatic Stress, 8*, 675-690.

Foa, E. B., & Rothbaum, B. O. (1997). *Treating the trauma of rape: Cognitive-behavioral therapy for PTSD*. New York: Guilford Press.

Foa, E. B., Rothbaum, B., Riggs, D., & Murdock, T. (1991). Treatment of posttraumatic stress disorder in rape victims: A comparison between cognitive-behavioral procedures and counseling. *Journal of Consulting and Clinical Psychology, 59*, 715-723.

Friedman, M. J., Charney. D. S., & Deutch, A. Y. (1995). *Neurobiological and clinical consequences of stress: From normal adaptation to post-traumatic stress disorder*. Philadelphia: Lippincott-Raven.

Freud, S., & Breuer, J. (1895). *Studies on hysteria*. Vienna: Franz Deuricke.

Hamblen, J. L., Gibson, L. E., Mueser, K. T., & Norris, F. H. (2006). Cognitive behavioral therapy for prolonged disaster distress. *Journal of Clinical Psychology, 62*(8), 1043-1052.

Hayes, S. C., Follette, V. M., & Linehan, M. M. (2004). *Mindfulness and acceptance: Expanding the cognitive-behavioral tradition*. New York: Guilford Press.

Hayes, S. C., Strosahl, K. D., & Wilson, K. G. (1999). *Acceptance and commitment therapy: An experiential approach to behavior change*. New York: Guilford Press.

Hayes, S. C., Wilson, K. G., Gifford, E. V., Follette, V. M., & Strosahl, K. (1996). Experimenral avoidance and behavioral disorders: A functional dimensional approach to diagnosis and treatment. *Journal of Cousulting and Clinical Psychology, 64*, 1152-1168.

Heider, F. (1958). *The psychology of interpersonal relations*. New Yurk: Wiley.

Herman, J. L. (1992). *Trauma and recovery*. New York: Basic Books.

Hull, C. (1943). *Principles of behavior*. New York: Appleton-Cenrury-Crofts.

Hyams, K. C., Wignall, F. S., & Roswell, R. (1996). War syndromes and their evaluation: From the U.S. Civil War to the Persian Gulf War. *Annals of Internal Medicine, 125*, 398-405.

Hyer, L. (1994). *Trauma victim: Theoretical issues and practical suggestions*. Muncie, IN: Accelerated Development.

Hyer, L., & Brandsma, J. M. (1997). EMDR minus eye movements equals good psychotherapy. *Journal of Traumatic Stress, 10*, 515-522.

Janet, P. (1925). *Psychological healing* (Vols. 1-2). New York: Macmillan.

Janoff-Bulman, R. (1989). Assumptive worlds and the stress of traumatic events: Applications of the schema construct. *Social Cognition, 7*, 113-136.

Jones, E. E., & Davis, K. E. (1965). From acts to dispositions: The attribution process in person perception. In L. Berkowitz (Ed.), *Advances in experimental social psychology* (Vol. 2, pp. 219-266). Orlando, FL: Academic Press.

Kardiner, A. (1941). *The traumatic neuroses of war*. New York: Hoeber.

Keane, T. M., & Kaloupek, D. G. (1982). Imaginal flooding in the treatment of a posttraumatic stress disorder. *Journal of Consulting and Clinical Psychlogy, 50*, 138-140.

Keane, T. M., Zimering, R. T., & Caddell, J. M. (1985). A behavioral formulation of posttraumatic stress disorder in Vietnam veterans. *Behavior Therapist, 8*, 9-12.

Kelley, H. H. (1967). Attribution in social psychology. *Nebraska Symposium on Motivation, 15*, 192-238.

Kilpatrick, D. G., Veronen, L. J., & Resick, P. A. (1979). The aftermath of rape: Recent empirical findings. *American Journal of Orthopsychiatry, 49*, 658-669.

Kilpatrick, D. G., Veronen, L. J., & Resick, P. A. (1982). Psychological sequelae to rape: Assessment and treatment strategies. In D. M. Dolays & R. L. Meredith (Eds.), *Behavioral medicine: Assessment and treatment strategies* (pp. 473-497.) New York: Plenum Press.

Kintsch, W., & Keenan, J. (1973). Reading rate and retention as a function of the number of propositions in the base structure of sentences. *Cognitive Psychology, 5*, 257-274.

Kolb, L. C. (1987). A neuropsychological hypothesis explaining posttraumatic stress disorders. *American Journal of Psychiatry, 144*, 989-995.

Lang, P. J. (1977). Imagery in therapy: An information processing analysis of fear. *Behavior Therapy, 8*, 862-886.

Lang, P. J., Melamed, B. G., & Hart, J. (1970). A psychophysiological analysis of fear modification using an automated desensitization procedure. *Journal of Abnormal Psychology, 76*, 220-234.

Lerner, M. J. (1965). Evaluation of performance as a function of performer's reward and attractiveness. *Journal of Personality and Social Psychology, 1*, 355-360.

Linehan, M. M. (1993). *Cognitive. behavioral treatment of borderline personality disorder*. New York: Guilford Press.

McCann, I. L., & Pearlman, L. A. (1990). *Psychological trauma and the adult survivor: Theory, therapy, and transformation*. New York: Brunner/Mazel.

McCann, I. L., Sakheim, D. K., & Abrahamson, D. J. (1988). Trauma and victimization: A model of psychological adaptation. *Counseling Psychologist, 16*, 531-594.

McNally, R. J. (1998). Information-processing abnormalities in anxiety disorders: Implications for cognitive neuroscience. *Cognition and Emotion, 12*, 479-495.

Meichenbaum, D., & Novaco. R. (1985). Stress inoculation: A preventative approach. *Issues in Mental Health Nursing, 7*, 419-435.

Mineka, S., & Cook, M. (1986). Immunization against the observational conditioning of snake fear in rhesus monkeys. *Journal of Abnormal Psychology, 95*, 307-318.

Mueser, K. T., Rosenberg, S. D., Jankowski, M. K., Hamblen, J. L., & Descamps, M. (2004). Cognitive behavioral treatment program for posttraumatic stress disorder in persons with severe mental illness. *American Journal of Psychiatric Rehabilitation, 7*, 107-146.

Neisser, U. (1967). *Cognitive psychology*. New York: Appleton-Century-Crofts.

O'Donnell, J. (1985). *The origins of behaviorism: American psychology, 1870-1920*. New York: New York University Press.

O'Donohue, W., & Krasner, L. (1999). *Theories of behavior therapy: Exploring behavior change*. Washington, DC: American Psychological Association.

Piaget, J. (1962). The stages of the intellectual development of the child. *Bulletin of the Menninger Clinic, 26*, 120-128.

Pitman, R. K., Orr, S. P., Altman, B., Longpre, R. E., Poiré, R. E., Macklin, M. L., et al. (1996a). Emotional processing during eye movement desensitization and reprocessing (EMDR) therapy of Vietnam veterans with post-traumatic stress disorder. *Comprehensive Psychiatry, 37*, 419-429.

Pitman, R. K., Orr, S. P., Altman, B., Longpre, R. E., Poiré, R. E., Macklin, M. L., et al. (1996b). Emotional processing and outcome of imaginal flooding therapy in Vietnam veterans with chronic posttraumatic stress disorder. *Comprehensive Psychiatry, 37*, 409-418.

Pylyshyn, Z. W. (1973). What the mind's eye tells the mind's brain: A critique of mental imagery. *Psychological Bulletin, 80*, 1-24.

Renfrey, G., & Spates, C. R. (1994). Eye movement desensitization: A partial dismantling study. *Journal of Behavior Therapy and Experimental Psychiatry, 25*, 231-239.

Rescorla, R. A., & Mahwah, R. R. (2001). Experimental extinction. In R. R. Mowrer & S. B. Klein (Eds.), *Handbook of contemporary learning theories* (pp. 119-154). Mahwah, NJ: Erlbaum.

Resick, P. A., & Schnicke, M. K. (1993). *Cognitive processing therapy for rape victims: A treatment manual*. Newbury Park, CA: Sage.

Rothbaum, B. O., Astin, M. C., & Marsteller, F. (2005). Prolonged exposure versus eye movement desensitization and reprocessing (EMDR) for PTSD rape victims. *Journal of Traumatic Stress, 18*, 607-616.

Segal, Z. V., Williams, J. M. C., & Teasdale, J. D. (2002). *Mindfulness-based cognitive therapy for depression: A new approarh to preventing relapse*. New York: Guilford Press.

Shapiro, F. (1989). Eye movement desensitization: A new treatment for post-traumatic stress disorder. *Journal of Behavior Therapy and Experimental Psychiatry, 20*, 211-217.

Shapiro, F. (1995). *Eye movement desensitization and reprocessing (EMDR): Basic principles, protocols, and procedures*. New York: Guilford Press.

Skinner, B. F. (1957). *Verbal behavior*. East Norwalk, CT: Appleton-Century-Crofts.

Taylor, C. W., Hare, R. M., & Barnes, J. (1998). *Greek philosophers-Socrates, Plato, and Aristotle*. New York: Oxford University Press.

Thorndike, E. L. (1927). The law of effect. *American Journal of Psychology, 39*, 212-222.

Thrasher, S. M., Dalgleish, T., & Yule, W. (1994). Information processing in posr-traumatic stress disorder. *Behaviour Research and Therapy, 32*, 247-254.

van der Kolk, B., Greenberg, M., & Boyd, H. (1985). Inescapable shock, neurotransmitters, and addiction to trauma: Toward a psychobiology of post traumatic stress. *Biological Psychiatry, 20*, 314-325.

Walser, R. D., Westrup, D., Rogers, D., Gregg, J., & Lowe, D. (2003, November). *Acceptance and commitment therapy for PTSD*. Paper presented at the International Society of Traumatic Stress Studies, Chicago.

Watson, J. B. (1913). Psychology as the behaviorist views it. *Psychological Review, 20*, 158-177.

Watson, J. B., & Rayner, R. (1920). Conditioned emotional reactions. *Journal of Experimental Psychology, 3*, 1-14.

Wolpe, J. (1954). Reciprocal inhibition as the main basis of psychotherapeutic effects. *Archives of Neurology and Psychiatry, 72*, 205-226.

第II部

科学的基盤と理論的展望

第4章

PTSDの心理学的理論

Shawn P. Cahill and Edna B. Foa

トラウマ的出来事への暴露は比較的よく見られる。対象人口にもよるが，米国の疫学研究によれば，37％から92％の回答者が『精神疾患の診断・統計マニュアル第Ⅳ版 (DSM-Ⅳ; American Psychiatric Association, 1994)』におけるトラウマの「客観的」基準 (A1) に該当する1種類以上の体験をしたと回答している (Breslau, 1998)。外傷後ストレス障害 (PTSD) は広く見られる不安障害の1つで，人口のおよそ8％に起こるとされる (Kessler, Sonnega, Bromet, Hughes, & Nelson, 1995)。PTSDは慢性化して数年間続くことも多く，不安障害，うつ病，物質使用や依存といった他の精神科疾患と高率に合併する (Kessler et al., 1995)。さらに，PTSDは機能障害や生活の質の低下と関連している (Kessler, 2000; Malik et al., 1999)。こうした事情をふまえると，この障害を理解し，より有効な予防と治療を行うことはきわめて重要である。本章では，PTSDについての重要な理論をいくつか概説する。

何が説明されるべきか

PTSDを適切に説明するための心理学的理論は，少なくとも研究上の知見が確立されている3つの領域に言及していることが必要である。第一は，PTSDの**症状論**である。これにはPTSDに特異的な症状だけではなく，随伴する重要な特徴，すなわち世界の危険性や自己の無力感 helplessness といったトラウマ関連の認知などが含まれる (Foa, Ehlers, Clark, & Tolin, 1999; Janoff-Bulman, 1992; McCann & Pearlman, 1990)。第二に，適切なPTSD理論は**トラウマ後反応の自然経過**を説明できなくてはならない。特に，PTSD症状はトラウマ的出来事の直後には非常に広く見られるが，多くの場合にはトラウマ後の3カ月以内にそうした症状は急速に減少し (Riggs, Rothbaum, & Foa, 1995; Rothbaum, Foa, Riggs, Murdock, & Walsh, 1992)，PTSDが発症しないという事実を説明する必要がある。しかし少数であるとはいえ，一部の人はPTSD症状から十分には回復しないことは確かである。なぜトラウマ的出来事への暴露後に多くの人は回復し，一部の人は回復しないのか。自然回復はどのような機序で生じ，どのような機序で阻害されるのか。PTSD理論は自然回復とその失敗の双方を説明できなくてはならない。第三に，様々な形式の認知行動療法 cognitive-behavioral therapy (CBT) が，PTSD症状の重症度を和らげ，同時に抑うつや全般的不安症状を非常に効果的に改善することが示されてきた (Cahill & Foa, 2004)。適切なPTSD理論はこのような**CBTの有効性**を説明できなくてはならない。

PTSDの理論

条件づけ理論

　何人かのPTSD研究者（例：Keane, Zimering, & Caddell, 1985; Kilpatrick, Veronen, & Best, 1985）は，Mowrer（1960）による恐怖と不安の2要因学習理論（および1950年のDollardとMillerによるその恐怖症への適用）が，PTSDの臨床症状を説明できると述べている。この理論では，第一段階として古典的条件づけにより恐怖反応が獲得され，その次の段階で回避，すなわち道具的条件づけを通してその反応が維持されると考える。

　Keaneら（1985）はベトナム戦争帰還兵のPTSD症状を説明するために，生命の脅威を体験した者は，古典的条件づけの過程を通じて，トラウマの最中に存在した多くの様々な刺激に対して条件づけられていると考えた。その結果，以前は中立的であった刺激（例：音，1日の中での特定の時間帯，臭い）が強度の不安を喚起させるようになる。さらにKeaneらによれば，不安を喚起するのはトラウマの最中に存在した刺激だけではない。高次条件づけと刺激汎化により，幅広い状況が恐怖を誘発する能力を獲得する。彼らは，PTSD反応の特徴，すなわち思考，想起，悪夢を通したトラウマ的出来事の再体験は，トラウマ体験後の自然な回復過程の一部だと考えた。しかし幅広い汎化や高次の条件づけが起こると，こうした再体験症状は慢性化するとされる。

　Keaneら（1985）は，彼らのPTSD概念と「恐怖刺激への繰り返しのエクスポージャーが不安を消去する」という実証的知見とが一見矛盾していることを考察している。この矛盾と思える現象を説明するために，再体験を通した戦闘体験刺激への突発的エクスポージャー（この場合は条件づけ刺激のすべてが含まれない）は短時間のものであり，それゆえに，消去が起こらないと考えた。Keaneらはさらに，戦闘のサバイバーsurvivorが当時のトラウマに含まれるすべての手がかりを想起しないことが多い理由について，いくつかの説明を与えている。第一に，PTSD患者はトラウマ的出来事をあまりにも嫌悪しているので，その記憶に少しでも長く触れてしまうことを回避しようとする。第二に，男性が感情を表出することは社会的に推奨されない。そのため，戦争帰還兵は軍隊や家庭において誰かと話すことによってつらい出来事へのエクスポージャーを行うという機会が制限される。この説明と一致して，Resick（1986）は強盗被害に遭った女性はその出来事の直後に男性被害者よりも感情を表出する傾向があること，女性被害者の感情反応は1～3カ月以内に収まるが，男性被害者の症状はその時点で持続していたことを見いだしている。第三に，トラウマ被害にあった者の多くは，その出来事を話せるまでに長い期間を必要としていた。Keaneらによれば，これはトラウマが起こった時の気分状態と，想起する際の気分状態に隔たりがあるためである。この考えを裏づけるために，彼らは気分の解離が想起を抑制することを示したBower（1981）の研究を要約して引用している。

　Keaneら（1985）は自らの概念を基礎として，トラウマ的出来事への想像エクスポージャーの際に手がかり刺激cuesを提示することで記憶が改善され，それによってトラウマ関連刺激への直面化が促進されるという仮説を立てた。Foa, SteketeeとRothbaum（1989）は，トラウマ的出来事を想像する際の覚醒の高まりが，想起の改善を媒介すると考えた。覚醒水準が高まることで，想起時の感情がトラウマ体験時の感情に近づき，それによって，出来事の詳細まで想起できるようになるという。実際，恐れている状況や記憶へのエクスポージャーの最中の恐怖の活性化は，エクスポージャーによる治療効果と相関していることが繰り返し見いだされている（Borkovec & Sides, 1979; Foa, Riggs, Massie, & Yarczower, 1995; Kozak, Foa, & Steketee, 1988; Lang, Melamed, & Hart, 1970; Pitman et al., 1996）。

　Keaneら（1985）はまた，PTSDを持つベトナムからの戦争帰還兵がよく示す怒りや苛立ちを説明するうえでも，条件づけ理論を援用している。こうした怒りの行動は軍隊訓練の中で獲得される。一般の生活に戻ってからは，そのような怒

り行動は正の強化（目標を達成する）と負の強化（怒りを出している時は不安が下がる）の双方によって維持される。しかしFoaら（1989）によれば，この説明では他のタイプのトラウマ（例：レイプ，事故）後に見られる怒り反応を説明できず，また，好ましくない結果が起こっても怒り反応が継続することを説明できない。Keaneらは，帰還兵において社会生活や余暇活動への関心が消失するのは，生活上での断絶によるとした。すなわちベトナム帰還兵にとっては，一般的な市民生活は戦時下の生活に比べると刺激が少ないので，そうした生活に関心を持つことができないのかもしれない。しかしこの説明もまた，他の種類のトラウマ（例：レイプ，事故）の後でPTSDを発症した人々に麻痺numbingや引きこもりが見られることを説明できない。

Becker, Skinner, Abel, AxelrodとChichon（1984）は，Mowerの理論（1960）を用いて，レイプ被害者における性的問題の発生と持続を説明した。暴行を受けた状況は恐怖や不安を喚起させる無条件刺激unconditioned stimulusと見なすことができる。レイプに関連する性行為は不安への条件刺激conditioned stimulusであり，汎化と高次条件づけを通して，他の性行為も恐怖を喚起するようになる。そうした不快を回避するために被害者は性的感覚を抑制したり，性行為から距離を置いたりするようになるかもしれない。この理論はレイプ被害者の性に関する症状を簡潔に説明できていると思われる。

Kilpatrickら（1985）もまた，Mowrerの2要因説two-factor theory（1960）を用いてレイプ被害者の反応を説明している。彼らによれば，レイプ被害者はレイプされた状況を生命の脅威に関わると捉え，その反応として極度の恐怖terror[*1]を感じ，自律神経系の覚醒亢進を示す。レイプ関連刺激は古典的条件づけを介して恐怖を喚起する力を獲得するようになる。性行為や男性のような，いくつかの手がかり刺激はすべてのレイプ被害者に共通するが，それ以外にレイプの状況による個人特有の手がかり刺激もある。彼らはまた刺激の汎化や二次条件づけという概念によって，レイプ被害者において不安を喚起させる環境的条件が幅広いものになることを説明している。Kilpatrickらによれば，レイプ経験と関連した思考や言語もまた，不安を喚起させる力を獲得する。レイプ被害者がレイプ時の体験について話すと不安になるのはそのためである。治療においても非常に大きな苦痛が喚起されることが多く，その結果，レイプ関連刺激が回避されるのと同じように治療も回避されるかもしれない。

KeaneとBarlow（in Barlow, 2002）が提示したPTSDについての病因モデルは，Keaneらの条件づけ理論（1985）を基礎にしつつ，これをBarlow（1988）の幅広い病理的不安理論の中に位置づけたものである。この理論の中心となっているのは精神症状を生じる全般的脆弱性についての2つの概念である。第一は生物学的脆弱性であり，パニックや抑うつといった，強度のネガティブな感情を体験する遺伝的な特性である。この生物学的脆弱性に関連しているのは真の警報と偽の警報の区別であり，これによって「闘争か逃走fight or flight（およびその場に凍りつくfreezing）」の反応が引き起こされる。真の警報は反応のきっかけが実際に脅威なものである時に起こる。偽の警報は，脅威ではない刺激から反応が引き起こされる場合を指す。第二は後天的に獲得された心理学的脆弱性，すなわちコントロール感の喪失とそれに関連した予期不安の体制である。この体制においては，内的外的な脅威に対する覚醒亢進と認知のバイアスによって，将来の危険を先取りして気分状態が変化する（例：体内感覚の変化が強い感情を生じる）。不安に基づいた解釈はネガティブな感情を強め，不安を喚起する外的な刺激や内的な不快な感情を回避させ，か

[*1] PTSDの文献ではterrorという用語がよく用いられる。これはテロと同じ語源で，死や破壊を確信した時の「ぞっとする」戦慄を伴うような恐怖を指している。類義語にhorrorがあるが，こちらは日常的に想像できる恐怖である。horrorは「ホラー映画」のように娯楽となり得るが，terrorはなり得ない。

えって不安を増加させる。

KeaneとBarlow (in Barlow, 2002) はこうした概念をPTSDの発症に適用して，あらかじめ備わっている全般的な生物学的および心理学的脆弱性によって，トラウマ体験時には真の警報が引き起こされる（これは古典的条件づけにおける無条件刺激と反応の概念に類似している）とした。それに続いて，トラウマと関連した内的および外的な手がかり刺激とトラウマ直後の自分の反応とを，トラウマの警報であるとして学習する。こうして学習された偽りの警報は，とりわけ再体験された感情に関する不安な解釈という過程を引き起こし，患者は警報として学習された刺激とともに強い感情のすべてを避け，感情麻痺を生じる。

批　判

Mowerの理論 (1960) を援用したPTSDの説明は，簡明で説得力がある。この理論によれば，以前は中立的だった手がかり刺激は，トラウマに関連づけられたために恐怖を生じるようになる。PTSDを持つ人が実際には危険ではない状況を回避することや，日々の生活に支障を与えるにも関わらず回避を持続させることも，この理論で説明できる。このように上述の条件づけ理論は恐怖手がかり刺激汎化を説明しているが，恐怖症よりもPTSDにおいて顕著な汎化が見られることは説明できない。前述したように，PTSDを持つ人は広場恐怖などの恐怖症の人よりも広汎な手がかり刺激を恐れ，回避している。おそらくこの顕著な汎化は，PTSD発症に先行するトラウマの重篤さに起因している。動物実験では，長期的で強い無条件刺激 (UCS) であるほど強い回避と逃避反応につながり (Baum, 1970; Kamin, 1969; Overmeier, 1966)，消去されにくく (Baum, 1970)，顕著な汎化を促進させることが示されている。他の説明としては，PTSDにつながるトラウマは，単純な恐怖症の場合と比べて体験の最中の条件刺激 (CS) が複雑であるために，顕著な汎化が起こるとも考えられている。

ところで条件づけ理論の研究者たちは驚愕反応 startle response を論じていない。驚愕反応は恐怖症には見られず，PTSDの特徴であるにも関わらず，議論がなされていないのである。仮にPTSDの驚愕反応を高度の持続性の覚醒の結果である (Blanchard, Kolb, Gerardi, Ryan, & Pallmeyer, 1986) と考えたところで，この症状を学習理論で説明したことにはならない。なぜなら（同じく持続性の覚醒を示す）広場恐怖 (Ehlers et al., 1986) や恐怖刺激に直面した際の恐怖症患者のどちらにおいても，普通はこのような驚愕反応は観察されないからである。もし驚愕反応がトラウマに対する無条件反応 unconditioned response (UCR) であるなら，学習理論によれば，条件刺激CSの提示によって条件反応 conditioned response (CR) の生起を予測できるはずである。通常，驚愕反応は（車のバックファイヤーのような）突然の，予期しない，外的刺激によって起こる。そうした反応は，もともとのトラウマが予測不能で驚きを伴う要素がある場合に生じやすいとされる。例えば飛行機事故のサバイバーよりもベトナム戦争帰還兵のほうが驚愕反応を示しやすい。戦争においては突然の騒音や動作に対する一定程度の強い警戒は適応的であり，それゆえに驚愕反応が生じやすいのである。他方，飛行機の乗客が警戒を示したところで本人の安全性には無関係である。同様に，突然で予期できない「急襲的な blitz」レイプの被害者は，加害者が説得によって被害者を支配した「信頼による confidence」レイプの被害者よりも，突然の刺激に対する驚愕反応を示しやすいと考えられる[*2]。このように驚愕反応は，トラウマの性質によって生起が予測できるような条件反応として捉えることができそうである。

古典的学習理論においてさらに大きな問題とな

[*2] Bowieらによれば blitz rape とは未知の加害者からの何らかの強制力を伴った突然のレイプである。これに対して confidence rape では加害者は程度の差はあっても信頼している知人である（Bowie, S. I., Silverman, D. C., Kalic, S. M., Edbril, S. D. (1990) Blitz rape and confidence rape: implications for clinical intervention. *American journal of psychotherapy*, 44(2): 180-8)。

るのは，トラウマ的出来事の再体験症状である。Keaneら（1985）はトラウマ反応が回避しきれなくなるほどに汎化したために，出来事のフラッシュバック，悪夢，侵入イメージが起こるのだと説明した。この考え方で侵入思考はある程度説明可能であり，また多少は説得力が落ちるものの，フラッシュバックも説明はできるが，悪夢を適切に説明することはできない。そもそもPTSDを持たない一般の人々においてさえ，悪夢の内容，発生，機能に寄与する要因については，ほとんど何も分かっていないのである。

スキーマ理論

人格社会心理学の理論を援用する学者によって，トラウマ後反応を理解する全く異なるアプローチが発展してきた（例：Epstein, 1991; Horowitz, 1976, 1986; Janoff-Bulman, 1992; McCann & Pearlman, 1990）。トラウマ体験の影響を説明するために，こうした理論家はスキーマschemaという概念を用いている。スキーマとは，入ってくる情報を知覚して解釈するための中核的な仮定や信念を指す。こうした理論に共通しているのは，(1) トラウマ的出来事は本人が有していた既存の仮定assumptionとは全く異なるものである，(2) トラウマ体験の処理には既存の仮定を修正することが必要とされる，ということである。Piaget（1971）の認知発達のモデルによれば，そうした修正は同化と調節という2つの機序を通して達成されると考えられる。

Horowitzはトラウマ後の精神病理を説明するために，精神分析と情報処理概念を統合した理論を提示している。この理論では，人はトラウマ関連情報と「古い情報に基づく内的モデル」とを一致させようとする基本的な欲求があるとされている（1986, p.92）。回復の過程で，「一致に達するまで，それぞれの（情報源からの）情報の改訂」（p.92）が繰り返し起こるとされ，これをHorowitzは「完遂傾向completion tendency」と呼んでいる。これがPTSDを持つ個人に見られる再体験（侵入）症状に相当するのだという。さらにトラウマ情報が既存の内的モデルと一致した場合には，そうした情報が既存のモデルを強化する機能を持つ。他方，トラウマ情報が既存の内的モデルと一致しないものであれば，「内的モデルと適応的行動を達成する計画が変容される」（p.96）ように情報が処理される。完遂傾向に対置されるのが，再体験症状による苦痛を避けようとする傾向であり，これがPTSDの様々な回避症状に相当する。この回避は，既存の内的モデルと新しいトラウマ関連情報との矛盾の解決を阻害する。Horowitzのモデルでは，トラウマ体験と内的精神構造との不一致が回避によって維持されるとされ，この過程がトラウマ後の精神病理の中核にあるとされている。

Horowitzの理論と，そこで重要視される再体験（侵入）症状と回避症状は，出来事インパクト尺度 Impact of event scale の2要因に反映されている[*3]。この尺度はHorowitzらによって開発されたトラウマ後反応の尺度である（Horowitz, Wilner, & Alvarez, 1979）。再体験症状と回避症状をトラウマ関連精神病理の中核とするというこの捉え方はPTSDの定義に多大な影響を与え，これによって，PTSDはDSM-ⅢやDSM-Ⅲ-Rにおいて不安障害の1つとして位置づけられることとなった。

他の理論家は，トラウマ後反応と特に関連するスキーマについての仮説を提示している。例えば，認知－体験的自己理論において，Epstein（1985）は，「人格の本質は，本人が構成する自己と世界についての理論にある」（p.283）と提唱している。この考えを土台として，Epstein（1991）は，トラウマ体験後に変容する4つの中核信念を示唆している。それは，世界の安全性，世界の意味，自己の価値，他者への信頼である。Epsteinの概念に影響を受けて，Janoff-Bulman（1992）は，人が全般的に持つ「世界は善意あるもので，意味が

[*3] 改訂版のImpact of Event Scale revised（IES-R）では3要因となっている。PTSD関連尺度については本書第15章を参照のこと。

あり，自己は価値あるものである（p.6）」という基本的仮定を指摘している。トラウマ体験はこうした基本的仮定と相反するものであり，それを「粉々に破壊してしまう」。そのためにトラウマの後では，被害者は既存の古い仮定へとトラウマ体験を同化させるか，あるいは多くの場合には，トラウマ体験に合うように既存の仮定を調節しなければならない。同化の例としては，レイプ被害者が暴行の原因が自分自身の行動にあったと考えて自分を責めることによって，世界は意味と善意に満ちているという仮定を維持しようとすることがある。調節の例としては，レイプ被害者がトラウマ前の仮定を変容させることによって，世界は無慈悲なものであって善意などないと信じるようになることがある。

トラウマへの適応についての幅広い文献展望をふまえて，McCann と Pearlman（1990）は7つの根本的な心理的欲求を提唱している。それは，参照枠 frame of reference，安全性 safety，自己と他者への依存／信頼 dependency/trust of self and others，力 power，価値 esteem，親密さ intimacy，独立性 independence である。参照枠は上位の欲求として位置づけられ，Epstein（1991）や Janoff-Bulman（1992）の「意味ある世界」という概念と類似している。McCann と Pearlman はさらに，こうした根本的欲求の領域ごとに，信念，仮定，期待を含むスキーマが形成されることを示唆している。Horowitz, Epstein, Janoff-Bulman と同様に，McCann と Pearlman は，トラウマによってこうした欲求のいずれか，あるいはすべての領域における崩壊が引き起こされることを強調している。そのため，McCann と Pearlman は，トラウマのサバイバーが自らのスキーマを新しい情報に調節させるように援助することが治療的な意味を有すると論じている。また，上記ほど強調されておらず理論化も進んではいないものの，繰り返しトラウマを体験した場合のように，トラウマが既存のネガティブなスキーマを強化する時，トラウマ的出来事はさらにつらい感情，思考，イメージを引き起こすと述べている。こうした考えに影響を受けて，Resick と Schnicke（1993）は，トラウマ後の精神病理はトラウマ関連情報の同化の失敗だけでなく，トラウマ関連情報の過剰調節によっても引き起こされるという考えを提示している。この考えに従い，彼女らは認知処理療法 cognitive processing therapy という，スキーマの崩壊を修正するための治療を開発した。

批判

スキーマ理論は，トラウマ後反応の理解にいくつかの貢献をしている。例えば，トラウマ体験によって自己・他者・世界についての全般的な捉え方が変わるという考え，トラウマ的出来事後によく起こる苦痛で侵入的な想起はトラウマ以前のスキーマとトラウマ的出来事によってもたらされた矛盾を反映したものであるという考え，トラウマからの回復にはこの矛盾の解決が求められるという考えである。加えて，精神分析理論，スキーマ理論，情報処理理論を用いることで，Horowitz（1976, 1986）は，人がいかにしてトラウマから回復するか，あるいはその回復に失敗するかについての興味深い説明を提示している。

しかしながら，ここで紹介したスキーマ理論には2つの全般的な弱点がある。第一に，こうした理論は，トラウマ体験後の特定の精神症状の発生に関する臨床的な要因を扱っているわけではない。この理論が注目しているのは，信念に対してトラウマが及ぼす影響である。ただし前述したように，トラウマからサバイバーのすべてがトラウマ後の精神症状（PTSD）を発生させるわけではなく，PTSD を生じる確率はトラウマによって様々である（Kessler et al., 1995）。スキーマ理論ではこうした観察結果を説明できない。第二の弱点は，トラウマ的出来事がトラウマ後反応を生み出す主要な機序を，世界，他者，自己の性質についてのポジティブな思い込みが「打ち砕かれる」ためとしている点である。この仮説は，トラウマ以前に大きなストレスを体験していない少数の人々にとっては当てはまるかもしれない。しかし，前述したように，多くの人はくり返しトラウマを体験することが疫学研究で示されている（例：

Kessler et al., 1995)。複数のトラウマ体験がある個人においては，どのようにして既存のスキーマが新しいトラウマによって破壊されると考えればよいのだろうか。スキーマ理論によれば，こうした人の場合には世界についてすでにネガティブな内的モデルができあがっており，それは新しいトラウマの体験とも一致すると感じるであろう。そのために内的モデルを変容する必要がなく，結果として早く回復すると考えられる。しかし研究知見はこの予測を支持していない。複数のトラウマ体験は，慢性 PTSD の可能性を低めるどころか高めてしまう (Kessler et al., 1995)。さらに Bryant と Guthrie (2005) は，トラウマ以前のネガティブな自己スキーマが，トラウマへの暴露から 20 カ月後の PTSD 症状の重症度を低下ではなく増加させていたことを見いだした。

Janoff-Bulman (1992) は，トラウマ以前に有していた世界についてのポジティブな思い込みが破壊されることによってトラウマがネガティブな影響を持つ，という仮説に内在する問題に気がついていた。そこで彼女は，ポジティブな中核的思い込みを持つことはトラウマ直後にはより大きな心理的な混乱につながるが，長期的に見れば心理的回復を高めることになると考えた。しかしこの仮説は，複数のトラウマ体験を持つ者が慢性 PTSD を発展させる理由を説明しておらず，また，トラウマ直後の PTSD の重症度がその後の障害の重症度に強く関連しているという知見とも整合性がとれない (Rothbaum et al., 1992)。McCann と Pearlman (1990) や Resick と Schnicke (1993) の理論では，以前のトラウマやネガティブな認知が PTSD 発症のリスク要因になるという知見はそれほど問題とならない。これらの理論では，既存のネガティブな信念が強化されることがトラウマ後の精神病理の原因となることを顕在的，潜在的に仮定しているからである。さらに，McCann と Pearlman は，トラウマ的出来事が精神病理ではなく個人的成長を促進することもあると述べており，既存のポジティブなトラウマ後の精神病理のリスク要因というよりも保護要因として働きうるとさえ述べている。ここで難しい点は，どのような時にトラウマが既存のポジティブな仮定を打ち壊すのか，またどのような時にポジティブな仮定が保護要因になるのかが明らかでないという点である。McCann と Pearlman の理論は，強固な「打ち砕かれた思い込み」仮説から離れることによって大きな説明力を手にしたが，説明の正確さや検証可能性を失ったように見える。

感情処理理論
基本的前提

感情処理理論 emotional processing theory は当初，Foa と Kozak (1985, 1986) によって，不安障害とそのエクスポージャー（暴露）療法の過程と効果を説明するために提唱された。この理論は2つの基本的前提に立っている。第一の前提は，「不安障害は病理的な恐怖構造が記憶の中に存在することの反映である」という考えである。恐怖構造には恐怖刺激，恐怖反応，それらに関連する意味，という相互に関連する表象 representation が含まれる。周囲の環境についての情報が，本人の恐怖構造内の表象情報と合致する時に恐怖構造が活性化される。恐怖構造が活性化されると，その構造内で連合した要素へと活性化が拡散し，結果として，認知的，行動的，生理的な不安反応が生成される。恐怖構造がその環境情報の危険性を正確に表している場合には，こうした反応は効果的な行動のひな形として機能する。例えば自動車が速度を落とさず接近してくるような状況で，混雑した通りを急いで横断する場合である。しかし，恐怖構造は以下のような場合には不適応的，病理的なものとなる。すなわち，(1) 刺激要素の連合が状況を正確に反映していない時，(2) 無害な刺激によって生理的反応や逃避・回避反応が喚起される時，(3) 反応が過剰になったり容易に引き起こされるようになって適応的行動を阻害する時，(4) 無害な刺激要素や反応要素が誤って脅威の意味づけと連合される時，である。Foa と Kozak (1985) は，不安障害によって恐怖構造の特徴が異なるという仮説を立てている。

感情処理理論の第二の基本的前提は，「治療が成功すれば恐怖構造の病理的要素が修正され，そ

れまで不安症状を喚起していた情報がその働きを失う」という考えである。恐怖構造を修正するには2つの条件が必要となる。すなわち，(1) 恐怖構造が活性化されなければならず，(2) 恐怖構造に埋め込まれていた誤った情報に拮抗する新しい情報が利用可能となり，恐怖構造に組み入れられなければならない。エクスポージャー療法において安全な状況で恐怖刺激に意図的にエクスポージャーを行うこと[*4]は，これら2つの条件を満たしている。特に恐怖刺激へのエクスポージャーは恐怖構造を活性化させ，恐れている結果の可能性や損失について修正的な情報をもたらす。加えて不安についての誤った信念が，エクスポージャーによって否定される。この誤った信念には，状況から逃避しないかぎり不安は持続するという信念や，不安が「コントロールの喪失」や「おかしくなる」ことにつながるという信念がある。この新しい情報がエクスポージャー療法のセッション中に記銘され，恐怖構造を変容させる。そして，トラウマ体験と同じまたは類似した刺激への反復的なエクスポージャーによるセッション間の馴化[*5]を媒介して，症状が減少する。

感情処理についてのこの理論的な前提は，その後も継続して洗練され精緻化されてきた。それにより，この理論はPTSDの獲得，自然回復，慢性PTSDの治療と予防についての認知行動療法の有効性を説明するPTSDについての包括理論へと発展した。

PTSDの根底にある恐怖構造とPTSD症状

感情処理理論は，PTSDの根底にある恐怖構造を，「危険」という意味情報と誤って連合された，本来であれば無害な多くの刺激表象と，PTSD症状を産み出すような生理的な覚醒亢進および行動的反応についての表象によって特徴づけられると仮定している。実に多くの種類の刺激が恐怖構造を活性化させるので，PTSDを持つ人は世界を完全に危険なものとして知覚する。加えて，トラウマ時にどう行動したのかについての表象や，その後の症状についての表象は，自分が無力であるという意味情報と誤って連合されるようになる。これら2つの幅広いネガティブな認知(「世界は完全に危険だ」「私は完全に無力だ」)はPTSD症状を悪化させ，それによって誤った認知がさらに強化される(詳しくは，Foa & Rothbaum, 1998)。PTSDの感情処理理論はトラウマ記憶 traumatic memory の性質に関してさらに発展をしており，以前に有していた自己や世界についての情報がトラウマ体験の解釈やその後の症状に影響し，それがさらにその後のトラウマ体験やその体験の解釈に影響する過程が検討されている(Foa & Jaycox, 1999; Foa & Riggs, 1993)。

トラウマのサバイバーによるトラウマについての語り narrative は，断片化して整理されていない(例：Kilpatrick, Resnick, & Freedy, 1992)。FoaとRiggs (1993) は，トラウマ記憶の混乱は，強度の苦痛下において情報処理が阻害された結果であると考えている。Amir, Stafford, FreshmanとFoa (1998) は，暴行後のトラウマ記憶の明細化の水準がトラウマ後12週目のPTSD症状と関連していたことを見出した。これは，PTSDがトラウマについての混乱した記憶と関連しているという仮説に一致している。これを補足する知見として，Foa, MolnarとCashman (1995) は，PTSD治療で非常に有効性のある (Foa & Meadows, 1997) 持続エクスポージャー療法 prolonged exposure therapy (PE) は記憶の体制化の進展と関連しており，断片化が改善することで不安が減少し，体制化が進展することで抑うつが減少することを見出している。

世界の安全性(や危険性)，自己の有能さ(や無力さ)についての既存の知識もまた，トラウマ

[*4] セッション内での，トラウマ記憶を想起することによる想像エクスポージャーを指す。記憶内容と，それに伴う感情，知覚，思考を想起し，トラウマに触れることへの恐怖に馴化するとともに，トラウマによって形成されたネガティブな認知を修正する。

[*5] 次のセッションまでの間に宿題として実施される，現実生活の中で避けているトラウマと関連する刺激に触れることによる現実エクスポージャーを指す。生活における恐怖への馴化，認知の修正と，行動の変容を促す。

記憶の記銘や，トラウマ後の体験や症状の知覚に影響を与える。PTSD の発症には 2 つの経路が関連している。第一の経路は，自宅という安全な場所で暴行が起こるなどのように，安全性についての既存の知識がトラウマによって破壊される場合である。PTSD へとつながるこの経路は，前に述べたスキーマ理論による「打ち砕かれた思い込み」の仮説と本質的に同じであり，自己や他者についてのポジティブなスキーマが存在することを仮定している。PTSD とつながる第二の経路は，自己や世界についての既存のネガティブ知覚がトラウマを強化させることである（詳しくは，Foa & Rothbaum, 1998）。前述した Bryant と Guthrie（2005）が見出した，自己についてのネガティブ知覚が PTSD 重症度を予測するという結果は，この経路に一致する。

PTSD の自然回復と PTSD の慢性化

　トラウマ的出来事の直後には一般的に PTSD 症状が現れるが，ほとんどの人ではそうした症状は減少していく。Foa と Cahill（2001）はこれを「自然回復」という用語で表現した。しかし前述したように，少数のトラウマ被害者は回復に失敗し，何年にもわたって PTSD 症状に苦しむ（Kessler et al., 1995）。Foa と Cahill（2001）は，トラウマに関連した思考や感情に取り組んだり，それを他者と共有したり，トラウマの想起刺激に直面することを通して，日常生活の中でくり返しトラウマ記憶が活性化されることによって感情が処理され，その結果として自然回復が起こると述べている。さらなるトラウマを伴わない形で自然にエクスポージャーが行われることで，恐怖構造に組み込まれている「世界は完全に危険だ」「私は無力だ」といった，トラウマ後によく見られる概念の連合が否定される。加えて，支えてくれる他者とその出来事についてくり返し話すことで，サバイバーは記憶に意味づけをしながら体制化できるようになる。ではなぜ，一部の人では PTSD は慢性化するのだろうか。

　感情処理理論の枠組みでは，PTSD の慢性化は，トラウマ記憶の適切な処理の失敗として概念化される。そのため，支持的な他者とともにトラウマについて話すことを通してトラウマ記憶を活性化させることは回復につながるが，記憶への感情的な取り組みを妨げるような回避的対処，感情的麻痺，解離といった方法は PTSD の慢性化につながると考えられる。自然回復についての感情処理理論と一致するエビデンスがいくつか提示されている。Creamer, Burgess と Pattison（1992）は，初期の再体験症状がその後の回復と関連していたことを報告している。同様に，Gilboa-Schectman と Foa（2001）は，トラウマ後およそ 2 週間までに PTSD 症状のピークを迎えた者は，トラウマ後 3 週間以降にピークを迎えた者よりも，数カ月後の PTSD 症状が軽度であることを見出した。Lepore, Silver, Wortman と Wayment（1996）は，乳幼児突然死症候群 SIDS によって乳児を亡くした母親のうち，支持的な社会的ネットワークにおいて喪失体験を共有できた人は，そうできなかった人に比して，18 カ月後に悲嘆をより効果的に乗り越えていたことを見出した。

感情処理を促進する治療法

　自然回復の過程と同じように，PTSD に対する PE 治療では，患者が想像エクスポージャーや現実エクスポージャーを通してトラウマの思考や想起刺激に意図的に直面して恐怖構造を活性化させ，新しい情報を組み入れることで効果が発揮されると仮定されている。Foa と Jaycox（1999）は PTSD 症状を緩和させるうえでの PE の有効性を説明するいくつかの機序と理論的根拠を示唆している。トラウマ記憶や関連想起刺激の回避は，負の強化，すなわち短期的に不安が軽減されることを通して維持される。しかし長期的に見れば，回避は感情処理を阻害する。トラウマ記憶と想起刺激に直面することで，持続エクスポージャー療法は認知的・行動的回避による負の強化を妨害し，それによって，PTSD を維持させる要因が減少することとなる。

　感情処理を促進させるもう 1 つの機序は，不安の消去である。これによって，回避や逃避なしには不安が消えることはないという誤った信念が否

定される。患者はまた，自分は症状に耐えることができ，症状が存在したからといって「おかしくなったり」とか「コントロールを失う」わけではないことを学ぶ。このようにして無力さという自己知覚が否定され，単に馴れや勇気が足りないだけであるという自己知覚へと変容する。想像エクスポージャーや現実エクスポージャーはまた，トラウマ的出来事と，それに似てはいるがトラウマ的ではない別の出来事とを患者が区別する助けとなる。これによって，そのトラウマはあの場所あの時に起こった特別な出来事であり，世界が完全に危険であり自分が完全に無力であることを示す根拠ではないと捉えられるようになる。重要なことに，PTSD患者はトラウマ的出来事について考える時，「まさに今起こっている」ように感じると話す。トラウマ記憶への想像エクスポージャーを繰り返すことで，過去と現在とを患者が区別できるようになる。トラウマを思い出すことは感情的な動揺をもたらすものの，トラウマは今起こっているのではなく，それゆえに，その出来事について考えることは危険でないことに患者が気づくのである。

想像エクスポージャーを反復することで，当時の出来事の諸側面を正確に評価できるようになるが，それは世界が危険であり自分が無力であるという信念には反することである。こうした諸側面は，想像エクスポージャーによる正確な評価の機会が得られなければ，脅威に関連した目立ちやすい記憶要素によって覆われてしまう。例えば，暴行者に対してもっと抵抗すべきだったと罪悪感を感じている人は，想像エクスポージャーを通して，その暴行が到底抵抗できないような過酷なものであったことに気づくかもしれない。

批　判

不安障害の研究領域において，感情処理理論は多くの研究者に長らく影響を与えてきた。その基本となる連合ネットワーク構造という考え方には，PTSDの条件づけ理論との共通点がある。しかしそうした構造に刺激と反応の連合，刺激同士の連合，刺激や反応と意味情報との連合を組み入れることによって，感情処理理論はPTSD症状のより適切なモデルとなった。FoaとRiggs(1993)によってさらに発展した理論では，トラウマ以前の体験についてのリスク要因やレジリエンス要因の影響を理論に組み入れ，以前のトラウマの有無がその後のトラウマの影響を増幅させる理由について一貫した説明をもたらした。この理論には明らかな長所が2点ある。それは，根底にある恐怖構造の理解によって様々な不安障害を区別できる点と，PTSDや他の不安障害の治療に対するエクスポージャー療法の有効性に関与する過程と機序を明らかにしている点である。実際，感情処理理論はもともとエクスポージャー療法の有効性を説明し，エクスポージャー療法の効果を左右する条件についての仮説を生み出すために導入されたものであった。ただし治療の有効性は必ずしも理論の妥当性の証拠にはならない点には留意すべきである。さらなる強みとして，感情処理理論では自然回復とエクスポージャー療法による回復とを同じ機序で説明しており，回復する人とそうでない人が分かれる機序についても明確にしている。最後にこの理論では，トラウマ以前に世界の安全性（やその延長としての自己の能力）についての極端な信念を有している人や，世界や自己についてネガティブな知覚をしている人が，そうでない人よりもPTSDを発症させる危険性が高いことを統一的に説明することが可能である。

限界の1つとして，感情処理理論は麻痺や解離が回復に影響することに注目しているが，こうした症状がその理論の中でどのように説明されるのかが十分に明らかになっていない。少なくとも3つの機序が，感情処理理論と整合しやすい説明として指摘できる。第一の可能性としては，PTSDの麻痺症状のいくつかは，回避の結果として感情を喚起させる体験へのエクスポージャーが減った状態として捉えられる。これはうつ病の行動理論で提唱されてきたものと同じ説明である（例：Lewinsohn, Hoberman, Teri, & Hautzinger, 1985）。第二の可能性としては，強い感情状態に伴う身体反応（例：心拍の高鳴り）が危険という意味情報と連合され，強い感情状態が全般的に

回避されるという説明である。これは，前述したBarlowとKeane（in Barlow, 2002）のモデルで明示されている説明である。第三の可能性はFoa, ZinbargとRothbaum（1992）が議論したものであり，動物研究から着想を得たものであるが，コントロール不能かつ予測不能な衝撃をもたらす刺激によって無痛覚症 analgesia が誘発されるという説明である。研究では，無条件刺激と条件刺激の双方へのエクスポージャーは痛みの感受性を一時的に減少させ，少なくともいくつかの事例では，この現象はエンドルフィン系の活性化を媒介としていることが示されてきた。

感情処理理論のいま1つの限界点として考えられることは，PTSDに関わる主要な感情として「恐怖」に，また主要な意味情報として「危険」に焦点を当てていることである。この点はトラウマについてのDSM-Ⅳの定義と一致する。すなわち自己や他者に対する現実の，あるいは知覚された危険性があり，かつ強い恐怖，戦慄，無力感といった主観的反応を生じるというものである。またPTSDの症状クラスター cluster の1つは覚醒症状であり，このほとんどは不安症状である。こうした背景がある一方で，DalgleishとPower（2004）が述べているように，死別や嫌悪感といった他の感情もまたPTSDと同じような感情処理の障害と関連しているかもしれない。こうした障害では，PTSDと同じように苦痛な出来事が再体験され，そうした出来事の記憶や想起刺激が回避されている。筆者らはDalgleishとPowerと同じように，悲しみや嫌悪感を主感情とする極度に苦痛な出来事に由来する感情状態を説明するために，PTSD理論を拡張して適用できると考えている。感情処理理論にしたがえば，死別のような感情状態は，刺激の意味や反応表象が怒りと危険性ではなく，悲しみと喪失であるような感情構造として考えられる。そうした構造もやはり世界を極度にネガティブに知覚するような影響をもたらし，症状を慢性化させ，自己を無力だと感じさせているのであろう。

認知理論
古典的認知理論

認知療法 cognitive therapy（Beck, 1972; Beck, Rush, Shaw, & Emery, 1979; Ellis, 1977）は当初うつ病の治療として開発され，後に不安障害の治療へと拡張された（例：Beck, Emery, & Greenberg, 1985）。この療法は出来事それ自体ではなく，出来事についての解釈が感情反応の喚起に関与しているという仮定に基づいている。出来事は様々に解釈され得るものであり，それに応じて異なった感情が喚起される。例えば真夜中に女性が窓のあたりから物音を聞いたとする。もし物音が強盗によるものだと考えた場合，彼女は即座に不安になるであろう。しかしただ風が吹いただけだと考えれば，少し騒々しいと感じるだけで不安にはならないであろう。認知理論はさらに特定の感情は特定の思考に関連していると仮定している。不安の場合の特徴的な思考は危険の知覚に関連したものである。怒りを生み出す思考としては他者が誤った不公平な悪い振る舞いをしたという知覚などがある。罪悪感を生み出す思考には自分が誤った不公平な振る舞いをしたという知覚などが，悲しみを生み出す思考には根本的な喪失が起こったという知覚などがある。

日常生活の中で，人はネガティブな感情を喚起させる様々な出来事を体験する。その中で思った以上に感情反応が強く長引くことがあり，それによって日々の生活上の機能が阻害される。こうした過剰な感情反応は，非機能的な歪んだ解釈に由来するものだと考えられる。認知療法の目的は非機能的な思考に気づき，それに挑戦し，より機能的な思考へと置き換えることにある。

不安障害への認知理論の創始者たちは，PTSDにはあまり注目してこなかった。しかし彼らは，外傷神経症 traumatic neurosis の患者は安全な警報と安全でない警報とを区別せず，危険に関する思考に支配されていると考えている。彼らはまた，トラウマ的恐怖は，ストレスとなる出来事に対処できないという無力感を通して維持されることも示唆している（Beck et al., 1985）。

EhlersとClarkによるPTSDの認知モデル

EhlersとClarkによるPTSDモデルの中心原理は，上述した古典的認知理論に基づいたものである。したがって他の不安障害と同様に，PTSDは差し迫った脅威に関する評価appraisalの結果として捉えられる。しかしPTSDは過去に起こった出来事に関連した障害であり，出来事に関する脅威もまた過去に属する。過去の出来事が現在の脅威として感じられることを説明するために，EhlersとClarkは，慢性PTSDを持つ人がトラウマ的出来事やその後の結果を処理する際に，現在の脅威の感覚が生み出される過程についての理論を作成した。2つの重要な過程が現在の脅威の感覚を導くとされている。すなわちトラウマ的出来事とその結果，トラウマ記憶の性質についての評価の過程と，その評価がその人の他のエピソード記憶と統合される過程である。

評価については，EhlersとClark（2000）のモデルはBeck（1976）のモデルにしたがっており，感情障害におけるネガティブな（脅威と強く関連した）認知の因果的役割を強調している。EhlersとClarkは感情処理理論と同様の見解をとっており，PTSDの場合，関連する評価は外的脅威（世界を危険な場所だと捉えること）と内的脅威（自己が無力だと捉えること）のどちらでもあり得る。しかし感情処理理論の立場からは，PTSDの根底にある認知は常に内省や自己報告では捉えられるとはかぎらない[*6]。これに対してEhlersとClarkの評価という概念は，思考や信念を意識的な気づきの範囲内に明確に位置づけるものであり，したがってそれらは報告が可能であり，言語的なやり取りを通して直接的に修正できると考えているようである。なおネガティブな認知に関しては，EhlersとClarkは感情処理理論と同様に，トラウマ的出来事の最中やその後に起こったことのどちらについても生じ得るとみなしている。

EhlersとClark（2000）のPTSDモデルの第二の中心的過程は，PTSDを持つ人におけるトラウマ記憶の独自の性質である。その出発点となった前提は，PTSDを持つ人のトラウマの語りは断片化され整理されておらず（Foa & Riggs, 1993も参照のこと），その記憶を思い出す時にはトラウマが過去のものではなく現在起きているものと感じられる（Foa & Jaycox, 1999も参照のこと）ということである。EhlersとClarkによれば，トラウマ記憶が断片化された性質をもっていること，その記憶が過去ではなく現在起こっているものとして知覚されること，トラウマ記憶がそれ以外の自伝的記憶に組み入れられないことのすべてのために，過去に起こったトラウマ的出来事が現在の脅威の感覚を引き起こしている。

EhlersとClark（2000）らのモデルには連合ネットワーク理論に由来する概念が援用されており，トラウマ記憶を他の記憶から区別するもう1つの特徴として，強力なS－S（刺激－刺激）あるいはS－R（刺激－反応）連合のために，多くのきっかけによってトラウマ記憶が容易に想起されるようになる（Foa et al., 1989も参照のこと）ことが想定されている。連合記憶からの想起は手がかり刺激によって意図せずに起こるため，本人は感情反応とトラウマ記憶との関連性について気づかない可能性もあるとしている。再体験症状のきっかけを同定できないために，きっかけそのものが危険ではないということを学習できなくなる。

批　判

EhlersとClark（2000）が述べているように，彼女らの持続PTSDのモデルは，Beckら（1985）やFoaら（1989）など，それ以前の理論に大きな影響を受けている。モデルの多くは他の諸理論によって導入され構成された概念を用いているため，その長所も共有されている。このモデルの革新的な点は，トラウマ記憶の性質と，トラウマと

[*6] 感情処理理論に基づいたエクスポージャー療法では，エクスポージャーを通じてトラウマ記憶が賦活されると，それまで気付かれていなかった認知の偏りが気付かれ，修正されることが多い。トラウマ記憶が賦活されていない場合は，こうした気づきをもたらすことは困難なことがある。

その経過がどのような意味や価値を持っているのかという評価とのあいだに相互的な関係があるとしていることである。そのため，EhlersとClarkは「持続的なPTSDを持つ人がトラウマ的出来事を想起した場合には，トラウマについての評価によって想起がゆがめられ，そうした評価を支持する情報が選択的に想起される」（pp. 326-327）と述べている。このような選択的想起によって，自分の評価と一致せず，その反証となるような部分の想起が妨害され，それゆえにトラウマについての評価の結果は変化を受けることがない。他方で，トラウマ記憶の性質が評価に影響を与えることもある。例えば，混乱した，断片化した記憶は自己についてのネガティブな価値づけを生みだしかねない（「記憶の詳細を思い出せないということは，なにか悪いことが自分に起こっている」）。

EhlersとClark（2000）のPTSDモデルは2つの要因を扱っている。すなわちトラウマについてのネガティブな評価と，トラウマ記憶の性質である。こうした2つの要因の相補的な関係は悪循環を生み出す。トラウマ記憶に関するネガティブな評価などが維持されることで現在の脅威の感覚が促進され，結果としてPTSD症状が維持される。感情処理理論では認知的，行動的回避が自然回復を妨害しPTSD症状を維持させる中心的役割を果たしていると考えられていたが，EhlersとClarkのモデルでは，回避はそれほど重要な役割を持っていない。回避は現在の脅威の感覚の原因というよりも結果として捉えられる。したがって，感情処理理論から生まれた治療はトラウマ記憶やトラウマ関連刺激への直面化に注目しているが，EhlersとClarkによって開発された治療では認知的手続きが重視される。このモデルで説明できないことは，エクスポージャー療法に認知療法を加えても有効性が高まらない（Foa et al., 2005; Marks, Lovell, Noshirvani, Livanou, & Thrasher, 1998; Paunovic & Ost, 2001）ことと，他方で，認知療法にエクスポージャー療法を加えると有効性が高まる（Foa & Cahill, 2006）という点である。

多面的表象構造についての理論

人間の認知についての基礎研究を専門とする研究者は，記憶の中には多面的な表象のシステムが存在すると仮定している。例えば，短期記憶と長期記憶，宣言的記憶と非宣言的記憶，顕在記憶と潜在記憶である。この見解に立つ精神病理の理論家は，少なくとも2つの（おそらくはそれ以上の）記憶システムがあるという仮定から出発しており，それによって関心領域（ここではPTSD）をよりよく説明できると考えている。こうした理論家の使命は，異なった表象システムの特徴を明確にし，それぞれがいかに相互作用するかを明らかにすることにある。こうした理論をPTSDに用いるからには，それによって幅広い現象が既存の理論よりもよく説明できることが重要である。でなければ倹約原則によって，より単純な理論のほうが好まれることになろう。加えてその複雑な理論を正当化するためには，新しい，検証可能な予測を生み出さなくてはならない。

二重表象理論

Brewin, DalglieshとJoseph（1996; Brewin & Holmes, 2003）は，それ以前の心理療法における認知的変容過程のモデル（Brewin, 1989）を精緻化させ，現代の認知神経科学の概念や知見からPTSDを説明している（Brewin, 2001）。多くの一般的な認知モデルと同様に，トラウマの最中やその後に平行して作動する2つの異なった表象システムが記憶の中に存在するとBrewinは仮定しており，それは言語的に利用可能な記憶verbally accessible memory（VAM）システムと，状況的に利用可能な記憶situationally accessible memory（SAM）システムであるとした。VAM記憶は，「トラウマ的出来事の前，最中，後に関する情報を含み，それは，後に意図的に想起できるようなかたちで長期記憶に保存するために十分な意識的処理を受けたもの」（Brewin & Holmes, 2003, p.356）であり，言語を介して容易に他者とやりとりできるものである。そのため，VAMシステムは，何が起こったかについての語り，すなわちナラティブをもたらす。VAM記憶はトラウ

マ最中に起こったことの記録を含んでいるため，トラウマ時に体験された感情（一次感情と呼ばれるもので，典型的には恐怖や無力感）についての情報を含んでいる。加えてVAM記憶は意図的に想起され意識化できるため，その情報の評価によって二次感情（例：怒り，恥，罪悪感）が生みだされる。さらに，トラウマについての情報が他のVAM記憶と統合されうる。

対照的にSAM記憶は「トラウマ場面における非常に幅広い，低次の知覚処理から得られる情報を含んでいる。例えば，意識的な注意を受ける間もないほどに瞬間的に得られた光景や物音（そしてトラウマに対する身体反応）を指す」（Brewin & Holmes, 2003, p.357）。SAM記憶は意識的に想起できず，むしろ，トラウマについての内外の想起刺激により非随意的に引き起こされる。そのため，SAMシステムは，フラッシュバックや，条件づけられた生理的覚醒に関与する。SAM記憶は言語的に記銘encodingされておらず，意図的に想起retrieval*7できないため，他者とやり取りするのが難しく，他の記憶にも統合されにくい。「感情処理」を回復の促進につながる恐怖構造の変容と定義したFoaとKozak（1986）とは異なり，Brewinら（1996）は感情処理を，症状の改善の有無に関わらず「過去と将来の出来事の表象と，それに関連した身体状態がくり返し意識的に処理され，動作記憶working memoryにおいて活発に操作される」（p.677）ものとして捉えている。Brewinらは，感情処理の転帰として3つの場合を指摘している。それは，完遂／統合completion/integration（例：回復），慢性的感情処理chronic emotional processing，不十分な段階での処理の抑制premature inhibition of processingである。回復には2つの目標が関わる。すなわち（1）トラウマおよびトラウマの最中とその後の自分の反応についての非生産的な評価による，二次的なネガティブな感情の変容と（2）トラウマのSAM記憶の自動的活性化の妨害である。理論的には，この目標は認知再構成法とエクスポージャー療法の組み合わせによって最も効果的に達成できる。言語的に利用可能な非生産的な信念を同定し評価するうえで，認知再構成法はVAMシステムに貯蔵されているトラウマ情報を精緻化し統合することを促進する。認知再構成法はまた，新しく適応的な評価を生み出すことを助け，この評価はそれまで持っていた不適応的信念を打破し，SAMシステムを抑制するように機能する。SAMシステムに貯蔵されている情報へのエクスポージャーは，VAMシステムにおける情報の再構成過程をさらに促進させる。というのも，SAMシステム内に記銘されていながらトラウマ時に意識的に処理されなかったためにVAMシステムには含まれなかった情報を，利用できるようになるからである。さらにエクスポージャー療法において新しい情報（例：想起をしても強度の生理的覚醒症状が起こらない，あるいは効果的な対処法を組み合わせることができる）とともにSAMシステムが活性化されることで，新しいSAMが形成され，これは古いSAMと拮抗するようになる。しかし，前述したように回復が必ず起こるわけではなく，回復の失敗には次のような慢性的感情処理と，不十分な段階での処理の抑制という，2つの異なった形式がある。慢性的感情処理においては，トラウマ関連のSAMとVAM記憶がくり返し想起されるが，変化はほとんど，あるいは全く起こらない。トラウマ関連情報の持続的な処理が行われ続けていることの結果として，サバイバーは強いトラウマ関連の症状と苦痛を体験し，また，症状に対する非機能的な対処法（例：薬物乱用）をとるようになるかもしれない。慢性的感情処理が生じる理由としては，以前に持っていた信念とトラウマとの矛盾，認知資源に競合する要求，不適切な認知的発達（例：サバイバーが出来事の意味を理解するには幼すぎる場合），社会的支援の欠如，あるいは，（現在もトラウマや脅威があることなどのために）SAMの

---

*7 encoding, retrievalは心理学においては符号化，検索とも訳されてきたが，本書では脳科学的な記憶研究での訳語の慣例に従い，記銘，想起と訳した。

意識への侵入を防げないことなどがある。

　不十分な段階での処理の抑制とは，トラウマのサバイバーがトラウマ関連 SAM や VAM の活性化を制限するような回避方略を採用することである。この場合も，根底にあるトラウマ記憶の変容はほとんど起こらない。トラウマ記憶に日常的に触れられることがないため，本人の PTSD 症状は比較的軽度のものとなるが，その代わりに記憶の障害，（効率的に回避行動をとるために）脅威に敏感になる認知バイアス，広汎な回避，そして解離を生じることとなる。さらにトラウマ記憶は変容せず，新しい記憶が生み出されることもないため，トラウマ時に似た状況や感情状態に暴露した際には高い再発のリスクを持っているといえる。不十分な段階での処理の抑制は慢性感情処理の場合と同じような条件のもとで生じやすいが，それに加えて，トラウマ時に解離していたり，トラウマ以前からネガティブ情報の処理を回避する傾向（例：抑制的な対処）がある場合に生じやすい。

SPAARS モデル

　Dalgleish（1999; Power & Dalgleish, 1997, 1999 参照）は正常な感情体験についてのモデルを構築し，後に PTSD を説明するものとしてこのモデルを拡張した（Dalgleish, 2004）。このモデルでは，心理的表象 mental representation として4つのレベルあるいはフォーマットを前提としている。すなわち，スキーマ schematic，命題 propositional，アナログ analogue，そして連合 associative，表象システム representational system であり，これらの頭文字をとって SPAARS と呼んでいる。命題レベルの情報は VAM に似て言語的に利用可能である一方で，アナログレベルでは SAM に似て，（内的感覚を含む）すべての感覚システムにわたるイメージとして情報が貯蔵される。連合表象は感情処理理論において仮定される恐怖構造と類似したものとして記述されており，あるレベル（やフォーマット）で記銘された情報が，同じあるいは異なったレベル（やフォーマット）内の情報と連合しうると仮定される。あらゆるレベルの表象は相互に影響し合うが，アナログシステムや命題システムは比較的基本的な情報処理にかぎられ，スキーマレベルはより高次の心理的表象に関与する。特に，アナログレベルや命題レベルからの情報は直接に，あるいは連合レベルを介して，スキーマレベルに組み入れられ，そこで個人の目標という観点から統合され，価値づけをされる。スキーマレベルでの処理は，より低次の表象レベルにおいてどのような情報が活性化されたり抑制されるのかに影響を与える。さらに本人の支配的なスキーマに一致するように，新しい情報を取捨選択する機能も持つ。

　SPAARS モデルでは，感情が生起する2つの経路を仮定している。第一は連合表象を通した感情の自動的喚起であり，これは感情処理理論と類似している。第二はスキーマレベルにおける評価過程の結果として感情が生起する経路である。こうした評価は，本人の目標に照らして何が起こるのかという予期を考慮したものである。例えば，価値を置いている目標を達成するのを邪魔されたり台なしにされたりすると予期すると，それが脅威であると評価され，これが恐怖の感情を生み出す。PTSD の場合であれば，トラウマ的出来事は生存という目標への脅威として表象される。同様に，SPAARS モデルは，トラウマ後に再体験症状が生起する2つの経路を仮定している。再体験は連合表象を通して自動的に引き起こされる場合もあれば，本人が新しい情報を同化しようと試みる際のスキーマレベルでの処理の結果として起こることもある。このモデルでは，トラウマ時とその後の経過において，トラウマ情報がスキーマレベル，命題レベル，アナログレベルにおいて並行して記銘されることを仮定している。さらにトラウマ情報についての連合が，それぞれのレベル内でも，異なったレベル間でも形成される。トラウマを受けた後，最初のうちはこうしたすべての新しい情報が既存の記憶システムに同化されるわけではないが，回復においてはこうした同化が必要であると仮定されている。すべての人が回復するわけではないという知見を説明するために，Dalgleish はトラウマ以前の「人格タイプ（世界，自己，他者についてのトラウマ前のスキーマ）」

という構成概念を仮定しており，5つの人格タイプによってトラウマへの暴露によって生じる結果が変わってくるという仮説を立てている。こうした概念はFoaとJaycox（1999）によって提唱されたものときわめて類似している。通常の場合であれば，人はトラウマ以前に**バランスのとれた**スキーマ表象を有していると考えられる。これは，世界は比較的安全で，他者は比較的信頼でき，自己は比較的強いものだというスキーマである。こうしたバランスのとれたスキーマ表象を有している人は，特別な介入がなくてもトラウマから回復しやすい。なぜならそうした人は，過剰な調節をしなくとも新しい情報を自らの既存のスキーマに同化できるからである。反対に，**過度に価値づけられた**，あるいは，ポジティブではあるが柔軟ではないスキーマを有している者もいる。こうしたスキーマを持つ人の一部はきわめて保護された生活を送ってきた可能性が高く，スキーマがそうした直接的経験に由来している場合は，過度に価値づけられてはいるが**妥当なもの**と見なされる。この場合，「打ち砕かれた思い込み」仮説の場合と同じように，トラウマ体験は重度の慢性的PTSDを引き起こしやすい。一方で，以前にトラウマを体験したことがあっても，そうしたネガティブな体験についての情報を系統的に抑制することで，過度に価値づけられたポジティブなスキーマが**空想的な**性質を帯びる者もいる。この場合には，Brewinによる不十分な段階での処理の抑制という概念の場合と同じように，直近のトラウマの前から行ってきた抑制過程が，急性の苦痛を最小化するために利用されるという仮説が考えられる。そのため，そうした人は麻痺，健忘，解離といった症状を体験しやすい。このような人々は，抑制過程が機能しなくなった場合にはPTSDの遅発発症への脆弱性を有していると考えられる。

残りの2つの場合はどちらも世界についてのネガティブな既存のスキーマが関係しているが，自己に関するスキーマが異なっている。その1つは，トラウマが起こる以前から世界と自己の双方についてネガティブなスキーマを有している人格タイプである。こうした人の場合にはトラウマ体験は既存のスキーマと一致しているので，スキーマと矛盾する情報を同化しようとする際の，評価に基づいた再体験は起こらない。しかし，連合を基盤とした再体験症状は依然として体験される。もう1つは，トラウマが起こる以前から世界についてのネガティブなスキーマを持ちつつも，自己についてはポジティブなスキーマを持つ人格タイプであり，これは救急隊員などが当てはまりやすい（警察，消防士，救急救命士）。こうした人は職業的にくり返しトラウマに直面するので，世界についてのネガティブなスキーマは支持されるが，自分の任務を果たすことによって，自分自身についてのポジティブなスキーマを維持させ，そのことによって重度のPTSD症状の発症から身を守ることができる。しかし，ポジティブな自己スキーマが頑なで融通のきかないものであって，自己についてのスキーマと自分の行為に大きなずれが生じるような体験に直面した場合には（例：危機的状況で身体がかたまってしまい，自己や他者に重大な結果が起こった場合），重度のPTSDを発症させる危険性がある。

批判

記憶表象に多面的な構造があることを仮定したPTSD理論の利点としては，説明力が高まることと，新しい知見を得る方向性を示していること，治療の向上につながることが挙げられる。さらにこうしたモデルの構成概念は認知神経科学の研究に基づいており，基礎的な記憶過程の知見が精神病理やその治療についての知識を進歩させる可能性がある。しかし理論が複雑になれば進歩が保証されるわけではなく，逆に複雑さによる弊害もある。例えば，スキーマ理論の重要な洞察は，トラウマの心理的影響は世界や自己についての既存のスキーマが極度に侵襲されたことによるという考えである。しかし，この「打ち砕かれた思い込み」仮説では，以前のトラウマがその後のトラウマへの暴露後のPTSD発症のリスク要因になるという実証的エビデンスを説明することが難しい。反対に，感情処理理論はその後に起こるトラウマが既存の恐怖構造をいかに強め，結果としてPTSD

を発症させる可能性を高めるかについての適切な説明を与えている。そこで感情処理理論とスキーマ理論を組み合わせることによって多面的記憶表象理論を作り上げれば，より幅広い現象を説明できると考えられるかもしれない。しかし実際には，感情処理理論は PTSD を発症させる両方の経路を説明できるので，スキーマ理論と結びつけたとしても感情処理理論の説明力は増大しない。二重表象理論や SPAARS 理論が，類似した他の理論に比べて PTSD の精神病理や治療をよりよく説明できるかどうかは，現時点では明らかになっていない。

　二重表象理論や SPAARS 理論を実証的に検証するためにデザインされた研究はまだ始まったばかりなので，こうした理論がどの程度に意味のある検証可能な仮説を産み出すのか，またそうした仮説が支持されるのかを議論するのは時期尚早である。大学生を対象とした Holmes, Brewin と Hennessy（2004）の研究や，PTSD を持つ人を対象とした Hellawell と Brewin（2002, 2004）の研究は，二重表象理論が他の理論からは得られない新しい検証可能な仮説を構築しうることを示唆している。注目すべきことに，PTSD の多面的表象理論からは心理療法の有効性を高める知見は産み出されていない。この理論からは，特に言語表象，感覚表象，状況的に利用可能な記憶を区別して取り扱う介入が良い成果につながることが期待される（例：それぞれ認知再構成法，想像エクスポージャー，現実エクスポージャー）。しかし，前述のように，想像エクスポージャーと現実エクスポージャーを組み合わせた治療に認知再構成法を加えても，エクスポージャー療法の効果を高めることはなかったのである（Foa et al., 2005; Marks et al., 1998; Paunovic & Ost, 2001）。

考　察

　冒頭において，十分な PTSD 理論はこの障害の精神病理，回復する人としない人がいる理由，そして，治療がいかに PTSD 症状を減少させるかを説明できなくてはならないと述べた。本章で取り上げたすべての理論は，PTSD の中核ともいえるトラウマの意識的な再体験症状，すなわちトラウマ的出来事の侵入的で望まない思考や想起を説明している。いくつかの理論では，3つの異なった機序が侵入思考を説明するものとして提示されている。第一の機序はスキーマ理論以外のすべての理論で提示されているものであり，これはトラウマ時の刺激と恐怖反応との連合による症状形成である。この連合には，トラウマの想起刺激，トラウマ記憶，危険性についての意味情報が含まれる。第二の機序はスキーマ理論が重視するものであり，安全性や有能さについての現在の知識とそれ以前のスキーマとの矛盾の結果として再体験が生じるというものであり，この機序は同化や調節を通して矛盾が解決されるまで持続すると考えられる。第三の機序は Ehlers と Clark（2000）のモデルにおいて重視されたもので，トラウマ的出来事とその後の経過についての認知評価を通して再体験症状が起こるという考えであり，2つの多面的表象理論においても述べられているものである。これに対して感情処理理論は評価に関する2つの異なった構成概念を仮定することなく，出来事とその後の経過についての意味情報を直接的に恐怖構造へと組み入れている。

　こうした理論的なアプローチはそれぞれ基本的な再体験症状を適切に説明できているようにみえる。今後の一般化のうえでフラッシュバックを除外して考えるかどうかは，この現象を量的，質的にそれ以外の再体験症状と異なると考えるか否かによる。多面的記憶表象理論をのぞくすべての理論は，フラッシュバックを単に強度の再体験症状として捉え，いずれのタイプの再体験症状も同じ機序で説明できると仮定しているようである。これとは対照的に二重表象理論や SPAARS 理論はフラッシュバックとそれ以外の再体験を区別しており，それぞれが異なった記憶システム上で作動すると仮定している。多面的記憶表象理論が単一記憶表象理論よりも PTSD をよく説明できるのかということを解明するためには，フラッシュバックとそれ以外の再体験症状との異同を研究すること

が重要であろう。

再体験に関連する苦痛への対処法として，トラウマ関連の思考や，想起刺激からの積極的な回避があるという考えは，すべてのモデルに明らかに，あるいは暗黙裏に組み入れられている。条件づけ理論，感情処理理論，EhlersとClark（2000）の認知理論は，回避行動の第二の機能を明確に記述しており，回避がPTSDの維持につながる記憶構造の変容を妨害すると想定されている。この考えは多面的記憶表象理論においても，トラウマから回復する人とそうでない人の説明として議論されている（例：二重表象理論における，不十分な段階での処理の抑制）。同様に，ほとんどの理論ではPTSDの麻痺，解離症状を回避の一種として捉えており，これはその場の苦痛を和らげはするがPTSDの維持につながるものだと捉えられている。しかし麻痺という現象について明確な説明を与えている理論は少ない。BarlowとKeane（in Barlow, 2002）のモデルでは，麻痺は感情の回避を反映したものだと明確に示唆している。麻痺症状についてのこの説明は，本章で紹介した他のPTSD理論のすべてと一致することは明らかである。しかし，こうした説明が麻痺という名の下で示されるすべての現象に適用されうるかは明らかではない。それ以外に，Litz（1992）は急性の再体験症状によって一時的に認知・感情的資源が枯渇した結果として，麻痺を捉えている。Foaら（1992）はPTSDの動物モデルに基づいて，麻痺はストレスによって誘発された無痛覚症analgesiaを反映したものだと考えている。現時点ではすべての麻痺症状を十分に説明している理論はない。

いくつかの理論は回復の機序を説明しており，回復する人とそうでない人を特定している。感情処理理論では回避が正しい情報へのエクスポージャーを妨害する点を重視し，EhlersとClark（2000）のモデルは現在の症状を悪化させるうえでの認知的評価とトラウマ記憶の性質の役割を強調している。しかしいずれの理論とも，回復した人と持続的なPTSDを発症させる人とを区別している。多面的記憶表象理論は，回復についてより複雑なタイプ分類を提示している。こうしたより複雑なタイプ分類が自然回復に関与する機序の理解を深めるかについては，今後の研究が待たれる。

スキーマ理論を除いて，本章で紹介したすべての理論はPTSDへの認知行動療法の根底となる機序を説明している。条件づけ理論は病理的な連合を修正するうえでのエクスポージャーの役割を重視しており，感情処理理論は不適応的な連合と認知の両方を修正するうえでのエクスポージャーの役割を重視している。Dalgleish（2004）が述べているように，EhlersとClark（2000）のモデルの主要な目的の1つは，「PTSDに対する新しい認知行動的治療パッケージの開発を理論的に位置づけること」（p.241）である。彼女らの理論はこの目的を達成しているが，エクスポージャー療法に認知再構成法を追加しても治療効果は高められなかったという研究とは一致しない。同様の議論は二重表象理論やSPAARSモデルにも当てはまる。したがってこうした複雑な議論は，いまなお効果的な治療を産み出す過程の途上にあるといえる。

文献

American Psychiatric Associanon (1994) *Diagnostic and statistical manual of mental disorders* (4rh ed.). Washington, DC: Author.

Amir, N., Stafford, J., Freshman, M. S., & Foa, E. B. (1998). Relationship between trauma narratives and trauma pathology. *Journal of Traumatic Stress, 11*, 385-392.

Barlow, D. H. (1988). *Anxiety and its disorders: The nature and treatment of anxiety and panic*. New York: Guilford Press.

Barlow, D. H. (2002). *Anxiety and its disorders: The nature and treatment of anxiety and panic* (2nd ed.). New York: Guilford Press.

Baum, M. (1970). Extinction of avoidance responding through response prevention (flooding). *Psychological Bulletin, 74*, 276-284.

Beck, A. T. (1972). *Depression: Causes and treatment*. Philadelphia: University of Pennsylvania Press.

Beck, A. T. (1976). *Cognitive therapy and the emotional disorders*. New York: International Universities Press.

Beck, A. T., Emery, G., & Greenberg, R. L. (1985). *Anxiety disorders and phobias*. New York: Basic Books.

Beck, A. T., Rush, A. J., Shaw, B. F., & Emery, G. (1979). *Cognitive therapy of depression*. New York: Guilford Press.

Becker, J. V., Skinner, L. J., Abel, G. G., Axelrod, R., & Chichon, J. (1984). Sexual problems of sexual assault survivors. *Women and Health, 9,* 5-20.

Blanchard, E. B., Kolb, L. C., Gerardi, R. J., Ryan, P., & Pallmeyer, T. P. (1986). Cardiac response to relevant stimuli as an adjunctive tool for diagnosing posr-traumaric stress disorder in Vietnam veterans. *Behavior Therapy, 17,* 592-606.

Borkovec, T. D., & Sides, J. K. (1979). The contribution of relaxation and expectancy to fear reduction via graded, imaginal exposure to feared stimuli. *Behaviour Research and Therapy, 17,* 529-540.

Bower, G. H. (1981). Mood and memory. *American Psychologist, 36,* 129-148.

Breslau, N. (1998). Epidemiology of trauma and posttraumatic stress disorder. In R. Yehuda (Ed.), *Psychological trauma* (pp. 1-29). Washington, DC: American Psychiatric Press.

Brewin, C. R. (1989). Cognitive change processes in psychotherapy. *Psychological Review, 96,* 379-394.

Brewin, C. R. (2001). A cognitive neuroscience account of posttraumatic stress disorder and its treatment. *Behaviour Research and Therapy, 39,* 373-393.

Brewin, C. R., Daigleish, T., & Joseph, S. (1996). A dual representation theory of posttraumatic stress disorder. *Psychological Review, 103,* 670-686.

Brewin, C. R., & Holmes, E. A. (2003). Psychological theories of posttraumatic stress disorder. *Clinical Psychology Review, 23,* 339-376.

Bryant, R. A., & Guthrie, R. M. (2005). Maladaptive appraisals as a risk factor for posttraumatic stress: A study of trainee firefighters. *Psychological Science, 16,* 749-752.

Cahill, S. P., & Foa, E. B. (2004). A glass half empty or half full?: Where we are and directions for future research in the treatment of PTSD. In S. Taylor (Ed.), *Advances in the treatment of posttraumatic stress disorder: Cognitive-behavioral perspectives* (pp. 267-313). New York: Springer.

Creamer, M., Burgess, P., & Pattison, P. (1992). Reaction to trauma: A cognitive processing model. *Journal of Abnormal Psychology, 101,* 425-459.

Dalgleish, T. (1999). Cognitive theories of posr-traumatic stress disorder. In W. Yule (Ed.), *Post-traumatic stress disorders: Concepts and therapy* (pp. 193-220). New York: Wiley.

Dalgleish, T. (2004). Cognitive approaches to posttraumatic stress disorder: The evolution of multi-representational theorizing. *Psychological Bulletin, 130,* 228-260.

Dalgleish, T., & Power, M. J. (2004). Emotion specific and emotion-non-specific components of post-traumatic stress disorder (PTSD): Implications for a taxonomy of related psychopathology. *Behaviour Research and Therapy, 42,* 1069-1088.

Dollard, J., & Miller, N. E. (1950). *Personality and psychotherapy: An analysis in terms of learning thinking and culture.* New York: McGraw-Hill.

Ehlers, A., & Clark, D. M. (2000). A cognitive model of posttraumatic stress disorder. *Behaviour Research and Therapy, 38,* 319-345.

Ehlers, A., Margraf, J., Roth, W. T., Taylor, C. B., Maddock, R. J., Sheikh, J., et al. (1986). Lactate infusions and panic attacks: Do patients and controls respond differently? *Psychiatry Research, 17,* 295-308.

Ellis, A. (1977). The basic clinical theory of rational-emotive therapy. In A. Ellis & R. Grieger (Eds.), *Handbook of rational-emotive therapy* (pp. 3-34). New York: Springer.

Epstein, S. (1985). The implications of cognitive-experiential self-theory for research in social psychology and personality. *Journal of the Theory of Social Behavior, 15,* 283-310.

Epstein, S. (1991). The self-concept, the traumatic neurosis, and the structure of personality. In D. Ozer, J. M. Healy, Jr., & A. J. Stewart (Eds.), *Perspectives on personality* (Vol. 3, Part A, pp. 63-98). London: Jessica Kingsley.

Foa, E. B., & Cahill, S. P. (2001). Psychological therapies: Emotional processing. In N. J. Smelser & P. B. Bates (Eds.), *International encyclopedia of the social and behavioral sciences* (pp. 12363-12369). Oxford, UK: Elsevier.

Foa, E. B., & Cahill, S. P. (2006). Psychosocial treatments for PTSD: An overview. In Y. Neria, R. Gross, R. Marshall, & E. Susser (Eds.), *9/11: Public health in the wake of terrorist attacks* (pp. 457-474). Cambridge, UK: Cambridge University Press.

Foa, E. B., Ehlers, A., Clark, D., & Tolin, D. F. (1999). Posttraumatic Cognitions Inventory (PTCI): Development and comparison with other measures. *Psychological Assessment, 11,* 303-314.

Foa, E. B., Hembree, E. A., Cahill, S. P., Rauch, S. A., Riggs, D. S., Feeny, N. C., et al. (2005). Randomized trial of prolonged exposure for PTSD with and without cognitive restructuring: Outcome at academic and community clinics. *Journal of Consulting and Clinical Psychology, 73,* 953-964.

Foa, E. B., Huppert, J. D., & Cahill, S. P. (2006). Emotional processing theory: An update. In B. O. Rothbaum (Ed.), *Pathological anxiety: Emotional processing in etiology and treatment* (pp. 3-24). New York: Guilford Press.

Foa, E. B., & Jaycox, L. H. (1999). Cognitive-Behavioral theory and treatment of posttraumatic stress disorder. In D. Spiegel (Ed.), *Efficacy and cost-effectiveness of psychotherapy* (pp. 23-61). Washington, DC: American Psychiatric Press.

Foa, E. B., & Kozak, M. J. (1985). Treatment of anxiety disorders: Implications for psychopathology. In A. H. Tuma & J. D. Maser (Eds.), *Anxiety and the anxiety disorders* (pp. 421-452). Hillsdale, NJ: Erlbaum.

Foa, E. B., & Kozak, M. J. (1986). Emotional processing of fear: Exposure to corrective information. *Psychological Bulletin, 99,* 20-35.

Foa, E. B., & Meadows, E. A. (1997). Psychosocial treatments for post-traumatic stress disorder: A critical review. In J. Spence, J. M. Darley, & D. J. Foss (Eds.), *Annual review of psychology* (Vol. 48, pp. 449-480). Palo Alto, CA: Annual Reviews.

Foa, E. B., Molnar, C., & Cashman, L. (1995). Change in rape narratives during exposure therapy for posttraumatic stress disorder. *Journal of Traumatic Stress, 8*, 675-690.

Foa, E. B., & Riggs, D. S. (1993). Post-traumatic stress disorder in rape victims. In J. Oldham, M. B. Riba, & A Tasman (Eds.), *American Psychiatric Press review of psychiatry* (Vol. 12, pp. 285-309). Washington, DC: American Psychiatric Press.

Foa, E. B., Riggs, D. S., Massie, E. D., & Yarczower, M. (1995). The impact of fear activation and anger on the efficacy of exposure treatment for posttraumatic stress disorder. *Behavior Therapy, 26*, 487-499.

Foa, E. B., & Rothbaum, B. O. (1998). *Treating the trauma of rape: Cognitive-behavioral therapy for PTSD*. New York: Guilford Press.

Foa, E. B., Steketee, G. S., & Rothbaum, B. O. (1989). Behavioral/cognitive conceptualizations of post-traumatic stress disorder. *Behavior Therapy, 20*, 155-176.

Foa, E. B., Zinbarg, R., & Rothbaum, B. O. (1992). Uncontrollability and unpredictability in post-traumatic stress disorder: An animal model. *Psychological Bulletin, 112*, 218-238.

Gilboa-Schechtman, E., & Foa, E. B. (2001). Patterns of recovery after trauma: Individual differences and trauma characteristics. *Journal of Abnormal Psychology, 110*, 392-400.

Hellawell, S. J., & Brewin, C. R. (2002). A comparison of flashbacks and ordinary autobiographical memories of trauma: Cognitive resources and behavioural observations. *Behaviour Research and Therapy, 40*, 1143-1156.

Hellawell, S. J., & Brewin, C. R. (2004). A comparison of flashbacks and ordinary autobiographical memories of trauma: Content and language. *Behaviour Research and Therapy, 42*, 1-12.

Holmes, E. A., Brewin, C. R., & Hennessy, R. G. (2004). Trauma films, information processing, and intrusive memory development. *Journal of Experimental Psychology, 133*, 3-22.

Horowitz, M. J. (1976). *Stress response syndromes*. New York: Aronson.

Horowitz, M. J. (1986). *Stress response syndromes* (2nd ed.). Northvale, NJ: Aronson.

Horowitz, M. J., Wilner, N., & Alvarez, W. (1979). Impact of Event Scale: A measure of subjective distress. *Psychosomatic Medicine, 41*, 209-218.

Janoff-Bulman, R. (1992). *Shattered assumptions: Towards a new psychology of trauma*. New York: Free Press.

Kamin, L. J. (1969). Predictability, surprise, attention, and conditioning. In B. A. Campbell & R. M. Church (Eds.), *Punishment and aversive behavior* (pp. 279-296). New York: Appleton-Century-Crofts.

Keane, T. M., Zimering, R. T., & Caddell, J. M. (1985). A behavioral formulation of posttraumatic stress disorder. *Behavior Therapist, 8*, 9-12.

Kessler, R. C. (2000). Posttraumatic stress disorder: The burden to the individual and to society. *Journal of Clinical Psychiatry, 61* (Suppl. 5), 4-14.

Kessler, R. C., Sonnega, A., Bromet, E., Hughes, M., & Nelson, C. B. (1995). Posttraumatic stress disorder in the National Comorbidity Survey. *Archives of General Psychiatry, 52*, 1048-1060.

Kilpatrick, D. G., Resnick, H. S., & Freedy, J. R. (1992, May). *Post-traumalic stress disorder field trial report: A comprehensive review of the initial results*. Paper presented at the annual meeting of the American Psychiatric Association, Washington, DC.

Kilparrick, D. G., Veronen, L. J., & Best, C. L. (1985). Factors predicting psychological distress among rape victims. In C. R. Figley (Ed.), *Trauma and its wake* (pp. 113-141). New York: Brunner/Mazel.

Kozak, M. J., Foa, E. B., & Steketee, G. S. (1988). Process and outcome of exposure treatment with obsessive-compulsives: Psychophysiological indicators of emotional processing. *Behavior Therapy, 19*, 157-169.

Lang, P. J., Melamed, B. G., & Hart, J. (1970). A psychophysiological analysis of fear modification using an automated desensitization procedure. *Journal of Abnormal Psychology, 76*, 220-234.

Lepore, S. J., Silver, R. C., Wortman, C. B., & Wayment, H. A. (1996). Social constraints, intrusive thonghts, and depressive symptoms among bereaved mothers. *Journal of Personality and Social Psychology, 79*, 271-282.

Lewinsohn, P. M., Hoberman, H. M., Teri, L., & Hautzinger, M. (1985). An integrative theory of depression. In S. Reiss & R. R. Bootzin (Eds.), *Theoretical issues in behavior therapy* (pp. 331-359). Orlando, FL: Academic Press.

Litz, B. T. (1992). Emotion numbing in combat-related post-traumatic stress disorder: A critical review. *Clinical Psychology Review, 12*, 417-432.

Malik, M. L., Connor, K. M., Sutherland, S. M., Smith, R. D., Davison, R. M., & Davidson, J. R. T. (1999). Quality of life and posttraumatic stress disorder: A pilot study assessing changes in SF-36 scores before and after treatment in a placebo-controlled trial of fluoxetine. *Journal of Traumatic Stress, 12*, 387-393.

Marks, I., Lovell, K., Noshirvani, H., Livanou, M., & Thrasher, S. (1998). Treatment of posttraumatic stress disorder by exposure and/or cognitive restructuring. *Archives of General Psychiatry, 55*, 317-325.

McCann, I. L., & Pearlman, L. A. (1990). *Psychological trauma and the adult survivor: Theory, therapy, and transformation*. New York: Brunner/Mazel.

Mowrer, O. H. (1960). *Learning theory and the symbolic processes*. New York: Wiley.

Overmier, J. B. (1966). Differential transfer of control of avoidance responses as a function of UCS duration. *Psychonomic Science, 5*, 25-26.

Paunovic, N., & Ost, L. G. (2001). Cognitive-behavior therapy vs. exposure therapy in the treatment of PTSD in refugees. *Behaviour Research and Therapy, 39*, 1183-1197.

Piaget, J. (1971). *Psychology and epistemology: Towards a theory of knowledge*. New York: Viking.

Pitman, R. K., Orr, S. P., Altman, B., Longpre, R. E., Poiré, R. E., Macklin, M. L., et al. (1996). Emotional processing and outcome of imaginal flooding therapy in Vietnam veterans with chronic posttraumatic stress disorder. *Comprehensive Psychiatry, 37*, 409-418.

Power, M. J., & Dalgleish, T. (1997). *Cognition and emotion: From order to disorder*. Hove, UK: Psychology Press.

Power, M.J., & Dalgleish, T. (1999). Two routes to emotion: Some implications of multi-level theories of emotion for therapeutic practice. *Behavioural and Cognitive Psychotherapy, 27*, 129-141.

Resick, P. A. (1986). *Reactions of female and male victims of rape or robbery* (Grant No. MH37296, Final Report). Washington, DC: National Institutes of Mental Health.

Resick, P. A., & Schoicke, M. K. (1993). *Cognitive processing therapy for rape victims: A treatment manual*. Newbury Park, CA: Sage.

Riggs, D. S., Rothbaum, B. O., & Foa, E. B. (1995). A prospective examination of symptoms of posttraumatic stress disorder in victims of nonsexual assault. *Journal of Interpersonal Violence, 10*, 201-214.

Rothbaum, B. O., Foa, E. B., Riggs, D. S., Murdock, T., & Walsh, W. (1992). A prospective examination of post-traumatic stress disorder in rape victims. *Journal of Traumatic Stress, 5*, 455-475.

第5章

トラウマとPTSDの疫学

Fran H. Norris and Laurie B. Slone

　疫学とは，母集団における健康や疾病の有病率やその分布を統計的に推定および記述することを目的とした科学である。外傷後ストレス障害（PTSD）に関する疫学研究は，相互に関連する以下の3つの概念に集約される：トラウマ的出来事への暴露率，母集団におけるPTSDの有病率，およびPTSDの条件付リスクである。研究においては，一定期間における有病率を推定することが多く，通常は生涯有病率lifetime prevalenceを算出するが，過去1年間などの期間を設定することもある。

　過去20年ほどの間に，トラウマの疫学への関心が非常に高まった。その結果，トラウマ的出来事の発生分布やその衝撃に関する知見が蓄積されてきた。本章では，トラウマへの暴露とPTSDの有病率についての知見を概観したい。そのために，研究方法や定義の変遷を振り返ることから始めたい。次にこれまでの研究結果に基づきPTSDの疫学における現在の知見について記述する。これらの研究結果は，トラウマへの暴露に加え，PTSDの生涯有病率，慢性化，PTSDの現在有病率，そして閾値下PTSDといった様々な形式についての知見を含んでいる。疫学研究において暴露やPTSD発症のリスク要因を明らかにすることは重要であるが，これについては本書の第6章でVogtらが詳述しているため本章では簡単な言及にとどめる。とはいえトラウマとPTSDの疫学を正確に概観するためには，リスク要因としての性差への言及は不可避である。実際に数多くの重要な研究結果は，男女差を考慮して報告されている。また疫学研究においては年齢や民族的背景も重要な人口統計学的変数である。

　トラウマへの暴露とPTSDの研究結果をまとめるにあたり，まずは「欧米」もしくは先進国の成人男性と成人女性を対象にした研究から着手したい。なぜなら現実にそれらが既存論文の大部分を占めており，その研究結果に基づいて学術的なコンセンサスが導かれてきたからである。次に研究結果における年齢の傾向を検討し，米国における民族的マイノリティ，開発途上国や非欧米諸国での研究結果について述べたい。このことは，これまでの研究結果の一般化可能性を明らかにすること，また，まだ研究対象となっていない母集団を明確にするという2点において重要である。最後に，これからの疫学研究の課題を考察して本章を締めくくることとする。

方法論的考察

サンプリングと代表性

　疫学は通常（必ずとはかぎらないが），ある特定の市，州，国家といった地理的な境界によって定義された母集団を対象とする。母集団はさらに性別sex（例：全米女性調査 the National Women's Study），民族的背景（例：カルフォル

ニア州フレスノ郡のメキシコ系米国人有病率研究 the Mexican American Prevalence Study），あるいは他の特性（例：全米ベトナム退役軍人再適応研究 National Vietnam Veterans Readjustment Survey（NVVRS））によって定義されることもある。疫学研究は，臨床サンプルよりもむしろコミュニティサンプルを対象とすることが多い。なぜなら，疫学研究にとって重要なのは推定の精度であるため，他のタイプのトラウマ研究と比して非常に大きいサンプルサイズが求められるからである。しかしながら抽出されたサンプルの集団代表性が確保されていないかぎり，サンプルのサイズの大きさに比例して推定値が正確になるわけではない。したがって疫学者はサンプルの集団代表性を証明したうえで，研究結果を一般化できなければならない。

母集団の構成員全員が研究に参加できるほど母集団が小さくないかぎり，まず疫学者は研究対象となる母集団のランダムサンプリングの可能性を考える。確率標本というのは，母集団の各構成員がサンプリングによって抽出される可能性がゼロではないことである。最も純粋な形（純粋無作為抽出法）の場合，各構成員の抽出される可能性は平等であり，他の構成員の抽出によって影響を受けるものではない。しかしながら，この平等性と独立性の2つの前提は，しばしば破られることがある。抽出される確率が平等あるいは独立していない場合，それを補正するためにデータを重みづけすることも可能である。

疫学研究において回答率は非常に重要であるため，研究参加者のリクルート方法には気をつけなければならない。回答率が高い場合，調査者は，確率標本が母集団を代表しているという強い自信を持つであろう。一方で低い回答率は抽出の無作為性を危うくする。したがって疫学者は，回答率に注意を払う必要がある。また，抽出したサンプルの集団代表性については，主要な変数が国勢調査とどの程度整合性が認められるかを注意深く確認する必要がある。サンプリング，サンプリングエラー，サンプリングバイアスは専門的かつ複雑であるため，調査研究を実施する際には専門家との連携が重要である。

すべての疫学研究（トラウマやPTSDに関する研究も含む）において最も重要なのは，サンプリングが母集団の多様性を代表しているかどうかである。多くの研究者が，健康についてのデータは民族的な下位グループ（例：米国でのアフリカ系米国人の中の，アフリカ系カリブ人）によって分離するべきであると主張してきた。その理由は，民族グループ間における無視できない差異の存在である（例：Srinivasan & Guillermo, 2000）。例えば，アジア系米国人のグループは多くの健康関連および社会経済的指標がヨーロッパ系米国人に類似していた。しかしながら，実際はアジア系米国人における民族的な下位グループであるベトナム系米国人で高率に見られる健康問題や貧困が隠れている。

評　価

サンプリングに加え，疫学研究の重要な方法論として評価 assessment がある。疫学研究ではサンプル数が大きいために，非臨床家である面接調査員でも使用できるように作られた構造化面接を用いることが一般的である。また，非臨床家である面接調査員が用いる評価尺度は，調査の前に臨床家が施行していた評価尺度と同様の結果を得られるように作られることが望ましい。例えば，Breslauらの研究（1998）では，the Composite International Diagnostic Interview（CIDI 2.1: World Health Organization, 1993）のPTSDモジュールを使用した構造化面接を用いたが，非臨床家が実施した結果と，臨床家による臨床診断とが一致したことが報告されている。

しかしながら，たとえ評価の信頼性が高かったとしても，懸念がなくなるわけではない。なぜなら多くの疫学研究では，横断的あるいは後方視的に過去のトラウマ体験について質問するからである。回答者はずいぶん前（の可能性もある）に体験した出来事に関して，当時の反応や，その反応がどの程度の期間継続したのかなどを詳細に質問される。このようなアプローチには限界がある。出来事の記憶は不正確であり，さらに言えば，出

来事の結果次第で，思い出す内容にバイアスが生じている可能性を否定できないからである（人は不快な出来事をより思い出しやすい）。

　一般住民を対象とした研究では，多文化間で妥当性が確認されている尺度を使用することが必須である。Alegriaらの研究では，参加者の民族性，人種，性別，教育，社会経済的状況によって，診断基準に基づくスクリーニング項目に対して異なる結果が示され（Alegria & McGuire, 2003），より詳細な研究の重要性が示唆された。DSMによる診断は欧米の精神医学に基づいている。DSM-Ⅳでは文化的な配慮について言及しているものの，バイアスが内在していることは否めない。伝統的な診断への固執は，臨床家が「文化依存症候群」や身体化された苦悩を見逃す一因となっているだろう（Kirmayer, 1996; Norris et al., 2001; Paniagua, 2000）。Zhengら（1997）は，「神経衰弱neurasthenia」に関する研究で特筆すべき例を示した。これは中国ではじめて報告された症状だが，放散痛，消化器症状，記憶喪失，苛立ち，不眠といった身体的および心理的な複数の主訴を伴った疲労もしくは衰弱を特徴としている。Zhengらの研究では，神経衰弱に該当する中国系米国人の半数以上が，DSM-Ⅲ-Rのどの診断基準にも当てはまらなかった。もう一例は，いわゆる神経発作ataques de nervios[*1]である。プエルトリコの災害の研究では，参加者の14％において急性の感情的不安とコントロールの喪失があったことが報告されたが，DSM-Ⅲの診断基準に該当する災害に特化したPTSDの有病率は非常に低かった（Guarnaccia, Canino, Rubio-Stipec, & Bravo, 1993）。多文化間評価については，このような多くの一般的な課題以外にも，自己開示意思や指標の相互性などの特異的な課題が存在するが，それは本章の扱う範疇ではないため割愛する（Keane, Kaloupek, & Weathers, 1996; Manson, 1997）。

　疫学研究の結果は評価方法によって左右される。PTSD研究はまだ歴史が浅いといわざるをえないが，診断指標は第三世代あるいは第四世代まで進歩している。第一世代には問題があったと言わざるを得ない。米国国立精神保健研究所面接診断票 NIMH Diagnostic Interview Schedule (DIS) には『精神障害の診断と統計の手引き Diagnostic and Statistical Manual for Mental Disorders』（DSM-Ⅲ；APA, 1980）の診断基準に対応したPTSDモジュールが含まれた。DISの診断手順は，まずPTSD症状を評価し，その後その原因を探索するというものであった。米国で行われた最初のPTSDに関する疫学研究である疫学的キャッチメントエリア調査 Epidemiologic Catchment Area Surveyではこの PTSDモジュールが使用された。その結果として，PTSDの有病率は低く報告され，トラウマに関するデータをほとんど得ることができなかった（Davidson, Hughes, Blazer, & George, 1991; Helzer, Robins, & McEvoy, 1987）。

　第二世代指標の最も重要な点は，DISからDSM-Ⅲ-R（APA, 1987）への改訂である。回答者は，ストレスとなる出来事一覧を単項目ごとに，それらの出来事（あるいは類似した出来事）を体験したかを個別に確認していくことが求められる。もし体験していれば，最悪の出来事あるいは最悪の3つまでの出来事後の症状についても質問された。この指標を使った研究におけるPTSD有病率は信頼性が高い（例：Breslau, Davis, Andreski, & Peterson, 1991）。同時に，これらの研究ではトラウマ的出来事の暴露率を過小評価し，特定の出来事に関するPTSDの条件付リスクを過大評価している可能性もある。

　第三世代では出来事の単項目スクリーニングに代わり，より詳細な出来事調査指標が用いられた。全米併存疾患調査 National Comorbidity Survey (NCS)（Kessler, Sonnega, Bromet, Hughes, & Nelson, 1995）をはじめとする第三世代指標を使用した研究では，第二世代指標を用いた研究と同

[*1] プエルトリコ症候群とも言う。パニック発作に類似するが，大声で泣き叫び，体を震わせ，熱感があり，攻撃的な言動が見られることが特徴である。

様の結果が得られた。しかしながらこれらの研究は第二世代よりも高いトラウマへの暴露率，またそれに伴うより低い条件付リスク（暴露によりもたらされたPTSD率）を報告している。症状についての質問は最悪の出来事に基づいているので，条件付リスクについてのバイアスは低くなったとはいえまだ残っている。

デトロイト地域でのトラウマ調査 Detroit Area Survey of Trauma（Breslau, Kessler, Chilcoat, et al., 1998）は，DSM-Ⅳに対応する第四世代の指標を導入した。この研究ではCIDIのPTSDモジュールの拡張版が使用された。この拡張版モジュールは，同一の出来事に関連した複数のトラウマの報告を補正し，最悪の出来事とランダムに選択された1つの出来事の両方におけるPTSD有病率を推定することができる。こうすることによってバイアスのない条件付リスクを調べることができる。このモジュールは非常に長く複雑ではあるが，パソコンを用いたインタビューの普及によって，トラウマ領域での疫学的評価の標準となる可能性がある。

定義と診断基準

次々と研究結果が報告される一方で，そのデータの解釈は，DSMにおけるPTSDの診断基準の変移に伴ってさらに複雑化してきた。DSM-Ⅲにおけるトラウマは「ほとんどの人間に苦痛を伴った顕著な症状を引き起こす明らかなストレス要因」と定義されているが（APA, 1980, p.238），1987年のDSM-Ⅲ-Rのトラウマの定義は「通常の人間の経験の範囲の外にあり，ほとんどの人々に著しい苦痛を引き起こす」（APA, 1987, p.250）出来事を意味すると改変された。これら2つの定義は，頻度の低い凄惨な出来事を指しており，悲嘆，慢性疾患，失業，夫婦間の争いといった比較的よくみられる出来事の除外を意図している。

DSM-Ⅳ（APA, 1994, pp.427-428）はトラウマ的出来事を「(1) 実際にまたは危うく死ぬまたは重傷を負うような出来事を，一度または数度，あるいは自分または他人の身体の保全に迫る危険を，その人が体験し，目撃し，または直面した（基準A1）(2) その人の反応は強い恐怖，無力感または戦慄に関するものである（基準A2）」と定義している。このように，DSM-Ⅳにおけるトラウマ的出来事の定義は拡張されており，突然かつ予期しない愛する人の死や生命を脅かす疾病といったような，頻度が高いがゆえに前版では認められなかった出来事も認められることとなった。一方で，基準A2には強い恐怖，無力感，戦慄を体験する出来事であることを要求すべく加えられている。Breslau（2002, p.924）は，「DSM-Ⅳにおいて，トラウマ的出来事を広範囲に認め特定の感情反応の追加が意味するところは，ストレス要因の客観的特性の重視から脱却し，人々が表面的には類似する出来事に対し異なる知覚，反応を示すであろうという臨床原則を強調しているところである」と述べている。

DSM-ⅣにおけるPTSDの定義のもう1つの重要な変更点は，症状は著しい苦痛もしくは機能不全を引き起こさなければならない点である（基準F）。したがって，基準A1はトラウマ的出来事の種類の拡大を認めたが，基準A2と基準Fは定義を狭くしている。DSM-Ⅳの診断基準に基づいたPTSDの推定有病率は，DSM-Ⅲ-Rの診断基準の使用時より低い（Breslau, 2002）。トラウマへの暴露と特定の出来事に関連したPTSD条件付リスクの推測については，第三もしくは第四世代指標を使用した研究による所が非常に大きい（すなわち単項目スクリーニングよりはむしろ出来事一覧）[2]。

本章ではPTSD有病率の推定のために，第二世代指標を使用した研究結果も含めることとした。第一世代の指標使用の研究は除外したが，トラウマとPTSDの指標に関連する複雑な課題を

---

[2] DSM-5における出来事基準は死，重傷，性的暴力ないしそれらの脅威に暴露されること，となっており，A2基準は診断上の意義が不明確なために削除されている。伝聞による暴露は近親者の場合にのみ認められ，遺体収容などの惨事ストレスも認められている。メディアによる暴露は，職業上，反復される場合以外は認められない。

明確にしたことは本分野への開拓的貢献である。ここで，PTSDの疫学研究の現状について，トラウマ的出来事の暴露率について述べるところから始めることとする。トラウマには多様な形態がある。トラウマ的出来事の分類について標準となるものはないが，暴力（身体的暴力，性的暴行，時として戦闘）とそれ以外の種類のトラウマ（事故外傷，自然災害，衝撃的な出来事の目撃）の区別は可能である。

現在の研究状況

トラウマへの暴露の疫学

トラウマ的出来事の暴露率とその種類
西欧先進社会における成人男性および女性を対象にした研究

　前述のNCS（Kessler et al., 1995）は，米国在住成人におけるトラウマ的出来事への暴露率を全米から選ばれた確率標本に基づいて明らかにした。15歳から54歳までの2,800名以上の男性および3,000名以上の女性を対象に自宅でインタビューを行い，生命を脅かすような事故，性的暴行，強制わいせつ，目撃，火事や災害，戦闘，身体的暴行などの12項目のトラウマ体験について質問した。先行研究ではトラウマ体験は珍しいことではなく，むしろ体験している方が多かったが（例：1992年のNorrisらによる研究では69％，1993年のResnickらによる研究では69％），NCSはこの結果を支持するものであった：男性の61％と女性の51％（性別間での有意差あり）に，最低1つのDSM-Ⅲ-Rが定めるトラウマ体験があった。トラウマ体験のある者の多くは複数回のトラウマ経験があり，その割合は単数回の者よりも多かった。最も多かったトラウマ体験は，負傷や殺害を目撃した（男性36％，女性15％），火事もしくは自然災害に巻き込まれた（男性19％，女性15％），生命を脅かすような事故に巻き込まれた（男性25％，女性14％），であった。女性においては男性よりもレイプ，強制わいせつ，性的暴行，児童期の虐待が多く報告された。男性では女性より火事や災害，生命を脅かすような事故，身体的暴行，戦闘，武器で脅される，捕虜となる，という体験が多かった。

　Creamerらは，同様の結果を1万名の成人が参加したオーストラリア精神保健福祉全国調査 Australian National Survey of Mental Health and Well-Being において報告している。この研究ではKesslerら（1995）の研究で使用されたトラウマ的出来事リストに類似した指標を用いて，オーストラリア男性の65％およびオーストラリア女性の50％が少なくとも1度のトラウマ体験があることが報告された。NCSの研究と同様に，複数回のトラウマ体験は単数回よりも多かった。誰かが重傷を負うもしくは殺害される場面の目撃（男性38％，女性16％），生命を脅かすような事故（男性28％，女性14％），災害（男性20％，女性13％）が最も頻度の高い出来事であった。男性は女性よりも，これらの3つの出来事と身体的暴力，戦闘を多く体験しており，女性は男性よりもレイプと強制わいせつを多く経験していた。

　拡大されたDSM-Ⅳのトラウマ的出来事の定義に基づいたBreslau, Kessler, Chilcoatら（1998）によるデトロイト地域調査では，さらに高い生涯暴露率（90％）が報告された。この調査では，18～45歳の約2,200名の成人が無作為抽出され，電話インタビューを受けた。最低1つの該当出来事を体験した者は，一生の間に平均して5回のトラウマを体験する。最も頻度の高い出来事は，愛する人の突然の予測しない死で，回答者の60％が体験していた。女性は男性よりもレイプなどの性的暴行を受けていた。男性は女性に比べ，武器で脅される，銃撃されるもしくは刺される，ひどく殴られるといった出来事を経験していた。男性の方が，事故や火事，怪我やショックを経験していた。Stein, Walker, HazenとFordeら（1997）は，カナダのウィニペグにおいて無作為抽出された成人1,000名への電話調査から，生涯暴露率は女性では74％，男性では81％であること，加えて男性（55％）は女性（46％）より複数のトラウマ的出来事を体験していることを報告した。

　軍人を対象にした研究は，それのみではない

にしろ第一義的には戦闘トラウマに焦点を当てている。2001年の全米退役軍人調査National Survey of Veterans（NSV）（U.S. Department of Veterans Affairs, 2003）は，2万名以上の米国あるいはプエルトリコ在住の退役軍人のデータをまとめた。39％（男性41％，女性12％）の退役軍人は戦闘へ暴露しており，そのうち36％は死者，瀕死者，負傷者への暴露（接触や目撃）があった。戦闘への暴露率は，第二次世界大戦では退役軍人の54％，朝鮮戦争では19％であった（Spiro, Schnurr, & Aldwin, 1994）。戦闘地域暴露に関しても，NVVRSに報告されている（Kulka et al., 1990）。女性の軍人の多くは看護師であり，戦闘地域暴露の基準は男性と女性とでは異なる。戦闘地域からの帰還兵のうち，男性の34％および女性の39％に非常に高い戦闘ストレスが認められた（ストレスの定義は性別で異なる）。

トラウマへの暴露率と年齢

成人を対象とした後方視的研究としては，Breslau, Kessler, Chilcoatら（1998）のものがある。彼らは16歳から20歳までを中心としたサンプルを対象に研究を行い，デトロイト地域のトラウマへの暴露リスクについて報告している。年齢によってトラウマ的出来事の4つのカテゴリーへの暴露率は異なった。20歳以降に最も暴露へのリスクが減少するのは暴力のカテゴリーであった。突然の予期しない死は，41〜45歳の最高齢グループで最も暴露率が高かった。これは，子どもと若者における暴露についてさらなる研究の重要性を指摘している。

Boney-McCoyとFinkelhor（1995）は，電話によって無作為抽出された10歳から16歳までの1,042名の男子と958名の女子の対人関係暴力についての重要な縦断研究を米国で行った。その結果，女子の26％と男子の44％が対人関係暴力を経験していた。未遂を加えると，暴露率は女子では33％に，男子では47％に増加する。成人を対象にした研究と同様に，男子は女子に比べて身体的暴力を経験しており，女子は男子よりも性的暴行をより経験していた。この調査の約15ヵ月後に再インタビューを行った（Boney-McCoy & Finkelhor, 1996）。この2つの調査の間に，女子の20％および男子の22％は，該当する出来事の1つを経験していた。同様に，Kilpatrickら（2003）は，電話によって無作為抽出した12歳から17歳までの米国人青年4,023名を対象に，被害体験の頻度を調査した。男子は身体的暴力と暴力の目撃の暴露率が女子よりも有意に高く（男子は各々21％と44％；女子は各々13％と35％），女子では性的暴行の暴露率が有意に高く（女子13％；男子3％），身体的な虐待的体罰physically abusive punishmentへの暴露率は同程度であった（男子8.5％，女子10.2％）。また，Singer, Anglin, SongとLunghofer（1995）は，米国3都市の公立学校六校において，14〜19歳からなる3,735名を対象とした調査を行い，男子は女子に比べて暴力への暴露が多いことを報告した。例外は，家庭における被害,性的暴行そして虐待であった。

暴力以外のトラウマ的出来事への暴露率を調べた研究はごくかぎられている（例：重大な事故，愛する人の突然の死）。Costello, Erkanli, FairbankとAngold（2002）は，一般人口調査から，ノースカロライナ西部における学童中期から思春期の1,420名のトラウマ的出来事への暴露について考察した。約25％は16歳までにトラウマ的出来事を最低1つは経験していた。最も多かった出来事は，愛する人の死，トラウマ的出来事の目撃，トラウマ的出来事についての学習（各々約5％）であった。PerkoniggとWittchen（1999）は，ドイツ・ミュンヘン都市部の14歳から24歳までの3,000名をインタビューした。調査にはCIDIとDSM-Ⅳ診断基準が用いられた。基準A2を考慮しなければ，暴露への確率は男性において25％，女性では18％であった。Elkit（2002）は，デンマーク全国から集められた390名の8年生(年齢13〜15歳）の代表サンプルを20項目からなるトラウマとなり得る出来事リスト（例：身体的暴力の脅威）と苦痛な出来事リスト（例：片親の不在）を用いて調査した。データは自記式調査票を用いて収集した。女子の87％と男子の78％は，

最低1回のトラウマ的もしくは苦痛な出来事を経験していた。しかしながら，この調査における出来事の定義が広範囲であったために，通常男性においてより高率でみられる暴露リスクは認められなかった。最も頻度の高かった出来事は家族の死（52%），身体的暴力の脅威（41%），事故（24%）であった。

これらのデータでは年齢分布の片側が欠如している。なぜなら，高齢者のデータが貧弱だからである。高齢者は成人の精神健康に関する一般人口調査対象から除外されることが多い。NCSにおける調査対象の年齢上限は55歳であり，デトロイト地域の調査では45歳であった。高齢者は人口構成の多くを占めていること，高齢化社会が進んでいるという背景を考えると，重要な知識が欠落しているといわざるを得ない。Norris（1992）による米国南東部の成人を対象とした研究では，過去1年間のトラウマ的出来事への暴露率は18～39歳の成人では27%，40～59歳間では21%，60歳以上では14%であったことが報告されている。

民族的マイノリティと途上国または非欧米諸国でのトラウマへの暴露

トラウマ研究における民族性に関しては，結果が一致していない。Breslauら（1991）は，デトロイトの保険維持機構 health maintenance organization（HMO）に加入している若年成人1,000名を対象とした研究において，トラウマへの暴露率に黒人[*3]（42%）と白人（39%）の差がないことを報告した。同様にノースカロライナでのGreat Smoky Mountains Studyでは，非白人若者の暴露リスクは白人若者と違いはなかった（Costello et al., 2002）。一方で，Norris（1992）の米国南東部調査によると，白人（77%）は黒人（61%）に比べて生涯暴露率が高かった。強盗，性的暴行，火事，自動車事故，戦闘に関する暴露率は黒人と白人とでは同様であった。しかしながら，白人は黒人に比べてより身体的暴力，災害，トラウマ的な死別をより多く経験していた。対照的に，デトロイト地域調査では，トラウマへの生涯暴露率，特に暴力への暴露率は白人に比べ非白人の方が高かった（Breslau, Kessler, Chilcoat, et al., 1998）。

ラテンもしくはヒスパニックの一般人口サンプルにおけるトラウマへの暴露率に関するデータはほとんど存在しない。Norrisら（2003b）は，メキシコにてDSM-Ⅳに対応したCIDIを用いてトラウマへの暴露率を調べた。メキシコの異なる地域を代表する4つの都市から計2,509名の成人を対象とした（確率標本）。生涯暴露率は，北米における先行研究の結果の範囲内（全体76%，男性83%，女性71%）であった。全体で最も暴露率の高い出来事はトラウマ的な死別（殺人，自殺，事故による愛する人の喪失），誰かが怪我または殺害されるのを目撃，生命を脅かすような事故，そして身体的暴力であった。女性の27%に比べ，男性の45%が少なくとも1回の何らかの暴力を経験していたことは重要な知見である。

アジア系米国人もしくはアジア人の世界人口に占める割合は大きいにも関わらず，米国の一般人口における彼らのトラウマ暴露率に関する情報は少ない。Chinese American Psychiatric Epidemiology Study（CAPES）では，1,747名（うち95%が移民）を対象に，DSM-Ⅲ-Rに対応したCIDIを用いてトラウマへの暴露率を調査した。その結果，女性の32%と男性の42%が1つもしくはそれ以上のトラウマ的出来事を経験していた（これらの結果は，主任研究者David Takeuchi［National Institutes of Mental Health Grant No. 47460］と共同研究者Lisa Traceyによって，Norris, Foster, and Weisshaar［2002］に提供された）。

民族性に拘わらず，スラム居住者は何らかのトラウマに著しく暴露しているであろう。Osofsky（1997）が発表した国家および地方統計によると，

[*3] 現代の米国社会においてはアフリカ系アメリカ人 African Americanと呼ばれることが普通であるが，学術論文においては black（黒人）という呼称も使用されているため，本書では文脈に応じて両方の呼称を用いている。

米国の子どもと青年が地域社会の暴力によって強いストレスに暴露しており，これは居住地域に関連があることが示されている。暴力への暴露に関する地域差を検証した研究では，銃撃を目撃した生徒の割合が，郊外コミュニティの5%から大都市での50%超までと幅広い。Schwab-Stoneら（1995）は，6年生から10年生の都市部の2,248名の生徒を対象に調査を行った結果，男子の46%と女子の38%が何らかの地域社会の暴力に暴露していた。

De Jongら（2001）は，紛争後の低所得国4か国においてトラウマ暴露の調査を行った（カンボジア，$n=610$；アルジェリア，$n=653$；エチオピア，$n=1200$；ガザ，$n=585$）。対象者として成人を特定のコミュニティから無作為抽出し，Life Events and Social History QuestionnaireおよびDSM-Ⅳに対応したCIDIを用いてインタビューを行った。トラウマ的出来事は以下の5つに分類された：拷問，若者の家庭内ストレス，12歳以前の家族との死別と離別，12歳以前および以後の紛争関連出来事，である。拷問への暴露率は8%（アルジェリア）から26%（エチオピア）；若者の家庭内ストレスは29%（エチオピア）から55%（アルジェリア）；12歳以前の家族との死別と離別は5%（ガザ）から18%（カンボジア）；12歳以前の紛争関連出来事は3%（カンボジア）から72%（アルジェリア）；12歳以後の紛争関連出来事は59%（ガザ）から92%（アルジェリア）。これらの極度のトラウマへのきわめて高い暴露率は，貧困国や戦禍国における疫学調査の重要性を示している。

政治的暴力への暴露に関する疫学研究も存在する。Mollica, PooleとTor（1998）は，カンボジア難民が居住する難民キャンプ数箇所で地域からの確率標本を多段階的に抽出し，約1,000名を対象に調査を行った。その結果，男性と女性は，それぞれ平均14回と12回のトラウマ的出来事を経験していた。対象者の99%が最低1回の戦争関連トラウマに暴露しており，90%以上は水と食糧不足の状況下に置かれた経験があった。ユタ州ポートランド，オレゴン，ソルトレイクシティに居住する13歳から25歳までのカンボジア難民209名の調査では，ほぼ100%が処刑の目撃や家族から引き離されるといった残虐行為に暴露されていた（Sack et al., 1994）。同様に，他の戦争地域に居住する子どもたちにおいても，トラウマへの暴露率が高いことが報告されている。Kuterovac, DyregrovとStuvland（1994）は，クロアチアに居住する10歳から15歳までの若者から抽出された134名における暴露率は90%以上であったことを報告している。Goldstein, WamplerとWise（1995）によるボスニア中央ゼニカにおける報告によると，3名以上の子どもを持つ国内避難民世帯のための施設に居住する6歳から12歳の全364名の戦争暴力への暴露率は100%であった。

トラウマ暴露後の反応

前述の通り，DSM-Ⅳにおけるトラウマの定義は2つの基準から構成されている。基準A1はトラウマ的出来事の範囲を定めている。基準A2は，出来事に対する強い恐怖，無力感または戦慄といった個人的な感情反応を求めている。また，最近の研究では（少数であるが），トラウマとPTSDの疫学における主観的な基準の意義が考察されている。デトロイト地域調査のデータおよび19項目の出来事の拡張版リストから，BreslauとKessler（2001）は，1回の出来事経験がある者のうち77%は基準A2を満たしていたことを報告している。また，トラウマの種類にかかわらず軍事戦闘経験者の34%，レイプ経験者の93%，自分の子の生命を脅かすような疾患の経験者の94%が，基準A2を満たしていた。この診断基準A2の適用はPTSDの有病率を大きく変化させるものではなかった。一方で，主観的体験を伴わないトラウマ的出来事はめったにPTSDをもたらさない。

デトロイトの研究において，基準A2を満たす条件付暴露率は，白人（77%）と非白人（75%）との間で差異はなかった。比較可能だったケースの多くでは，女性は男性よりも基準A2を満たしていた。したがって，総じて女性は男性より

も基準A2を満たしやすいということになる。これは基準A1においては男性の暴露率が女性より高いという報告とは逆の結果ということになる。PerkoniggとWittchen（1999）は，ドイツの青年と若年成人を対象にした研究を行い，基準A1を満たす男性の74％と女性の87％は基準A2を満たしていたという類似した結果を報告している。Norrisら（2003b）は，メキシコ人の男性と女性では，基準A2を考慮に入れると相対的暴露リスクは逆転することを明らかにした。それによると，1回の出来事を経験した者のうち，男性の73％と女性の80％が強い恐怖，無力感または戦慄を経験していた。

トラウマへの暴露に関する研究結果の要約

これらのデータから導かれる最も一般的な結論は，トラウマ的出来事への暴露は，非常によくみられるということであろう。成人になるまでに少なくても25％が1度は経験し，45歳までにほとんどが1度は経験をする。また無視できないのが，その多くは複数回の出来事を経験するということである。必ずしもすべての出来事がトラウマ的だと知覚されるわけではないが，成人の多くが生涯で最低1度は，強い恐怖，無力感または戦慄を経験するであろう。

男性（特に若い男性）は女性に比べて，トラウマ的出来事への暴露率が高いことを多くの研究が示している。しかしながら，DSM-IVの診断基準A1を満たす者のうち，女性は男性よりも基準A2を満たすことが多い。したがって，総じて男性と女性（かつ女子と男子）は，トラウマへの主観的な経験率において違いは全くないかあるとしても非常に僅かなものといえるであろう。民族性に関する結果は一致をみていない。今後は，文化間における暴露の差異に関する研究，移民や難民を含めた米国の民族的マイノリティに関する研究が求められるであろう。トラウマへの暴露率は，戦争，政治的暴力，あるいは地域社会の暴力といった状況下においては著しい増加が予想されることは明らかである。

PTSDの疫学

PTSDの生涯リスクと条件付リスク

欧米先進社会における成人男性および成人女性を対象とした研究

米国におけるPTSDの生涯有病率はDSM-III-R以降大きな差はみられない。デトロイトのHMO調査では，DSM-III-R基準で9％（11％女性，6％男性），全米女性調査National Women's Study（$N = \sim 4,000$）では12％（Resnick et al., 1993），NCSでは8％（女性10％，男性5％）（Kessler et al., 1995）であった。そしてDSM-IVに改訂後のNCS-Rでは7％という結果であった（Kessler, Berglund, Demler, Jin, & Walters, 2005）。

条件付リスクとは，該当ストレス要因への暴露後にPTSDに罹患する確率である。NCSにおいて，暴露した女性の20％と男性の8％がPTSDに罹患した。DSM-IVの診断基準に基づくと，デトロイト地域調査（Breslau et al., 1998a）では，PTSDの条件付確率は，無作為に選択された出来事では女性が13％，男性は6％であった。一方，回答者にとっての最悪の出来事では，女性では18％，男性では10％であった。これらの結果は，最悪の出来事における条件付リスクはバイアスがあるという疑念を認めることとなる。

PTSDを引き起こす確率は，出来事によって異なる。Resnickら（1993）の報告では，女性のPTSDの有病率は，犯罪被害者で26％であり，その他のトラウマのサバイバーの9％に比べて格段に高かった。NCS（Kessler et al., 1995）では，最も条件付リスクの高い出来事は，男女共通してレイプであった（男性65％，女性46％）。PTSDの生涯有病率が高いそれ以外の出来事は，戦闘，児童期の虐待とネグレクト，強制わいせつ，身体的暴力などであった。それらの出来事に比して，事故，自然災害，目撃では，PTSD生涯有病率は低かった。性的暴力は女性のPTSDのほぼ半数を占め，戦闘経験は男性のPTSDのケースの29％を占めていた。デトロイト地域調査（Breslau, Kessler, Chilcoat, et al., 1998）では，戦闘，性的暴力，身体的暴力がPTSDのケースの40％を占めていた。突然の予期しない死はPTSDのケー

スのおよそ30％を占めており，この出来事はトラウマ疫学の中で以前考えられていたよりも重要であることを示している。

PTSDに対する戦闘の影響は非常によく研究されてきた。米国議会は1983年に，NVVRSに対してベトナム戦争の帰還兵のPTSDの有病率と影響について調査するように義務づけた（Kulka et al., 1990）。2,300名以上のベトナム戦争帰還兵（ベトナム戦域で直接服務した者とその時代以外に服務した者を含む）を対象群として，600名の民間人を対照群とした。戦闘地域からの帰還兵群のPTSD生涯有病率は，男性で31％，女性で27％であった。地上部隊として服務した者は軍支部に服務した者よりもPTSD有病率が高く，さらに12カ月以上服役した者が高かった。加えて，17～19歳の間における服役開始はPTSDのリスクを高めた。2006年に，リコールバイアスを調整するため軍の記録を使用してNVVRSデータの再分析を行った。その結果，PTSDの生涯有病率は18.7％であった（Dohrenwend, Turner, Turse, Adams, & Marshall, 2006）。ベトナム戦争帰還兵に関しては，オーストラリアでも調査が行われた（Australia Commonwealth Department of Veterans' Affairs, 1998; O'Toole et al., 1996）。DSM-Ⅲ-R 精神科診断面接マニュアル Structured Clinical Interview for DSM-Ⅲ-R（SCID）によるオーストラリア人帰還兵のPTSD有病率は19％であった（SCID; Spitzer, Williams, Gibbon, & First, 1990）。

PTSD有病率と年齢

PTSDの条件付リスクは，年齢に反比例することが報告されているが（Kessler et al., 1995; Norris, 1992），特に児童期のトラウマはPTSDを引き起こす可能性がある。Breslau, Davis, Andreski, Petersonと Schulz（1997）は，デトロイトのHMO調査において21～31歳を対象に，児童期と成人期でのトラウマの各々のPTSD累積罹患率を調べた。その結果，児童期における出来事（15歳時もしくはそれ以前）では，PTSDの条件付生涯有病率は，およそ女性で35％，男性で10％であった。成人期における出来事では，およそ女性は25％，男性は15％であった。児童期における出来事がより大きな影響をもたらす理由をトラウマ体験の種類から説明することはできなかった。

Kilpatrickら（2003）は，全米女性調査のために改変された，DSM-Ⅲ-Rに対応したDISを用いて，4,000名以上の青年のPTSDを調べた。PTSDの生涯有病率は女子では10％，男子では6％であった。複数回の性的暴行を受けた者は，最も高いPTSDの条件付リスクを示し，生涯有病率は女子では34％，男子では41％であった。複数回の身体的暴力もしくは暴力的な懲罰を受けた者は同様にリスクが高く，女子では40％，男子では20％のPTSD有病率であった。Giaconiaら（1995）は，5歳から定期的にフォローアップされてきた18歳の男子194名と女子190名におけるPTSD有病率を，DSM-Ⅲ-Rに対応したDISを用いて測定した。PTSD生涯有病率は女子が11％で男子が2％であった。この性差は，PTSDの条件付確率の性差（女子24％対男子5％）と同様に，特筆すべき点である。

ミュンヘンでの研究（Perkonigg & Wittchen, 1999）では，DSM-ⅣによるPTSDの生涯有病率は，若者の女性では2.2％（14～17歳群は1.1％；18～24歳群は2.8％），若者の男性では0.4％（14～17歳群は0.2％；18～24歳群は0.5％）であった。これらの率はコホート年齢が15～24歳でありDSM-Ⅲ-Rを用いたNCS（Kessler et al., 1995）よりも低い（女子は10％；男子は3％）。デンマーク青少年調査 Denmark youth study（Elkit, 2002）では，PTSDの生涯有病率は9％という高い有病率が報告された。同様に，女子（12％）は男子（6％）に比べてPTSD診断基準を満たしていたものが多かった。

民族的マイノリティと途上国または非欧米諸国でのPTSD有病率

文化的に多様なグループの相対的脆弱性を調べることは容易ではない。NCS（Kessler et al., 1995）においても，Norris（1992）による米国南

西部の中規模4都市における黒人および白人居住者調査においても，民族間のPTSD有病率に差は認められなかった。デトロイト地域のトラウマ調査（Breslau, Kessler, Chilcoat, et al., 1998）では，黒人は白人と比較してPTSDのリスクが高いことが示されたが，居住区を調整した場合，この差は減少した。CAPESでは，男性が1.1％，女性が2.2％というきわめて低いPTSD有病率が報告された（CAPES調査者の許可に基づくNorrisらの発表［2002］）。

退役軍人におけるPTSDの生涯有病率が民族によって異なることが報告されている。民族的マイノリティのPTSD有病率の要約は，the Matsunaga Vietnam Veterans Project（National Center for American Indian and Alaska Native Mental Health Research, 1997）に記されている。PTSDの生涯有病率は，南西部平原米国原住民では45％，北部米国原住民では57％，ハワイ先住民では38％，日系米国人では9％，ヒスパニックでは34％，黒人では35％，白人では20％であった。民族的差異は，やはり，戦闘への暴露程度によってその大きな部分が説明される（Beals et al., 2002; Friedman, Schnurr, Sengupta, Holmes, & Ashcraft, 2004）。

前述のように，非欧米諸国や開発途上国の一般人口におけるPTSD有病率に関するデータはかぎられている。Norrisら（2003b）は，メキシコの4都市における疫学調査で，メキシコ成人のPTSDの生涯有病率は11％であったと報告している。このDSM-IVを用いたPTSD有病率は，DSM-III-Rによるデトロイト地域調査（Breslau, Kessler, Chilcoat, et al., 1998），同じくNCS（Kessler et al., 1995）よりも高値であった。診断基準Fを除外した場合，メキシコ人の有病率（13％）は米国のNCSの率（8％）より70％高い。それ以外の北米での研究と同様に，メキシコ人女性（15％）のPTSD有病率は，同国男性（7％）の約2倍であった。PTSD有病率に都市部で差があるのも同様で，最貧都市であるオアハカ（17％）ではその他3都市の値（9〜10％）に比べ非常に高率であった。

De Jongら（2001）は，紛争後の4カ国にて調査を行い，PTSDの生涯有病率が著しく高いことを報告している。DSM-IVによるPTSD有病率は，エチオピアでは16％，ガザでは18％，カンボジアでは37％，アルジェリアでは37％であった。これらの結果は，PTSD有病率を明らかにすることで，貧しく戦火で荒廃した国々の人々の健康状態がいかなる状況であるかを理解するために，重要な知見である。カンボジアとアルジェリアにおいては，女性は男性よりもよりPTSDに罹患している一方で，ガザでは男性の方が女性よりもPTSDに罹患していた。12歳以降での紛争関連の出来事は，どの国でもPTSDと関係しており，一致した結果であった。Mollica, PooleとTor's（1998）は，タイとカンボジアの国境付近のキャンプ在住の1,000名近いカンボジア難民を対象に研究を行った。その結果，トラウマ的出来事を4回以下経験している難民における有病率は17％，25回以上経験した難民の場合は80％にまで増加した。

慢性PTSDと現在PTSD

研究目的のためには「慢性PTSD」は1年もしくはそれ以上持続するPTSDエピソードであると定義されるのが普通である。多くの者にとってPTSDは一時的な疾患であるが，罹患した者のうち3分の1は数年後も緩解していない（Kessler et al., 1995）。NCSにおいて，PTSDに罹患し，かつ未治療の成人の場合，エピソードの持続期間は平均5年以上であった。有病率は最初の12カ月で著しく低下するものの，その後5年は緩やかにしか低下しない（Kessler et al., 1995）。未治療の場合，出来事発生後1〜2年後にPTSD診断基準を満たす者の回復予後は，非常に悪いと考えられている。しかしながら，Kesslerら（p.1059）は，「2年目以降であっても未治療のPTSD罹患者の50％が最終的に緩解する可能性がある」と述べている。デトロイト地域調査（Breslau, Kessler, Chilcoat, et al., 1998）では，発症から緩解までの期間の中央値は男性の1年に比べて女性は4年であった。若年成人を対象とした初期の

デトロイトのHMO調査の第一弾の調査データから，BreslauとDavis (1992) は，1年以上持続するPTSDでは女性が多いことを報告している。暴露後に，男性の6％に比べて女性の22％が慢性PTSDを発症した。メキシコでの調査（Norris et al., 2003b）では，PTSDケースの62％，もしくは総サンプルの7％（女性10％，男性4％）が，慢性PTSD調査診断基準（すべてのDSM-Ⅳ診断基準を満たし，症状が1年以上持続している）を満たしていた。最貧都市オアハカの住民（12％）は，メキシコのその他3都市の住民（5～6％）に比べて2倍の慢性PTSDが報告されており，居住要因がPTSDの慢性化に影響を与えている可能性が示された。

いうまでもなく，調査時にPTSDの診断がなされている者（以後，現在PTSD）の割合は，PTSD生涯有病率もしくは慢性PTSD有病率より低くなる。Resnickら (1993) は，全米女性調査から，過去6カ月のPTSD有病率は5％であったと報告している。Kessler, Chiu, DemlerとWalters (2005) も，米国における過去12カ月PTSD有病率は3.5％と同様の結果を報告した。Creamerら (2001) はオーストラリアにおける過去12カ月PTSD有病率は1.3％，また，Steinら (1997) はカナダ，マニトバ州ウィニペグではDSM-Ⅳによる現在PTSDの有病率は女性で2.7％，男性で1.2％であったと報告した。Perkonigg, Kessler, StorzとWittchen (2000) による研究では，ドイツの青年と若年成人サンプルにおけるDSM-Ⅳによる現在PTSDの有病率は同様であった（女性2.2％，男性1％）。Costelloら (1996) によるGreat Smoky Mountains Studyでは，子どもと若者における過去3カ月のPTSD有病率は1％未満であった。Kilpatrickら (2003) は，青年を対象とした全国調査において，過去6カ月のDSM-Ⅲ-RによるPTSD有病率は，女子では6％，男子では4％であったことを報告している。

退役軍人における現在PTSD有病率は一般人口に比べて高く，特に戦闘に暴露した場合に顕著である。Schnurrら (Schnurr, Spiro, Aldwin, & Stukel, 1998; Spiro et al., 1994) は，第二次世界大戦および朝鮮戦争の帰還兵における現在PTSD有病率は約1％程度と報告したものの（戦闘に極度に暴露した群は3.5％），NVVRS (Kulka et al., 1990) によれば，戦闘地域からの男性帰還兵の15％，女性帰還兵の9％が現在PTSDであった。非戦域帰還兵の場合は，男性で2.5％，女性では1.1％と明らかに低い現在PTSD有病率であった。NVVRSにおける現在PTSDの有病率も民族性で異なっており，ヒスパニックでは28％，黒人では21％，白人とそれ以外では14％であった。2006年の再分析では（戦後11～12年），現在PTSD有病率は9.1％であったと報告した (Dohrenwend et al., 2006)。15万名におよぶ湾岸戦争帰還兵の代表サンプルでは (Kang, Natelson, Mahan, Lee, & Murphy, 2003)，兵士として配置されたもののうち10％が現在PTSDであった一方で，当時服務中ではあったが配置されなかった者は4％であった。また，湾岸戦争において戦闘を目撃した者の23％が現在PTSDであった。

現在PTSDの有病率は低いということが一般的な見解である。しかしながら，地域全体に影響するような災害や事件などが起きた場合は例外となる。災害研究においても疫学的手法（確率抽出，診断尺度）が用いられるが，きわめて高率な現在PTSD有病率が報告されている。Shore, TatumとVollmer (1986) は，1980年におきたセントヘレナ山の火山爆発後38～42カ月に1,025名の成人を対象として，うつ病，全般性不安，PTSD (DSM-Ⅲに対応したDISのPTSDモジュール) について，罹患が被災前後どちらかを区別し，複合的な結果を報告した。女性では低暴露群の6％およびコントロール群の1％に新規の罹患がみられたが，高暴露群では21％に上った。Hanson, Kilpatrick, FreedyとSaunders (1995) は，1992年に起きた警官によるRodney King暴行に対する無罪判決に端を発した市民暴動後に，無作為抽出したロサンゼルス郡の成人1,200名を調査したところ，現在PTSD有病率は4％であった。Galeaら (2002) は，世界貿易センタービルテロ事件の1カ月後にマンハッタン下

部に居住する1,000名を対象に調査を行った。その結果，現在PTSD有病率（前月）は7.5%であり，事件後4カ月で2%に減少した（Galea et al., 2003）。Norris, Murphy, BakerとPerilla（2004）は，1999年にメキシコで発生した洪水および土砂崩れ災害の6カ月後に，タバスコ州テシウトラン，プエブラおよびビヤエルモサの成人561名にインタビューを行った。洪水後6カ月後に，CIDIを使用してDSM-IVによるPTSDの有病率を評価した。第一回調査では全体のPTSD有病率は24%と高かったが，多数の被災者と避難者をだしたテシウトランでは特に高く46%に上った。現在PTSD有病率は，その後18カ月間の間に顕著に減少したが，災害後2年の時点における母集団標準値より高値のままであった。

閾値下PTSD

疫学研究において，診断基準の一部である特定の症状の割合を報告することは稀であり，通常は診断基準をすべて満たした者を扱う。しかしながら，研究によれば，PTSDの診断がつかなくても相当のトラウマ後ストレスを示す者の数はずっと多い。例えば，Norris（1992）の研究によると，暴力被害者の13%のPTSD有病率を報告しているが，その暴力被害者のうち68%が再体験症状の基準Bを満たし，53%が過覚醒症状の基準Dを満たし，回避麻痺症状の基準C（3つの症状を満たすことが必須）を満たしたのは16%であった。このグループでは，73%が最低1つの基準Cを満たしており，31%は2つを満たしていた。Norrisの研究によると，出来事の種類に関わらず，PTSDの条件付有病率は基準Cが3つではなく2つであるとするならば，その数値は2倍，場合によって3倍に跳ね上がる。したがって，完全にPTSDの診断基準を満たした者（以後，完全PTSD）と少なくとも同数の深刻な閾値下PTSDが存在しており，定義の仕方によってはその割合は増えたかもしれない。Steinら（1997）は，閾値下PTSDと機能性との関係について言及している。彼らは「完全PTSD」をすべてのDSM-IV診断基準に当てはまる症例とし，「部分PTSD」を侵入（B），回避／麻痺（C），覚醒（D）の3つの基準においてそれぞれ最低1つの症状を満たしている症例と定義した。また，部分PTSDがある者は，PTSDのないものと比較して，職場や学校において明らかな機能不全があることが示された。そして完全PTSDのある者は予想にたがわず他のグループに比べより悪化した機能不全を示した。

PTSD疫学の要約

トラウマに暴露した北米人のうち，すべてのPTSD症状を満たす者は一部（10〜20%）である。したがって，トラウマへの暴露率が高率であるにも関わらず，PTSD生涯有病率は8〜12%である。ある時点における一般人口の現在PTSD有病率は1〜3%であり，軍人になるとより高くなる。診断基準以下レベルの症状はさらに大きな割合となる。深刻な閾値下PTSDは完全PTSDの有病率の最低1から2倍に上る。さらに，有病率の数値はかなり低く感じられるが，それを人数に置き換えると非常に大きな値であることに留意しなければならない。なぜなら大都市の成人100万名における現在PTSD有病率が2%というのは，推定上2万名の要治療ケースが存在することを示すからである。

これらのデータによって相対危険度に関する暫定的な結論を述べたい。暴力は最もPTSDに結びつくトラウマである。また，女性や若年成人は，男性や高齢成人に比べてPTSDの条件付リスクが高いことが一貫して示されている。児童期におけるPTSD疫学の理解のためにさらなる研究が必須である。北米あるいは多文化における民族的マジョリティおよびマイノリティにおける相対危険度に関して明確な結論を述べることはできないが，研究結果からいえるのは，スラム，暴力多発地域，もしくは貧困地域の若者と若年成人は，それ以外に比べてPTSDの条件付リスクはきわめて高いということである。開発途上国もしくは非欧米諸国からのかぎられたデータは，貧困国あるいは戦禍国におけるPTSD有病率は，世界の地域よりもかなり高いことを示唆している。

今後の課題

疫学は，明確に定義された目的と方法論を持つ比較的成熟した学問である。しかしながら，トラウマとPTSDに限局していえば，重要な課題が2つある。1つ目はトラウマの定義，診断基準および評価であり，2つ目はこれまでの研究に含まれてこなかったグループを対象に含めることである。

評価に関する課題

トラウマとPTSDのどちらの評価についても課題がある。トラウマ的出来事を評価するチェックリストの作成過程において，内容妥当性には注意を払わなくてはならない。トラウマ的かあるいはそうでないかにかぎらず，ライフイベント life event のリストは，大規模な母集団のライフイベントを代表するものでなければならない（例：Dohrenwend, Krasnoff, Askenasy & Dohrenwend, 1978）。構成されたリスト次第で，研究結果から読み取ることのできる意味と，その一般化可能性が左右されてしまう。ライフイベント尺度の開発者は，尺度に意図的に提示した出来事の総体が何を意味しているのかを，ほとんど明らかにしてこなかった。またトラウマ的出来事と，それ以外の望ましくない出来事との境界線についての合意はいまだ得られていない。これはトラウマ以外の出来事がその体験者の生活において重要でないということではなく，単に尺度の関心領域外であるためである。すなわち構成概念妥当性や内容妥当性が臨床より理論に基づいて構成されているということであり（Wilson, 1994），この問題は非常に重要である。本章における文献展望は，PTSDとトラウマに関する前方視的研究のさらなる必要性を指摘するものである。経時的分析が求められており，後方視研究によるバイアスについても明確に記述されることが必要である。

多様性の欠如

本章で文献展望を行った結果，残念であったのは概念の妥当性が多様な集団で確認されていないことである。疫学にとって重要な課題の1つは，トラウマとPTSDの多文化間評価である。Mollicaら（1995）は，単に翻訳するのではなく，民族や文化に適合させることの重要性を述べている。Mollicaらによれば「核となる」PTSDセクションは言語を選ばず同様であるべきであるが，残りの症状は文化によって異なる可能性もあるため，多様でなければならない。これらの症状については，民族学的研究，臨床実験や現地の研究者，治療者らの知見や経験が必要となる。

またPTSDに関する疫学研究の最大の欠点は，米国における英語を話さない民族的マイノリティに関する精緻な研究が不足していることである。NCSのヒスパニック，アジア系，米国先住民のサンプルは小規模であり，出身国も多様で，英語を話す者に限定されていた。補足調査では，特定の下位集団（例：中国系米国人）についての優れたデータが示されたが，この結果の一般化には細心の注意が必要である。母国での暴力やトラウマのために米国に居住する多様かつ小規模な民族，例えばアジア系，アフリカ系，ラテン系，ヨーロッパ系難民に，この研究結果を適用することはできない（例：Cervantes, Salgado de Snyder, & Padilla, 1989; Kinzie et al., 1990）。

文化の影響と民族的マイノリティあるいは貧困による影響を区別するため，研究方法の改善が求められる。また，都市に居住することはトラウマへの暴露とPTSDのリスクを上昇させる可能性があることを示すデータが存在する。例えば，ホームレスは確率的な世帯抽出に限界があるため，研究が十分ではない。先行研究（Bassuk, Buckner, Perloff, & Bassuk, 1998; Buhrich, Teesson, & Hodder, 2000; Leda, Rosenheck, & Gallup, 1992; North & Smith, 1992; North, Smith, & Spitznagel, 1994; Rosenheck, Frisman, Fontana, & Leda, 1997; Rosenheck, Leda, & Gallup, 1992; Smith, North, & Spitznagel, 1992, 1993）によると，ホームレスではトラウマへの暴露とPTSD罹患率が高いことは疑いない。しかしながら，これまでの研究の多くはホームレスの中でも下位集団（例：物質乱用者，重度精神疾患者）を対象に調査して

おり，一般化可能性のある疫学的サンプリング方法を使用していない。若年者においても，特にこの発達時期におけるトラウマ的出来事の衝撃の甚大さのため，若年者のトラウマに関する研究の重要性が指摘されてきた。政治的トラウマやテロの体験者に関する研究もまた不足している。

パブリックヘルスへの示唆

疫学研究は，通常は説明よりも記述を目的としており，パブリックヘルス的観点からトラウマとPTSDの特性を明らかにするうえでは重要である。パブリックヘルス的な課題の解決は，次のようなストレスやトラウマの経時的な過程に沿ったものでなくてはならない。(1) 客観的ストレス要因または出来事，(2) 主観的解釈，(3) 急性の精神的苦痛，(4) 慢性疾患。Caplan (1964) の代表的著作以降，集団への解決策は，一次，二次，三次予防として区別されてきた。その結果，危機前（一次予防），危機中（二次予防），危機後（三次予防）に分類した介入を行うことが通例となった。介入による予防の目的が，客観的ストレス要因であるのか，トラウマなのか，あるいはトラウマ後の急性の反応なのか慢性PTSDなのかによって，異なった介入のアプローチが必要になるであろう。個人に対する心理療法から地域社会を対象とした行政的な取り組みまで，多様なアプローチがあらゆる段階において必要である（Dohrenwend, 1978; Norris & Thompson, 1995）。

PTSDの有病率や暴力は，1つの取り組みだけで減少させることはできない。政治的であれ，性的であれ，暴力はPTSDの最も重要な原因である。しかし原因を引き起こすのも人間であるが，予防する役割を担うのもまた人間である。災害や事故といった意図しないトラウマにおいても同様である。自然災害の被害でさえ，人間個人や社会の活動による結果といえる部分もある。これらの活動を変えることは難しいが不可能ではない。

続く2つ目の段階は，客観的ストレス要因からトラウマの主観的体験への移行である。出来事は多くの場合一様に恐怖，戦慄，無力感をもたらす。様々な意味において，これらは人類などの生物種が危険に適応するための自然な反応である。BreslauとKessler (2001) は，基準A2が客観的暴露とPTSDのリスク要因を混同させるのではないかと懸念している（例：暴露後のPTSD発症に影響を与え得る性別などの特性）。またA2基準はストレス要因の客観的特徴としてではなく，急性反応を含む診断基準として別途概念化することを提案している。生命を脅かすような危機に直面した際にできるだけ驚愕や恐怖を感じるべきではないと助言することはほとんど意味をなさない。事実，急性期の反応の基礎となるアドレナリンの大量分泌が命を救うのである。唯一の建設的な可能性としては，トラウマ的出来事による圧倒的な無力感を軽減するために，暴露前に人々の効力感を高めることである（Harvey, 1990）。

次の段階は，トラウマ的ストレスから急性のPTSD症状への移行である。繰り返し言及されてきたが，ある程度の精神的苦痛は異常な事態への正常な反応である。一時的なストレス反応自体は病的ではなく，ほとんどの者はストレスとなる出来事を「克服」することができる（Dohrenwend, 1978; Norris, Murphy, Baker, & Perilla, 2003a）。トラウマへの暴露後，男性の90％，女性の80％は診断基準を満たすほどの精神科的な問題は起きない。逆説的に言えば，男性の10％，女性の20％が罹患する。これは，女性と男性の持つレジリエンス resilience を証明するものであるが，このレジリエンスを促進するための自然発生的な支援資源へのアクセスと確保が重要となる。

いうまでもなく，我々の最大の関心は慢性および持続的なPTSDを発症する個人にある。その点に関しては性差が特に大きく，医学的，精神科治療的介入を要する慢性的症状に苦しむ女性は，男性の3倍から4倍以上である。治療は文化と性別に関して特に敏感でなくてはならない。個別の治療の進歩はきわめて重要ではあるが，ある治療が集団レベルの解決策（三次予防）になるのは，それが大規模に行われた場合だけであることを肝に銘じる必要がある（Caplan, 1964）。

謝　辞

本章の一部は米国国立精神保健研究所の助成（K02MH63909 および 3R01MH51278，主任研究者 Fran H. Norris）によるものである。

文　献

Alegria, M., & McGuire, T. (2003). Rethinking a universal framework in the psychiatric symptom-disorder relationship [Special Issue: Race, Ethnicity and Mental Health]. *Journal of Health and Social Behavior, 44*(3), 257-274.

American Psychiatric Association. (1980). *Diagnostic and statistical manual of mental disorders* (3rd ed.). Washington DC: Author.

American Psychiatric Association. (1987). *Diagnostic and statistical manual of mental disorders* (3d ed., rev.). Washington, DC: Author.

American Psychiatric Association. (1994). *Diagnostic and statistical manual of mental disorders* (4th ed.). Washington. DC: Author.

Australia Commonwealth Department of Veterans' Affairs. (1998). *Morbidity of Vietnam veterans: A study of the health of Australia's Vietnam veteran community: Vol. 1. Male Vietnam veterans: Survey and community comparison outcomes.* Canberra, Australia: Department of Veterans' Affairs.

Bassuk, E. L., Buckner, J. C., Perloff, J. N., & Bassuk, S. S. (1998). Prevalence of mental health and substance use disorders among homeless and low-income housed mothers. *American Journal of Psychiatry, 155*(11), 1561-1564.

Beals, J., Manson, S. M., Shore, J. H., Friedman, M. J., Ashcraft, M., Fairbank, J. A., et al. (2002). The prevalence of posttraumatic stress disorder among American Indian Vietnam veterans: Disparities and context. *Journal of Traumatic Stress, 15*(2), 89-97.

Boney-McCoy, S., & Finkelhor, D. (1995). Psychosocial sequelae of violent victimization in a national youth sample. *Journal of Consulting and Clinical Psychology, 63*(5), 726-736.

Boney-McCoy, S., & Finkelhor, D. (1996). Is youth victimization related to trauma symptoms and depression after controlling for prior symptoms and family relationships?: A longitudinal, prospective study. *Journal of Consulting and Clinical Psychology, 64*(6), 1406-1416.

Breslau, N. (2002). Epidemiologic studies of trauma, posttraumasic stress disorder, and other psychiatric disorders. *Canadian Journal of Psychiatry, 47*(10), 923-929.

Breslau, N., & Davis, G. C. (1992). Posttraumatic stress disorder in an urban population of young adults: Risk factors for chronicity. *American Journal of Psychiatry, 149*(5), 671-675.

Breslau, N., Davis, G. C., Andreski, P., & Peterson, E. L. (1991). Traumatic events and posttraumatic stress disorder in an urban population of young adults. *Archives of General Psychiatry, 48*(3), 216-222.

Breslau, N., Davis, G. C., Andreski, P., Peterson, E. L., & Schultz, L. R. (1997). Sex differences in post-traumatic stress disorder. *Archives of General Psychiatry, 54*(11), 1044-1048.

Breslau, N., & Kessler, R. C. (2001). The stressor criterion in DSM-Ⅳ posttraumatic stress disorder: An empirical investigation. *Biological Psychiatry, 50*(9), 699-704.

Breslau, N., Kessler, R. C., Chilcoat, H. D., Schultz, L. R., Davis, G. C., & Andreski, P. (1998). Trauma and posttraumatic stress disorder in the community: The 1996 Detroit Area Survey of Trauma. *Archives of General Psychiatry, 55*, 626-631.

Breslau, N., Kessler, R. C., & Peterson, E. (1998). Posttraumatic stress disorder assessment with a structured interview: Reliability and concordance with standardized clinical interview. *International Journal of Methods in Psychiatric Research, 7*, 121-127.

Buhrich, N., Teesson, M., & Hodder, T. (2000). Lifetime prevalence of trauma among homeless people in Sydney. *Australian and New Zealand Journal of Psychiatry, 34*(6), 963-966.

Caplan, C. (1964). *Principles of preventive psychiatry.* Oxford. UK: Basic Books.

Cervantes, R. C., Salgade de Snyder, V. N., & Padilla, A. M. (1989). Posttraumatic stress in immigrants from Central America and Mexico. *Hospital and Community Psychiatry, 40*(6), 615-619.

Costello, E. J., Angold, A., Burns, B. J., Stangl, D. K., Tweed, D. L., Erkanli, A., et al. (1996). The Great Smoky Mountains Study of youth: Goals, design, methods, and the prevalence of DSM-III-R disorders. *Archives of General Psychiatry, 53*(12), 1129-1136.

Costello, E. J., Erkanli, A., Fairbank, J. A., & Angold, A. (2002). The prevalence of potentially traumatic events in childhood and adolescence. *Journal of Traumatic Stress, 15*(2), 99-112.

Creamer, M., Burgess, P. M., & McFarlane, A. C. (2001). Post-traumatic stress disorder: Findings from the Australian National Survey of Mental Health and Well-Being. *Psychological Medicine, 31*(7), 1237-1247.

Davidson, J. R. T., Hughes, D. C., Blazer, D. G., & George, L. K. (1991). Post-traumatic stress disorder in the community: An epidemiological study. *Psychological Medicine, 21*(3), 713-721.

de Jong, J. T., Komproe, I. H., Van Ommeren, M., El Masri, M., Araya, M., Khaled, N., et al. (2001). Lifetime events and posttraumatic stress disorder in 4 postconflict settings. *Journal of the American Medical Association, 286*(5), 555-562.

Dobrenwend, B. S. (1978). Social stress and community psychology. *American Journal of Community Psychology, 6*(1), 1-14.

Dohrenwend, B. S., Krasnoff, L., Askenasy, A. R., &

Dohrenwend, B. P. (1978). Exemplification of a method for scaling life events: The PERI Life Events Scale. *Journal of Health and Social Behavior, 19*(2), 205-229.

Dohrenwend, B. P., Turner, J. B., Turse, N., Adams, B. G., & Marshall, R. (2006). The psychological risks of Vietnam for U.S. veterans: A revisit with new data and methods. *Science, 313*, 979-982.

Elkit, A. (2002). Victimization and PTSD in a Danish national youth probability sample. *Journal of the American Academy of Child and Adolescent Psychiatry, 41*(2), 174-181.

Friedman, M. J., Schnurr, P. P., Sengupta, A., Holmes, T., & Ashcraft, M. (2004). The Hawaii Vietnam Veterans Project: Is minority status a risk factor for posttraumatic stress disorder? *Journal of Nervous and Mental Disease, 192*(1), 42-50.

Galea, S., Ahern, J., Resnick, H. S., Kilpatrick, D. G., Bucuvalas, M. J., Gold, J., et al. (2002). Psychological sequelae of the September 11 terrorist attacks in New York City. *New England Journal of Medicine, 346*(13), 982-987.

Galea, S., Vlahov, D., Resnick, H. S., Ahern, J., Susser, E. S., Gold, J., et al. (2003). Trends of probable post-traumatic stress disorder in New York City after the September 11 terrorist attacks. *American Journal of Epidemiology, 158*(6), 514-524.

Giaconia, R. M., Reinherz, H. Z., Silverman, A. B., Pakiz, B., Frost, A. K., & Cohen, E. (1995). Traumas and posttraumatic stress disotder in a community population of older adolescents. *Journal of the American Academy of Child and Adolescent Psychiatry, 34*(10), 1369-1380.

Goldstein, R. D., Wampler, N. S., & Wise, P. H. (1995). War experiences and distress symptoms of Bosnian children. *Pediatrics, 100*(5), 873-878.

Guarnaccia, P. J., Canino, G., Rubio-Stipec, M., & Bravo, M. (1993). The prevalence of ataques de nervios in the Puerto Rico Disaster Study: The role of culture in psychiatric epidemiology. *Journal of Nervous and Mental Disease, 181*(3), 157-165.

Hanson, R. F., Kilpatrick, D. G., Freedy, J. R., & Saunders, B. E. (1995). Los Angeles County after the 1992 civil disturbances: Degree of exposure and impact on mental health. *Journal of Consulting and Clinical Psychology, 63*(6), 987-996.

Harvey, M. (1990, November). *An ecological view of psychological trauma and recovery from trauma.* Paper presented at the International Society of Traumatic Stress Studies, New Orleans, LA.

Helzer, J. E., Robins, L. N., & McEvoy, L. (1987). Post-traumatic stress disorder in the general population: Findings of the epidemiologic catchment area survey. *New England Journal of Medicine, 317*(26), 1630-1634.

Kang, H. K., Natelson, B. H., Mahan, C. M., Lee, K. Y., & Murphy, F. M. (2003). Post-traumatic stress disorder and chronic fatigue syndrome-like illness among Gulf War veterans: A population-based survey of 30,000 veterans. *American Journal of Epidemiology, 157*(2), 141-148.

Keane, T. M., Kaloupek, D. G., & Weathers, F. W. (1996). Ethnocultural considerations in the assessment of PTSD. In A. J. Marsella, M. J. Friedman, E. T. Gerrity, & R. M. Scurfield (Eds.), *Ethnocultural aspects of posttraumatic stress disorder: Issues, research, and clinical applications* (pp. 183-205). Washington, DC: American Psychological Association.

Kessler, R. C., Berglund, P., Demler, O., Jin, R., & Walters, E. E. (2005). Lifetime prevalence and age-of-onset distributions of DSM-Ⅳ disorders in the National Comorbidity Survey Replication. *Archives of General Psychiatry, 62*, 593-602.

Kessler, R. C., Chiu, W. T., Demler, O., & Walters, E. E. (2005). Prevalence, severity, and comorbidity of 12-month DSM-Ⅳ disorders in the National Comorbidity Survey Replication. Archives of General Psychiatry, 62, 617-627.

Kessler, R. C., Sonnega, A., Bromet, E., Hughes, M., & Nelson, C. B. (1995). Posttraumatic stress disorder in the National Comorbidity Survey. *Archives of General Psychiatry, 52*(12), 1048-1060.

Kilpatrick, D. G., Ruggiero, K. J., Acierno, R., Saunders, B. E., Resnick, H. S., & Best, C. L. (2003). Violence and risk of PTSD, major depression, substance abuse/dependence, and comorbidity: Results from the National Survey of Adolescents. *Journal of Consulting and Clincal Psyhology, 71*(4), 692-700.

Kinzie, J. D., Boehnlein, J. K., Leung, P. K., Moore, L. J., Riley, C. M., & Smith, D. (1990). The prevalence of posttraumatic stress disorder and its clinical significance among Southeast Asian refugees. *American Journal of Psychiatry, 147*(7), 913-917.

Kirmayer, L. J. (1996). Confusion of the senses: Implications of ethnocultural variations in somatoform and dissociative disorders for PTSD. In A. J. Marsella, M. J. Friedman, E. T. Gerrity, & R. M. Scurfield (Eds.), *Ethnocultural aspects of posttraumatic stress disorder: Issues, research, and clinical applications* (Vol. 22, pp. 131-163). Washington, DC: American Psychological Association.

Kulka, R. A., Schlenger, W. E., Fairbank, J. A., Hough, R. L., Jordan, B. K., Marmar, C. R., et al. (1990). *Trauma and the Vietnam War generation: Report of findings from the National Vietnam Veterans Read-justment Study* (Vol. 29). New York: Brunner/Mazel.

Kuterovac, G., Dyregrov, A., & Stuvland, R. (1994). Children in war: A silent majority under stress. *British Journal of Medical Psychology, 67*(4), 363-375.

Leda, C., Rosenheck, R. A., & Gallup, P. (1992). Mental illness among homeless female veterans. *Hospital and Community Psychiatry, 43*(10), 1026-1028.

Manson, S. M. (1997). Cross-cultural and multiethnic assessment of trauma. In J. P. Wilson & T. M. Keane (Eds.), *Assessing psychological trauma and PTSD* (pp. 239-266). New York: Guilford Press.

Mollica, R., Caspi-Yavin, Y., Lavelle, J., Tor, S., Yang, T.,

Chan, S., et al. (1995). *Manual for the Harvard Trauma Questionnaire.* Brighton, MA: Indochinese Psychiatry Clinic.

Mollica, R. F., Poole, C., & Tor, S. (1998). Symptoms, functioning, and health problems in a massively traumatized population: The legacy of the Cambodian tragedy. In B. P. Dohrenwend (Ed.), *Adversity, stress, and psychopathology* (pp. 34-51). New York: Oxford University Press.

National Center for American Indian and Alaska Native Mental Health Research. (1997). *Matsunaga Vietnam Veterans Project: Final report.* White River Junction, VT: National Center for PTSD.

Norris, F. H. (1992). Epidemiology of trauma: Frequency and impact of different potentially traumatic events on different demographic groups. *Journal of Consulting and Clinical Psychology, 60*(3), 409-418.

Norris, F. H., Foster, J. D., & Weisshaar, D. L. (2002). The epidemiology of sex differences in PTSD across developmental, societal, and research contexts. In R. Kimerling, P. Ouimette, & J. Wolfe (Eds.), *Gender and PTSD* (pp. 3-42). New York: Guilford Press.

Norris, F. H., Murphy, A. D., Baker, C. K., & Perilla, J. L. (2003a). Severity, timing, and duration of reactions to trauma in the population: An example from Mexico. *Biological Psychiatry, 53*(9), 767-778.

Norris, F. H., Murphy, A. D., Baker, C. K., Perilla, J. L. (2004). Postdisaster PTSD over four waves of a panel study of Mexico's 1999 flood. *Journal of Traumatic Stress, 17,* 283-292.

Norris, F. H., Murphy, A. D., Baker, C. K., Perilla, J. L., Gutiérrez Rodriguez, F., & Gutiérrez Rodriguez, J. D. J. (2003b). Epidemiology of trauma and posttraumatic stress disorder in Mexico. *Journal of Abnormal Psychology, 112*(4), 646-656.

Norris, F. H., & Thompson, M. P. (1995). Applying community psychology to the prevention of trauma and traumatic life events. In J. R. Freedy & S. E. Hobfoll (Eds.), *Traumatic stress: from theory to practice* (pp. 49-71). New York: Plenum Press.

Norris, F. H., Weisshaar, D. L., Conrad, M. L., Diaz, E. M., Murphy, A. D., & Ibanez, G. E. (2001). A qualitative analysis of posttraumatic stress among Mexican victims of disaster. *Journal of Traumatic Stress, 14*(4), 741-756.

North, C. S., & Smith, E. M. (1992). Posttraumatic stress disorder among homeless men and women. *Hospital and Community Psychiatry, 43*(10), 1010-1016.

North, C. S., Smith, E. M., & Spitznagel, E. L. (1994). Violence and the homeless: An epidemiologic study of victimization and aggression. *Journal of Traumatic Stress, 7*(1), 95-110.

Osofsky, J. D. (1997). *Children in a violent society.* New York: Guilford Press.

O'Toole, B. I., Marshall, R. P., Grayson, D. A., Schureck, R. J., Dobson, M., Ffrench, M., et al. (1996). The Australian Vietnam Veterans Health Study: III. Psychological health of Australian Vietnam veterans and its relationship to combat. *International Journal of Epidemiology, 25*(2), 331-340.

Paniagua, F. A. (2000). Culture-bound syndromes, cultural variations, and psychopathology. In I. Cuellar & F. A. Paniagua (Eds.), *Handbook of multicultural mental health* (pp. 139-169). San Diego, CA: Academic Press.

Perkonigg, A., Kessler, R. C., Storz, S., & Wittchen, H.-U. (2000). Traumatic events and post-traumatic stress disorder in the community: Prevalence, risk factors and comorbidity. *Acta Psychiatrica Scandinavica, 101*(1), 46-59.

Perkonigg, A., & Wittchen, H. U. (1999). Prevalence and comorbidity of traumatic events and posttraumatic stress disorder in adolescents and young adults. In A. Maercker, Z. Solomon, & M. Schützwohl (Eds.), *Post-traumatic stress disorder: A lifespan developmental perspective* (pp. 113-133). Seattle: Hogrefe & Huber.

Resnick, H. S., Kilpatrick, D. G., Dansky, B. S., Saunders, B. E., & Best, C. L. (1993). Prevalence of civilian trauma and posttraumatic stress disorder in a representative national sample of women. *Journal of Consulting and Clinical Psychology, 61*(6), 984-991.

Rosenheck, R. A., Frisman, L., Fontana, A., & Leda, C. (1997). Combat exposure and PTSD among homeless veterans of three wars. In C. S. Fullerton & R. J. Ursano (Eds.), *Posttraumatic stress disorder: Acute and long-term responses to traoma and disaster* (pp. 191-207). Washington, DC: American Psychiatric Press.

Rosenheck, R. A., Leda, C., & Gallup, P. (1992). Combat stress, psychosocial adjustment, and service use among homeless Vietnam veterans. *Hospital and Community Psychiatry, 43*(2), 145-149.

Sack, W. H., McSharry, S., Clarke, G. N., Kinney, R., Seeley, J. R., & Lewinsohn, P. (1994). The Khmer Adolescent Project: I. Epidemiologic findings in two generations of Cambodian refugees. *Journal of Nervous and Mental Disease, 182*(7), 387-395.

Schlenger, W. E., Kulka, R. A., Fairbank, J. A., Hough, R. L., Jordan, B. K., Marmar, C. R., et al. (1992). The prevalence of posr-traumatic stress disorder in the Vietnam generation: A multimethod, multisource assessment of psychiatric disorder. *Journal of Traumatic Stress, 5*(3), 333-363.

Schnurr, P. P., Spiro, A., Aldwin, C. M., & Stukel, T. A. (1998). Physical symptom trajectories following trauma exposure: Longitudinal findings from the Normative Aging Study. *Journal of Nervous and Mental Disease, 186*(9), 522-528.

Schwab-Stone, M., Ayers, T., Kasprow, W., Voyce, C., Barone, C., Shriver, T., et al. (1995). No safe haven: A study of violence exposure in an urban community. *Journal of the American Academy of Child and Adolescent Psychiatry, 34*(10), 1343-1352.

Shore, J. H., Tatum, E. L., & Vollmer, W. M. (1986). Evaluation of mental effects of disaster, Mount St. Helens eruption. *American Journal of Public Health, 76*(3), 76-83.

Singer, M. I., Auglin, T. M., Song, L. Y., & Lunghofer, L. (1995). Adolescents' exposure to violence and associated symptoms of psychological trauma. *Journal of the American Medical Association, 273*(5), 477-482.

Smith, E. M., North, C. S., & Spitznagel, E. L. (1992). A systematic study of mental illness, substance abuse, and treatment in 600 homeless men. *Annals of Clinical Psychiatry, 4*(2), 111-120.

Smith, E. M., North, C. S., & Spitznagel, E. L. (1993). Alcohol, drugs, and psychiatric comorbidity among homeless women: An epidemiologic study. *Journal of Clinical Psychiatry, 54*(3), 82-87.

Spiro, A., Schnurr, P. P., & Aldwin, C. M. (1994). Combat-related posttraumatic stress disorder symptoms in older men. *Psychology and Aging 9*(1), 17-26.

Spitzer, R. L., Williams, J. B. W., Gibbon, M., & First, M. B. (1990). *User's guide for the Structured Clinical Interview for DSM-III-R: SCID.* Washington, DC: American Psychiatric Association.

Srinivasan, S., & Guillermo, T. (2000). Toward improved health: Disaggregating Asian American and Native Hawaiian/Pacific Islander data. *American Journal of Public Health, 90*(11), 1731-1734.

Stein, M. B., Walker, J. R., Hazen, A. L., & Forde, D. R. (1997). Full and partial posttraumatic stress disorder: Findings from a community survey. *American Journal of Psychiatry, 154*(8), 1114-1119.

U.S. Department of Veterans Affairs. (2003). *2001 National Survey of Veterans, Final Report.* Washington, DC: Author.

Wilson, J. (1994). The historical evolution of PTSD diagnostic criteria: From Freud to DSM-IV. *Journal of Traumatic Stress, 7,* 681-689.

World Health Organization. (1993). *Composite International Diagnostic Interview.* Geneva: Author.

Zheng, Y. P., Lin, K. M., Takeuchi, D., Kurasaki, K. S., Wang, Y., & Cheung, F. (1997). An epidemiological study of neurasthenia in Chinese-Americans in Los Angeles. *Comprehensive Psychiatry, 38*(5), 249-259.

第6章

PTSDのリスク経路
――先行研究の理解――

Dawne S. Vogt, Daniel W. King, and Lynda A. King

　外傷後ストレス障害（PTSD）についての初期の研究は，トラウマへの暴露の後でPTSDを発症するのは自然なことであるという仮定に基づいていた。しかし研究が進展するにつれて，多くの人はトラウマに暴露されてもPTSDを発症せず，トラウマ体験の直後に経験されたストレス症状から早く回復することが分かってきた（Brewin, Andrews, & Valentine, 2000）。このために，PTSDが発症しやすくなっているのは一部の人であると考えられるようになり，そのリスク要因を解明する研究が増加した。

　数十年にわたる研究からは，誰がPTSDを発症しやすく，誰が発症しにくいのかを見分ける明確な手段はないことが分かっている。トラウマへの暴露の後でPTSDを発症させる多くのリスク要因についてのエビデンスは蓄積されている（Brewin et al., 2000; Ozer, Best, Lipsey, & Weiss, 2003）。しかしながら，ある研究で見いだされたリスク要因のエビデンスが別の研究では再現されないといった矛盾する研究結果が頻繁に見出される（Bremner, Southwick, & Charney, 1995; Brewin et al., 2000; Creamer & O'Donnell, 2002）。これに関連してリスク要因とPTSDとの関係は，研究参加者の性質などの，研究それ自体の特性によって変動するというエビデンスも増えている（Brewin et al., 2000; Kazdin, Kraemer, Kessler, Kupfer, & Offord, 1997）。これらの知見からは，PTSDの原因が単一であるとは考えにくく，複数の因果的経路が存在していることが示唆されている。

　この章の目的は，リスク要因がどのように作用しあってトラウマ後のPTSDに影響を及ぼすのかについて，明確な考えを導き出すことである。その考察のために，本章ではKraemerらが提案したリスク要因の概念（Kraemer et al., 1997; Kraemer, Stice, Kazdin, Offord, & Kupfer, 2001）を，PTSDのリスク要因研究に援用する。Kraemerらの概念の目的は，リスク要因について考えたり意見を交換したりするうえでの共通の用語を提供することである。その概念はリスク要因が転帰に影響を与え得る経路に注目し，研究者が研究結果から因果関係を推論する際に直面することの多い限界についても説明している。本稿では因果的なメカニズムについて知識を深めるうえでの，縦断的な，特に実験的な研究デザインの利点を強調したい。

　私たちはまず，理論的かつ経験的に大きな関心を集めているPTSDのリスク要因についての論文を要約する。それからKraemerら（1997）のリスク要因の分類方法について論じ，その方法をPTSDのリスク要因に応用する。その後，Kraemerら（2001）の提案にしたがって，複数のリスク要因がともに作用する5つの経路の可能性について記述し，それぞれの経路についての事例をPTSDのリスク要因研究から引用しながら説明したい。

現在の研究状況——PTSDの心理社会的リスク要因に関する研究

　PTSDのリスク要因は心理社会的、遺伝的、そして生物的な要因の3種類に分類される。本節では心理社会的なリスク要因を取り上げ、私たちが以前にまとめた要約（King, Vogt, & King, 2004）とPTSDのリスク要因についての2つのメタアナリシス（Brewin et al., 2000; Ozer et al., 2003）に基づいて簡単な展望を行う。

　心理社会的なリスク要因は、トラウマ的出来事の特性、トラウマの被害者がもともと持っている性質や過去の体験、トラウマを経験した後の状況に分類される。過去に実施されたほとんどの研究は、当然のことながら、どのような特性を持ったトラウマ的出来事がPTSDを発症させやすいか、あるいは発症させにくいかに焦点をあててきた。多くの研究者が、トラウマ的出来事の強さとPTSDの間には量-反応関係があることを明らかにしている（Fairbank, Keane, & Malloy, 1983; Foy, Carroll, & Donahoe, 1987; March, 1993; Rodriguez, van de Kamp, & Foy, 1998）。これらは出来事の強度とPTSDの間に中等度の関連があることを明らかにしたBrewinら（2000）のメタアナリシスの結果と一致している。また、トラウマ的な出来事を経験している間に経験した「生命の脅威」の程度がPTSDと中等度に関連していることを明らかにしたOzerら（2003）の知見とも一致している。

　トラウマ的出来事の重症度に取り組んできた研究者の見いだしたエビデンスによれば、機能障害をもたらす反応を生じやすいのは次のような出来事である。すなわち、身体的外傷を伴う出来事（Acierno, Resnick, Kilpatrick, Saunders, & Best, 1999; Green, 1990, 1993; Green, Grace, & Gleser, 1985; March, 1993）、悪意のある残酷な出来事（Gallers, Foy, Donahoe, & Goldfarb, 1988; Green et al., Kessler, Sonnega, Bromet, Hughes, Nelson, 1995; Laufer, Gallops, & Frey-Wouters, 1984）、単なる目撃ではなく実際にまきこまれること（Breslau & Davis, 1987; Laufer et al., 1984; Lund, Foy, Sipprelle, & Strachan, 1984）、出来事の際の主観的な苦痛（King, King, Gudanowski, & Vreven, 1995; Solomon, Mikulincer, & Hobfoll, 1987）、特に出来事の際の解離（Bremner & Brett, 1997; Ozer et al., 2003; Shalev, Peri, Canetti, & Schreiber, 1996）、トラウマ以外のストレス要因が同時に起こること（King et al., 1995）。Ozerら（2003）は、トラウマに暴露された後でPTSDを発症する者を特定する際に、周トラウマ期解離が関与していることを示す強力なエビデンスを発見した。メタアナリシスで調べられたすべてのリスク要因の中で、この解離という要因がPTSDと最も強い関連を示し、重みづけ平均による効果量は0.35であった。興味深いことに、この0.35という効果量はPTSDの最も強い予測要因predictorではあったが、一般的に見ると特に大きいものではない。このことは、トラウマ的出来事の性質だけでなく、それ以外のPTSD発症のリスク要因にも目を向けることの重要性を示している。多くの研究が示しているように、トラウマへの暴露はPTSD発症の必要条件の1つではあるが、十分条件ではない（Creamer & O'Donnell, 2002; King et al., 2004; Resick, 2001）。

　研究者たちは、個人がもともと持っている性質、またはその個人の過去の経験がどのようにPTSDに影響するのかということも調べてきた。トラウマに暴露された人の中でも、女性であること、トラウマに暴露された時に年齢が若かったこと、低い社会経済的状況、低学歴、低い知能、少数民族であることがPTSDを発症するリスク要因であるということが分かっている（Brewin et al., 2000; King et al., 2004）。しかし、Brewinら（2000）メタアナリシスではこれらの効果量は0.06から0.18の範囲であり、影響は一般的にきわめて控え目である。

　それ以外にPTSD発症の脆弱性vulnerabilityを増加させ得るトラウマへの暴露前の要因としては、精神科既往歴がある。Brewinら（2000）、Ozerら（2003）のメタアナリシスは、いずれも精神科既往歴とPTSDの間に中等度の関連

第6章 PTSDのリスク経路――先行研究の理解――

があることを明らかにした。トラウマを経験する前の経験の中にも，PTSDを発症するリスクを高めるものがある。同じようなトラウマを過去に経験していると，新しいトラウマに反応してPTSD症状が引き起こされる可能性が高まるという指摘もある（Andrykowski & Cordova, 1998; King, King, Foy, & Gudanowski, 1996; King, King, Foy, Keane, & Fairbank, 1999; Koopmanm, Classen, & Speigel, 1994; Moran & Britton, 1994; Perez, Baider, Ever-Hadani, & De-Nour, 1994; van der Kolk & Greenberg, 1987）。他方で過去のトラウマが後に体験するトラウマへの免疫になるという指摘も，少数ではあるが存在している（Bolin, 1985; Burgess & Holmstorm, 1979; Cohen, 1953; Dougall, Herberman, Inslicht, Baum, & Delahanty, 2000; Norris & Murrell, 1988; Quarantelli, 1985; Warheit, 1985）。とりわけ児童期の性的，身体的虐待の影響について（例：Andrews, Brewin, Rose, & Kirk, 2000; Bremner, Southwick, Johnson, Yehuda, & Charney, 1993），また不安定な家庭環境や家族機能の低さといった児童期の有害な経験の影響について（Fontana & Rosenheck, 1994; King et al., 1996, 1999），注意深い調査研究が行われてきた（Andrews, Brewin, Rose, & Kirk, 2000; Bremner, Southwick, Johnson, Yehuda, & Charney, 1993）。これに関連して，研究者たちはトラウマを経験した個人について精神医学的家族歴がPTSDを発症するリスク要因であることも証明している（例：Breslau, Davis, Andreski, & Peterson, 1991; Bromet, Sonnega, & Kessler, 1998; Emery, Emery, Sharma, Quiana, & Jassani, 1991）。BrewinらとOzerらによるメタアナリシスのいずれもが，過去のトラウマへの暴露の方が，これまで指摘されてきたトラウマ以前の属性（ジェンダーやトラウマ時の年齢など）よりもPTSD発症とのあいだにやや強い関連を持つことを示している。とはいっても関連の程度は控えめであり，効果量の平均は0.12から0.21の範囲内であった。

トラウマを受けた後のリスク要因についての多くの研究は，トラウマ体験後の状態を悪化させる2つの要因に取り組んできた。すなわち社会的支援の不足と，生活上の二次的ストレス要因への暴露である。トラウマを体験した者にとって，社会的支援の不足はPTSDを発症するリスク要因であることは定説である（例：Egendorf, Kadushin, Laufer, Rothbart, & Sloan, 1981; Keane, Scott, Chavoya, Lamparski, Fairbank, 1985; King et al., 1999; Solomon & Mikulincer, 1990; Solomon, Mikulincer, & Avitzur, 1988; Solomon, Mikulincer, & Flum, 1989）。また，Brewinらによるメタアナリシス（2000）では，社会的支援とPTSDとの密接な関係が証明され，社会的支援の有無の効果量は0.40であった。また，Ozerら（2003）は社会的支援とPTSD発症との間に，やや弱いものの中等度の関連（効果量0.28）を見出した。トラウマ体験後の日常のストレスへの暴露にもPTSD発症のリスクがあることが分かっている（Brewin et al., 2000; King, King, Fairbank, Keane, & Adams, 1998）。この点はOzerらによるメタアナリシスには含まれていなかったが，Brewinらによるメタアナリシスでは，日常のストレスは2番目に高い効果量（0.32）を示していた。

多くの文献がPTSDの発症と持続のリスク要因が異なることを示唆していることは重要である。例えば，ベトナム帰還兵のPTSDのリスク要因に関する調査研究で，Schnurr, LunneyとSengupta（2004）は，PTSDの発症にはトラウマ体験の前，最中，その後に生じた出来事が重要であるが，PTSDの持続については，トラウマ体験の最中とその後の出来事だけが重要であることを見出した。また別のベトナム帰還兵を対象にした研究では，激しい戦闘に暴露された者，故郷での帰還式典で歓迎されていないと感じた者，戦地への配属後に抑うつと怒りを感じた者は，高い確率でPTSDを発症した。ベトナム戦争での経験を人に話したがらない者は，それだけでPTSDを発症しやすかった。一方，少数民族（黒人（85頁脚注参照），ラテン系，アジア人など）であることや地域にあまり関わらずに生活をしていることはPTSDの慢性的な経過を予測した（Koenen, Stellman, & Sommer, 2003）。PTSDの認知的な

リスク要因についての研究では，襲われたことの評価 appraisal，その影響の評価，非機能的な対処方略 coping strategy，そして襲われたことによる全般的な信念への影響が，PTSD の発症とその持続に関係していた。他方で，襲われている間の解離，他者からポジティブな支えがなかったこと，そして精神的に不調となったことは，PTSD の発症だけに関係していた（Dunmore, Clark, & Ehlers, 1999）。これらの結果は，PTSD の発症と持続という 2 つの異なるリスク要因をさらに詳しく調べる必要性を示唆している。

方法論的考察—— Kraemer らによるリスク要因の考え方から PTSD のリスク要因に関する研究への応用

本章の展望を通じて分かるように，多くのトラウマに暴露された後の PTSD についても，多数のリスク要因が研究によって裏づけられている。しかしながら，Kraemer らが論じているように（1997, 2001），リスク要因のリストを作成したとしても転帰との関係をふまえた病因的な過程の理解を深めたり，精神疾患の予防や治療の時期と構造，手段の提供を最適化するための意思決定に役立つとはかぎらない。研究を一歩先に進めるためには，研究の課題を「PTSD のリスク要因」から「リスク要因が PTSD に関係する経路」に移行させる必要がある。この移行を実現させるには，PTSD 発症の様々なリスク要因と，それがどのような様々な経路を通じて影響を与えるのかを明確に理解する必要がある。

以下では Kraemer らのリスク要因分類の概念枠を概観し，すでに論じられている研究からそれぞれのリスク要因の例を挙げる。次に Kraemer らの提案（2001）に従って，変数が共に作用し合うと思われる 5 つの経路を論じた。そしてそれぞれのシナリオに見合った最適と思われるケースを詳しく述べた。さらにその後 PTSD のリスク要因についての研究から，すべての可能なシナリオの例を挙げた。これらの例がこの分野での新たな研究の道標となることを期待している。

リスク要因に関する用語法

Kraemer らによれば（1997），どの要因についても，それが不良な転帰のリスクを増加または減少させるのかを明確に理解することが，妥当な推測，科学的なコミュニケーション，そして研究成果を適切に臨床や政策に適用するうえで重要である。転帰との因果関係に関する現在の知見をふまえると，リスク要因はいくつかに分類される。Kraemer をはじめとする PTSD のリスク要因の研究者たちの用語法によれば，ある要因がトラウマを受けた人の中での PTSD と関連したとしても（原因と想定される要因と PTSD の転帰との共変数であるなどの場合には）必ずしも PTSD のリスク要因というわけではない。時間的な順序が確認できないのであれば，つまりその関連要因が転帰に先行することが証明できないのであれば，その関連要因は「付随的 concomitant」，あるいは「結果 consequence」と呼ばれる。時間的な順序が明確な場合にかぎり（縦断研究や実験研究のデザインが用いられた場合など），その要因を「リスク要因」と呼ぶことができる。リスク要因の定義が確立したことをふまえ，さらに他の種類の要因を区別しておくことも有益である（Kraemer et al., 1997）。個人内で経時的な変化がなく，転帰の変化に影響を与えるような変動がない要因は「固定的指標 fixed markers」と呼ばれる。定義からも明らかなように，PTSD の固定的指標は PTSD 発症のような転帰よりも先に発生している。また一方で，「可変的リスク要因 variable risk factors」は時間の経過とともに個人の中で自然に変化し，あるいは何らかの方法で操作されうる要因である。Kraemer らによると，可変的リスク要因が操作可能であり，その操作の結果が転帰に影響を与える場合にかぎって，その可変的リスク要因を「原因リスク要因 causal risk factor」としての関係にあると呼ぶことができる。

ある変数が原因リスク要因の基準を満たしていたとしても，観察された関連の背後にある実際の因果関係の過程は不明確である。Kraemer ら

(1997)はその例として，コンドーム等を使用せずに行う危険な性行為をエイズ（後天性免疫不全症候群 acquired immunodeficiency syndrome（AIDS））のリスク要因として挙げた。危険性の高い性行為がエイズの「原因リスク要因」であると証明できたとしても，実際の過程はヒト免疫不全ウイルス（HIV）に感染したかどうかにかかっている。また，因果関係とは確率論的な概念であるから，相関の背後にある真の因果関係については確信できない（King & King, 1991）。ランダム割りつけを行ったとしても，治療群とコントロール群が，結果に関連する要因について系統的に異なっている可能性は消えない。

　PTSDのリスク要因に関する議論は通常，それが原因リスク要因であることを前提としているが，文献上に見られるほとんどのリスク要因は Kraemer ら（1997）の定めた原因リスク要因の基準を満たしていない。実際，一般的にリスク要因であると主張されている多くの要因はそもそもリスク要因の基準さえ満たしておらず，PTSDの付随的あるいは結果的な要因と分類されるのが妥当である。横断研究だけによって評価されたリスク要因は，時間的な順序づけがなされていない（例：女性である，などの固定的指標は，定義からしてPTSDに先行して生じるとは見なされない）ので，PTSDの付随的あるいは結果的な要因と分類されるべきである。別の例を挙げるならば，児童期の家庭機能が不十分であったことと成人してからのPTSD発症との関係を，児童期から成人までの長期にわたって追跡した調査研究は聞いたことがない。このような追跡が行われていない場合には，児童期の家庭機能はPTSDのリスク要因というより，むしろPTSDの結果としてネガティブに報告された可能性もある。現在の精神状態が以前の経験や状況の報告に影響を与え得ることはよく知られている（Brewin et al., 2000; King et al., 1996）。これは成人の研究参加者が児童期の経験を評価する研究においては懸念される点である。

　同様に，社会的支援の不足がPTSDのリスク要因であるかどうかを調査する研究も，縦断研究もしくは実験的な介入研究を行わずに横断研究に基づいているかぎり，PTSDが存在するがゆえに社会的支援を受けにくくなっているという可能性を否定することはできない。したがってその逆の可能性（社会的支援の乏しい個人はPTSDを発症しやすいなど）についても分からない。実際のところ，本章の2人の著者による最新の研究は前者の可能性を支持している。Kingら（2006）は第一次湾岸戦争の帰還兵を対象に，長期にわたる社会的支援とPTSDの関係性を調査した。この研究の目的は，社会的支援がPTSDのリスク要因かどうかを明らかにすることであり，社会的支援の減少がPTSDより先なのか，それともPTSDの結果なのか，つまりPTSDが発症すると時間が経つにつれて社会的支援の不足が発生するのかを明らかにすることであった。そこで得られた知見によれば，観察時点1のPTSDと観察時点2の社会的支援との間に中等度に強い負の関連があり，観察時点1の社会的支援と観察時点2のPTSDは相関していなかった。少なくともこの研究の場合，社会的支援はPTSDのリスク要因というよりむしろ必然的な結果として分類される方が適切であった。

　これまでの研究で扱われてきた他の要因の中にも，PTSDのリスク要因というよりは，むしろPTSDに付随していると考えられるものがある。これらの要因はPTSDと同時に起こる可能性はあるが，PTSDよりも前に，あるいはPTSDの結果としてその後に起こっているのではない。PTSDに合併することの多いうつ病は，そのような変数の一例である。ここではうつ病とPTSDの前後関係が議論の的になる（Erickson, Wolfe, King, King, & Sharkansky, 2001; Kessler, 1997）。これまでの大多数の研究は横断研究なので，うつ病とPTSDのどちらが先に発症したのかを明確にするうえでは限界があった。例えば第一次湾岸戦争からの帰還兵を対象にしてPTSDとうつ病の症状を分析した研究では，うつ病がPTSDより前に発症することもあれば，PTSDの後に発症することもあるという相互的な関係が明らかになった（Erickson et al., 2001）。しかし因果関係

ははっきりしない。つまりPTSDがうつ病を引き起こすのか，うつ病がPTSDを引き起こすのか，それとも単純にトラウマへの暴露という3つ目の変数によってPTSDとうつ病が同時に起こったのかは分からない。これとは別に，PTSDに付随する要因としてもっとも分かりやすいものは，トラウマ後成長 posttraumatic growth である。いくつかの研究によれば，トラウマを体験した者にはマイナスの結果（例：PTSD）とプラスの結果（例：トラウマ体験後の人間的な成長）の両方が生じる。こうした両方の結果が同時に起こることもある（Lev-Wiesel & Amir, 2003; Salter & Stallard, 2004）。しかしトラウマ体験後の人間的な成長がPTSDを引き起こす可能性はほとんどなく，その逆もまた然りである。

　PTSDのリスクに関するこの展望の中で取り上げているリスク要因の中には，同一個人内で時間経過によって変化しない要因，すなわちKraemerら（1997）の言葉を借りると固定的指標であるものが多い。特に女性であること，トラウマを体験した時の年齢，人種，民族などの人口統計的情報は，PTSDの固定的指標の良い例である。知能や社会経済的地位に関しても，時間が経過しても安定しているかぎりにおいては，PTSDの固定的指標として見なされよう。これらの要因は，トラウマへの暴露の後でPTSDを発症しやすい者を同定するのに役立つが，この要因を操作することはできない。他方で可変的リスク要因として分類されるのは，PTSDと関連があって，時間とともに同一個人内で変わり得るが，PTSDの変化に影響を与えることが証明されていない（おそらく今後も証明されない）要因である。

　ある要因が固定的指標と見なされるか，可変的リスク要因と見なされるかは，大部分は研究参加者の性質に依存している（H. Kraemer, 私信，2005年5月9日）。PTSDのリスク要因の研究にはよくあることだが，研究参加者がすでにトラウマを体験した被害者である場合には，トラウマへの暴露の鍵となる要素（トラウマ体験の過酷さ，周トラウマ期解離など）は，トラウマ体験前から個人が持ち合わせている性格，特質（トラウマ経験前のトラウマの有無，精神疾患の家族歴など）と同じように固定的指標と見なされる。他方，前方視的研究で，研究の対象がこれから戦地に派遣されてトラウマに暴露される可能性があるが，派遣されない可能性もある軍人の場合，トラウマの過酷さの程度などの変数は可変的リスク要因と見なされる。この場合，トラウマの過酷さの程度は経時的に変化するか操作可能と見なされる。例えば非常に危険な体験をするかもしれない任務を任された兵士は，トラウマに暴露された体験が「ゼロ」から「体験がある」に変化するかもしれないし，部隊長はトラウマ体験が少なくてすむ，もしくは多くなる可能性がある所へ兵士を配属変更する決定ができるかもしれない。

　この例をさらに突き詰めると，可変的リスク要因と原因リスク要因の区別が重要であることが分かる。原因リスク要因と断定するためには，その変数が結果に影響を与えることが証明されなくてはならない。トラウマの研究者が関心を抱く変数は，必ずしも簡単には操作することができない。例えば，トラウマの重症度を操作することは理論的には可能であるが，そこには深刻な道徳および実践上の制約がある。研究のために個々人を無作為にトラウマに暴露させた場合の道徳的な問題を考えてみてほしい。施設の倫理委員会から研究の許可が下りることはまずない。そのような研究が実施されることはあり得ないので，トラウマの重症度がPTSDの原因リスク要因であるという結論には留保が必要である。それ以外の，操作が困難なPTSDの可変的リスク要因は，周トラウマ期解離である。多くの研究によれば，周トラウマ期解離は後のPTSD発症の予測に役立つ（例：Birmes et al., 2003; Ehlers, Mayou, & Bryant, 1998; Shalev et al, 1996）。暴行被害を受ける前に評価面接を行っていた場合，暴行の前後の解離は可変的リスク要因と見なすこともできる。しかしながら，研究者たちが実験的に周トラウマ期解離を操作できないかぎり，この変数は原因リスク要因とは分類されないのである。

　実験的に操作し得るか否かという観点に立てば，原因リスク要因の有望な候補となるのは，ト

ラウマに暴露された後の社会的支援である。トラウマ体験後に，社会的支援を与えられるグループと与えられないグループに無作為に分けるというやり方で社会的支援を操作し，その結果として社会的支援があった人々ではPTSDの発症が減少した場合には，社会的支援はPTSDの原因リスク要因であるといえる。トラウマ被害者のために社会的支援を強化するための介入で，厳密かつ実験に基づいた評価に耐えるものはほとんどないが，認知行動療法 cognitive behavioral therapy（CBT）を社会的支援の特殊な形と見なすことができるなら，その有効性については重要な文献が存在する。そうした研究の治療結果によると，1種類以上の認知行動療法に実験的に割りつけられることはPTSDの減少をもたらすことが示唆されている（Creamer & O'Donnell, 2002; Resick, Nishith, Weaver, Astin, & Feuer, 2002）。したがって認知行動療法という形の社会的支援を受けられなかったことはPTSDの原因リスク要因である。同じように，トラウマ体験後に生じることの多いトラウマ以外のストレスを軽減することがPTSDの減少をもたらした場合には，こうした二次的な生活ストレスはPTSDの原因リスク要因であるといえる。残念ながら，早期の介入の効果を評価できるような厳密な実験デザインが適用された研究はほとんど存在しない。

このようにリスク要因という用語について検討した結果，研究者と研究の利用者に対して，これまでに同定されてきたPTSDのリスク要因の大多数は，原因リスク要因としては証明されていないといわざるを得ない。リスク要因の原因的役割に関して結論を出すのは時期尚早である。またすでに論じたように，原因リスク要因が確認されたとしても，実際の因果関係の過程は解明されていない。その上，これまで論じられてきたPTSDの「リスク要因」は，そもそも全くリスク要因ではない可能性もあり，むしろPTSDに付随するもの，またはその結果であると分類される方が適切な場合がある。最後に，最も研究されたPTSDのリスク要因（例：性別，トラウマに暴露された時の年齢，また多数の人に該当する要因であるト

ラウマの重症度）は，誰がPTSDを発症する可能性が高いかを予測する固定的指標と考えるべきである。Kraemerら（1997）によると，こうした固定的指標を原因リスク要因に分類することはできない。

この観察は実際の診療に役に立つであろう。なぜなら因果関係の証拠が弱いリスク要因（例：可変的リスク要因）を変えることでPTSDのリスクを減らそうとする介入よりは，因果関係の証拠が強い要因（例：原因リスク要因）を操作する方が臨床の役に立つからである。同じように，PTSDに付随するか，その結果であるような変数を操作することは単純に時間の無駄である。他方で固定的指標は，誰が最もPTSDに関して脆弱であり，トラウマに暴露されたあとでPTSDに関する支援が必要なのか同定する役に立つ。Kraemerら（1997）のPTSDのリスク要因の分類学についての追加の論議は，Kingら（2004）の文献を参照されたい。

リスク要因が作用する過程

前項ではPTSDを引き起こす異なるタイプの要因に焦点をあてたが，ここではリスク要因がどのように異なった経路を通してPTSDと関係するのかに焦点をあてたい。すでに論議されたように，単一のリスク要因がPTSDと関係しているのではないという認識が高まっていることを考えれば，潜在的な経路に注目することは重要である。むしろPTSDには複数の経路が影響を与えている可能性が高い。

以下はKraemerらによって提案された（2001），いくつかのリスク要因が共同でPTSDの転帰に影響を与える5つの異なった経路と，それぞれの経路が満たすべき条件の要約である。Kraemerらによって出された基準はそれぞれのシナリオに沿った，説得力のある事例を使用していることに留意していただきたい。つまり，何か条件が合わなくても，提案された経路に従って変数が相互作用をすることはあり得る。しかしその場合には提案された経路への確信は失われることになる。Kraemerらの考え方は，条件が合うかぎり，提

案された因果関係的な経路への確信はより強くなるということである。

それぞれのシナリオについて，著者らはPTSDのリスク要因に関するこれまでの論文から例を取り，いくつかのリスク要因がどのように相互作用をしてPTSDに影響を与えるのかを示した。加えて，Kraemerらの（1997）リスク要因に関する用語を整理し，それぞれの可能なシナリオがどのようなリスク要因のカテゴリーを想定しているのかを分かりやすくした。リスク要因が様々な相互作用をしてPTSDに影響を与えることを理解することで，今後のPTSDの研究デザインがさらに洗練され，また今までの研究の成果をより正確に解釈できるようになると思われる。

ある変数がほかの変数の代理リスク要因である場合

PTSDの原因リスク要因と思われていたものが，実は「代理リスク要因 proxy risk factor」だということがある。「代理リスク要因」とは，他のリスク要因とは相関しているが，因果的には結果に関係していない変数である（Kraemer et al., 2001）。Kraemerら（2001）の言葉と記号をそのまま表記すると，以下の場合Bは変数Aの代理リスク要因であると操作的に確認できる。すなわち（1）AとBが相関している時；（2）AがBより先に起こるか，あるいは，どちらの変数も時間的に先行していない場合；（3）Bが存在する時にはAが結果との強い関係を示す場合，である。強力なリスク要因と相関している変数は，すべてがリスク要因だと思われがちである（Kraemer et al., 2001）。例えば，少数の人種や民族が支援や治療の資源にアクセスしにくい場合，人種や民族的に少数派であることがPTSDのリスク要因であるように思われがちであるが，「本当の」原因のリスク要因は資源へのアクセス不足である。

同様に，変数を構成する小さな要素が結果と関係がある場合，複合的な変数が重要なリスク要因だと思われることがある（Kraemer et al., 2001）。例えば，IQの低さがPTSDのリスク要因であることを示唆するいくつかの研究がある（Macklin et al., 1998）。しかしさらに注意深く調査すると，IQの中の1つの要素（例：分析力）がPTSDの発症と関係があり，それ以外のIQの要素（例：言語能力，数学力）はPTSDとは関係がないことが分かる。同様に社会的支援はPTSDと負の関係があるという十分な証拠がある（例：Egendorf et al., 1981, Keane et al., 1985; King et al., 1999; Solomon & Mikulincer, 1990; Solomon et al., 1988, 1989）。しかしある種類の社会的支援は（例：組織から受ける社会的支援）他の種類の社会的支援（例：感情面の社会的支援）よりもPTSDとは関連がないようであり，事実，この結論を支持する研究もある（King et al., 1998; Solomon et al., 1987）。これらの例に挙げられるように，代理リスク要因は固定的指標（例：人種，民族的な少数派であること，数学思考力），または可変的リスク要因（例：組織から受ける社会的支援）であることはあっても，原因リスク要因の定義は満たさない。

変数が重複リスク要因である場合

2つまたはそれ以上のリスク要因が1つの重複した構成概念を形成し，それらが同じように結果と関連している場合，これらのリスク要因を重複overlappingリスク要因と呼ぶ（Kraemer et al., 2001）。Kraemerらの言葉と記号をそのまま表記すると，以下の場合に，重複リスク要因であると認められる。すなわち（1）AとBが相関している時；（2）AとBの間に時間的な順序がない時；（3）AとBが共優性codominantの関係にある時（結果との最も強力な関係はAとBを同時に用いた時に発生する）。構造方程式モデルの考え方を借りると，重複リスク要因は内在的に存在している1つの変数を見つけるための指標のようなものである（Bollen, 1989; Hoyle, 1995; Loehlim, 1998）。例えば，児童期に愛情に飢えていたことと，家族間の喧嘩が絶えなかったことは，家族として機能していない幼少時代を過ごしたということであり，ともにPTSDと関連があり，どちらも重複リスク要因と考えることができる。

同じように学歴や仕事の有無といった，しばしばPTSDのリスク要因として引き合いに出され

る要素は，観察された関係の根底にある因果関係の過程をより正確に示唆する，広い意味での「資源へのアクセス」という要因の指標として考えられるべきである。研究者たちは可能なかぎり重複リスク要因を統合すべきである。有意義な方法で複数の指標を統合することは，限局的な構成概念の評価の信頼性をより確かなものにし，効果を検出する力を高める。

　本稿が説明しているように，個別の測定項目以上の意味を持つ要因だけが重複リスク要因として提供される。例えば，性別や人種または民族などのように，それ自体の測定値以上の意味を持たない固定的指標（例：潜在的な変数の指標とは考えられないもの）は，重複リスク要因と分類されることは少ない（むしろ代理リスク要因として機能していることが多い）。原因リスク要因も，重複リスク要因と分類されることはできない。なぜならば定義によると，重複リスク要因は，表立ってはわかりにくい潜在的な変数の現れだからであり，原因リスク要因はそうした潜在的な変数の中に含まれるかもしれないからである。「資源へのアクセス不足」を例にとると，出世することそれ自体はPTSDへの抵抗性を高めないかもしれないが，特権のある仕事についた人が手に入れやすい資源（例：財源）はPTSDにおいて因果的な意味を持つかもしれない。

変数が独立したリスク要因である場合

　2つのリスク要因が関連しておらず，さらに2つとも転帰と関係があることが証明されている時，その2つのリスク要因は独立したindependentリスク要因として分類される（Kraemer et al., 2001）。Kraemerとその研究者たちによると（2001），2つのAとBという変数は，以下の場合独立したリスク要因である可能性がある。すなわち(1) AとBが相関していない時；(2) AとBの間に時間的な順序がない時；(3) AとBに共優性がある時（結果との最も強力な関係はAとBを同時に用いた時に発生する）。例えば，PTSDの2つの独立したリスク要因として，感情面の社会的支援と，トラウマへの再暴露が挙げられる。自然災害の場合，トラウマに暴露された後に個人が受けられる感情面の社会的支援の量が，その後のトラウマへの再暴露に関連していると考える理由はほとんどない。これらの要因が独立していて，多変量解析が2つのリスク要因はPTSDのリスク要因であると示唆するかぎり，これらは独立したリスク要因であると結論づけることができる。これらの要因間に時間的な順序があってはならないので，独立したリスク要因は2つとも固定的指標であるか，ともに可変的リスク要因あるいは原因リスク要因でなくてはならない。一方が可変的または原因リスク要因である場合，もう一方が固定的指標であってはならない。

　独立したリスク要因の資格を満たす「弱い」ケースとして，時間的な順序がないという条件を緩和すると，可能なシナリオがさらに増加する。例えば，PTSDの2つの独立したリスク要因として挙げられるのは，性別と，トラウマに暴露された後の社会的支援の程度である。性別が，トラウマ体験直後に受けることのできた社会的支援の量と関係があると考える理由はほとんどない。したがって2つの変数がPTSDと関係がありさえすれば，これらは独立したリスク要因ということになる。しかしながらKraemerによれば（私信，2005年4月11日）2つの変数に時間的な順序がある時には，1つの変数がもう1つの変数の効果を調整moderateしている可能性がある。例えば，PTSDの発症を抑える社会的支援の効果は，男性よりも女性においてより高い効果が報告される場合があり，実際いくつかの研究がこのことを証明している（例：Kraemer et al., 1999）。こうした調整については以下でさらに論じたい。

ある変数が別の変数を媒介する場合

　BaronとKenny (1986) によると，媒介mediateという視点によって，変数がどのように，またなぜ結果と関係しているのかが説明できるという。Kraemerらによる（2001）最近発表された媒介の新たな定式は，BaronとKenny (1986) の「強い」媒介を示唆する研究を基にしている。Kraemerらの言葉と記号をそのまま表記すると，

以下の場合，変数（B）は別の変数（A）の媒介要因 mediator である。つまり（1）AとBが相関している場合；(2) AがBより先に起こる；(3) AとBが同時に起こる場合，BがAより優勢か（Aと結果の関係が，Bの存在によって消滅する），AとBは共優性の関係にある。

Kraemerら（2001）による新たな定式と，初めにBaronとKenny（1986）によって提案された論点との重要な違いは，Kraemerらの定式では，予測要因が媒介要因より時間的に先行して発生していることが不可欠である点である。関係がありそうなすべての変数について，予測要因は固定的指標，可変的要因，または原因リスク要因のどれかである。一方で，媒介要因は可変的要因または原因リスク要因のどちらかにかぎられる。というのは，媒介要因は自然に，あるいは操作的に，同一個人内で経緯的に変化する変数でなくてはならないからである。固定的指標が媒介要因に分類されることはない。その理由は，固定的指標は変化することがなく，PTSDに影響を与えるほどの操作を行うことができないからである。

多くの研究がPTSDについて，リスク要因の潜在的な媒介要因を調べてきた。しかしながら，ほとんどの研究が時間的な順序について論じることができない横断的デザインに依存している。縦断的な研究デザインを用いたPTSD研究は数多く存在するが，予測要因と媒介要因を異なる時期に評価している研究はほとんどなく，両者の時間的順序は不確かなままである。我々の他の研究論文でも主張しているように（King, et al, 2004），多くの実証されたPTSDのリスク要因は，トラウマ体験後に入手可能な資源を受けとることに制限を与え，またそのトラウマに対応する能力に影響を与えることでPTSDのリスクを高めているかもしれない。例えば，ひどく過酷なトラウマに暴露されると，その出来事の意味を理解し，そこから回復する個人の能力が影響を受け，それがPTSD発症のリスクを増加させるかもしれない。リスク要因と媒介要因の時間的順序を解き明かす縦断研究を用いることで，こうした過程を明確にしていくことが今後求められよう。

ある変数が別の変数を調整する場合

調整要因 moderator とは，別の変数が転帰をもたらすために依拠する変数または状況である（Baron & Kenny, 1986）。言い換えると，予測要因と転帰との関係は様々なレベルの調整要因によって異なる。調整についての以前の記述と（例：Baron & Kenny, 1986），Kraemerらによって最近提案された定式（2001）の両方を参照すると，調整が働くためには以下の条件を満たす必要がある。つまり（1）調整要因Aと予測要因Bの間に統計上の相互作用が存在しなくてはならない。Kraemerらによると，調整についての「強い」条件としては（2）AとBの間に相互関係が存在しないこと，（3）調整要因Aがリスク要因より時間的に先行していることがある。

Brewinら（2000）のメタアナリシスは，リスク要因とPTSDの関係の中に多くの調整要因が存在する可能性を示した。簡単に言うと，いくつかのリスク要因とPTSDの関係は，研究対象者が軍人か一般市民かによって異なっており（一般市民よりは軍人において関係が強かった），また性別によっても異なっていた（女性はPTSDの強いリスク要因であったが，他のリスク要因とPTSDとの関連は男性の方が一般的に強かった）。もちろんこうした多くの状況では，調整要因と見なされた変数がリスク要因と関係していたこともある。その場合，これまでの研究のエビデンスは「強い」定義の条件を満たさない。例えば，女性の方が男性よりも性的暴行を経験しやすいことはよく知られているが（Wolfe & Kimerling, 1997），性別と性的暴行への暴露の有無との相互作用は，Kraemerらによる定式（2001）によると，調整を表しているとはいえない。加えて，性別と戦闘体験の相互作用がPTSD発症を予測するという知見は，男性が女性よりも戦闘を経験しやすいことを考えれば，調整の証拠としては疑わしい（Vogt, Pless, King, & King, 2005）。調整要因であると考えられた変数とリスク要因との間に関係がある時，その影響は「媒介」と分類されるのが適切である（H. Kraemer, 私信, 2005年3月17日）。

これらの例が説明するように，調整要因はしば

しば異なるサブグループを識別する固定的指標である（例：女性 vs. 男性）。しかしながら，調整要因は可変的リスク要因でもあり得る。例えば，自然災害の甚大さが PTSD 発症に与える影響に関して，対処行動が調整要因であることは証明されるかもしれない。と同時に，調整要因とは原因リスク要因ではない。つまり，調整要因を変えても直接的に PTSD に影響を与えることはなく，PTSD に対して限局的な影響を与えるリスク要因の働きを減少させることが想定される。自然災害の例に戻ると，対処法を強化することによって，自然災害への暴露による PTSD への影響を減少できるかもしれない。

調整についてのこうした議論が注目しているように，トラウマの種類や被害者とは関係なく PTSD を発症させるような一連のリスク要因や過程があるわけではない。重要な点としては，調整要因の存在によって現象の意義が曖昧となり，研究成果が得られないことがある。例えば，PTSD の何らかのリスク要因の影響が男性と女性で正反対である時（例：女性には正の影響が，男性には負の影響がある），そのリスク要因と PTSD の関連を解析する際に性別を考慮しなければ研究結果は無意味となる。調整についての広範囲なエビデンス，特に，異なるサブグループで調整の効果量が不均一であることを明らかにした Brewin ら（2000）の知見は，研究計画の中で，リスク要因と PTSD の関連における潜在的な調整要因を注意深く区別することの重要性を示唆している。

要約と今後の課題

Kraemer ら（1997, 2000）の考え方を PTSD の研究に応用することで，将来の研究に向けたいくつかの有望な手段が明らかになった。幼少時代の家族の機能，うつ病，社会的支援などの潜在的なリスク要因については，将来の縦断研究が有益であろう。潜在的なリスク要因に関する大多数の論文は横断研究に基づいており，その結果として原因リスク要因に関しては不明確な点が多く残されている。前述したように，これまで研究され，大きな注目を集めてきた変数の多くは，実は代理リスク要因である。例えば性別が PTSD のリスク要因であることについては十分な証拠がある。しかしながら性別は，女性に PTSD を発症しやすくさせる他の要因の代理である場合が多い。さらに有益な研究方法は，そのような関連の根底にある潜在的な原因リスク要因を同定することである。その候補の1つとして幼少時代のストレスとトラウマがある。様々な種類のリスク要因を理解することは，トラウマに暴露された後に誰がPTSD を発症し，誰が発症しないのかについてのより深い理解につながる。

同時に重要なことであるが，PTSD の原因リスク要因が確認された時でさえ，内在的な因果関係の過程はよく理解されていない。この点は Kraemer らによる研究論文（1997, 2001）の中で，またリスク要因と転帰との関係が証明された場合に，その根底にある PTSD 発症の過程の重要性を強調した Rutter（2000a, 2000b）の研究論文の中で議論されている。このように，例えば社会的支援が PTSD の原因リスク要因だと明らかになったとしても，社会的支援が PTSD と関係している過程についての疑問は残されたままである。多くの社会的支援を入手できる人というのは，PTSD に対して保護的に働くよりよい資源にアクセスできる人である。同様に，日常生活のストレスが加わることが PTSD の原因リスク要因であるというエビデンスの背後にある過程を考えてみる。トラウマ体験の意味を理解しようとする時に日常ストレスをあまり感じなくてもすむ人は，トラウマ体験のもたらした困難と日常生活のストレスの両方への対応のためにエネルギーを分割しなければならない人よりも，うまく対処することができるということかもしれない。PTSD の原因リスク要因が明らかになったら，次の段階として，それらの関係の根底にあるかもしれない因果関係の過程をもっと詳しく研究することが必要である。

研究者たちは，リスク要因の多くの候補を列挙するような PTSD 研究デザインに逆戻りするのではなく，理論的に考えられた媒介と調整のモデ

ルを検討する研究デザインに移行することを迫られている。前述のように，二次的な生活上のストレスや社会的支援の不足のようなPTSDのリスク要因は，トラウマ体験直後に入手可能な資源への影響を通して，またトラウマ自体やその直後の出来事に対処する能力への影響を通して，リスクを増しているのかもしれない。他のリスク要因は，別の要因がPTSDと関係する可能性を高めることによってPTSDを発症するリスクを高めているかもしれない。例えば戦闘体験がPTSDに与える影響は，対処方略によって調整されるという証拠がある（Sharkansky, King, King, Wolfe, Erickson, & Strokes, 2000）。すなわち適応的な対処方法を使用できる人は，例え激しい戦闘に暴露されたとしてもPTSDを発症しにくい。リスク要因がPTSDとどのようにして関連するのかという経路を注意深く描き出すことは，我々の知識を高め，因果関係についての議論を深めるであろう。

本稿で強調したように，どのようにしてリスク要因がPTSDと関係しているのかについての新しい知見は，横断研究からは産み出されない。PTSD研究には，より多くの実験的，縦断的デザインを応用すべきである。例えばPTSDのリスク要因に関する媒介要因と調整要因ついての大多数の研究は，異なった時点での評価をしていないため，限界のある結論しか導くことができない。もちろん，トラウマの研究者たちは常に，操作できる変数について倫理的な，また実際上の制約を受けている。そのような事情を考えると，実験的な操作に対する次善の選択肢は，鍵となる変数を経時的に反復評価する縦断研究であろう。研究デザインの改善は，費用がかかり，実施困難であることが多いが，PTSDのリスク要因の知識を増大させるうえでは不可欠である。最後に本章の主題ではないが，PTSDの操作的定義に注意を払う必要もある。前述のように，PTSD発症のリスク要因は，慢性化のリスク要因とは異なるかもしれない。トラウマに暴露されるリスク要因も，PTSD発症のリスク要因とはおそらく異なるであろう（King et al., 1996）。

繰り返しになるがPTSDのリスク研究は，「PTSDのリスク要因は何か」という問いから，「リスク要因はどのような経路によってPTSDと関係しているのか」という問いに移行していく必要がある。その背後にある因果関係に光を当てるためには，まず正確な用語と研究デザインを使用することから始めなくてはならない。

文献

Acierno, R., Resnick, H., Kilpatrick, D. G., Saunders, B., & Best, C. L. (1999). Risk factors for rape, physical assault, and posttraumatic stress disorder in women: Examination of differential multivariate relationships. *Journal of Anxiety Disorders, 13*(6), 541-563.

Andrews, B., Brewin, C. R., Rose, S., & Kirk, M. (2000). Predicting PTSD symptoms in victims of violent crime: The role of shame, anger, and childhood abuse. *Journal of Abnormal Psychology, 109*(1), 69-73.

Andrykowski, M. A., & Cordova, M. J. (1998). Factors associated with PTSD symptoms following treatment for breast cancer: Test of the Anderson model. *Journal of Traumatic Stress, 11*, 189-203.

Baron, R. M., & Kenny, D. A. (1986). The moderator-mediator variable distinction in social psychological research: Conceptual, strategic, and statistical considerations. *Journal of Personality and Social Psychology, 51*, 1173-1182.

Birmes, P., Brunet, A., Carreras, D., Ducasse, J. L., Charlet, J. P., Lauque, D., et al. (2003). The predictive power of peritraumatic dissociation and acute stress symptoms for posttraumatic stress symptoms: A three-month prospective study. *American Journal of Psychiatry, 160*(7), 1337-1339.

Bolin, R. (1985). Disaster characteristics and psychosocial impacts. In B. Sowder (Ed.), *Disasters and mental health: Selected contemporary perspectives* (pp. 3-28). Rockville, MD: National Institute of Mental Health.

Bollen, K. A. (1989). *Structural equations with latent variables.* New York: Wiley.

Bremner, J. D., & Brett, E. (1997). Trauma-related dissociative states and long-term psychopathology in posttraumatic stress disorder. *Journal of Traumatic Stress, 10*(1), 37-49.

Bremner, J. D., Southwick, S. M., & Charney, D. S. (1995). Etiological factors in the development of posttraumatic stress disorder. In C. M. Mazure (Ed.), *Does stress cause psychiatric illness?* (pp. 149-185). Washington, DC: American Psychiatric Press.

Bremner, J. D., Southwick, S. M., Johnson, D. R., Yehuda, R., & Charney, D. S. (1993). Childhood physical abuse and combat-related posttraumatic stress disorder in Vietnam veterans. *American Journal of Psychiatry, 150*, 235-239.

Breslau, N., & Davis, G. C. (1987). posttraumatic stress

disorder: The stressor criterion. *Journal of Nervous and Mental Disease, 175*, 255-264.

Breslau, N., Davis, G. C., Andreski, P., & Peterson, E. (1991). Traumatic events and posttraumatic stress disorder in an urban population of young adults. *Archives of General Psychiatry, 48*, 216-222.

Brewin, C. R., Andrews, B., & Valentine, J. D. (2000). Mata-analysis of risk factors for posttraumatic stress disorder in trauma-exposed adults. *Journal of Consulting and Clinical Psychology, 68*(5), 748-766.

Bromet, E., Sonnega, A., & Kessler, R. C. (1998). Risk factors for DSM-Ⅲ-R posttraumatic stress disorder: Findings from the National Comorbidity Survey. *American Journal of Epidemiology, 147*, 353-361.

Burgess, A. W., & Holmstrom, L. L. (1979). *Rape: Crisis and recovery.* Bowine, MD: Brady.

Cohen, E. A. (1953). *Human behavior in the concentration camp.* New York: Grosset & Dunlap.

Creamer, M., & O'Donnell, M. (2002). Post-traumatic stress disorder. *Current Opinion in Psychiatry, 15*(2), 163-168.

Dougall, A. L., Herberman, H. B., Inslicht, S. S., Baum, A., & Delahanty, D. L. (2000). Similarity of prior trauma exposure as a determinant of chronic stress responding to an airline disaster. *Journal of Consulting and Clinical Psychology, 68*(2), 290-295.

Dunmore, E., Clark, D. M., & Ehlers, A. (1999). Cognitive factors involved in the onset and maintenance of posttraumatic stress disorder (PTSD) after physical or sexual assault. *Behaviour Research and Therapy, 37*, 809-829.

Egendorf, A., Kadushin, C., Laufer, R. S., Rothbart, C., & Sloan, L. (1981). *Legacies of Vietnam: Comparative adjustment of veterans and their peers.* New York: Center for Policy Research.

Elhers, A., Mayou, R., & Bryant, B. (1998). Psychological predictors of chronic post-traumatic stress disorder after motor vehicle accidents. *Journal of Abnormal Psychology, 107*, 598-519.

Emery, V. O., Emery, P. E., Sharma, D. K., Quiana, N. A., & Jassani, A. K. (1991). Predisposing variables in PTSD patients. *Journal of Traumatic Stress, 4*, 325-343.

Erickson, D. J., Wolfe, J., King, D. W., King, L. A., & Sharkansky, E. J. (2001). Posttraumatic stress disorder and depression symptomatology in a sample of Gulf war Veterans: A prospective analysis. *Journal of Consulting and Clinical Psychology, 69*(1), 41-49.

Fairbank, J. A., Keane, T. M., & Malloy, P. F. (1983). Some preliminary data on the psychological characteristics of Vietnam veterans with posttraumatic stress disorder. *Journal of Consulting and Clinical Psychology, 51*, 912-919.

Fontana, A., & Rosenheck, R. (1994). Posttraumatic stress disorder among Vietnam theater veterans: A causal model of etiology in a community sample. *Journal of Nervous and Mental Disease, 182*(12), 677-684.

Foy, D. W., Carroll, E. M., & Donahoe, D. P., Jr. (1987). Etiological factors in the development of PTSD in clinical samples of Vietnam combat veterans. *Journal of Clinical Psychology, 43*(1), 17-27.

Gallers, J., Foy, D. W., Donahoe, C. P., & Goldfarb, J. (1988). Post-traumatic stress disorder in Vietnam combat veterans: Effects of traumatic violence exposure and military adjustment. *Journal of Traumatic Stress, 1*, 181-192.

Green, B. L. (1990). Defining trauma: Terminology and generic stressor dimensions. *Journal of Applied Social Psychology, 20*, 1632-1642.

Green, B. L. (1993). Identifying survivors at risk. In J. P. Wilson & B. Raphael (Eds.), *International hand-hook of traumatic stress syndromes* (pp. 135-144). New York: Plenum Press.

Green, B. L., Grace, M. C., & Gleser, G. C. (1985). Identifying survivors at risk: Long-term impairment following the Beverly Hills supper cluh fire. *Journal of Consulting and Clinical Psychology, 53*(5), 672-678.

Hoyle, R. H. (1995). *Structural equation modeling: Concepts, issues and applications.* Newbury Park, CA: Sage.

Kazdin, A. E., Kraemer, H. C., Kessler, R. C., Kupfer, D. J., & Offord, D. R. (1997). Contributions of risk-factor research to developmental psychopathology. *Clinical Psychology Review, 17*(4), 375-406.

Keane, T. M., Scott, W. O., Chavoya, C. A., Lamparski, D. M., & Fairbank, J. A. (1985). Social support in Vietnam veterans with posttraumatic stress disorder: A comparative analysis. *Journal of Consulting and Clinical Psychology, 53*, 95-102.

Kessler, R. C. (1997). The effects of stressful life events on depression. *Annual Review of Psychology, 48*, 191-214.

Kessler, R. C., Sonnega, A., Bromet, E., Hughes, M., & Nelson, C. B. (1995). Posttraumatic tress disorder in the National Comorbidity Survey. *Archives of General Psychiatry, 52*, 1048-1060.

King, D. W., & King, L. A. (1991). Validity issues in research on Vietnam veteran adjustment. *Psychological Bulletin, 109*, 107-124.

King, D. W., King, L. A., Foy, D. W., & Gudanowoki, D. M. (1996). Prewar factors in combat-related posttraumatic stress disorder: Structural equation modeling with a national sample of female and male Vietnam veterans. *Journal of Consulting and Clinical Psychology, 64*, 520-531.

King, D. W., King, L. A., Foy, D. W., Keane, T. M., & Fairbank, J. A. (1999). Posttraumatic stress disorder in a national sample of female and male Vietnam veterans: Risk factors, war-zone stressors, and resilience-recovery variables. *Journal of Abuormal Psychology, 108*(1), 164-170.

King, D. W., King, L.A., Gudanowski, D. M., & Vreven, D. L. (1995). Alternative representations of war zone stressors: Relationships to posttraumatic stress disorder in male and female Vietnam veterans. *Journal of Abnormal Psychology, 104*(1), 184-196.

King, D. W., Taft, C. T., King, L. A., Hammond, C., & Stone, E. R. (2006). Directionality of the association between social support and posttraumatic stress disorder: A longitudinal investigation. *Journal of Applied Social Psychology, 36*, 2980-2992.

King, D. W., Vogt, D. S., & King, L. A. (2004). Risk and resilience factors in the etiology of chronic posttraumatic stress disorder. In B. T. Litz (Ed.), *Early interventions for trauma and traumatic loss in children and adults: Evidence-based directions* (pp. 34-64). New York: Guilford Press.

King, L. A., King, D. W., Fairbank, J. A., Keane, T. M., & Adams, G. A. (1998). Resilience-recovery factors in post-traumatic stress disorder among female and male Vietnam veterans: Hardiness, post-war social support, and additional stressful life events. *Journal of Personality and Social Psychology, 74*(2), 420-434.

Koenen, K. C., Stellman, J. M., Steliman, S. D., & Sommer, J. F. (2003). Risk factors for course of post-traumatic stress disorder among Vietnam veterans: A 14-year follow-up of American Legionnaires. *Journal of Consulting and Clinical Psychology, 71*(6), 980-986.

Koopman, C., Classen, C., & Spiegel, D. (1994). Predictors of posttraumatic stress symptoms among survivors of the Oakland/Berkeley California firestorm. *American Journal of Psychiatry, 151*, 888-894.

Kraemer, H. C., Kazdin, A. E., Offord, D. R., Kessler, R. C., Jensen, P. S., & Kupfer, D. J. (1997). Coming to terms with the terms of risk. *Archives of General Psychiatry, 54*, 337-343.

Kraemer, H. C., Stice, E., Kazdin, A., Offord, D., & Kupfer, D. (2001). How do risk factors work together?: Mediators, moderators, and independent, overlapping, and proxy risk factors. *American Journal of Psychiatry, 158*, 848-856.

Laufer, R. S., Gallops, M. S., & Frey-Wouters, E. (1984). War stress and trauma: The Vietnam veteran experience. *Journal of Health and Social Behavior, 25*, 65-85.

Lev-Wiesel, R., & Amir, M. (2003). Posttraumatic growth among Holocaust child survivors. *Journal of Loss and Trauma, 8*(4), 229-237.

Loehlin, J. C. (1998). *Latent variable models: An introduction to factor, path, and structural analysis.* Mahwah, NJ: Erlbaum.

Lund, M., Foy, D., Sipprelle, C., & Strachan, A. (1984). The Combat Exposure Scale: A systematic assessment of trauma in the Vietnam War. *Journal of Clinical Psychology, 40*, 1323-1328.

Macklin, M. L., Metzger, L. J., Litz, B. T., McNally, R. J., Lasko, N. B., & Orr, S. P. (1998). Lower precombat intelligence is a risk factor for posttraumatic stress disorder. *Journal of Consulting and Clinical Psychology, 66*(2), 323-326.

March, J. S. (1993). What constitutes a stressor?: The "Criterion A" issue. In J. R. T. Davidson & E. B. Foa (Eds.), *Posttraumatic stress disorder: DSM-IV and beyond* (pp. 37-54). Washington, DC: American Psychiatric Press.

Moran, C., & Britton, N. R. (1994). Emergency work experience and reactions to traumatic incidents. *Journal of Traumatic Stress, 7*, 575-585.

Norris, F. H., & Murrell, S. A. (1988). Prior experience as a moderator of disaster impact on anxiety symptoms in older adults. *American Journal of Community Psychology, 16*, 665-683.

Ozer, E., Best, S., Lipsey T., & Weiss, D. (2003). Predictors of posttraumatic stress disorder and symptoms in adults: A meta-analysis. *Psychological Bulletin, 129*(1), 52-73.

Peretz, T., Baider, L., Ever-Hadani, P., & De-Nour, A. K. (1994). Psychological distress in female cancer patients with Holocaust experience. *General Hospital Psychiatry, 16*, 413-418.

Quarantelli, E. L. (1985). What is disaster?: The need for clarification in definition and conceptualization in research. In B. J. Sowder (Ed.), *Disasters and mental health: Selected contemporary perspectives* (pp. 41-73). Rockville, MD: National Institute of Mental Health.

Resick, P. A. (2001). *Stress and trauma.* Philadelphia: Taylor & Francis.

Resick, P. A., Nishith, P., Weaver, T. L., Astin, M. C., & Feuer, C. A. (2002). A comparison of cognitive processing therapy, prolonged exposure and a waiting condition for the treatment of posttraumatic stress disorder in female rape victims. *Journal of Consulting and Clinical Psychology, 70*, 867-879.

Rodriguez, N., van de Kemp, H., & Foy, D. W. (1998). Posttraumatic stress disorder in survivors of childhood sexual and physical abuse: A critical review of the empirical research. *Journal of Child Sexual Abuse, 7*(2), 17-45.

Rutter, M. (2000a). Psychosocial influences: Critiques, findings, and research needs. *Development and Psychopathology, 12*, 375-405.

Rurter, M. (2000b, July-August). Resilience in the face of adversity. *World Congress on Medicine and Health.* Retrieved Novemher 8, 2002, from *www.mh-hannover.de/aktuelles/projectte/mmm/englishversion/fs_programme/speech/rutter_v.html*

Salter, E., & Stallard, P. (2004). Posttraumatic growth in child survivors of a road traffic accident. *Journal of Traumatic Stress, 17*(4), 335-340.

Schnurr, P. P., Lunney, C. A., & Sengupta, A. (2004). Risk factors for the development versus maintenance of posttraumatic stress disorder. *Journal of Traumatic Stress, 17*(2), 85-95.

Shalev, A. Y., Peri, T., Canetti, L., & Schreiber, S. (1996). Predictors of PTSD in injured trauma survivors: A prospective study. *American Journal of Psychiatry, 155*, 219-225.

Sharkansky, E. J., King, D. W., King, L. A., Wolfe, J., Erickson, D. J., & Stokes, L. R. (2000). Coping with Gulf War combat stress: Mediating and moderating effects. *Journal of Abnormal Psychology, 109*(2), 188-197.

Solomon, Z., & Mikulincer, M. (1990). Life events and combat-related posttraumatic stress disorder: The intervening role of locus of control and social support. *Military Psychology, 2*, 241-256.

Solomon, Z., Mikulincer, M., & Avitzur, E. (1988). Coping, locus of control, social support, and combat-related posttraumatic stress disorder: A prospective study. *Journal of Personality and Social Psychology, 55*, 279-285.

Solomon, Z., Mikulincer, M., & Flum, H. (1989). The implications of life events and social integration in the course of combat-related post-traumatic stress disorder. *Social Psychiatry and Psychiatric Epidemiologi, 24*, 41-48.

Solomon, Z., Mikulincer, M., & Hobfoll, S. E. (1987). Objective versus subjective measurement of stress and social support: Combat-related reactions. *Journal of Consulting and Clinical Psychology, 55*(4), 577-583.

van der Kolk, B. A., & Greenberg, M. S. (1987). The psychobiology of the trauma response: Hyperarousal, constriction, and addiction to traumatic reexposure. In van der Kolk (Ed.), *Psychological trauma* (pp. 63-87). Washington, DC: American Psychiatric Press.

Vogt, D. S., Pless, A. P., King, L. A., & King, D. W. (2005). Deployment stressors, gender, and mental health outcomes among Gulf War I veterans. *Journal of Traumatic Stress, 18*(2), 115-127.

Warheit, G. T. (1985). A prepositional paradigm for estimating the impact of disasters on mental health. In B. J. Sowder (Ed.), *Disasters and mental health: Selected contemporary perspectives* (pp. 196-214). Rockville, MD: National Institute of Mental Health.

Wolfe, J., & Kimerling, R. (1997). Gender issues in the assessment of posttraumatic stress disorder. In J. P. Wilson & T. M. Keane (Eds.), *Assessing psychological trauma and PTSD* (pp. 192-238). New York: Guilford Press.

第7章

想起[*1]と忘却

Chris R. Brewin

　外傷後ストレス障害（PTSD）は、しばしば記憶の障害であるといわれる。トラウマ体験の侵入的な想起がきわめて特徴的だからである。しかし歴史的にみると、トラウマへの暴露は同時に反対の症状、すなわち苦痛な出来事についての記憶の減弱と関連づけられることも多かった。最も極端な場合には、特に児童期に非常に強いストレスを体験した場合には、数年間にわたってその記憶を完全に忘れ去ることも示唆されている。これらの臨床所見から、PTSDは意図に反して高頻度で思い出される、忘れ去ることのできない苦痛な記憶を特徴とするだけではなく、トラウマ記憶 traumatic memory が意識に上るのを防ぐために相当の努力をする必要がある病態だと考えられている。トラウマ記憶の中にはトラウマ性のフラッシュバックが含まれる。すなわちトラウマのきっかけに触れると自発的に想起され、断片的で多くの知覚的な特徴を含み、その出来事をまるで今起こっているかのように強烈に再体験するというトラウマ記憶である。それと並んでトラウマの重要な側面を思い出せないこともPTSD症状の1つとされている。

　被害者がトラウマを忘れられないと述べると同時に、被害の記憶に空白つまり健忘があると訴えることの矛盾については、これまでも検討されてきた。症状の真実性に関する素朴な疑問とは別に、この主題に関してはいくつかの論点がある。その1つは、トラウマの記憶は「特別」なのかということである（すなわち、トラウマ記憶には日常的な出来事の記憶には見られない、独特の特徴や処理過程があるのか）。もう1つは、強烈な、もしくは繰り返されたトラウマを、人は果たして忘れることができるのか、もしできるとするなら、どのようなメカニズムによって説明できるのかということである。

　本章ではこうした論点に関連した、記憶と忘却についての方法論と実証的研究とを展望する。PTSDと診断された人々と、トラウマに暴露はされたが臨床的なPTSD診断には該当しなかった人々を対象とした研究を、適切に区別して記述する。両者のトラウマ記憶を比較することは、何が単純な暴露に起因しており、何がPTSDという特異的な障害に起因しているのかを決定するうえで重要である。近年、言葉や映像などのトラウマ関連の刺激を用いた多くの実験研究が出版されており、有用な洞察を提供しているが、実際のトラウマ的出来事の記憶とは区別して展望したい。

[*1] 本章ではremember という用語が、想起 recall とほぼ同義に用いられているが、文脈によっては「覚えていること」という一般的な表現として用いられているので、適宜、訳し分けている。

方法論的考察

トラウマ記憶については多くの不適切な結論が下されてきた。その顕著な例は，一部のトラウマ臨床家が患者の話を額面どおりに受け取り，フラッシュバックや回復した記憶などの現象が必ず客観的な現実に対応していると思いこんだことである（McNally, 2003）。しかしこの分野で誤った推定をしてきたという点では，臨床をしていない研究者も同じことである。例えば，苦痛な体験や実験的な刺激を与えればトラウマ記憶に該当するデータをもたらすと考えられることがあるが，記憶過程を支える重要な脳構造が極度のストレスによって衝撃を受け，生物学的な基盤に変化を生じることを考慮に入れていない（Vasterling & Brewin, 2005）。この領域のすべての研究に共通の傾向として，トラウマとPTSDが注意と記憶の多彩な側面への広範な衝撃を伴うというエビデンスが考慮されてこなかった。

もう1つの問題は，トラウマと記憶の研究のほとんどが想起や再認についての伝統的な測定法を重視しており，感情記憶が不随意的 involuntarily に思い出されやすいことを無視してきたことである。不随意記憶 involuntary memory がPTSDの臨床では大きな問題になっていることを考えると，この点は重要である。20世紀以来，すでにトラウマの理論家は「トラウマ記憶 traumatic memory（侵入性記憶）」と「陳述記憶 narrative memory（意識して思い出して，他人に詳しく話すことができる記憶）」とを区別してきた（例：van der Kolk & van der Hart, 1991）。これと一致して，何人かの研究者は（Brewin & Saunders, 2001; Halligan, Clark, & Ehlers, 2002; Holms, Brewin, & Hennessy, 2004），ストレスの強い映画を見せて随意記憶 voluntary memory と不随意記憶を研究し，随意記憶による想起と再認を伝統的な方法で測定したところ，次の週に報告された不随意記憶の数とは関連しないことを見いだした。それゆえに最近の文献展望では（例：Brewin, 2003; Ehlers, Hackmann, & Michael, 2004），トラウマの随意的な想起と不随意的な想起を区別している。感情と記憶の関係をさらに研究するためには，想起された内容の性質を慎重に記載し，随意記憶と不随意記憶を別々に測定する研究が求められる。さらに今後の研究では，異なるタイプの侵入性記憶があることを考慮する必要がある。すなわち通常の自伝的記憶に対応するものと，「フラッシュバック」と言われているような，トラウマの強烈な再体験に対応する記憶とである。

この区別が適切となるのは，患者を勇気づけてトラウマの物語を書いてもらったり，慎重にトラウマを回想してもらいながら，そこで得られたトラウマのデータに基づいて，その背後にある記憶の性質を考察するような研究においてである。Hopperとvan der Kolk（2001）が述べたように，こうした研究の際には記憶の想起の仕方がきわめて重要である。回答者が意図的 intentionally に自分のトラウマを思い出すように指示されたとしても，想起という過程が引き金となって不随意記憶の情報が混入することもあろう（Hellawell & Brewin, 2002, 2004）。また，トラウマについてどのような陳述記憶が語られたとしても，それは背後にある記憶表現の特性というよりは表現過程の特性（例：記憶の内容を言葉にするという運動性言語機能の制御の問題）を反映しているのかもしれない。Van der KolkとFisher（1995）は，トラウマの「話を他人にする」ことができるかどうかを質問することで，陳述記憶としての特性を分離しようとした。しかしこの方法でも，陳述記憶の内容を明確に分離できるとはかぎらない。というのは内心で自分の体験についての陳述記憶を持っていても，それを他人に伝えることができない，あるいは望まない人々がいるからである。児童期のトラウマの場合にはその傾向が強い。同様の問題は，参加者に随意記憶と不随意記憶を区別させずにトラウマ記憶を評価したり記述することを求める研究のほぼすべてに当てはまる。

もう1つの大事な問題は研究デザインである。トラウマに関わる臨床家は，他の強い感情でも記憶について同様の現象を生じることがあるのだろうかという大きな疑問については考えてこなかっ

た。彼らはトラウマ記憶の現象を詳細に記載し，トラウマについての異なった種類の記憶の有無を検討してきた。しかし，もしトラウマ記憶が特別なものだと考えるならば，他の出来事についての記憶とも比較しなくてはならない。自伝的記憶の研究者たちは，ほとんどの場合，トラウマ記憶を幸福あるいは非常に楽しい出来事の記憶と対比してきたのだが，トラウマについての異なった種類の記憶を常に区別していたわけではない。この研究方法では，極端に快適もしくは不快な記憶が，中立的な記憶とは異なっている可能性に答えることもできない。トラウマ記憶について適切な結論を引き出すためには，トラウマ記憶という現象の詳細な記述と，他の種類の記憶を対照群とした比較研究の両方が必要である。

　想起する能力の測定は，忘却する能力の測定に比べれば簡単である。トラウマ的出来事を忘れ去ったという患者についての調査データは，それを純粋な記憶についてのものであると考えるのは誤解ではないか，という批判にさらされてきた。そうでなくても，トラウマ的出来事を完全に忘れてしまったという発言はそもそも信頼できるだろうか。トラウマ記憶を忘れたという例を個別に検証したSchooler（2001）は，出来事を忘却したと思っている回答者のうち数名は，回答の前の，比較的最近の時期に，その出来事を「話していた」らしいと報告している。そのことは友人や家族によって明らかに述べられていたにも関わらず，本人は記憶を回復した後もそれをなかなか信じようとしなかった。Schoolerは，記憶を回復する体験の衝撃のために，以前にはその記憶を完全に忘れていたと思い込むのではないかと考えた。彼によれば，回復した記憶は記憶システムの働きだけでなく，私たちがどれほど記憶システムを良くモニターしているのかをも伝えているのかもしれない（メタ記憶 metamemory）；つまり，何かを忘れたのではないかと問われた人は，過去にそのことを覚えていた時期を想起しようとするが，それを思い出せない時には，長期にわたって出来事を忘れていたという誤った推測をしてしまうのかもしれない。

　もう1つの方法論的な問題は，人は自分自身の記憶の働きについて質問された時に，どのように回答をするのかということである。患者によっては，数年間の記憶の空白があり，それは児童期のトラウマと関連すると述べる者がいる。第一に，児童期の記憶の妥当性をどのように判断すればよいのだろうか。これまでの議論では，その事例を想起することの容易さと困難さが部分的な手がかりになると言われてきた（Belli, Winkielman, Read, Schwarz, & Lynn, 1998; Read & Lindsay, 2000）。Belliら（1998）の実験では，参加者は5～7歳および8～10歳の時期について，4, 8あるいは12件の出来事を報告するとともに，その記憶の妥当性を評価することを求められた。逆説的ではあるが，児童期の多くの出来事を思い出すように指示された者は，少ない出来事を思い出すように指示されたグループよりも，その記憶の妥当性を低く評価した。おそらく，課題の難しさを記憶の不完全さのためだと考えたのであろう。その後のWinkielman, SchwarzとBelli（1998）の研究では，12の出来事を思い出す際の妥当性についての効果は，課題が難しいことを参加者に伝えることで消失した。そのような明らかな指示がない場合には，参加者は課題の難しさを根拠として自分の記憶の質を判断しようとした。

　これらの報告に基づいて，Belliら（1998）とWinkielmanら（1998）は，心理療法を受けている患者が児童期について不完全な記憶しかないと報告することは，純粋な記憶の問題というよりは，心理療法の中で多くの出来事を想起することの困難さに基づく誤解ではないかと述べている。こうした過程のために，児童期の一部についての健忘が生じている場合，トラウマを忘れているのか抑圧しているのだろうと患者が誤解する可能性についても警告されている。児童期の記憶の適切さは実際の記憶課題の遂行には関係がないのかもしれないが，この点を直接検討した研究はない。

　BrewinとStokou（2002）は，自分の児童期の記憶が乏しいと考えている健常者が，実際に自伝的記憶に関する標準化された検査で低い得点を示すかどうかを検討した。児童期の記憶が乏しい

と思うグループは，対照群と比較して，自分の人生での客観的事実と体験した出来事の両方について，記憶検査で低い得点を示した。同じ自伝的記憶検査を用いたHunterとAndrews（2002）の研究では，幼児期の虐待についての記憶を回復した女性たちは，虐待を受けていなかった女性たちよりも，教師や友人，隣人の氏名，自宅住所といった児童期の事実を思い出すことが困難であった。Meestersら（2000）もトラウマを受けた青年について同様の結果を得ている。これらの研究は，児童期の自伝的記憶に本当に欠損のある人々が存在しており，その当時を思い出すことが難しいという彼らの判断には現実の根拠があることを示唆している。

現在の研究状況

非臨床家によるトラウマ記憶の自然観察的研究

「最もトラウマ的な*2」あるいは「最もストレスとなった」体験を扱った研究は多いが，そのほとんどはPTSD診断の出来事基準には該当しないので，ここでは展望しない。治療を求めていない集団での，きわめてトラウマ的な出来事の記憶に明確な焦点をあてた研究の数は少なく，しかもその結果は矛盾している。PorterとBirt（2001）の研究では，性暴力被害の記憶は，他の暴力形態の記憶よりも鮮明で感覚的要素が多かった。これとは対照的にKossら（1996）によれば，レイプ被害の記憶は他の不快な記憶と比較して不明確で鮮明さに欠け，順序に意味がなく，あまりよく想起できず，あまり考えたことも話し合ったこともなかった。同様にByrneら（2001）によれば，トラウマ記憶は快適な出来事の記憶ほどには，視覚的にも臭覚的にも詳細ではなかった。

Morganら（2004）は，監禁と尋問を含む非常に過酷なストレスに暴露されて生き残った軍人を調査した。結論としては，最も過酷なストレスに暴露された人は，低いレベルのストレスに暴露された人よりも，尋問した人と直に会っても写真を見せられても，あまりよく識別できなかった。この領域の体系的な研究は少ないが，レイプに遭って間もない被害者の記憶を評価した研究が1つある（Mechanic et al., 1998）。レイプ被害の2週間後，約3分の2の女性は出来事を明確に記憶していたが，3分の1は被害のわずかな部分を思い出すことすら難しかった。約10％の女性は，事件について全く，あるいはほとんど思い出せなかった。10週間後になると，82％が明らかな記憶があると述べ，被害を思い出せなかった10％の女性の全員が出来事を思い出せるようになっていた。Mechanicらは，レイプには特異的な記憶の問題があるが，それは時間とともに改善すると述べた。

非臨床群におけるトラウマ記憶と忘却の実験的研究

トラウマの動画に暴露された人の侵入性記憶の成立に対して，出来事後の記憶の処理processsingが影響を与えることがあるというエビデンスがある。WellsとPapageorgiou（1995）によれば，トラウマの動画を観た後で不安を口に出して話した参加者は，その後の3日間，対照群よりも有意に多くの侵入症状を体験した。ある種の精神活動がトラウマ的な内容の処理に役立ったり有害であったりするということは，トラウマ的出来事を含む動画が記銘される時の条件についての最近のいくつかの研究によっても支持されている。

Halliganら（2002，実験1）は実験参加者に，動画の映像と音に没頭する（データ駆動型処理）か，話全体に集中する（概念駆動型処理）ように指示した。データ駆動型処理群では，動画をあまり明確に思い出さなかったが，動画と関連した侵入性記憶に違いは見られなかった。これとは対照的に（Halligan et al., 2002, 実験2），ふだんからデータ駆動型処理に没頭しがちなグループは，高度に概念駆動型処理をするグループよりも，動画

---

*2 本人の主観的な判断としてのトラウマを指す。PTSDの診断基準で求められているような客観的出来事としてのトラウマではない。

を観てからの顕在性記憶に混乱がみられ，侵入症状が増加していた。

BrewinとSaunders (2001), Holmesら (2004) は，別の課題を平行して行わせながら，大学生のボランティアに現実生活で生ずる怪我や死の場面を含む動画を見せた。この2つの研究では，課題を行わなかった対照群と比較して，同時に与えた視覚空間のタッピング課題がその後の侵入症状をより減少させる効果があった。この効果の理由はトラウマから注意をそらすという単純なことではない。というのも言語的な課題を平行して実施させた場合には，対照群と比較してその後の侵入症状は逆に増加したからである (Holmes et al., 2004, 実験3)。

Holmesら (2004, 実験1と2) は，実験参加者が，動画を観ているあいだに解離体験 (現実感喪失や離人症) を多く報告するほど，翌週に動画の侵入性記憶が増加することを見出した。また，動画を観ている時の心拍数が少ないほど，後の侵入症状の報告が増えた。さらにすべての参加者について，侵入的に想起された動画の場面は，実際にそれを見ている時の心拍数の低下と関連していた。

解離体験は，脅威に対して凍りつくfreeze反応 (Nijenhuis et al., 1998) や低い心拍数 (Griffin et al., 1997) と関連づけられている。これらの知見は，周トラウマ期解離 peritraumatic dissociation の強さが後のPTSD症状の重要な予測要因であることを示し続けている後方視的な臨床研究と一致している (Ozer, Best, Lipsey, & Weiss, 2003)。しかしこれまでのところ，解離あるいはデータ駆動型処理を操作しようとする試みは効果がなかった。このことは解離やデータ駆動型処理方法は，比較的安定した個人の認知スタイルであることを示している。トラウマを記銘する際の反応が侵入性記憶の発達に関わっていることは確かであろう。しかしその反応を直接に変化させるよりは，平行課題を用いて記銘の際の条件を間接的に変化させる方が容易であると思われる。

興味深いことに，高度の解離性症状を持つ人々はネガティブな刺激を意図的に気にしないでおくことや，忘れることも得意なようである。そのパターンは認知的負荷のある時に特に明らかである (DePrince & Freyd, 2001, 2004)。抑圧的な対処スタイルを持ち，不安などのネガティブな感情を否認し，自分の反社会的な特徴も否認する人々は，ネガティブな出来事だけを選択的に忘れることに優れている (Myers, Brewin, & Power, 1998)。これらの結果は，侵入的な記憶と意図的な記憶の過程の機能的な相違を強調している。またこの結果は，人生でネガティブな経験をするほどネガティブな刺激を思い出すという常識的な見方と矛盾しており，その意味でも重要である。この2つの研究の参加者はトラウマや養育の問題を体験していたことが多かったが，しかしそうではない人々よりもネガティブな出来事を忘れる能力があった。これらの結果は，注意や記憶に影響する防衛的な精神的過程の重要性についての臨床的見解と一致している。

PTSDにおけるトラウマ記憶の自然観察的研究

PTSD患者のトラウマ記憶は，強い感情をともなう知覚として感じられるという明白な特徴があり，また過去の出来事を現在において強烈に再体験するという点で，PTSDを持たない人々の記憶とは区別される (Berntsen, Willert, & Rubin, 2003; Bremner, Krystal, Southwick, & Charney, 1995; Ehlers & Steil, 1995; van der Kolk & Fisler, 1995; van der Kolk, Hopper, & Osterman, 2001)。PTSDのない人と比較すると，PTSD患者の記憶は，自身の眼を通して出来事を見るという自己の視点に立つよりも，むしろ自身の身体の外側から出来事を見るという観察者的な視点をもっていることが多い[*3] (Berntsen et al., 2003; Reynolds & Brewin, 1999)。自己の視点に立った記憶 field

---

[*3] この視点が知覚的により明確になれば，周トラウマ期解離の1つとしてのいわゆる体外視体験 out of body experience となり，自分の意識が自分の身体から出て自分自身を見ていると感じられる。実際被害者の話を詳しく聞く心理療法 (持続エクスポージャー療法など) を行うと，この体験を聞くことが少なくない。

memory を報告する PTSD 患者は，感情的，身体的な感覚を思い出しがちであり，観察者的な記憶 observer memory を報告する患者は，空間の情報，自己についての観察，そして知覚の細部を思い出すことが多い（McIsaac & Eich, 2004）。

興味深いことに，記憶のいくつかの特性相互の関係は PTSD の有無によって異なっており，PTSD が記憶の質的違いを伴うという考えを支持している。例えばトラウマの重症度は，自記式調査票による PTSD 患者の記憶の断片化と強く関連していたが，この関係は PTSD のない人においては認められなかった（Berntsen et al., 2003）。前述したように，最近の研究では，例えば，不随意記憶と再体験記憶を区別して別々に測定したり，意図的に想起できるトラウマ記憶と非トラウマ記憶とを比較するなどして，PTSD という現象をさらに詳細に検討してきた。さらに侵入性想起の発生する時期と，侵入性想起が将来の PTSD への警告となり得るのか否かも調査されてきた（Ehlers et al., 2002）。

不随意記憶

Reynolds と Brewin（1998）は，PTSD かうつ病を持つ患者群と健常対照群を比較し，もっとも脳裏に浮かぶことの多いストレスとなる出来事についての現在のイメージや考えについて質問した。フラッシュバックは，単独でも，他のイメージや考えと組み合わせてあっても，PTSD 患者において最もよく報告された。PTSD 患者の 43％，うつ病患者の 9％がフラッシュバックを報告し，対照群では報告がなかった。彼らによれば，フラッシュバックの内容には，文字通りの記録だけでなく，経験したことの想像的な拡大が含まれることもあった。つまり，患者には実際には起こっていなかった光景のイメージが侵入的に思い浮かぶこともあった（「最悪の結果のシナリオ」；Merckelbach et al., 1998）。回答者は視覚的なイメージをともなうことを典型例とする侵入性記憶と，トラウマについてのより一般的な，価値判断的な思考を明瞭に区別することができた。

Hackman ら（2004）は，PTSD 患者における不随意的な侵入性記憶についての評価を行った。患者は典型的には，主に感覚的体験をともなって高い頻度で反復する 1 ないし 4 つの記憶を報告した。そのうちトラウマの最悪の瞬間についての記憶は 17％にすぎなかった。大部分の記憶は，トラウマだとはっきりと分かる直前の瞬間を含んでいた。Reynolds と Brewin（1998）と同様，Hackman らも，イメージのごく一部は実際の出来事に一致していなかったと述べている。出来事の再体験を行うセッションを数回行うと，侵入性想起の頻度は低下し，その鮮明さ，関連する苦痛，出来事が同じようにまた起こっているかのような感覚は減少した。

別の研究では，12 人という少ない PTSD 患者で，日記法を用いて不随意的なトラウマ記憶と非トラウマ記憶を比較した（Berntsen, 2001, 研究 2）。トラウマ的出来事が 5 年以上も前に起こっていても，侵入的なトラウマ記憶は非トラウマ記憶よりも鮮明で，しかも身体反応を伴うことが多かった。トラウマ記憶はフラッシュバックの特性を有していることが非常に多かった。ただし Bertsen によれば，非常にポジティブな出来事と関連してフラッシュバック的な経験が起きることもあったという。同様に，トラウマ記憶は PTSD 患者では他の不快な記憶よりも侵入的であったが，この違いは PTSD のないトラウマのサバイバーでは，はるかに弱められていた（Halligan, Michael, Ehlers, & Clark, 2003）。

Hellawell と Brewin（2004）は，トラウマ的出来事を現在において再体験するという著しい感覚をともなうフラッシュバックと，普通の記憶の違いを PTSD 患者に説明し，その後でその出来事の詳細な物語を書いてもらった。物語を書き終えると，参加者は物語を書いている間のどの時点でこの 2 つの種類の記憶を体験したのかを振り返って同定した。参加者すべてが，トラウマについて書いているあいだに 2 種類の記憶を認識し，両者を区別できたと報告したが，再体験が生じた時点の数，持続の長さ，物語のどの時点で生じたのかについては大きな個人差があった。予測通り，再体験を含む物語の部分では，普通の記憶を思い出

していた部分よりも、見ること、聞くこと、匂うこと、味わうこと、そして身体感覚、また動詞や動きに関連した表現を多く使用していた。これもまた予測通りであったが、再体験の箇所では、恐怖、無力感、戦慄、死の考えが顕著であり、普通の記憶が生じた部分では、悲しみのような二次的な感情が顕著であった。

　トラウマ的出来事のいくつかの側面は、心に定着し、時の流れだけでは変わらず、画像や「ビデオ・クリップ」の形で再体験し続けているように見えると、何人かの研究者が観察している（Hackmann et al., 2004; Herman, 1992; Ehlers & Steil, 1995; van der Kolk & Fischer, 1995）。これは PTSD 患者自身の記憶の感じ方を反映しているが、これまでのところでは、不随意的な侵入性想起が不変であるという客観的エビデンスはほとんどない。また、侵入性想起という特性が PTSD 特有のものかどうかも明らかではない。不随意的で感情の負荷の高い記憶は、はるかに頻度は少ないとはいえ、非常にポジティブな出来事に対しても生じることがある（Berntsen, 2001, 研究 4; Pillermer, 1998）。うつ病における侵入性記憶も鮮明で再体験の特徴を持ち、身体感覚を伴う（Reynolds & Brewin, 1999）。トラウマ記憶に独特な性質があるとすればそれは何であろうか。この点の解明にはさらなる研究が必要である。

意図的想起

　侵入に関してなされた主張とは対照的に、意図的に想起されたトラウマ記憶は時間の経過とともに変化や誤りを生じるようになることが、いくつかの体系的な研究で分かってきた（Schwarz, Kowalski, & McNally, 1993; Southwick, Morgan, Nicolaou, & Charney, 1997）。トラウマの意図的想起 intentional recall は不随意的想起とは異なるという考えに沿って、DSM-IV では、出来事の詳細に健忘が生じることを PTSD の特徴として説明している。典型的な PTSD 患者は、出来事があったことは覚えていても、出来事の詳細な記憶が抜けていたり、あいまいで不確かな時期があると述べる。この症状が診断のうえで支持されていることに加えて、患者によって意図的に想起されたトラウマの物語は、組織化されておらず、断絶があるという報告がなされてきた（Foa, Molnar, & Cashman, 1995; Harvey & Bryant, 1999）。Halligan ら（2003）によれば、PTSD 患者もトラウマ記憶を他の不快な記憶よりも組織化されていないとみなしており、PTSD を生じていないトラウマのサバイバーにはそのことは当てはまらなかった。臨床患者において、このような重度の記憶の解体はトラウマ後の 1 週間以内に出現し、初期症状の重症度を統計的に調整しても、その後の経過を予測していた（Jones, Harvey, & Brewin, 2007）。

　語られたトラウマの記憶の断片化の程度は、トラウマ的な出来事の最中または後の解離の自記式質問紙による報告と関連していることが判明している。心理療法中に、患者が記憶の詳細を取り戻し、忘れ去っていた出来事の多くの場面を思い出したと話すことは、よくあることである。しかし患者が PTSD から回復するのにつれて、トラウマ記憶の断片化が減少し、よく組織化されるようになるというエビデンスは一貫していない（Foa et al., 1995; Halligan et al., 2003; Jones et al., 2007; van Minnen, Wessel, Dijkstra, & Roelofs, 2002）。

トラウマを受けた人々における回復した記憶の研究

　トラウマの不随意的想記と意図的想起が異なるという主張がもっともよく表現されている議論は、どのトラウマ的出来事を忘却し、数年間にわたって意識に上らせないようにするのかを故意に選択する患者がいるというものである。この説は児童期に虐待を受けた被害者の臨床研究を主な基盤として提案された。性的虐待の記憶を忘れ去り、後になって回復させることができるという主張は、どれほど頑健 robust なのだろうか。多くの後方視的縦断研究によると、児童期に性的虐待を受けた者のうち、かなりの割合の者（およそ 20 ないし 60％）が、虐待の記憶が弱まったり、虐待があったことを思い出せなかった時期が人生の中にあった（たいていは数年間）と述べている（Freyd, 1996 を参照のこと；Mollon, 1998）。こ

の知見にはかなりの疑いと反論が向けられてきた（例：McNally, 2003）。主な反論には2つある。第一には，研究者の質問が適切でなかったり，回答者の言ったことを誤って解釈しているというものである。第二には，回答者は治療者に示唆されて植えつけられた虚偽記憶について，「記憶」を回復したと誤って信じているというものである。

最初の反論は，たとえ研究者たちが患者には虐待を覚えていない時期があったと考えたとしても，覚えていなかったとされている時期に回答者に質問していれば，忘れていたはずの記憶を思い出した可能性を排除できないということである。言い換えれば，回答者は虐待を忘れていたのではなく，考えていなかったのかもしれない。しかし「たとえ直接そのことを聞かれていても，この出来事を思い出せなかったと思える時期がありますか」という探索的な質問をされた場合でも，同様の結果が得られている（Joslyn, Carlin, & Loftus, 1997）。また記憶の回復は，しばしば非常な衝撃や驚きを伴う（Brewin, 2003）。こうした事実は，虐待のことを覚えてはいたが考えなかっただけであるという見解とは一致しない。

虚偽記憶に関する論争にはいくつかの鍵となる主張がある（例：Loftus, 1993）。すなわち(1)想起した記憶内容は，たいていステレオタイプ的であり（例：人を生け贄にする悪魔の儀式），心理的障害の原因となる性的虐待が至る所に存在していると考える治療者の先入観にあてはまっており，ほとんど信じがたい。(2) 出来事が起こったであろうと思われる年齢が，顕在的に出来事を記憶できる以前である。(3) 出来事があったという独自の確証がないことが常である。(4) 想起は大抵治療中に起こる。(5) それまでトラウマが忘れられていたという考えは，記憶の作用に関して確立している知識に反する。これらの主張はすでに体系的に評価されているので（Brewin, 2003），以下では簡単に紹介するにとどめる。

回復した記憶の内容

記憶が回復したという人は，時々信じがたい出来事を経験したと主張するが，その出来事のごくわずかしか説明していない（Andrews et al., 1995; Gudjonsson, 1977）。そうした主張の頻度としては，「虚偽記憶症候群財団 False Memory Syndrome Foundation」による推定値がもっとも高い。悪魔憑きや宗教的儀礼による虐待があったとされていることについては，告発されて財団に電話をしてきた親の11％が自発的にそう述べ，その有無を質問した場合には18％が肯定した（Morton et al., 1995を参照のこと）。もっとも，電話をかけてきた親たちの主張にも独立した確証のないことには留意すべきである。さらに，いくつかの研究では，性的虐待とは何の関係もない出来事についての記憶の回復が存在することが報告されている。これらに最も頻繁に含まれているものは，性的ではない子どもへのマルトリートメント maltreatment，トラウマ的な医療処置，暴力や死の目撃などがある（Andrews et al., 1999; Elliott, 1997; Feldman-Summers, & Pope, 1994; Melchert, 1996）。

記憶の年齢

心理学研究によると，人生最初の2年間の陳述記憶を，後年になってから思い出すことができるという証拠はほとんどなく，人生3年目の記憶を想起することさえ稀である。この時期について存在している記憶は，個人や家族にとって重要な出来事を含むことが多い。これと一致して，現在参照できる調査では，虐待の記憶を回復したと思われる人のうちで人生の最初の5年以内に確かに虐待があったと主張した者は6％にすぎなかった（Andrews, 1997; Andrews et al., 1999; Morton et al., 1995）。

確 証

Schoolerらは，忘れ去られたトラウマについて質の高い確証を手にした人物の非常に興味深い一連の経過を述べ，記憶の回復と思われた現象についての他の解釈を系統的に考察した（Schooler, 1994, 2001; Schooler, Bendiksen, & Ambadar, 1997）。その人物のトラウマのいくつかは時間的に長く続いたものだったが，これは単一の出来事

は忘れられやすいのに対して，繰り返し長引いた出来事は忘れにくいという議論と矛盾していた。「回復した記憶プロジェクト The Recovered Memory Project」(Cheit, 1998)[*4]は，法的，学術的，その他の情報源から引き出された，確証のある100以上の回復した記憶の報告を詳しくリストアップした，インターネットに基礎を置く活動である。回復した記憶の確証を呈示している事例もしくはグループ研究としては，Corwin と Olafson (1997)，Williams (1995)，Feldman-Summers と Pope (1994)，Andrews ら (1999)，そして Chu, Frey, Ganzel と Matthews (1999) によるものがある。

記憶はいつ，どのように回復するのか

回復した記憶の2分の1から3分の1は，治療を受ける前に，あるいは治療的でない文脈においてすでに想起されていたという研究がある (Andrews et al., 1995; Feldman-Summers, & Pope, 1994)。Elliott と Briere の地域調査 (1995) では，治療を受けていることは，性的虐待を一度忘れて後に思い出すのか，あるいは常に覚え続けているのか，ということとは無関係であった。

トラウマを忘れることは，記憶の作用についての私たちの知識に反しているか

何人かの人々に対しては，ある種の虚偽記憶を植えつけることができることを多くの研究が示しているが (McNally, 2003)，それと同様にやはり多くの研究が，人々は故意に様々な記憶の素材を忘れるという選択ができ，ネガティブな事柄を忘れることに特に熟達した人々がいることを示している (Brewin, 2003; Freud, 1996 参照，レビューとして Greaves, Smith, Butler, & Spiegel. 2004 参照)。

トラウマを受けた人における思い出すことと忘れ去ることの実験的な研究

トラウマを語っている間のフラッシュバックと普通の記憶の比較研究の一環として，Hellawell と Brewin (2002) は，前者が主に空間視覚の情報を用いたイメージを基盤にしており後者が主に言語的である，と言ってよいのかを検討した。そして，もしフラッシュバックが空間視覚的であれば，やはり空間視覚を要する他の課題遂行は妨害するが，無関係な課題遂行は妨害しないであろうと推論した。そこで参加者が物語を書いている際に，一度は再体験が生じている時に，もう一度は普通の記憶として思い出している時に書くのを止めさせて，2つの課題を遂行してもらった。1つ目の課題は，視空間的な能力を求めるトレイルメイキングテスト trail making test (TMT) であり，もう1つはより言語的な能力を必要とする3-バック課題[*5]であった。TMTの結果は再体験として想起している時に中断させられた方が悪かったが，3-バック課題については両方の場合とも，同じように結果が悪かった。このことは，フラッシュバックと日常の記憶が質的に違うという考えを支持している。

トラウマの既往があると，**成功**とか**孤独**といった言葉をきっかけとして反応が生じ，特定の自伝的記憶をひき出す能力が影響を受けることも分かった。このような状況下では，PTSD患者はうつ病患者と同様に，人生で繰り返す経験に対して過度に汎化された記憶 overgeneralized memory を作り出す傾向がある (McNally, Lasko, Macklin, & Pitman, 1995; McNally, Prassas, Shin, & Weathers, 1994)。PTSDのない非臨床グループでも，トラウマの既往のある人は，特に過度に汎化された記憶を作り出す (de Decker, Hermans, Raes, & Eelen, 2003; Hermans et al., 2004; Kuyken & Brewin, 1995; Wessel, Merckelbach, &

[*4] 原書ではこの箇所に *www.brown.edu/departments/taubman_center/recovmem/archive.html* のリンクが記載されているが，このサイトはすでに閉鎖されている。このプロジェクトの概要は以下のサイトから知ることができる。*http://blogs.brown.edu/recoveredmemory/*（2013.10.16 確認）

[*5] 被験者に一連の刺激（文字，数字，単語など）を順番に呈示し，現在呈示されている刺激が3回前の刺激と同じかどうかを答えてもらうもの。

Dekkers, 2003)。ただし，あまり重篤でないトラウマのあるグループ（Wessel, Meeren, Peeters, Arntz, & Merckelbach, 2001）や境界パーソナリティ障害のグループ（Arntz, Meeren, & Wessel, 2002; Kremers, Spinhoven, & van der Dose, 2004）は例外かもしれない。Williams, Stiles と Shapiro（1999）によると，トラウマの既往と過度に汎化された記憶との関連は，苦痛に満ちた特定の記憶を想起する確率を引き下げるような防衛過程の存在を反映しているのかもしれない。

Clancy と McNally は，虐待を受けたと思うがその記憶のない女性（抑圧記憶群），虐待の記憶を想起した女性（回復記憶群），虐待を受けたことを常に分かっていた女性（持続記憶群），および虐待を受けなかった女性（対照群）について，被暗示性を比較し，虚偽記憶になりやすい心理的態度を検証した。1つの研究では，各群の女性は，駐車場で10ドル札を見つけたというような，トラウマ的でない出来事が子どものころに起こった確信度を測定するように依頼され，それから後になって，その出来事の一面を生き生きとイメージしたうえで，それが実際に起こった確信度をもう一度測定するように依頼された。この手法ではイメージした出来事が実際に生じたという信念が僅かながら強まり，この効果は回復記憶群よりも対照群の方で大きかった（Clancy, McNally, & Schachter, 1999）。

また別の研究では，参加者に関連のあるいくつかの単語のリストを見せ（例：キャンディ，苦み，酸味，砂糖），その後でリストの単語と強く関連しているが実際には見せていなかった別の単語を見せて（例：甘い），間違って覚えていないかを検証した。この実験では，回復記憶群は他の群よりも，提示されていない単語を見たことがあると考えがちであった。他方で，まだ記憶が抑圧されている群では対照群との差がなかった。しかし Freyd と Gleaves（1996）の指摘するように，この実験では実際に虐待を受けた人に対してその状況を強く暗示するような連想刺激を用いており，そこから何か一般的な結論を推測することは危険である。他の技法を用いた実験では，虐待を受けた者がそうではないものと比べて暗示にかかりやすいという結果は示されていない（Leavitt, 1997）のであるから，この危険性には留意すべきである。

McNally ら（1998; McNally et al., 2001）は，トラウマの記憶を回復した人も含めて，トラウマを受けた被害者は，トラウマに関連する事柄を忘れ去ることができるという主張を検討した。彼らの用いた忘却指示課題では，参加者は単語リストを見せられ，1つの単語を見るごとにそれを忘れ去るように，または覚えているようにという教示を受けた（項目法 item method）。健常ボランティアは，忘れ去るように言われた単語を覚えておくことが困難であったが，これはこの実験では最初に単語を記銘するという方法が取られたためだと考えられている。McNally はこの方法を用いて2つの研究を行ったが，児童期の性的虐待に関連したPTSDのある人や，または虐待を受けた後でその記憶が抑圧され，または回復している人のいずれにおいても，虐待を受けたことのない人と比較して，トラウマに関連する単語をよく忘れることができるというエビデンスは見出せなかった。

この結果は驚くべきとはいえない。というのもPTSDがまだ治っていない人や研究に喜んで参加する人が，トラウマに関する事柄を忘却しやすいなどとは，そもそも予想していなかったからである。トラウマを忘却できると予想されたのは，主として，孤独で安心して信頼できる人がいなかったり，信じていた人間に裏切られたり，家庭の耐えがたいストレスに暴露されたりしてきた若年者である（Freyd, 1996）。忘却はそうした状況への対処法であり，その対処方略が破綻して悲惨な考えやイメージを意識することを防げなくなった時にPTSDが発症すると考えられている。トラウマの直後に急性ストレス障害（ASD）の診断基準を満たす患者は，対照群よりも容易にトラウマに関連する情報を忘れることが見いだされているが（Moulds & Bryant, 2002, 2005），それは主として解離反応によるものと考えられる。これらの結果は，トラウマ後の精神障害が発症する際の認知機能の変化を縦断的に研究する必要性を示している。

現在の知見の要約と一般化可能性

　トラウマを受けた患者の臨床から観察されたことは，実証的な知見によっても強力に支持されている。極度のストレスに暴露されたが精神疾患を発症していない患者の場合，トラウマ的出来事の記憶は増強することもあれば，少なくとも短期的には障害されることもある。この一見矛盾するかのような所見はPTSDを発症した患者においても見いだされるが，意識の強力なコントロール下にある陳述記憶と，そうではない侵入性記憶とを区別することによって，ほぼ矛盾なく説明できる。PTSDを発症している場合でもそうではない場合でも，この2つの形式の記憶が機能的に異なっていることについてのエビデンスは増大している。

　PTSDにおける侵入性記憶が，反復性で，鮮明で，知覚に基づいており，感情を伴い，出来事の現在における再体験を含んでいることについては，かなりの合意が形成されている。記述的研究と実験的研究のいずれもが，侵入症状は言語ではなくイメージに基づいた記憶から構成されているとの見解を支持している。自然観察的および実験的な多くのエビデンスが，侵入症状は記銘が行われる際の解離の存在によって強化され，解離が生じた場合には過覚醒症状は減弱することを示している。侵入的なイメージが必ずしも実際の被害体験を反映しているとはかぎらず，またそのイメージが長期間にわたって変わらないという印象はまだ検証されていない。トラウマ記憶の性質についての研究は，これまで非常に多くの種類の被害者を対象としてきたが，ほぼ一定の研究結果が得られている。

　このような性質を持った侵入性記憶はトラウマに続いて生じることが最も多いが，トラウマに固有のものではないということも，いくつかの研究が指摘している。さほど頻繁ではないが，非常にポジティブな感情も身体的反応を伴った鮮明な侵入性記憶を生むことがある。ポジティブな出来事に関連して重度の解離反応が報告されたことがあるのかは定かではない。トラウマ記憶と他の記憶との相違はPTSDという背景があった場合に最も顕著になるというエビデンスが得られつつある。PTSDを発症しない被害者の場合，トラウマ後の短期間はトラウマに特異的な記憶処理が行われ，その後は正常化するとも考えられる。しかしその確認のためには縦断研究が必要である。現時点での公平な結論としては，トラウマ記憶は特別というよりむしろ普通とは異なるというべきで，PTSDの重症度とともに普通の記憶からの相違が大きくなると述べるに留めておく。

　トラウマを受けた人が意図的に想起した記憶にはしばしば欠損があることについても，十分なエビデンスが存在する。その主なものは以下の4点である：過度のストレスに続いて少なくとも短期記憶の障害が生じる，自伝的記憶はしばしば過剰に汎化generalizeする，語られたトラウマの内容は断片化しており空白を含みやすい，そしてトラウマは忘れられることがある。最後の点については，実証的な研究と詳細な症例研究によって，かなり後になって本物の記憶が思い出されたという説得力のある事例が呈示されている。ただし虚偽記憶についても同様に説得力のある事例が報告されており，今ではこの両方の現象が生じ得ることが広く受け入れられている（例：Gleaves et al., 2004; Lindsay & Read, 1995）。繰り返すが，重症のPTSDでは，きわめて異常な現象が生じやすい。重要な例外は，PTSD患者はトラウマに関連した単語を忘れることが非常に難しいことである。PTSDを発症していてもいなくても，高度の解離症状や抑圧的な対処スタイルという特殊な特徴を持った人々は，ネガティブな，またはトラウマ関連の情報を忘れる特別な才能があると思われる。

　入手できるエビデンスの一部には対象者や方法論上の制約があり，トラウマを受けたすべてのグループに自信を持って一般化することはできない。例えば最近まで，PTSDを発症していない重篤なトラウマ被害者研究のほとんどは，レイプ被害者を対象としており，しかも故意に苦痛な体験を思い出させていた。一部の研究がレイプ被害者ではなく軍人を対象としていたことは，幸いというべきである。忘却と被暗示性の実験研究の多

くが対象としていたのは，児童期の性的虐待のサバイバーであった。これとは対照的に，PTSD患者のトラウマ記憶の性質に関する調査研究は，広範で多種多様なトラウマの被害者を集めてなされており，ほぼ同様の所見が得られている。特に興味深いのは，臨床の場でも実験室でのボランティアの間でも，類似した結果が得られたということである。トラウマに対する記憶が非常に鮮明だったり，または漠然としてまとまりがないことがあるのは，研究の手続きおよび対象としたトラウマの種類によるという考えが支持されている。またフラッシュバックや再体験は言語処理よりも，ある種の視覚空間的な処理に依拠しているとの考えと，トラウマの際に解離が存在することは後のPTSDのリスクを高めるという考えも支持されている。

今後の課題

　トラウマに関して生じることがすでに示されている複雑な記憶過程を研究に反映させるためには，さらなる厳密さと創意工夫が必要である。認知心理学や実験心理学が創り出した概念や方法に基づいた，明確な現象記述を参照することも研究上は有益であろう。例えば，自伝的記憶研究者が用いる日記法を，トラウマ記憶とポジティブおよび中立的な記憶の比較と組み合わせることが有益であることはすでに証明されている。異なった種類の記憶（意図的記憶，不随意的エピソード記憶，フラッシュバック）を明確に区別することは非常に重要であり，すでに得られたデータを解析するうえでも役に立つであろう。時間経過や治療の前後における記憶の変化を測定する追跡研究は特に有益と思われる。

　今後の研究には従来よりもはるかに明確な理論的指針が必要である。例えば，第3章で紹介したPTSDの二重表象理論 dual representation theory（Brewin, 2003 ; Brewin, Dalgleish, & Joseph, 1996）は，言語とイメージを基礎にした記憶形式の特性およびその相互作用を詳細に検討することによって，両者を明確に区別している。この理論では，2つの記憶システムへの記銘の程度が，侵入性記憶の形成と意図的な想起の質の双方にとって決定的に重要とされる。同様に，EhlersとClark（2000）は，彼らの認知モデルにおいてエピソード記憶と連想の過程を区別し，また，記銘過程（特に，データ駆動型処理と概念駆動型処理）が侵入症状の形成に重要であることを示唆している。彼らのモデルの基礎となったのはConwayとPleydell-Pearce（2000）の自伝的記憶のモデルであり，これは自伝的記憶を階層的に配置し，一般的な自伝的知識と，主に感覚的な情報から成立する出来事特異的な知識とを区別している。これらすべての理論は新たな知見を生み出し，トラウマ記憶を理解しようとする試みに今でも刺激を与え，新たな質問を喚起し，新たな方法論の使用を促している。

　トラウマ記憶の理解を深めるには，脳神経画像を用いた方法も役立つであろう。これまでのfMRIを用いたPTSD患者の研究では，しばしば「スクリプト刺激イメージ」の技術を用いてトラウマ記憶を喚起してきた。つまり，患者は以前に自分自身のトラウマについて記述した短い原稿を見せられ，それが読まれるのを聴きながら，できるだけ鮮明に出来事をイメージするように依頼される。PETやfMRIによる研究では，PTSD患者がトラウマ記憶を想起すると，対照群と比較して，扁桃体を含む，辺縁系と傍辺縁系領域の活動の増加をもたらすことが示唆されている（Hull, 2002 ; Shin, Rauch, & Pitman, 2005）。それ以外に繰り返し確認された所見は，内側前頭前野とBrocaの言語野の不活性化である（Hull, 2002 ; Shin et al., 2005）。2つのPET研究では，PTSD患者が感情的な情報を処理すると，中立的な情報の時よりも海馬の活動は減弱した（Bremner et al., 1999, 2003）。しかしHull（2002）の指摘によれば研究によって所見は一貫していない。1つの問題は，脳の撮像中に意図的にトラウマ記憶を想起するように求められると，各人各様に反応する可能性があることである：フラッシュバックを体験する（例：Osuch et al., 2001 ; Shin et al., 1999）

者もいれば，強い解離反応（例：離人症）を示す者もおり，脳神経系の反応も異なっている（Lanius et al., 2001）。

トラウマに特異的な情報の処理と，感情が高まった時に記銘された情報一般に関する処理とを区別することは重要である。Bremnerら（2003）とLaniusら（2003）は，PTSDにおいて，トラウマ記憶だけでなく悲しみや不安などの記憶の場合でも脳神経での処理に変化が生じていること，本人に関係した事柄については感情的な単語の使用が増加していることを示した。MaratosとRugg（2001）そしてMaratos, Dolan, Morris, HensonとRugg（2001）による他の研究では，健常者の場合，ある単語に対する脳神経的反応は，その言葉の置かれた感情的な文脈によって影響された。そのことは，その文脈が偶然に想起された場合であっても変わらなかった。PTSDの場合に，中立的で個人的な意味合いを含まない刺激に対しても感情的な文脈が異なった処理を受けてしまうような，根本的な障害が生じているのかどうかは分からない。

トラウマについての通常の自伝的記憶と不随意的フラッシュバックは異なった脳神経基盤を持っていると考えられるが，両者を区別した研究は今日まで行われてこなかった。意識的な自伝的記憶は，海馬で処理するものだと広く思われている。Brewin（2001, 2003）の示唆によれば，トラウマ体験の間は神経伝達物質や神経ホルモンが高いレベルで放出されるので，健常な海馬の働きが妨げられ，その結果としてトラウマは自伝的記憶システムの中で十分に思い浮かべることができない。これとは対照的に，トラウマに関する下位レベルの感覚的な（主に視覚空間的あるいはイメージに基づいた）情報は，海馬での処理をほとんど受けずに，他の皮質や皮質下の領域を直接扁桃体に結びつける経路によって処理されるので，こうした下位レベルの情報は障害されない。これらの下位レベルの情報は他の情報との結びつきがなく，時間的情報もほとんど記銘されず，刺激をされるとフラッシュバックとして体験される。

要約すると，今や広範で様々なアプローチがトラウマ記憶の研究に集約されている。記述現象学的，実験的，そして脳神経画像的研究などのすべてが重要な役割を担っており，すでに意義深い洞察を産みだしてきた。しかしいうまでもなく，取り組むべき問題は微妙で複雑である。有効な研究はこれらすべての方法から得られた理解に基づく必要があり，1つの方法論を用いるだけでは不十分であろう。

文　献

Andrews, B. (1997). Can a survey of British False Memory Society members reliably inform the recovered memory debate? *Applied Cognitive Psychology, 11*, 19-23.

Andrews, B., Brewin, C. R., Ochera, J., Morton, J., Bekerian, D. A., Davies, G. M., et al. (1999). Characteristics, context and consequences of memory recovery among adults in therapy. *British Journal of Psychiatry, 175*, 141-146.

Andrews, B., Morton, J., Bekerian, D. A., Brewin, C. R., Davies, G. M., & Mollon, P. (1995). The recovery of memories in clinical practice: Experiences and beliefs of British Psychological Society practitioners. *The Psychologist, 8*, 209-214.

Arntz, A., Meeren, M., & Wessel, I. (2002). No evidence for overgeneral memories in borderline personality disorder. *Behavionr Research and Therapy, 40*, 1063-1068.

Belli, R. F., Winkielman, P., Read, J. D., Schwarz, N., & Lynn, S. J. (1998). Recalling more childhood events leads to judgments of poorer memory: Implications for the recovered false memory debate. *Psychonomic Bulletin and Review, 5*, 318-323.

Berntsen, D. (2001). Involuntary memories of emotional events: Do memories of traumas and extremely happy events differ? *Applied Cognitive Psychology, 15*, S135-S158.

Berntsen, D., Willert, M., & Rubin, D. C. (2003). Splintered memories or vivid landmarks?: Qualities and organization of traumatic memories with and without PTSD. *Applied Cognitive Psychology, 17*, 675-693.

Bremner, J. D., Krystal, J. H., Southwick, S. M., & Charney, D. S. (1995). Functional neuroanatomical correlates of the effects of stress on memory. *Journal of Traumatic Stress, 8*, 527-553.

Bremner, J. D., Narayan, M., Staib, L. H., Southwick, S. M., McGlashan, T., & Charney, D. S. (1999). Neural correlates of memories of childhood sexual abuse in women with and without postrraumatic stress disorder. *American Journal of Psychiatry, 156*, 1787-1795.

Bremner, J. D., Vythilingam, M., Vermetten, E., Southwick, S. M., McGlashan, T., Nazeer, A., et al. (2003). MRI and PET study of deficits in hippocampal structure and function in women with childhood sexual abuse and posttraumatic stress disorder. *American Journal of Psychiatry, 160,* 924-932.

Brewin, C. R. (2001). A cognitive neuroscience account of posttraumatic stress disorder and its treatment. *Behaviour Research and Therapy, 39,* 373-393.

Brewin, C. R. (2003). *Posttraumatic stress disorder: Malady or myth?* New Haven, CT: Yale University Press.

Brewin, C. R., Dalgleish. T., & Joseph, S. (1996). A dual representation theory of post traumatic stress disorder. *Psychological Review, 103,* 670-686.

Brewin, C. R., & Saunders, J. (2001). The effect of dissociation at encoding on intrusive memories for a stressful film. *British Journal of Medical Psychology, 74,* 467-472.

Brewin, C. R., & Stokou, L. (2002). Validating reports of poor childhood memory. *Applied Cognitive Psychology, 16,* 509-514.

Byrne, C. A., Hyman, I. E., & Scott, K. L. (2001). Comparisons of memories for traumatic events and other experiences. *Applied Cognitive Psychology, 15,* S119-S133.

Cheit, R. E. (1998). Consider this, skeptics of recovered memory. *Ethics and Behavior, 8,* 141-160.

Chu, J. A., Frey, L. M., Ganzel, B. L., & Matthews, J. A. (1999). Memories of childhood abuse: Dissociation, amnesia, and corroboration. *American Journal of Psychiatry, 156,* 749-755.

Clancy, S. A., McNally, R. J., & Schacter, D. L. (1999). Effects of guided imagery on memory distortion in women reporting recovered memories of childhood sexual abuse. *Journal of Traumatic Stress, 12,* 559-569.

Clancy, S. A., Schacter, D. L., McNally, R. J., & Pitman, R. K. (2000). False recognition in women reporting recovered memories of sexual abuse. *Psychological Science, 11,* 26-31.

Conway, M. A., & Pleydell-Pearce, C. W. (2000). The construction of autobiographical memories in the self-memory system. *Psychological Review, 107,* 261-288.

Corwin, D. L., & Olafson, E. (1997). Videotaped discovery of a reportedly unrecallable memory of child sexual abuse: Comparison with a childhood interview videotaped 11 years before. *Child Mal-treatment, 2,* 91-112.

de Decker, A., Hermans, D., Raes, F., & Eelen, P. (2003). Autobiographical memory specificity and trauma in inpatient adolescents. *Journal of Clinical Child and Adolescent Psychology, 32,* 22-31.

DePrince, A. P., & Freyd, J. J. (2001). Memory and dissociative tendencies: The roles of attentional context and word meaning. *Journal of Trauma and Dissociation, 2,* 67-82.

DePrince, A. P., & Freyd, J. J. (2004). Forgetting trauma stimuli. *Psychological Science, 15,* 488-492.

Ehiers, A., & Clark, D. M. (2000). A cognitive model of posttraumatic stress disorder. *Behaviour Research and Therapy, 38,* 319-345.

Ehlers, A., Hackmann, A., & Michael, T. (2004). Intrusive re-experiencing in post-traumatic stress disorder: Phenomenology, theory, and therapy. *Memory, 12,* 403-415.

Ehlers, A., Hackmann, A., Steil, R., Clohessy, S., Wenninger, K., & Winter, H. (2002). The nature of intrusive memories after trauma: The warning signal hypothesis. *Behaviour Research and Therapy, 40,* 995-1002.

Ehlers, A., & Steil, R. (1995). Maintenance of intrusive memories in posttraumatic stress disorder: A cognitive approach. *Behavioural and Cognitive Psychotherapy, 23,* 217-249.

Elliott, D. M. (1997). Traumatic events: Prevalence and delayed recall in the general population. *Journal of Consulting and Clinical Psychology, 65,* 811-820.

Elliott, D. M., & Briere, J. (1995). Posttraumatic stress associated with delayed recall of sexual abuse: A general population study. *Journal of Traumatic Stress, 8,* 629-647.

Engelhard, I. M., van den Hout, M. A., Kindt, M., Arntz, A., & Schouten, E. (2003). Peri-traumatic dissociation and posttraumatic stress after pregnancy loss: A prospective study. *Behaviour Research and Therapy, 41,* 67-78.

Feldman-Summers, S., & Pope, K. S. (1994). The experience of forgetting childhood abuse: A national survey of psychologists. *Journal of Consulting and Clinical Psychology, 62,* 636-639.

Foa, E. B., Molnar, C., & Cashman, L. (1995). Change in rape narratives during exposure to therapy for postrranmatic stress disorder. *Journal of Traumatic Stress, 8,* 675-690.

Freyd, J. J. (1996). *Betrayal trauma: The logic of forgetting childhood abuse.* Cambridge, MA: Harvard University Press.

Freyd, J. J., & Gleaves, D. H. (1996). "Remembering" words not presented in lists: Relevance to the current recovered/false memory controversy. *Journal of Experimental Psychology: Learning, Memory, and Cognition, 22,* 811-813.

Gleaves, D. H., Smith, S. M., Butler, L. D., & Spiegel, D. (2004). False and recovered memories in the laboratory and clinic: A review of experimental and clinical evidence. *Clinical Psychology: Science and Practice, 11,* 3-28.

Griffin, M. G., Resick, P. A., & Mechanic, M. B. (1997). Objective assessment of peritraumatic dissociation: Psychophysiological indicators. *American Journal of Psychiatry, 154,* 1081-1088.

Gudjonsson, G. H. (1997). Accusations by adults of childhood sexual abuse: A survey of the members of the British False Memory Society (BFMS). *Applied Cognitive Psychology, 11,* 3-18.

Hackmann, A., Ehlers, A., Speckens, A., & Clark, D. M. (2004). Characteristics and content of intrusive memories in PTSD and their changes with treatment. *Journal of Traumatic Stress, 17,* 231-240.

Halligan, S. L., Clark, D. M., & Ehlers, A. (2002). Cognitive processing, memory, and the development of PTSD symptoms: Two experimental analogue studies. *Journal of Behavior Therapy and Experimental Psychiatry, 33,* 73-89.

Halligan, S. L., Michael, T., Ehlers, A., & Clark, D. M. (2003). Posttraumatic stress disorder following assault: The role of cognitive processing, trauma memory, and appraisals.

Journal of Consulting and Clinical Psychology, 71, 419-431.

Harvey, A. C., & Bryant, R. A. (1999). A qualitative investigation of the organization of traumatic memories. *British Journal of Clinical Psychology, 38*, 401-405.

Hellawell, S. J., & Brewin, C. R. (2002). A comparison of flashbacks and ordinary autobiographical memories of trauma: Cognitive resources and behavioural observations. *Behaviour Research and Therapy, 40*, 1139-1152.

Hellawell, S. J., & Brewin, C. R. (2004). A comparison of flashbacks and ordinary autobiographical memories of trauma: Content and language. *Behaviour Research and Therapy, 42*, 1-12.

Herman, J. L. (1992). *Trauma and recovery*. London: Pandora Books.

Hermans, D., Van den Broeck, K., Belis, G., Raes, F., Pieters, G., & Eelen, P. (2004). Trauma and autobiographical memory specificity in depressed inpatients. *Behaviour Research and Therapy, 42*, 775-789.

Holmes, E. A., Brewin, C. R., & Hennessy, R. G. (2004). Trauma films, information processing, and intrusive memory development. *Journal of Experimental Psychology: General, 133*, 3-22.

Hopper, J. W., & van der Kolk, B. A. (2001). Retrieving, assessing, and classifying traumatic memories: A preliminary report on three case studies of a new, standardized method. *Journal of Aggression, Maltreatment and Trauma, 4*, 33-71.

Hull, A. M. (2002). Neuroimaging findings in post-traumatic stress disorder—systematic review. *British Journal of Psythiatry, 181*, 102-110.

Hunter, E. C. M., & Andrews, B. (2002). Memory for autobiographical facts and events: A comparison of women reporting child sexual abuse and nonabused controls. *Applied Cognitive Psychology, 16*, 575-588.

Jones, C., Harvey, A. G., & Brewin, C. R. (2007). The organisation and content of trauma memories in survivors of road traffic accidents. *Behaviour Research and Therapy, 45*, 151-162.

Joslyn, S., Carlin, L., & Loftus, E. F. (1997). Remembering and forgetting childhood sexual abuse. *Memory, 5*, 703-724.

Kindt, M., & van den Hout, M. (2003). Dissociation and memory fragmentation: Experimental effects on meta-memory but not on actual memory performance. *Behaviour Research and Therapy, 41*, 167-178.

Koss, M. P., Figueredo, A. J., Bell, I., Tharan, M., & Tromp, S. (1996). Traumatic memory characteristics: A cross-validated mediarional model of response to rape among employed women. *Journal of Abnormal Psychology, 105*, 421-432.

Kremers, I. P., Spinhoven, P., & Van der Does, A. J. W. (2004). Autobiographical memory in depressed and non-depressed patients with borderline personality disorder. *British Journal of Clinical Psychology, 43*, 17-29.

Kuyken, W., & Brewin, C. R. (1995). Autobiographical memory functioning in depression and reports of early abuse. *Journal of Abnormal Psychology, 104*, 585-591.

Lanius, R. A., Williamson, P. C., Boksman, K., Densmore, M., Gupta, M., Neufeld, R. W. J., et al. (2002). Brain activation during script-driven imagery induced dissociative responses in PTSD: A functional magnetic resonance imaging investigation. *Biological Psychiatry, 52*, 305-311.

Lanius, R. A., Williamson, P. C., Hopper, J., Densmore, M., Boksman, K., Gupta, M. A., et al. (2003). Recall of emotional states in posttraumatic stress disorder: An fMRI investigation. *Biological Psychiatey, 53*, 204-210.

Leavitt, F. (1997). False attribution of suggestibility to explain recovered memory of childhood sexual abuse following extended amnesia. *Child Abuse and Neglect. 21*, 265-272.

Lindsay, D. S., & Read, J. D. (1995). "Memory work" and recovered memories of childhood sexual abuse: Scientific evidence and public, professional, and personal issues. *Psychology, Public Policy, and Law, 1*, 846-908.

Loftus, E. F. (1993). The reality of repressed memories. *American Psychologist, 48*, 518-537.

Maratos, E. J., & Rugg, M. D. (2001). Electrophysiological correlates of the retrieval of emotional and non-emotional context. *Journal of Cognitive Neuroscience, 13*, 877-891.

Maratos, E. J., Dolan, R. J., Morris, J. S., Henson, R. N. A., & Rugg, M. D. (2001). Neural activity associated with episodic memory for emotional context. *Neuropsychologia, 39*, 910-920.

McIsaac, H. K., & Eich, E. (2004). Vantage point in traumatic memory. *Psychological Science, 15*, 248-253.

McNally, R. J. (2003). *Remembering trauma*. Cambridge, MA: Harvard University Press.

McNally, R. J., Clancy, S. A., & Schacter, D. L. (2001). Directed forgetting of trauma cues in adults reporting repressed or recovered memories of childhood sexual abuse. *Journal of Abnormal Psychology, 110*, 151-156.

McNally, R. J., Lasko, N. B., Mackim, M. L., & Pitman, R. K. (1995). Autobiographical memory disturbance in combat-related posttraumatic stress disorder. *Behaviour Research and Therapy, 33*, 619-630.

McNally, R. J., Metzger, L. J., Lasko, N. B., Clancy, S. A., & Pitman, R. K. (1998). Directed forgetting of trauma cues in adult survivors of childhood sexual abuse with and without posttraumatic stress disorder. *Journal of Abnormal Psychology, 107*, 596-601.

McNally, R. J., Prassas, A., Shin, L. M., & Weathers, F. W. (1994). Emotional priming of autobiographical memory in posttraumatic stress disorder. *Cognition and Emotion, 8*, 351-367.

Mechanic, M. B., Resick, P. A., & Griffin, M. G. (1998). A comparison of normal forgetting, psychopathology, and information-processing models of reported amnesia for recent sexual trauma. *Journal of Consulting and Clinical Psychology, 66*, 948-957.

Meesters, C., Merckelbach, H., Muris, P., & Wessel, I. (2000).

Autobiographical memory and trauma in adolescents. *Journal of Behavior Therapy and Experimental Psychiatry, 31,* 29-39.

Meichert, T. P. (1996). Childhood memory and a history of different forms of abuse. *Professional Psychology: Research and Practice, 27,* 438-446.

Merckelbach, H., Muris, P., Horselenberg, R., & Rassin, E. (1998). Traumatic intrusions as "worse case scenarsos". *Behaviour Research and Therapy, 36,* 1075-1079.

Mollon, P. (1998). *Remembering trauma: A psychotherapists guide to memory and illusion.* Chichester, UK: Wiley.

Morgan, C. A., III, Hazlett, G., Doran, A., Garrett, S., Hoyt, G., Thomas, P., et al. (2004). Accuracy of eyewitness memory for persons encountered during exposure to highly intense stress. *International Journal of Law and Psychiatry, 27,* 265-279.

Morton, J., Andrews, B., Bekerian, D., Brewin, C. R., Davies, G. M., & Mollon, P. (1995). *Recovered memories.* Leicester, UK: British Psychological Society.

Moulds, M. L., & Bryant, R. A. (2002). Directed forgetting in acute stress disorder. *Journal of Abnormal Psychology, 111,* 175-179.

Moulds, M. L., & Bryant, R. A. (2005). An investigation of retrieval inhibition in acute stress disorder. *Journal of Traumatic Stress, 18,* 233-236.

Murray, J., Ehlers, A., & Mayou, R. (2002). Dissociation and posttraumatic stress disorder: Two prospective studies of motor vehicle accident survivors. *British Journal of Psychiatry, 180,* 363-368.

Myers, L. B., & Brewin, C. R. (1995). Repressive coping and the recall of emotional material. *Cognition and Emotion, 9,* 637-642.

Myers, L. B., Brewin, C. R., & Power, M. J. (1998). Repressive coping and the directed forgetting of emotional material. *Journal of Abnormal Psychology, 107,* 141-148.

Nijenhuis, E. R. S., Vanderlinden, J., & Spinhoven, P. (1998). Animal defensive reactions as a model for trauma-induced dissociative reactions. *Journal of Traumatic Stress, 11,* 243-260.

Osuch, E. A., Benson, B., Geraci, M., Podell, D., Herscovitch, P., McCann, U. D., et al. (2001). Regional cerebral blood flow correlated with flashback intensity in patients with posttraumatic stress disorder. *Biological Psychiatry, 50,* 246-253.

Ozer, E. J., Best, S. R., Lipsey, T. L., & Weiss, D. S. (2003). Predictors of posttraumatic stress disorder and symptoms in adults: A meta-analysis. *Psychological Bulletin, 129,* 52-73.

Pillemer. D. B. (1998). *Momentous events, vivid memories.* Cambridge, MA: Harvard University Press.

Porter, S., & Birt, A. R. (2001). Is traumatic memory special?: A comparison of traumatic memory characteristics with memory for other emotional life experiences. *Applied Cognitive Psychology, 15,* S101-S117.

Read, J. D., & Lindsay, D. S. (2000). "Amnesia" for summer camps and high school graduation: Memory work increases reports of prior periods of remembering less. *Journal of Traumatic Stress, 13,* 129-147.

Reynolds, M., & Brewin, C. R. (1998). Intrusive cognitions, coping strategies and emotional responses in depression, post-traumatic stress disorder, and a non-clinical population. *Behaviour Research and Therapy, 36,* 135-147.

Reynolds, M., & Brewin, C. R. (1999). Intrusive memories in depression and posttraumatic stress disorder. *Behaviour Research and Therapy, 37,* 201-215.

Schwarz, E. D., Kowalski, J. M., & McNally, R. J. (1993). Malignant memories: Posttraumatic changes in memory in adults after a school shooting. *Journal of Traumatic Stress, 6,* 545-553.

Schooler, J. W. (1994). Seeking the core: The issues and evidence surrounding recovered accounts of sexual trauma. *Consciousness and Cognition, 3,* 452-469.

Schooler, J. W. (2001). Discovering memories of abuse in the light of meta-awareness. *Journal of Aggression, Maltreatment and Trauma, 4,* 105-136.

Schooler, J. W., Bendiksen, M., & Ambadar, Z. (1997). Taking the middle line: Can we accommodate both fabricated and recovered memories of sexual abuse? In M. A. Conway (Ed.), *Recovered memories and false memories* (pp. 251-292). Oxford, UK: Oxford University Press.

Shin, L. M., McNally, R. J., Kosslyn, S. M., Thompson, W. L., Rauch, S. L., Alpert, N. M., et al. (1999). Regional cerebral blood flow during script-driven imagery in childhood sexual abuse-related PTSD: A PET investigation. *American Journal of Psychiatry, 156,* 575-584.

Shin, L. M., Rauch, S. L., & Pitman, R. K. (2005). Structural and functional anatomy of PTSD: Findings from neuroimaging research. In J. J. Vasterling & C. R. Brewin (Eds.), *The nearopsychology of PTSD: Biological, clinical, and cognitive perspectives* (pp. 59-82). New York: Guilford Press.

Southwick, S. M., Morgan, A. C., Nicolaou, A. L., & Charney, D. S. (1997). Consistency of memory for combat-related traumatic events in veterans of Operation Desert Storm. *American Journal of Psychiatry, 154,* 173-177.

van der Kolk, B. A., & Fisler, R. (1995). Dissociation and the fragmentary nature of traumatic memories: Overview and exploratory study. *Journal of Traumatic Stress, 8,* 505-525.

van der Kolk, B. A., Hopper, J. W., & Osterman, J. E. (2001). Exploring the nature of traumatic memory: Combining clinical knowledge with laboratory methods. *Journal of Aggression, Maltreatment and Trauma, 4,* 9-31.

van der Kolk, B. A., & van der Hart, O. (1991). The intrusive past: The flexibility of memory and the engraving of trauma. *American Imago, 48,* 425-454.

Van Minnen, A., Wessel, I., Dijkstra, T., & Roelofs, K. (2002). Changes in PTSD patients' narratives during prolonged exposure therapy: A replication and extension. *Journal of*

Traumatic Stress, 15, 255-258.

Vasterling, J. J., & Brewin, C. R. (Eds.). (2005). *The neuropsychology of PTSD: Biological, clinical, and cognitive perspectives.* New York: Guilford Press.

Wells, A., & Papageorgiou, C. (1995). Worry and the incubation of intrusive images following stress. *Behaviour Research and Therapy, 33*, 579-583.

Wessel, I., Meeren, M., Peeters, F., Arntz, A., & Merckelbach, H. (2001). Correlates of autobiographical memory specificity: The role of depression, anxiety and childhood trauma. *Behaviour Research and Therapy, 39*, 409-421.

Wessel, I., Merckelbach, H., & Dekkers, T. (2002). Autobiographical memory specificity, intrusive memory, and general memory skills in Dutch-Indonesian survivors of the World War II era. *Journal of Traumatic Stress, 15*, 227-234.

Williams, J. M. G., Stiles, W. B., & Shapiro, D. A. (1999). Cognitive mechanisms in the avoidance of painful and dangerous thoughts: Elaborating the assimilation model. *Cognitive Therapy and Research, 23*, 285-306.

Williams, L. M. (1995). Recovered memories of abuse in women with documented child sexual victimization histories. *Journal of Traumatic Stress, 8*, 649-673.

Winkielman, P., Schwarz, N., & Belli, R. F. (1998). The role of ease of retrieval and atrribution in memory judgments: Judging your memory as worse despite recalling more events. *Psychological Science, 9*, 124-126.

第8章
トラウマに誘発された解離

Anne P. DePrince and Jennifer J. Freyd

　すぐそばで最愛の親友が殺されるのを目撃した男性に，次のような症状が生じた。まず彼は数人の仲間を殴り，その後亜混迷状態に陥って，きらきら光るボタンなどを珍しそうに眺めてはそれを子どものようにもてあそんだ。抑うつ的で悲しげになり，うつろで何も話さず，何を言われても反応しなくなった。……針を使って腕に痛みを与えても，数回繰り返してはじめてそれに気づいたが，そのとき腕を引っ込めようともせずに針の当たった部位を見つめるのだった。……2日後，彼は突然身を起こして叫んだ——「ここはどこだ？」。それから彼はベッドを出て暖炉のそばに座り，用務員に気のきいた話をしたが，自分の軍隊生活については全く覚えていなかった。そして数分後には，再び元の状態に陥った。翌日は全くそわそわと落ち着かず，なんとかなだめられると自分が病院にいることを理解し，少しずつ自分を取り戻した。しかし，塹壕から帰還してからの出来事についてのあらゆる記憶を完全に失っていた。このような状態になったため，彼は英国に引き上げざるをえなかったが，そこで完全に回復したものと思われていた。しかし，英国で任務に復帰したのち，ふらつき，悪夢，頭痛や目まいの発作を訴えるようになり，悪化した時にはそこから「意識消失発作」に至った。突然ショック状態になった後に完全な「機能性対麻痺」に陥り，結局再入院することとなった。

—— MYERS（1940, pp.46-48）

　ヒステリー，軍人心臓 soldier's heart, 砲弾恐怖症 shell shock とは，人間のトラウマに対する様々な反応に取り組んできた精神医学の歴史を示す，数多くの術語の一部である（第2章参照）。トラウマ的ストレス研究の起源は，19世紀，精神科医 Pierre Janet が，成人女性におけるトラウマ体験と「ヒステリー」の関連を描写した時にまで遡る（van der Kolk, Weisæth, & van der Hart, 1996）。Janet は初めて，ヒステリー患者の意識変容の観察に基づいて解離現象の基本原理を明確に示した（Putnam, 1989）。解離の原理を明確に示しただけではなく，Janet はまた，急性あるいは慢性のトラウマに対処するための解離の持つ適応的性質を明確にした，最初の研究者の一人でもあった（Putnam, 1989）。Janet らが世紀の変わり目に打ち立てたトラウマ的ストレス研究の基礎は，解離とトラウマが軽視された時期に忘れ去られてしまい，第一次および第二次世界大戦の直後にわずかながら関心が再浮上した（Herman, 1992; Hilgard, 1986; van der Kolk et al.,1996 参照）。例えば Myers（1940）は，本章の冒頭に引用したように，兵士が「うつろ」になり自分の戦闘体験を忘れてしまうという，戦闘への暴露に対する解離反応を記述した。1980年代になるとトラウマに携わる臨床家や研究者は解離への持続的な関心を抱くようになり，現在に至るまで強い関心を保ち続けている。

方法論的考察

解離を定義する

この20年間で、臨床上でも研究上でも、解離に対する関心が急速に高まっており、「解離」という術語を明確に定義する必要性が生じてきた。この間「解離」は多くの次元に沿って様々に定義をされており、私たちが「解離」という術語を用いる時、どの程度特異的なものを意味しているのかということも一定ではなかった。解離という現象を定義する際に考慮すべき問題点として、連続体と分類群の観点、状態と特性の区別、結果とメカニズムの議論がある。「解離」という術語を定義する際にはこれらのすべてを考慮することになる。

解離の様々な定義

「解離」についてはこれまで様々な定義がなされてきた。どの定義でも中心にあるのは、通常はつながっているはずの情報過程の諸側面が統合を欠いていることを解離と呼ぶ、という前提である。解離が統合の欠如だということについては一致していても、トラウマによって誘発された解離体験に必要な特徴である統合不全の範囲やタイプをどのように考えるべきかについては、一致した理論はない。近年の解説の中で、van der Hart, Nihenhuis, Steele と Brown（2004）は、解離の定義の多くが実際の解離現象に対して狭すぎたり広すぎたりするために、定義の問題が解離現象の研究を妨げている、と論じている。彼らの主張によると、解離とは「人格を形成している複数の心理生物学的システム間の統合不全」である（p.906）。同様に Putnam（1997）は、病的解離とは「まとまった行動における、そして発達的な諸能力とメタ認知的な諸機能の獲得における、重大な発達上の不協和音」（p.15）だと論じている。

連続体と分類群

解離について Janet が当初考えたのは、ある一群の人々が、解離していない人なら体験しないような解離状態を体験するということだった（Putnam, 1997 参照）。Janet が解離を特異な体験カテゴリーと見なしたにも関わらず、その後に優勢となったのは、解離を連続体 continuum として捉えようとする立場だった。すなわち専門家たちは、誰もがある程度は解離しうると推測したのである。一般の人々にも認められる解離の形態に含まれると考えられたのは、ハイウェイ催眠 highway hypnosis[*1] あるいは映画や読書への没頭である。最も広く用いられている成人の解離測定法である解離体験尺度 Dissociative Experiences Scale（DES）（この尺度の詳しい内容については後述の「解離を観察する」の節を参照）が開発された時、その主な前提は、解離は1つの連続体上に存在しているということだった。DES の因子分析で没頭−想像要因が抽出されているが（Ross, Ellason, & Anderson, 1995; Sanders & Green, 1994）、この要因はおそらく病的解離というよりも、一般の人々の間に普通に見られる正常の体験を含んでいる。近年になって類型測定的な分析が用いられてきており、その結果、解離は次元 dimensional としての変数ではなく分類群（タクソン taxon）[*2] と見なすべきだと考えられるようになってきた（例：Waller, Putnam, & Carlson, 1996）。この観点をとれば、解離は、個人の示す行動が病的解離に当てはまるか否かという分類として存在することになる。連続体から分類群へのこのような移行が重要なのは、この移行によって解離の発達や持続についての理論のみならず、測定方法も影響を受けるからである。現行の測定法はどれも病的ではない体験を含んでいるため、解離がどの程度病的かという情報が得られない。分類群的視点は、病的に解離している人々の基礎にある認知構造が病的ではない解離の場合

---

*1　長時間の単調な運転のためにあたかも催眠にかけられたような意識状態になること。
*2　生物分類において、あるまとまった分類単位（〜門、〜目、〜科）の中に含まれる生物の集合。一見して異なった特徴を持っていても、発生的にある観点から同じ系統に属すると見なされれば、同じ分類群の中に位置づけられる。カテゴリー category という概念の場合には、より均質な特徴が求められる。

とは異なっていると仮定することで，解離の理論構築に影響を与えている。

解離現象が連続体と分類群のどちらに当てはまるのかという問題は，必然的に意識の問題をも浮かび上がらせる。間違いなく多くの体験（例：没頭，白昼夢，トランス状態）が意識変容を引き起こしうるが，そのような体験の特性は，解離以外の概念でうまく記述することができそうである。例えば，van der Hartら（2004）は，白昼夢やトランスといった体験は意識レベル（意識していると自覚している程度）や意識野（意識しうる刺激の量）の変化であり，病的ではない体験（例：没頭）を解離と区別しているのは構造的な分割性 structural dividedness の有無なのだと主張している。構造的な分割性とは，一見正常に見える人格部分と感情的な人格部分の間の交代を意味している（van der Hart et al., 2004）。

本章の目的を考え，ここではトラウマに誘発された解離のうち，病的解離のみを扱うことにする。したがって，一般の人々に広く見られる意識変容（例：没頭）あるいはトラウマに誘発されたものではない意識変容（例：神経学的に基礎づけられた意識変容）は，ここでは取り扱わない。

状態と特性

連続体−分類群問題には，時間の問題も内在している。解離を連続体と見る立場からは，トラウマ的な出来事が起こっている間に比較的短い時間解離が生じることは，容易に想像できる。トラウマ的な出来事の際に生じる解離——いわゆる「周トラウマ期解離 peritraumatic dissociation」——についての報告は，様々なトラウマについてなされてきた。解離の初期の報告が第一次世界大戦中にMyersによって残されているが，彼がそこで記録したのは，兵士の解離反応が，「かすかで，瞬間的で，ほとんど気づかないほどの目まいや意識混濁 clouding から，深くて長く持続する意識喪失まで」（Brewin, 2003, p.53）多種多様だということだった。周トラウマ期解離が後のストレス障害（外傷後ストレス障害：PTSD）を予測するという知見が積み上げられたので

（例：Gershuny, Cloitre, & Otto, 2003; Tichenor, Marmar, Weiss, Metzler, & Ronfeldt, 1996; Weiss, Marmar, Metzler, & Ronfeldt, 1995），専門家は，トラウマ的な出来事の際に生じる解離がどれほど適応的なのかについて，疑問を抱くようになった。しかし逆に近年の研究では，周トラウマ期解離は正常反応であり，必ずしも後の病的現象と関連しないことが示唆されている（例：Bryant & Harvey, 2000）。PanasetisとBryant（2003）によれば，周トラウマ期よりもその後に持続する解離の方が，PTSDなどの病的現象が続発することを予測していた。交通事故や性的でない暴行の被害に遭ったために入院した人々を調査したところ，「持続性の」解離は急性ストレス障害（ASD）の重症化および侵入症状の発生と相関しており，周トラウマ期との相関は弱かった。Panasetisらは「持続性解離」を，トラウマ的な出来事が生じた時点ではなく，評価を行う時点での解離だと定義している。それ以外の研究では，Gershunyら（2003）は，周トラウマ期解離と後のPTSDの発症が関係する場合，トラウマ的な出来事の際に死への恐怖とコントロール喪失感を体験していることを見出した。死への恐怖とコントロール喪失感はパニックの中心的な認知要素であることから，周トラウマ期解離はパニックと関係しているのであって，病的解離とは必ずしも関係していない可能性が示された。

結果とメカニズム

文献の中で用いられる解離という概念は，トラウマの心理学的な帰結を指す場合もあれば，トラウマに関連した問題（例：記憶問題）のメカニズムを指すこともある。例えば解離過程は，トラウマに関連した記憶障害を説明するために用いられてきた。したがって解離と記されていても，それがある人の人格の諸部分の統合状態を記述する静的な現象なのか，それとも情報が解体する過程なのかを見分けることは難しい。Van der Hartら（2004）はこの問題に光を当て，離人や現実感喪失といった体験は意識変容ではあるが，必ずしも解離症状とはいえないと論じた。解離症状という

ためには，その体験が構造的解離を伴わなければならない。構造的解離と言うためには，例えばその体験が，観察する自我と体験する自我の間の解離を示すことが必要であるという（van der Hart et al., 2004）。

解離の発達とその動因

解離の離散的行動状態 discrete behavioral states（DBS）モデルでは，病的解離とは，発達過程で子どもが複数の行動状態を統合する術を身につけることができなかった結果だと考えられている（Putnam, 1997）。Putnam（1997）は解離の発達を児童期早期の虐待と結びつけ，解離の3つの原始的な防衛機能を指摘した。すなわち，行動の自動化 automatization，情報と感情の区画化 compartmentalization，そしてアイデンティティの変容と自己からの疎遠化 estrangement である。

Maldonado, Butler, Spiegel（1998）によれば，解離症状とは，その結果苦痛や機能障害が生じるような「統合の失敗であり，コントロールシステムの欠陥であって，複数のアイデンティティを作り上げることではない」（p.463）。この言葉が表している観点は，よく見られるものである。すなわち解離とは，負の結果をもたらす欠陥である。もう1つの観点は，解離とは外的な損傷に対する創造的な適応であり，建設的なひとまとまりの技能と見なすことさえできる，というものである。例えば，解離性の行動の自動化によって，子どもは自分に何が生じ自分が何をしているのかを十分意識することがなくなり，そのことによって痛ましい虐待に耐えることができるかもしれない（Putnam, 1997）。これらの2つの両極端な観点は，治療を要するほど高度な解離を経験している人に対して，全く異なる意味を持つことになろう。

欠陥としての解離と適応としての解離とのこうした区別は，解離が発達する起源や動因に関する論点を暗示している。理論家たちがこれまで長い間主張してきたのは，解離はトラウマ時には保護的あるいは防衛的機能を持ち，その後もトラウマに関連した情報を意識から排除したままにしている，というものである。しかしトラウマ的出来事のあった時に解離が生じると，後にPTSDなどの症状が生じやすくなると主張する研究者もいる（Ozer, Best, Lipsey, & Weiss, 2003）。ここで，解離によってその人がどれほど効果的に保護されているのか，という疑問が生じる。解離が適応的か非適応的かを判断する鍵は，その個人の置かれた状況に対する解離の機能をどのように考えるかにある。後に詳細に議論するが，裏切りトラウマ betrayal trauma 理論（Freyd, 1996）の主張によれば，虐待する養育者に扶養されている被害者は，加害者への必要な愛着を解離によって維持することが可能となる。トラウマを生き延びるために以下のような構造的解離に頼ることがある。すなわち人格の一部だけを切り離し，その部分的な人格を使って生存のために必要な養育者への愛着などの課題を果たしているが，トラウマに関連した情報を意識することはなくなる。このような状況では，解離は非常によく適応機能の役に立っている。また長い経過のうちには，解離はその後の困難に対して別の役割を演じることもある。解離はトラウマ体験（例：虐待）と症状の関係を媒介したり和らげたりするかもしれない。いわゆる「病的な」解離が，その人を紛れもない不利な事態へと追いやる状況もあるであろう。例えば，日常的に活動している人格から感情的な情報が解離されてしまうと，危険信号を見落としたり，再被害やHIV感染のような問題のリスクを増やす結果になるかもしれない。

解離を創造的適応と見なすと，治療を求めている解離患者にとってよいことがある。トラウマのサバイバー survivor を病的だと考えずにこのような観点をとれば，おのずと患者に敬意を払うことになり，患者を力づけるとになろう。しかしながら解離を「正常な」反応と見なすことによって実際の苦しみを軽視してしまう危険はある。解離は正常反応なのだから介入の必要はないと結論する者もいるかもしれない。しかしそれは誤解であろう。たとえて言うなら，体の一部が切り取られた時に生じる出血は正常反応だとしても，介入は絶対に必要だというのと同じである。

欠陥としての解離と適応としての解離の区別に

ついてさらに興味深いのは，トラウマに対する反応として解離を形成する傾向についてみられる個人差はどのようにして生じるのか，ということである。解離傾向に個人差があるとすれば遺伝によるのかもしれないが（Becker-Blease et al., 2004），それは素因-ストレスモデルという観点から以下のように考えることができる。1つには背景的な解離傾向は，トラウマによってもたらされた傷つきやすさである。別の観点からは，それはレジリエンス回復に関わる要因であり，トラウマによって呼び起こされたものだと見なすこともできる。この観点からは，解離はより大きな被害から身を守っていることになる。さらに調査を重ねて，これらの事柄についてエビデンスを集める必要がある。

　解離がどの程度適応的で，どの程度適応的でないかという問題に対して，弁証法的観点が解決の手助けとなるかもしれない。具体的に言うと，解離には，生存を脅かす環境からの傷害（例：養育者による子ども虐待）に対する創造的適応という面と，他の生活領域に問題（例：学校での困難）をもたらす欠陥という面の両方がある。高度に解離している成人を診察し，解離が適応的か適応的でないかを評価する時，私たちは「サバイバーのデータ」しか見ていないという古典的問題に直面する。もし解離していなかったらその人がどうであったのか，ということは判断できないのである。解離に陥っていなければもっと悪い結果になっていたかもしれない。たとえ解離がよくない結果と関連しているとしても，慢性的に解離していなかった場合に比べてその結果がよかったか悪かったかを判断することはできない。さらに，解離には適応的な面も適応的でない面も両方あるという弁証法的な観点が強調しているのは，置かれている状況を吟味することの重要性である。解離が最も有益な選択となる状況もあれば（例：児童虐待），解離によって危害の生じるリスクが高まる状況もある（例：再被害のリスク）。臨床医も研究者も，解離を弁証法的に考えることによって，適応的反応という側面を検討すると同時に（本人の現在の状況に応じた解離以外のスキルを教えながら），解離によって問題が生じるという不利益な結果についても検討することができる。

解離の観察
解離の測定

　解離を測定する際には，解離の定義（例：病的な解離か正常な解離か）と，解離が生じる条件の両方について考えてみなければいけない。私たちはトラウマに誘発された解離という場合，（一般の人々に比較的普通に見られる意識変容ではなく）病的な解離に限定すべきだと主張してきた。子ども，青年，成人の解離体験についての自記式評価尺度には，信頼性と妥当性のあるものがいくつか存在する（表8-1に，広く用いられている評価尺度のリストを示す）。

　ほとんどすべての文献はこれまで，健忘，技能の喪失，自覚の喪失といった，解離の陰性症状に焦点を当ててきた（van der Hart et al., 2004）。しかし最近，解離がフラッシュバックや侵入症状のような陽性症状も含んでいると主張する研究者が現れた（van der Hart et al., 2004）。近年になってはじめて，運動や感覚や知覚に関連した解離症状が記述されるようになった。研究者は身体表現性解離質問票 Somatoform Dissociation Questionnaire（SDQ）を用いることで，解離性障害と診断すべき人とほかの精神科的障害と診断すべき人を区別できるようになった（Nijenhuis, Spinhoven, van Dyck, van der Hart, & Vanderlinden, 1998）。

トラウマ後の解離

　多数の研究者が，解離症状と，自記式調査票で報告されたトラウマ体験との関連を報告してきた（例：Francia-Martinez, de Torres, Alvarado, Martinez-Taboas, & Sayers, 2003; Irwin, 1999; Putnam, 1997）。一般にこの関連は，トラウマ体験が解離症状の発現についての1つの要因だということを示していると解釈されている。しかし因果性の仮定を疑問視する研究者もいる。例えば，Merckelbach, Horselenberg と Schmidt（2002）によると，大学生サンプルからの自記式調査票に

表 8-1 解離体験の自己記入式評価尺度

測定法	重要文献	回答者	コメント
青年解離体験尺度 Adolescent Dissociative Experiences Scale (ADES)	Armstrong, Putnam, Carlson, Libero, & Smith (1997); Putnam (1997)	青年	心理的機能の解離を重視
児童解離チェックリスト Child Dissociative Checklist (CDS)	Putnam, Helmers, & Trickett (1993); Putnam (1997)	両親	心理的機能の解離を重視
解離体験尺度 Dissociative Experiences Scale (DES)	Bernstein & Putnam (1986); Putnam (1997)	成人	心理的機能の解離を重視
周トラウマ期解離体験質問票 Peritraumatic Dissociative Experiences Questionnaire (PDEQ)	Marmar, Weiss, & Metzler (1997); Marshall, Orlando, Jaycox, Foy, & Belzberg (2002)	成人	出来事の時点での解離体験についての後方視的報告を評価
身体表現性解離質問票 Somatoform Dissociation Questionnaire (SDQ)	Nijenhuis, Spinhoven, van Dyck, van der Hart, & Vanderlinden (1998)	成人	身体表現性解離症状 5項目法と20項目法が使用可能
解離多次元調査票 Multidimensional Inventory of Dissociation (MID)	Dell (2006)	成人	解離の14側面を評価 妥当性確認項目あり

よるトラウマの報告に構造方程式モデリングによる分析を適用したところ，現在の解離症状のために以前にトラウマを体験したことがあると思い込んで自己報告したにすぎないというモデル仮説と，トラウマ体験が解離をひき起こしたというモデル仮説の両方が，同じ程度に妥当であることが示された。このような問題は相関のあるデータを解釈する場合には必ず生じるが，この問題を避けるために，過去にトラウマ体験があったということが自己報告とは別に証明されるようなサンプルを観察することが重要である。実際，自らトラウマのサバイバーだと報告する人々のサンプルを用いた研究によって明らかになったのは，解離はトラウマ体験の1つの機能として存在しているということである。例えば，PutnamとTrickett(1997)は，性的虐待の生物学的および心理学的影響の縦断研究において，州の児童保護局から紹介された77名の性的に虐待された少女を72名の対照群と比較した。対照群の少女たちは，年齢，人種，社会経済状況，家族構成を虐待された少女たちと一致させた。PutnamとTrickettが見出したのは，性的に虐待された少女群では対照群と比べて，調査期間の3つの別々の検査時期において解離スコアが有意に高値だったということである。同様に，貧困のためにトラウマを受けるリスクのある子どもを対象とした縦断デザインを用いて，Ogawa, Sroufe, Weinfeld, CarlsonとEgeland (1997) は，トラウマを受けた年齢，トラウマ体験の慢性的持続と重症度が，19年にわたって4時点で測定した解離の程度と関連していたことを報告した。

一般に児童への虐待や暴行の事例ではトラウマ的な出来事を客観的に確認しにくいが，いくつかの研究ではトラウマが報告され確認されやすいような集団において解離を調査している（例：Bremner, Southwick, & Brett, 1992; Carlson & Rosser-Hogan, 1991; Koopman, Classen, & Spiegel, 1996; Marmar, Weiss, & Metzler, 1997; Yehuda et al., 1996)。例えば，CarlsonとRosser-Hogan (1991) の研究では，合衆国に定住した50名のカンボジア難民が，いくつかの質問紙へ

の回答を含むある研究に参加した。この集団におけるDESスコアは著しく高かった（平均=37.1）。成人の正常範囲とされる10点以下の得点だったのは，50名の被験者のうちたったの2名だった。

本人が報告したトラウマを扱ったこれらの研究のエビデンスから，解離を発達させる1つの要因はトラウマであるという説が信頼できると結論したとしても，トラウマと解離の関係に社会的文化的な影響がどのように影響しているのかという疑問には答えられていない。例えばトラウマのサバイバーが，他者や広い意味での文化からの影響によって，トラウマに対する反応としての解離症状は社会的に受け入れられると思い込むかもしれない。解離とトラウマとの相関は，少なくとも部分的には，治療者やメディアによる暗示の結果なのかもしれない。であれば，個人がこうした関係についての暗示の影響にあまり暴露されないような社会的文脈では，トラウマと解離の相関は低くなるはずである。DalenburgとPalesh（2004）は，こうした暗示的な情報源にあまり暴露されていないロシア人集団で，解離症状とトラウマの関係を調べた。彼らは301名のロシア人大学生に対して，解離症状，激しいトラウマの既往，児童虐待について様々な評価を行った。この集団でもはやり，トラウマと解離の関係が見出され，それどころか同様の米国人学生よりも解離の生じる割合が高かった。このことは，この相関は暗示の影響だけでは説明できないことを示している。

精神医学的文脈における解離

解離症状が観察されてきた様々な診断カテゴリーには，急性ストレス性障害（ASD）（例：Bryant & Harvey, 2000），PTSD（例：Brewin, 2003），複雑性PTSD（Herman, 1992），摂食障害（Putnam, 1997），そして解離性障害（Putnam, 1997）がある。本章での我々の目的に沿って，トラウマによってPTSDと解離が同時に発生することについて論じたい。

解離とPTSDの同時発生という主題は，同時発生という現象を記述するという観点と，この現象がトラウマ反応の理解のうえで持っている概念的な意味という2つの観点から関心を集めてきた。まず記述的な立場からは，いくつかの研究でPTSDと解離の関係が観察されている。例えば，PTSDの診断基準を満たす人々はそうでない人々に比べて，DESの点数が高い（例：Carlier, Lamberts, Fouwels, & Gersons, 1996; Maldonado & Spiegel, 1998; Putnam, 1997; Yehuda et al., 1996）。

次に概念的な立場からは，解離がPTSDの発症や持続に対して中心的な役割を果たしていることが言及されてきた。例えば，van der KolkとFisler（1995）は，解離がPTSD発症の中核にあることを示唆した。加えてBraun（1988）やvan der Hart（2000）は，侵入症状は実際には解離現象であることを示した。Van der Hartは，侵入的なPTSD症状を陽性の解離症状（例：侵入的記憶の存在）と結びつけ，回避症状は陰性の解離症状（例：他者からの離隔感）を反映していると考えた。多くの解離の定義は，通常なら統合されているはずの意識の諸側面が統合されていない（心理的体験が，現在の周囲環境，時間経過などに対する意識的な気づきと統合されていない）とするものであるが，実際フラッシュバック体験は，これによく当てはまる。

解離に注目して，PTSDは解離性障害ではないかと推測している文献も見られる。このような動向を支持する根拠は，PTSDと解離性障害はともに極端なストレスに対する反応という点でよく似た病因をもっている（Brett, 1993）という観察から生じている。さらに，PTSDも解離性障害もその診断基準に記憶の変容が含まれていることも論拠の1つである。このような根拠にも関わらず，PTSDに含まれている不安は解離性障害よりは不安障害の方に一致していると主張する研究者もいる。加えてPTSD患者の一部には，健忘や解離エピソードを体験しない者もいる（Brett, 1993）。これらの観察を考え合わせると，解離の過程を含む程度に応じてPTSDに下位分類を設けることができるだろうかという問いが浮上する。

解離と情報処理

　研究の進歩によって，解離に関連した諸要因（例：児童虐待の既往）が繰り返し観察されるようになった。そこでこの領域の研究の関心は，トラウマと解離，それらの転帰（例：自伝的記憶の障害）とを結びつける動機と，心理的なメカニズムの双方を解明するという方向に移ってきた。解離とそれに関連した転帰の基礎にあると思われる——感情的，認知的，社会的な——メカニズムを解明し，検証するような基礎研究は，治療的アプローチを発展させるために必要である。解離問題の基礎にあるメカニズムがよりよく理解できれば，その特定のメカニズムに焦点を絞った治療介入を微調整することができる。以下では解離への様々な情報処理アプローチを概観したい。

解離，忘却，裏切りトラウマ理論

　解離の1つの側面として健忘がある。裏切りトラウマ betrayal trauma 理論が予測するのは，加害者と被害者の関係が互いに親密で，信頼し合い，あるいは世話をする，される場合に，虐待の事実が思い出しにくくなることである。このような症例では，現在の関係に留まることの必要性と裏切りへの気づきとの間に，葛藤が生じる可能性がきわめて高い。そのために，まさにこのような場面で，忘却や記憶障害は非常に多く見られる。Freyd（1996）は多数の重要なデータを再分析して，近親姦をともなう虐待はそうではない虐待に比べてより忘却されやすいことを報告した。これらのデータには，Williams（1994, 1995）によって評価された前方視的サンプルや，Cameron（1993）やFeldman-SummersとPope（1994）によって評価された後方視的サンプルが含まれていた。大学生のサンプルから集めた新しいデータを用いたFreyd, DePrince, Zurbriggen（2001）の研究によれば，養育者による身体的，性的な虐待は，非養育者による虐待と比較して，その出来事についての自記式調査票で報告された記憶障害が高度であった。Schultz, Passmore, Yoder（2003）による研究やStoler（2001）による博士論文でも，同様の結果が確認されている。例えばSchultzら（2003, p.67）の論文抄録では次のように書かれている，「記憶障害を報告した被験者からは，記憶障害のない被験者よりも，加害者の人数，家族内での化学物質を用いた虐待の回数，加害者との親密な関係が有意に多いことも報告された」。Sheiman（1999）は，174名の学生サンプルにおいて，児童期の性的虐待についての記憶喪失を報告した被験者は，記憶喪失のない被験者と比べて，自分たちがよく知っている人からの虐待を経験している傾向があったことを報告している。同様にStolerは「量的比較を行ったところ，遅れて記憶を取り戻した女性は虐待の時期が若く，虐待者と近い関係にあることが明らかになった」（p.5582）と記している。興味深いことに，Edwards, Fivush, Anda, Felitti, Nordenberg（2001）の報告によれば，大規模疫学研究で測定された一般的な自伝的記憶の喪失は児童期の虐待歴と強く関連しており，この記憶喪失の特徴的な要因の1つは親類による性的虐待だった。

　解離は長い間，トラウマに関連した記憶の混乱と関連づけられてきた。裏切りトラウマ理論が示唆するのは，ある情報が意識から解離している場合，その情報はその人の愛着システムに恐怖をもたらしている，ということである（Freye 1996）。同様に，ChuとDill（1990）の報告によれば，精神科病棟の入院患者のDESスコアの高さと家族による児童期の虐待の有無は（身体的であっても性的であっても）有意に関係していたが，家族以外の人からの虐待ではそうではなかった。同様にPlattnerら（2003）は，非行少年のサンプルにおいて，病的解離症状と家庭内でのトラウマ体験の間に有意な相関が認められる（家庭外でのトラウマ体験との間には有意な相関はない）ことを報告した。DePrince（2005）は，18歳以前の裏切りトラウマの存在が，18歳以降の病的解離の発症や再被害と関連していることを見い出した。彼女はまた，児童期の対人暴力に引き続いて成人期早期に再被害を報告した人は，再被害のない人と比べて，対人関係や安全情報を含む問題についての推論が劣っていることを見いだした。

DePrince（2001）は，そのほとんどが児童期の身体的，性的，感情的な虐待を報告しているトラウマのサバイバーサンプルにおいて，自記式調査票による裏切りについての報告は（異なった自記式尺度を用いた場合でも）恐怖についての報告よりも，はるかに解離の発症を予測していることを見出した。Freyd, Klest, Allard（2005）は，健康を害している人々のサンプルにおいて，裏切りによるトラウマの既往が，解離症状を含む身体的および精神的症状と強く関連していることを見出した。Goldsmith, Freyd と DePrince（2004）は，大学生のサンプルで同様の結果を報告している。

　裏切りトラウマと記憶障害の間に統計学的に有意な関係を見出すことができなかった研究者もいる。例えば，Goodman ら（2003）によれば，児童虐待を受け，かつ児童期のうちに加害者が告発された成人という稀なサンプルにおいて，「対人関係での裏切り」は忘却に対する統計学的に有意な予測要因ではなかった。裏切りと忘却の関係がこのサンプルにおいて（このサンプルが非常に変わっていたことを考えるとあり得ることだが）本当に存在しなかったのか，あるいは，その関係を明らかにするには単に統計学的パワーが不十分だっただけなのかは，はっきりしない（Zurbriggen & Becker-Blease, 2003 参照）。この問題を明らかにするためには，さらなる研究が必要であろう。現時点では，虐待を覚えていることへの裏切りの影響は，少なくとも 7 組の研究データセットにおいて確認されている（前段落参照）。

解離と認知メカニズム

　症状的には，解離は注意と記憶の変容を意味する。そのため，注意と記憶に関する基本的な認知過程が，裏切りトラウマについてのはっきりした自覚を解離させる時に重要な役割を演じている可能性がきわめて高い。いくつかの研究を通じて，解離と，実験室課題での知識隔離の関係についての実証的な支持が得られている。古典的なストループ課題[*3]を用いて，Freyd, Martorello, Alvarado, Hayes, Christman（1998）は，解離症状を測定する DES で高スコアだった被験者は，DES で低スコアだった人よりも，ストループ干渉が大きかったことを見いだした。このことは，DES が高スコアの人は，低スコアの人よりも選択的注意[*4]が困難だったことを示唆している。この Freyd らの結果は，選択的注意と解離傾向の間に基本的な関係があることを示している。追跡研究では，ストループ・パラダイムを用いた選択的注意条件および分割的注意[*5]条件により，DES で高スコア群と低スコア群を検査した。被験者は，色を示す術語（例：赤インクの赤），連続した x によって描かれた基線，中立的な単語，近親姦やレイプといったトラウマに関連した単語，といった刺激を呈示された（DePrince & Freyd, 1999）。DES －注意課題の重要な相互作用が明らかにしたのは，選択的注意課題での DES 高スコア群の被験者の反応時間は，低スコア群の成績と比較して，分離注意課題の時よりも悪かった（遅かった）ということである（Freyd らの研究を再現拡張した研究）。単語カテゴリーと解離の重要な相互作用によって明らかになったのは，DES 高スコアの被験者は低スコア被験者よりも，中立もしくはあまりトラウマに関連していない単語でトラウマ体験を思い出し，それに対して低スコア被験者では逆のパターンを示したことである。裏切りトラウマ理論と同様に，この自由想起の知見は，解離が恐ろしい情報を意識外に引き離しておくことに一役買っているという主張を支持している。DeRuiter, Phaf, Elzinga, van Dyck（2004）は，注意－解離関係の観察実験を拡張し，大学生のサンプルでワーキングメモリを調査した。それは，ワーキングメモリが注意と密接に関係していることが観察されてきたためである。予想されたとおり，解離高スコア群の言語ス

[*3]　文字意味と文字色のように同時に目にする 2 つの情報が干渉しあうストループ効果を調べる課題。
[*4]　多数の感覚情報の中から特定の情報を取り出して向けられる注意。
[*5]　複数のものに同時に向けられる注意。

パン verbal span[*6] は，解離中程度スコア群や解離低スコア群より大きいことが分かった。

2つの追跡研究では，指示された忘却パラダイム（被験者が事物を示され，1つ1つの事物呈示のあと，あるいは一群の事物呈示のあとで，物品を覚えているか忘れたかを質問されるという実験課題）を用いたところ，DES高スコアの被験者は低スコアの被験者と比べて，負荷をかけた単語をあまり思い出せず，中立的な単語をより多く思い出した。DES低スコアの被験者は，分割注意が必要な時には想起を指示された事物に対して高スコア群と反対のパターンを示した（物品法 item method：DePrince & Freyd, 2001；リスト法 list method：DePrince & Freyd, 2004）。高スコアの参加者は，有意に多くのトラウマの既往（Freyd & DePrince, 2001）や裏切りトラウマ（DePrince & Freyd, 2004）を報告している。2つの追加研究で大学生サンプルに対してこのパターンを再試行し，両研究を通じて相互作用の平均効果量 $d = 0.67$ であることが明らかになった（DePrince et al., 2007）。同様の知見は，子どもを対象とした，言語刺激の代わりに絵を用いた研究でも認められた。トラウマの既往があり解離傾向が高度な子どもは，分割注意条件ではトラウマの経験のない子どもと比べて，負荷のかかった絵をあまり認識できなかった。選択的注意条件ではグループ間の差異は認められなかった（Becker-Blease, Freyd, & Pears, 2004）。

標準的な（選択的注意の）指示された忘却パラダイムを用いたほかの研究も，同じ知見にたどり着いている。Moulds と Bryant（2002）は ASD と診断された被験者とトラウマを持っていない対照者について，指示忘却課題の結果を比較した。ASD は，診断基準によれば解離を含んでいる。ASD のある被験者はすべて，なんらかの身体的脅威に暴露されてきた。ASD 群は非 ASD 群に比べて，忘却するように指示された，トラウマに関連した単語を想起することができなかった。Elzinga, de Beurs, Sergeant, van Dyck, Phaf (2000) は，大学生ボランティアと解離性障害の患者を対象に，中立的な単語と性的な単語に対する指示忘却成績を調べた。標準的な選択的注意の教示において，解離が高度になればなるほど，性的な単語についての指示忘却は減少した。さらに，解離性障害の患者と解離傾向が高度な学生は，解離傾向の低い群に比べて，全体としての想起が多かった。Elzinga らは，解離傾向の高度な被験者は特別な学習能力をもつように思われると述べている。特に活性化，精緻化理論の立場からみると，解離傾向の高度な被験者は意識的体験の精緻化と構造化に優れているようである。さらに，精緻化は矛盾を見出すのに用いることができる。指示忘却パラダイムの場合，性的な単語のような恐ろしい情報を忘れようとすることは，実際に矛盾している。そのため，解離的な被験者は解離傾向の低い群に比べて，性的な単語の想起においてよい成績を示したのである。Elzinga らが主張しているのは，解離傾向が高度な人が，恐ろしく痛ましい記憶を現在の意識から遠ざけておくために，意識的な経験を別々に構築する能力を用いているということである。したがって，指示忘却パラダイムでの全体としての想起を促したのと同じスキルが，記憶障害の基礎にもなっているのである。

この研究が例示しているように，解離とは記憶障害へと至る，理論的に想定しうる1つの過程である。例えば記憶は，不完全な，あるいは断片化された記銘のために障害されているのかもしれない。このような過程は解離性健忘という概念と矛盾しない。しかし忘却が生じるのは想起が障害されているためということもあり得る。この場合の忘却（Anderson et al., 2004）は，現在概念化されているような解離の過程を含んでいない。今後の研究では，トラウマの記憶の混乱をもたらす，解離に関連した過程と関係しない過程の両者を調

[*6] 該当論文では，正しく直後系列再生できる単語数を指している。この実験では，単音節で比較的なじみ深いドイツ語の単語（例：「arm」，「bed」，「was」）について，2, 3, 4, 5, 6, 7個の異なる数のセットを用意し，最小のセットから音読され，参加者はこれらの単語を提示された順番通りに声に出して再生した。なお原論文の内容に照らして，原書の記述の一部を変更した。

べることが重要になるであろう。

ここで概観した研究以外にも，解離性同一性障害 dissociative identity disorder（DID）やそのほかの解離性障害と診断された人々の記憶に焦点を当てた研究がいくつかある。この作業には，DIDのワーキングメモリ（例：Dorahy, Irwin, & Middleton, 2003; Dorahy, Middleton, & Irwin, 2004）や，交代人格間の記憶（例：Elzinga, Phaf, Ardon, & Dyck, 2003; Huntjens, Postma, Peters, Woertman, & van der Hart, 2003）の検査が含まれている。それらを総合して考えると，解離，記憶，注意を検査する認知的手法使用が普及した結果として，これからも刺激的な発見がなされ，トラウマによる解離への治療的介入について増加してきた研究をさらに発展させることが強く期待される。

現在の研究状況

現在までに，広範囲のトラウマ（例：Bremner et al., 1992; Bryant & Harvey, 2000; Carlson & Rosser-Hogan, 1991; Freyd, 1996），発達段階（例：Putnam, 1997），文化（例：Carlson & Rosser-Hogan, 1991; Dorahy & Paterson, 2005）について，解離反応が調査されてきた。文化固有の解離反応は存在するが，病的解離の中核部分はどの文化でも似通っているようである（Putnam, 1997参照）。ある時点での知見を一般化できるかどうかは，解離の構成概念をよりよく定義するためにこの領域で払われ続けている努力と関連している。例えば解離の連続体という観点に基づいた知見は，必ずしもそのすべてが病的解離についての私たちの知識に一般化できたわけではない。構造的解離を伴わない意識変容体験を病的状態だとみなしてしまうことについては，解離症状をより詳細に定義することによって，そのリスクを減らすことができよう。例えば，他の文化におけるトランス体験，つまりある種の宗教体験は，解離症状の定義が進歩した現在では，病的解離とは見なされない。さらに，没頭のような普通に広く認められる特性が

病的だと定義されるリスクも減ってきている。例えば，想像上の遊びはしばしば，子どもの病的な転帰と関係するのではないかと疑われてきた。しかし遊びには没頭がつきものである。Taylor, Carlson, Maring, Gerowと Charley（2004）によれば，子どもが想像上の友だちを持つことはかなり一般的であり（7歳までの子どもの65％が，それまでのある時点で想像上の友だちをもったことがあった），むしろ想像上の存在を人物として描写できないことが，感情理解の乏しさと関係していた。

今後の課題

解離というカテゴリー

この20年間の観察の見直しを含めた最近の研究は，解離の定義の再検討を行ううえで貴重なものである。今後は，どの体験をトラウマに誘発された解離のカテゴリーに含めるのかについての微調整を行う作業が必要である。解離の操作的基準を概念的に明確にすることによって，発達における解離の経路やメカニズムをますます明らかにできるはずである。

解離の定義の発展

解離を操作的基準によって特定しようとする試みにはいくつかの難題が残されている。その1つが，解離を病的とする観点と病的ではないとする観点の相違を検討するという，以前から継続した課題である。正常の現象（例：没頭）を除外すると同時に，重要な現象は決して除外してはならない。例えば，現代の解離に関する文献の多くが心理的機能（例：記憶と注意）の解離に焦点を当てている。Nijenjuisら（1998）の研究は，知覚，運動，感覚情報の解離を含めることの重要性を指摘している。これに対して，失感情症（アレキシサイミア alexithymia）のような，本態としては解離的であるような疾患構造が，必ずしも分析に含まれてこなかった。失感情症は自分の感情を名づけることができない状態であり，解離において観察さ

れる統合の不全と合致する現象である。

　研究者や臨床家がより正確に解離を定義するようになれば，解離とそれ以外の精神医学的現象の関係をよりよく評価できるようになるであろう。解離のより詳細な定義と測定法が開発されれば，解離と，トラウマに関連した別の形式の苦悩との併存という複雑な病像を，研究者が究明することもできるであろう。例えばPTSDと解離は長い間，しばしば同時発生的な現象と見なされてきた。例えば症状が重なり合っていたり，基礎にあるメカニズムが共通したりといった両者の重なり合いには，いくつかの理由があり得る。PTSDに関する近年の研究文献が示唆しているのは，PTSDの回避症状群は，実際には2つの異なった症状群すなわち，回避と麻痺から構成されているということである（総説としては，Asmundson, Stapleton, & Taylor, 2004 参照）。もしこれが正しければ，解離と麻痺がどの程度重なり合っているのかを評価しなくてはならない。

文　献

Anderson, M. C., Ochsner, K. N., Kuhl, B., Cooper, J., Robertson, E., Gabrieli, S. W., et al. (2004). Neural systems underlying the suppression of unwanted memories. *Science, 303,* 232-235.

Armstrong, J. G., Putnam, F. W., Carlson, E. B., Libero, D. Z., & Smith, S. R. (1997). Development and validation of a measure of adolescent dissociation: The adolescent dissociative experiences scale. *Journal of Nervous and Mental Disease, 185,* 491-497.

Asmundson, G. J. G., Stapleton, J. A., & Taylor, S. (2004). Are avoidance and numbing distinct PTSD symptom clusters? *Journal of Traumatic Stress, 17,* 467-477.

Becker-Blease, K. A., Deater-Deckard, K., Eiley, T., Freyd, J. J., Stevenson, J., & Plomin, R. (2004). A genetic analysis of individual differences in dissociative behaviors in childhood and adolescence. *Journal of Child Psychology and Psychiatry, 45,* 522-532.

Becker-Blease, K. A., Freyd, J. J., & Pears, K. C. (2004). Preschoolers' memory for threatening information depends on trauma history and attentional context: Implications for the development of dissociation. *Journal of Trauma and Dissociation, 5,* 113-131.

Bernstein, E., & Putnam, F. W. (1986). Development, reliability and validiry of a dissociation scale. *Journal of Nervous and Mental Disease, 174,* 727-735.

Braun, B. G. (1988). The BASK model of dissociation. *Dissociation, 1,* 4-21.

Bremner, J. D., Southwick, S., & Brett, E. (1992). Dissociation and posttraumatic stress disorder in Vietnam combat vererans. *American Journal of Psychiatry, 149,* 328-332.

Brett. E. A. (1993). Classifications of posttraumatic stress disorder in DSM-Ⅳ : Anxiety disorder, dissociative disorder, or stress disorder? In J. R. T. Davidson & E. B. Foa (Eds.), *Posttraumatic stress disorder: DSM-IV and beyond* (pp. 191-206). Washington, DC: Author.

Brewin, C. (2003). *Post-traumatic stress disorder: Malady or myth?* New Haven, CT: Yale University Press.

Bryant, R. A., & Harvey, A. C. (2000). *Acute stress disorder: A handbook of theory, assessment, and treatment.* Washington, DC: American Psychological Association.

Carlier, I. V. E., Lamberts, R. D., Fouwels, A. J., & Gersons, B. P. R. (1996). PTSD in relation to dissociation in traumatized police officers. *American Journal of Psychiatry, 153,* 1325-1328.

Carlson, E. B., & Rosser-Hogan, R. (1991). Trauma experiences, posttraumatic stress, dissociation and depression in Cambodian refugees. *American Journal of Psychiatry, 148,* 1548-1551.

(1993, April). *Recovering memories of childhood sexual abuse: A longitudinal report.* Paper presented at the Western Psychological Associarion Convention, Phoenix, AZ.

Chu, J. A., & Dill, D. L. (1990). Dissociative symptoms in relation to childhood physical and sexual abuse. *American Journal of Psychiatry, 147,* 887-892.

Dalenberg, C. J., & Palesh, O. G. (2004). Relationship between child abuse history, trauma, and dissociation in Russian college students. *Child Abuse and Neglect, 28,* 461-474.

Dell, P. F. (2006). The Multidimensionality Inventory of Dissociation (MID): A comprehensive measure of pathological dissociation. *Journal of Trauma and Dissociation, 7*(2), 77-106.

DePrince, A. P. (2001). *Trauma and posttraumatic responses: An examination of fear and betrayal.* Unpublished doctoral dissertation, University of Oregon.

DePrince, A. P. (2005). Social cognition and revictimization risk. *Journal of Trauma and Dissociation, 6,* 125-141.

DePrince, A. P., & Freyd, J. J. (1999). Dissociative tendencies, attention, and memory. *Psychological Science, 10,* 449-452.

DePrince, A. P., & Freyd, J. J. (2001). Memory and dissociative tendencies: The roles of attentional context and word meaning in a directed forgetting task. *Journal of Trauma and Dissociation, 2*(2), 67-82.

DePrince, A. P., & Freyd, J. J. (2004). Forgetting trauma stimuli. *Psychological Science, 15,* 488-492.

DePrince, A. P., Freyd, J. J., & Malle, B. (2007). A replication by another name: A response to Devilly et al. (2007). *Psychological Science, 18,* 218-219.

de Ruiter, M. B., Phaf, R. H., Eizinga, B. M., & van Dyck, R. (2004). Dissociative style and individual differences in

verbal working memory span. *Consciousness and Cognition, 13*, 821-828.
Dorahy, M. J., Irwin, H. J., & Middleton, W. (2003). Assessing markers of working memory function in dissociative identity disorder using neutral stimuli: A comparison with clinical and general population samples. *Australian and New Zealand Journal of Psychiatry, 38*, 47-55.
Dorahy, M. J., Middleton, W., & Irwin, H. J. (2004). Investigating cognitive inhibition in dissociative identity disorder compared to depression, posttraumatic stress disorder and psychosis. *Journal of Trauma and Dissociation, 5*, 93-110.
Dorahy, M. J., & Paterson, M. D. (2005). Trauma and dissociation in Northern Ireland. *Journal of Trauma Practice, 4*, 221-243.
Edwards, V. J., Fivush, R., Anda, R. F., Felitti, V. J., & Nordenberg, D. F. (2001). Autobiographical memory disturbances in childhood abuse survivors. *Journal of Aggression, Maltreatment, and Trauma, 4*, 247-264.
Elzinga, B. M., deBeurs, E., Sergeant, J. A., van Dyck, R., & Phaf, R. H. (2000). Dissociative style and directed forgetting. *Cognitive Therapy and Research, 24*, 279-295.
Elzinga, B. M., Phaf, R. H., Ardon, A. M., & van Dyck, R. (2003). Directed forgetting between, but not within, dissociative personality states. *Journal of Abnormal Psychology, 112*, 237-243.
Feldman-Summers, S., & Pope, K. S. (1994). The experience of 'forgetting' childhood abuse: A national survey of psychologists. *Journal of Consulting and Clinical Psychology, 62*, 636-639.
Francia-Martinez, M., de Torres, I. R., Alvarado, C. S., Martinez-Taboas, A., & Sayers, S. (2003). Dissociation, depression and trauma in psychiatric inpatients in Puerto Rico. *Journal of Trauma and Dissociation, 4*, 47-61.
Freyd, J. J. (1996). Blind to betrayal: New perspectives on memory for trauma. *Harvard Mental Health Letter, 15*, 4-6.
Freyd, J. J., & DePrince, A. P. (2001). Perspectives on memory for trauma and cognitive processes associated with dissociative tendencies. *Journal of Aggression, Maltreatment, and Trauma, 4*(2), 137-163.
Freyd, J. J., DePrinre, A. P., & Zurbriggen, E. L. (2001). Self-reported memory for abuse depends upon victim-perpetrator relationship. *Journal of Trauma and Dissociation, 2*, 5-17.
Freyd, J. J., Klest, B., & Allard, C. B. (2005). Betrayal trauma: Relationship to physical health, psychological distress, and a written disclosure inrervention. *Journal of Trauma and Dissociation, 6*(3), 83-104.
Freyd, J. J., Martorello, S. R., Alvarado, J. S., Hayes, A. E., & Christman, J. C. (1998). Cognitive environments and dissociative tendencies: Performance on the Standard Stroop task for high versus low dissociators. *Applied Cognitive Psychology, 12*, S91-S103.
Gershuny, B. S., Cloitre, M., & Orro, M. W. (2003). Peritraumatic dissociation and PTSD severity: Do event-related fears about death and control mediate their relation? *Behaviour Research and Therapy, 41*, 157-166.
Goldberg, L. R., & Freyd, J. J. (2006). Self-reports of potentially traumatic experiences in an adult community sample: Gender differences and test-retest stabilities of the items in a Brief Betrayal-Trauma Survey. *Journal of Trauma and Dissociation, 7*(3), 39-63.
Goldsmith, R. E., Freyd, J. J., & DePrince, A. P. (2004, February). *Health correlates of exposure to betroyal trauma.* Poster presented at the annual meeting of the American Association for the Advancement of Science, Seattle, WA.
Goodman, G. S., Ghetti, S., Quas, J. A., Edelstein, R. S., Alexander, K. W., Redlich, A. D., et al. (2003). A Prospective study of memory for child sexual abuse: New findings relevant to the repressed-memory debate. *Psychological Science, 14*, 113-118.
Herman, J. L. (1992). *Trauma and recovery.* New York: Basic Books.
Hilgard, E. R. (1986). *Divided consciousness: Multiple controls in human thought and action.* New York: Wiley.
Huntjens, R. J. C., Postma, A., Peters, M. L., Woertman, L., & van der Hart, O. (2003). Interidentity amnesia for neutral, episodic information in dissociative identity disorder. *Journal of Abnormal Psychology, 112*, 290-297.
Irwin, H. J. (1999). Pathological and nonparhological dissociation: The relevance of childhood trauma. *Journal of Psychology, 133*, 157-164.
Koopman, C., Classen, C., & Spiegel, D. (1996). Predictors of posttraumatic stress symptoms among survivors of the Oakland/Berkeley, Calif., firesrorm. *American Journal of Psychiatry, 151*, 888-894.
Maldonado, J. R., Butler, L. D., & Spiegel, D. (2002). Treatments for dissociative disorders. In P. E. Nathan & J. M. Gordon (Eds.), *A guide to treatments that work* (2nd ed., pp. 463-496). New York: Oxford University Press.
Maldonado, J. R., & Spiegel, D. (1998). Trauma, dissociation, and hypnotizability. In J. D. Bremner & C. R. Marmar (Eds.), *Trauma, memory and dissociation* (pp. 57-106). Washington, DC: American Psychiatric Press.
Marmar, C. R., Weiss, D. S., & Metzler, T. J. (1997). The Peritraumatic Dissociative Experiences Questionnaire. In J. P. Wilson & T. M. Keane (Eds.), *Assessing psychological trauma and PTSD* (pp. 412-428). New York: Guilford Press.
Marshall, G. N., Orlando, M., Jaycox, L. H., Foy, D. W., & Belzberg, H. (2002). Development and validation of a modified version of the Peritraumatic Dissociative Experiences Questionnaire. *Psychological Assessment, 14*(2), 123-134.
Merckelbach, H., Horselenberg, R., & Schmidt, H. (2002). Modeling the connection between self reported trauma and dissociation in a student sample. *Personality and Individual Differences, 32*(4), 695-705.

Moulds, M. L., & Bryant, R. A. (2002). Directed forgetting in acute stress disorder. *Journal of Abnormal Psychology, 111*, 175-179.

Myers, C. S. (1940). *Shell shock in France 1914-18*. Cambridge, UK: Cambridge University Press.

Nijenhuis, E. R. S., Spinhoven, P., van Dyck, R., van der Hart, O., & Vanderlinden, J. (1998). Psychometric characteristics of the Somatoform Dissociation Questionnaire: A replication study. *Psychotherapy and Psychosomatics, 67*, 17-23.

Ogawa, J. R., Sroufe, L. A., Weinfield, N. S., Carlson, E. A., & Egeland, B. (1997). Development and the fragmented self: Longitudinal study of dissociative symptomatology in a nonclinical sample. *Development and Psychopathology, 9*, 855-879.

Ozer, E. J., Best, S. R., Lipsey, T. L., & Weiss, D. S. (2003). Predictors of posttraumatic stress disorder and symptoms in adults: A meta-analysis. *Psychological Bulletin, 129*, 52-73.

Panasetis, P., & Bryant, R. A. (2003). Peritraumatic versus persistent dissociation in acute stress disorder. *Journal of Traumatic Stress, 16*, 563-566.

Plattner, B., Silvermann, M. A., Redlich, A. D., Carrion, V. G., Feucht, M., Friedrich, M. H., et al. (2003). Pathways to dissociation: Intrafamilial versus extrafamilial trauma in juvenile delinquents. *Journal of Nervous and Mental Disease, 191*, 781-788.

Putnam, F. W. (1989). Pierre Janet and modern views of dissociation. *Journal of Traumatic Stress, 2*, 413-428.

Putnam, F. W. (1997). *Dissociation in children and adolescents: A developmental perspective*. New York: Guilford Press.

Putnam, F. W., Helmets, K., & Trickett, P. K. (1993). Development, reliability, and validity of a child dissociation scale. *Child Abuse and Neglect, 17*, 731-741.

Putnam, F. W., & Trickett, P. K. (1997). The psychobiological effects of sexual abuse: A longitudinal study. *Annals of the New York Academy of Sciences, 821*, 150-159.

Ross, C. A., Ellason, J. W., & Anderson, G. (1995). A factor analysis of the Dissociative Experiences Scale (DES) in dissociative identity disorder. *Dissociation: Progress in the Dissociative Disorders, 8*, 229-235.

Sanders, B., & Green, J. A. (1994). The factor structure of the Dissociative Experiences Scale in college students. *Dissociation: Progress in the Dissociative Disorders, 7*, 23-27.

Schultz, T. M., Passmore, J., & Yoder, C. Y. (2003). Emotional closeness with perpetrators and amnesia for child sexual abuse. *Journal of Child Sexual Abuse, 12*, 67-88.

Sheiman, J. A. (1999). Sexual abuse history with and without self-report of memory loss: Differences in psychopathology, personality, and dissociation. In L. M. Williams & V. L. Banyard (Eds.), *Trauma and memory* (pp. 139-148). Thousand Oaks, CA: Sage.

Stoler, L. R. (2001). Recovered and continuous memories of childhood sexual abuse: A quantitative and qualitative analysis. *Dissertation Abstracts International, Section B: The Sciences and Engineering, 61*(10-B), 5582.

Taylor, M., Carlson, S. M., Maring, B. L., Gerow, L., & Charley, C. M. (2004). The characteristics and correlates of fantasy in school-age children: Imaginary companions, impersonation, and social understanding. *Developmental Psychology, 40*, 1173-1187.

Tichenor, V., Marmar, C. R., Weiss, D. S., Metzler, T. J., & Ronfeldt, H. M. (1996). The relationship of peritraumatic dissociation and posttraumatic stress: Findings in female Vietnam theater veterans. *Journal of Consulting and Clinical Psychology, 64*, 1054-1059.

van der Hart, O. (2000, November). *Dissociation: Toward a resolution of 150 years of confusion*. Plenary presented at the annual meeting of the International Society for the Study of Dissociation, San Antonio, TX.

van der Hart, O., Nijenhuis, E., Steele, K., & Brown, D. (2004). Trauma-related dissociation: Conceptual clarity lost and found. *Australian and New Zealand Journal of Psychiatry, 38*, 906-914.

van der Kolk, B. A., & Fisler, R. (1995). Dissociation and the fragmentary nature of traumatic memories: Overview and exploratory study. *Journal of Traumatic Stress, 8*, 505-525.

van der Kolk, B. A., Weisæth, L., & van der Hart, O. (1996). History of trauma in psychiatry. In B. A. van der Kolk, A. C. McFaclane, & L. Weisæth (Eds.), *Traumatic stress: The effects of overwhelming experience on mindy, hody, and society* (pp. 47-76). New York: Guilford Press.

Waller, N. G., Putnam, F. W., & Carlson, E. B. (1996). Types of dissociation and dissociative types: A taxometric analysis of dissociative experiences. *Psychological Methods, 1*, 300-321.

Weiss, D. S., Marmar, C. R., Metzler, T. J., & Ronfeldt, H. M. (1995). Predicting symptomatic distress in emergency services personnel. *Journal of Consulting and Clinical Psychology, 63*, 361-368.

Williams, L. M. (1994). Recall of childhood trauma: A prospective study of women's memories of child sexual abuse. *Journal of Consulting and Clinical Psychology, 62*, 1167-1176.

Williams, L. M. (1995). Recovered memories of abuse in women with documented child sexual victimization histories. *Journal of Traumatic Stress, 8*, 649-674.

Yehuda, R., Elkin, A., Binder-Brynes, K., Kahana, B., Southwick, S. M., Schmeidler, J., et al. (1996). Dissociation in aging Holocaust survivors. *American Journal of Psychiatry, 153*, 935-940.

Zurbriggen, E. L., & Beckec-Blease, K. (2003). Predicting memory for childhood sexual abuse: "Non-significant" findings with the potential for significant harm. *Journal of Child Sexual Abuse, 12*, 113-121.

Zurbriggen, E. L., & Freyd, J. J. (2004). The link between childhood sexual abuse and risky sexual behavior: The role of dissociative tendencies, information-processing effects, and consensual sex decision mechanisms. In L. J. Koenig, L. S. Doll, A. O'Leary, & W. Pequegnat (Eds.), *From child *sexual abuse to adult sexual risk: Trauma, revictimization, and intervention* (pp. 135-158). Washington, DC: American Psychological Association.

第9章

PTSDの神経回路と神経可塑性

Alexander Neumeister, Shannan Henry,
and John H. Krystal

　最近の10年間で，恐怖や不安の神経生物学的基盤に関する知識は急速に発展した。特定の神経化学系および神経ペプチド系が，恐怖や不安を惹起する刺激に関連した行動発現に重要な役割を果たすことが立証されている。これらの系の長期的な制御異常が，外傷後ストレス障害（PTSD）を含む不安障害の発症に関与していると考えられる。これらの神経化学系および神経ペプチド系は，PTSD関連症候に介在する特異的な皮質および皮質下脳領域に影響を及ぼすことが示されている。さらに，分子遺伝学の進歩は，PTSDを含む不安障害発症脆弱性を高める神経生物学的障害の背景に存在する遺伝子の同定を予感させる。本章は神経回路および神経可塑性を重視した，PTSDの神経生物学的基盤に関連する臨床研究を展望する。我々のPTSD病態生理の理解への，こうした新規知見の関連性が議論される。

方法論的考察

恐怖と不安の機能的神経回路

　不安と恐怖の神経回路の想定基盤が，多くの前臨床試験より得られた証拠より示されている。不安や恐怖の神経回路を構成する脳構造は，以下に挙げる特徴を備えているはずである。

1. 外因性もしくは内因性刺激の，恐怖や不安を惹起する特性の評価を可能にする，十分な求心性感覚入力が存在しなくてはいけない。
2. 脳構造間のニューロン（神経細胞）相互交流が，刺激の認知的評価に個人の過去の経験（記憶）を統合することを可能にするはずである。これらの相互交流は，特定の刺激に対して感情的意義を関連づけたり，適応行動反応を動員するのに重要である。
3. 脳構造からの遠心性の投射が，生存の促進と不安関連兆候や症候をもたらす病的反応を制御するために，脅威に対する個体の神経内分泌，自律神経，骨格運動反射の調節を可能にするはずである。

　最も主要な不安神経回路の求心性枝は脳の外受容感覚系（聴覚・視覚・体性感覚）であり，直接もしくは多シナプス経路を経由して恐怖や不安経験に関連した情報を伝達する，連続性に組織された中継チャンネルから成る。恐怖や不安を惹起する刺激に含まれる感覚情報は末梢受容器細胞から背側視床に伝達される（LeDoux et al., 1987）。嗅覚系は例外の1つであり，この情報は視床を中継せず，扁桃体および嗅内皮質を脳内の主要な到達点とする（Turner, Gupta, & Mishkin, 1978）。内蔵性求心路は青斑核や扁桃体の機能を変化させ，両者は直接もしくは巨細胞性網様体傍核 nucleus paragigantocellularis（PGI）や弧束核を経て連絡

する（Elam, Svensson, & Thoren, 1986; Saper, 1982; Whitlock & Nauta, 1956）。

視床は感覚情報を皮質の感覚受容野へ中継する。次に，それらの一次感覚野は隣接する単一モードおよび多モード皮質連合領域へ投射する（Jones, 1983; Jones & Powell, 1970; Mesulam, Van Hoesen, Pandya, & Geschwind, 1977）。視覚，聴覚，体性感覚系の皮質連合野は，扁桃体，嗅内皮質，眼窩前頭皮質，帯状回を含む他の脳構造へ投射する（Turner, Mishkin, & Knapp, 1980; Van Hoesen, Pandya, & Butters, 1972; Vogt & Miller, 1983）。海馬は，すべての感覚系から収束し統合された入力を，嗅内皮質からの投射を経由して受ける（Swanson, 1983）。

従って，恐怖や不安の誘発刺激による感覚情報のほとんどは，感情，行動，身体的反応と密接に関連する皮質下構造に転送される前に，最初に感覚皮質で処理される。注目すべきは，扁桃体も感覚情報を視床から直接受けることである。視床（聴覚視床）の内側膝状核は扁桃体と視床下部に神経投射する。視覚系に関連した視床領野からも扁桃体に神経分布する。これらのデータは恐怖や不安を誘発する感覚情報の伝達と翻訳に，扁桃体が重要な役割を担っていることを支持する。なぜなら扁桃体は，視床や皮質の外受容系からの求心性神経枝と同様に皮質内蔵系求心路を受けているからである（Amaral, Price, Pitanken, & Carmichael, 1992）。扁桃体と皮質領域，例えば眼窩前頭皮質などとの神経交互作用は，脅威の特性や過去の経験に基づいた，脅威に対する個体の適応行動の発動を可能にする。最新の研究は，感情の生起が単一領域の活動よりも，皮質と辺縁系領野からなる神経ネットワークにより多く依存している可能性を示唆している（Anand et al., 2005）。

不安－恐怖回路の遠心性神経路は自律神経，神経内分泌，そして骨格運動反応を仲介する。これらの反応に関連する神経構造は扁桃体，青斑核，視床下部，中脳水道周囲灰白質 periaqueductal gray（PAG），線状体を含む。

不安・恐怖誘発刺激により引き起こされる自律神経系の変化の多くは，交感神経系と副交感神経系により惹起される。視床下部外側野への刺激が交感神経系の活性化をもたらし，血圧や心拍の上昇，発汗，立毛，瞳孔拡張を促進する。視床下部室傍核の活性化が様々なホルモンやペプチド類の放出を促進する。視床下部は様々な脳構造から受け取る情報を，交感神経反応の協調的な様式へ統合する。不安や恐怖と関連した交感神経系の活性化とホルモン放出はおそらく，扁桃体と青斑核からの投射による視床下部の活性化により一部伝達される（LeDoux, Iwata, Cicchetti, & Reis, 1988; Sawchenko & Swanson, 1982, 1983）。さらに，PGIも交感神経系の調節に重要な役割を果たし，末梢交感神経系と青斑核の同期した活性化の原因となると考えられる。

迷走神経と内臓神経は副交感神経系の主要な投射路である。視床下部外側野，室傍核，青斑核と扁桃体は，迷走神経への求心性神経に含まれる。青斑核から内臓神経への求心性連絡が存在する（Clark & Proudfit, 1991）。こうした副交感神経系の神経支配は不安と関連した内臓症状，例えば胃腸管系と尿生殖器障害など，に関連しているであろう。

感情に応じた脳による骨格筋の調整的支配は複雑である。少数の筋肉グループ（顔面筋）による微細な運動と，闘争と逃避のために筋骨格系全体を必要とする完全に統合された反応の両方が要求されるであろう。脅威に対処する骨格運動系の適応的な動員には，おそらく皮質連合野と運動皮質間，皮質連合野と線条体間，そして扁桃体と線条体間の経路が含まれる（図9-1参照）。扁桃体もまた，側坐核，嗅結節，尾状核および被殻の一部を含む，線条体のほとんどの領域に強く投射する。扁桃体からの神経支配を受ける線条体の部位も同様に，眼窩前頭皮質と腹側被蓋野から遠心性神経を受ける。扁桃体－皮質，および扁桃体－線状体投射は地理的に組織されている。扁桃体の単一領域，時として特定の扁桃体神経群が皮質－線条体－淡蒼球系からの情報を統合できる。扁桃体による線条体と前前頭皮質の高密度な神経支配は，扁桃体がこれらの両システムを強力に制御可能であることを示唆する（McDonald, 1991a, 1991b）。こうした

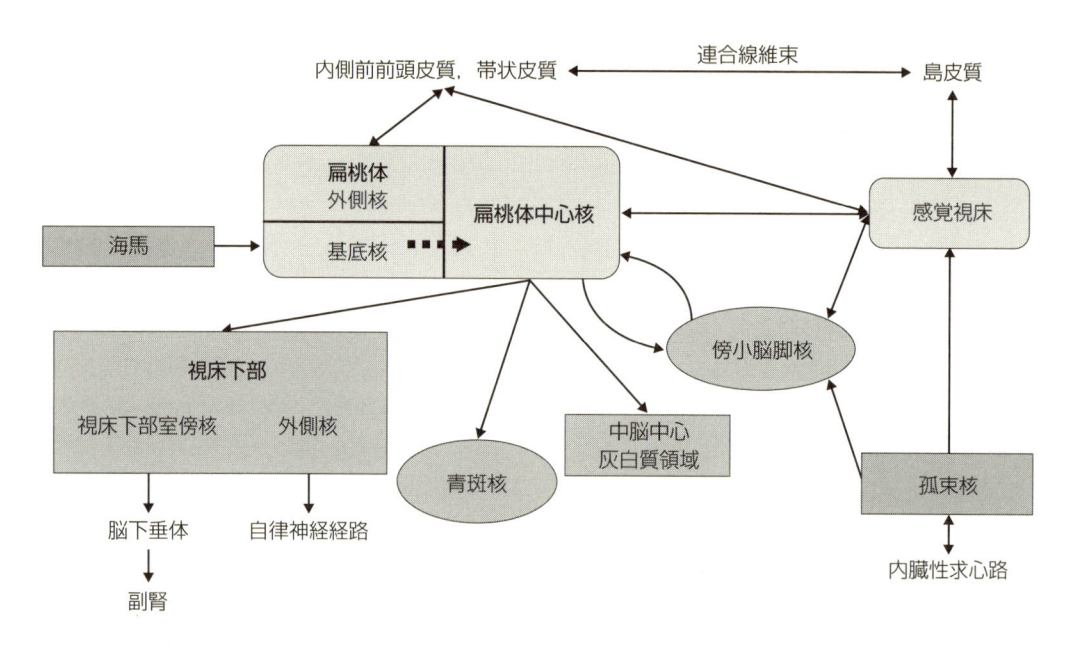

図9-1 扁桃体（および海馬や皮質領域との連絡），前・後帯状皮質，眼窩前頭皮質は感情の「内容」を決定し，感情価の高い刺激の処理に関与する。扁桃体がこの神経回路の中で中核的な役割を担うことを前提に，恐怖と不安の制御に扁桃体が担う役割および，PTSDの病理における役割を明確にするために多くの研究が行われている。

扁桃体と錐体外路運動系の相互関係は，脅威刺激，特に先行する有害事象に関連した刺激，に対する運動反応を発生させるうえで非常に重要であると思われる。解剖学的に関連した他の機能的な神経回路に，海馬と前前頭皮質が含まれる。扁桃体に密接に関連した，これらの領域の神経画像上の異常がストレス関連障害に関する個々の文献で記述されており，この章の中でも論じられている。

再体験の機能神経回路

条件刺激 conditioned stimuli（CSs）と無条件刺激 unconditioned stimuli（UCSs）の統合，そして結果として起こる恐怖条件づけとその反応は，扁桃体とその投射により仲介される（LeDoux, 2000）。CSsによる手がかり情報は，視床への外側伝導路および内蔵感覚伝導路により伝達される。求心性神経はその後，扁桃体の基底外側核 basolateral nucleus of amygdala（BLA）へ2つの異なる神経回路を介して到達する。1つは直接，背側（感覚）視床から高速な皮質下経路（短回路），そしてもう1つは，一次感覚皮質や島回，前帯状皮質，前前頭皮質を網羅した低速な制御性皮質経路（長回路）である（LeDoux, 2000）。CSsの文脈は，海馬（Phillips & LeDoux, 1992）や，恐らく分界条の床核（bed nucleus of the stria terminalis（BNST）; Davis, Walker, & Lee, 1997）より外側扁桃体へ投射される。扁桃体および近接領域に損傷のあるヒトでは，恐怖条件づけが損なわれる。UCSsの伝達経路の研究はまだ不十分だが，視床，傍小脳脚核領域，脊髄および体性感覚皮質領野から，扁桃体（基底外側，中心核［central nucleus: CE］）に到達すると考えられる（LeDoux, 2000）。現在，消去の神経構造と制御機序については，よりわずかしか知られていない。この過程において，内側前前頭皮質（LeDoux, 2000）や扁桃体（Davis et al., 1997）の役割に関しては，研究者間で見解が異なる。右側の前前頭皮質 prefrontal cortex（PFC）の賦活度が扁桃体の賦活度と逆相関することが示されており，これは抑制性制御の影響を示唆する。

健康なヒトを対象とした機能的磁気共鳴画像 functional magnetic resonance imaging (fMRI) 研究で，扁桃体，前帯状回，中心前回領域に恐怖条件づけ関連賦活が示されている（Buchel, Dolan, Armony, & Friston, 1999; LaBar, Gatenby, Gore, LeDoux, & Phelps, 1998）。陽電子放出断層撮影 positron emission tomographic (PET) 研究では，恐怖条件づけに扁桃体の関与が検出されないが，前帯状回，中心前回，前運動野，そして眼窩前頭皮質，前前頭皮質および側頭皮質などの多様な皮質領域の賦活を描写する。

扁桃体は，特に感情的に興奮する出来事の記憶処理にも関与する（McGaugh, 2000）。扁桃体の障害は感情興奮による記憶固定の増強効果を妨げ，同様にカテコールアミンやコルチゾルの全身投与による記憶調節効果を阻害する（Roozendaal, 2000）。これらの効果は BLA と BNST により仲介される。

PTSD の機能画像研究では，患者と対照被験者がトラウマ的イメージや写真に暴露された際に右側扁桃体が賦活され，他方左側扁桃体は音声に応答して賦活された。このような研究もまた，トラウマ記憶誘発後の PTSD 患者の前帯状回における灌流減少を示している。fMRI 研究でも同様に，感情誘発後の PTSD 患者は健常対象に比べ前帯状回の灌流が減少している所見を示す（Pitman, Shin, & Rauch, 2001 の総説を参照）。

PTSD 研究のための神経画像手法

神経画像処理技術の有用性向上と進歩は，PTSD のような，精神障害と診断された対象と健康対照（主要な精神病の既往がない個人と定義）間の神経学的差異の解明を目指し，現在進行中の研究に強固な根幹を提供する。PET，単光子放出コンピュータ断層撮影 single photon emission computed tomography (SPECT), fMRI を含めた，既存の神経画像処理技術は，PTSD 患者の生体内の局所脳血流量と糖代謝を評価する能力を提供する。安静状態での撮像，薬理学的誘発中の撮像，認知課題遂行中の撮像，様々な感情状態を示す表情の観察等の機能的刺激を経験している間の撮像など，多様な研究が行われてきた。機能画像手法は，脳賦活度の可視化と特定の脳活動を引き出すようにデザインされた理論的枠組みおよび課題を対にして検討することを可能にし，これにより仮説に基づく被験者群間の差異を明らかにできる。PET と SPECT は，さらに神経伝達物質系を研究する手段を提供する。セロトニン（5-HT）とドパミン（DA）のような神経伝達物質を分布させる脳全体の特定の神経経路を調査することによって，我々は脳機能の変調がいかにして異常な行動特性の発現（例：PTSD 症状）に寄与する可能性があるかということを理解することができる。

画像研究は感情処理過程における扁桃体の関与のような，行動との関連が推測される脳内経路や神経回路を研究者が特定するためにすでに役立ち始めている。空間分解能や，放射性リガンドの有用性，分析方法における技法の違いは，神経構造や機能に関する広範な疑問を検証するために最適な多くの選択枝を提供する。PET や SPECT は，神経伝達物質の研究には適するが，縫線核や扁桃体のような比較的小さな脳領域における差を識別するには不適当である（時間分解能の低さによる）。対照的に，fMRI はより小さな領域における信号の検出に適しており，小領域の脳血流量における特徴を測定することができる。より大きな標本数を用いた fMRI 研究は，PTSD 患者と対照間の脳血流量差に関して決定的な解答を引き出す可能性がある。MRI 研究もまた，PTSD と関連する脳領域における構造異常（例：萎縮）の可能性を解明するための，脳容積比較に焦点化することができる。究極的には，神経回路は独立して各々1つの特定の行動現象に転換されるメカニズムを駆動しておらず，むしろ，それらは複数の経路や神経伝達物質系と協調して作動している。従って，多種の神経画像技法を利用することは，異なる活動性を示す領域を識別するために有用であり，そして PTSD の背景にある病態生理を理解することに貢献するであろう。

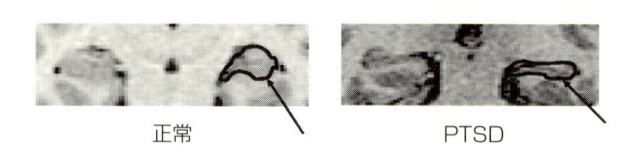

図9-2 PTSDにおける海馬容積減少。健常対照と児童虐待に続発したPTSD患者の海馬MRI画像。海馬（輪郭を囲われた範囲）は明瞭にPTSDでより小さい。概してPTSDでは12%の容積減少が認められる。

現在の研究状況

PTSDにおける神経画像異常
海馬容積測定研究

　Hydrocortisoneや心理社会的ストレスの暴露後に，ラットの海馬神経細胞の減少と樹状突起の萎縮が認められることを示した多くの前臨床研究報告が，PTSD患者の海馬容積に関する臨床調査を促進した（Sapolsky, 2000; Watanabe, Gould, & McEwen, 1992）。戦闘関連のPTSD患者における，少量ではあるが有意な（8%）右海馬体容積の減少を初めて報告したBremnerら（1995）による研究成果は，2つの独立したグループによる3つの研究で裏づけされた（Gurvits et al., 1996; Stein, Koverola, Hanna, Torchia, & McClarty, 1997）。海馬容積の減少は，児童期の性的虐待と身体的虐待の一方もしくは両方と関連するPTSD患者においても同じく認められた（図9-2参照）。さらに近年，Bremnerら（2003）は，児童期の虐待歴を持ち現在大うつ病性気分障害 major depressive disorder（MDD）に罹患している患者は，虐待歴のないMDD患者に比べ，18%もの有意な左海馬容積の減少が，年齢，人種，教育歴，全脳容積，アルコール使用とPTSDを考慮に入れて調整した後に認められたことを報告した。最近Bonneらは，健康対照に比べ非戦闘関連PTSD患者に海馬容積減少が認められたと報告している（Omer Bonne, 私信, 2004年11月4日）。特に，容積減少は海馬後側にかぎられることが確認され，海馬後側が空間時間的情報の処理過程，保存と想起と関連していることを考慮すると，これはPTSDの病態生理と矛盾を生じない。
　ホロコースト被害者（Golier et al., 2000）や，戦闘帰還兵（Schuff et al., 1997），家庭内暴力に続発したPTSD女性において，海馬容積の減少を見出せなかった研究もある。自動車事故によるPTSD成人患者の事故直後および6カ月後の検討（Bonne et al., 2001），さらに性的虐待と身体的虐待の一方もしくは両方と関連したPTSD患児（De Bellis, Hall, Boring, Frustaci, & Moritz, 2001）の2年間の縦断的MRI研究でも，海馬容積の減少は認められなかった。現在までの最大規模の容積測定研究は，44名のPTSDに罹患した虐待児と61名の健児を対象に行われ，海馬容積の減少は認められず，頭蓋内容積と脳梁容積の減少が認められた。アルコール依存症患者の事後（post hoc）解析では，女性患者の海馬容積はPTSD罹患の有無で両者間に差がなかった（Agartz, Momenan, Rawlings, Kerich, & Hommer, 1999）。
　PTSDにおける海馬容積の矛盾した所見は，いくつかの要素により説明づけられるであろう。トラウマの不定要素には，種類（性的虐待，レイプ，身体的虐待，暴力の目撃，自動車事故，戦闘，強盗の犠牲，等），継続期間（多年にわたり繰り返し遭遇か，1度きりの出来事か），過酷度，発達における受傷時期（思春期前か，思春期後か）がある。大うつ病，アルコールや薬物使用などの併存障害の有病率の差も海馬容積の分散を説明するかもしれない。ヒトにおいては恐らく，抗うつ薬への暴露が樹状突起の分枝形成を促し（Duman, Mahlberg, Nakagawa, & D'Sa, 2000; Duman, Mahlberg, & Thome, 1999），海馬容積の差に寄与する可能性がある。また，最近の大うつ病患者における海馬容積研究は，抗うつ薬持続療法が海馬容積減少を防ぐために有用である可能性を示唆する（Neumeister, Wood, et al., 2005）。継続中の

PTSD 双胎児研究は，PTSD 患者の海馬容積変化への遺伝的差異による影響をまさに解明しはじめている。今後の PTSD 患者研究では，生物学的指標 biological marker における多様性の潜在的説明要因を考慮に入れ，そしてトラウマ受傷患者の中でも，PTSD 患者群と PTSD を発症していないが類似のトラウマ的出来事に暴露された群，そして健康対照との比較を検討し，より同質な群間の研究がなされるべきである。このタイプの研究の優れた例として，Gilbertson ら (2002) による一卵性双生児におけるトラウマへの暴露に対する不一致性を報告した研究がある。彼らは，トラウマに暴露された患者の PTSD 重症度は，PTSD 患者とトラウマに暴露されていない一卵性双生児の相方の両方の海馬容積と逆相関することを発見した。さらに重症の PTSD に罹患した双生児ペア（トラウマに暴露された者とされていない者の両者）は，PTSD を発病しなかった双生児ペアより有意に海馬容積が少なかった。これらのデータは，より少ない海馬容積は，トラウマに暴露されたこともしくは PTSD 発症の結果よりもむしろ，実際に脆弱性の指標たり得ることを示唆する。

海馬容積が少ないことの病態生理学的機序として，トラウマ受傷時のコルチゾル分泌濃度の上昇および，グルタメートのような興奮性アミノ酸の濃度上昇が推測される。PTSD 患者の中枢性糖質コルチコイド感受性が上昇しているかどうかを評価することは，上記の現象が海馬容積の少なさに関連性があるかどうかを検討するうえで役に立つであろう。もし PTSD 患者の中枢性糖質コルチコイド感受性が上昇しており，さらに／もしくは，頻回にストレス誘発性の高コルチゾル血症を呈するならば，累積的に海馬神経細胞の喪失が時間経過とともに引き続き起こるであろう。

扁桃体と前前頭皮質における異常

PTSD 患者の扁桃体と前前頭皮質（PFC）間の神経連絡における異常が，機能画像研究で確認されている。前臨床および臨床研究は，発達初期における有害事象が，成人期の視床下部－下垂体－副腎 hypothalamic-pituitary-adrenal（HPA）系のストレス応答性の亢進をもたらすという観察結果を支持しているが，PTSD 患者がトラウマ対照や健康被験者に比べて高い中枢性ストレス感受性であるハイドロコルチゾン濃度を示すかどうか明らかではない。というのも，糖質コルチコイド受容体はこれらの領域で豊富に分布しているため，扁桃体や PFC の機能の指標となるブドウ糖利用度が，ハイドロコルチゾン投与後に抑制されるかどうかを明らかにすることは，PTSD 患者の海馬領域に加えて重要である。このために，ハイドロコルチゾン投与後に糖代謝，記憶，そして PTSD 症状の変化を測定することにより中枢性ハイドロコルチゾン感受性を評価することは適切であろう。少なくとも PTSD 患者の下位集団で，恐らく上昇した HPA 系応答性の効果の理解を強化することに加えて，これらの研究は HPA 系応答性亢進を回復させることによる PTSD の新たな治療法の同定を，究極的にはもたらすかもしれない。恐怖条件づけにおける扁桃体の役割が前臨床試験で繰り返し実証されたにも関わらず，ほとんどヒトの研究では恐怖条件づけの獲得と消去段階での扁桃体の賦活を証明できていない（LaBar et al., 1998）。様々な PTSD における扁桃体賦活研究が混同され，研究ごとに異なる様々な症状誘発のための行動パラダイムが用いられたことによって混乱が引き起こされた。患者と対照がトラウマの心理的イメージおよび戦闘画像に暴露された際，右側扁桃体の賦活が戦闘関連の PTSD において報告された（Rauch et al., 1996; Shin et al., 1997）のに対して，左側扁桃体が戦闘音に応答して賦活された（Liberzon et al., 1999）。しかし，類似のパラダイムを用いた他の研究では PTSD 患者における強い扁桃体賦活の所見を再現できなかった（Bremner, Staib, et al., 1999）。

Rauch らによる fMRI 研究（2000）は，表情隠蔽法 masked-face paradigm を PTSD 患者へ拡大適用した。この研究は，扁桃体が感情価を持つ刺激に応答する方法に関する我々の理解に重要な段階となった。具体的には，中性もしくは楽しい表情に比べて，恐怖の表情に強く応答し扁桃体内の賦活が強まる。表情隠蔽法は扁桃体応答の自動

性を高める，というのも扁桃体以外の他の脳領域の賦活が最少に抑えられるためである．特に，表情非隠蔽法 nonmasked faces paradigm では，扁桃体と内側前頭部位が賦活され，感情情報の処理に関わる回路の理解には重要であるが，扁桃体の機能自身を知ることはできない．Whalen ら（1998）は，個人に認識可能な水準以下で，中立もしくは楽しい表情に対して恐怖表情画像が提示される修正法を用い，扁桃体の賦活を実証した．対照的に，あからさまな感情的な表情の提示は，内側前頭部位の有意な賦活に終わる（Morris et al., 1998; Whalen et al., 1998）．Rauch ら（2000）は，PTSD を発症していない戦闘帰還兵に比べ，PTSD 患者は，隠蔽された幸せの表情に対し隠蔽された恐怖の表情への扁桃体の誇大な応答を発見し，これらの患者が潜在意識の水準で，一般的な脅威に関連した刺激の提示に対し誇張された扁桃体の賦活を示すことを示唆している．類似の症状誘発デザインを用いつつ，より大きな患者と対照サンプルを対象に fMRI 法を適用した研究を行えば，PTSD 症状における扁桃体の役割に関して決定的な解答が得られるかもしれない．

PTSD 患者の内側 PFC の亜領域の機能異常は，個人ごとに個別化されたスクリプトや戦闘スライド，音声を用いた PET や SPECT 研究で示されている．PFC は扁桃体と相互連絡を持ち，恐怖反応の獲得を抑制し，恐怖条件づけされた刺激に対する行動反応の消去を促進し，消去促進された反応は再強化されない（Morgan & LeDoux, 1995; Quirk, Russo, Barron, & Lebron, 2000）．内側 PFC の種々の亜領域が異なった応答を仲介する．腹内側 PFC もしくは眼窩部 PFC が障害されると消去段階が遅延するが（Morgan, Romanski, & LeDoux, 1993），背内側 PFC（前帯状側）の障害は恐怖条件づけの獲得・消去段階の恐怖反応を促進し，恐怖反応の全般的な強化をもたらす（Morgan & LeDoux, 1995）．ラットでは縁前方皮質 prelimbic cortex に相当する膝下部前頭前皮質 subgenual prefrontal cortex における神経発火の抑制は，扁桃体神経細胞の賦活増加に逆相関する（Garcia, Vouimba, Baudry, & Thompson, 1999）．損傷研究に基づくと，内側 PFC の機能不全は扁桃体活動の脱抑制を引き起こしうると仮定できる．これは同様にトラウマ刺激への恐怖反応の獲得を促進し，トラウマ刺激が済んだ後においても，そのような機能不全はさらに恐怖反応の消去不全をもたらすことになる．

受容体画像研究

糖代謝や脳血流量の研究と比べ，PTSD における神経化学作用の制御に重要な役割を果たす受容体や転送要因の異常を扱った研究は比較的稀である．ベンゾジアゼピン（BZD）受容体とセロトニン（5-HT）系が PTSD の病態生理に関係が深い．

SPECT および放射性トレーサであるイオマゼニル（I-123）を用い BZD 受容体結合能を評価している最近の神経画像研究は，戦闘関連の PTSD 患者は対照に比べ内側 PFC の BZD 受容体結合能が低下していることを示した．こうした研究は PTSD の発症機序における BZD 受容体機能不全の関与を論じている（Bremner et al., 2000）．BZD 受容体数もしくは機能の変化は，5-HT 受容体の受容体発現の変化と関連があるかもしれない．複数の最近の研究がセロトニン作動性とγ-アミノ酪酸（GABA 作動性）系の間の密接な相互作用を示唆する．$5\text{-}HT_{1A}$ 受容体を欠くマウスは顕著な不安を示し（Heisler et al., 1998; Parks, Robinson, Sibille, Shenk, & Toth, 1998; Ramboz et al., 1998），ストレスに暴露された動物は $5\text{-}HT_{1A}$ 受容体のダウンレギュレーションを示す（McKittrick et al., 1995）．優勢順位において下位に位置するラットは，$5\text{-}HT_{1A}$ 受容体レベルの減少とともに激しい不安を生じる（McKittrick, Blanchard, Blanchard, McEwen, & Sakai, 1995）．$5\text{-}HT_{1A}$ 受容体ノックアウトマウスは（1）$GABA_A$ 受容体の α_1 サブユニットと α_2 サブユニットの機能低下，（2）BZD と非 BZD 両方の $GABA_A$ 受容体リガンドの結合能減少，そして（3）BZD 抵抗性不安，を示す（Sibille, Pavlides, Benke, & Toth, 2000）．これは，GABA 作動性システム内の一部の機能不全をもたらす $5\text{-}HT_{1A}$ 受容体欠損に起因した病的経路を示唆し

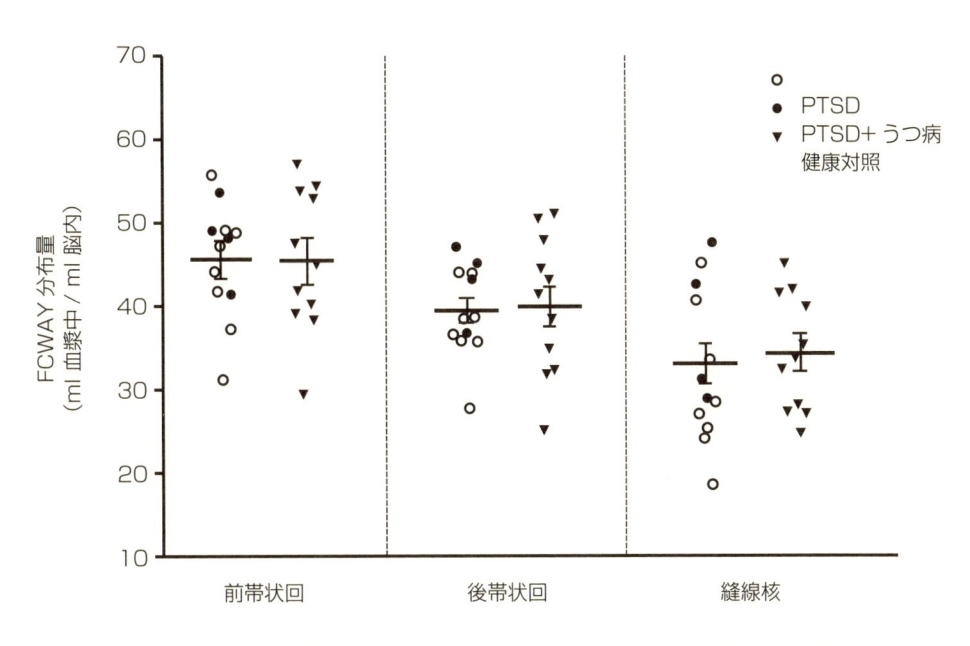

図 9-3 放射性リガンド FCWAY を用いた 5-HT$_{1A}$ 受容体の PET 研究。うつ病を併存疾患として持つ者も含めた PTSD 患者と健康対照の受容体発現に差がない。

ており，結果として不安レベルの上昇をもたらす。こうした前臨床試験は，選択的セロトニン再取り込み阻害剤（selective serotonin reuptake inhibitor［SSRI］）と BZD（クロナゼパム）の併用対，偽薬を用いた SSRI 単独投与の効果を比較する無作為 2 重盲検試験に登録されたパニック障害患者の最近の臨床研究結果に支持されている（Goddard et al., 2001）。この方策は，BZD による敏速に発現する抗不安薬作用を，SSRI 療法の遅延発現の前に利用し，それによって総合的な治療効果を速め，できるかぎり有効性を強化するために立案された。この研究は成功を証明し，SSRI と BZD 併用で治療を受けた患者は，SSRI 単剤で治療を受けた患者より 1 週間抗不安効果が早く発現した。そのため，恐らく PTSD の病態生理に関与するであろう脳システムの評価における次の論理的段階は，PTSD 患者と対照における 5-HT$_{1A}$ 受容体発現の比較評価であった。我々は，高度に選択的な 5-HT$_{1A}$ 受容体放射性リガンドであるフルオロカルボニル-WAY-100635［^{18}F］（FCWAY）を用い，12 名の未投薬の PTSD 患者と 11 名のトラウマ歴のない健康対照における 5-HT$_{1A}$ 受容体結合能の PET 撮像を得た（Bonne et al., 2005）。意外にも，群間に 5-HT$_{1A}$ 受容体発現の差はなかった（図 9-3）。この結果は，PTSD の病態生理に 5-HT$_{1A}$ 受容体は直接的に関与していないことを示唆する。しかし，PTSD 治療における SSRI の効果発現の際に，他の神経伝達物質系や神経栄養系（例：脳由来神経栄養要因［BDNF］やセロトニン）を含めた系に介在することで，5-HT$_{1A}$ 受容体の関与性を排除するものではない。

現在の知見の一般化可能性

　PTSD の機能画像研究は，症状再現のために用いられるパラダイムの多様性，標本の小ささ，研究間および研究内における不均一な臨床集団，そしてアルコール依存，薬物依存，大うつ病などの併存疾患の存在によって複雑化している。そうした中でも，PET 研究において一貫性のある所見は，個人用に特化された虐待ス

クリプト (Bremner, Narayan, et al., 1999; Shin et al., 1999) や，戦闘のスライドや音声の暴露 (Bremner, Staib, et al., 1999) に応答した，左側前帯状皮質の賦活不全である。これに対し，戦闘音やスクリプト駆動のイメージに応答する右膝前部前帯状皮質の脳血流量増加は (Liberzon et al., 1999; Rauch et al., 1996)，PTSD 患者の感情行動に関する内側 PFC 制御の片側有意性を示唆する。内側 PFC，特に前帯状皮質の機能不全仮説に一致し，トラウマ関連刺激に応答した扁桃体の不十分な抑制，扁桃体の賦活上昇が示されている (Liberzon et al., 1999; Rauch et al., 1996; Shin et al., 1997)。後眼窩皮質，前部側頭葉，前部島皮質といった他の辺縁系や傍辺縁皮質の脳血流量は，PTSD 患者およびトラウマ体験はあっても PTSD 症状のない者の両方で上昇しており，これらの所見ではこれら 2 群の見極めは不可能である。

これらの所見は，PTSD 患者ではトラウマ関連刺激の消去に介在する神経学的な過程が障害されている可能性を支持する。非 PTSD の対照と比べ，PTSD 患者は条件づけ反応をより容易に獲得し，原因刺激が不在であるにも関わらず，この反応を消去するためにより長い時間を必要とすることが，精神心理学的データにより確認されている (Orr et al., 2000; Peri, Ben-Shakhar, Orr, & Shalev, 2000)。しかし，これらの機序の背景となる生物学的メカニズムは今日まで解明されておらず，進行中の研究トピックである。

PTSD の形態学的異常に関する研究は，ストレス関連障害における神経栄養機序の重要な役割に関する認識の高まりと一致する。健康対照に比し，PTSD 患者の形態学的変化がトラウマの結果もしくは PTSD 脆弱要因を反映するかどうかは，いまだ文献上で論争的である。前述の通り，どちらかである根拠はある。これに関連して，ニューロトロフィン族の一員であり，成長過程および成熟した神経細胞の発達・分化・生存を支援すると考えられている BDNF のような神経栄養要因の役割に対して興味が増している。その効果は海馬で最も集中的に研究されており，対照に比べ PTSD 患者で海馬の形態的変化が報告されている

ことから，興味をかき立てる。BDNF の発現低下は，ストレス応答の実験動物において海馬神経細胞の萎縮に役割を果たすと仮定されている。このためにトラウマ関連手がかりへの再暴露が，消去に必要とされる連想の形成を妨げている可能性があり，PTSD 患者に対する暴露療法の有効性が損なわれているかもしれない。脳代謝産物や海馬容積，細胞増殖におけるストレス誘発性の変化が，チアネプチンの様な抗うつ薬によって予防される可能性に関する証拠がある (Czeh et al., 2001)。

海馬の神経毒性による障害や継続的な神経新生の抑制もまた，糖質コルチコイドの影響による，グルタミン酸や N メチル D アスパラギン酸 (NMDA) のようなグルタミン酸誘導体の存在によって増幅された直接の結果であるかもしれない (reviewed in McEwen, 2000)。動物研究で，急性ストレス誘発直後の急速なグルタミン酸の PFC や海馬への流入が認められている (Bagley & Moghaddam, 1997)。これらの機序は，構造 MRI 画像で測定される海馬の神経細胞傷害や細胞損失につながるかもしれない。従って，NMDA 受容体をブロックするか，あるいは神経新生を増進するために BDNF 作用を強化する薬物療法は，現在用いられている主としてセロトニン作動性とノルアドレナリン作動性システムに相互作用する薬物療法以上に有効な，次世代の治療法になり得るであろう。

今後の課題

前に述べたように，PTSD で異常であると信じられていた，恐怖や不安，もしくは消去の背景メカニズムである神経回路が，研究者によって無事に同定されている。PTSD 症状と神経化学的相関に関しても同定に成功している。しかし，セロトニンとノルアドレナリンのシナプス濃度をそれぞれ調節するセロトニントランスポーターやシナプス前 α_2 受容体といった，PTSD に重要な神経化学機序を制御すると思われる受容体や転送要因の潜在的な役割について，我々はまだ十分に検

討していない。より最近の研究では，健康者とストレス関連障害における神経伝達物質の合成と放出を決定する遺伝子と遺伝子変異体の定量に注目している。これらの研究は恐らく，環境ストレス要因に対する個人の脆弱性の理解を高め，さらにfMRIやPETを用いた分子イメージングを含めた最新の撮像技法と組み合わせることで，PTSDをはじめストレス関連障害の背景過程への新たな洞察を得ることができるであろう。fMRIがPTSDに関連した神経回路の連絡性に関して洞察を深めるのに貢献するのに対し，PET撮像の強みは，PTSD患者の感情処理の変化や過覚醒の背景にある神経化学過程を明らかにする可能性であろう。これらの研究努力の最終目的は，トラウマ関連症状を呈する患者の新規で改良された治療法を提供することである。

文　献

Agartz, I., Momenan, R., Rawlings, R. R., Kerich, M. J., & Hommer, D. W. (1999). Hippocampal volume in patients with alcohol dependence. *Archives of General Psychiatry, 56*(4), 356-363.

Amaral, D. G., Price, J. L., Pitanken, A., & Carmichael, S. T. (1992). Anatomical organization of the primate amygdala complex. In J. P. Aggleton (Ed.), *The amygdala: Neurobiological aspects of emotion, memory and mental dysfunction* (pp. 1-66). New York: Wiley-Liss.

Anand, A., Li, Y., Wang, Y., Wu, J., Gao, S., Bukhari, L., et al. (2005). Antidepressant effect on connectivity of the mood-regulating circuit: An fMRI study. *Neuropsychopharmacology, 30*(7), 1334-1344.

Bagley, J., & Moghaddam, B. (1997). Temporal dynamics of glutamate efflux in the prefrontal cortex and in the hippocampus following repeated stress: Effects of pretreatment with saline or diazepam. *Neuroscience, 77*(1), 65-73.

Bonne, O., Bain, E., Neumeister, A., Nugent, A. C., Vythilingam, M., Carson, R. E., et al. (2005). No change in serotonin type 1A receptor binding in patients with posttraumatic stress disorder. *American Journal of Psychiatry, 162*(2), 383-385.

Bonne, O., Brandes, D., Gilboa, A., Gomori, J. M., Shenton, M. E., Pitman, R. K., et al. (2001). Longitudinal MRI study of hippocampal volume in trauma survivors with PTSD. *American Journal of Psychiatry, 158*(8), 1248-1251.

Bremner, J. D., Innis, R. B., Southwick, S. M., Staib, L., Zoghbi, S., & Charney, D. S. (2000). Decreased beozodiazepine receptor binding in prefrontal cortex in combat-related posttraumatic stress disorder. *American Journal of Psychiatry, 157*, 1120-1126.

Bremner, J. D., Narayan, M., Staib, L. H., Southwick, S. M., McGlashan, T., & Charney, D. S. (1999). Neural correlates of memories of childhood sexual abuse in women with and without posttraumatic stress disorder. *American Journal of Psychiatry, 156*(11), 1787-1795.

Bremner, J. D., Randall, P., Scott, T. M., Bronen, R. A., Seibyl, J. P., Southwick, S. M., et al. (1995). MRI-based measurement of hippocampal volume in patients with combat-related posttraumatic stress disorder. *American Journal of Psychiatry, 152*(7), 973-981.

Bremner, J. D., Staib, L. H., Kaloupek, D., Southwick, S. M., Soufer, R., & Charney, D. S. (1999). Neural correlates of exposure to traumatic pictures and sound in Vietnam combat veterans with and without posttraumatic stress disorder: A positron emission tomography study. *Biological Psychiatry, 45*(7), 806-816.

Bremner, J. D., Vythilingam, M., Vermetten, E., Southwick, S. M., MeGlashan, T., Nazeer, A., et al. (2003). MRI and PET Study of deficits in hippocampal structure and function in women with childhood sexual abuse and posttraumatic stress disorder. *American Journal of Psychiatry, 160*(5), 924-932.

Buchel, C., Dolan, R. J., Armony, J. L., & Friston, K. J. (1999). Amygdala-hippocampal involvement in human aversive trace conditioning revealed through event-related functional magnetic resonance imaging. *Journal of Neuroscience, 19*(24), 10869-10876.

Clark, E. M., & Proudfit, H. K. (1991). The projection of locus coeruleus neurons to the spinal cord in the rat determined by anterograde tracing combined with immunocytochemistry. *Brain Research, 538*, 231-245.

Czeh, B., Michaelis, T., Watanahe, T., Frahm, J., de Biurrun, G., van Kampen, M., et al. (2001). Stress-induced changes in cerebral metaholites, hippocampal volume, and cell proliferation are prevented by antidepressant treatment with tianeptine. *Proceedings of the National Academy of Sciences USA, 98*(22), 12796-12801.

Davis, M., Walker, D. L., & Lee, Y. (1997). Amygdala and bed nucleus of the stria terminalis: Differential roles in fear and anxiety measured with the acoustic startle reflex. *Philosophical Transactions of the Royal Society of London B, 352*, 1675-1687.

DeBellis, M. D., Hall, J., Boring, A. M., Frustaci, K., & Moritz, G. (2001). A pilot longitudinal study of hippocampal volumes in pediatric maltreatment-related posttraumatic stress disorder. *Biological Psychiatry, 50*(4), 305-309.

De Bellis, M. D., Keshavan, M. S., Clark, D. B., Casey, B. J., Giedd, J. N., Boring, A. M., et al. (1999). A. E. Bennett Research Award: Developmental traumatology: Part II. Brain development. *Biological Psychiatry, 45*(10), 1271-1284.

Duman, R. S., Malberg, J., Nakagawa, S., & D'Sa, C. (2000). Neuronal plasticity and survival in mood disorders. *Biological Psychiatry, 48*(8), 732-739.

Duman, R. S., Malberg, J., & Thome, J. (1999). Neural plasticity to stress and antidepressant treatment. *Biological Psychiatry, 46*(9), 1181-1191.

Elam, M., Svensson, T. H. E., & Thoren, P. (1986). Locus coeruleus neurons in sympathetic nerves: Activation by visceral afferents. *Brain Reseacch, 375*, 117-125.

Garcia, R., Vouimba, R. M., Baudry, M., & Thompson, R. F. (1999). The amygdala modulates prefrontal cortex activity relative to conditioned fear. *Nature, 402*, 294-296.

Gelpin, E., Bonne, O., Pen, T., Brandes, D., & Shalev, A. Y. (1996). Treatment of recent trauma survivors with benzodiazepines: A prospective study. *Journal of Clinical Psychiatry, 57*, 390-394.

Gilbertson, M. W., Shenton, M. E., Ciszewski, A., Kasai, K., Lasko, N. B., Orr, S. P., et al. (2002). Smaller hippocampal volume predicts pathologic vulnerability to psychological trauma. *Nature Neuroscience, 5*, 1242-1247.

Goddard, A. W., Brougette, T., Almai, A., Jetty, P., Woods, S. W., & Charney, D. S. (2001). Early co-administration of clonazepam with sertraline for panic disorder. *Archives of General Psychiatry, 58*(7), 681-686.

Golier, J., Yehuda, R., Grossman, R., De Santi, S., Convit, A., & de Leon, M. (2000). *Hippocampal volume and memory performance in Holocaust survivors with and without PTSD.* Paper presented at the annual meeting of the American College of Neuropsychopharmacology, San Juan, PR.

Gurvits, T. V., Shenton, M. E., Hokama, H., Ohta, H., Lasko, N. B., Gilbertson, M. W., et al. (1996). Magnetic resonance imaging study of hippocampal volume in chronic, combat-related posttraumatic stress disorder. *Biological Psychiatry, 40*(11), 1091-1099.

Heisler, L. K., Chu, H. M., Brennan, T. J., Danao, J. A., Bajwa, P., Parsons, L. H., et al. (1998). Elevated anxiety and antidepressant-like responses in serotonin 5-HT1A receptor mutant mice. *Proceedings of the National Academy of Sciences USA, 95*, 15049-15054.

Jones, E. G. (1983). The thalamus. In P. Emson (Ed.), *Chemical neuroanatomy* (pp. 257-293). New York: Raven Press.

Jones, E. G., & Powell, T. P. S. S. (1970). An experimental study of converging sensory pathways within the cerebral cortex of the monkey. *Brain, 93*, 793-820.

LaBar, K. S., Gatenhy, J. C., Gore, J. C.. LeDoux, J. E., & Phelps, E. A. (1998). Human amygdala activation during conditioned fear acquisition and extinction: A mixed-trial fMRI study. *Neuron, 20*(5), 937-945.

LeDoux, J. E. (1987). Nervous system: V. Emotion. In F. Blum (Ed.), *Handbook of physiology* (pp. 419-459). Washington, DC: American Physiological Society.

LeDoux, J. E. (2000). Emotion circuits in the brain. *Annual Review of Neuroscience, 23*, 155-184.

LeDoux, J. E., Iwata, J., Cicchetti, P., & Reis, D. J. (1988). Different projections of the central amygdaloid nucleus mediate autonomic and behavioral correlates of conditioned fear. *Journal of Neuroscience, 8*, 2517-2529.

Liberzon, I., Taylor, S. F., Amdur, R., Jung, T. D., Chamberlain, K. R., Minoshima, S., et al. (1999). Brain activation in PTSD in response to trauma-related stimuli. *Biological Psychiatry, 45*(7), 817-826.

McDonald, A. J. (1991a). Organization of amygdaloid projections to prefrontal cortex and associated striatum in the rat. *Neuroscience, 44*, 1-14.

McDonald, A. J. (1991h). Topographical organization of amygdaloid projections to the caudatoputamen, nucleus accumbens, and related striatal-like areas of the rat brain. *Neuroscience, 44*, 15-33.

McEwen, B. S. (2000). The neurobiology of stress: From serendipity to clinical relevance. *Brain Research, 886*(1-2), 172-189.

MeGaugh, J. L. (2000). Memory-a century of consolidation. *Science, 287*, 248-251.

McKittrick, C. R., Blanchard, D. C., Blanchard, R. J., McEwen, B. S., & Sakai, R. R. (1995). Serotonin receptor binding in a colony model of chronic social stress. *Biological Psychiatry, 37*, 383-393.

Mesulam, M. M., Van Hoesen, G., Pandya, D. N., & Geschwind, N. (1977). Limbic and sensory cnnnections of the IPL in the rhesus monkey. *Brain Research, 136*, 393-414.

Morgan, M. A., & LeDoux, J. E. (1995). Differential contribution of dorsal and ventral medial prefrontal cnrtex to the acquisition and extinction of conditioned fear in rats. *Behavioral Neuroscience, 109*(4), 681-688.

Morgan, M. A., Romanski, L. M., & LeDoux, J. E. (1993). Extinction of emotional learning: Contribution of medial prefrontal cortex. *Neuroscience Letters, 163*(1), 109-113.

Morris, J. S., Friston, K. J., Buchel, C., Frith, C. D., Young, A. W., Calder, A. J., et al. (1998). A neuromodulatory role for the human amygdala in processing emotional facial expressions. *Brain, 121*(1), 47-57.

Neumeister, A., Charney, D. S., Belfer, I., Geraci, M., Holmes, C., Alim, T., et al. (2005). Sympathoneural and adrenomedullary functional effects of a_{2C}-adrenoreceptor gene polymorphism in healthy humans. *Pharmacogenetics and Genomics, 15*, 43-149.

Neumeister, A., Wood, S., Bunne, O., Nugent, A., Luckenbaugh, D., Young, T., et al. (2005). Reduced hippocampal volume in unmedicated, remitted patients with major depression versus cuntrols. *Biological Psychiatry, 57*, 935-937.

Orr, S. P., Metzger, L. J., Lasko, N. B., Macklin, M. L., Peri, T., & Pitman, R. K. (2000). De novo conditioning in trauma-exposed individuals with and without posttraumatic stress disorder. *Journal of Abnormal Psychology, 109*(2), 290-298.

Parks, C. L., Robinson, P. S., Sibille, E., Shenk, T., & Toth, M.

(1998). Increased anxiety of mice lacking the serotonin1A receptor. *Proceedings of the National Academy of Sciences USA, 95*, 10734-10739.

Peri, T., Ben-Shakhar, G., Orr, S. P., & Shalev, A. Y. (2000). Psychophysiologic assessment of aversive conditioning in posttraumatic stress disorder. *Biological Psychiatry, 47*(6), 512-519.

Phillips, R. G., & LeDoux, J. E. (1992). Differential contribution of amygdala and hippocampus to cued and contextual fear conditioning. *Behavioral Neuroscience, 106*(2), 274-285.

Pitman, R. K., Shin, L. M., & Ranch, S. L. (2001). Investigating the pathogenesis of posttraumatic stress disorder with neuroimaging. *Journal of Clinical Psychiatry, 62*(Suppl. 17), 47-54.

Quirk, G. J., Russo, G. K., Barron, J. L., & Lebron, K. (2000). The role of ventromedial prefrontal cortex in the recovery of extinguished fear. *Journal of Neuroscience, 20*(16), 6225-6231.

Ramboz, S., Oosting, R., Amara, D. A., Kung, H., Blier, P., Mendelshn, M., et al. (1998). Serotonin receptor 1A knockout: An animal model of anxiety-related disorder. *Proceedings of the National Academy of Sciences USA, 95*(24), 14476-14781.

Rauch, S. L., van der Kolk, B. A.. Fisler, R. E., Alpert. N. M., Orr. S. P.. Savage. C. R., et al. (1996). A symptom provocation study of posttraumatic stress disorder using positron emission tomography and script-driven imagery. *Archives of General Psychiatry, 53*(5), 380-387.

Rauch, S. L., Whalen, P. J., Shin, L. M., McInerney, S. C., Macklin, M. L., Lasko, N. B., et al. (2000). Exaggerated amygdala response to masked facial stimuli in posttraumatic stress disorder: A functional MRI study. *Biological Psychiatry, 47*(9), 769-776.

Roozendaal, B. (2000). Glucocorticoids and the regulation of memory consolidation. *Psychoneuro-endocrinology, 25*(3), 213-238.

Saper, C. B. (1982). Cunvergence of autonomic and limbic connections in the insular cortex of the rat. *Journal of Comparative Neurology, 210*, 163-173.

Sapolsky, R. M. (2000). Glucocorticoids and hippocampal atrophy in neuropsychiatric disorders. *Archives of General Psychiatry, 57*(10), 263-263.

Sawchenko, P. E., & Swanson, L. W. (1982). Central noradrenergic pathways for the integration of hypothalamic neuroendocrine and autonomic responses. *Science, 214*, 685-687.

Sawchenko, P. E., & Swanson, L. W. (1983). The organization of forebrain afferents to the para-ventricular and supraoptic nucleus of the rat. *Journal of Comparative Neurology, 218*, 121-144.

Schuff, N., Marmar, C. R., Weiss, D. S., Neylan, T. C., Schoenfeld, F., Fein, G., et al. (1997). Reduced hippocampal volume and n-acetyl aspartate in posttraumatic stress disorder. *Annals of the New York Academy of Sciences, 821*, 516-520.

Shin, L. M., Kosslyn, S. M., McNally, R. J., Alpert, N. M., Thompson, W. L., Rauch, S. L., et al. (1997). Visual imagery and perception in posttraumatic stress disorder: A positron emission tomographic investigation. *Archives of General Psychiatry, 54*(3), 233-241.

Shin, L. M., McNally, R. J., Kosslyn, S. M., Thompson, W. L., Rauch, S. L., Alpert, N. M., et al. (1999). Regional cerebral blood flow during script-driven imagery in childhood sexual abuse-related PTSD: A PET investigation. *American Journal of Psychiatry, 156*(4), 575-584.

Sibille, E., Pavlides, C., Benke, D., & Toth, M. (2000). Genetic inactivation of the serotonin$_{1A}$ receptor in mice results in downregulation of major GABA$_A$ receptor alpba subunits, reduction of GABA$_A$ receptor binding, and benzodiazepine-resistant anxiety. *Journal of Neuroscience, 20*(8), 2758-2765.

Stein, M. B., Koverola, C., Hanna, C., Torchia, M. G., & McClarty, B. (1997). Hippocampal volume in women victimized by childhood sexual abuse. *Psychological Medicine, 27*(4), 951-959.

Swanson, L. W. (1983). The hippocampus and the concept of the limbic system. In W. Seifert (Ed), *Neurobiology of the hippocampus* (pp. 3-19). London: Academic Press.

Turner, B., Gupta, K. C., & Mishkin, M. (1978). The locus and cytoarchitecture of the projection areas of the olfactory bulb in Macaca mulatta. *Journal of Comparative Neurology, 19*, 381-396.

Turner, B. H., Mishkin, M., & Knapp, M. (1980). Organization of the amygdalopetal projections from modality-specific cortical association areas in the monkey. *Journal of Comparative Neurology, 191*, 515-543.

Van Hoesen, G. W., Pandya, D. N., & Butters, N. (1972). Cortical afferents to the entorhinal cortex of the rhesus monkey. *Science, 175*, 1471-1473.

Vogt, B. A., & Miller, M. W. (1983). Cortical connections between rat cingulate cortex and visual, motor, and postsubicular cortices. *Journal of Comparative Neurology, 216*, 192-210.

Watanabe, Y., Gould, E., & McEwen, B. S. (1992). Stress induces atropby of apical dendrites of bippo-campal CA3 pyramidal neurons. *Brain Research, 588*(2), 341-345.

Whalen, P. J., Rauch, S. L., Etcoff, N. L., Mclnerney, S. C., Lee, M. B., & Jenike, M. A. (1998). Masked presentations of emotional facial expressions modulate amygdala activity without explicit knowledge. *Journal of Neuroscience, 18*(1), 411-418.

Whitlock, D. G., & Nauta, W. J. H. (1956). Subcortical projections from the temporal neocortex in Macaca mulatta. *Journal of Comparative Neurology, 106*, 183-212.

第10章

PTSDに関連する神経生物学的変化

Steven M. Southwick, Lori L. Davis, Deane E. Aikins,
Ann Rasmusson, Jill Barron, and Charles A. Morgan Ⅲ

　恐怖および生命に関わる事態は，多数の脳領域，ホルモンおよび神経伝達系を発動させる。短期的には，この複雑な，恐怖によって誘発された活性化により，生物が潜在的脅威を認識し応答することが可能となる。しかし場合によっては，トラウマ的ストレスが長期のネガティブな心理的および生理的後遺症を引き起こす可能性がある。ネガティブな後遺症は，トラウマ的ストレス要因が繰り返され，それらが制御不能で圧倒的であると認められる場合に最もよくみられる。

　この章では，ストレス反応および外傷後ストレス障害（PTSD）の病態生理で重要であると思われるいくつかの神経生物学的要因に注目する。これらは，グルタミン酸，γアミノ酪酸（GABA），ノルエピネフリン（NE），神経ペプチドY（NPY），セロトニン（5ヒドロキシトリプタミン，または5-HT），コルチコトロピン放出要因（CRF）および精神生理学的反応を含む。そのため，本検討は，危険に対する神経生物学の反応の膨大な複雑性，およびPTSDにおける既知の変化を完全には包含しない。例えば，ドーパミン，オピエート，甲状腺ホルモンおよび免疫系を含むシステムにおいても変化が報告されている（Boscarino, 2004; Friedman, Wang, Jalowiec, McHugo, & McDonagh-Coyle, 2005; Mason et al., 1995; Pitman, van der Kolk, Orr, & Greenberg, 1990）。本検討では主にトラウマをうけたヒトに関する研究を記述するが，本研究の多くが前臨床研究から発展していることを強調することは重要である。

方法論的考察

　過去10年間にわたって，恐怖，ストレスおよびトラウマの生理学，生化学，神経回路，薬物学および行動発現を理解する際に優れた前臨床における進歩があった。これらの進歩は，ヒトにおけるトラウマ関連の精神病理学を理解することに大きな関連性がある。恐怖条件づけ，ストレス感作，ストレス関連の海馬機能障害，脳梁発達の異常，扁桃体過敏反応，ストレス関連の前頭前皮質の障害，トラウマ記憶の固定に対する現在の前臨床モデルは，PTSDの有望な根本的な病態生理学により近づいており，今やヒトにおける病態生理学とストレス関連の障害の治療に関して合理的な仮説を検証することを可能にした。

　トラウマ関連の精神病理学の神経生物学的研究は，方法論上の懸念および限界を伴う。おそらく最も重要なのは，神経系ならびに恐怖とトラウマへの反応の膨大な複雑性である。恐怖を検出し，反応することは，多数の脳領域および神経伝達物質系の複雑な調整を伴う。トラウマ関連障害を有する人間（ヒト）に関するほとんどの研究は，一度に1つの脳領域または神経伝達物質系を調査している。しかし，ホルモン，神経伝達物質

および神経ペプチドは複雑な形態で相互作用することが知られており，1つのシステム上の変化が他のシステムでの機能に影響を及ぼす。例えば，青斑核は，NE，エピネフリン，内在オピエート，GABA およびセロトニンからの抑制作用，および CRF とグルタミン酸からの促進作用とともに様々な神経伝達物質および神経ペプチドによって制御される。これらのシステムのいずれの変化も，ノルアドレナリン作働性に影響を及ぼす可能性がある。

神経伝達物質と行動との関連は，さらに複雑である。例えば，過覚醒および過警戒は，一般に PTSD を伴うトラウマのサバイバー survivor に起きる。覚醒は，様々な程度で，そしていろいろな脳領域に同時に活性がある複数の神経伝達物質（例：NE，ドーパミン，アセチルコリン，セロトニン）によって影響を受ける。覚醒システムの慢性的な変化は高度に複雑で，神経機能の長期的な変化を伴う可能性がある。同じ被験者の複数の脳領域および神経伝達物質システムを調査する研究は，労力を要し，費用がかかる傾向がある。例えば，同一トラウマ被験者で前頭前皮質，扁桃体および海馬機能を調査することは，特定の脳の関心領域を活性化するように設計されている特殊な各課題による別の脳スキャンが要求される。

さらに，ヒトで中枢神経系（CNS）を直接調べることは難しい。その結果，PTSD に関する多くの研究が，24 時間の尿排泄，末梢血成分（血小板およびリンパ細胞）受容体結合および血漿神経伝達物質，ホルモンおよび代謝物のような周辺マーカーに依存した。脳組織が（動物の剖検を通じて）容易に利用可能な前臨床研究とは異なり，ヒトでの特定の脳領域の研究は，神経心理的，電子生理的，神経画像的技術によって，間接的に実行される。ヒトにおける脳組織の剖検研究は可能であるが，それらを取りまとめるのは難しく，データの取得は困難である。

また，神経生物学的研究は，利用可能な技術に依存している。分子生物学，脳画像，電気生理学および神経薬理学で大きな技術的な前進がみられたが，特定の CNS 神経伝達物質系を精査し，神経系で複雑な相互作用を調査する能力は，現在も制限されたままである。リガンドの開発，電気生理学的および脳撮像技術が進歩するのに従って，神経系機能における恐怖およびトラウマ誘発性変化についての我々の理解は拡大するであろう。

トラウマ関連の精神病理学の神経生物学的基盤を調査する場合，多数の他の方法論的な問題を考慮するべきである。これらは，精神病理学の正確な診断や付随的な合併疾患，過去および最近のトラウマの高精度な測定，研究されている生物学的系に潜在的に影響を及ぼす要因（例：薬物，喫煙）に対する詳細な評価および制御を含んでいる。これらの方法論的考察に取り組んでも，症状または行動が特定の神経生物学の変更に起因すると考える場合は，慎重になるべきである。症状および行動は，脳領域と神経伝達物質系との間で，通常様々な相互作用が関与する非常に複雑な現象である。

独立した神経生物学的システムを PTSD のような精神医学的な診断と関連づける試みは，さらにか細い。PTSD は多数の症状および行動変化を含むが，それぞれが固有の特徴的神経生物学的な側面を有する可能性がある。実際，一部の研究者は，神経生物学の研究が特定のエンドタイプまたは内部表現型（つまり，肉眼では明白に分からない）に焦点をあてることを提案しており，これらは研究対象となっている疾患カテゴリーに比較的特異的で，疾患の状態に依存せず，遺伝性があり，親族（特に病気の親族）と関連し，疾患とのなんらかの妥当な臨床および生物学的概念上の関係を持っている（Hasler, Drevets, Manji, & Charney, 2004; Southwick, Vythilingam, & Charney, 2005）。大うつ病に対して提案された精神病理学的なエンドタイプは，抑うつ気分（気分のバイアス），快感消失（報酬系の障害），学習障害およびストレス感受障害を含む。大うつ病に対して提案された生物学的エンドタイプは，急速眼球運動（REM）睡眠異常，5-HT$_{1A}$受容体結合能の低下，左前部帯状回容積縮小などである。PTSD に対するエンドタイプは，侵入記憶，過覚醒，無感覚，および海馬容積縮小を含む可能性がある。

現在の研究状況

循環生理学

　循環生理測定（例：刺激への心拍数の反応性）は，PTSDおよび対照被験者を部分的に区別する機能を提供した。最も一貫した効果は，トラウマ関連の音，ビデオおよび想起の提示の間に，PTSDを有する被験者の心拍数が増加したことに対して実証されてきた。現在までの最も大きい研究において，戦闘関連題材への暴露の間に加速した心拍数が，過去にPTSDを伴っていた退役軍人または非不安状態の退役軍人と比較して，戦闘関連のPTSDを伴っている退役軍人で実証されている（Keane et al., 1998）。この研究の枠組みが，ベトナム戦争時代の帰還兵の複数のサンプルで使用された：PTSDを伴う戦闘暴露 vs. 現在PTSDなしの戦闘暴露（Blanchard, Kolb, Gerardi, Ryan, & Pallmeyer, 1986; Blanchard, Kolb, Taylor, & Wittrock, 1989; Gerardi, Blanchard, & Kolb, 1989），薬物治療なしでPTSDを伴う戦闘暴露 vs. 薬物治療なしでPTSDを伴わない戦闘暴露（Pitman, Orr, Forgue, de Jong, & Claiborn, 1987），薬物治療なしでPTSDを伴う戦闘暴露 vs. PTSD以外の不安障害があるが戦闘暴露もPTSDもない帰還兵（Pitman, Orr, et al., 1990），治療を受けPTSDを伴う戦闘暴露 vs. PTSDを伴わない精神医学的対照および健常の戦闘暴露（Malloy, Fairbank, & Keane,1983; McFall, Murburg, Ko, & Veith, 1990），およびPTSDを伴う戦闘暴露 vs. PTSDを伴わない戦闘暴露，他の精神障害の帰還兵，配備されていない帰還兵および不安障害の民間人（Pallmeyer, Blanchard, & Kolb, 1986）。また感情課題に応じた高心拍数が，PTSDを伴うベトナム戦争時代の看護師でPTSDを伴わないトラウマと同等の看護師と比較して（Carson et al., 2000），また，薬物治療なしの現在完全または部分的な戦闘関連PTSDの第二次世界大戦および朝鮮戦争の帰還兵の集団ならびに他に診断された不安障害の同等のトラウマに暴露された帰還兵の対照群（Orr, Pitman, Lasko, & Herz, 1993）で示された。このように，標準化されているか個別に作成されているかに関わらずトラウマ刺激が戦闘関連の慢性PTSD群で高心拍数を起こすことが可能であると思われる。実際，唯一，こうした影響がなかったという知見は，PTSDを伴う，およびPTSDを伴わない湾岸戦争の帰還兵のかぎられた集団で検出されたのみである（Davis, Adams, Uddo, Vasterling, & Sutker, 1996）。しかしこの研究の場合，PTSD重症度スコアは，他のPTSD集団で典型的に見られるものより低かった。

　トラウマ関連の刺激は，個人が経験したトラウマの内容と同様に，戦闘の光景および音が含まれる。すべての公表研究からの集められた被験者において，PTSDを伴う被験者の約3分の2は，トラウマ関連の手がかりに対して過剰反応を示した。割合は，重度のPTSDを伴う被験者においてより高く示される（Orr, 1997; Orr, Lasko, Metzger, Berry, Ahern, & Pitman, 1997）。他方では，PTSDを伴う被験者が，一般的な非トラウマ関連の刺激に応じて過大な生理的反応性を経験しないことが，大部分の研究で明らかになった（例：Orr, 1997）。

　トラウマ関連の刺激への循環生理的反応性が亢進していることがPTSD群で最も一貫して示された効果であるが，他の生理学的システムにおいても同様のトラウマ反応の効果が検出された（例えば，皮膚伝導；McNally et al., 1987）。予備的証拠は，驚愕性瞬目ではなく，皮膚伝導測定（Orr et al., 2000）の反応性亢進パブロフ型条件づけについて存在する（Grillon & Morgan, 1999を参照）。さらに，驚愕性瞬目を測定した時，文脈に対する高い条件付反応が見られた（例：Grillon, Morgan, Davis, & Southwick, 1998）。

グルタミン酸およびGABA

　グルタミン酸はアミノ酸で，脳の主要な興奮性神経伝達物質である。刺激的および危険な状況に応じて，急速に放出され，脳の中のほとんどの速い興奮性二点間シナプス伝達を調節する。GABA（脳の主要な抑制性神経伝達物質）は，興奮グルタミン酸シナプス伝達に対応する。安静時，非ス

トレスの状態の間，GABA は脳が無関係および外部の知覚情報の連続流入をフィルターにかけることを可能にし，視床および扁桃体のような多数の脳領域におけるグルタミン酸伝達に持続的抑制を及ぼす。しかしながら，ストレスまたは危険に応じて興奮が増加される場合，グルタミン酸の高いレベルは GABA による持続的抑制を打ち消す能力を持っているため，防御反応のカスケード（連続反応）を引き起こす（Krystal, Bennett, Bremner, Southwick, & Charney, 1995）。

グルタミン酸のストレス誘発性上昇は危険への有効な反応に必要な皮質・皮質下の連絡を促進するが，上昇したグルタミン酸活性化が調整できないと，細胞内カルシウムの極端な変化，毒性，および細胞死にさえつながる可能性がある（Armanini, Hutchins, Stein, & Sapolsky, 1990; Stein-Behrens, Mattson, Chang, Yeh, & Sapolsky, 1994）。脳を自身の抑制されていないグルタミン酸の興奮から保護するために，付加的 GABA ならびに GABA 機能を促進する神経刺激性ステロイドが（Barbaccia et al., 1997），ストレスの最中に放出される。このように強化された GABA 受容体活性は，ストレスのない状態の間に持続的 CNS 抑制をもたらし，ストレスの多い状態の間の CNS 抑制を促進する。

GABA とグルタミン酸は，2つの受容体のクラスがある：(1) 膜イオン電導度を強化するイオンチャンネル型受容体（$GABA_A$ およびグルタミン酸作動性 N-メチル-D-アスパラギン酸 [NMDA] および非 NMDA 受容体），および (2) 細胞内二次メッセンジャー活性を増加させる代謝調節型受容体（$GABA_B$ および代謝型グルタミン酸受容体 [mGluR]）。GABA 結合部位に加えて，$GABA_A$ 受容体複合体は，アルコール，バルビツール酸およびベンゾジアゼピンに対する結合部位を有する。GABA は，$GABA_A$ クロライドイオンチャネルを介してクロライドイオンの透過性を増加させ，ニューロン膜を過分極することにより神経細胞の興奮性を減らす。

前臨床研究は，うつ病および PTSD を反映するストレス誘発性行動障害の重要な神経伝達物質として GABA を指摘している（すなわち，学習性無力動物モデル系）（Kram, Kramer, Steciuk, Ronan, & Petty, 2000）。これらのデータは，GABA 伝達の減少が，通常の非ストレスのラットを無力にすることを示唆している。逆に，選択された脳領域に GABA を増やすことは，多くのストレスの悪影響を緩和する。

トラウマ関連障害を有するヒトにおいて，特に GABA に焦点をあてた研究はごくわずかであった。事故被害者の研究において，Vaiva ら（2004）は，PTSD に発展しなかった被験者と比較して，PTSD に発展した被験者では有意に低い血漿中の GABA 値を報告した。彼らは血漿中の低い GABA 値が PTSD 発症に対する脆弱性 vulnerability を高める可能性があるのに対し，通常または高値では保護的な役割を果たす可能性があることを示唆した。2番目の研究で，Bremner ら（2000）は，対照群に比べて PTSD 患者でベンゾジアゼピン受容体の密度および，または親和性が内側前頭前皮質（PFC）において減少したことを見出した。この減少は，GABA 作動性伝達におけるストレス関連の二次性の変化に起因する可能性がある。一方，Fujita ら（2004）は，健常対照者と比較して，「砂漠の嵐作戦」に従軍した PTSD を伴う帰還兵の前頭前皮質のベンゾジアゼピン受容体密度に差を認めなかった。

多くの脳領域（例：内側前頭前皮質，扁桃体）における GABA 活性の減少が，PTSD に関連する潜在的な神経生物学的要因として示唆されているが，過度のグルタミン酸活性もまた PTSD の病態に役割を果たす可能性がある。健常被験者における最近の調査は，NMDA グルタミン酸受容体が一般に PTSD の患者に見られる解離症状で中心的な役割を果たすという証拠を提供した（Krystal et al., 1995）。一連の Krystal らによる研究（1994, 1998, 1999）では，グルタミン酸放出を増加させる NMDA アンタゴニストのケタミンの投与は，解離性症状の有意な用量依存性増加をもたらした。

ケタミンの低用量投与は，思考の形態および内容（例：妄想症，連合弛緩，逸脱思考，関係念

慮）を変動させたのに対し，高用量ではトラウマの被害者によって一般に報告される解離性症状を引き起こした。ケタミン注入前のGABA作動薬のベンゾジアゼピンによる前処理は，すべてではないが一部の解離性症状の有意な減少をもたらした（Krystal et al., 1998）。同様に，ナトリウム，カルシウムおよびカリウムチャネルの抑制によりグルタミン酸放出を減弱させる抗けいれん薬のlamotrigineによる前処理により，ケタミンの解離作用および認知作用が有意に低下した（Anand et al., 2000）。

モノアミン
セロトニン
一般的な性質

セロトニン（5-ヒドロキシトリプタミン，または5-HT）は，トリプトファンから合成されるモノアミンである。セロトニンを合成し放出する神経は主に脳幹の縫線核に位置し（Nestler, Hyman, & Malenka, 2001），そこから辺縁系の構造およびすべての大脳皮質の領域（例：PFC, 扁桃体，青斑核（LC），海馬，側坐核および視床下部）に投射される（Nestler et al., 2001）。現在までに，少なくとも14のセロトニン受容体が特定されており，セロトニンはCNSで興奮性と抑制性の両方の作用を持つことが知られている。セロトニンは，睡眠，攻撃性，心臓血管および呼吸活動，運動出力，不安，気分，神経内分泌作用および鎮痛の調整を含めてCNSで複数の制御の役割を果たすようである（Agaganian, 1995; Davis, Astrachan, & Kass, 1980）。

前臨床試験では，慢性的な心理社会的ストレスは辺縁系の構造において$5-HT_{1A}$受容体密度を低下させることが分かった。しかし，副腎摘出はこれらのストレス負荷時減少を防止でき，シナプス後部の$5-HT_{1A}$遺伝子発現が副腎ステロイドによる持続的抑制を受けていることが提案されている。これらのデータは，コルチコトロピン放出ホルモン（CRH）およびコルチゾルでのストレス負荷時増加が，ストレス的なライフイベントにより不安が誘発される閾値を低下させるとともに，$5-HT_{1A}$受容体を下方制御するという一連の流れの可能性を示す（Lopez, Chalmers, Little, & Watson, 1998）。さらに，低い$5-HT_{1A}$受容体密度は遺伝性である可能性がある，または遺伝および心理社会的ストレスの複合の結果を表す可能性がある（Charney, 2004）。

臨床的PTSD試験

PTSDの5-HT調節障害の直接的な証拠は，トラウマ患者の安静時および神経内分泌負荷の臨床研究によってもたらされる（表10-1参照）。paroxetine結合によって測定される安静時血小板セロトニン取り込みの減少（Arora, Fichtner, O'Connor, & Crayton, 1993; Bremner, Southwick & Charney, 1999），セロトニンの放出および取り込み抑制剤d-フェンフルラミンに対する低プロラクチン反応（Davis, 1999）およびセロトニン作動性メタクロロフェニルピペラジン（MCPP）に対する過剰なパニック，不安および心拍数反応はすべて，非PTSD対照群と比較してPTSDの被験者で報告された（Southwick et al., 1997）。MCPP試験からPTSDの患者の可能な神経生物学的サブグループを裏づける予備的証拠が得られ，1つはノルアドレナリン系のヨヒンビンyohimbine誘発反応の増加で，もう1つはセロトニン系のMCPP誘導反応の増加であった。さらに，paroxetineに最もよく反応したPTSD患者がparoxetineの最も高い治療前の血小板への作用を持った人々であったと，Arora, Fichtner, O'ConnorとCrayton（1994）は見出した。

PTSDの病態生理におけるセロトニンの役割を支持している間接的な証拠は，攻撃，衝動性，自殺傾向およびうつ病を持つ被験者の研究から得られる。これらは一般にPTSDの患者にみられる症状である。健常男性における暴力的行為はトリプトファンの欠乏の結果として増加することが分かった（Moeller et al., 1996）。そして脳脊髄液（CSF）セロトニン代謝物（5-HIAA）は，衝動的な男性および攻撃的な精神疾患患者において暴力的な手段で自殺した被害者では低いと報告された（Davidson, Putnam, & Larson, 2000）。さらに，

表10-1 PTSDにおける重要な神経伝達物質／神経内分泌所見

セロトニン	・血小板セロトニン取込みの減少 ・d-フェンフルラミンへの減少したプロラクチン反応 ・MCPPへの過剰反応 ・SSRIに対する臨床効果
ノルエピネフリン	・24時間尿NE排泄の増加 ・24時間血漿NE値の増加 ・血小板α-2アドレナリン受容体数の減少 ・トラウマ的想起への過剰なNEおよびエピネフリン反応 ・ヨヒンビンへの過剰なMHPG反応 ・クロニジンへの減少したプロラクチン反応
HPA系	・CSF CRFの増加 ・コルチゾルの異常24時間尿排泄 ・コルチゾルの異常24時間血漿値 ・リンパ球糖質コルチコイド数の増加 ・デキサメタゾンへのコルチゾルの過剰抑制 ・CRHおよびACTHへのコルチゾル反応の増加 ・メチラポンへのACTH反応の増加

注意：この表以外にも，PTSDについてのドーパミン，甲状腺ホルモンまたはオピエート系に関連する重要な所見が存在する。

Handelsmanら（1996）は，部分セロトニン作動薬MCPPへのプロラクチン（PRL）反応が断酒中のアルコール依存症において敵意，過敏性およびうつ病と逆に関連し，さらにはセロトニンと敵意が関連する可能性を見出した。

薬理学的治療研究から，PTSDにおけるセロトニンの役割についてのおそらく最強の臨床エビデンスが得られる。大規模多施設，無作為化，二重盲検臨床試験では，選択的セロトニン再取り込み阻害薬（SSRI）はプラセボと比較して有意にすべての3つのPTSD症状群（再体験，回避，覚醒）を改善することが分かった。現在まで，PTSDの治療のためには2つの薬しか米国食品医薬品局（FDA）に承認されなかった。両者は，SSRI（sertralineおよびparoxetine）である。さらにセロトニンの分解を阻害するモノアミン酸化酵素阻害薬，そしてシナプス前のセロトニン再取り込みを阻害する三環系抗うつ薬は，PTSD患者の治療に有効であった（Friedman, Davidson, Mellman, & Southwick, 2000; Friedman & Davidson, 第19章，本巻）。

ストレスおよび前頭前皮質，扁桃体，青斑核，および海馬

トラウマ関連精神病理学と5-HT活性の変化の関係は，CNSの皮質と皮質下領域の両方によって制御される可能性が高い。5-HTは，PFC，扁桃体，LCおよび海馬を含めてPTSDの病態生理に関与している脳領域を調節する重要な役割を果たす。5-HTが前頭前皮質機能に及ぼす作用は，疑いなく複雑である。眼窩前頭皮質が特に5-HTの作用に反応する可能性があると，エビデンスの蓄積，特に一連のトリプトファン欠乏の検討（5-HTの蓄積の一過性減少を引き起こす）は示唆する（Park et al., 1994）。眼窩前頭皮質は，社会情報および感情的情報のフィルター処理および評価における役割で知られる。眼窩前頭皮質の障害の病態は，衝動性，攻撃，感情的刺激の誤解および感情記憶の処理での欠損を含めて一般にPTSD患者にみられる多くの症状と関連している。さらに，PTSDのある被験者での調査は，眼窩前頭皮質によって制御される神経心理学的課題に関する機能の欠如（Koenen et al., 2001），および感情的にバランスのとれた単語のペアの想起の間の眼窩前頭皮質の血流の過剰な減少（Bremner et al., 2003) を示した。PTSD のある被験者での眼窩前頭皮質機能の障害は，一部で，5-HT 活性における変化が関連する可能性があることが示唆されている（Southwick, Rasmusson, Barron, & Arnsten, 2005）。

　5-HT の値が減少する時，扁桃体では，興奮性グルタミン酸入力を調節する抑制性 GABA 作動性介在ニューロンに関する作用により，扁桃体発火の閾値は減少する（すなわち，扁桃体の活性の増加）（Morgan, Krystal, & Southwick, 2003）。グルタミン酸の作用を調節する 5-HT のこの能力は，コルチコステロンの存在に依存する（Stutzmann & LeDoux, 1999; Stutzmann, McEwen, & LeDoux, 1998）。一方で，5-HT の増加は GABA 作動性介在ニューロンを刺激することが示された。それはグルタミン酸の作用を阻害し，扁桃体発火の閾値を上げる。結果として，警戒および恐怖の関連行動が減少する。PTSD 患者における SSRI の有効性は，一部で扁桃体発火の閾値の増加に関連する可能性がある（Morgan et al., 2003）。

　損傷実験，電気生理学および生化学的研究（Aston-Jones et al., 1991）はすべて LC の活動に関する 5-HT の抑制的役割を示している。例えば，LC の損傷または 5-HT 合成阻害剤（効果的に 5-HT による LC の抑制制御を解除する）による前処理後に，LC の NE ニューロンのチロシン水酸化酵素および発火頻度における増加が報告されている。最近の前臨床研究では，5-HT 神経の損傷を持つラットが，無傷の傷害のない動物より約 50％ 大きい NE ニューロンの発火活動を示した（Blier, 2001）。Blier（2001）はまた，14 および 21 日間の SSRI citalopram の投与が NE ニューロンの発火活動における進行性の減少を導いたことを見出した。

　前臨床試験および臨床試験は，慢性ストレス，5-HT と海馬の機能の間の関係をはっきりと示した。動物では，不可避ストレスが海馬の損傷および神経細胞新生の阻害に関与した。一方で，fluoxetine 投与は海馬の細胞増殖におけるこのストレス負荷時減少を阻止することが分かった。さらに，SSRI での前処理は，動物における恐怖により引き起こされた多くの行動の進展を防止することが分かった。この作用は，おそらくシナプス後部の 5-HT$_{1A}$ 受容体の活性化の制御を受ける（Bonne, Grillon, Vythilingam, Neumeister, & Charney, 2004 で検討）。ヒト試験では，多くの研究グループが PTSD のトラウマ患者で海馬容積の減少および海馬依存の宣言的言語記憶の欠損を報告した。さらに，PTSD の女性の研究で，Vermetten, Vythilingam, Southwick, Charney と Bremner（2003）は，SSRI paroxetine による長期治療の後に海馬容積および言語記憶の有意な増加を見出した。

セロトニンおよび遺伝子多型

　セロトニン，攻撃性およびストレス負荷時精神病理（すなわち，うつ病）の間の関係についての遺伝的証拠もある。攻撃行動における個人差は，トリプトファン水酸化酵素をコードする遺伝子における多型に関連していた（Manuck et al., 1999; Nielsen et al., 1994）。生活ストレスに応じたうつ病のリスクの増加は，5-HT トランスポータープロモーター多型の 1 または 2 コピーの短い対立遺伝子を持つことと関連している（Caspi et al., 2003）。不安誘導刺激に応じた扁桃体神経活動の増加が，5-HT 発現の減少および恐怖および不安の増加に関連する 5-HT トランスポーター多型を持つ健常被験者で，最近報告された（Bertolino et al., 2005）。

ノルエピネフリン
一般的な PTSD 臨床試験

　多くの生理学的，神経内分泌，受容体結合，薬理学的負荷，脳画像および薬物治療臨床試験は，PTSD を持つトラウマ者における過剰なノルアドレナリン活性の有力な証拠を提供した（Friedman & Southwick, 1995; Southwick, Bremner, et al., 1999）（表 10-1 参照）。この過剰な反応は，多様なストレス要因，特に個人的に経験したトラウマと関連するそれらに応じて観察された。対照的に，ノルアドレナリン作動性過敏性は，基礎または安

静時で常に認められなかった。多くのPTSDの過覚醒および再体験症状がノルアドレナリン作働性神経のこの反応の変化に関連することが示唆された（Southwick, Bremner, et al., 1999）。

基礎ノルエピネフリン

カテコールアミン活性の基礎または安静時指標を測定するほとんどの研究ではPTSDの患者と対照群の間の有意差が認められなかった（表10-1参照）。こうした研究として、血漿NEおよびエピネフリンを測定する試験の他、安静時心拍数、血圧および電流性皮膚伝導の指標を比較する、生理学的研究などがある（Southwick, Bremner, et al., 1999; Southwick, Paige, et al., 1999）。戦闘関連の実験用の刺激に対するNE反応を測定する別の研究では、McFallら（1990）およびBlanchard, Kolb, Prins, GatesとMcCoy（1991）は、対照群と比較してPTSDの患者で基礎安静時の血漿NE値に差を認めなかった。同様に、ヨヒンビン負荷研究の一部として、Southwickら（1993）は、健常対照群と比較してPTSDの戦闘帰還兵のNE代謝物3-メトキシ-4-ヒドロキシフェニルグリコール（MHPG）の基礎血漿濃度で差を報告しなかった。

24時間血漿および尿中カテコールアミンおよび血小板アドレナリン受容体

基礎生理学および神経内分泌データの試験とは違って、24時間血漿NE値、24時間尿ホルモン排泄および血小板アドレナリン受容体数は、PTSD患者と対照群の間で有意差を認めた（Southwick, Bremner, et al., 1999）（表10-1参照）。安静または非刺激の条件で実施される研究で、Yehudaら（1998）は、健常対照群との比較で、PTSDを持つ被験者において24時間毎時間、血漿中MHPGおよびNEを測定した。PTSDを持つが併発うつ病のない戦闘帰還兵は、PTSDおよび併発うつ病を持つ戦闘帰還兵、大うつ病性気分障害だけ（MDD）の被験者および健常対照群と比較して、ほぼすべての時間でより高い平均NE値を持っていた。グループ間では、MHPGでの差は認められなかった。

ほとんどの24時間尿排泄量研究では、PTSDを有するトラウマのサバイバーは対照群よりも高いNE値を示した。これは、戦闘および民間の暴力に続発したPTSDを有する人々、児童虐待歴のある成人女性、自動車事故の男性サバイバーおよびトラウマを受けた子どもに当てはまる（Southwick, Bremner, et al., 1999の検討）。24時間カテコールアミン値は、有効な刺激（例：トラウマ想起）に対する相的phasicの生理学的変化と安静期の持続的tonicな値の両方の総和を反映するが、それに対して安静時に取られた単一血漿サンプルは持続的活動だけを反映することが示唆された（Murburg, 1994; Southwick, Yehuda, & Morgan, 1995）。減少しない中枢性ノルアドレナリン活動は、過剰な尿中のNEおよびMHPG排泄によって反映されたように夜に認められ、慢性の戦闘関連のPTSDを持つ退役軍人の睡眠障害と相関があった（Mellman, Kumar, Kulick-Bell, Kumar, & Nolan, 1995）。

NEおよびエピネフリンの神経化学的伝達は、部分的にα-2アドレナリン受容体によって伝達される。戦闘帰還兵（Perry, 1994）およびトラウマを受けた子どもの試験では、Perry, Southwick, YehudaとGiller（1990）は対照群と比較してPTSDの患者でより少ない血小板あたりの合計のα-2アドレナリン受容体結合部位を見出した。α-2アドレナリン受容体部位の減少は、また、過剰な長期カテコールアミン活性によって示される状態のうっ血性心不全で報告された。α-2アドレナリン受容体数の減少または下方修正が血液中のカテコールアミンの慢性上昇に対する適応応答として作用することが仮定される。さらに、PTSDおよび併発MDDを持つ事故の生存者が健常対照群より高い前駆体チロシンの血漿利用率およびより低い血小板α-2アドレナリン受容体親和性を持つとMaesら（1999）が発見した。

カテコールアミン負荷試験

一般的に負荷試験は、聴覚性または視覚性の誘発刺激、もしくは乳酸塩、クロニジンまたはヨヒ

ンビンのような，外因的に投与された生物物質に対する暴露を伴う（表10-1参照）。PTSDを有する個人のカテコールアミン系の反応性を評価するために，数多くの負荷試験が用いられてきた。

前に示されたように，PTSDを有するトラウマのサバイバーは，トラウマ関連の刺激に応答して，PTSDのないトラウマのサバイバーまたは非トラウマの健康な対照群より，より大きい生理学的反応性を経験することを，精神生理学文献の調査は示唆している。循環生理学におけるこの過剰は，カテコールアミン活性の増加に結びつけられてきた。McFallら（1990）は，PTSDを有する戦闘帰還兵において，戦闘映像を観賞中および観賞後に，主観的な苦痛，心拍数，血圧および血漿エピネフリンが並行して増加したが，しかし自動車事故の映像には反応しなかったと報告した。聴覚性の戦争関連の刺激を使用して，Blanchardら（1991）は，PTSDを有する戦闘帰還兵で心拍数および血漿NEにおける同様の並行増加を報告したが，しかし，対照群の間ではそうではなかった。最後に，Liberzon, Abelson, Flagel, RazとYoung（1999）が，PTSDがない帰還兵および健康な対照群を比較して，PTSDを有する戦闘帰還兵における闘争音に対する過度の心拍数，血漿エピネフリンおよび血漿NE反応を見出した。これらの所見は，増大した生理学的反応が循環カテコールアミン値の増加に関連することを示唆した。

a_2アドレナリン受容体の動的な機能および調整を評価するように設定された研究で，Perryら（1990）が，血小板そのものを高値のエピネフリンと混合し，PTSDを有する被験者でより多くのより速い受容体数の減少を見つけ，PTSDを有する被験者が，作動薬エピネフリンによるa_2アドレナリン受容体の刺激および適応的な「下方修正」に対して特に敏感であることを示唆した。フォルスコリンで刺激されたアデニル酸シクラーゼ活性，およびリンパ球βアドレナリン受容体制御性環状アデノシン3'5'-モノ燐酸エステルに対する，エピネフリンの効果を評価するin vitro負荷試験において，様々な結果が報告されている（Southwick, Bremner, et al., 1999）。

ノルアドレナリン系の探索子としてヨヒンビンを使用した一連の負荷試験が，PTSDにおけるカテコールアミン系に新たな光を当てた。ヨヒンビンは，シナプス後のa_2アドレナリン受容体を阻害し，a_2自己受容体を占有することによりNEのシナプス前放出を増加させる，a_2アドレナリン受容体拮抗薬である。ヨヒンビンは健康な被験者に投与される場合，相対的に最小限の作用を示すが，パニック障害を有する個人に投与されると，主観的な不安，パニック，心拍数，ノルアドレナリン作用の生化学的な指標（NEの代謝物である血漿MHPG）の顕著な増加を引き起こし得る。同様に，PTSDを有する戦闘帰還兵を含む3試験において，ヨヒンビンは主観的な不安，パニック，心拍数および血漿MHPGの有意な増加を引き起こした。ヨヒンビンは，パニック発作の病歴があるPTSDを有する被験者の50%超において，パニック発作を引き起こした。しかし，パニック障害の患者とは違って，PTSDの患者は，侵入記憶および過覚醒のようなヨヒンビン誘発のPTSD症状の有意な増加も経験した。実際に，PTSDを有する戦闘帰還兵の80%近くは，鮮明な戦争関連トラウマの侵入記憶を経験し，ヨヒンビンが投与された場合，40%が戦争関連のフラッシュバックを経験した。これらの所見に一致して，Morris, Hopwood, Maguire, NormanとSchweitzer（2004）は，PTSDを有する非うつ病ベトナム帰還兵で，帰還兵対照群と比較して，クロニジンに対する有意に鈍い血漿成長ホルモン反応を報告した。クロニジンに対する鈍い成長ホルモン反応は，増加したノルアドレナリン活性に対する潜在的で二次的なシナプス後のa_2アドレナリン受容体の弱感受性を示唆する。

NEおよび遺伝子多型

ストレスに対する交感神経系（SNS）の反応性に対して，遺伝的要因は明らかに重要な役割を演じている。a_2アドレナリン受容体遺伝子多型が，基準カテコールアミン値，ストレス誘導SNS活性化の強度，およびストレス後の基礎カテコールアミンへの回復において役割を果たすことを，最

近のエビデンスは示唆する。例えば，過度の基礎全身ノルアドレナリン放出（ノルアドレナリン代謝回転の尺度），過度のヨヒンビン誘導の全身ノルアドレナリン放出および不安の増加，およびヨヒンビン注入後の全身ノルアドレナリン放出の正常より遅い基礎への回復が，$α_{2c}$Del322-325-AR多型の同型接合保因者である健康な対照群において見出されている。このような個人は，前述の5-HTトランスポーターの遺伝子多型を有するものと同様に，PTSDおよびうつ病のようなストレス関連の精神障害に対して，より脆弱である可能性がある。

神経ペプチドY（NPY）

NPYは，末梢のSNSにおいて，そしてLC, 扁桃体，海馬，PAGおよびPFCを含む，複数のストレスに反応する脳領域において認められる，36アミノ酸神経伝達物質である（Heilig & Widerlov, 1995）。ほとんどのノルアドレナリン作動性神経においては，NPYがNEと共局在している。しかし，NPYは激しい活性化／ストレスを受ける時だけNEとともに放出され，短いまたは軽度のストレスの間には放出されない。高いレベルの刺激において，NPYがともに放出され，シナプス後のノルアドレナリン受容体でNEの作用を増強する。それからNPYの代謝物が，NEのさらなる放出を抑制する働きをする。

様々な前臨床試験において，NPYはLCの発火頻度およびCRFとNEの放出を抑制し，抗不安薬になることが示されてきた。これらの抑制作用はシナプス前のY_2受容体を通じて制御される。高いレベルの急性で制御不能のストレスに暴露された健康なヒトでも，NPYはストレス除去効果があるように見える。Morganら（2000, 2001）は，高度なサバイバル訓練に取り組んだ1群のエリート兵士のNPY放出と優れた成績の間の有意な正の関連性，およびNPYと解離性症状との間の有意な負の関係の両方を報告した。これらの兵士においては，NPYの強固な増加が，同時に観察されたNEの強固な増加の影響を，有利に調整する可能性がある。

急性で強いストレスとは異なり，慢性的なストレスは血漿NPYを減少させ，新規のストレスに対するノルアドレナリン作動性反応を増加させることが示されてきた。有意に小さい血漿NPYの上昇，しかし有意に大きい血漿NEの上昇が，足刺激だけに暴露されたラットと比較して，連続12日間の拘束ストレスへの暴露に一度の足刺激のエピソードが続いたラットの試験において報告された。同様に，ヨヒンビンに対する高ノルアドレナリン反応の関係においては，低基礎レベルのNPYおよびヨヒンビンへの鈍い反応が，PTSDを有する戦闘帰還兵において観察されてきた（Rasmusson et al., 2000）。このグループの帰還兵では，血漿NPYのストレス誘導増加は，NE値の上昇を抑制するために十分でなかった。NEの急速な増加が，心拍数，血圧，呼吸数，不安，パニック，覚醒度，そして侵入性戦闘関連記憶さえ増加を促進させたようである（Southwick, Bremner, et al., 1999）。

視床下部－下垂体－副腎系
一般的な特徴

急性および慢性的ストレスの条件下で，視床下部の室傍核はCRFを分泌するが，それは次いで下垂体前葉を刺激して副腎皮質刺激ホルモン（ACTH）を合成および放出し，代ってそれが，他の副腎由来神経活性ステロイドとともに，副腎皮質糖質コルチコイドの合成および放出を刺激する。SNSがストレス刺激に反応する器官を調整する一方で，視床下部－下垂体－副腎系（HPA）が，生体恒常性の回復を助けるとともに，防御反応を促進させると思われる（Munck, Guyre, & Holbrook, 1984; Southwick, Vythilingam, & Charney, 2005; Yehuda, 2002）。コルチゾルは，特に，エネルギー貯蔵の使用および補充を助け，成長および再生システムを抑制し，免疫反応を抑制し，交感神経ノルアドレナリン作動性反応を抑制し，そして，複数の神経伝達物質系および脳領域に対する作用を通じて，行動に影響を与える。

コルチコトロピン放出要因

CRFはストレス反応で最も重要な調節物質の1つであり，CRF含有神経は脳全体に分布する。投与されるCRFは，主として増大する心拍数，血圧の増加，食欲減退，性的活動の減退，覚醒亢進，および報酬予測の減退など，うつや不安において通常見られる数多くの症状および行動を生ずる（Dunn & Berridge, 1987）。CRH_1およびCRH_2受容体の両者は，ストレス応答において重要な役割を演じる。CRH_1受容体作動薬の結合は，不安に似た反応に関与する可能性があり，一方で，CRH_2受容体の活性化は，不安緩解に似た反応を生ずる可能性がある。主要な脳領域におけるこれら2つのタイプのCRH受容体制御は，ストレスに対する心理学的および生理学的応答に関連しているようである（Dautzenberg, Kilpatrick, Hauger, & Moreau, 2001）。

PTSDにおけるHPA系試験

ヒトにおいては，PTSDを有するトラウマのサバイバーの間で，HPA系機能における異常を多数の研究が報告してきた（表10-1を参照）。異常には，24時間の尿中遊離コルチゾル排泄，24時間の血漿コルチゾル値，リンパ球糖質コルチコイド受容体数，デキサメサゾンに対するコルチゾル反応，CRFに対するACTH反応，およびメチラポンに対するBエンドルフィンおよびATCH反応における変化を含んでいる（Yehuda, 2002; Rasmusson Vythilingam, & Morgan, 2003）。さらに，CRFの安静時CSF値の上昇が，慢性PTSDを有する戦闘帰還兵の2試験で報告されている（Baker et al., 1999; Bremner et al., 1997）。

しかし，PTSDにおけるHPA系に関する所見の均一性については，著しい欠如がある。実際に，性別，併存疾患，トラウマへの暴露時の年齢，および人種または遺伝的要因などが，トラウマまたは慢性的な重度のストレスに対するHPA系適応のパターンに影響を与え，またPTSDにおけるHPA系研究の多様な結果に寄与することを，発展する臨床および基礎研究は示唆する（Rasmusson et al., 2004）。加えて，薬物使用，喫煙，アルコール使用，および被験者の活性における研究間の違いが，多様な結果を生み出すことにおいて，何らかの役割を演じる可能性がある。

PTSDにおけるHPA系の機能に関する所見の多様性は，24時間尿中遊離コルチゾル排泄試験によって最もよく実証されるであろう。低い24時間尿中コルチゾル排泄量は，男性の戦場帰還兵群，および男性および閉経後の女性ホロコーストサバイバー群において見出されてきた。低コルチゾル排泄量は，これらの群における下垂体またはアドレナリン反応性の明らかな減少という関係においてさえも，強化された糖質コルチコイドの負のフィードバックおよび副腎機能の低下によって，最もよく説明することが可能である。副腎機能低下が先行するリスクを表す可能性があり，一方で，トラウマや慢性的なPTSDに応答して，強化された負のフィードバックの抑制およびHPA反応の増大が時とともに進行する可能性がある（Yehuda, 2002）。高24時間尿中遊離コルチゾル排泄量は，PTSDを有する閉経前の女性または子ども群において，特に現在または過去の併発した大うつ病が存在する場合に，最も一貫して見出されてきた（Heim et al., 2000; Lipschitz et al., 2003; Rasmusson et al., 2003, 2004; Young & Breslau, 2004）。24時間尿中遊離コルチゾル排泄量の増加は，CRFおよび副腎機能における二次的増加に対する，下垂体ACTH応答の増加に起因する可能性がある（Rasmusson et al., 2004）。代わって，これらの変化は，コルチゾル以外の副腎由来神経活性ステロイドの放出における不均衡，およびHPA系に対する遅延した負のフィードバックの減少に起因する可能性がある（下記を参照）。

他の副腎由来神経活性ステロイド

デヒドロエピアンドロステロン（DHEA）は，ストレス存在中に放出される，もう1つの副腎ステロイドである（Baulieu & Robel, 1998）。ACTHの変動する値に応じて，DHEAはコルチゾルを伴って同期的および一過性に放出され，そして血液脳関門を通過する。DHEAは，脳にお

いて抗糖質コルチコイド作用を発揮し，GABA$_A$受容体と拮抗し，そして興奮性NMDA受容体で，グルタミン酸作用を積極的に調整することができる。DHEAの硫酸化代謝物（DHEAS）は，末梢のDHEAのために大きな貯蔵プールを提供する。脳においてもDHEAは硫酸化されることが可能である。そして，GABA$_A$およびNMDA受容体で，DHEASがDHEAより強力にすら作用する。

脳においては，DHEAはその抗糖質コルチコイド活性を通じて，神経保護を与えることが可能である。ストレス保護要因の可能性としてのDHEA支持所見には，DHEA反応性（ACTH投与による副腎の最大刺激に応じて）と閉経前女性におけるPTSD症状の重症度の間の負の相関（Rasmusson et al., 2003），DHEAS：コルチゾル比と解離の負の関係と同じく，厳しいサバイバル訓練を受けたエリートの男性特殊部隊のDHEAS：コルチゾル比と能力との正の相関が含まれる（Morgan et al., 2004）。さらに，低血漿DHEAおよびDHEASの値，またはDHEA（S）とコルチゾルの間の低い比は，抑うつ気分および気力と幸福感の減少と関連した。もちろん，DHEA（S）はGABA$_A$受容体の拮抗作用，およびNMDA受容体機能の促進を通じてPFCの機能を調整する可能性があり，加えてそれは，扁桃体におけるNMDA受容体の正の調整を通じて，恐怖条件づけ，および消失の両者を促進する可能性がある（Walker & Davis, 2002）。

アロテトラハイドロデオキシコルチコステロンおよびアロプレグナノロンは，GABA$_A$受容体でGABA効果を正に調整し，クロライドイオンの神経への流入を強化する，2つの強力な副腎由来神経活性ステロイドである。ストレスに応じて，副腎はアロプレグナノロンを放出するが，それはHPA系に対して遅延した負のフィードバックを行い（例：Barbaccia et al., 1997），それとともに抗不安，鎮静および鎮痛作用をもたらす。月経周期の卵胞期にあたる，PTSDを有する閉経前女性の研究では，PTSDを有する女性たちにおけるCSFアロプレグナノロン値は，非トラウマの健康な被験者たちの40％以下であり（Rasmusson et al., 2005），これらの被験者たちにおける低CSFアロプレグナノロン：DHEA比は，再体験およびうつ病症状と，強く有意にそして負に相関していた。

興味深いことに，PTSDにおけるHPA系の調節不全の様々なパターンは，低アロプレグナノロン値と関連する可能性がある（Rasmusson et al., 2003の検討；Young & Breslau, 2004も参照）。糖質コルチコイドはアロプレグナノロンを合成する酵素の遺伝子の転写を上方修正する（Hou, Lin, & Penning, 1998）。したがって，ストレスを受ける間にかぎられた量のコルチゾルしか産生しない人は，正常にアロプレグナノロンを上方修正できず，それによりストレスを受ける間に，モノアミン系の過度の活性化およびCRF放出を行う可能性がある。結果として，恐怖条件づけの促進，およびトラウマの想起物に対する再暴露時の条件付き恐怖の消去に対する抵抗となる可能性がある。他方で，アロプレグナノロン合成について一次性の問題を抱える人は（例：遺伝的素因により），トラウマ的ストレスに対する過剰なHPA系およびモノアミン作動性応答を有するかも知れない。

HPA系とPFC，扁桃体と海馬

恐怖を受ける状態の間，副腎から糖質コルチコイドが放出され，血液脳関門を通り扁桃体，海馬およびPFCに対して作用する。糖質コルチコイド値は一部，海馬が調整するHPA系の抑制により制御される（例：負のフィードバック）。高値の糖質コルチコイドが，扁桃体の機能を強化するが（例：恐怖条件づけおよび感情記憶の固定），それはPFC（作業記憶working memoryおよび扁桃体の抑制を阻害）および海馬（HPA系の抑制を阻害）の機能も損なう（Southwick, Vythilingham, & Charney, 2005）。扁桃体での強化された糖質コルチコイド介在刺激は，扁桃体への前頭前皮質の抑制の減少と組み合わさって，生命を抑制不足の辺縁系活動により支配された生理学的状態に置くことができる。このことは，HPA系の正対負の抑制フィードバックをもたらす，海馬による抑制の障害または神経活性ステ

ロイドの放出における不均衡により，糖質コルチコイド放出が比較的制御が利かない場合（例：DHEA に対するアロプレグナノロン比の減少），特に真実となる可能性がある。比較的低コルチゾル産出の場合において，糖質コルチコイド受容体感受性の強化は，同様の機能的な結果となると予測されるかもしれない。

HPA 系と遺伝子多型

これまでに，ストレスに対する ACTH またはコルチゾル反応を強化することが知られている多型を有する多数の HPA 系関連遺伝子が特定されてきた。これらには，カテコール-O-メチル基転移酵素（COMT）遺伝子（Hernandez-Avila, Wand, Luo, Gelernter, & Kranzler, 2003; Oswald, McCaul, Choi, Yang, & Wand, 2004），アンジオテンシン I-転換酵素（ACE-I）遺伝子（Baghai et al., 2002），糖質コルチコイド受容体遺伝子（Wust et al., 2004），ACTH 遺伝子（Slawik et al., 2004），および CRF または CRF 受容体遺伝子（Challis et al., 2004; Gonzalez-Gay et al., 2003; Smoller et al., 2003）などの遺伝子多型が含まれる。加えて，21-水酸化酵素遺伝子の 65 以上の異なる機能的変異が，基礎において，また副腎の極度の活性化に反応して，コルチゾルおよび DHEA の産出に影響を与えることが知られている。不幸にも，これらの遺伝子を，PTSD 患者における HPA 系の機能と結びつけようとする研究はなされていない。当分野における将来の研究が，PTSD への発展のリスクまたは治療への反応に影響を与える要因を同定する助けとなる可能性がある。

結 論

この章では，私たちは PTSD の病態生理に関与すると知られているいくつかの神経伝達物質／神経内分泌系に注目した。PTSD 患者の下位群において，これらの神経伝達物質／神経内分泌系は，ストレスへ過剰に反応しているように見える。これらのシステムは，扁桃体，LC，背側縫線核，海馬および PFC を含めて，複数の脳領域との複雑な相互作用によって特徴づけられる。

近年，PTSD におけるこれらの所見を説明するために，多くの神経生物学的モデルが提案されてきた。一般に引用されるモデルは，行動感作，恐怖条件づけ，消去の障害，学習性無力感，強化された感情記憶の記銘 encoding および固定，扁桃体および前部帯状回の異常活性化，辺縁系活動の前頭前皮質抑制の変化，および多くの脳領域（例：海馬など）内のストレス性構造変化を含む。

ストレス感作は，PTSD，あるいは PTSD のいくつかの側面を理解するために，関与している複雑な神経生物学的相互作用の良い例を提供する。「ストレス感作」は，同規模またはより小さい程度のその後のストレス要因に対する，行動，生理学的，および生化学的な反応におけるストレス要因誘発性増加を意味する（Post, Weiss, & Smith, 1995; Sorg & Kalivas, 1995）。感作された生体システムは，特定のストレスに対する反応性を徐々に高める。ストレス感作は適応的であり，生物が将来のストレス要因に急速に強健に対応することを可能にすることが示唆されてきた。一方で，ストレス感作された神経生物学的システムは，生体が軽度のストレス要因にさえに過剰反応し始めた場合，不適切な応答かもしれない。結果として覚醒を調節することが不可能となる可能性があり，過警戒，過剰な驚愕，および，一切の本当の危険が存在しない場合でさえも，あたかも危険が存在するように生物学的に応答する傾向となる（Southwick et al., 1995）。

多くの神経伝達物質／神経内分泌系が PTSD を持った多くの人で過剰反応的であるかまたは感作されていると，知見のかなりの部分は示唆する。最も十分に検討されたシステムの 1 つであるノルアドレナリン系において，臨床試験により，コントロールと比較して PTSD を持つ個人のサブグループに，より高いレベルのストレス誘導性の NE が繰り返し見いだされてきた。複数の要因が，亢進ノルアドレナリン活性に貢献している可能性がある。第一に，ノルアドレナリン活性の向上は，NE の合成およびその後の放出

の増加に関連している可能性がある。この可能性は前臨床所見によって支持される（そこでは，ドーパミンβヒドロキシラーゼ活性，チロシン水酸化酵素およびNE値のシナプスにおける増加（Irwin, Ahluwalia, & Anisman, 1986; Karmarcy, Delaney, & Dunn, 1984）が繰り返し衝撃に暴露される動物にみられる）。第二に，亢進したノルアドレナリン活性は，PTSDで報告されたCRFの放出の増加に関連する可能性がある（Bremner et al., 1997）。CRFおよびNEが，ストレスの多い状況で相互に強化しあうフィードバックループに参加することを，前臨床試験がはっきりと示した。NE代謝回転は，CRFの脳内注入によりいくつかの前脳領域で増加する（Dunn & Berridge, 1987）。LCの中のCRF濃度は，LC/NEニューロンの発火率を増加させるストレスによって著しく増加（Chappel et al., 1990; Valentino & Foote, 1988），また，LC内へのCRF注入は不安惹起性で，扁桃体および視床下部中のMHPGを著しく増加させる（Butler, Weiss, Stout, & Nemeroff, 1990）。第三に，慢性PTSDで報告されるようなNPYの減少は，過剰なノルアドレナリン活性に導く可能性がある。低くなったNPYは，ノルアドレナリン系反応性を抑制する能力の減少を生じ，結果としてNEを過剰に放出させる可能性がある。NPYはまたCRFの放出を抑制するので，より低いNPYはCRF放出の増加に寄与し，その後LC/NE活性の上昇を伴うであろう。したがって，NEの合成増加，CRFの分泌過多，およびNPY減少は各々，PTSDを持った個人の下位群で見られたNEの過剰な放出に寄与する要因かもしれない（Southwick, Bremner, et al., 1999）。

反応性が亢進したノルアドレナリン作動性／LC系を備えた生物がストレスを受ける時，扁桃体，海馬およびPFCではNEがあふれている（flooded）。扁桃体では，NE値の上昇が記憶の恐怖条件づけおよび固定を高める（McGaugh, 2002）。注目すべきは，NEと記憶の関係は，時間そして用量依存性である。海馬では，LC活性化は学習および記憶に重要であると知られている。グルタミン酸によるLC神経の活性化は，海馬の歯状回でβアドレナリン制御性シナプス可塑性に影響を及ぼす（Walling & Harley, 2004）。最後に，NEの値に依存し，NEはPFCの機能への異なる効果を有する。PFCでの中等度のNEは優先的にシナプス後部のa_2受容体に結合し，遂行機能を強化し，後部感覚皮質および辺縁系の活動を阻害する。しかし，高値のNE（PTSDの個々の下位群で報告されるように）は優先的にシナプス後a_1受容体に結合し，要するにPFCを「オフライン」にする（Arnsten, 2000）。

もちろん，PFC，扁桃体および海馬は，PTSDにおいて変化する他の神経伝達物質／ホルモンによって影響を受ける。PFCでは，例えば，ストレス負荷時の高糖質コルチコイドは，シナプスのカテコールアミン値を上げ，潜在的にシナプス後a_1受容体の関与およびPFC機能のより大きな障害さえ付加する傾向がある（Grundemann, Schechinger, Rappold, & Schomig, 1998; Parket al., 1994）。同様に，5-HTの減少は，感情記憶の処理，および社会情報と感情的情報の解釈への影響とともに眼窩前頭皮質の機能を損なうようである。

変化したNE，コルチゾル，および5-HTの値はPFCの効果的な機能およびその扁桃体への抑制を低下させるだろうが，これらと同じ程度の変化は扁桃体活性を増大させる可能性がある。その結果が，カテコールアミンおよびコルチゾルの上昇，ならびに5-HTのレベルの減少に続発する扁桃体の興奮とともに，PFCよる抑制の減少が扁桃体を活性化状態にする「爆発した扁桃体」かもしれない（Southwick, Rasmusson, et al., 2005）。過剰活性化された扁桃体はNE（LC）のさらなる放出を刺激し，さらにPFC機能を損ない，行動および思考に対する合理的影響に対する能力低下に貢献し，驚愕反応 startle response を強め，恐怖条件づけを進め，感情記憶の固定を高め，そして警戒，不眠症，衝動性，侵入記憶および他の恐怖の関連行動を増加させる可能性もある。

明らかに，変化した神経伝達物質／神経内分泌活性および機能は，海馬および前部帯状回のような他の脳領域にも影響を与えるであろう。例えば，糖質コルチコイドのストレス負荷時上昇が，

高い代謝需要の条件下の海馬に対して障害を与える可能性があることはよく知られている。糖質コルチコイド毒性は，部分的に，過剰なグルタミン酸蓄積および毒性によって調整されるようである（McEwen, 1998）。一方で，SSRIは海馬で神経新生を高めることが示されている（Djavadian, 2004; Duman, 2004）。

まとめると，我々は，PTSDの病態生理に関与すると知られ，この患者集団で報告されるいくつかの症状および神経認知の障害の一因となる可能性がある，いくつかの神経伝達物質／神経内分泌系に関する臨床データを簡単に検討した。これらの神経伝達物質は，PFC，扁桃体，海馬，背側縫線核およびLCを含む複数の脳領域における作用を通しストレスに関連する効果を及ぼすようである。

「方法論的考察」で指摘されるように，神経生物学的変化を症状または診断に関連づけることを試みることは，挑戦的であり危険も伴う。従って，前述の考察は，実際には大部分は推測的である。さらに，我々の議論では，かぎられた神経生物学的システムとその相互作用に注目している。

現在の知見の一般化可能性

この章で述べられる結論は，多くの理由から注意をして見るべきである。第一に，PTSDに関する大部分の神経生物学研究には少数の対象が扱われてきた。より大きい対象数で結果を再現するのが重要であろう。第二に，PTSDの多くの神経生物学的研究にはトラウマを負った戦闘帰還兵が含まれる。この患者集団における所見が市民トラウマ集団に一般化されるか，または必ず女性に一般化されるかどうかは，知られていない（Rasmusson & Friedman, 2002）。第三に，試験の時に被験者が薬物治療を受けていないことをすべてのPTSDの神経生物学的研究が要求したわけではない。これは，被験者が受けている薬物治療によって影響される神経生物学的システムに焦点を置いた研究では特に問題である。四番目は，PTSDの多くの神経生物学研究は，多様な併発する精神的および医学的状況にある患者を含んできた。同じように，これらの状況がどのように研究結果に影響するかは分からない。第五に，選択基準および除外基準への順守は，一般に結果の解釈を簡略にする。しかし，除外基準（例：薬物乱用歴）への遵守がまた所見の一般化の可能性を限定するのは，通常，多くのトラウマ患者が神経生物学的研究から除外されるからである。最後に，ほとんどの調査は，これまで慢性PTSDのある被験者を対象とした。急性ストレス反応のある個人での神経生物学的変化についてはほとんど知られておらず，慢性PTSDの患者集団からの知見が，どのように急性ストレス反応のある患者に関連するかは分からない。

今後の課題

PTSDにおける今後の研究は，多様な科学技術および方法論の同時使用から利益を得るであろう。例えば，同じ対象におけるDNA検査，脳画像，神経心理学的検査および薬物療法を組み合わせれば，劇的にPTSDの理解を増大させるはずである。ストレス関連のリスクおよび回復の要因が，遺伝的性質，生育歴，人格，対処形式，およびトラウマ体験への暴露の履歴のような多数の決定要因を持っている可能性がある。

今日まで，PTSDの大部分の薬理学的研究は，うつ病，不眠症および怒りのような他の精神状態および症状を効果的に治療することが知られている医薬品を試験してきた。しかしながら，研究者がPTSDの根本的な病態生理学をよりよく理解するにつれ，PTSDに特異的に観察される異常を対象とする合理的な薬理学的介入を開発することが可能となるであろう。そのようなことを目標とする試みがより強力な治療反応につながる可能性がある。

さらに，現在利用可能な多くのトラウマの治療が，いったん発症した症状を減少させることを目的としていることも事実である。今後の重要な課題には，急性ストレス障害（ASD）が慢性PTSDに進行しないための，早期発見および治療

が含まれる。レジリエンスを高め，また，望ましくはトラウマに関連する症状の発症を防ぐような神経生物学手法の開発は，より刺激的で挑戦的であろう。例えば，SSRI，三環系抗うつ薬，アドレナリン遮断薬，NPY，CRFアンタゴニストおよびDHEA各々が，ストレスからのレジリエンスを育てることに役割を担うかもしれない。

文　献

Agaganian, G. K. (1995). Electrophysiology of serotonin receptor subtypes and signal transduction pathways. In F. E. Bloom & D. J. Kupfer (Eds.), *Psychopharmacology: The fourth generation of progress.* New York: Raven Press.

Anand, A., Charney, D. S., Oren, D. A., Berman, R. M., Hu, X. S., Cappiello, A., et al. (2000). Attenuation of the neuropsychiatric effects of ketamine with lamotrigine: Support for hyperglutamatergic effects of *N*-methyl-D-aspartate receptor antagonists. *Archives of General Psychiatry, 57*(3), 270-276.

Armanini, M. P., Hutchins, D., Stein, B. A., & Sapolsky, R. M. (1990). Glucocorticoid endangerment of hippocampal neurons is NMDA-receptor dependent. *Brain Research, 532*(1-2), 7-12.

Arnsten, A. F. (2000). Through the looking glass: Differential noradenergic modulation of prefrontal cortical function. *Neural Plasticity, 7*(1-2), 133-146.

Arora, R. C., Fichtner, C. G., O'Connor, F., & Crayton, J. W. (1993). Paroxetine binding in the blood platelets of post-traumatic stress disorder patients. *Life Sciences, 53*(11), 919-928.

Aston-Jones, G., Shipley, M. T., Chouvet, G., Ennis, M., van Bockstaele, E., Pieribone, V., et al. (1991). Afferent regulation of locus coeruleus neurons: Anatomy, physiology and pharmacology. *Progress in Brain Research, 88*, 47-75.

Baghai, T. C., Schule, C., Zwanzger, P., Minov, C., Zill, P., Ella, R., et al. (2002). Hypothalamic-pituitary-adrenocortical axis dysregulation in patients with major depressinn is influenced by the insertion/deletion polymorphism in the angiotensin I-converting enzyme gene. *Neuroscience Letters, 328*(3), 299-303.

Baker, D. G., West, S. A., Nicholson, W. E., Ekhator, N. N., Kasckow, J. W., Hill, K. K., et al. (1999). Serial CSF coricotrophin-releasing hormone levels and adrenocortical activity in combat veterans with posttraumatic stress disorder. *American Journal of Psychiatry, 156*, 585-588.

Barbaccia, M. L., Roscetti, G., Trabucchi, M., Purdy, R. H., Mostallino, M. C., Concas A., et al. (1997). The effects of inhibitors of GABAergic transmission and stress on brain and plasma allo-pregnanolone concentrations. *British Journal of Pharmacology, 120*(8), 1582-1588.

Baulieu, E., & Robel, P. (1998). Dehydroepiandrosterone (DHEA) and dehydroepiandrosteronesulfate (DHEAS) as n euroactiveneurosteroids. *Proceedings of the National Academy of Sciences USA, 95*, 4089-4091.

Bertolino, A., Aciero, G., Rubino, V., Latorre, V., DeCandia, M., Mazzola, V., et al. (2005). Variation of human amygdala response during threatening stimuli as a function of 5'HTTLPR genotype and personality style. *Biological Psychiatry, 57*(12), 1517-1525.

Blanchard, E. B., Kolb, L. C., Gerardi, R. J., Ryan, P., & Pallmeyer, T. P. (1986). Cardiac response to relevant stimuli as an adjunctive tool for diagnosing post-traumatic stress disorder in Vietnam veterans. *Behavior Therapy, 17*, 592-606.

Blanchard, E. B., Kolb, L. C., Prins, A., Gates, S., & McCoy, G. C. (1991). Changes in plasma norepinephrine to combat-related stimuli among Vietnam veterans with posttraumatic stress disorder. *Journal of Nervous and Mental Disease, 179*(6), 371-373.

Blanchard, E. B., Kolb, L. C., Taylor, A. E., & Witrrock, D. A. (1989). Cardiac response to relevant stimuli as an adjunct in diagnosing post-traumatic stress disorder: Replication and extension. *Behavior Therapy, 20*, 535-543.

Blier, P. (2001). Crosstalk between the norepinephrine and serotonin systems and its role in the antidepressant response. *Journal of Psychiatry and Neuroscience, 26*, 83-10.

Bonne, O., Grillon, C., Vythilingam, M., Neumeister, A., & Charney, D. S. (2004). Adaptive and mal-adaptive psychobiological responses to severe psychological stress: Implications for the discovery of novel pharmacotherapy. *Neuroscience and Biobehavioral Reviews, 28*(1), 65-94.

Boscarino, J. A. (2004). Posttraumatic stress disorder and physical illness: Results from clinical and epidemiologic studies. *Annals of the New York Academy of Sciences, 1032*, 141-153.

Bremner, J., Southwick, S., & Charney, D. (1999). The neurobiology of posttraumatic stress disorder: An integration of animal and human research. In P. A. Saigh & J. D. Bremner (Eds.), *Posttraumatic stress disorder: A comprehensive text* (pp. 103-143). Boston: Allyn & Bacon.

Bremner, J. D., Innis, R. B., Southwick, S. M., Staib, L., Zoghbi, S., & Charney, D. S. (2000). Decreased benzodiazepine receptor binding in prefrontal cortex in combat-related posttraumatic stress disorder. *American Journal of Psychiatry, 157*(7), 1120-1126.

Bremner, J. D., Licinio, J., Darnell, A., Krysral, J. H., Owens, M. J., Southwick, S. M., et al. (1997). Elevated CSF corticotropin-releasing factor concentrations in posttraumatic stress disorder. *American Journal of Psychiatry, 154*(5), 624-629.

Bremner, J. D., Vythilingam, M., Vermetten, E., Southwick, S. M., McGlashan, T., Staib, L. H., et al. (2003). Neural correlates of declarative memory for emotionally valenced words in women with posttraumatic stress disorder related

to early childhood sexual abuse. *Biological Psychiatry, 53*(10), 879-889.
Butler, P. D., Weiss, J. M., Stout, J. C., & Nemeroff, C. B. (1990). Corticotropin-releasing factor produces fear-enhancing and behavioral activating effects following infusion into the locus coeruleus. *Journal of Neuroscience, 10*, 176-183.
Carson, M. A., Paulus, L. A., Lasko, N. B., Metzger, L. J., Wolfe, J., Orr, S. P., et al. (2000). Psychophysiologic assessment of posttraumatic stress disorder in Vietnam nurse veterans who witnessed injury or death. *Journal of Consulting and Clinical Psychology, 68*(5), 890-897.
Caspi, A., Sugden, K., Moffitt, T. E., Taylor, A., Craig, I. W., Harrington, H., et al. (2003). Influence of life stress on depression: Moderation by a polymorphism in the 5-HTT gene. *Science, 301*, 386-389.
Challis, B. G., Luan, J., Keogh, J., Wareham, N.J., Farooqi, I. S., & O'Rahilly, S. (2004). Genetic variation in the corticotrophin-releasing factor receptors: Identificacion of single-nucleotide poly-morphisms and association studies with obesity in UK Caucasians. *International Journal of Obesity and Related Metabolic Disorders, 28*(3), 442-446.
Chappell, P. B., Smith, M. A., Kilts, C. D., Bissette, G., Ritchie, J., & Anderson, C. (1990). Alterations in corticotropin-releasing factor-like immunoreactivity in discrete rat brain regions after acute and chronic stress. *Journal of Neuroscience, 6*, 2908-2914.
Charney, D. S. (2004). Psychological mechanisms of resilience and vulnerability: Implications for successful adaptation to extreme stress. *American Journal of Psychiatry, 161*, 195-216.
Dautzenberg, F. M., Kilpatrick, G. J., Hauger, R. L., & Moreau, J. L. (2001). Molecularbiology of the CRH receptors—in the mood. *Peptides, 22*, 753-760.
Davidson, R. J., Putnam, K. M., & Larson, C. L. (2000). Dysfunction in the neural circuitry of emotion regulacion — a possible prelude to violence. *Science, 289*, 591-594.
Davis, J. M., Adams, H. E., Uddo, M., Vasterling, J. J., & Sutker, P. B. (1996). Physiological arousal and attention in veterans with posttraumatic stress disorder. *Journal of Psychopathology and Behavioral Assessment, 18*, 1-20.
Davis, M., Astrachan, D. L. & Kass, E. (1980). Excitatory and inhibitory effects of serotonin on sensorimotor reactivity measured with acoustic startle. *Science, 209*, 521-523.
Davis, M. (1999). Functional neuroanatomy of anxiety and fear: A focus on the amygdala. In D. S. Charney, E. J. Nestler, & B. S. Bunney (Eds.), *Neurobiology of mental illness* (pp. 463-474). New York: Oxford University Press.
Djavadian, R. L. (2004). Serotonin and neurogenesis in the hippocampal dentate gyrus of adult mammals. *Acta Neurobiologiae Experimentalis, 64*(2), 189-200.
Duman, R. S. (2004). Depression: A case of neuronal life and death? *Biological Psychiatry, 56*(3), 140-145.
Dunn, A. L., & Berridge, C. W. (1987). Corticotropin-releasing factor administration elicits a stresslike activation of cerebral catecholaminergic systems. *Pharmacology, Biochemistry, and Behavior, 27*, 685-691.
Fichtner, C. G., Arora, R. C., O'Connor, F. L., & Crayton, J. W. (1994). Platelet paroxetine binding and fluoxetine pharmacotherapy in posttraumatic stress disorder: Preliminary observations on a possible predictor of clinical treatment response. *Life Sciences, 54*(3), 39-44.
Friedman, M. J., & Southwick, S. M. (1995). Towards pharmacotherapy for post-traumatic stress disorder. In M. J. Friedman, D. S. Charney, & A. Y. Deutch (Eds.), *Nenrobiological and clinical consequences of stress* (pp. 465-482). Philadelphia: Lippincott-Raven.
Friedman, M. J., Davidson,J. R. T., Mellman, T. A., & Southwick, S. M. (2000). Guidelines for treatment of PTSD: Pharmacotherapy. *Journal of Traumatic Stress, 13*(4), 563-568.
Friedman, M. J., Wang, S. Jalowiec, J. E., McHugo, G. J., & McDonagh-Coyle, A. (2005). Thyroid hormone alterations among women wich posttraumatic stress disorder due to childhood sexual abuse. *Biological Psychiatry, 57*(10), 1186-1192.
Fujita, M., Southwick, S. M., Denucci, C. C., Zoghbi, S. S., Dillon, M. S., Baldwin, R. M., et al. (2004). Central type beuzodiazepine receptors in Gulf War veterans with posttraumatic stress disorder. *Biological Psychiatry, 56*(2), 95-100.
Gerardi, R. J., Blanchard, E. B., & Kolb, L. C. (1989). Ability of Vietnam veterans to dissimulate a psychophysiological assessment for post-traumatic scress disorder. *Behavior Therapy, 20*, 229-243.
Gonzalez-Gay, M. A., Hajeer, A. H., Garcia-Porrua, C., Dababneh, A., Amoli, M. M., Botana, M. A., et al. (2003). Corticotropin-releasing hormone promoter polymorphisms in patients wich rheumatoid arthritis from northwest Spain. *Journal of Rheumatology, 30*(5), 913-917.
Grillon, C., & Morgan, C. A., Ⅲ. (1999). Fear-potentiated startle conditioning to explicit and contextual cues in Gulf War veterans with posttraumatic stress disorder. *Journal of Abnormal Psychology, 108*, 134-142.
Grillon, C., Morgan, C. A., Ⅲ, Davis, M., & Southwick, S. M. (1998). Effects of experimental context and explicit threat cues on acoustic startle in Vietnam veterans with posttraumatic stress disorder. *Biological Psychiatry, 44*, 1027-1036.
Grundemann, D., Schechinger, B., Rappold, G. A., & Schomig, E. (1998). Molecular identification of the corticosterone-sensitive extraneuronal catecholamine transporter. *Nature Neuroscience, 1*(5), 349-351.
Handelsman, L, Holloway, K., Kahn, R. S., Sturiano, C., Rinaldi, P. J., Bernstein, D. P., et al. (1996). Hostility is associated with a low prolactin response to metachlorophen ylpiperazine in abstinent alcoholics. *Alcoholism, Clinical and*

Experimental Research, 20(5), 824-829.
Hasler, G., Drevets, W. C., Manji, H. K., & Charney, D. S. (2004). Discovering endophenotypes for major depression. *Neuropsychopharmacology, 29*(10), 1765-1781.
Helig, M., & Widerov, E. (1995). Neorobiology and clinical aspects of neoropeptide Y. *Critical Reviews in Neurobiology, 9*, 115-136.
Heim, C., Newport, D. J., Heit, S., Graham, Y. P., Wilcox, M., Bonsall, R., et al. (2000). Pituitary-adrenal and autonomic responses to stress in women after sexnal and physical abuse in childhood. *Journal of the American Medical Association, 284*, 592-597.
Hernandez-Avila, C. A., Wand, G., Luo, X., Gelernter, J., & Kranzler, H. R. (2003). Association between the cortisol response to opioid Blockade and the Asn4OAsp polymorphism at the mu-opioid receptor locus (OPRM1). *American Journal of Medical Genetics, 118B*(1), 60-65.
Hou, Y. T., Lin, H. K., & Penning, T. M. (1998). Dexamethasone regulation of the rat 3-hydroxysteroid/dihydrodiol dihydrogenase (3-HSD/DD) gene. *Molecular Pharmacology, 53*, 459-466.
Irwin, J., Ahluwalia, P., & Anisman, H. (1986). Sensitization of norepinephrine activity following acute and chronic footshock. *Brain Research, 379*(1), 98-103.
Karmarcy, N. R., Delaney, R. L., & Dunn, A. L. (1984). Footshock treatment activates catecholamine synthesis in slices of mouse brain regions. *Brain Research, 290*, 311-319.
Keane, T. M., Kolb, L. C., Kaloupek, D. G., Orr, S. P., Blanchard, E. B., Thomas, R. G., et al. (1998). Utility of psychophysiological measurement in the diagnosis of posttraumatic stress disorder: Results from a Department of Veterans Affairs Cooperative Study. *Journal of Consulting and Clinical Psychology, 66*(6), 914-923.
Koenen, K. C., Driver, K. L., Oscar-Berman, M., Wolfe, J., Folsom, S., Huang, M. T., et al. (2001). Measures of prefrontal system dysfunction in posttraumatic stress disorder. *Brain and Cognition, 45*(1), 64-78.
Kram, M. J., Kramer, G. L., Steciuk, M., Ronan, P. J., & Petty, F. (2000). Effects of learned helplessness on hrain GABA receptors. *Neuroscience Research, 38*(2), 193-198.
Krystal, J. H., Bennett, A. L., Bremner, J. D., Southwick, S. M., & Charney, D. S. (1995). *Toward a cognitive neuroscience of dissociation and altered memory functions in post traumatic stress disorder.* Philadelphia: Lippincott-Raven.
Krystal, J. H., D'Souza, D. C., Karper, L. P., Bennett, A., Abi-Dargham, A., Abi-Saab, D., et al. (1999). Interactive effects of subanesthetic ketamine and haloperidol in healthy humans. *Psychopharmacology, 145*(2), 193-204.
Krysral, J. H., Karper, L. P., Bennett, A., D'Souza, D. C., Abi-Dargham, A., Morrissey, K., et al. (1998). Interactive effects of subanesthetic ketamine and subhypnotic lorazepam in humans. *Psychopharmacology, 135*(3), 213-229.
Krystal, J. H., Karper, L. P., Seibyl, J. P., Freeman, G. K.,
Delaney, R., Bremner, J. D., et al. (1994). Subanesthetic effects of the noncompetitive NMDA antagonist, ketamine, in humans. Psycho-tomimetic, perceptual, cognitive, and neuroendocrine responses. *Archives of General Psychiatry, 51*(3), 199-214.
Liberzon, I., Abelson, J. L., Flagel, S. B., Raz, J., & Young, E. A. (1999). Neuroendocrine and psychophysiologic responses in PTSD: A symptom provocation study. *Neuropsychopharmacology, 21*(1), 40-50.
Lopez, J. F., Chalmers, D. T., Little, K. Y., & Watson, S. J. (1998). A. E. Bennett Research Award. Regulation of serotonin1A, glucocorticoid, and mineralocorticoid receptor in rat and human hippocampus: Implications for the neurobiology of depression. *Biological Psychiatry, 43*(8), 547-573.
Maes, M., Lin, A. H., Verkerk, R., Delmeire, L., Van Gastel, A., Van der Planken, M., et al. (1999). Sertonergic and noradrenergic markers of post-traumatic stress disorder with and without major depression. *Neuropsychopharmacology, 20*(2), 188-197.
Malloy, P. F., Fairbank, J. A., & Keane, T. M. (1983). Validation of a multimethod assessment of post-traumatic stress disorders in Vietnam veterans. *Journal of Consulting and Clinical Psychology, 51*(4), 488-494.
Manuck, S. B., Flory, J. D., Ferrell, R. E., Dent, K. M., Mann, J. J., & Muldoon, M. F. (1999). Aggression and anger-related traits associated with a polymorphism of the tryptophan hydroxylase gene. *Biological Psychiatry, 45*(5), 603-614.
Mason, J. W., Wang, S., Yehuda, R., Bremner, J. D., Riney, S. J., Lubin, H., et al. (1995). Some approaches to the study of the clinical implications of thyroid alterations in post-traumatic stress disorder. In M. J. Friedman, D. S. Charney, & A. Y. Deutch (Eds.) *Neurobiological and clinical consequences of stress: From normal adaptation to PTSD* (pp. 367-379). Philadelphia: Lippincott-Raven.
McEwen, B. S. (1998). Protective and damaging effects of stress mediators. *New England Journal of Medicine, 338*(3), 171-179.
McFall, M. E., Murburg, M. M., Ko, G. N., & Veith, R. C. (1990). Autonomic responses to stress in Vietnam combat veterans with posttraumatic stress disorder. *Biological Psychiatry, 27*(10), 1165-1175.
McGaugh, J. L. (2002). Memory consolidation and the amygdala: A systems perspective. *Trends in Neuroscience, 25*(9), 456.
McNally, R. J., Luedke, D. L., Besyner, J. K., Peterson, R. A., Bohn, K., & Lips, O. J. (1987). Sensitivity to stress-relevant stimuli in posttraumatic stress disorder. *Journal of Anxiety Disorder, 1*(2), 105-116.
Mellman, T. A., Kumar, A., Kulick-Bell, R., Kumar, M., & Nolan, B. (1995). Nocturnal/daytime urine noradrenergic measures and sleep in combat-related PTSD. *Biological Psychiatry, 38*(3), 174-179.
Moeller, F. G., Dougherty, D. M., Swann, A. C., Collins,

D., Davis, C. M., & Cherek, D. R. (1996). Tryptophan depletion and aggressive responding in healthy males. *Psychopharmacology, 126*(2), 97-103.

Morgan, C. A., III, Krystal, J. H., & Southwick, S. M. (2003). Toward early pharmacological posttraumatic stress intervention. *Biological Psychiatry, 53*(9), 834-843.

Morgan, C. A., III, Wang, S., Rasmusson, A., Hazlett, G., Anderson, G., & Charney, D. S. (2001). Relationship among plasma cortisol, catecholamines, neuropeptide Y, and human performance during exposure to uncontrollable stress. *Psychomatic Medicine, 63*(3), 412-422.

Morgan, C. A., III, Wang, S., Southwick, S. M., Rasmusson, A., Hazlett, G., Hauger, R. L., et al. (2000). Plasma neuropeptide-Y concentrations in humans exposed to military survival training. *Biological Psychiatry, 47*(10), 902-909.

Morris, M., Hopwood, M., Maguire, K., Norman, T., & Schweitzer, I. (2004). Blunted growth hormone response to clonidine in post-traumatic stress disorder. *Psychoneuroendocrinology, 29*, 269-278.

Munck, A., Guyre, P. M., & Holbrook, N. J. (1984). Physiological functions of glucocorticoids in stress and their relation to pharmacological actions. *Endocrine Reviews, 93*, 9779-9783.

Murburg, M. M. (1994). *Catecholamine function in posttraumatic stress disorder: Emerging concepts*. Washington, DC: American Psychiatric Publishing.

Nestler, E. J., Hyman, S. E., & Malenka, R. C. (2001). *Molecular neuropharmacology: A foundation for clinical neuroscience*. New York: McGraw-Hill.

Neumeister, A., Charney, D. S., Belfer, I., Geraci, M., Holmes, C., Sherabi, Y., et al. (2005). Sympathoneural and adrenomedullary functional effects of A2c-adrenorecepror gene polymorphism in healthy humans. *Pharmacogenetics Genomics, 15*, 143-149.

Nielsen, D. A., Goldman, D., Virkkunen, M., Tokola, R., Rawlings, R., & Linnoila, M. (1994). Suicidality and 5-hydroxyindoleacetic acid concentration associated with a tryptophan hydroxylase polymorphism. *Archives of General Psychiatry, 51*(1), 34-38.

Orr, S. P. (1997). Psychophysiologic reactivity to trauma-related imagery in PTSD: Diagnostic and theoretical implication of recent findings. In R. Yehuda & A. C. McFarlane (Eds.), *Psychobiology of post-traumatic stress disorder* (pp. 114-124). New York: New York Academy of Sciences.

Orr, S. P., Lasko, N. B., Metzger, L. J., Berry, N. J., Ahern, C. E., & Pitman, R. K. (1997). Psychophysiologic assessment of PTSD in adult females sexually abused during childhood. In R. Yehuda & A. C. McFarlane (Eds.), *Psychobiology of posttraumatic stress disorder* (pp. 491-493). New York: New York Academy of Sciences.

Orr, S., Metzger, L. J., Lasko, N. B., Macklin, M. L., Peri, T., & Pitman, R. K. (2000). De Novo conditioning in trauma-exposed individuals with and without posttraumatic stress disorder. *Journal of Abnormal Psychology, 109*, 290-298.

Orr, S. P., Pitman, R. K., Lasko, N. B., & Herz, L. R. (1993). Psychophysiological assessment of posttraumatic stress disorder imagery in World War II and Korean combat veterans. Journal of Abnormal Psychology, 102(1), 152-159.

Oswald, L. M., McCaul, M., Choi, L., Yang, X., & Wand, C. S. (2004). Catechol-O-methyltransferase polymorphism alters hypothalamic-pituitary-adrenal axis responses to naloxone: A preliminary report. *Biological Psychiatry, 55*(1), 102-105.

Pallmeyer, T. P., Blanchard, E. B., & Kolb, L. C. (1986). The psychophysiology of combat-induced post-traumatic stress disorder in Vietnam veterans. *Behavioral Research Therapy, 24*(6), 645-652.

Park, S. B., Coull, J. T., McShane, R. H., Young, A. H., Sahakian, B. J., Robbins, T. W., et al. (1994). Tryptophan depletion in normal volunteers produces selective impairments in learning and memory. *Neoropharmacology, 33*, 575-588.

Perry, B. D. (1994). Neurobiological sequelae of childhood trauma: PTSD in children. In M. Murburg (Ed.), *Catecholamine function in post-traumatic stress disorders: Emerging concepts, progress in psychiatry* (pp. 253-276). Washington, DC: American Psychiatric Press.

Perry, B. D., Southwick, S. M., Yehuda, R., & Giller, E. L. (1990). *Adrenergic receptor regulation in post-traumatic stress disorder*. Washington, DC: American Psychiatric Publishing.

Pitman, R. K., Orr, S. P., Forgue, D. F., Altman, B., de Jong, J. B., & Herz, L. R. (1990). Psychophysiologic responses to combat imagery of Vietnam veterans with posttraumatic stress disorder versus other anxiety disorders. *Jouroal of Abnormal Psychology, 99*(1), 49-54.

Pitman, R. K., Orr, S. P., Forgue, D. F., de Jong. B., & Claiborn, J. M. (1987). Psychophysiologic assessment of posttraumatic stress disorder imagery in Vietnam combat veterans. *Archives of General Psychiatry, 44*(11), 970-975.

Pitman, R. K., van der Kolk, B. A., Orr, S. P., & Greenberg, M. S. (1990). Naloxone reversible analgesic response to combat-related stimuli in posttraumatic stress disorder. *Archives of General Psychiatry, 47*, 541-544.

Post, R. M., Weiss, S. R. B., & Smith M. A. (1995). Implications for the evolving neural substrates of post-traumatic stress disorder. In M. J. Friedman, D. S. Charney, & A. Y. Deutch (Eds.), *Neurobiological and clinical consequences of stress: From normal adaptation to PTSD* (pp. 203-224). Philadelphia: Lippincott-Raven.

Rasmusson, A. M., & Friedman, M. J. (2002). Gender issues in the neurobiology of PTSD. In R. Kimerling, P. C. Ouimette, & J. Wolfe (Eds.), *Gender and PTSD* (pp. 43-75). New York: Guilford Press.

Rasmusson, A. M., Hauger, R. L., Morgan, C. A., III, Bremner, J. D., Charney, D. S., & Southwick, S. M. (2000). Low baseline and yohimbine-stimulated plasma neuropeptide

Y (NPY) in combat-related posttraumatic stress disorder. *Biological Psychiatry, 47,* 526-539.

Rasmusson, A., Pinna, G., Weisman, D., Gottschalk, C., Charney, D., Krystal, J., et al. (2005, May). *Decreases in CSF allopregnanolone levels in women with PTSD correlate negatively with reexperiencing symptoms.* Paper presented at the annual meeting of the Society of Biological Psychiatry, Atlanta, GA.

Rasmusson, A. M., Vasek, J., Lipschitz, D., Mustone, M. E., Vojvoda, D., Shi, Q., et al. (2004). An increased capacity for adrenal DHEA release is associated negatively with avoidance symptoms and negative mood in women with PTSD. *Neuropsychopharmacology, 29,* 1546-1557.

Rasmusson, A. M., Vythilingam, M., & Morgan, C. A., Ⅲ. (2003). The neuroendocrinology of PTSD: New directions. *CNS, 8,* 651-667.

Slawik, M., Reisch, N., Zwermann, O., Maser-Gluth, C., Stahl, M., Klink, A., et al. (2004). Characterization of an adrenocorticotropin (ACTH) receptor promoter polymorphism leading to decreased adrenal responsiveness to ACTH. *Journal of Clinical Endocrinology and Metabolism, 89*(7), 3131-3137.

Smoller, J. W., Rosenbaum, J. F., Biederman, J., Kennedy, J., Dai, D., Racette, S. R., et al. (2003). Association of a genetic marker at the corticotropin-releasing hormone locus with behavioral inhibition. *Biological Psychiatry, 54*(12), 1376-1381.

Sorg, B. A., & Kalivas, P. W. (1995). Stress and nenronal sensitization. In M. J. Friedman, D. S. Charney, & A. Y. Deutch (Eds.), *Neurobiological and clinical consequences of stress: From normal adaptation to PTSD* (pp. 83-102). Philadelphia: Lippincott-Raven.

Southwick, S. M., Bremner, J. D., Rasmusson, A., Morgan, C. A., Ⅲ, Arnsten, A., & Charney, D. S. (1999). Role of norepinephrine in the pathophysiology and treatment of posttraumatic stress disorder. *Biological Psychiatry, 46*(9), 1192-1204.

Southwick, S. M., Krysral, J. H., Morgan, C. A., Johnson, D., Nagy, L. M., Nicolaou, A., et al. (1993). Abnormal noradrenergic function in posttraumatic stress disorder. *Archives of General Psychiatry, 50*(4), 266-274.

Southwick, S. M., Morgan, C. A., Bremner, J. D., Grillon, C. G., Krystal, J. H., & Nagy, L. M. (1997). *Neuroendocrine alteration in posttraumatic stress disorder.* New York: New York Academy of Sciences.

Southwick, S. M., Paige, S., Morgan, C. A., Ⅲ, Bremner, J. D., Krystal, J. H., & Charney, D. S. (1999). Neurotransmitter alterations in PTSD: Catecholamines and serotonin. *Seminars in Clinical Neuropsychiatry, 4*(4), 242-248.

Southwick, S. M., Rasmusson, A., Barron, J., & Arnsten, A. (2005). Neurobiological and neurocognitive alterations in PTSD: A focus on norepinephrine, serotonin, and the hypothalamic-pituitary-adrenal axis. In J. J. Vasterling & C. R. Brewin (Eds.), *Neuropsychology of PTSD: Biological, cognitive, and clinical perspectives* (pp. 27-58). New York: Guilford Press.

Southwick, S. M., Vythilingam, M., & Charney, D. S. (2005). The psychobiology of depression and resilience to stress. *Annual Review of Clinical Psychology, 1,* 255-291.

Southwick, S. M., Yehuda, R., & Morgan, C. A. (1995). *Clinical studies of neurotransmitter alterations in post-traumatic stress disorder.* Philadelphia: Lippincott-Raven.

Stein-Behrens, B., Mattson, M. P., Chang, I., Yeh, M., & Sapolsky, R. (1994). Stress exacerbates neuron loss and cytoskeletal pathology in the bippocampus. *Journal of Neuroscience, 14*(9), 5373-5380.

Stutzmann, G. E., & LeDoux, J. E. (1999). GABAergic antagonists block the inhibitory effects of serotonin in the lateral amygdala: A mechanism for modulation of sensory inputs related to fear conditioning. *Journal of Neuroscience, 19*(11), 1-4.

Stutzmann, G. E., MeEwen, B. S., & LeDoux, J. E. (1998). Serotonin modulation of sensory inputs to the lateral amygdala: Dependency on corticosterone. *Journal of Neuroscience, 18*(22), 9529-9538.

Vaiva, G., Thomas, P., Ducrocq, F., Fontaine, M., Boss, V., Devos, P., et al. (2004). Low posttrauma GABA plasma levels as a predictive factor in the development of acute posttraumatic stress disorder. *Biological Psychiatry, 55*(3), 250-254.

Valentino, R. J., & Foote, S. L. (1988). Corticotropin-releasing hormone increases tonic but not sensory-evoked activity of noradrenergic locus coeruleus neurons in unanesthetized rats. *Journal of Neuroscience, 8,* 1016-1025.

Vermetten, E., Vythilingam, M., Southwick, S. M., Charney, D. S., & Bremner, J. D. (2003). Long-term treatment with paroxetine increases verbal declarative memory and hippocampal volume in post-traumatic stress disorder. *Biological Psychiatry, 54*(7), 693-702.

Walker, D. L., & Davis, M. (2002). The role of amygdala glutamate receptors in fear learning, fear-potentiated startle, and extinction. *Pharmacology, Biochemistry, and Behavior, 71,* 379-392.

Walling, S. G., & Harley, C. W. (2004). Locus ceruleus activation initiates delayed synaptic potentiation of perforant path input to the dentate gyrus in awake rats: A novel beta-adrenergic- and protein synthesis-dependent mammalian plasticity mechanism. *Journal of Neuroscience, 24*(3), 598-604.

Wust, S., Van Rossum, E. F., Federenko, I. S., Koper, J. W., Kumsta, R., & Hellhammer, D. H. (2004). Common polymorphisms in the glucocorticoid receptor gene are associated with adrenocortical responses to psychosocial stress. *Journal of Clinical Endocrinology and Metabolism, 89*(2), 565-573.

Yehuda, R. (2002). Current status of cortisol findings in posttraumatic stress disorder. *Psychiatric Clinics of North America, 25*, 341-368.

Yehuda, R., Siever, L. J., Teicher, M. H., Levengood, R. A., Gerber, D. K., Schmeidler, J., et al. (1998). Plasma norepinephrine and 3-methoxy-4-hydroxyphenylglycol concentrations and severity of depression in combat posttraumatic stress disorder and major depressive disorder. *Biological Psychiatry, 44*(1), 56-63.

Young, E. A., & Breslau, N. (2004). Cortisol and catecholamines in posttraumatic stress disorder: An epidemiologic community study. *Archives of General Psychiatry, 61*, 394-401.

第11章

遺伝子－環境相関
―― PTSDに関する双生児研究と遺伝子研究 ――

Ronnen Segman, Arieh Shalev, and Joel Gelernter

　外傷後ストレス障害（PTSD）は遺伝要因を含む非常に多様な要因によって形成される病態である。PTSDの病態研究を行うと、様々な疾患の病態形成への遺伝子と環境との相互作用（G×E interaction）についての研究を進めるうえでの課題が克明に浮かび上がることになる。この章ではPTSDの病態形成への遺伝要因の関与を示すために用いられる研究手法を解説するとともに、そのような研究手法を用いて得られた代表的な知見やこの研究領域の将来の展望の概説を行う。

方法論的考察

PTSDの遺伝要因の研究を行う前提（遺伝性の証明）

　どのような疾患であれ、その疾患への罹りやすさを増す罹患感受性遺伝子を探す研究を行うにあたっては、その疾患の病態形成に遺伝要因が関与していること（すなわち遺伝性があること）が前提として必要となる。遺伝性を評価する方法として、対象疾患の罹患者が家族内に集積しているということだけでは、そのことが遺伝性によるものなのか、環境因を共有していることによるものなのかを区別することはできず、不十分である。疾患の遺伝性を確定するために最適の研究手法は双生児研究である。罹患者からみて、親、子、従兄などといった家族メンバーの遺伝的な近さによっ

て罹患率がどう影響を受けるかを評価することも、遺伝要因が表現型（遺伝子型が疾患などの形質として表現されたもの）に影響する度合いを近似する研究手法として用いることができる。親族の中で表現型がどのように親から子の世代に伝わるかを調べることはメンデル型の遺伝か多要因遺伝かという遺伝の様式を知るのに有用である。これらの従来から様々な疾患の遺伝性の評価に用いられている遺伝研究の手法をPTSD研究に用いるには、複数のPTSD罹患者の家族メンバーがいる多発家系を特定することからして非常に困難であるという問題がある。多発家系が少ないことの要因としては、PTSDの浸透率 penetrance が低い、すなわち、PTSDの発症に関わる遺伝要因を有していたとしてもPTSD罹患という表現型を呈するとはかぎらない場合が多いということなどがあげられる。PTSDに罹患する遺伝的脆弱性を本来有しているかどうかということは、トラウマとなるような体験に暴露されないかぎり分からない。一生のうちにトラウマとなるような体験に暴露される人は稀ではないとはいえ、そのような暴露の程度を後になって適正に評価するということは本質的に難しいことである。さらに、このような研究を行ううえでは健常対照者の評価を行う必要があるが、その際に問題となるのが、PTSDの兆候がみられないということがトラウマへの暴露がないためなのか、暴露体験がありながら罹患していないのかということを、人生を遡って評価

したうえで決定づけることはやはり本質的に困難である。それゆえ，家系研究を行うにあたっては，その家系を研究する発端となる PTSD 罹患者を上記のような観点から注意深く選び，家系構成員のトラウマへの暴露を評価することができて始めて有用な情報を得ることが可能になる。

一卵性双生児 monozygotic（MZ）twins は互いに遺伝型が一致しているのに対し，二卵性双生児 dizygotic（DZ）twins は平均して全遺伝子のうち半分の遺伝型が共通している。それゆえ，一卵性双生児は二卵性双生児に比べて遺伝要因によって規定される表現型の一致率が高くなる。一卵性双生児と二卵性双生児の各々の表現型の一致率の差を調べることによりその表現型の遺伝率が測定できる。もっとも，一卵性双生児は二卵性双生児と比べて周囲の人から同じように扱われがちであるため，理論上厳密には遺伝要因だけでなく，一卵性双生児は二卵性双生児よりも均一な環境を共有しているという環境的要因も高い表現型の一致率に反映していると考えられる。PTSD の遺伝率の算定に有用な情報を得るためには，同程度にトラウマに暴露されている双生児ペアを対象とする必要がある。さらに，トラウマへの暴露されやすさに寄与する遺伝要因（Eaves & Erkanli, 2003）とトラウマへの暴露による PTSD への罹患しやすさに寄与する遺伝要因とを分けることは困難であり，トラウマを体験した者を研究対象として選別する段階で，トラウマに暴露されやすい一群の対象者を選んでいるという避けられない選択バイアスがかかることになる。これまでの双生児研究の結果は遺伝要因と環境的要因の相互作用が複雑なものであることを示している。例えば，従来，社会からの支援という要因は環境的要因を構成する一要因と考えられがちであったのに対し，Kessler ら（1992）は，遺伝要因と環境的要因の双方が社会からの支援を引き寄せることに寄与していることを報告している。養子に出たことで異なる環境で育った同胞の表現型を調べる養子研究は遺伝要因と環境的要因を分けるうえで双生児研究を補完する研究手法となるが，PTSD 研究に応用するのはきわめて困難である。

責任遺伝子の同定

PTSD への遺伝的な脆弱性を増やしたり減らしたりする遺伝子を同定するための連鎖解析 linkage analysis，相関研究 association study などの戦略（相関研究には単一塩基多型 single nucleotide polymorphism（SNP）の全ゲノムスクリーニングを含む）。

連鎖解析による全ゲノム解析とは，調べたい表現型を遺伝的に受け継いでいる家系を対象に，その表現型が親の世代から子の世代に受け継がれる際には，必ず同じようにその親から子に共通のアレルが伝わるような多型マーカーを全ゲノムを網羅するようにデザインされた多数の多型マーカーの中から選別することで，その選別された多型マーカーの近傍のゲノム領域に表現型を規定する遺伝子が位置することを突き止める手法である。全ゲノム連鎖解析により表現型との連鎖が示された多型マーカーの近傍のゲノム領域を調べることで，その表現型を規定する未知の遺伝子が同定される。PTSD 研究に連鎖解析の手法を用いるためには，トラウマに暴露された複数の家系メンバーを対象にする必要がある。一般に遺伝形式を事前に想定して行うパラメトリックな連鎖解析を行うためには罹患していない家系メンバーについての情報も必要となる。PTSD の連鎖解析においては，罹患していない家系メンバーの情報として，PTSD に罹患する家系メンバーと同等のトラウマへの暴露歴がありながら PTSD に罹患していないということが確かでないかぎり，非罹患対照者として扱うことはできず，確かな情報がない場合には表現型不明として処理する必要がある。PTSD 研究において大家系の連鎖解析研究を行うのに必要な情報を取得するうえで，以上のことは困難な課題として立ちはだかる。

対照的に，相関研究は疾患病態についての仮説に基づく候補遺伝子，あるいは，先行して行われた連鎖解析研究で連鎖が示されたゲノム領域に位置する候補遺伝子について，その遺伝子の多型のアレル allele[†1] と疾患との相関を調べるものである[†2]。候補遺伝子のゲノム領域に位置する多型のアレル頻度 allele frequency や遺伝子型頻

度 genotype frequency†3 の違いを，疾患群と健常対照群との間で比較するケース・コントロール相関解析の手法や，家族の中で特定のアレルが親の世代から子の世代に伝わる頻度を比較する伝達不平衡テスト transmission disequilibrium test（TDT）の手法がとられる†4。

ケース・コントロール相関解析

ケース・コントロール相関解析 case-control association は PTSD 罹患者群と対照群との間で候補とする多型のアレル頻度や遺伝子型頻度を比較するものである。PTSD を研究する場合，下記に示す通り，対照群の中に潜在的に遺伝的脆弱性を持つ個体が含まれることを除くためには，PTSD 罹患者と同様のトラウマ体験を経験しているにも関わらず PTSD に罹患していないことを確認したうえで対象者に選ぶ必要がある。もっとも，この方法だけが唯一の正しい研究デザインというわけではない。

相関研究の対象となる集団が遺伝的に均一ではない状態，すなわち，集団の階層化 population stratification もしくは混和 admixture が起きている場合，ケース・コントロール相関解析で偽陽性の結果を導く可能性がある（Devlin & Roeder, 1999; Pritchard, Stephens, Rosenberg, Donnelly, 2000）。もし，ケース・コントロール相関解析の対象となる集団の中に解析対象とする多型のアレル頻度と表現型の頻度が異なるサブグループがある場合には偽陽性を引き起こす可能性がある。集団の階層化の問題を補正するためにベイジアン法 Bayesian method を取り入れた手法が考案されている。このような手法には，複数の多型情報と対象となる集団の創始者的な集団に関する情報を統合することで，サブグループの混和を近似する手法（Pritchard et al.,2000），あるいは，アレル頻度のパターンが他の多型に比べて異なる一群の多型が集まるゲノム領域を探して，そのようなアレル頻度のパターンのばらつきの元になっているサブグループの混和を推定し，相関研究で得られた有意な相関結果について階層化の補正を行う手法（Devlin, Roeder, Wasserman, 2001）などがある。

伝達不平衡テスト

伝達不平衡テスト transmission disequilibrium test（TDT）（Spielman, McGinnis, Ewens, 1993）は両親から罹患した子どもに特定のアレルが伝達する様式を解析する手法である。TDT では両親については罹患の有無などの表現型について確認する必要はない。TDT は集団の階層化による偽陽性が避けられるという利点に加え，健常対照者を必要としないため，非罹患の診断に伴う情報の誤りを含めるリスクを回避することもできる。TDT にはこのような利点がある半面，考慮するべき欠点もある。TDT を行うためには罹患対象者を生んだ実の両親からの DNA 試料を採取する必要がある。そのためには経費もかかるし，第一，両親からの DNA 採取は容易なことではない。これに対し，ケース・コントロール研究は DNA 試料の採取は比較的簡単で，遺伝子が表現型に及ぼす小さな影響力を検出するためには大きな集団を

---

†1 アレルとは多型部位に属して互いに区別される遺伝的変異体。例えばある多型部位の塩基がアデニン（A）とシトシン（C）と 2 パターンをとる場合，この多型は A アレルと C アレルの 2 つのアレルを持つことになる。

†2 この章の後半でも触れられる通り，今日では相関研究についても候補遺伝子の解析のみならず，全ゲノムの多型と表現型との相関を網羅的に調べる相関解析も行われるようになっている。

†3 アレル頻度とは集団において特定のアレルが出現する頻度，遺伝子型頻度とは集団において特定の遺伝子型（すなわち父親と母親から 1 つづ受け継いだアレルの組み合わせ）を持つ個人の頻度である。例えば仮に，A アレルと C アレルを持つ多型について 100 人の集団で解析して，A アレルを両親ともから受け継いで 2 つ持つ人が 10 人，A アレルと C アレルを 1 つずつ受け継いでいる人が 50 人，C アレルを両親ともから受け継いで 2 つ持つ人が 40 人いた場合，A アレルをホモ接合で持つ人，A アレルと C アレルをヘテロ接合で持つ人，C アレルをホモ接合で持つ人の遺伝子型頻度は各々 10%，50%，40% と表現される。100 人が 2 つずつのアレルを持つので 200 のアレルがあるうち，A アレルの数は 10 人が 2 つ，50 人が 1 つ持つので，合計 70，C アレルの数は残り 130 なので，A アレルと C アレルのアレル頻度は各々，35% と 65% となる。

†4 ハプロタイプ相対危険率解析 haplotype relative risk（HRR）などいくつかの手法がとられる。

集める必要があることを考えると，費用対効果の面で優れている。

PTSDの罹患感受性候補遺伝子の解析

相関研究の対象とする候補遺伝子は，PTSDの病態に関連すると考えられる分子パスウェイについての知識に基づいて選択される。選ばれた候補遺伝子のゲノム領域に位置する多型を解析する方法として，ケース・コントロール研究では，特定のアレルの頻度が罹患者群と健常対照者群との間で有意に異なるかどうかという点において，TDTでは，親が持つ2つのアレルのうち特定のアレルが罹患している子に伝わる頻度が有意に高いかどうかという点で，その候補遺伝子と疾患との相関を評価する。相関研究は，対象とする多型の性格として，アミノ酸に翻訳される塩基配列を含むコーディング領域，あるいは，遺伝子の発現を調節するプロモーター領域に位置するなど，その遺伝子の生物学的機能に検出し得る影響を及ぼす多型を解析することで，多型と疾患病態との直接の相関を検討するアプローチがある。もう1つのアプローチは，連鎖不平衡 linkage disequilibrium[†5]の原理に基づいて，生物学的な機能が知られていないゲノム領域に位置する単一の多型やハプロタイプ[†6]と表現型との相関を解析するというものである。後者のアプローチでは，直接解析される生物学的な機能を持たない多型の特定のアレルが特定の表現型と相関をする場合，その多型の近傍に位置する直接解析されることはない多型が生物学的な機能に影響し，表現型と直結するアレルを有していることを反映しているのである。

これまでのところ，実際にはPTSDの罹患感受性を引き上げるような遺伝子群は同定されていない。PTSDに関連する生物学的変化は多く報告されており，これらの知見は下記に論述するよ うないくつかの仮説に基づく候補遺伝子についての相関研究を行う根拠となっている。

全ゲノム相関研究

多型にはいろいろなタイプのものがあるが，単一塩基多型 single nucleotide polymorphism (SNP)はその中でも最も数が多いタイプの多型である。SNPは2つのアレルからなる diallelic 多型[†7]であるため，従来の連鎖解析に用いられた短い塩基配列の繰り返し数によりいくつものアレルからなる多型に比べ，1つの多型が持つ情報量という点では劣る。しかし，多数のSNPを解析することで累積される情報量は，1つの多型が持つ情報量の少なさを補って余りあるほど大きく，全ゲノムにわたって連鎖不平衡の状態を精緻に解析することを可能にする。ある表現型の責任遺伝子の局在をゲノム領域上に特定するのに必要なSNPマーカーの密度はそのゲノム領域で，どの程度の領域にわたって連鎖不平衡が認められるかによる。このことは親から子に染色体が伝わる際に，隣り合う多型マーカー同士の間でどの程度組み換えが起こっているかということを反映する。2つの多型の間の組み換えの頻度は，多型の間の物理的な距離，祖先で突然変異によって多型が生じて以来何世代経過しているか，および，その領域の染色体組み換えの生じやすさなどの要因によって規定される。連鎖不平衡が強いゲノム領域では，少ない多型マーカーでも相関解析に十分な情報を得ることができるのに対して，組み換えのホットスポットと呼ばれる組み換えが多発する領域では，多型マーカーとの連鎖不平衡によって近傍に位置する表現型の責任遺伝子を捉えることはより困難になる。ゲノム研究の進歩に伴い，より精緻なSNPのゲノム上の位置情報やハプロタイプ地図が完備されるに従って，全ゲノムの精緻なSNP解析により疾患責任遺伝子を特定するアプ

---

†5 連鎖不平衡とは疾患の感受性に関わる遺伝子とその近傍に位置する多型とは，親から子に伝わる際に染色体組み換えが起きて引き離されるということを免れやすく，従って親から子に一緒に伝達されやすいという現象をいう。
†6 ハプロタイプとは一本の染色体上における複数の多型のアレルの組合せであり，連鎖不平衡がみられるゲノム領域上に近接する複数の多型は親から子にひとまとまりのハプロタイプとして伝わる。
†7 通常DNAを構成するA,C,G,Tの4種の塩基のうち，いずれか2つの塩基による2パターンのアレルからなる多型。

ローチは費用対効果の見込めるアプローチとなるであろう（Carlson, Eberle, Kruglyak, Nickerson, 2004）。このアプローチを大規模なケース・コントロール研究に応用する試みを進めることで、最終的には PTSD の罹患感受性に寄与する未知の遺伝子を新規に検出することが可能になるであろう。このような研究の例としては、加齢黄斑変性の罹患感受性遺伝子を特定するため、10万の SNP による全ゲノム相関研究が行われた（Klein et al., 2005）。

遺伝研究のための表現型の評価
健常対照者の評価

PTSD への脆弱性の有無を評価するうえではトラウマに暴露されたことが前提となる。PTSD に罹患していない対照者の中に、潜在的には PTSD への脆弱性を有した者が含まれることを除外するため、理想的には、トラウマへの暴露を受けた者を対象に前方視的研究を行うことが望ましい。しかし、通常、より現実的にとられる手法は、昔起こったことを面接で評価する後向きな研究手法である。一般の集団から PTSD に関するスクリーニングを行わずに任意に選んだ者を対照者と設定することもまた正当な方法として認められる（Gelernter et al., 1999）。PTSD は多要因遺伝疾患であり（True et al., 1993）、PTSD の病態形成に単一の遺伝子が及ぼす効果は小さいと考えられるが、トラウマに暴露した場合、PTSD への罹患感受性に寄与する多型のアレルは、対照集団に比べると、PTSD 罹患者の間でより高頻度に観察されるはずである。しかしながら、PTSD の有病率がトラウマに暴露された集団において高い（Kessler, Sonnega, Bromet, Hughes, Nelson, 1995）ということは、トラウマに暴露されたことのない健常対照者は潜在的に PTSD への遺伝的な罹患感受性を有しているという可能性を示唆する。さらには、PTSD 罹患者のかなりの割合の者については PTSD の症状はトラウマ体験からの時間が経過するに従って弱まっていく。これらの要因は大規模なケース・コントロール研究において（特に一般集団からランダムに選別した対照者を用いる場合には）、PTSD を引き起こす遺伝要因が低く見積もられることにつながる。これらのことを考え合わせると、PTSD 罹患者群と同等のトラウマへの暴露をしながら PTSD を罹患していない者を対照者に選ぶこと、トラウマ後長年経ってから PTSD の症状評価をするだけでなく、トラウマ体験後、1カ月後と3カ月後、などのように何度かにわたって PTSD の症状評価を行うことが、PTSD の遺伝要因を解明するうえでは理想的である。

PTSD に合併する精神疾患

PTSD 罹患者は物質依存、感情障害、不安障害を含む他の精神疾患をしばしば合併するため、PTSD の遺伝研究を行ううえでは、トラウマ体験に関連する精神疾患の評価を行うことは重要である。このような合併症が顕れることの背景には、これらの複数の疾患の病態形成に関わる要因間の複雑な相互作用があるものと思われる。トラウマへの暴露という要因に加え、PTSD と合併疾患に共通するトラウマへの暴露以外の環境的要因、あるいは、合併疾患に特異的な環境的要因といったものが、PTSD に合併する精神疾患への罹患を促進しているものと考えられる。また、これらの合併疾患に相加的 additive [†8] に働いたり、あるいは、各合併疾患に特異的に働く遺伝要因もまた、これらの疾患の形成に影響しているであろう。

さらに、1つの疾患に罹患することが他の疾患の罹患にも促進的に働くという要因もあると考

[†8] 遺伝要因には相加的 additive なものと非相加的 non-additive なものに分けられる。相加的要因とはある遺伝子の作用が同じ形質に関与する他の遺伝子の作用に対して加算的であることを差す。非相加的要因とは複数の遺伝要因が加算的に働かないことを差し、優性効果や上位性効果（エピスタシス効果）によって生じる。優性効果とは、ヘテロ接合体が示す効果が2通りのホモ接合体の効果の中間よりずれる現象を指し、上位性効果とは複数の遺伝子の効果のうち1つの遺伝子の効果がある他の遺伝子の効果に対してより支配的であるため、他方の遺伝子の効果が観察できないような現象を指す。

えられる。トラウマ体験というような特異的な環境的要因に暴露する傾向もまた，下記に記載する通り，遺伝的な要因を包含しているが，このことは問題を一層複雑なものにしている。一卵性と二卵性の双生児研究からは，PTSDとアルコールおよび薬物の依存症の各々の罹患に特異的に寄与する遺伝要因と疾患相互に相加的に寄与する遺伝要因があることが示されている（Xian et al., 2000）。同様にPTSDと全般性不安障害generalized anxiety disorder（GAD）やパニック障害panic disorder（PD）についても各々に特異的な遺伝要因と相加的な遺伝要因があることが示されている（Chantarujikapong et al., 2001）。不一致の一卵性双生児研究discordant MZ co-twin controlparadigm[†9]では，戦闘によるトラウマへの暴露は大うつ病性気分障害major depressive disorder（MDD），GAD，PDへの罹患感受性を引き上げ，また，ペア間で共有される遺伝要因はPTSDと気分障害（MDDと気分変調症）との合併に影響をしていることが示された（Koenen et al., 2003b）。Koenenら（2003a）は同じ研究手法により，トラウマを引き起こす戦闘に暴露したという要因，および，戦闘体験の暴露によりPTSDに罹患したという要因は，各々，他の精神疾患の合併という要因に寄与していた。特に，トラウマを引き起こす戦闘に暴露したということはアルコール依存や大麻依存への罹患のリスクと相関し，戦闘体験の暴露によりPTSDに罹患したということはトラウマへの暴露，MDD，ニコチン依存への罹患のリスクと相関していた（Koenen et al., 2003a）。環境的要因もまた特定の表現型の発現に重要な役割を持つ。例えば，PTSD罹患者の集団と非罹患者の集団とで物質依存の有病率が異なることに，PTSD罹患者群は非罹患者群よりも依存性物質を入手しやすい環境にある，あるいはPTSD罹患者群の社会的背景に依存性物質を希求させる要因があるなどの環境の違いを反映している面があるというような可能性もないとはいえない（下記参照）。

中間表現型

PTSDは侵入性再体験，回避・麻痺，過覚醒という3つの症状を元に診断される。罹患者から訴えられる症状の数と強さとを総合的に判断して狭義のPTSDという臨床診断が確定する（Andreasen, 1997; Radant, Tsuang, Peskind, McFall, Raskind, 2001）。トラウマの体験者にみられる表現型のうちの異なる要素（例：侵入，回避，過覚醒といった要素）の各々は異なる遺伝率を持つ可能性がある（True et al., 1993）。PTSD症状の各要素をとり分けて評価を行うことで，各要素に特異的な遺伝要因の影響を特定するうえでより妥当性の高い結果を得ることができると思われる（Neiderhiser, Plomin, McClearn, 1992）。これまでに，PTSDのバイオマーカーbiomarker[†10]がいくつか報告されてきているが，これらのバイオマーカーの成り立ちとなる生体現象に特異的な責任遺伝子を探すというアプローチを可能にするということがあるため，バイオマーカーは潜在的には中間表現型と成り得るものである。例えば，海馬の大きさ（Gilbertson et al., 2002），自律神経系の障害（Orr et al., 2003），視床下部－下垂体－副腎皮質系hypothalamic-pituitary-adrenal（HPA）のストレス応答（Yehuda, 2002）などPTSDのバイオマーカーとしてあげられる。ただ，残念ながら，これらのPTSDのバイオマーカーは各々単独での診断的特異性は低い。

[†9] 一卵性双生児ペアの片方が精神疾患に罹患し，もう片方が健常であるという表現型の異なる双生児ペアdiscordant pairsを対象として比較検討を行うことで，ペアの各々が暴露してきた環境的要因を含めて遺伝要因以外の要因を解析できる。

[†10] 本書ではバイオマーカーbiomarkerと生物学的指標biological markerが厳密に区別されずに用いられている。バイオマーカーとは特定の病状や生体の状態を数値化，定量化した指標を指す。この用語は特定の病状や生体の状態の指標となる血液中のタンパク質などの物質（生体指標化合物とも呼ばれる）に限定して用いられる場合と，生体の形態や生理機能等の客観的に計測可能な指標も含めて用いる場合がある。後者の場合は生物学的指標と同義である。本節では海馬容積に言及していることから後者の意味で用いられている。

多要因遺伝疾患としてのPTSD

　PTSDは1つ1つでは罹患感受性に対して小さな影響力しか持たない遺伝子多型アレルが複数合わさり，これに一定以上のトラウマへの暴露が加わるという複合要因の相互作用の結果発症すると考えられる。このうちどの遺伝子多型アレルをとっても，そのアレルを持っているというだけではPTSDを罹患するには十分とはいえないし，また，そのアレルを持っていないとPTSDに罹患しないというような必須の要因ともいえない。多要因遺伝疾患について遺伝子型と表現型との相関を解析する際に問題となる課題はPTSD研究においてもあてはまる。遺伝的多様性genetic heterogeneityとは，異なる遺伝子が，あるいは，異なるパターンの遺伝子群の組み合わせが同じ表現型を引き起こすことをいう。互いに血縁関係にないPTSD罹患者を大人数集めるとすると，その中のある一群の罹患者は他の一群の罹患者とは異なるセットのPTSD罹患感受性遺伝子アレルを持つと予想される。このことは大多数のPTSD罹患者を対象に共通する罹患感受性遺伝子アレルを探そうとする試みを困難にしている。PTSDが多様な病因を持つということは，PTSDの罹患感受性要因のうちの1つ（あるいは多く）に対応して特異的な脆弱性があるということを反映する。このような罹患感受性に関わる要因には，トラウマ体験中の心理的反応や生理的反応の程度，恐怖心に駆られて行う学習のパターンが顕著であること，トラウマ後に対人交流を円滑に行える能力などがあげられる（Brewin, Andrews, & Valentine, 2000）。PTSDの表現が多様であることは多くの原因に基づいている。同じ遺伝子や，同じ遺伝子群の組み合わせが異なる表現型を引き起こすことによって表現型の多様性が生ずることもある。このことは，ある遺伝要因に基づく表現型が，他のいくつかの遺伝子，環境，遺伝子と環境の相互作用などの要因によって修飾されることによるのであろう。PTSD感受性の遺伝要因を持っていてもPTSDを発症するとはかぎらないこと，すなわち，PTSDの浸透率が低いことはこのことのよい例である。トラウマへの暴露歴を考慮せずに，大人数の健常対照者を選べば，必ず，PTSD罹患感受性に関わる遺伝子型のいずれかを持ちながら，トラウマへの暴露がないためにPTSDの表現型を来さない一群が相当の人数含まれることになる。すなわち，環境的要因の有無の確認なしには，PTSDへの脆弱要因を検出することは困難である。

遺伝子と環境との相互作用（G × E interaction）の究極のモデルとしてのPTSD

　代表的なヒトゲノム配列の解読が完成したことは遺伝子多型が様々な表現型に及ぼす影響を理解するという究極の難題を解決の方向に大きく手繰り寄せた。複数の研究グループが様々な対象集団の多型頻度の網羅的な解析を進めている。しかしながら，PTSDがそうであるように，疾患への罹患感受性を増やす遺伝子型が存在するだけでは発症に至らず，疾患に関連する環境的要因への暴露があって始めて，潜在的な遺伝的疾患感受性が発症に導かれるということもしばしば起こる。それゆえ，多くの遺伝子多型についてその機能的な意義を解明するという試みを大幅に推し進めるためには，遺伝子と環境との相互作用のメカニズムを解明する必要がある。

　多要因遺伝疾患の病態を形成する多くの遺伝子が持つ小さくて多様な影響の複合的な働きを決定するためには，並行して，同様に小さくて多様な複数の環境的要因の複合的な働きを解明しなければならない。このような環境的要因は遺伝子多型が持つ影響が本来明瞭に顕れるべきところを弱めたり消したりするような形でも働く。このような環境的要因は長期間にわたって強く作用を及ぼし続けることもあるし，個体発生の途上や成長した後のどこかの決定的なほんのわずかの時間のみ効果をもたらすこともある。遺伝子多型の影響が他の遺伝子多型との組み合わせによって修飾されるように，疾患を発症に導く環境的要因も他の環境的要因によって増強されたり，無効化されたりする。遺伝要因と環境的要因との並列的な，あるいは相互に作用しながらの影響を理解することは，どのように多要因遺伝疾患の表現型が顕在化され

たり，修飾されたり，または不顕化されたりするかを理解するうえで必須である。単純化した研究の戦略として，疾患は単一の遺伝子の変異によって引き起こされる，あるいは，単一の環境的要因に暴露することによって引き起こされるというモデルを用いるということがある。このようなモデルは精神行動を表現型とする研究ではほとんど当てはまらないが，遺伝子型と表現型との相関を分かりやすく示すのに有効である。稀なメンデル遺伝病では単一の遺伝子の変異が高い浸透率で表現型の発現に寄与するということを明確に認めることができるが，これらの例は単一の遺伝子が単一の表現型に影響を及ぼす現象を理解する単純なモデルとなる。PTSDの概念は，遺伝子型による潜在的な罹患感受性の存在下で極限の環境への暴露が表現型を引き起こすという形で，上述の単純なモデルとは異なるモデルを提起する。次の項目に詳述するとおり，PTSDへの罹患しやすさを規定する遺伝要因のいくつかは，おそらく，トラウマへの暴露以外の未だ知られていない環境的要因に暴露することや，あるいは他の遺伝子に起因する脆弱性が加わることで，他の精神疾患との合併を引き起こすに至る。トラウマへの暴露に関する正確な情報が得られるという前提があれば，PTSDという表現型を規定する遺伝子型は，他のどのような合併精神疾患の表現型を規定する遺伝子型よりも，特定が行いやすいと思われる。

現在の研究状況

疾患病態への遺伝要因と環境的要因の関与を特定するための双生児研究
ベトナム戦争帰還兵を対象とする双生児研究

　PTSD罹患者を同一家族内に多く認める家族内集積を示す報告がなされており，このことはPTSDの遺伝要因を示唆する（Connor & Davidson, 1997）。しかし，PTSDの双生児研究を行わないかぎり，PTSDの遺伝要因の有無を結論づけることはできない。PTSDの双生児研究は，同様のトラウマ体験を持つ双生児ペアを多数解析する必要があり，これまでのところ，その多くは帰還兵を対象に行われている。ベトナム戦争期間双生児登録 Vietnam Era Twin（VET）Registry（1965年〜1975年）に登録され，ともに戦地で従軍した男性の双生児のペアは7,375組にのぼる。基本的な遺伝情報を反映するものとして，対象双生児の血液型と身体的特徴の類似性を調べることで，一卵性か二卵性のいずれかということに近似する情報を得た。1991年から1992年にかけて，VETの登録者のうち，約5,000の双生児ペアに電話でDSM-III-Rに基づいた面接が行われた。このデータを元に各対象者についてDSM-III-Rに基づく精神疾患の症状と診断が確定された（Goldberg, Curran, Vitek, Henderson, Boyko, 2002）。以下に詳述するとおり，この大規模なデータベースを用いた多くの研究が行われ，この領域にとって貴重な情報がもたらされた。

双生児データを用いた遺伝様式の研究

　これらの双生児研究に基づく遺伝様式研究についてはこれまでにも多くの総説が書かれてきている（Neale & Cardon, 1992）。臨床評価に基づく表現型の多様性には，相加的遺伝要因，ペア間で共通の環境的要因，非相加的遺伝要因，ペア間で共有されない個人に特有の環境的要因という4つの要因が関与していると考えられる。表現型データの解釈にはこの他にも検討するべきモデルはあるかも知れない。一卵性双生児ペア間では相加的遺伝要因については完全に相関することが想定されるのに対して，二卵性双生児ペア間は平均して50％程度の相関を示すはずである。非相加的遺伝要因についても，一卵性双生児ペア間では完全に相関することが想定されるのに対し，二卵性双生児ペア間では25％程度の相関しか示さない。これに対して，一卵性でも二卵性でも一緒に育った双生児ペアは共通の環境から同様の影響を受けているはずであるので，ペア間で共通する環境要因は一卵性でも二卵性でも双生児間の表現型に同等の影響を及ぼしているはずである。双生児間で異なる体験をすることに基づく個人に特異的な環境的要因は一卵性，二卵性とも双生児間で異なる

影響を及ぼすと考えられる。遺伝様式研究は環境的要因が一卵性双生児ペアと二卵性双生児ペアの表現型に同等に影響する equal environment assumption ということを前提になされる（Xian, Scherrer et al., 2000）。しかし，一卵性双生児は二卵性双生児に比べて互いによく似ているため，より共通の環境に暴露されやすい傾向がある。もしこのような一卵性か二卵性かによって双生児ペア間で異なる環境への暴露があり，その差異が罹患感受性に影響を持つのであれば，遺伝要因を過大に，あるいは，環境的要因を過小に扱う形で信頼性のない結果を導く可能性をもたらす（Xian, Scherrer et al., 2000）。このような事情に基づき，Xian, Scherrer ら（2000）は VET 登録者においていくつかの精神疾患に関する表現型を解析する際に，双生児ペアの各々が自分たちが一卵性だと思っているか，二卵性だと思っているかについての主観的な認識を評価することにより，一卵性双生児ペアと二卵性双生児ペアが同等の環境的要因を受けているという前提の妥当性を確認している（Kendler, Neale, Kessler, Heath, & Eaves, 1993）。これらの妥当性検証の結果から，主観的な卵生の認識は，PTSD，アルコール・薬物・ニコチンへの依存，MDD などの精神疾患への罹患の状態について，双生児間の類似性に顕著に影響することはないことが明らかになった。

　最後に，VET 登録者では戦闘体験に暴露することそのものが 47% という高い遺伝率を示すことが分かった（Lyons et al., 1993）。それゆえ，戦闘体験による PTSD 罹患の遺伝率を算出するにあたっては，事前に戦闘体験への暴露状況についてコントロールする必要がある。このことは遺伝要因が環境的要因への暴露の程度に影響を及ぼしていることの貴重な例証である。トラウマとなる極限のストレスに暴露されるに至る傾向に影響する遺伝要因もまた必然的に PTSD 罹患のリスク要因を構成するといえる。

戦闘体験による PTSD への遺伝要因と環境的要因の寄与

　VET に登録された 4,042 組の男性ペア（2,224 組の一卵性双生児ペアと 1,818 組の二卵性双生児ペア）を対象に PTSD 症状を呈するリスクに寄与する諸要因のうち遺伝要因が占める割合を算定したところ，双生児間でのトラウマへの暴露の相違を考慮に入れても，遺伝要因の寄与が約 30% を占めることが示された（Goldberg, True, Eisen, Henderson, 1990; True et al., 1993）。前述のとおり，トラウマに暴露される程度にも遺伝要因が寄与することが示された（Lyons et al., 1993）。このことは，PTSD に罹患するリスクとしては（1）トラウマに暴露されるリスクと（2）トラウマへの暴露後に PTSD を罹患するリスクという 2 つのリスクが，互いに部分的に重複しながら存在するものと考えられる。この研究では戦闘体験は再体験に関連する症状と回避症状の発現に寄与していた。この報告の著者らは遺伝要因はトラウマへの暴露という環境的要因への反応性と，環境からの刺激に反応して症状を引き起こすことに関する個体差に影響を及ぼしていると結論づけている。対照的に，トラウマへの暴露前に双生児間で共有される環境的要因は PTSD の罹患感受性に大きく寄与しないことが示された（True et al., 1993）。

合併する不安障害への遺伝要因と環境的要因の寄与

　PTSD を含め不安障害の範疇に属する複数の疾患はしばしば併発する。Chantarujikapong ら（2001）はベトナム戦争退役軍人の一卵性，二卵性を含む 3,327 の双生児ペアを対象に GAD, PD, PTSD の症状にどのように遺伝要因と環境的要因が重複して寄与しているかを解析した。この研究によれば GAD への罹患感受性を構成する要因のうち 38% に PD や PTSD と共通の相加的遺伝要因が寄与していた。PD への罹患感受性を構成する要因のうち，21% に GAD と PTSD とに共通の相加的遺伝要因が寄与しており，20% に PD に特異的な相加的遺伝要因が寄与していた。PTSD の遺伝要因全体に占める GAD と PD とに共通な相加的遺伝要因は 21% であり，PTSD に特異的な相加的遺伝要因は 13.6% と算定された。Chantarujikapong らはこれらの併発する不安障

害の各々は各疾患に特異的な遺伝要因に加え，共通の遺伝要因を多分に有しており，そこに各疾患に特異的な環境的要因が加わることで発症すると結論づけた。同様に，様々な精神疾患の間にはしばしば共通の脆弱性が認められ，疾患間の脆弱性が共通しているという現象は多要因遺伝性疾患には本質的に認められるものと考えられる。戦闘体験に伴うPTSDと他の精神疾患との合併は，これらの疾患への脆弱性を家族メンバーが共通に有していることにより観察され得る。Koenenら（2003a）は一卵性双生児ペアのうち1人がPTSDを罹患し，もう1人が罹患していない不一致のペアを対象にこの可能性を検討した。一卵性双生児ペアのうち，精神症状の不一致は主にペアの間で共通でない環境的要因に起因すると考えられる。女性の場合はX染色体の不活化モザイクなどの要因も関与する可能性がある。それゆえに，一卵性双生児の不一致例は戦闘体験への暴露，戦闘体験によって引き起こされたPTSDや他の精神疾患などが同時に起こる原因を調べるうえで，遺伝要因とペア間で共有される環境的要因とを一定にして解析を行うために用いられる。Koenenらは一卵性双生児の不一致ケースを対象とする研究により，戦闘体験への暴露と戦闘体験に起因するPTSDが物質依存とMDDの発症リスクにどのように寄与しているかを調べた。この研究では，戦闘体験への暴露と戦闘体験に起因するPTSDとは共通する環境的要因を介して物質依存やMDDの罹患のリスクに影響するということは認められなかった。戦闘体験への暴露は物質依存のリスクを増し，戦闘体験に起因するPTSDはMDDとニコチン依存のリスクを引き上げることも示された。これらの結果は複数の疾患が合併することのメカニズムとして，ある表現型が他の表現型の発現に寄与しているという要因と複数の疾患に共通の脆弱性があるという要因の2つが働いて起こることを示唆している。

先行研究から既往歴や家族歴がトラウマへの暴露やトラウマへの暴露によるPTSDの発症に寄与することが示されている（Brewin et al., 2000）。家族歴は精神疾患一般の発症のリスクを引き上げることが知られており，このことはひいては，他の精神疾患と共通の遺伝要因，もしくは家族が共有する他の要因により，PTSDの発症リスクを引きあげる可能性を示唆する。この他にも，家族歴はトラウマへの暴露のリスクを増やすことでPTSD罹患のリスクを増やすことも示されている。Koenenら（2002）は戦闘に関するトラウマへの暴露やPTSDの発症のリスクへの既往症と家族歴との影響を区別する試みを行っている。この研究ではVETに登録された6,744組の男性双生児ペアを対象に，トラウマへの暴露および暴露に起因するPTSD罹患と個人および家族のリスク要因との相関が解析された。東南アジアでの従軍，行為障害の既往，物質依存の既往，家族に気分障害罹患者がいることなどの遺伝要因および環境的要因の双方に起因する要因がトラウマへの暴露についての様々な要因のリスクに寄与していた。一方，気分障害の既往があることはトラウマへの暴露のリスクを下げていた。トラウマへの暴露後にPTSDを発症するリスクはトラウマに暴露する年齢が若いこと，複数のトラウマに暴露すること，父親がうつ病に罹患していること，義務教育が十分受けられていないこと，東南アジアへの従軍，行為障害・PD・GAD・MDDの既往によって増加していた。Koenenら（2002）の研究は家族歴とPTSDとの相関は，トラウマへの暴露のリスク，および，精神疾患の既往という要因を介していることを示しており，遺伝要因との複雑な相互作用もまた関係していると考えられる。Koenenら（2003a）は戦闘によるトラウマに暴露すること，および，トラウマへの暴露によりPTSDに罹患することという2つの要因は各々が合併症の罹患に影響を及ぼしていることを示した。戦闘への暴露はアルコールや大麻への依存のリスクと相関しており，戦闘によるPTSD罹患という要因は戦闘への暴露とMDDやニコチン依存への罹患との相関に影響していた（Koenen et al., 2003b）。

遺伝要因と環境的要因の物質依存合併への寄与

Xian, Chantarujikapongら（2000）はやはりベ

トナム戦争退役軍人双生児研究により，PTSD，アルコール依存，薬物依存の間でどの程度共通の遺伝要因，環境的要因が認められるかを解析した。遺伝要因，環境的要因が生涯を通してPTSD，アルコール依存，薬物依存が併発することに相当程度に寄与するという遺伝モデルが用いられた。この研究でもPTSD，アルコール依存，薬物依存の間の重複が顕著に認められ，3疾患には各疾患に特異的な遺伝要因，3疾患に共通の遺伝要因，各疾患に特異的な環境的要因があることが示唆された（Xian, Chantarujikapong et al., 2000）。

Xian, Chantarujikapong ら（2000）の研究からは，PTSDとアルコール依存に共通の遺伝要因がトラウマへの暴露という要因から独立しているかどうかは分からない。McLeod ら（2001）が生体計測モデルを用いてこの問題を検討したところ，戦闘への暴露の程度に寄与する相加的遺伝要因と同じ要因が，アルコール依存やPTSDに特異的な症状の重症度に寄与していた。これらの知見はPTSDに起因してアルコール依存が起こるのではなく，PTSDとアルコール依存とを引き起こす共通の脆弱性が存在することを示している。McLeodらは遺伝要因は深刻な戦闘体験への暴露しやすさ，PTSD症状の重症度，アルコール依存の重症度に影響することを示唆している。このことはアルコール依存の合併に関わる環境的要因の重要性を除外するものではない。

どのようなPTSD罹患者の集団で調べてもPTSD罹患者におけるうつ病の合併率は大差はないが，アルコール依存や薬物依存の合併率は集団によって大きく異なる。トラウマ体験から数年を経てのPTSDとうつ病の合併率はイスラエルと米国とで同等であるが，物質依存の合併率は米国で顕著に高いのに対して，イスラエルではほとんど認められない（Shalev et al., 1998）。イスラエルと米国との間にみられる表現型の相違は，異なる環境的要因（例：イスラエルではアルコールや薬物がほとんど流布しておらず，入手し難いというような文化的要因）が遺伝要因を修飾することの反映である可能性を示唆し，このことは，双生児研究が環境的要因の表現型の発現に及ぼす影響の大きさを示唆するのと一致している。その一方，イスラエルと米国との間のこのような極端な相違はアルコール依存や物質依存に陥りやすい遺伝要因に関する人種間の多様性を反映している可能性も考えられる。また，この相違は両国間におけるトラウマを引き起こすようなストレスの相違を反映している可能性も否定できない。

一般市民にみられるPTSDの双生児研究

Stein, Jang, Taylor, Vernon, Livesley（2002）は406組のカナダの双生児ペア（222組の一卵性双生児ペア，184組の二卵性双生児ペア）を対象に研究を行った。この研究では相加的遺伝要因，ペア間に共通の環境的要因，ペアの片方に特異的な環境的要因の3要因が暴力的なトラウマへの暴露しやすさには寄与しているが，非暴力的なトラウマへの暴露のしやすさに寄与しているのは，ペア間に共通の環境的要因とペアの片方に特異的な環境的要因の2要因のみであった。PTSD症状の発現には遺伝要因が中等度に寄与していた。暴力的なトラウマへの暴露，および，PTSD症状の発現に寄与する遺伝要因は顕著に共通していた。以上の研究結果から，トラウマ体験の種類によっては，その暴露のリスクに遺伝要因が寄与していると結論づけられている。この研究はVET研究の知見を一般市民，さらに，女性をも対象とした研究に基づく知見に広げている点で重要である。Steinらの研究に先駆けて行われた不安障害に関する50組に満たない双生児を対象とする小規模の研究で，PTSD罹患者は片方が不安障害に罹患する双生児ペアのもう片方にしか認められなかった[†11]（Skre, Onstad, Torgesen, Lygren, Kringlen, 1993）。

双生児研究による中間表現型の時間的因果関係の研究

双生児研究はPTSDの複数の中間表現型の間の因果関係を解明するうえで有用な方法である。海馬体積の減少（Gilbertson et al., 2002）と驚愕反応 startle response の異常（Orr et al., 2004）はPTSD罹患者で認められる再現性の高い生物

学的マーカーの双璧といえる。しかしながら，これらの異常がPTSDの発症前から生じており，PTSDへの罹患感受性を高める要因なのか，あるいは，トラウマへの暴露やPTSDへの罹患によって引き起こされる要因であるのかについては，これまでの研究からは分かっていない。PTSD罹患について不一致の一卵性双生児の研究はこの疑問に答えを出すものと期待される。

海馬体積の減少

　Gilbertsonら（2003）はベトナム戦争時代に一卵性双生児ペアの片方のみがPTSDを罹患している一卵性双生児の不一致ペア40組を対象に解析を行った。戦闘を体験した者のうち，42%が慢性のPTSDを罹患しており，類似の戦闘体験がありながら精神的に健常なもう片方のペアに比べて海馬体積が小さかった。PTSD罹患者の中では症状の重症度は海馬体積と逆相関していた。ペアのうち片方がPTSDを罹患し，もう片方が戦闘体験を持たない非罹患者を対象とした解析も行われた。この研究でも戦闘体験を持つ方の対象者の海馬体積は，そのPTSDの重症度と逆相関していたが，さらに興味深いことには，戦闘体験がない方の対象者の海馬の体積も，同様に，戦闘体験を持つ方のPTSDの重症度と逆相関していた。これらの知見は海馬の体積が減少していることはトラウマに暴露することでPTSDを発症するリスクに寄与する素因となることを示唆している（Sapolsky, 2002）。PTSD罹患者では透明中隔の形成不全があることも報告されている（May, Chen, Gilbertson, Shenton, Pitman, 2004）。Mayら（2004）はPTSD罹患について不一致の双生児研究を行い，異常に大きい透明中隔腔は遺伝要因または環境的要因を共有することによる家族性のPTSDの脆弱性を形成している要因であるかもしれないことを報告している[†12]。

驚愕反応

　突然の大きな音に対する反応の亢進，すなわち驚愕反応は，再現性の高いPTSDの心理・生理学的マーカーである。驚愕反応はPTSDの素因であるかも知れないし，PTSDを罹患することで発現されるバイオマーカーであるかも知れない。このいずれであるかを特定するためにOrrら（2004）はベトナム戦争で戦闘帰還兵と戦闘体験がない同胞の一卵性双生児ペアを対象に研究を行った。対象となった戦闘帰還兵には，その時点で慢性のPTSDに罹患している者も，PTSD罹患の既往がない者も含まれていた。驚愕への心拍数の反応はPTSDを罹患する戦闘帰還兵の方が戦闘体験のない同胞よりも大きかった。戦闘体験のない同胞の反応は彼らの同胞であるPTSDを罹患する戦闘帰還兵の反応よりは，むしろ，彼ら自身の同胞というわけではないPTSDを罹患していない帰還兵の反応と似ていた。これらの結果は驚愕に対する心拍数の増加はPTSD発症に先行して存在する家族性，もしくは，遺伝性のリスク要因というよりは，むしろ，PTSDに罹患することによって獲得される徴候であることを示唆する。すなわち，驚愕反応はPTSDの中間表現型とはならないことが示唆される。

遺伝要因と環境的要因の相互作用を検出する試み

　これまでの精神疾患研究では非常に顕著な遺伝要因と環境的要因との相互作用を見出しているものもあるが，PTSDに関してはそのような事例は

[†11] 片方が各種の不安障害に罹患する20組の一卵性双生児ペアと29組の二卵性双生児ペアのもう片方における各種の不安障害の罹患率を調べ，これを片方が不安障害以外の非精神病性の精神疾患に罹患する12組の一卵性双生児ペアと20組の二卵性双生児ペアのもう片方における各種不安障害の罹患率と比較した研究が行われたものである。この研究では片方が不安障害以外の非精神病性の精神疾患に罹患する双生児ペアのもう片方に比べ，片方が不安障害に罹患する双生児ペアのもう片方に顕著にPTSDの罹患者が含まれ，また，二卵性双生児ペアよりも一卵性双生児ペアでより顕著であったことを報告している。

[†12] 片方にベトナム戦争での戦闘体験があり，もう片方にはない一卵性双生児に頭部MRI撮像を行い，解析した双生児ペアは戦闘体験の有無に関わらず，通常よりも透明中隔腔が大きいことから，この所見が家族性の脆弱性に関係していることが示唆されている。

ない。Caspiら（2002）はモノアミン酸化酵素A monoamine oxidase A（MAO-A）の多型は児童期のマルトリートメントに起因する反社会的行動の形成に寄与する要因であることを報告した。この研究は出生時に登録を行った1,037名からなるコホートに基づくもので，マルトリートメントを受けた男児のうち，MAO-Aの特定のアレルを持つ男児は，別のアレルを持つ男児に比べて，反社会的行動を呈するリスクが高いことが示された。同じコホートで行われた研究では，セロトニン・トランスポーター serotonin transporter = solute carrier family 6, member 4（SLC6A4）の多型はストレスの大きな出来事の後にうつ病に罹患するリスクに寄与することが示された（Caspi et al., 2003）。この知見は他の研究でも再現され，また，SLC6A4の多型と社会的支援 social support との相互作用がうつ病罹患のリスクに影響していることも示された。これらの研究は精神疾患研究で遺伝要因と環境的要因の相互作用を特定するということは現実的な試みであることを実証しているし，また，PTSD研究においても同様に遺伝要因と環境的要因との相互作用を概念化するモデルともなる。

罹患感受性遺伝子の特定：PTSDの相関研究

ドパミンD_2受容体遺伝子

ドパミン神経伝達系の障害が多くの精神疾患で観察されていることは本総説で紹介するまでもないことだが，PTSDの病態との関連でも，PTSD罹患者の血漿と尿におけるドパミンDAの増加が報告されており，また，マウスによる動物実験でも遺伝子型がストレスによる中枢神経系のドパミン神経伝達の亢進に影響することが知られている（Segman et al., 2002）。ドパミンD_2受容体遺伝子 dopamine D2 receptor（DRD2）の下流に位置する多型は，そのアレルによって *Taq*-I A という制限酵素で認識されて切断されるかされないかが異なるため，サザンブロット解析によりDNAの断片の長さの違いとして検出される。このような種類の多型は制限酵素断片長多型 restriction fragment length polymorphism（RFLP）と呼ばれ，相関研究の黎明期から解析が行われてきている。この *Taq*-I A で検出される多型は，後の研究（Neville, Johnstone, & Walton, 2004）で正確には近傍に位置する ANKK1（Ankyrin repeat and kinase domain containing 1）という別の遺伝子領域に位置することが分かったが，近傍の多型アレルはともに子孫に伝達されやすいという連鎖不平衡という現象があるため，ある程度はDRD2遺伝子の影響を反映すると考えられており，現在でもDRD2*A多型と呼ばれている。これまでにいくつかの研究でDRD2*AとPTSDとの相関が調べられている。最初の研究はPTSD罹患を伴うアルコール・薬物乱用の症例37例とPTSDを伴わない物質乱用者19例とを比較したもので，PTSD罹患を伴う群でA1アレルの頻度が多いという報告がなされている（Comings, Muhleman, Gysin, 1996）。非常に症例数が少ないことと，物質乱用を伴っているということで，この結果からPTSDとDRD2多型との相関について確かなことを結論づけることはできない。Gelernterら（1999）らはPTSD罹患者57名と対照者87名でDRD2*Aに加え，DRD2遺伝子領域内に位置するDRD2*B，DRD2*Dを併せた3つの多型を解析したが，PTSDとこれら3つの多型との間に相関は認められなかった。3つめの研究として，Youngら（2002）はDRD2*A1アレル頻度は91名のPTSD罹患者群において，51名の対照者群よりも多いと報告しているが，この有意な相関はPTSD罹患者群の中でもアルコール摂取量が多いというサブグループに観察されたアレル頻度の多さによるものであった。やはり，解析対象が少な過ぎるということに加え，1日のアルコール摂取量について主観的にカットオフを定めて選んだサブグループに分けて解析を行っていることなどから，やはり，この研究に基づいてPTSDとDRD2との相関について確かなことを結論づけることはできない。さらに，DRD2*Aのような生物学的な機能に影響を持たない多型を遺伝的に受け継ぐということには，病態生理学的観点に立てば意味を見出し難い。Lawfordら（2003）はPTSD治療におけるDRD2*Aと選択的セロトニ

ン再取り込み阻害薬 selective serotonin reuptake inhibitor（SSRI）である paroxetine への治療反応性との相関を解析した。PTSD を罹患する白人退役軍人 63 名が paroxetine で 8 週間治療を受けた。DRD2*A1 アレルを有する罹患者はそうでない罹患者に比べ，paroxetine 治療前には，より PTSD 症状が重く，paroxetine 治療での症状改善率はより大きかった。解析対象数が少なく，また，複数の事象を観察しているため，本来であれば多重比較の補正が必要になるということもあり，この知見を一般化することには慎重であらねばならない。Duan ら（2003）により DRD2 多型が遺伝子の転写に影響するということが示されたことで，DRD2 多型の PTSD 罹患のリスクへの影響を解析するうえで，生物学的な意味づけの観点から，より妥当性のあるアプローチが取り得ることになるかもしれない。

ドパミン・トランスポーター遺伝子

Segman ら（2002）はドパミン・トランスポーター dopamine transporter＝solute carrier family 6, member 3（SLC6A3）遺伝子の下流の繰り返し配列多型 variable number tandem repeat（VNTR）と PTSD との相関を解析した。この研究では慢性の PTSD 罹患者 102 名と，前向きコホートで経過を追った結果，トラウマに暴露しながら PTSD を罹患するに至らなかったトラウマ体験のサバイバー trauma survivor（TS）104 名が比較された。この VNTR の繰り返し数が 9 回であるアレルを少なくとも 1 つ持つ対象者が TS 群では 30.5％であったのに対し，PTSD 罹患者群では 43％と有意に多く観察された（$p=.012$）。この 9 回繰り返しアレルを父親からと母親からともに受け継ぎホモ接合で持つ対象者の頻度も TS 対照群で 9.47％であるのに対し，PTSD 罹患者では 20.43％と顕著に多かった。この 9 回繰り返しアレルをホモ接合で持つことは慢性 PTSD を罹患するリスクをオッズ比にして 2.45 増加させた（95％ confidence interval［CI］＝.98-6.52）。

トラウマへの暴露の如何ということに関わりなく，正常のユダヤ人はこの 9 回繰り返し配列アレルを少なくとも 1 つ持つ人の頻度が 35％で，9 回繰り返しをホモ接合で持つ人の頻度が 15％であることが知られている（Frisch et al., 1999）。これらの正常のユダヤ人にみられる 9 回繰り返し配列の遺伝子型頻度は Segman ら（2002）の研究で観察された PTSD 罹患者と TS 対象者にみられた遺伝子型頻度の中間程度の頻度である（すなわち，9 回繰り返し配列アレルを少なくとも 1 つ持つ人の頻度は PTSD 罹患者で 43％，TS 対照者で 30.5％であるのに対し，正常ユダヤ人で 35％，9 回繰り返し配列をホモ接合で持つ人の頻度は PTSD 罹患者で 20.4％，TS 対照者で 9.5％であるのに対して，正常ユダヤ人で 15％である）。この VNTR はドパミン・トランスポーター遺伝子の下流のタンパク質に翻訳されない領域に位置し，おそらく，この領域に位置する他の生物学的な機能を持つ多型部位を連鎖不平衡により反映するマーカーとなっているのであろう。この領域に位置する多型と PTSD 罹患とに相関があるかどうかということについては，この遺伝子領域の複数の多型を解析してハプロタイプを調べることにより明確になるであろう。

神経ペプチド Y 遺伝子

戦闘による PTSD の罹患者は健常者に比べて，神経ペプチド Y（NPY）の値が低く，a_2 アドレナリン受容体拮抗薬であるヨヒンビンへの NPY の反応性が低下していた（Rasmusson et al., 2000）。Lappalainen ら（2002）による研究ではヨーロッパ出身の米国人のうち，アルコール依存罹患者群，アルコール依存以外の精神疾患罹患者群と健常対照者群の 3 群間で，NPY の 7 番目のアミノ酸がロイシンとプロリンとで置換していることによりタンパク質の機能に差が生じる多型である Leu7Pro 多型のアレル頻度が調べられた。この研究では，集団の階層性の問題を検討するため，アルコール依存症については，2 つのコホートが解析されており，また，疾患の特異性の問題を検討するために，アルツハイマー病，統合失調症，PTSD，MDD の診断がついている集団の解析も行われた。プロリンアレルの頻度は健常

対照群で 2.0%であったのに比べてアルコール依存罹患者群のうち，1番目のコホートで 5.5%，2番目のコホートでは 5.0%と有意に高い頻度を示していた（1番目のコホートと健常群：$p = .006$，2番目のコホートと健常群：$p = .03$）。プロリンアレルとアルコール依存との間に有意な相関が認められたことが，プロリンアレルがアルコール依存に合併する精神疾患と相関することに寄っているということを示す有意な結果は得られなかったが，PTSD の罹患者についていえば，プロリンアレルの頻度は 3.9%と高かった。

GABA$_A$ β_3 サブユニット遺伝子

γアミノ酪酸 gamma-aminobutyric acid（GABA）作動性の神経伝達は不安障害の病態形成に関与していると考えられているが，おそらく，PTSD の病態形成にも関与しているであろう。Feusner ら（2001）はイオン透過型の A 型と代謝型の B 型とある GABA 受容体のうち A 型を形造るサブユニットの 1 つである β_3 サブユニットの遺伝子領域に位置する 2 塩基繰り返しの多型と PTSD 罹患者 86 名を対象とする精神健康調査票 General Health Questionnaire-28（GHQ）の値との相関を解析した。この研究では罹患者を G1 アレルを持つ群と持たない群の 2 群に便宜上分けて解析がなされたが，G1 アレルをヘテロ接合で持つ群は，G1 アレルをホモ接合で持つ群や，G1 アレルを全く持たない群と比べて，GHQ の値が高く（$a = 0.05$），神経症傾向や心理的苦悩が大きいことが示唆されたが，G1 アレルをホモ接合で持つ群と G1 アレルを全く持たない群との間では差がみられなかった。この結果は説明が難しいが，著者らは，いずれかのアレルのホモ接合であることにより極端な表現型が引き起こされるというよりも，ヘテロ接合であることによって顕著に表現型が引き起こされるヘテロシス heterosis による可能性を示唆している。しかし，この多型そのものは生物学的な機能に影響するものではないし，著者らの説明を裏づける生物学的な根拠があるわけではない。

現在の知見の一般化可能性

VET の研究成果は特定の集団，特定のタイプのトラウマを対象としたものである。一般に遺伝性は集団特異的な現象であり，同等の大規模な市民対象の PTSD 研究が行われていない現状では，これらの知見を一般市民のトラウマ，女性，他の年代にあてはめることはできない。しかしながら，最近の小規模の一般市民対象の双生児研究はベトナム戦争退役軍人研究に類似した結果を示しており，これまでの知見が戦闘に起因しない PTSD や女性にも当てはまることについて一定の期待は持てる。これまでになされた PTSD の相関研究はいずれも予備的といえるもので，今後，さらなる再現性の検証が必要である。PTSD への罹患感受性に寄与する 1 つ 1 つの遺伝要因は小さくオッズ比が低いこと，また，双生児研究から PTSD とその合併症には疾患特異的な遺伝要因と相加的な遺伝要因があることが示されていることから，PTSD に特異的な遺伝要因を特定するには大規模な集団を対象に合併症に関する要因を考慮に入れながら研究を進める必要がある。トラウマへの暴露歴がありながら健常であるサバイバーを対照にとる研究や，互いに位置的に関連のない複数の多型情報に基づいて複数の亜集団に分類したうえで相関解析をする構造化相関解析などの手法によってケース・コントロール研究の際の集団の混合の問題を補正するなどの方法論的な改善が必要である（Kaufman et al., 2004）。また，仮説に基づいての相関研究では対象となる候補遺伝子がかぎられており，PTSD に特異的な生物学的指標がないこともこのような研究の限界となっている。

今後の課題

VET 研究は戦闘への暴露，PTSD への罹患，および，他の精神疾患との合併に寄与する遺伝要因と環境的要因を示す豊富な情報を提供してきた。本総説で論じた限界があるにも関わらず，これらの研究が大人数に基づく研究であることから，戦闘に起因する PTSD に遺伝要因と環境的

要因とが各々関与していることは明確に示されたといってよいであろう。同等に大きな規模の研究が戦闘によらないトラウマ，異なる年代，男性のみでなく女性も含んで行われれば，より確かな情報が得られることは間違いない。2004年12月にアジアで起きた津波のような自然災害の後などにこのような研究が行われるということがあるのかも知れない。これらの条件の元での大規模な双生児研究はトラウマへの暴露，PTSDの罹患，他の精神疾患との合併に関わる遺伝要因と環境的要因との複雑な相互作用の影響の理解を大いに進めるであろう。また，PTSDに関連する中間表現型が出生からトラウマ体験を経て病態を形成するという時間経過の中でいつ，どのように生じるかを追跡することも有用である。遺伝要因の特定が進むことで，これらの遺伝要因がどのように次世代に伝わるかを解明したり，病態に関わる遺伝子を特定したりすることが可能になるものと思われる。PTSDへの罹患感受性遺伝子を特定するためには，大規模な対象者が必要であり，また，遺伝型と表現型との相関を検討するうえでは，罹患者と対照者との双方について表現型がより明確に特定されておく必要がある。PTSD罹患者についていえば，合併症情報を収集し，コントロールすることが重要で，PTSDの中間表現型を使用することもまた重要な戦略となるであろう。対照者については不顕化している遺伝的脆弱性という交絡要因の問題を軽減するうえでも，トラウマ体験に関する情報の集積が理想的であるが，現実にこのような情報を集めることは困難であろう。近年急速に普及してきている全ゲノム相関研究は将来PTSDの罹患感受性遺伝子を特定することを可能にするかもしれない。

謝　辞

この総説は米国退役軍人局（米国国立PTSDセンター，精神疾患研究教育臨床センター），米国国立薬物乱用研究所助成金（R01 DA12849, R01 DA12690, and K24 DA15105），Hebrew大学Hadassah医学センターHadassit部門によるHorowitzFoundation助成金などの支援を得て執筆された。

文　献

Andreasen, N. C. (1997b). Linking mind and brain in the study of mental illnesses: A project for a scientific psychopathoiogy. *Science, 275*, 1586-1593.

Brewin, C. R., Andrews, B., & Valentine, J. D. (2000). Meta-analysis of risk factors for posttraumatic stress disorder in trauma-exposed adults. *Journal of Consulting and Clinical Psychology, 68*, 748-766.

Carlson, C. S., Eberle, M. A., Kruglyak, L., & Nickerson, D. A. (2004). Mapping complex disease loci in whole-genome association studies. *Nature, 429*, 446-452.

Caspi, A., McClay, J., Moffitt, T. E., Mill, J., Martin, J., Craig, I. W., et al. (2002). Role of genotype in the cycle of violence in maltreated children. *Science, 297*, 851-854.

Caspi, A., Sugden, K., Moffitt, T. E., Taylor, A., Craig, I. W., Harrington, H., et al. (2003). Influence of life stress on depression: Moderation by a polymorphism in the 5-HTT gene. *Science, 301*, 386-389.

Chantarujikapong, S. I., Scherrer, J. F., Xian, H., Eisen, S. A., Lyons, M.J., Goldherg, J., et al. (2001). A twin study of generalized anxiety disorder symptoms, panic disorder symptoms and post-traumatic stress disorder in men. *Psychiatry Research, 103*(2-3), 133-145.

Comings, D. E., Muhleman, D., & Gysin, R. (1996). Dopamine D2 receptor (DRD2) gene and susceptibility to posttraumatic stress disorder: A study and replication. *Biological Psychiatry, 40*(5), 368-372.

Connor, K. M., & Davidson, J. R. (1997). Familial risk factors in posttraumatic stress disorder. *Annals of the New York Academy of Sciences, 821*, 35-51.

Devlin, B., & Roeder, K. (1999). Genomic control for association studies. *Biometrics, 55*, 997-1004.

Devlin, B., Roeder, K., & Wasserman, L. (2001). Genomic control, a new approach to genetic-based association studies. *Theoretical Population Biology, 60*(3), 155-166.

Duan, J., Wainwright, M. S., Comeron, J. M., Saitou, N., Sanders, A. R., Gelernter, J., et al. (2003). Synonymous mutations in the human dopamine receptor D2 (DRD2) affect mRNA stability and synthesis of the receptor. *Human Molecular Genetics, 12*, 205-216.

Eaves, L., & Erkanli, A. (2003). Markov Chain Monte Carlo approaches to analysis of genetic and environmental components of human developmental change and G × E interaction. *Behavior Genetics, 33*(3), 279-299.

Feusner, J., Ritchie, T., Lawford, B., Young, R. M., Kann, B., & Noble, E. P. (2001). GABA(A) receptor beta 3 subunit gene and psychiatric morbidity in a post-traumatic stress disorder population. *Psychiatry Research, 104*(2), 109-117.

Frisch, A., Postilnick, D., Rockah, R., Michaelovsky, E., Postilnick, S., Birman, E., et al. (1999). Association of unipolar major depressive disorder with genes of the seroconergic and dopaminergic pathways. *Molecular Psychiatry, 4*(4), 389-392.

Gelernter, J., Southwick, S., Goodson, S., Morgan, A., Nagy, L., & Charney, D. S. (1999). No association between D2 dopamine receptor (DRD2) "A" system alleles, or DRD2 haplotypes, and posttraumatic stress disorder. *Biological Psychiatry, 45*(5), 620-625.

Gilbertson, M. W., Shenton, M. E., Ciszewski, A., Kasai, K., Lasko, N. B., Orr, S. P., et al. (2003). Smaller hippocampal volume predicts pathologic vulnerability to psychological trauma. *Nature Neuroscience, 5*(11), 1242-1247.

Goidberg, J., Curran, B., Vitek, M. E., Henderson, W. G., & Boyko, E. J. (2002). The Vietnam Era Twin Registry. *Twin Research, 5*(5), 476-481.

Goldberg, J., True, W. R., Eisen, S. A, & Henderson, W. G. (1990). A twin study of the effects of the Vietnam War on posttraumatic stress disorder. *Journal of the American Medical Association, 263*, 1227- 1232.

Kaufman, J., Yang, B.-Z., Douglas-Palumberi, H., Houshyar, S., Lipschitz, D., Kryscal, J. H., et al. (2004). Social supports and serotonin transporter gene moderate depression in maltreated children. *Proceedings of the National Academy of Sciences USA, 101*, 17316-17321.

Kendler, K. S., Neale, M. C., Kessler, R. C., Heath, A. C., & Eaves, L. J. (1993). A test of the equal-environment assumption in twin studies of psychiatric illness. *Behavior Genetics, 23*, 21-27.

Kessler, R. C., Kendler, K. S., Heath, A., Neale, M. C., & Eaves, L. J. (1992). Social support, depressed mood, and adjustment to stress: A genetic epidemiologic investigation. *Journal of Personality and Social Psychology, 62*(2), 257-272.

Kessler, R. C., Sonnega, A., Bromet, E., Hughes, M., & Nelson, C. B. (1995). posttraumatic stress disorder in the national comorbidity survey. *Archives of General Psychiatry, 52*, 1048-1060.

Klein, R. J., Zeiss, C., Chew, E. Y., Tsai,J.-Y., Sackler, R. S., Haynes, C., et al. (2005). Complement Factor H polymorphism in age-related macular degeneration. *Science, 15*, 385-389.

Koenen, K. C., Harley, R., Lyons, M. J., Wolfe, J., Simpson, J. C., Goldberg, J., et al. (2002). A twin registry study of familial and individual risk factors for trauma exposure and posttraumatic stress disorder. *Journal of Nervous and Mental Disease, 190*(4), 209-218.

Koenen, K. C., Lyons, M. J., Goldberg, J., Simpson, J., Williams, W. M., Toomey, R., et al. (2003a). Co-twin control study of relationships among combat exposure, combat-related PTSD, and other mental disorders. *Journal of Traumatic Stress, 16*(5), 433-438.

Koenen, K. C., Lyons, M. J., Goldberg, J., Simpson, J., Williams, W. M., Toomey, R., et al. (2003b). A high risk twin study of combat-related PTSD comorbidity. *Twin Research, 6*(3), 218-226.

Lappalainen, J., Kranzler, H. R., Malison, R., Price, L. H., Van Dyck, C., Rosenheck, R. A., et al. (2002). A functional neuropeptide Y Leu7Pro polymorphism associated with alcohol dependence in a large population sample from the United States. *Archives of General Psychiatry, 59*(9), 825-831.

Lawford, B. R., Young, R., Noble, E. P., Kann, B., Arnold, L., Rowell, J., et al. (2003). D2 dopamine receptor gene polymorphism: Paroxetine and social functioning in posttraumatic stress disorder. *European Neuropsychopharmacology, 13*(5), 313-320.

Lyons, M. J., Goldberg, J., Eisen, S. A., True, W., Tsuang, M. T., Meyer, J. M., et al. (1993). Do genes influence exposure to trauma?: A twin study of combat. *American Journal of Medical Genetics, 48*, 22-27.

May, F. S., Chen, Q. C., Gilbertson, M. W., Shenton, M. E., & Pitman, R. K. (2004). Cavum septum pellucidum in monozygotic twins discordant for combat exposure: Relationship to posttraumatic stress disorder. *Biological Psychiatry, 55*(6), 656-658.

McLeod, D. S., Koenen, K. C., Meyer, J. M., Lyons, M. J., Eisen, S., True, W., et al. (2001). Genetic and environmental influences on the relationship among combat exposure, posttraumatic stress disorder symptoms, and alcohol use. *Journal of Traumatic Stress, 14*(2), 259-275.

Neale, M. C., & Cardon, L. R. (1992). *Methodology for genetic studies of twins and families*. Dordrecht, the Netherlands: Kluwer Academic.

Neiderhiser, J. M., Plomin, R., & McClearn, G. E. (1992). The use of CXB recombinant inbred mice to detect quantitative trait loci in behavior. *Physiology and Behavior, 52*(3), 429-439.

Neville, M. J., Johnstone, E. C., & Walton, R. T. (2004). Identification and characterization of ANKK1: A novel kinase gene closely linked to DRD2 on chromosome band 11q23.1. *Human Mutation, 23*, 540-545.

Orr, S. P., Metzger, L. J., Lasko, N. B., Macklin, M. L., Hu, F. B., Shalev, A. Y., et al. (2003). Physiologic responses to sudden, loud tones in monozygotic twins discordant for combat exposure: Association with posttraumatic stress disorder. *Archives of General Psychiatry, 60*, 283-288.

Pritchard, J. K., Stephens, M., Rosenberg, N. A., & Donnelly, P. (2000). Association mapping in structured populations. *American Journal of Human Genetics, 67*, 170-181.

Radant, A., Tsuang, D., Peskind, E. R., MeFall. M., & Raskind, W. (2001). Biological markers and diagnostic accuracy in the genetics of posttraumatic stress disorder. *Psychiatry Research, 102*(3), 203-215.

Rasmusson, A. M., Hanger, R. L., Morgan, C. A., Bremner, J. D., Charney, D. S., & Southwick, S. M. (2000). Low baseline and yohimbine-stimulated plasma neuropeptide Y

(NPY) levels in combat-related PTSD. *Biological Psychiatry, 47*(6), 526-539.

Sapolsky, R. M. (2002). Chickens, eggs and hippocampal atrophy. *Nature Neuroscience, 5*(11), 1111-1113.

Shalev, A. Y., Sahar, T., Freedman, S., Peri, T., Glick, N., Brandes, D., et al. (1998). A prospective study of heart rate response following trauma and the subsequent development of posttraumatic stress disorder. *Archives of General Psychiatry, 55*(6), 553-559.

Segman, R. H., Kooper-Kazaz, R., Macciardi, F., Gulcer, T., Chalfon, Y., Dubroborski, T., et al. (2002). Association between the dopamine transporter gene and posttraumatic stress disorder. *Molecular Psychiatry, 7*(6), 903-907.

Skre, I., Onstad, S., Torgesen, S., Lygren, S., & Kringlen, E. (1993). A twin study of DSM-III-R anxiety disorders. *Acta Psychiatrica Scandinavica, 88*, 85-92.

Spielman, R. S., McGinnis, R. E., & Ewens, W. J. (1993). Transmission test for linkage disequilibrium: The insulin gene region and insulin-dependent diabetes mellitus (IDDM). *American Journal of Human Genetics, 52*, 506-516.

Stein, M. B., Jang, K. L., Taylor, S., Vernon, P. A., & Livesley, W. J. (2002). Genetic and environmental influences on trauma exposure and posttraumatic stress disorder symptoms: A twin study. *American Journal of Psychiatry, 159*(10), 1675-1681.

True, W. R., Rice, J., Eisen, S. A., Heath, A. C., Goldberg, J., Lyons, M. J., et al. (1993). A twin study of genetic and environmental contributions to liability for posttraumatic stress symptoms. *Archives of General Psychiatry, 50*, 257-264.

Yehuda, R. (2002). Post-traumatic stress disorder. *New England Journal of Medicine, 346*(2), 108-114.

Young, R. M., Lawford, B. R., Noble, E. P., Kann, B., Wilkie, A., Ritchie, T., et al. (2002). Harmful drinking in military veterans with post-traumatic stress disorder: Association with the D2 dopamine receptor A1 allele. *Alcohol and Alcoholism, 37*(5), 451-456.

Xian, H., Chantarujikapong, S. I., Scherrer, J. F., Eisen, S. A., Lyons, M. J., Goldberg, J., et al. (2000). Genetic and environmental influences on posttraumatic stress disorder, alcohol and drug dependence in twin pairs. *Drug and Alcohol Dependence, 61*(1), 95-102.

Xian, H., Scherrer, J. F., Eisen, S. A., True, W. R., Heath, A. C., Goldberg, J., et al. (2000). Self-reported zygosity and the equal-environments assumption for psychiatric disorders in the Vietnam Era Twin Registry. *Behavioral Genetics, 30*(4), 303-310.

第12章

PTSDにおける
ジェンダーの問題

Rachel Kimerling, Paige Ouimette, and Julie C. Weitlauf

　外傷後ストレス障害（PTSD）の研究や治療を効果的に実施するには，トラウマへの暴露，トラウマ的ストレス反応およびPTSD治療におけるジェンダー gender の問題への配慮が必要である。PTSDの有病率におけるジェンダー差についてはすでに十分に検証されているが，我々はこのようなジェンダー差を説明し，トラウマ的ストレスにまつわるジェンダーの問題について，より包括的に取り組む指針となり得る全般的な概念的かつ方法論的枠組みを提唱する。この概念的枠組みを用いながら，トラウマへの暴露，PTSDの有病率，評価と診断，併存障害，およびPTSDの治療法に関する文献展望を行う。この章における文献展望は，ジェンダーの問題に関する説明が提示しやすい形に構成されており，特に臨床や研究への適用に重点が置かれている。また，PTSDの進行や治療におけるジェンダーの影響の明確化を可能とする，将来の研究の具体的な方向性について言及する。このような文献的分析は，男性と女性とを問わずトラウマを持った人々についての理解を深め，経験的なPTSD研究の有用性を最大限にひきだすことを可能にするであろう。

方法論的考察

　ジェンダーの問題における初期の研究は，「男性と女性はどのように異なるだろうか」という疑問に取り組んでいる。わかりやすい例は，男女におけるトラウマへの暴露とPTSDの有病率の性差を比較した研究仮説であり，男性より女性においてPTSDが高率であることが認められている（Breslau, Davis, Andreski, & Peterson, 1997; Kessler, Sonnega, Bromet, Hughes, & Nelson, 1995）。この調査は基本的に男性と女性の直接的な比較を行い，類似点や相違点について列挙している。これらの直接比較はジェンダーの問題を理解するのに十分ではないが，必要な手段ではある。このような記述的データは性差の重要な領域に関する情報を与えてくれる。しかし，このような方法による相違点の説明は，男性と女性について一般化した結論しか導くことができない。さらに，両群の統計学的な差異にのみ焦点をあてた場合，男性と女性に共通してみられる領域に関心が向けられず，両群における類似点が見過ごされる恐れがある。またこのような分析方法は，環境的背景の影響など両群に共通する変数を排除してしまう。直接的な比較からは基礎的な疑問についての結論を出すことはできるが，ジェンダーやトラウマ的反応などの多次元な構成を持つ現象を的確に，かつ一貫して説明することは難しい。

　この「直接比較」による一連の研究は，観測された性差の他の仮説や交絡要因を除外する目的で，変数や共変量の補正を用いた二次的仮説の調査によって補強されている。例えば，PTSDの有病率におけるジェンダーの差は，トラウマへの暴

露の割合の差について補正を行った後にも認められた（Breslau, Davis, Andreski, & Peterson, 1997; Kessler et al., 1995）が，対人暴力への暴露がその差にいくらか貢献しているようであった（Breslau, Chilcoat, Kessler, Peterson, & Lucia, 1999）。この「補正された比較」による一連の研究は，ある母集団におけるジェンダーとトラウマの転帰と交絡する要因の明確化を可能とする。したがって，補正された比較によるアプローチは，かぎられた説明能力しかもたないが，直接比較のものよりも的確に，性差についての描写が可能である。

性差について理解する枠組みが，直接比較または交絡要因を調整したうえでの比較という方法に限定されてしまうと，性差の説明はもっぱら男性と女性の固定された静的特徴，例えば生物学的な基盤，社会的役割や認知様式など，にのみ頼ることとなる。もし，ストレスへの対処など，人間のすべての行動がある社会的な状況に基づいて起こる（Mischel, 2004; Moos, 2003）と仮定するならば，男性と女性におけるジェンダーの差も状況の中で解釈された時に最も有意義であることになる（Yoder & Kahn, 2003）。本章では，生物学的に男性か女性かを指す場合には「性別 sex」という言葉を，社会的な背景あるいは特定の組織や文化における男性や女性の心理的な経験に言及する場合には「ジェンダー」という言葉を用いる。したがって，ジェンダーの問題は（性差と比較した場合），性別に基づく生物学と個人の社会的背景の相互作用として最も適切に概念化される。この「ジェンダー差」の定義は，状況に応じて認められる相違であることを想定しているために，ジェンダー内の多様性やジェンダー間の相違をも包含することができる。このような立場から文献の分析によって性差が生じる条件が検討され，性差を生じさせる要因は状況や対象集団によって異なることが明らかとなり，性差に関する一見矛盾したデータの統合が可能となる。

このようなジェンダーの概念化は，PTSDにおけるジェンダーの問題を捉える新たな枠組みを呼び込む。つまりそれは，媒介する要因の同定である（King, Orcutt, & King, 2002; Yoder & Kahn, 2003）。主な研究課題は次のように大まかに分類される。すなわちどのような条件下でジェンダーの相違が認められ，どのような条件下で消失するのか。例えば，自然災害のサバイバー survivor である米国人とメキシコ人の調査（Norris, Perilla, Ibanez, & Murphy, 2001）では，PTSDのジェンダー差は文化による影響を受けており，メキシコ人の集団では，ジェンダー差が顕著であり，米国人の集団ではより減弱化されていた。この結果から，伝統的な性役割を求める傾向の強い文化的背景が，PTSDの有病率のジェンダー差に影響を及ぼしていることが示唆された。この仮説は，ジェンダーが性別と社会的背景の相互作用として概念化したことと合致する。

PTSDにおけるジェンダーの問題の解明のために，こうした「ジェンダー相互作用的」モデルを用いるのは，PTSDに認められる性差への社会背景要因の影響の度合いを同定するのに大変有用である。このアプローチを一貫して利用すれば，「現実世界」の設定の男性と女性に対する治療アプローチや転帰に影響を与える要因を同定できる可能性もある。ある特定の文化，家族，軍隊などにおける社会的役割もまた，重要な媒介要因となり得る。ライフイベント life event，特にトラウマ前後の出来事は，社会的背景に対する個人の認識や，ある社会的背景における行動に影響を与えることがある。これらの要因はジェンダー相互作用的モデルを用いる今後の調査の方向性に有益な方向性を示しているものと思われる。

PTSDにおけるジェンダーの問題に関する研究仮説や計画作成の最後の段階は，ジェンダー差の分析を超越する。こうした研究計画は，トラウマの要因間の関係性がジェンダーの機能によってどの程度異なるかについて調査している。こうした計画は，差異の基本要素としてジェンダーを概念化しているため，ジェンダーの情報を取り入れたトラウマ的ストレスモデルにジェンダー差のデータを統合するのに最も強力なものとなる。ジェンダー相互作用的アプローチの拡大利用は，ジェンダーとトラウマ的ストレス反応との間に認められる複雑な関係を理解しやすくさせる。場合によっ

ては，ジェンダーは2つ以上のトラウマ関連要因との間の関係性を媒介していることがある。例えば，虐待関連のPTSDを持つ児童および青年では，脳梁の成長遅延を認め，神経学的影響の重症度がジェンダーによって異なるが，トラウマに関連した脳の相違は男性のほうが女性に比べて顕著である（DeBellis & Keshavan, 2003）。

ジェンダー相互作用モデルは，研究の概念的および方法論的レベルの両方に適用できる。前者においては，ジェンダーに基づく特定の仮説の導入がジェンダーとPTSDの関係性を系統的に明らかにするのを手助けしてくれる。後者においては複数の要因におけるジェンダーの関係性を分散させるために，方法論的な変化，回帰やパスモデルを用いて，男性と女性で別々に構成し分析する必要がある。このようなモデルは，主要な結果要因から性差が認められなかった場合にも情報を与えるものとなる。例えば，国の調査データの分析ではPTSDを持つ男性と女性の内科的疾患の罹患率がほぼ同等であった。しかしジェンダーによって異なるモデルが用いられた場合には，差異が認められた。女性では，貧困，うつ病とPTSDが内科的疾患の罹患を決定したが，男性ではうつ病と貧困は罹患に影響を与えず，PTSDのみが相関を示した（Kimerling, 2004）。

こうした「ジェンダーの情報を取り入れた」研究課題の最も広い適用は，男性と女性においてトラウマ的反応の構成要素が同一かどうかの分析である。これまでのモデルでは多くのジェンダー差が報告されてきたが，果たして男性と女性は同じPTSDの構成要素を持つのだろうか。これを解明するためには，男女のジェンダーに共通する潜在的要素がPTSDと他のトラウマ関連の構成要素を表すかどうかを，多母集団の同時分析を用いて分析する必要がある（King et al., 2002）。例えば，児童期トラウマ質問票 Childhood Trauma Questionnaire（CTQ）(Bernstein et al., 1994) に対する男女の反応の分析では，児童虐待ではジェンダーによって構成要素が異なることが示唆されている。特に女性において顕著だったのは，身体的虐待は心理的虐待と異なる要素として表れず，児童虐待は心理的虐待，心理的ネグレクト，身体的ネグレクトと性的虐待の要素として最も的確に表現された。一方男性の要素は，心理的虐待，心理的ネグレクト，身体的虐待，身体的ネグレクトと性的虐待であった（Wright et al., 2001）。このようにジェンダーの問題について広い概念を用いたモデルは少ないが，PTSDの割合におけるジェンダー差のデータの解釈と，男性および女性トラウマのサバイバーの臨床的治療に対して，実質的に情報を与え得るものとなる。

現在の研究状況

トラウマとPTSDの有病率に関するジェンダーの問題

トラウマへの暴露とPTSDの有病率におけるジェンダー間の差は1つの矛盾を生み出している。すなわち男性の方がより多くトラウマ的なライフイベントを経験するが，女性の方がより多くPTSDを発症する。ジェンダーの問題とPTSDについて考察するため，男性と女性におけるPTSDの有病率について報告しているいくつかの報告の展望を行い，トラウマとPTSDの割合におけるジェンダー差に関する将来の研究において何点か重要な問題を明らかにしたい。

ジェンダーによるトラウマの有病率

疫学調査ではトラウマへの暴露の割合は，米国の成人の51〜92%と報告されている（Breslau, Davis, Andreski, & Peterson, 1991; Breslau et al., 1998; Helzer, Robins, & McEvoy, 1987; Kessler et al., 1995; Norris, 1992）。全米併存疾患調査 National Comorbidity Survey（NCS; Kessler et al., 1995）は，全米の住民から抽出された代表サンプルに対して，PTSDを含むDSM-III-Rの疾患について初めて対面式の人口調査を行った重要な調査である。トラウマへの暴露の生涯有病率は，男性61%，女性51%であった。ジェンダー間の有意差はトラウマの種類において認められた。女性は強制わいせつ，性的暴行[*1]と児童期の身体

的虐待を多く報告し，男性は火事，災害，危うく死ぬような事故，身体的暴力，戦闘，武器による脅迫と監禁が多かった。

デトロイトの住民への調査で，Breslauら（1998，1999）は2,181名の成人に対して19のトラウマ的ライフイベントとDSM-Ⅳの診断基準に基づいたPTSDの尺度を用いた電話調査を行った。合計で女性の87%と男性の92%が生涯のどこかの時点でのトラウマへの暴露を報告した。女性は攻撃的な暴力（32%；例：性的暴行，身体的暴力）と他の傷害やショックを伴う出来事（52%；例：自動車事故，災害）に分類されるトラウマが，男性と比べると少なく報告された（43%と68%）。他者へのトラウマを知ることや，親密な人の予期しない死においては，ジェンダー間で差を認めなかった。これらの分類の中の具体的な出来事を見ると，女性の方がレイプ[*2]，性的暴行が多く，男性では銃撃，刺される，強盗，武器による脅迫，あるいはひどく殴打されることが多く報告された。これらのデータは主観的なトラウマへの暴露の報告に基づいており，男性は暴力や事故など身体的な性質を持つ出来事に関与することが多く，女性は性的暴力の被害を受けることが多かった。

疫学調査の中でNorris, FosterとWeissharr（2002）は，カナダ，ドイツ，イスラエル，ニュージーランド，中国やメキシコなど，米国以外の国の研究においても，男性の方が女性よりもトラウマへの暴露の割合が高く報告されたことへの意見を述べた。他の国でも米国の研究と同様，男性と女性の経験するトラウマの種類は異なっており，女性は男性よりもレイプや性的暴行への暴露を多く報告していた。Norrisらも言及しているが，これらの結果を解釈する際の注意点は，PTSDのDSM-ⅣのA2基準，つまりトラウマがあるとみなすにはその出来事に対して恐怖，戦慄，無力感を経験する必要がある，ということの評価が含まれないトラウマ尺度が用いられていることである[*3]。したがって多くの研究では，PTSDのA基準に関して偽陽性の報告（つまり，A1基準を満たす客観的な出来事を経験したが，A2基準を満たす恐怖，戦慄や無力感を伴わなかった）が一部で行われている可能性がある。次に，DSMのA1とA2基準を満たすトラウマへの暴露においてジェンダー差はあるのだろうか，という疑問が浮上する。デトロイト調査（Breslau & Kessler, 2001）では，女性の方がトラウマの時にA2基準を認める傾向にあった。興味深いことに，A2基準を必須とした場合，トラウマの生涯暴露率のジェンダー差は逆転した（男性73.3%対女性82%）。メキシコの研究において，Norris, FosterとWeissharr（2002）がA2基準について分析した場合，トラウマの報告における男女差は認められないことが分かった。ドイツの若年成人や青年の研究では，A2基準が用いられた場合，トラウマへの暴露率のジェンダー差は減弱された（逆転はされなかった）（Perkonigg, Kessler, Storz, & Wittchen, 2000）。

[*1] sexual assaultは字義通りに訳すと性的暴行であり，米国では法律用語として，また行政ならびに一般においても広く用いられている。日本の法制度では強姦，強制わいせつの用語のみが用いられており，性的暴行という用語は採用されていない。なお日本では性的加害行為の総称として，性暴力という用語が行政を初めとして広く用いられる傾向にある。その意味でsexual assaultを性暴力と訳すことも可能であるが，法的文脈においては相違があるので，本書では原則的に性的暴行という訳語を採用した。ただし，文脈に応じて性暴力という訳語も使用した。なお原語のsexual violenceは，日本で行政的に用いられることもある性暴力という用語とは異なった一般的な表現であるため，性的暴力と訳している。

[*2] rapeは一般的に強姦と訳されているが，強姦という用語は，日本の法律では男性から女性への加害行為のみを指しており，男性が被害者となる場合や，女性から女性への加害はこれに含まれない。米国ではrapeが法律用語として用いられる場合にも，このような加害者，被害者についての性別の制約はない。またrapeは一般的な用語としても広く用いられている。このため本書では，文脈に応じてレイプ，強姦という用語を用いている。

[*3] 2013年に改訂されたDSM-5ではA2基準は廃止されている。しかしA1基準はDSM-Ⅳよりも狭くなり，また再体験症状（B基準）から，「被害についての考えthought」が除外されたために，PTSD診断が狭くなっている可能性がある。本節ではいくつかの研究に対してA2基準を考慮していないという批判がなされているが，DSM-5でA2基準が廃止されたからといって，これらの研究結果をそのまま受け入れて良いということにはならない。

主観的な苦痛（A2）の基準に見合う出来事の割合におけるジェンダー差は，トラウマ的ライフイベントへの女性の反応が男性のものと異なり，そのためにPTSDのリスクを高めている可能性がある。この結果と一致して，PTSDの予測要因の最近のメタ解析では，PTSDの最も強い予測要因はトラウマの最中または直後に見られる感情や解離症状であった（Ozer, Best, Lipsey, & Weiss, 2003）。したがって，トラウマに遭遇した時点の，あるいは直後の反応が将来のPTSDを予測するのに重要な役割を果たしているようである。

周トラウマ期の感情 peritraumatic emotions や解離症状のジェンダー差を報告している調査は少ないが，犯罪被害者と自動車事故サバイバーの研究結果は関連する情報を与えてくれている。BrewinとAndrewsとRose（2000）は，犯罪被害者では，女性の方が男性よりもトラウマ時における強い恐怖と戦慄が認められることを報告した。BreslauとKessler（2001）は，女性の方が男性よりも周トラウマ期の感情あるいはA2基準（すなわち恐怖，戦慄，無力感）を表現することが多いが，A1基準しか満たさないトラウマはPTSDへと発展することが稀であったと報告した。トラウマ時の解離症状に関する調査では，BryantとHarvey（2003）は，女性の自動車事故被害者は男性に比べると周トラウマ期の解離症状がより正確なPTSDの予測要因であったことを見出した（Fullerton et al., 2001も参照のこと）。トラウマの即時的反応，例えば恐怖，戦慄，無力感，罪悪感と解離のジェンダー差や，これらの反応がPTSDの発展にどのような影響をもたらすかを理解するにはさらなる調査が必要である。

ジェンダーとPTSDの有病率

生涯のどこかの時点でPTSDの基準を満たす女性は男性の約2倍であることが，一般人口を対象とした研究で一貫して報告されている。DSM-Ⅲ-Rの基準を用いた多くの研究は，生涯（現在）有病率が女性で10.4～11.3％（3％），男性で5～6％（1％）であった（Breslau et al., 1991; Kessler et al., 1995）。NCS（Kessler et al., 1995）は，トラウマに暴露した人のうち，女性の20.4％と男性の8.2％でPTSDが発症したと報告しており，PTSDの条件付リスクに伴うジェンダー差の方がより強いことを示唆している。男性が少なくとも1つ以上のトラウマを経験することが多かったのに対して，女性はPTSDの発症につながる確率の高いトラウマを経験する傾向にあった。レイプ後のPTSD発症割合にジェンダー差は認められなかった（最も高い条件付リスクを持つ出来事であり男性で65％，女性で45.9％であった）。女性は性的暴力，身体的暴力，武器での脅迫，児童身体的虐待の後にPTSDが見られる条件付リスクが高かったが，自然災害，事故，傷害や他者の死の目撃の後のPTSDの発症にジェンダー差は認められなかった。

DSM-Ⅳの基準を用いたデトロイト研究では，生涯におけるPTSDの条件付リスクは女性で13％，男性で6.2％であった（Breslau et al., 1998）。この結果は攻撃的暴力の暴露後の脆弱性に対して特異的であり，傷害，他のショックを伴う出来事，他者のトラウマを知ることや親密な者の予期しない突然死ではPTSDのジェンダー差を認めなかった。

米国および他の文化背景における研究の展望でNorris, FosterとWeissharr（2002）は，PTSDの女性のリスクの差はPTSDの絶対的な有病率に関わらず常に2：1に近いことを示した。さらに，特定の災害（例：ハリケーン・ヒューゴ Hurricane Hugo）に焦点を当てた研究では，女性の方が男性よりもPTSDの割合が高く認められることが多かった。他の調査と比較した場合，地域および政治的暴力の調査の大半は，PTSDのジェンダー差を認めないと報告した。Norrisらはトラウマの背景が特に「悲惨」であればあるほど，男性のPTSDの割合は女性の割合に近づくという仮説を立てた。この考えは——つまり，トラウマの背景や特徴の重篤度が同等であればジェンダー差は消失することは——Kesslerら（1995）がレイプの後のPTSDのジェンダー差を認めなかったことを説明できるかもしれない。

要約すると，一般人口および自然災害の調査で

は,女性の方が男性よりもPTSDのリスクが高い。このジェンダー差の一部は,性的暴行や攻撃的暴力における女性のリスクの大きさによって説明可能かもしれない。しかし,出来事の種類のみがジェンダー差に貢献するわけではない。例えば,自然災害のサバイバー(Norris, Friedman, et al., 2002の文献展望参照)や,自動車事故のサバイバーや軍人(Brewin, Andrews, & Valentine, 2000)におけるPTSDの割合のジェンダー差は一貫性を欠き(Bryant & Harvey, 2003; Freedman, Brandes, Peri, & Shalev, 1999),男性と女性におけるこれらの状況の背景についてさらに調査する研究が今後必要であることを示唆している。デトロイト研究では,出来事の種類について適合を行った回析後のPTSDのジェンダー差は維持された。PTSDのジェンダー差における注目すべき例外は,地域社会の暴力や政治的背景によるものであり,男性のPTSDのリスクは女性のものとほぼ同等であった。後者の結果は,トラウマの特徴が男女にとって類似している時には,PTSDのジェンダー差が消失することを示唆している。

Kimerling, Prins, WestrupとLee(2004)は,異なる状況的特徴を持つ出来事を混同する,大まかなトラウマ的出来事の分類が,重要な情報を覆い隠す恐れがあることについて言及している。例えば,多くのトラウマ尺度では見知らぬ人との単回の身体的な喧嘩と,親密なパートナーからの繰り返される身体的虐待は,同じ身体的暴力というタイプに分類される。しかし,「身体的暴力」の特徴(例:単回か複数回か,加害者が見知らぬ人か親密なパートナーか)のPTSDリスクはそれぞれ異なる可能性を持つ。

最近のPTSDの予測要因のメタ解析は,トラウマの重篤度が有意なPTSDの予測要因であることを明らかにした(Brewin, Andrews, & Valentine, 2000)。それと同じ流れで,ジェンダーとPTSDの関係についての1つの見解として,女性におけるリスクが高いのは,より重篤なトラウマを経験しやすいためであると結論づけることができる。言い換えると,同じタイプ(例:身体的暴力)の出来事であっても,男性と女性では関連要因が異なり,女性のトラウマの特徴の方が重篤なのである。したがって,このアプローチは,女性のPTSDのリスクを増大させるトラウマの特徴を理解することを可能とする。重要な特徴としては,傷害の重篤度,加害者との関係,慢性化などが含まれる。

対人暴力領域の研究はトラウマの特徴に基づき,一般的に女性の方が男性よりも重篤なトラウマに暴露することを示している。男性と女性を含む性暴力サバイバーの研究では,女性の方が親密なパートナーの被害を受ける割合が高く(Elliott, Mok, & Briere, 2004),加害者による挿入,傷害や,押さえ込まれることを多く報告した(Kimerling, Rellini, Kelly, Judson, & Learman, 2002)。一方で,Kimerlingら(2002)によると男性の方が暴力の最中に火傷経験を報告することが多く,また他の研究では男性の方が複数の加害者による暴力が多かった(例:Frazier, 1993)。

全米女性への暴力調査 National Violence Against Women Survey(NVAWS)(Tjaden & Thoennes, 2000)では,国の代表サンプルである16,000名の男女に対して,被害経験に関する電話調査を行った。結果は,男性の方が身体的暴力を報告する傾向が高く,女性の方が親密な男性パートナーによって危害を加えられる傾向が高かった。さらに,暴力の重篤度が増すにつれ(例:窒息,殴打,銃による脅迫),パートナーによる身体的暴力の男女差が増大した。女性はレイプまたは身体的暴力に伴う怪我の割合が高かった。

Pimlott-KubiakとCortina(2003)は,NVAWSを再度分析し,ジェンダー別に被害の性質と程度に関する調査を行い,特定の被害グループ内の心理学的転帰のジェンダー間の(つまり,男女の被害歴の同等性を図った)比較を行った。女性はより重篤な性的暴力と複数回の性的暴力への暴露を多く報告し,男性は児童期の身体的虐待と,性的暴力を伴わない複数回のトラウマ的出来事を多く報告した。Pimlott-KubiakとCortinaはジェンダーが,精神的苦痛の症状に関連する特定の状況と関連していることを見出した。被害の既往と心理学的転帰との相関は,ジェンダーによる相違を認め

なかった。したがって，彼女らはジェンダーが重篤な攻撃性への暴露の代理になっていると議論した。これらの結果は興味深いが，彼女らはPTSDという転帰について報告していないため，これらの結果がPTSDにも適用可能かどうかは不明である。様々なトラウマの特徴と背景におけるジェンダー差のさらなる調査が必要であるが，これらのデータは男女にとって1つの出来事が必ずしも同じ経験とならないことを示している。さらにこの分野の研究は，トラウマの特徴のジェンダー差によって，同じ出来事における即時的な反応のジェンダー差の解明を可能とするかもしれない。

社会的背景の役割

PTSDの発症のジェンダー差の解明には，暴露の社会的背景のいくつかの側面が関連している。社会的役割や背景は，トラウマへの暴露のリスクのみならずトラウマ後反応に影響を与え得る。軍人対象の研究では，配属後の社会的支援と精神健康の間には，男性よりも女性において強い相関が示され（Vogt, Pless, King, & King, 2005），社会的背景は女性においてより重要な役割を持つことが示唆されている。軍隊内の性的暴行や性的嫌がらせは戦時中や戦闘中に有意に頻繁に認められ（Wolfe et al., 1998），特に軍隊の非伝統的な女性職の女性に多く見られた。強いストレスや劣悪な環境も，対人暴力的トラウマへの暴露のリスクを高める。児童虐待の割合は，大きな自然災害の後（Curtis, Miller, & Berry, 2000）や犯罪率の高い環境で増加する（Finkelhor, Ormrod, Turner, & Hamby, 2005）。劣悪な環境はトラウマ的出来事への直接暴露の影響を促進するが，この過程は，特に女性が経験するタイプのトラウマに顕著に認められる。

女性は性的暴行など，ネガティブで偏見を伴う社会的反応を招く対人暴力犯罪の被害者となることが多い。女性犯罪被害者におけるPTSD症状の割合が高い理由の1つは，女性の方がよりネガティブな社会的反応を経験しているためであるといえる。(Andrews, Brewin, & Rose, 2003)。最近の調査は，性的なトラウマの社会的反応にもジェンダー差があることを示唆している。児童性的虐待の調査でUllmanとFilipas（2005）は，被害を開示した時に受けるネガティブな反応に男女差はなかったが，女性の方が開示する割合が高く，また女性が報告するネガティブな社会的反応の強度は男性の2倍近く高く認められたことを示した。ネガティブな反応はPTSD症状の重症度と正の相関を示した。ジェンダー差，社会的背景とトラウマ，特に性的トラウマへの社会的反応と，症状の形成と回復との関連に焦点をあてた研究は比較的少ない。この分野のさらなる研究が必要である。

社会的役割，例えば妻，母親，世話人などの役割は，暴露やトラウマ後反応に影響を与えることがある。NorrisとFriedmanら（2002）は自然災害後の転帰に関する文献展望を行い，災害後のPTSDのリスクが女性において一貫して高く認められるというだけでなく，特定の社会的役割もPTSDのジェンダー特異的リスクとして機能することを見出した。母親や妻である女性は悪い転帰を迎えるリスクが特に高かった。結婚状況は女性でのみ不良な転帰のリスク要因であった。さらに，夫のPTSD症状の重症度が妻の症状に与える影響は，妻の症状が夫の症状に与える影響よりも強く認められ，トラウマ後社会的支援の過程におけるジェンダー差が示唆された。他のトラウマへの暴露の研究対象においても同様のパターンが認められており，トラウマ関連の苦痛に対する伴侶の社会的支援の効果は，夫が妻のストレス要因暴露をより的確に把握している時には強く認められる（Ritter, Hobfoll, Lavin, Cameron, & Hulsizer, 2000）のに対して，夫のPTSD症状を妻が的確に認識することは，妻の支援への男性の満足度に相関しなかった（Taft, King, King, Leskin, & Riggs, 1999）。NorrisとFriedmanら（2002）はまた，母親であることが災害後に見られる心理的苦痛のリスクとなることを見出した。母親は他者との親密な関係性が強調される社会的役割を担うため，他者と自然災害などのトラウマをともに経験した場合にはリスクとなりやすい。

このようなジェンダーに伴う役割を多かれ少な

かれ強調する文化は，トラウマ後のジェンダー差を強調または減弱する環境を作りやすい。Bakerら（2005）によれば，無力感や精神的苦痛などのトラウマ後の認知が，男性よりも女性のジェンダーの影響を受けており，伝統的な性役割を強調する文化においてより顕著である。この仮説を支持する研究もある。自然災害後の米国人とメキシコ人サバイバーの研究では，文化がPTSDのジェンダー差を媒介していた。PTSDの女性の有病率が男性を超える程度は米国人よりメキシコ人においてより顕著に認められた。

評価と診断

　ジェンダーをふまえた評価と診断はPTSDを理解するためには必須である。研究と臨床で用いる評価尺度は，トラウマへの暴露や随伴するストレス反応の特徴において，男女それぞれに顕著な特徴を区別する要因への感度を持たなくてはならない。他方で診断基準に応じた十分な妥当性と一般性を持ち，PTSDの概念構造に準拠して，他の専門家との有効なコミュニケーションが保てるようなものでなければならない。もし評価尺度のジェンダーの問題への感度が低ければ，データから誤った結論が導き出される恐れがある。逆に評価方法が特定のトラウマを抱えた人々やジェンダー役割に特定されすぎた場合，データを一般化したり他のPTSDを持つ人々と比較することが困難となる。

トラウマへの暴露の測定

　トラウマへの暴露の有病率と種類にジェンダー差があるということが，女性のPTSDの割合の高さを説明する中心仮説である（Breslau et al., 1999; Norris, Foster, & Weissharr, 2002）。児童性的虐待，早期虐待や，世話人や親密な人からの犯罪行為など，特定のジェンダーに相関する暴露の型が，トラウマ関連症状の表現型の違いの裏づけとなることが長く提唱されてきた（例：Battle et al., 2004; DePrince & Freyd, 2002; Herman, 1992）。したがって，トラウマ的暴露の評価は，ジェンダーやトラウマの種類が混同されないよう，十分に詳細な情報が含まれるように配慮する必要がある。以下のような尺度はトラウマへの暴露についてジェンダーに関連する要因の影響を受ける恐れが少ない。(1) トラウマへの暴露が具体的な行動を特定するような表現によって質問されているもの，(2) トラウマ的出来事の質的な側面の評価がなされているもの（例：重症度，慢性化，開始年齢）そして，(3) 男女双方に関連する様々な出来事や経験に関して調査され区別されているもの。

　データの精度において評価に用いられる言葉の重要性が明らかになったのは，レイプの法的定義を満たす性的経験をした女性が，「レイプされたことがありますか」という設問には肯定しなかったが，レイプというラベルを用いない，より具体的な行動を特定する設問に対しては肯定したためである（Kilpatrick et al., 1989; Koss, 1985）。行動に特異的な言語は，男女における正確なトラウマの有病率と包括的な臨床評価を可能とする。年齢，重症度，慢性化など，トラウマの質的な側面は特に男女におけるトラウマへの暴露の度合いを評価するために重要である。

　出来事チェックリストから各出来事の数を算出すると，男性の方が女性よりも多くトラウマへの暴露を経験しているように見えるが，観測されるPTSDの有病率のジェンダー差はこれらの出来事のパラメータを特定する特徴（児童期に開始されたこと，慢性化，親密な者や家族による犯罪行為）によって部分的に説明されうる。女性は少なくとも，親密な者からの対人暴力被害や，単回の出来事ではなく，慢性的な身体的暴力を経験する傾向が高い（Tjaden & Thoennes, 2000）。トラウマ的出来事は開始期の年齢，身体的障害や他の要因がジェンダーによって，異なることがある（Kimerling et al., 2002）。したがって，トラウマ評価は適切な質的特徴をとらえるだけでなく，身体的暴力と親密なパートナーによる暴力など，密接な出来事を適切に区別できる必要がある。臨床や研究関連の評価は，十分に詳細な尺度を用いた場合にのみ，トラウマ後反応をジェンダーではなく暴露の影響として概念化することを可能とする。

PTSD の評価

トラウマに関連する症状は，うつ病性気分障害や不安障害，境界性パーソナリティ障害や，他のⅡ軸障害のものと重複した表れ方をすることがある。PTSD の症状を評価する際，平均 4 つの I 軸障害が診断されることが示されている（Cloitre, Koenen, Gratz, & Jakupcak, 2002）。トラウマの特徴と PTSD の症状の両方に対し，包括的かつジェンダーに敏感な評価を行うことが，研究および臨床設定における最も詳細で記述的な診断を導き出すと思われる（Kimerling et al., 2004）。

PTSD 症状の評価は，複数のトラウマ的出来事の経験について行われることが望ましい，なぜなら男性の方が女性よりも多くの出来事を経験する傾向があるので，主な単一の出来事についての PTSD 症状だけを評価すると男性の PTSD の有病率を過小評価する恐れがあるためである。PTSD 症状を評価する際，回答者に症状を出来事の「前」か「後」かに結びつけさせる尺度は，児童期に性的・身体的虐待に暴露した者（大半は女性であるが）にとっては困難である（Sachs-Ericsson, Blazer, Plant, & Arnow, 2005）。男女の PTSD の構成要素の等価性を検証する，ジェンダーを考慮したアプローチを用いた研究が今後必要である。PTSD の尺度の有用度の信頼性は，尺度の精神測定学的特性が男女両方のサンプルから入手され，予測差分がないことが実証された時に生ずるものである。

随伴する特性および症状

主要な発達段階に生ずる，または重篤で遷延する，社会的に顕著なトラウマ的ストレス要因は，感情調節の変化，解離症状や，対人関係性の顕著な困難と関連することが多い。これらの随伴する症状を説明するのは，診断的には困難な問題である。これらの症状は，境界性パーソナリティ障害と複雑性 PTSD（または，特定不能の極度ストレス障害 disorders of extreme stress not otherwise specified; DESNOS）の両者の中核的特性として表れる。後者の診断カテゴリーは，PTSD の診断基準と異なる症状あるいはそれを超えた症状を含む，トラウマ関連性の慢性的な精神健康状態として提唱されたものである（van der Kolk et al., 1996）。DESNOS の構成要素は未だ経験的な要素を含むため，この提唱された診断の有用性を検証するにはさらなる調査が必要である。

しかし，早期のトラウマが発達に影響を及ぼす過程がジェンダーに関連していることを示すエビデンスは少ない。男性と女性の両方において，重篤な早期のトラウマが長期にわたることは，感情を経験したり，同定したり，話題にすること，それがどのように機能するかを観察すること，そして感情を有効に調節したり利用する技法を発達させることに関連した学習過程に影響を与えるようである（van der Kolk et al., 1996）。これは特に対人暴力について言えることであり，加害者が家族構成員や他の親密な者，つまり児童の感情調節技能のモデルとなりコーチをするべき者であった場合に当てはまりやすい。これらの患者群のジェンダーの問題を調査する研究では，男性と女性の発達，経験，感情調節について調査するべきである。なぜなら，これらが最も慢性的に障害される領域となり得るからである（Zanarini, Frankenburg, Hennen, & Silk, 2003）。例えば，児童のマルトリートメントは成人の男性と女性のパーソナリティ障害の診断と強い相関を示し，児童性的虐待と後の境界性パーソナリティ障害の診断との間には強い相関が認められる（Johnson, Cohen, Brown, Smailes, & Bernstein, 1999; Spataro, Mullen, Burgess, Wells, & Moss, 2004）。

Freyd らは（DePrince & Freyd, 2002; Freyd, 1996），PTSD と「複雑な」特性はトラウマへの暴露の異なる観点に根差すものであると提唱した。つまり，PTSD 症状は生命の脅威と関連があり，不安定性，解離や対人関係の困難は保護者や家族からの早期の虐待による社会的な見捨てられ感に関連する。これらの症状は女性患者に多くみられるが，Freyd らは，女性の方が，児童性的虐待や親密なパートナーからの暴力など，親密な者による「見捨てられ」型の慢性的対人暴力の犠牲となりやすいために，このような症状の相違が生

じると推測している。

併存症の問題

　PTSDは他の精神医学的困難を併存することが多い。NCSによれば，PTSDを持つ男性の59％と女性の43.6％が3つ以上の追加診断を持っていた（Kessler et al., 1995）。併存症の考察は，PTSDの経過の慢性化や（Breslau & Davis, 1992），PTSDを持つ人の機能障害の重症化と関連するため（Shalev et al., 1998），重要である。しかし，ジェンダーがPTSDの併存パターンに及ぼす影響については，情報が大変かぎられている。PTSDが他の精神医学的困難と併存しやすいことは報告されているが，ジェンダーによるその併存症パターンの相違の有無に関する研究はかぎられている。最も有力なエビデンスは，PTSDと躁病，物質使用障害とパニック障害との間の僅かなジェンダー差が見出されているだけである（Orsillo, Raha, & Hammond, 2002）。しかし，これらの結果の再現は必要である。この調査を実施するうえでの方法論的問題は現実的なものである。つまり，サンプルサイズは男性と女性のPTSDの併存障害の有病率を比較できる統計学的検出力を持つ大きさでなければならないが，これは最も大規模な疫学調査でのみ実現可能である。研究間の併存障害の有病率のジェンダー別の比較は，研究によってPTSDを評価する手法と，調査されているトラウマの種類が異なるため困難である。

気分障害

　大うつ病性気分障害 major depressive disorder（MDD）と気分変調症はPTSDへの併存率が最も高い障害のうちの1つである。PTSDの併存症に関する文献展望の中で，Deering, Glover, Ready, EddlemanとAlarcon（1996）は，気分障害がトラウマ的出来事の副産物として生ずる，喪失に対する複雑な悲嘆反応の一部である可能性について示唆した。

　地域のPTSDを持つ女性と男性の対象における，大うつ病性気分障害と気分変調症の割合はほぼ同等である。女性では，大うつ病性気分障害の現在有病率は17～23％（生涯有病率42～49％）であるのに対して，男性では10～55％（生涯有病率26～70％）であった。PTSDを持つ男性と女性の気分変調症の生涯有病率はそれぞれ21～29％と23～33％であった（Kessler et al., 1995; Kulka et al., 1990）。ベトナム戦争帰還兵では，しかし，女性の大うつ病の現在有病率（男性26％，女性42％），生涯大うつ病有病率（男性26％，女性42％）と気分変調症（男性21％，女性33％）は男性よりも高く認められた（Kulka et al., 1990）。

　PTSDを持つ男女に見られるうつ病の併存率がほぼ同等であることは，一般人口におけるうつ病のジェンダー差を考慮すると意外である。トラウマを含む人生の主要なストレス要因はうつ病の病因的役割を果たしており，女性におけるうつ病の高いリスクにも貢献している可能性がある。男女における高いうつ病の併存率は，PTSDが，あるいはPTSDの原因となったトラウマ的出来事が，男性のうつ病に対する保護要因を抑制し，男性においてうつ病の脆弱性を高めうることを示している可能性がある。

　興味深いことに，2つの疫学調査は，PTSDと躁病の相関が女性よりも男性に強く認められることを示唆している。NCSでは，PTSDを持つ男性は，女性よりも2倍多く躁病を患うことが示された（12％対6％；Kessler et al., 1995）。全米ベトナム退役軍人再適応研究 National Vietnam Veterans Readjustment Study（NVVRS）（Kulka et al., 1988）では，PTSDを持つ男性退役軍人は，女性よりも現在（男性4％，女性3％）そして生涯（男性6％，女性3％）において躁病を持つ傾向が高く認められた。一般人口では，躁病の有病率の男女差は認められない（Kessler et al., 1995）。このジェンダー差について明確な説明は困難であるが，Orsilloら（2002）は，これが疫学的な誤診断によるアーチファクトであることを示唆している。男性では，PTSDに関連した過度の警戒心，過覚醒症状や，怒りと易刺激性が誤って躁病と判断されることがある。さらなる調査によって，PTSDに併存する躁病のジェンダー差が

どの程度臨床的に観察されるかが明らかとなるであろう。

物質使用障害

物質使用障害 substance use disorder（SUD）はPTSDを持つ者に多くみられる。生涯の併存症調査と現在の人口予測値を基に，生涯にPTSDを持つ男性の約30〜50％，女性の約25〜30％に物質使用障害が併存することが示されている（Kessler et al., 1995）。PTSDを持たない女性における物質使用障害の頻度ははるかに少ないため，この数値は，PTSDを持つ女性が男性に比べて物質使用障害のリスクが高いことを示している（Stewart, Ouimette, & Brown, 2002）。

先行研究は男性と女性におけるPTSD-SUDの併存症の病態が異なることを示唆している。例えば，女性は男性よりもトラウマへの暴露とPTSDに引き続いてSUDを発症する傾向が高く（Stewart et al., 2002），SUD発症前にPTSDの基準に合致する女性は約65〜84％である。このパターンは，女性が物質を使用することによってトラウマ関連症状を「自己治療」またはそれに適応しようとしていることを示唆している。男性における時系列パターンは，物質使用や乱用の経過中にトラウマへの暴露のリスクが高まり，PTSDへと発展することが多い。

他のデータはPTSDと物質使用の機能的関連性におけるジェンダーの差を示唆している。PTSDを持つ男女ともPTSDを持たないSUDの者よりも頻繁に物質の使用を認め，特にネガティブな感情，対人関係の葛藤や身体的な不快感などの手がかり刺激 cues に反応して，ネガティブな強化が認められる状況の中で使用する傾向にある（Sharkansky, Brief, Peirce, Meehan, & Mannix, 1999）。男性の物質乱用者は，PTSD-SUD併存症の女性に比べて，単独あるいは他者と，ポジティブな感情を伴う状況で用いる傾向が高い。PTSD-SUD併存症を持つ女性は，感情麻痺が重篤化しやすいのでポジティブな感情が生じにくいことが仮説として取り上げられている（Stewart et al., 2002）。結果的に，女性ではこれらの手がかり cue が物質使用のきっかけとはなりにくい。

不安障害

一般に女性の方が多くの不安障害に苦しめられるが，PTSDを持つ男女では不安障害のジェンダー差は小さい。例外はPTSDと併存するパニック障害 panic disorder（PD）であり，これは女性により頻繁に見られる。男女の統計学的な直接比較を行った一般地域の対象サンプルでは（Helzer et al., 1987），PTSDを持つ女性は男性よりも併存するパニック障害が診断されることが多かった。しかし，PTSDと併存する不安障害に関する調査が不足しているため，強い結論を導くことは憚られる。

パニック障害はPTSDを持つ女性の13％および男性の5％に認められ（Kulka et al., 1988），生涯有病率が女性の7〜21％，男性の7〜18％に見られることが調査によって示唆されている（Breslau, Davis, Peterson, & Schultz, 1997; Kessler et al., 1995; Kulka et al., 1988; Orsillo et al., 1996）。PTSDを持つ男女の直接比較を行った一般地域の対象サンプルでは（Helzer et al., 1987），女性は男性に比べて併存するパニック障害が診断されることが多かった。パニック障害は古典的条件づけの過程においてPTSDとともに発症することが仮定されている（Falsetti, Resnick, & Davis, 2005）。トラウマに対する無条件の恐怖反応は，内的なトラウマ関連性の手がかり cue と結びつくため，恐怖反応に伴う身体感覚に対する恐怖感と回避を生じさせる。この過程は男女差を認めるのか，また，女性の周トラウマ期の感情的反応が比較的大きいことと関連するのか，などの疑問は今後の研究の重要領域となるであろう。

PTSDの治療

PTSDの有効な治療は，男性と女性の社会的背景，ストレス要因暴露，生涯の発症および経過のそれぞれの側面に対応していなければならない。治療の文献に関するいくつかの詳細な文献展望によって，ジェンダー，PTSD，とその治療における複雑な関係性が明らかにされている

(Cason, Grubaugh, & Resick, 2002; Foa, Keane, & Friedman, 2000)。さらに，より幅広い見地からジェンダー，PTSDとその有効な治療について検討すると，PTSDに関連したケアを受けるためのサービスへのアクセス，利用，治療機関や手段に関してジェンダーの問題が存在すると推測される。治療の文献におけるジェンダーの問題を理解し，調査結果を有効な臨床に翻訳していくことによって，PTSDのより包括的な概念化と治療に近づくことが可能となる。

心理社会的治療

PTSDの治療の有効性におけるジェンダーの問題の分析は，トラウマへの暴露のタイプのジェンダー差によって複雑化されている。例えば，レイプと児童性的虐待の有効な治療の臨床試験は，女性の対象にのみ実施されている（Cloitre, Koenen, Cohen, & Han, 2002; Foa, Dancu, Hembree, Jaycox, & Street, 1999; Resick, Nishith, Weaver, Astin, & Feuer, 2002）。戦闘に関連したPTSDの臨床試験は，ほとんど男性の対象にのみ実施されている（Rothbaum, Hodges, Ready, Graap, & Alarcon, 2001; Schnurr et al., 2003）。この分野では，レイプ関連のPTSDに対して実証された治療法の，男性における有効性の調査が始まったばかりである。また，戦闘に暴露した女性に対する治療研究はまだ開始されていない状況であるが，最近の戦闘から帰還した軍隊によって今後十分に機会があるものと思われる。

Casonらは（2002），PTSDに一般的に実施される治療法を比較した研究における，治療反応性のジェンダー特異的エフェクトサイズのメタ解析を行い，女性が男性よりも治療反応性が高い傾向を認める実質的根拠を示した。例えば，Tarrier, Sommerfield, Pilgrimと Humphreys（1999）によるイメージ暴露法と認知療法 cognitive therapyの有効性を比較した研究では，治療のエフェクトサイズは男性よりも女性の方が大きかった。男女別の対象を用いた研究では，治療反応性の平均エフェクトサイズは，女性（1.39）が男性（0.40）より有意に高く，追跡調査においてもその傾向は維持され平均エフェクトサイズは女性で（0.79），男性で（0.65）であった。分析時により広範な転帰（すなわち，うつ病症状）が含まれていた場合，反応性の男女差は追跡時に大きく認められ，男性（0.48）女性（0.73）であった（Cason et al., 2002）。

男性と女性に対する行動療法的なPTSD治療法の有効性については，ジェンダー，トラウマのタイプと治療の転帰の関係性が区別しがたいため結論を導くのが困難である。例えば，女性は男性よりも一般的に治療に対する反応性が高いのは事実であるが，治療開始時における症状の重症度とトラウマのタイプなどの要因（どちらもジェンダーとの相関を認める）が，より一般的なジェンダーに基づく相違と分離できていない。PTSDの一般的な心理療法のメタ解析（Bradley, Greene, Russ, Dutra, & Westen, 2005）がこれらの問題に取り組んでいる。この解析では，治療のエフェクトサイズはトラウマの種類に応じて有意差を認めており，戦闘性トラウマの研究のエフェクトサイズが最も低く，性的暴行もしくは身体的暴力に伴うものは比較的高く認められた。著者らは戦闘性トラウマの研究は治療開始時における重症度が高いことや，より慢性PTSDの患者が多かったことについて言及し，このことが低いエフェクトサイズにつながった可能性があるとした。これらの結果から，ジェンダーと治療の有効性の見かけ上の関係は実際，トラウマの種類，慢性化やジェンダーに基づく相違など，他の要因に媒介もしくは調整されているのかもしれない。

いくつかの有効性試験は，男性と女性両方の対象に対して実施され，ジェンダーについての情報を与える調査の基盤となっている。例えばBlanchardらは（2003），交通事故サバイバー98名に対して認知行動療法 cognitive-behavioral therapy（CBT）と支持的心理療法の比較を行った。著者らは，男性26名と女性72名を比較し，治療転帰および，ジェンダー×治療群×期間の効果について調査したが，有意差を見出せなかった。サンプル数による限界があったため，治療反応性のジェンダー差の検出が妨げられた恐れがある。

ジェンダーが一次仮説である場合，2または3方向性の相互作用の効果を検出するために必要な統計学的検出力を設定するのは困難である。

ジェンダー×治療法×期間の3方向性の相互作用の検出力を持たない他の臨床試験でもジェンダーに関する配慮を行っている。伝統的な認知療法と，イメージ暴露あるいは犯罪や事故被害者の反復評価パラダイムの比較を行った調査では，男性と女性がほぼ同数含まれており，ジェンダーの層化ランダム抽出が用いられた（Ehlers et al., 2003; Tarrier et al., 1999）。この技法はジェンダーのバイアスを最小化させることができる。眼球運動による脱感作と再処理 eye movement desensitizationand reprocessing（EMDR）と認知再構成を伴った暴露法を比較した小規模の無作為化比較試験（Lee, Gavriel, Drummond, Richards, & Greenwald, 2002; Power et al., 2002）と，EMDRと長時間暴露を伴ったストレス免疫訓練法 stress inoculation therapy を比較した同様の臨床試験（Lee et al., 2002）は，ともにトラウマに対して EMDR が他の治療と同等の有用性がある可能性を示した。これらの試験では対象がジェンダーによって階層化されているため，ジェンダーの交絡要因としての可能性を排除しており，また複数のトラウマのタイプを持つ対象を含んでいるが，かなり大規模な調査でしかトラウマのタイプやジェンダーの相違は検出されないであろう。

最新の文献によると，多くの認知行動療法，暴露に基づいた治療法，および適切に実施された EMDR は，すべて PTSD の有効な治療法である（Bradley et al., 2005; Foa et al., 2000）。しかし，特定のタイプのトラウマ（例：性的暴行）に適用されて妥当性が証明されたり，有望だと思われている治療法であっても，その妥当性が片方のジェンダーでしか証明されていなければ，それが他方のジェンダーに対しても有効かどうかは推測の域を出ない。研究家は，もう一方のジェンダーにおける再現性を確認する平行した無作為試験を実施する必要がある。例えば男性のレイプ被害者や女性の戦闘帰還兵など，十分な規模の対象によって無作為化試験を実施するのが本質的に困難な場合もあるが，小規模な評価研究によって逆のジェンダーの対象に対する治療の一般化の信頼性を増すことは可能である。

トランスレーショナル科学[*4]と PTSD 治療

実証された PTSD の治療は，異なる治療設定や患者人口に対して適用されるため，治療の有効性と普及に関する研究がますます重要となる。データに基づいたガイドラインの中で，その治療法が有効な状況を特定しているもの，あるいは有効性がより増大あるいは減弱する恐れのある患者下位群を同定しているものは，研究を臨床へと翻訳することを可能とする。ジェンダー情報を考慮した治療法は，ジェンダーを治療転帰に影響を及ぼす要因として取り扱うため，どのような設定でジェンダーが治療転帰と相関するかを調査し，男性あるいは女性に特に有用な治療法や技法を同定することを可能とする。それと関連して，ジェンダーや治療転帰の双方に相関する可能性のある，多くの社会人口学的あるいは診断外の要素（つまり，治療の補償，動機や場所）が治療研究で明らかにされれば，治療の文献をジェンダーに基づいて解釈することが可能となる。

両ジェンダーにわたって治療の有用性を一般化させるためには，ジェンダーに敏感な gender sensitive 治療技法の適用とともに，異なる種類のトラウマに対する再構築が必要となることが多い。例えば，認知処理療法 cognitive processing therapy（CPT）は本来女性の暴力関連のトラウマに対して作成されたものであるが（Resick et al., 2002），慢性の戦闘関連のトラウマを持つ男性退役軍人の治療にも有効である（Monson et al., 2006）。治療待機中の統制群を用いた無作為化比較試験は，一般の対象に対するエフェクトサイズと同等であることを見出した。しかし，著者らは治療の適用に際して，顕著なジェンダーの

[*4] translational science. 基礎科学の知見を臨床へと応用するための科学。

問題について何点か言及した（Monson, Price, & Ranslow, 2005）。男性は感情表出に対してネガティブな信念を持つ傾向が強く，治療者がこれらの信念に対して具体的に焦点をあてなければ，治療の根幹をなす認知と感情処理を妨げる恐れがある。著者らはジェンダーが治療に有利に働くことについても言及していた。つまり，治療のソクラテス技法は，症状改善と補償の要求にまつわる認知の矛盾に取り組むのに特に有用であった。治療はまた，戦闘関連のPTSD男性患者の改善において重要問題となる暴力犯罪に取り組むのにも特に有用であった。実証された治療法をジェンダー，トラウマのタイプや治療設定に応じて「当てはめる」ために明らかにすべき翻訳課題の重要性を，このような研究は強調している。

「典型的な」治療設定におけるジェンダーとトラウマのタイプの関係は，PTSD治療におけるジェンダーの問題を理解するうえで重要な要素である。女性はトラウマ的出来事の後に治療を求める傾向が強いが（Gavrilovic, Schutzwohl, Fazel, & Priebe, 2005），男性と女性が求める治療機関のスタッフ構成，特徴，臨床家のタイプ，いずれも治療の有効性に影響を及ぼしうる背景が異なる傾向を示した。例えば，PTSDを持つ退役軍人のうち，女性は男性と比較して，米国退役軍人局と関連のない施設で精神医療を求めることが多かった（Suffoletta-Maierle, Grubaugh, Magruder, Monnier, & Freuh, 2003）。これらの施設は退役軍人局の施設と比べて，用いられるPTSDの治療法，軍人トラウマに対する親和性や，治療の質が異なる。逆に，民間施設では，女性は男性よりもプライマリ・ケアで精神科治療を受ける傾向が強いため（Sherbourne, Weiss, Duan, Bird, & Wells, 2004），女性の方が精神医療へのアクセスが増加していた。治療施設を，PTSD治療におけるジェンダーの問題の1つの状況要因として理解するためには，言うまでもなくより多くの研究が必要であろう。

医療ケアにまつわるジェンダーに関連した障壁や，治療法や転帰に対するジェンダー特有の選択傾向は，医療施設研究によって解明される可能性がある。例えば，女性は男性よりも専門性の高い精神保健医療施設を利用する傾向が高い（Freiman & Zuvekas, 2000）。医療ケアに至る方法に関連する要因はジェンダー差を認め（Albizu-Garcia, Alegria, Freeman, & Vera, 2001），女性は特に，低い学歴や貧困など，ジェンダー間の相違に関連する社会的背景要因に影響を受けやすい（Sherbourne, Dwight-Johnson, & Klap, 2001）。しかし，男性や女性がPTSDの治療を専門的な精神医療施設で受ける傾向がプライマリ・ケア施設に比べて高いのか，あるいは患者が治療を特定の設定で受ける傾向に影響を及ぼすジェンダー関連要因が存在するのか，についてはまだ分からない。

要約すると，ジェンダーはPTSDの発症，病因論，表現型および治療法の複雑な構成において，重要な要素となってきている。現存する文献からは，男性と女性におけるPTSDの治療法の違いが認められてきていることが示唆されているが，治療反応と転帰の中核的要素へのジェンダーの影響を絶対的に評価するデータは実にかぎられている。次の段階として重要なのは，PTSDの治療転帰に及ぼすジェンダーの影響に対して，検証可能な，ジェンダー情報を考慮した概念的モデルと仮説の発展であり，ジェンダーが治療有効性を調整する役割を担う可能性について正式に評価する臨床試験も同時に重要となる。さらなる段階としては，片方の性に対して実証された治療（例：レイプ・トラウマ治療）の有効性試験を，両方の性に対して再現することが挙げられる。したがって，「大局的」な問題に焦点をあて続けるよりも（つまり，PTSDにおけるジェンダーの相違をいかに説明するか），より分子的な問題，例えば，いつ，どこで，どのようにジェンダーはPTSDとその治療に影響を与えるのか，について取り組むのである。

今後の課題

男性におけるトラウマへの暴露の割合の高さと，女性におけるPTSDの有病率の高さの明らかな矛盾には，確からしい説明がある。現存する

データはトラウマへの暴露をどのように概念化するかが重要であることを示している。これまでの研究結果は，対象サンプル，研究，文化に関わらずほぼ同じ結果を示しており，そのいずれもがトラウマ的出来事の質的側面の重要性を強調している。注目すべきことに，DSM-Ⅳ基準である恐怖，戦慄，無力感をきたす出来事にかぎってみると，これを経験する割合は男性と女性でほぼ同等であった。このデータは，女性のトラウマ的ストレスに対する脆弱性の高さを示すかもしれない一方で，トラウマ的出来事への暴露を精細に測定し，その情報をふまえてトラウマの影響とPTSDのリスクについての概念を発展させる必要性をも示していよう。多くの出来事チェックリストに用いられている広義の出来事分類は，必ずしも類似していない出来事を同等に扱っており，暴露の疑陽性を生じさせる可能性がある。例えば，身体的暴力の単一の出来事や軽度の喧嘩が，親密なパートナーによる暴力など慢性的な身体的暴力と同等に扱われていることがある。こうした研究の自然な延長として，トラウマの特徴がPTSDのリスクに影響するという，ジェンダー情報を考慮したモデルが登場した。トラウマへの暴露の強度の解析法に関する今後の研究は，トラウマとPTSDにおけるジェンダー差の重要な側面の解明を助けるであろう。最後に，類似した出来事の経験におけるジェンダー差に関する調査研究も必要である。例えば，男性の方が同性の加害者による性的暴行を受けやすいことや，女性の方が親密な相手からの暴力が重度であることなどである。

トラウマへの暴露とPTSDにおけるジェンダー差からは，男性と女性の評価過程への示唆が得られている。トラウマ的出来事の質的側面の詳細な情報は，臨床および研究でルーティンに評価すべきである。ほとんどの疫学研究は，無作為あるいは参加者が選択した単一の出来事についてPTSDの評価がなされているが，多くの男女が2つ以上の出来事を報告していることを考えると，複数のトラウマ的出来事に対するPTSDの評価がなされるべきである。男性の方が常に多くのトラウマ的出来事を報告するため，このような研究は，特に男性におけるPTSDの理解を深め，その有病率の過小評価という問題に役立つであろう。ジェンダーを考慮したトラウマ的ストレス反応モデルは，児童期や慢性トラウマにおいて特に研究の重要な方向である。男性と女性の相違や，トラウマに暴露したのが児童期かその後かなどの，時期の相違によるPTSDの構成要素の比較に取り組んだ研究は少ない。疫学調査の対象サンプルによってこのような調査が実施可能であれば，ジェンダーに応じたそれぞれの構成要素のモデルを構成するのに十分なサンプルサイズの獲得が可能となる。十分な情報は，臨床研究からも得られる。臨床研究からの情報は，特に慢性，複雑性のPTSDをⅠ軸およびⅡ軸診断の併存障害と過剰診断してしまう「疫学的誤診」を回避するうえで役立つであろう。

併存疾患のジェンダー差におけるさらなる研究は，精神健康上の脆弱性モデルや，男性と女性におけるPTSDの経過の相違に関する情報提供を可能とする。一般人口では，女性のうつ病の割合は男性よりも高いが，PTSDを持つ個人においては，男女におけるうつ病の割合はほぼ同等である。したがってPTSDは女性のリスクを高めるのではなく，男性のうつ病やPTSDの慢性経過に対する保護的効果を減弱させる機能を持つようである。PTSDと併存疾患に関する我々の知識は，この疾患の生涯有病率に基づくものでしかない。なぜなら，PTSD患者をジェンダーなど患者の特徴に基づいて下位分類して比較するためには，十分なサンプルサイズを得ることが方法論的に困難だからである。しかし，PTSDを持つ個人とある特定の住民における疾患の有病率を比較するデータからは，多くのことを学ぶことができる。物質乱用の集団について施行されたような，PTSDと他の疾患における機能的な関係性を調査する臨床試験は，パニック障害やうつ病など，PTSDと併存することの多い他の疾患に関しても，重要な治療上の示唆をもたらす可能性がある。

PTSDに有効な治療はいくつか存在するが，これらの治療の有効性がジェンダーによって調整されているのか，ジェンダーに関係なく治療の一般

化を促進する実施上の要因は何か，また，治療がどのようにしてPTSD患者の「現実生活」に影響を与えるのかについてはまだほとんど分かっていない。臨床研究に女性や少数民族を選ぶように求める連邦規定がなされてから10年が経つが，ジェンダーの影響を決定する特定の回析の実施や報告に取り組む規定が補正されたのはつい最近である。PTSD治療におけるジェンダーの主な影響や，治療転帰の調整要因としてジェンダーを調査するように計画された研究はまだ少ない。今後はジェンダーによって異なる特定のトラウマのタイプに合わせて，治療法が発展していくであろう。今のところ，多くの実証された治療法は，女性あるいは男性のみのサンプルにしか実施されてきていない。現存する文献展望やメタ回析は，女性を対象とした治療法が，男性を対象とした治療法よりもいくらか有効性が高いことを示唆している。しかしながら，治療の効果を両方のジェンダーにわたって確認するための再現研究はまだ始まったばかりである。効果研究を一層重視することによって，これらの治療をどのような人々に普及すべきかが同定できる。同様に，「現実生活」でのPTSD治療の選択やアクセスに関する保健医療サービスについての研究は，効果的な治療が，男女によってそれぞれどのように活用されるのかを示してくれるであろう。

PTSDにおけるジェンダー問題の研究は，トラウマ的ストレスに暴露した男性と女性の双方における評価と治療を改善させ得る。ジェンダーの問題の調査は，トラウマの重篤度，トラウマ的ストレス反応の範囲，そしてトラウマの反応における社会的背景の影響の包括的な理解を手助けするであろう。例えば，性的嫌がらせや性的暴行に関する調査は，戦争領域のトラウマの1つの要素として，女性退役軍人とPTSDに関する調査から派生したものである。これらの要素を男性と女性の軍人トラウマの重要な側面として認識することによって，PTSDを持つ男女双方の治療を改善させることができよう。

トラウマへの暴露におけるジェンダー問題の研究は，男性に認められる複数のトラウマの役割に関する研究の必要性や，性的暴行や児童虐待など男性で起こる頻度の低いトラウマの研究不足を明らかにした。女性のPTSDの有病率に影響を与える社会的役割や社会的背景の機能の解明によって，自然災害や集団トラウマの後での，地域に根ざした社会的資源を重視した介入の必要性が強調された。PTSDは個人においても地域においても認められていることを考えると，ジェンダー研究が性についての比較にとどまらず，トラウマの質的側面，トラウマの生じる背景，トラウマ的ストレス要因のリスク，その転帰に影響を与える社会的役割や社会経験などを研究の中に取り込むことができれば，そこから得られた結果はPTSDに取り組む私たちの能力を大いに強化するであろう。

謝　辞

本章は，Office of Academic Affiliations, Department of Veterans Affairs Special Mental Illness Research, Education and Clinical Center Fellowship Program in Advanced Psychiatry and Psychology の一部の助成を受けて行われた。

文　献

Albizu-Garcia, C. F., Alegria, M., Freeman, D., & Vera, M. (2001). Gender and health services use for a mental health problem. *Social Science and Medicine, 53*, 865-878.

Andrews, B., Brewin, C. R., & Rose, S. (2003). Gender, social suppurt, and PTSD in victims of violent crime. *Journal of Traumatic Stress, 16*, 42 1-427.

Baker, C. K., Norris, F. H., Diaz, D. M., Perilla, J. L., Murphy, A. D., & Hill, E. G. (2005). Violence and PTSD in Mexico: Gender and regional differences. *Journal of Social Psychiatry and Psychiatric Epidemiology, 40*, 519-512.

Battle, C. L., Shea, M. T., Johnson, D. M., Yen, S., Zlotnick, C., Zanarini, M. C., et al. (2004). Childhood maltreatment associated with adult personality disorders: Findings from the collaborative longitudinal personality disorders study. *Journal of Personality Disorders, 18*, 193-211.

Bernstein, D. P., Fink, L.A., Handelsman, L., Foote, J., Lovejoy, M., Wenzel, K., et al. (1994). Initial reliability and validity of a new retrospective measure of child abuse and neglect. *American Journal of Psychiatry, 151*, 1132-1136.

Blanchard, E. B., Hickling, E. J., Devineni, T., Veazey, C.

H., Galovski, T. E., Mundy, E., et al. (2003). A controlled evaluation of cognitive behavioral therapy for posttraumatic stress in motor vehicle accident survivors. *Behaviour Research and Therapy, 41*, 79-96.

Bradley, R., Greene, J., Russ, E., Dutra, L., & Westen, D. (2005). A multidimensional meta-analysis of psychotherapy for PTSD. *American Journal of Psychiatry, 162*(2), 214-227.

Breslau, N. (2001). The epidemiology of pnsttraumatic stress disorder: What is the extent of the problem? *Journal of Clinical Psychiatry, 62*(Suppl. 17), 16-22.

Breslau, N., Chilcoat, H. D., Kessler, R. C., Peterson, E. L., & Lucia, V. C. (1999). Vulnerability to assaultive violence: further specification of the sex difference in post-traumatic stress disorder. *Psychological Medicine, 29*, 813-821.

Breslau, N., & Davis, G. C. (1992). Posttraumatic stress disorder in an urban population of young adults: Risk factors for chronicity. *American Journal of Psychiatry, 149*, 671-675.

Breslau, N., Davis, G. C., Andreski, P., & Peterson, E. (1991). Traumatic events and posttraumatic stress disorder in an urban pupulation of young adults. *Archives of General Psychiatry, 48*, 216-222.

Breslau, N., Davis, G. C., Andreski, P., & Peterson, E. L. (1997). Sex differences in posttraumatic stress disorder. *Archives of General Psychiatry, 54*, 1044-1048.

Breslau, N., Davis, G. C., Peterson, E. L., & Schultz, L. (1997). Psychiatric sequelae of posttraumatic stress disorder in women. *Archives of General Psychiatry, 54*, 81-87.

Breslau, N., & Kessler, R. C. (2001). The stressor criterion in DSM- IV posttraumatic stress disorder: An empirical investigation. *Biological Psychiatry, 50*, 699-704.

Breslau, N., Kessler, R. C., Chilcoat, H. D., Schultz, L. R., Davis, C. C., & Andreski, P. (1998). Trauma and posttraumatic stress disorder in the community: The 1996 Detroit Area Survey of Trauma. *Archives of General Psychiatry, 55*, 626-632.

Brewin, C. R., Andrews, B., & Rose, S. (2000). Fear, helplessness, and horror in posttraumatic stress disorder: Investigating DSM-IV criterion A2 in victims of violent crime. *Journal of Traumatic Stress, 13*, 499-509.

Brewin, C. R., Andrews, B., & Valentine, J. D. (2000). Meta-analysis of risk factors for posttraumatic stress disorder in trauma-exposed adults. *Journal of Consulting and Clinical Psychology, 68*, 748-766.

Bryant, R. A., & Harvey, A. G. (2003). Gender differences in the relationship between acute stress disorder and posttraumatic stress disorder following motor vehicle accidents. *Australian and New Zealand Journal of Psychiatry, 37*, 226-229.

Cason, D., Grubaugh, A., & Resick, P. (2002). Gender and PTSD treatment: Efficacy and effectiveness. In R. Kimerling, P. Ouimette, & J. Wolfe (Eds.), *Gender and PTSD* (pp. 305-334). New York: Guilford Press.

Cloitre, M., Koenen, K. C., Cohen, L. R., & Han, H. (2002). Skills training in affective and interpersonal regulation followed by exposure: A phase-based treatment for PTSD related to childhood abuse. *Journal of Consulting and Clinical Psychology, 70*, 1067-1074.

Cloitre, M., Koenen, K. C., Cratz, K. L., & Jakupcak, M. (2002). Differential diagnosis of PTSD in women. In R. Kimerling, P. Ouimette, & J. Wolfe (Eds.), *Gender and PTSD* (pp. 117-149). New York: Guilford Press.

Curtis, T., Miller, B. C., & Berry, E. H. (2000). Changes in reports and incidence of child abuse following natural disasters. *Child Abuse and Neglect, 24*, 1151-1162.

DeBellis, M. D., & Keshavan, M. S. (2003). Sex differences in brain maturation in maltreatment-related pediatric posttraumatic stress disorder. *Neuroscience and Biobehavioral Reviews, 27*, 103-117.

Deering, C. G., Glover, S. G., Ready, D., Eddleman, H. C., & Alarcon, R. D. (1996). Unique patterns of comorbidity in posttraumatic stress disorder from different sources of trauma. *Comparative Psychiatry, 37*(5), 336-346.

DePrince, A. P., & Freyd, J. J. (2002). The intersection of gender and betrayal in trauma. In R. Kimerling, P. Ouimette, & J. Wolfe (Eds.), *Gender and PTSD* (pp. 98-113). New York: Guilford Press.

Ehlers, A., Clark, D. M., Hackmann, A., McManus, F., Fennell, M., Herbert, C., et al. (2003). A randomized controlled trial of cognitive therapy, a self-help booklet, and repeated assessments as early interventions for posttraumatic stress disorder. *Archives of General Psychiatry, 60*, 1024-1032.

Elliott, D. M., Mok, D. S., & Briere, J. (2004). Adult sexual assault: Prevalence, symptomatology, and sex differences in the general population. *Journal of Traumatic Stress, 17*(3), 203-211.

Falsetti, S. A., Resnick, H. S., & Davis, J. (2005). Multiple channel exposure therapy: Combining cognitive-behavioral therapies for the treatment of posttraumatic stress disorder with panic attacks. *Behavior Modification, 29*, 70-94.

Finkelhor, D., Ormond, R., Turner, H., & Hamby, S. L. (2005). The victimization of children and youth: A comprehensive national survey. *Child Maltreatment, 10*, 5-25.

Foa, E. B., Dancu, C. V., Hembree, E. A., Jaycox, L. H., & Street, G. P. (1999). A comparison of exposure therapy, stress inoculation training, and their combination for reducing posttraumatic stress disorder in female assault victims. *Journal of Consulting and Clinical Psychology, 67*, 194-200.

Foa, E. B., Keane, T. M., & Friedman, M. J. (Eds.). (2000). *Effective treatments of PTSD: Practice guidelines for the International Society for Traumatic Stress Studies.* New York: Guilford Press.

Frazier, P. A. (1993). A comparative study of male and female rape victims seen at a hospital-based rape crisis program. *Journal of Interpersonal Violence, 8*(1), 64-76.

Freedman, S. A., Brandes, D., Peri, T., & Shalev, A. (1999).

Predictors of chronic post-traumatic stress disorder: A prospective study. *British Journal of Psychiatry, 174*, 353-359.

Freiman, M. P., & Zuvekas, S. H. (2000). Determinants of ambulatory treatment mode for mental illness. *Health Economics, 9*, 423-434.

Freyd, J. J. (1996). *Betrayal trauma: The logic of forgetting childhood abuse.* Cambridge, MA: Harvard University Press.

Fullerton, C. S., Ursano, R. J., Epstein, R. S., Crowley, B., Vance, K., Kao, T. C., et al. (2001). Gender differences in posttraumatic stress disorder after motor vehicle accidents. *American Journal of Psychiatry, 158*, 1486-1491.

Gavrilovic, J. J., Schutzwohl, M., Fazel, M., & Priebe, S. (2005). Who seeks treatment after a traumatic event and who does not?: A review of findings on mental health service utilization. *Journal of Traumatic Stress, 18*, 595-605.

Helzer, J. E., Robins, L. N., & MeEvoy, L. (1987). Post-traumatic stress disorder in the general population: Findings of the epidemiologic catchment area survey. *New England Journal of Medicine, 317*, 1630-1634.

Herman, J. L. (1992). *Trauma and recovery.* New York: Basic Books.

Johnson, J. G., Cohen, P., Brown, J., Smailes, E. M., & Bernstein, D. P. (1999). Childhood maltreatment increases risk for personality disorders during early adulthood. *Archives of General Psychiatry, 56*, 600-606.

Kessler, R. C., Sonnega, A., Bromet, E., Hughes, M., & Nelson, C. B. (1995). Posttraumatic stress disorder in the National Comorbidity Survey. *Archives of General Psychiatry, 52*, 1048-1060.

Kilpatrick, D. G., Saunders, B. E., Amick-McMullan, A., Best, C. L., Veronen, L. J., & Resnick, H. S. (1989). Victim and crime factors associated with the development of crime-related post-traumatic stress disorder. *Behavior Therapy, 20*, 199-214.

Kimerling, R. (2004). An investigation of gender differences in non-psychiatric morbidity associated with posttraumatic stress disorder. *Journal of the American Medical Womens Association, 59*, 43-47.

Kimerling, R., Prins, A., Westrup, D., & Lee, T. (2004). Gender issues in the assessment of PTSD. In J. P. Wilson & T. M. Keane (Eds.), *Assessing psychological trauma and PTSD* (2nd ed., pp. 565-600). New York: Guilford Press.

Kimerling, R., Rellini, A., Kelly, V., Judson, P. L., & Learman, L. A. (2002). Gender differences in victim and crime characteristics of sexual assaults. *Journal of Interpersonal Violence, 17*, 526-532.

King, L. A., Orcutt, H. K., & King, D. W. (2002). Gender differences in stress, trauma, and PTSD research: Application of two quantitative methods. In R. Kimerling, P. Ouimette, & J. Wolfe (Eds.), *Gender and PTSD* (pp. 403-433). New York: Guilford Press.

Koss. M. P. (1985). The hidden rape victim: Personality, attitudinal, and situational characteristics. *Psychology of Women Quarterly, 9*, 193-212.

Kulka, R. A., Schlenger, W. E., Fairbank, J. A., Hough, R. L., Jordan, B. K., Marmar, C. R., et al. (1988). The prevalence of other psychiatric disorders and nonspecific distress. In *Contractual report of findings from the National Vietnam Veterans Readjustment Study: Vol. 1. Executive summary, description of findings, and technical appendices* (Vol. 6, pp. 1-47): Research Triangle Park, NC: Research Triangle Institute.

Kulka, R. A., Schlenger, W. E., Fairbank, J. A., Hough, R. L., Jordan, B. K., Marmar, C. R., et al. (1990). *Trauma and the Vietnam War generation: Report of findings from the National Vietnam Veterans Read-justment Study.* New York: Brunner/Mazel.

Lee, C. W., Gavriel, H., Drummond, P. D., Richards, J., & Greenwald, R. (2002). Treatment of PTSD: Stress inoculation training with prolonged exposure compared to EMDR. *Journal of Clinical Psychology, 58*, 1071-1089.

Mischel, W. (2004). Towards an integrative science of the person. *Annual Review of Psychology, 55*, 1-22.

Monson, C. M., Price, J. L., & Ranslow, E. (2005, October). *Lessons learned in researching an evidence-based PTSD treatment in the VA: The case of cognitive processing therapy.* Federal Practitioner, pp. 75-83.

Monson, C. M., Schnurr, P. P., Resick, P. A., Friedman, M. J., Young-Xu, Y., & Stevens, S. P. (2006). Cognitive processing therapy for veterans with military-related posttraumatic stress disorder. *Journal of Consulting and Clinical Psychology, 74*, 898-907.

Moos, R. H. (2003). Social contexts: Transcending their power and their fragility. *American Journal of Community Psychology, 31*, 1-13.

Nolen-Hoeksema, S., & Girgus, J. S. (1994). The emergence of gender differences in depression during adolescence. *Psychological Bulletin, 115*, 424-443.

Norris, F. H. (1992). Epidemiology of trauma: Frequency and impact of different potentially traumatic events on different demographic groups. *Journal of Consulting and Clinical Psychology, 60*, 409-418.

Norris, F. H., Foster, J. D., & Weissharr, D. L. (2002). The epidemiology of sex differences in PTSD across developmental, societal, and research contexts. In R. Kimerling, P. Ouimette, & J. Wolfe (Eds.), *Gender and PTSD* (pp. 3-42). New York: Guilford Press.

Norris, F. H., Friedman, M. J., Watson, P. J., Byrne, C. M., Diaz, E., & Kaniasty, K. (2002). 60,000 disaster victims speak: Part I. An empirical review of the empirical literature, 1981-2001. *Psychiatry, 65*, 207-239.

Norris, F. H., Perilla, J. L., Ibanez, G. E., & Murphy, A. E. (2001). Sex differences in symptoms of post-traumatic stress disorder: Does culture play a role? *Journal of Traumatic Stress, 14*, 7-28.

Orsillo, S. M., Raja, S., & Hammond, C. (2002). Gender

issues in PTSD with comorbid mental health disorders. In R. Kimerling, P. Ouimette, & J. Wolfe (Eds.), *Gender and PTSD* (pp. 207-231). New York: Guilford Press.

Orsillo, S. M., Weathers, F. W., Litz, B. T., Steinberg, H. R., Huska, J. A., & Keane, T. M. (1996). Current and lifetime psychiatric disorders among veterans with war zone-related posttraumatic stress disorder. *Journal of Nervous and Mental Disease, 184*, 307-313.

Ozer, E. J., Best, S. R., Lipsey, T. L., & Weiss, D. S. (2003). Predictors of posttraumatic stress disorder and symptoms in adults: A meta-analysis. *Psychological Bulletin, 129*, 52-73.

Perkonigg, A., Kessler, R. C., Storz, S., & Wittchen, H. U. (2000). Traumatic events and post-traumatic stress disorder in the community: Prevalence, risk factors and comorbidity. *Acta Psychiatrica Scandinavia, 101*, 46-59.

Pimlott-Kubiak, S., & Cortina, L. M. (2003). Gender, victimization, and outcomes: Reconceptualizing risk. *Journal of Consulting and Clinical Psychology, 71*, 528-539.

Power, K., McGoldrick, T., Brown, K. W., Buchanan, R., Sharp, D., Swanson, V., et al. (2002). A controlled comparison of eye movement desensitization and reprocessing versus exposure plus cognitive restructuring versus waiting list in the treatment of post-traumatic stress disorder. *Clinical Psychology and Psychotherapy, 9*, 299-318.

Resick, P. A., Nishith, P., Weaver, T. L., Astin, M. C., & Feuer, C. A. (2002). A comparison of cognitive-processing therapy with prolonged exposure and a waiting condition for the treatment of chronic posttraumatic stress disorder in female rape victims. *Journal of Consulting and Clinical Psychology, 70*, 867-879.

Ritter, C., Hobfoll, S. E.. Lavin, J., Cameron. R. P.. & Hulsizer, M. R. (2000). Stress. psychosocial resources, and depressive sympromatology during pregnancy in low-income, innercity women. *Health Psychology, 19*, 576-585.

Rothbaum, B. O., Hodges, L. F., Ready, D., Graap, K., & Alarcon, R. D. (2001). Virtual reality exposure therapy for Vietnam veterans with posttraumatic stress disorder. *Journal of Clinical Psychiatry, 62*, 617-622.

Sachs-Ericsson, N., Blazer, D., Plant, E. A., & Arnow, B. (2005). Childhood sexual and physical abuse and the 1-year prevalence of medical problems in the National Comorbidity Survey. *Health Psychology, 24*, 32-40.

Schnurr, P. P., Friedman, M. J., Foy, D. W., Shea, M. T., Hsieh, F. Y., Lavori, P. W., et al. (2003). Randomized trial of trauma-focused group therapy for posttraumatic stress disorder: Results from a Department of Veterans Affairs cooperative study. *Archives of General Psychiatry, 60*, 481-489.

Shalev, A. Y., Freedman, S., Peri, T., Brandes, D., Sahar, T., Orr, S. P., et al. (1998). Prospective study of posttraumatic stress disorder and depression following trauma. *American Journal of Psychiatry, 155*, 630-637.

Sharkansky, E. J., Brief, D. J., Peirce, J. M., Meehan, J. C., & Mannix, L. M. (1999). Substance abuse patients with posttraumatic stress disorder (PTSD): Identifying specific triggers of substance use and their associations with PTSD symptoms. *Psychology of Addictive Behaviors, 13*, 89-97.

Sherbourne, C. D., Dwight-Johnson, M., & Klap, R. (2001). Psychological distress, unmet need, and barriers to mental health care for women. *Women's Health Issues, 11*, 231-243.

Sherbourne, C. D., Weiss, R., Duan, N., Bird, C. E., & Wells, K. B. (2004). Do the effects of quality improvement for depression care differ for men and women?: Results of a group-level randomized controlled trial. *Medical Care, 42*, 1186-1193.

Spataro, J., Mullen, P. E., Burgess, P. M., Wells, D. L., & Moss, S. A. (2004). Impact of child sexual abuse on mental health: Prospective study in males and females. *British Journal of Psychiatry, 184*, 416-421.

Stewart, S. H., Ouimette, P., & Brown, P. J. (2002). Gender and the comorbidity of PTSD with substance use disorders. In R. Kimerling, P. Ouimette, & J. Wolfe (Eds.), *Gender and PTSD* (pp. 232-270). New York: Guilford Press.

Suffoletta-Maierle, S., Grubaugh, A. L., Magruder, K., Monnier, J., & Freuh, B. C. (2003). Trauma-related mental health needs and service utilization among female veterans. *Journal of Psychiatric Practice, 9*, 367-375.

Taft, C. T., King, L. A., King, D. W., Leskin, C. A., & Riggs, D. S. (1999). Partners' ratings of combat veterans' PTSD symptomatology. *Journal of Traumatic Stress, 12*, 327-334.

Tarrier, N., Sommerfield, C., Pilgrim, H., & Humphreys, L. (1999). Cognitive therapy or imaginal exposure in the treatment of post-traumatic stress disorder: Twelve-month follow-up. *British Journal of Psychiatry, 175*, 571-575.

Tjaden, P. G., & Thoennes, N. (2000). *Full report of the prevalence, incidence, and consequences of violence against women: Findings from the National Violence Against Women Survey.* Washington, DC: U.S. Department of Justice, Office of Justice Programs, National Institute of Justice.

Ullman, S. E., & Filipas, H. H. (2005). Gender differences in social reactions to abuse disclosures, post-abuse coping, and PTSD of child sexual abuse survivors. *Child Abuse and Neglect, 29*, 767-782.

van der Kolk, B. A., Pelcovitz, D., Roth, S., Mandel, F. S., McFarlane, A., & Herman, J. L. (1996). Dissociation, somatization, and affect dysregulation: The complexity of adaptation to trauma. *American Journal of Psychiatry, 153*(Suppl. 7), 83-93.

Vogt, D. S., Pless, A. P., King, L. A., & King, D. W. (2005). Deployment stressors, gender, and mental health outcomes among Gulf War I veterans. *Journal of Traumatic Stress, 18*, 115-127.

Wolfe, J., Sharkansky, E. J., Read, J. P., Dawson, R., Martin, J. A., & Ouimette, P. C. (1998). Sexual harassment and assault as predictors of PTSD sympromatology among U.S. female Persian Gulf War military personnel. *Journal of Interpersonal Violence, 13*, 40-57.

Wright, K. D., Asmundson, G. J. G., McCreary, D. R., Scher, C., Hami, S., & Stein, M. B. (2001). Factorial validity of the Childhood Trauma Questionnaire in men and women. *Depression and Anxiety, 13*, 179-183.

Yoder, J. D., & Kahn, A. S. (2003). Making gender comparisons more meaningful: A call for more attention to social context. *Psychology of Women Quarterly, 27*, 281-290.

Zanarini, M. C., Frankenburg, F. R., Hennen, J., & Silk, K. R. (2003). The longitudinal course of borderline psychopathology: 6-year prospective follow-up of the phenomenology of borderline personality disorder. *American Journal of Psychiatry, 160*, 274-283.

第13章
子どものトラウマ的ストレスの頻度とその衝撃

John A. Fairbank, Frank W. Putnam, and William W. Harris

方法論的考察

　子どものトラウマ的ストレスの領域では，数多くの解決すべき疫学的問題が明らかになっている。子どもがトラウマ的出来事に暴露された割合は，正確に見積もることがとりわけ困難である。虐待やネグレクトの報告にあたっては守秘について当然の厳密な配慮をすることが求められる。またマルトリートメントのサバイバー survivor が暴力の被害者でもあり，目撃者でもあることは非常に多く，その場合は一人の事例について2回以上と数えられてしまうことになる。州のコンピューターは相互に連結できないことが多く，また，プライバシーが厳密に守られている。トラウマへの暴露のデータを学校や公共の協力，公共の精神保健医療機関から別々に集めようとしても，それぞれの組織ならびに当事者からの抵抗のために非常に難しく，またそうした情報を合体させることは技術的，法的あるいは行政的な制約のためにほぼ不可能である。子どものマルトリートメントのデータはあえて集積しないようにしていることもあるが，それは虐待を報告する際に，記録を集計しないことが義務づけられているためである。

　サバイバーや臨床家，支援者，研究者は子どものトラウマの急性期の衝撃を分かっている。しかしながら子どものトラウマの全体像について，その深刻さを政治家や有権者に納得してもらえるようなかたちで，疫学的，臨床的な科学的知見もふまえながら語ることは不十分であった（Harris, Lieberman, & Marans, in press）。この問題を適切に語ることができれば，公的な資源の担当者が子どものトラウマの有病率や利用できる支援機会に関心を向けるようになろう。例えば長期間にわたる全般的な貧困や十代の妊娠といった現実の環境は，子どものトラウマのハイリスク要因とされてきた（例：Sameroff, 1998）。これらの要因は，しばしば，人種，階層，性別，文化や不平等といった，公の議論では注意を向けにくい要因と結びついたり，それらを賦活しがちである。この章では，この問題をどのように語ったら良いのかということについての最初の試みをしたい。読者が本章での記述を批判，改訂，拡大し，最終的には多くの人に広めて意見や示唆を求めて頂ければと思う。

トラウマのタイプ

　子どものトラウマへの暴露は重大なパブリックヘルス上の問題であり，世界中で子どもやその家族，コミュニティーに対して破壊的で多大な影響を与えている（Harris, Putnam, & Fairbank, 2006; Osofsky, 1999）。子どもが暴露されるかもしれないトラウマ的出来事は様々であり，子どもへのマルトリートメント，家庭内暴力，地域社会の暴力，学校内暴力，トラウマ的喪失，医療トラウマ，紛争地や難民トラウマ，自然災害やテロなどが含まれる。

子どものマルトリートメント

「子どものマルトリートメント child maltreatment[*1]」は,身体的虐待,ネグレクト,感情的虐待と性的虐待を含む包括的な用語である(Wolf & Nayak, 2003)。身体的虐待は,身体の痛みや傷の原因となる。ネグレクトは,年齢や発達段階に応じた必要なケアを子どもたちに与えられないことである(米国子どもトラウマティックストレス・ネットワーク National Child Traumatic Stress Network, n.d.)。子どもの性的虐待は,子どもと年長者のあいだの幅広い性行為をさしており,しばしば身体的な接触を含んでいる。しかしながら,身体的な接触を伴わない行為,例えば性器露出,言語的な性的虐待やポルノグラフィのための利用なども性的虐待となり得る(NCTSN, n.d.)。The World Health Organization (WHO; 1999)によると,「感情的虐待」とは子どもの身体的,精神的,霊的,道徳的,あるいは社会的な発達などを阻害する可能性の高い行為であり,例えば運動の制限,侮蔑,誹謗,悪者扱い,脅迫,怯えさせること,差別,あざ笑いなどの非身体的な敵意や拒絶などがある。

全米子どもの虐待とネグレクトデータシステム National Child Abuse and Neglect Data Systems (NCANDS) からの「子どものマルトリートメント報告 Child Maltreatment Report」では,90万6千人の子どもが2003年に児童虐待やネグレクトの被害を受けたと推計している(米国保健社会福祉省 U.S. Department of Health and Human Services, 2005)。被害率は,1,000人中12.4人であり,多くの子どもたちが複数の虐待やネグレクトの被害を受けている。実際の頻度は,さらに高いと思われる。一般人口を対象とした調査では,公的な虐待報告の2～3倍の被害が報告されている(Edleson, 1999)。

家庭内暴力

家庭内暴力またはドメスティックバイオレンス domestic violence (DV) は,しばしば「親密なパートナーからの暴力 intimate partner violence (IPV)」あるいは,「家庭内虐待 domestic abuse」または「殴打 battering[*2]」とも呼ばれており,現実的な子どもの家庭における成人のあいだの身体的,性的,感情的な暴力とそうした暴力の脅威を含んでいる(NCTSN, n.d.)。DVの「目撃」とDVへの「暴露」という2つの用語はしばしば同義的に用いられているが,Moroz (2005)は2つの言葉を区別しようとする最近の傾向を紹介している。それによれば目撃とは暴力が行われている場所に居合わせることを説明する用語であり,暴露はDVに関連した,子どもの感情,認知,行動面での幅広い経験をさす。

ネグレクトや身体的虐待,性的虐待は,多くの場合,感情的虐待と家庭内暴力への暴露と一緒に発見される(Harris et al., 2006; Spinazzola et al., 2005)。ある1つのタイプの虐待を受けた子どもは,それ以外の複数のタイプの虐待を受け,DVに暴露されている可能性が非常に高いとされてきた(Edwards, Holden, Felitti, & Anda, 2003; Mullen, Martin, Anderson, Romans, & Herbison, 1996)。全米でマルトリートメントや家庭内暴力に暴露された経験のある子どもの総数は,年間300万人を超えると推測されている(Carter, Weithorn, & Behrman, 1999; Fantuzzo & Mohr, 1999; Osofsky, 1999)。

複雑性トラウマ

「複雑性トラウマ complex trauma」という用語は,子どもが複数の,または長期にわたる,トラウマ的出来事に暴露された時の問題と,それが発達に及ぼす影響を説明したものである

[*1] この用語は「不適切な養育」と訳されてきたが,暴力的虐待まで含んでいることから,不適切という語感とのあいだに解離があり,また養育者からの行為だけを指しているかのように誤解をされることを考慮して,本書ではカタカナ表記とした。なおこの英語の元になっている maltraiter はフランス語では普通に用いられる用語であり,虐待,ひどい扱いをする,厳しく批評する。(土地などを)荒らす,損害を与える,などの意味である。

[*2] batter とは城壁を打ち砕くような破壊的な外力を加えることであり,被害者の存在に破壊的影響を与えるというニュアンスが含まれる。

(Spinazzola et al., 2005)。通常，複雑性のトラウマ暴露というのは，児童期早期に主要な養育環境の中で始まった，慢性的な精神的マルトリートメント，ネグレクト，身体的性的虐待などの子どものマルトリートメントが，複数あるいは連続して生じることを指している（NCTSN, n.d.）。

外傷性喪失と悲嘆*3

児童期の外傷性悲嘆 traumatic grief は大切な人の死後に，子どもがそれをトラウマ的体験として受けとめた場合に生じる（Brown, Pearlman, & Goodman, 2004; Cohen, Goodman, Brown, & Mannarino, 2004）。死因が暴力や事故，災害，紛争などといったトラウマ的出来事である場合もあるが，自然な死因によっても生じ得る。児童期の外傷性悲嘆の定義は，トラウマの症状のために，その子どもが死について発達段階に応じた理解をする能力に障害をきたしていることである（Lieberman, Compton, Van Horn, & Gosh Ippen, 2003; NCTSN, n.d.）。

地域および学校内暴力

地域社会の暴力や学校内暴力は，家族以外の個人間における対立から発生したもので，レイプ，発砲，ナイフで刺す，殴るなどの暴力行為を伴うことがある（NCTSN, n.d.）。子どもは，暴力の被害者，加害者，目撃者としてトラウマを経験する。青年はそれ以外のグループと比べ，地域社会の暴力を経験するリスクがはるかに高い（Breslau, Wilcox, Storr, Lucia, & Anthony, 2004）。家庭でネグレクトや虐待を受けた子どもは，不安定で犯罪の多い地域で暮らしていることが多く，学校や地域での暴力にも暴露されやすい（Harris et al., 2006）。

医療トラウマ

医療トラウマには，負傷や事故，慢性的または命の危険を脅かすような病気，または，痛みを伴うものや侵襲的医療行為に関連したトラウマが含まれる（NCTSN, n.d.）。例えば，がんやHIV感染などの深刻な命に関わる病気であると告げられた場合や，内臓移植や透析，化学療法などの重大な医療行為を経験した場合などである。ちなみに2002年の米国では，約1千万人の15才未満の子どもが負傷のために救急処置室で診療された（Saxe, Vanderbilt, & Zuckerman, 2003）*4。

難民および紛争地における暴力

難民および紛争地におけるトラウマには，紛争や政治暴力，拷問などの，人為的な暴力加害行為への暴露が含まれる（Shaw, 2003）。難民トラウマは，爆弾，砲撃，銃撃，地雷，狙撃，発砲，残虐行為，略奪行為によって影響を受けた地区に住んでいること，もしくは逃亡戦争，内戦，迫害などによって強制的に地域から退去させられたことの結果として生じ得る（Barenbaum, Ruchkin, & Schwab-Stone, 2003）。若年者の難民の中には，自国で兵士，ゲリラまたはそれ以外の戦闘員として従事していた者もおり，彼らのトラウマ的体験は戦闘帰還兵のものとよく似ている（NCTSN, n.d.）。難民の子どもはトラウマとなるような喪失体験をしており，地雷爆破の生存者である子どもは，しばし身体機能を失い，外観の変化，慢性的痛み，PTSDやスティグマに直面している（Lamb, Levy, & Reich, 2004）。さらに，難民の子どもはそうした体験とともに，飢餓や極度の貧困，環境悪化，HIV／AIDSのように社会的規模の伝染病などといった，悲惨な環境に暴露されていることが多い。

自然災害

災害とは，生命財産に大きな損害をもたらし，コミュニティの日々の生活必需品や，家族，個人に破壊的影響を及ぼすような，天変地異（トルネー

---

*3 喪失とは死別などの出来事であり，悲嘆とは喪失に対する心理的反応を指す。
*4 子どもにとってトラウマとなり得る出来事の頻度を示しているが，この数字は実際にトラウマ症状を示した子どもの数ではない。

ド，ハリケーン，地震など）または，火事，洪水，爆発などを指す（Laor, Wolmer, Friedman, Spiriman, & Knobler, 2005; NCTSN, n.d.; Norris, Perilla, Riad, Kaniasty, & Lavizzo, 1999）。大規模災害は，生命と財産の損失に加え，避難や移住などによって，地域全体や家族へ影響を及ぼす。災害は人為的な要因から生じることもあるが（例：原子炉の爆発），故意に被害が加えられた場合にはテロリズムに分類される。

テロリズム

　テロリズムの公的，法的な定義は様々であるが，重要な要素は，危険と脅威に満ちた状況を意図的に作り出すことによって敵に心理的損害を与えることである（NCTSN, n.d.; Pynoos, Schreiber, Steinberg, & Pfefferbaum, 2005）。Pine, Costello, Masten（2005）は，「テロリズム」を，軍人と民間人を標的とした，あるいは軍人の代わりに民間人を標的とした，宣戦布告のない戦争であるとした。テロリズムには，単独行動する個人（例：狙撃兵）による攻撃や，組織ないし組織のために活動する人びとによる攻撃のどちらも含まれる（Pine, Costello, & Masten, 2005 参照）。

現在の研究状況

トラウマに暴露した子どもたちの疫学研究

　子ども，青年，若年成人のトラウマ的出来事への暴露については，世界各国で膨大な疫学研究がなされている。米国では，米国国立司法研究所の支援による青少年全国調査により，12歳から17歳までの青少年500万人が深刻な身体的暴行を経験し，180万人が性的暴行を経験し，880万人が生涯で対人暴力を目撃したことがあると推定されている（Kilpatrick et al., 2000）。近年の調査では，全国代表サンプルの2歳から17歳までの児童と青少年が経験した，幅広い暴力，犯罪，被害について調べられた（Finkelhor, Ormrod, Turner, & Hamby, 2005）。調査結果は，暴力への暴露が広範囲に広がっていること明らかにした。対象となった子どもの半数は，調査が行われた年に身体的暴行を受け，8人に1人以上が何らかの形式のマルトリートメントを受け，12人に1人以上は性被害を受け，3人に1人以上は暴力を目撃した。一度被害を受けた子どもや青少年が，1年以内に再被害を受ける可能性は69%であった。

　代表的な子どもの縦断的研究は，米国のノースカロライナ大学で行われたが，16歳までに25%の子どもが，1つまたはそれ以上の，急性または慢性トラウマ的出来事に暴露されていることが明らかとなった。すなわち子どものマルトリートメント，交通事故，重大な医療トラウマ，大切な人のトラウマ的喪失,性的暴行などである（Costello, Erkanli, Fairbank, & Angold, 2002）。25%の児童がトラウマ的出来事を報告したが，その大多数（72%）はそれまでに1つのトラウマ的な出来事を経験しており，残りの28%は2つ以上の出来事を経験していた。従って，米国のこの大規模な低所得，郡部の地域では，一般住民の子どもの7%は，16歳までに2つ以上のトラウマ的出来事を体験していることになる。

　米国都市部における児童，10代の青年，若年成人の地域研究では，さらに高い割合での暴露が報告された。ニューヨーク市の公立校の小学校4年生から高校3年生の60%以上が，2001年9月11日貿易センターテロ攻撃よりも以前に，少なくとも1つの重大なトラウマ的出来事を経験していた（Hoven et al., 2002）。これらの出来事には，誰かが殺される場面もしくは重傷を負う場面を見たこと（39%），親しい友人（29%）または家族（27%）が暴力や事故によって死亡する場面を見たことなどが含まれる。ニューヨーク市の学校に通う児童の25%近くが，2001年の9.11攻撃よりも前に，2つ以上のトラウマ的出来事に暴露されたと報告している（Hoven et al., 2005）。ニューヨーク市内の都市部の青少年が複数のトラウマ的出来事に暴露される可能性は，ノースカロライナ西部の郡部の青少年に比べ，およそ3倍も高い。

　青年から若年成人までを対象としてトラウマ体験の有病率について調べた研究はいくつか存在する。全米併存疾患調査 National Comorbidity

Survey の報告では，14歳から24歳までの米国人男性60.7％と女性51.2％が1つ以上のトラウマ的出来事に暴露されていた（Kessler, Sonnega, Bromet, Hughes, & Nelson, 1995）。米国東海岸の大都市における都市部の若年成人についての代表サンプルを用いた研究では，22～23歳までに何らかのトラウマに暴露される率は82.5％で，男性（87.2％）は女性（78.4％）よりも暴露される可能性が高いことが分かった（Breslau et al., 2004）。最も多く報告されたトラウマ的出来事は，大切な人の突然の死または予期せぬ死について知ること（51.9％）であった。また女性（33.7％）よりもかなり大きな割合で，男性（62.2％）は人生で対人暴力に暴露されたことがあった。年齢ごとのトラウマ暴露率の研究結果によると，暴力への暴露率は15歳から上がり始め，16～17歳でピークに達し，男性での暴露率は15～16％で，女性の5～6％の2倍以上であった（Breslau et al., 2004）。20～21歳までには，暴力への暴露率は低下し，青年期中期に急激な上昇を示す前の，青年期初期の数値に戻る。

　同様に，若い日本人女性が，人生の4つの時期（就学前，小学校，中学校～高校，大学から現在）に異なるタイプのトラウマに暴露されるという回顧的調査では，12％が就学前に少なくとも1つのトラウマ的出来事に暴露されており，小学校では暴露率はさらに高くなり（21.2％），高校でピークに達し（27.5％），その後大学から成人初期にかけては減少（23.8％）することが示された（Mizuta et al., 2005）。Breslauら（2004）の研究結果と同様に，この研究も，中期から後期青年期が，トラウマ的出来事に最も暴露されやすい時期であることを示唆している。

　主にドイツのミュンヘンの郡部に住む12歳～24歳までの青年および若年成人を対象に行った予測縦断研究では，21.4％の対象者がそれまでに暴露されていた出来事のうち少なくとも1つが，DSM-IV基準A1にあてはまることが報告されており，その割合は男性26％，女性17.7％であった（Perkonigg, Kessler, Storz, & Wittchen, 2000）。調査者がトラウマの定義について，より厳しいDSM-IV基準A2を適用し，「その出来事が起きた時，強烈な恐怖や絶望，戦慄，イライラを感じた，または反応としてありましたか」と質問すると，対象者の17％がそれにあてはまり，男性では18.6％，女性では15.5％であった。この対象者のうち，最も多かった出来事は身体的攻撃（7.5％），深刻な事故（5.4％），トラウマ的出来事を目撃する（3.6％），児童期の性的虐待（2.0％）であった。発症年齢別の累積曲線では，11歳に劇的な増加が見られ，性的虐待やレイプが15歳までの女性における増加のほとんどを占めた。15歳から21歳までの間では，身体的攻撃とトラウマ的出来事の目撃が最も多く，男性における増加の大きな理由は，身体的攻撃や深刻な事故であった（Perkonigg et al., 2000）。

　Cuffeら（1998）は，サウスカロライナ郡部における高校3年生に進級した学生を対象に，トラウマへの暴露率を調査した。調査結果では，より多くの女性（ヨーロッパ系アメリカ人16.6％，アフリカ系アメリカ人25.2％）が男性（ヨーロッパ系アメリカ人11.6％，アフリカ系アメリカ人15.8％）よりも，それまでに少なくとも1つのトラウマ的出来事に暴露されたと報告した。レイプや児童性的虐待への暴露率は，アフリカ系アメリカ人女性で12.9％，ヨーロッパ系アメリカ人女性では9.4％であり，これに対してヨーロッパ系アメリカ人男性では1.5％，アフリカ系アメリカ人男性では全く見られなかった。男女をあわせて，12年生[*5]のアフリカ系アメリカ人生徒は，ヨーロッパ系アメリカ人生徒と比較してより多くのトラウマ的出来事に暴露されていた。ミシガンの就学前の児童160名を対象とした調査では，65.2％が1つ以上の地域における暴力事件に暴露されており，46.7％が1つ以上の中程度または重度の，子どものマルトリートメントや個人間の暴力を含む家庭内暴力に暴露されていた（Graham-Bermann & Seng, 2005）。

[*5] 小学校1年から通算して学年を計算している。

トラウマに暴露されるリスクのある子ども

　地域住民の大多数は生涯で少なくとも1つまたはそれ以上のトラウマ的出来事に暴露されており，この有病率はパブリックヘルスの問題として取り扱われるレベルに達しているという厳然かつ単純な事実であることが強調されてきた（Breslau, 2002; Harris et al., 2006; McFarlane, 2004; Osofsky, 1999）。世界中の様々な地域で多くの子どもがトラウマに暴露されているが，住民の中でのトラウマ暴露の分布は均一ではなく，慢性的貧困や10代の妊娠などを経験している特定のグループの子どもが，一般住民と比較して非常に高い割合でトラウマに暴露されている（Sameroff, 1998）。Harris ら（2006）は，トラウマに暴露されるリスクが高いグループの子どもを特定した。それに含まれるのは，虐待やネグレクトを受けた子ども，入所施設にいたことのある子ども，家庭内暴力または親や養育者，きょうだいや友人の死を目撃した子ども，少年司法制度にいた子ども，また，例えば学校暴力やテロ，自然災害などの壊滅的な事故や大規模な負傷事故の犠牲となった子ども，大規模な武力紛争や内戦があった，または現在起きている国の子どもや，特定の精神保健医療の問題や薬物依存や自殺未遂などの問題行動のために，入居型治療施設の利用や入院が必要となった子どもである。

　少年司法制度の対象となった10歳～18歳の青年について，都心部の拘置所で公判前に行われた大規模研究によると，拘留者の92.5%は1つまたはそれ以上のトラウマ的出来事を体験しており（平均14.6, 中央値6），84%は2つ以上のトラウマ的出来事を報告し，大多数は6つ以上のそのような出来事に暴露されていることが分かった（Abram et al., 2004）。女性（84.0%）よりも多くの男性（93.2%）が少なくとも1つのトラウマ的出来事に暴露されたと報告し，男女のいずれについても，14歳以上では10～13歳よりもはるかに多くの対象者がトラウマを報告した。

　武力紛争のある国に住む子どもの高いリスクを示した例としては，Khamis（2005）がヨルダン川西岸と東エルサレムの12歳から16歳までの学校に通うパレスチナ人の子どもを研究し，半数以上（54.7%）が，それまでに少なくとも1つのトラウマ的出来事を体験していたと報告した。多くの子どもは彼らの地域の武力紛争に関連したトラウマを体験したと報告しており，それらには身体的負傷（22.9%），トラウマとなるような家族の死（17.6%），自動車事故（30.9%），溺れかけた（3%）などが含まれ，1%以下（0.7%）が性的暴行を報告した（Khamis, 2005）。

　支援者，教師，養育者もまた子どものトラウマ的出来事への暴露についての貴重な情報源である。米国国立子どもトラウマティックストレス・ネットワーク（NCTSN）に加盟している臨床家による最近の調査によると，トラウマ反応のために評価や治療を行った子どもや青年の77.6%が，長期にわたる複数のトラウマ的出来事に暴露されていた（Spinazzola et al., 2005）。臨床家によると，家庭における対人被害が，治療を求める患者や紹介を受ける患者にみられる最も多いトラウマのタイプであると報告されている。

トラウマに暴露されるリスクの増加要因

　トラウマへの暴露と社会人口統計学的な要因との関連は，研究対象となる下位集団やトラウマ的出来事のタイプによってかなり異なる。主に郡部の子どもの大規模な集団で，Costello ら（2002）は，報告されたトラウマ的出来事の平均値や，子どもが一生の間に1つまたはそれ以上の出来事に暴露される可能性には男女差はないとしている。しかし女性は男性よりもレイプや性的虐待や強制わいせつをはるかに多く報告しており，男性の方が他者の死や重傷にいたる出来事を多く報告している（Costello et al., 2002）。Breslau ら（2004）は，都市部の10代や若年成人の間では，「女性ではなく」男性の方が，暴行や暴力への暴露の累積有病率が社会経済的地位および人種・民族によって大きく異なっていることを明らかにしたが，それ以外のカテゴリーのトラウマ的出来事にはこうした男女差はみられなかった。対人暴力への暴露を予測していたのは，学校給食の補助金を受けていることとアフリカ系の男性であることであっ

た（Breslau et al., 2004）。ドイツでは，トラウマ的出来事を体験するリスクは，女性，高齢，社会経済的地位の低さ，都心部に居住していることなどと大きく関わっていることが明らかになった（Perkonigg et al., 2000）。ヨルダン川西岸部，東エルサレムのパレスチナ人の子どもの間では，トラウマ的出来事への暴露率は，男性，避難民，働いていた子どもの間で高かった（Khamis, 2005）。

Costelloら（2002）は，親や子どもによって報告された家族の脆弱性因子の数と，児童期のトラウマ暴露のリスクの間に強い相関があることを報告した。脆弱性因子とは，親の精神疾患，家族の関係性における問題，そして家族や地域の環境である。脆弱性因子のない子どもがトラウマ的出来事を体験していた率は12％以下であったのに対し，最も脆弱な子どもではおよそ60％にも上った。脆弱な子どもが暴露する可能性が最も高い出来事は，性的虐待と，子どもがよく知っている人物に生じたトラウマであった。またCostelloらは，トラウマ的出来事に暴露されるリスクを増加させる要因には著しい男女差があることも明らかにした。男性の場合には親の精神疾患の病歴が，リスクの著しい増加に関連していた。女性の場合には，様々な種類の脆弱性が広くリスク要因となっていた。

米国における歴史的な動向：子どものトラウマは増加しているのか，それとも減少しているのか

子どものトラウマの様々な形についての歴史的展望は，ごくわずかな報告があるのみである。初期の有名な事案は，米国の動物虐待協会が『メリー・エレンちゃん Little Mary Ellen』に代わって1874年に提訴した有名な訴訟であるが，これは19世紀末の社会で子どもの極端なマルトリートメントについての関心が高まっていたことの例である。医学界では子どものマルトリートメントは Henry Kempe らによって1962年に「発見」され，「被虐待児症候群 battered child syndrome」に関する論文が発表された（Kempe, Silverman, Steele, Droegmueller, & Silver, 1962）。連邦児童保護法（虐待防止および対処措置法または CAPTA）がやっと成立したのはその12年後の1974年である（米国における初期の児童保護法の歴史については Nelson [1984] 参照）。性的虐待が初めて広く知られたのは1970年代後半で，それ以外の形式の子どものトラウマ，家庭内暴力や地域社会の暴力などへの暴露については，非常に高い有病率にも関わらず認識され始めたばかりであった。従って，一部のマルトリートメントを除き，ほとんどのタイプの子どものトラウマには過去の傾向についてのデータがない。

不完全で方法論的な限界はあるものの，いくつかのマルトリートメントのデータを通じて，子どものトラウマについての歴史的動向を検討することができる。Melton（2005）によれば，現在の児童保護制度が施行された当初は，この制度が1年間に扱うのは「数百人程度の，深刻な障害を持つ親の暴力行為の対象となった子ども」だと思われていた（Melton, 2005, p.9）。彼によれば，現在の我々の制度が十分に機能しないのは，この最初の時点で，児童虐待のもたらす深刻な問題に見合うだけの子どもの保護制度の重要性を十分に認識して計画を立てなかったためである。子どものマルトリートメントがこれほど広がっていることが意識されるようになったのは，様々な形式のマルトリートメントが特定され，それらの「症候群的な」特徴が広く知られるようになってからのことであった。それが意識されると，今度は逆に，ますます多くの子どものトラウマが気付かれるようになってきた。

米国における児童虐待の過去の傾向に洞察を与えたデータが2つある。1つは全国有病率研究 National Incidence Studies（NIS）として知られる一連の研究であり，様々な形式の子どものマルトリートメントの有病率を調べるために米国議会によって義務づけられたものである。今日，3つのNIS研究が，メリーランド，ロックヴィルの研究団体 Westat によって行われ分析されている（結果は1981［NIS-1］, 1988［NIS-2］, and 1996［NIS-3］に報告されている）。これらの3つの研究はマルトリートメントの有病率の代表的な「ゴールドスタンダード gold standard」であり，標準化され，一般人口を基にしており，時間経過

とともに変化する虐待率を体系的に追跡し，収集したデータ収集方法のみが提供されている。4つめの研究（NIS-4）では，有病率データはどの郡も3カ月間のデータしか収集していなかったが，全米を代表する122の群 counties から，2005年9月から12月と2006年2月から5月までのデータが収集された。NIS-4の研究結果は2010年に発表された[*6]。NISの研究計画では，児童保護局 Child Protective Services（CPS）によって調査されたマルトリートメントを受けた子どもたちは「氷山の一角」に過ぎないと仮定している。NISの推定値はCPS機関で調査された子どもが含まれるが，代表する地域社会における様々な機関の専門家によって発見されたマルトリートメントの被害児童も含まれる。NIS研究では，地域の公的な観察者が，決められた対象者の抽出期間に遭遇した，児童虐待の疑い例をすべて報告するという「番兵 sentinel」法が用いられた。

最新の研究（NIS-3）では，人口統計学的に選ばれた42の郡にある，842の機関で，全米の専門家を代表する5,600名が「番兵」役となった。この研究では，虐待およびネグレクトの標準化された2つの定義が用いられている。「有害事象基準」では，子どもがすでに虐待またはネグレクトによって**有害な影響を受けた**場合にのみ，マルトリートメントを受けたとされ，「危険基準」では，虐待やネグレクトを受けていて，**マルトリートメントのリスクが高い**とされた子どもと，すでにマルトリートメントの有害な影響を受けた子どものどちらもが同定される。複数のNIS研究の信頼できる再試験方法により，1986（NIS-2）から1993（NIS-3）にかけて児童虐待が増加したことが明らかとなった。有害事象による基準の定義によると，NIS-3に公表された虐待およびネグレクトを受けた子どもの合計人数はNIS-2の報告数よりも3分の2高くなった。つまり，1993年に発生した被害の原因となるような虐待やネグレクトの子どもへのリスクは1986年の子どもへのリスクよりも1.5倍高かったのである。1986年に実施されたNIS-2以降に，児童虐待の有病率に大幅な増加があった。危険による基準の下では，虐待やネグレクトを受けた子どもの数は1986年から1993年までにほぼ倍増していた。NIS-3で公表された報告結果では，身体的虐待はほぼ倍増，性的虐待は2倍以上，心理的虐待，身体的ネグレクト，精神的ネグレクトはすべてNIS-2レベルの2.5倍以上であったことが明らかになった。

歴史の動向を示す2つめのデータは，全米子どもの虐待とネグレクトデータシステム（NCANDS）によって維持されており，児童虐待に関する毎年のデータが収集され，分析されている。このシステムから発表される最新のデータは通常，現在のものよりも2～3年遅れている。残念ながら，すべての州が毎年データを提出しているわけではないので，全米の統計は各州からの不完全なデータに基づいている。統計分析ではこの点が考慮されている。「子どもマルトリートメント報告書2003年版 Child Maltreatment 2003」（U.S. Department of Health and Human Services, 2005）に含まれている解析は，コロンビア特別区を含む44州からの症例レベルでのデータと，残りの州からの集計データに基づいている。

1992年から2003年までの10年間にわたって，公式に報告された症例の総数は全体的に減少していた。すべての形式の児童虐待において，ピークの年は1994年（「子どもマルトリートメント報告書2003年版」による被害者の総数[‡7]）であり，103万1,000件の「立証された」事例があった（「立証された」とは州当局による最も高いレベルの結論であり，マルトリートメントやそのリスクの申し立てを調査した結果，州法や州の政策による規定に照らして実際にそのような事実があったと認

[*6] http://www.nis4.org/schedule.asp 参照。報告書の掲載されている頁へのリンクを含む（2013年10月16日確認）。この箇所は最新情報に従って原書の記述を変更している。

[‡7] 1994年と2003年の報告書では1994年の実質的なマルトリートメントの事例数が異なっている。我々は2003年の報告書の数字を引用したが，各タイプのマルトリートメントの被害者のパーセンテージについては1994年報告書から引用した。

められた，あるいは基礎づけられたということである）。次のようなあらゆる種類のマルトリートメントが報告された。ネグレクト53万873件（52.9％），身体的虐待25万5,907件（25.5％），性的虐待13万8,554件（13.8％[‡8]），その他26万3,323件（26.1％[‡9]）。2003年については，90万6,000件の立証された事例の内容は，ネグレクト47万9,567件（60.9％），身体的虐待14万8,877件（18.9％），性的虐待7万8,188件（9.9％），その他19万1,333件（24.3％）であった。これらのデータは，立証された事例の合計数において12.1％の減少を示し，ネグレクト9.7％，身体虐待41.8％，性的虐待43.6％，その他27.3％の減少となる。

このように，過去のデータについての2つの情報源は，正反対の傾向を示唆している。NIS研究では，子どものマルトリートメントは驚くべき速さで増加していることを示しているのに対し，NCANDSデータは，マルトリートメント，特に性的虐待と身体的虐待は，著しく減少していることを示している。しかしながら，これらの2つのデータは，同時期のものではない。NISデータは1979年から1993年までの期間であったのに対し，NCANDSデータは，1990年から2003年の間のものである。

NCANDSデータで得られた，正式に立証された子どものマルトリートメント件数が減少した理由はよく分かっていない。この減少について，David FinkelhorとLisa Jones（2004）は慎重に分析を行った。彼らは，特に性的虐待の事例の減少に焦点をあて，NCANDSの1992年から2000年までのデータを調べた。毎年データを提出している州にばらつきがあるため，性的虐待のデータは，米国国勢調査データに基づき，50州すべてとコロンビア特別区から外挿された。性的虐待がピークに達したのは1992年であり，その年の件数は14万9,800件と推定されたが，それ以降は毎年平均2〜11％減少し，2000年には約8万9,355件までに減少している（Finkelhor & Jones, 2004）。8年間で40％の減少である。この傾向はすべての州で同じように見られたわけではなく，ほとんど，あるいは全く変化がなかった州もある。しかしながら19の州では，50％以上の減少があり，これが全体の数字に大きな影響を与えた。

この減少を説明するために，Finkelhorらは CPS制度の管理者に調査を行い，一般論ではあるが，いくつかの仮説に到達した（Jones, Finkelhor, & Kopiec, 2001）。第一に，CPS制度は，事例が立証されるための基準を厳しくしたかもしれない。実際，CPS制度は次第に適応の範囲を制限しており，特に，犯人とされた者が家族の一員ではなかった場合には性的虐待から除外されるようになっていた。もう1つの説明は，CPS制度が事例を数える際の方法に変更があったことである。研究期間の間に，多くの州は，3段階から2段階（立証から非立証）の分類システムに移行した。また，CPS管理者は，検証できない性的虐待を過剰に診断する傾向があることに対する，大衆や専門家の反発と，そのような事例に関与する専門家の法的責任の増大が，疑いのある事例を調査して報告することを躊躇させる原因になったと感じていた。最後に考えられた可能性は，以前に明らかになっていなかった事例のほとんどがすでに発見されてしまったので，新しく発見される件数が減少したというものである。しかしこのことは，実際の新しい事例の減少と同義ではない。

これらの説明の可能性が1つ1つ，Finkelhorらによって詳しく検討され，すべて，あるいは一部が否定された（Finkelhor & Jones, 2004）。彼らは性的虐待事例の減少は現実のものであったと結論づけ，それは一般的に児童性的虐待と関連づけられる他の要因の減少と相関しているとした。特に，同じ期間に暴力を含む犯罪が低下しており，また10代の妊娠，子どもの家出，10代の自

[‡8] ネグレクト，身体虐待，性的虐待の数値は「子どもマルトリートメント報告書1994年版」p.2-4 より引用。
[‡9] 「その他」とは医療的ネグレクト，感情的マルトリートメント，その他のマルトリートメント，内容が不明のマルトリートメントを指している。「子どもマルトリートメント報告書1994年版」第4章「マルトリートメントの被害者のデータ」p.4-7の表より。

殺などについても減少が報告されており，これらはすべて児童性的虐待の既往に大きく関連していた。性的虐待の実数が減った理由もいくつか推測されている。例えば児童虐待防止プログラムが改善され，市民や専門家の意識が高まったことにより，最も予防可能な事例を食い止めることができたのかもしれない。例えば，特に両親がそろっている家庭における実父が関与する事例などである（Finkelhor & Jones, 2004）。それ以外に，児童性的虐待加害者の大半が逮捕されて刑務所にいるか，あるいは法的制限によって被害者に接触できなくなっていたとも考えられる。

しかしFinkelhorとJones（2004）によれば，こうした説明は米国のいくつかの地域における減少には当てはまるものの，1992年から2000年までの全米の性的虐待件数の減少について強固で説得力のある説明はできない。実際に，多くのCPS管理者はこの統計は現実とかけ離れていると信じ，「どんな説明でも受け入れるが，減少しているという数字だけは本当のものとは思えなかった（p.10）」。結論としては，この減少の原因を理解することによって，さらに減少を促すような政策とプログラムを開発できるような情報を提供し，他の種類の子どものマルトリートメントやトラウマの減少にもつなげていくことが重要である。

トラウマの結果

トラウマへの暴露は，ごく小さな子どもの場合も含めて，発達に大きな影響を与える可能性がある。なぜなら子どもは，その時点での発達上の課題を反映したかたちでトラウマに反応するからである（Graham-Bermann & Seng, 2005; Lieberman & Van Horn, 2004; Salmon & Bryant, 2002; Van Horn & Lieberman, 2004）。6歳の児童の研究では，暴力やトラウマへの暴露は，IQと読解能力の著しい低下と関連していた（Delaney-Black et al., 2002）。数多くの研究が，児童虐待は言語および認知の発達を遅らせ，IQや学業成績の低下に関連していたという同様の結果を示している（Veltman & Browne, 2001）。

ごく小さな子どもの通常の発達過程に対するトラウマ暴露の影響も研究されている（Lieberman, 2005）。たとえ客観的に見て生存が脅かされなくとも，子どもの個人的な安全の感覚や，周囲に何が起こるのかが予測できるという感覚，自分が守られている感覚が，暴力によって損なわれた場合には，深刻な結果が生じる（Groves, Zuckerman, Marans, & Cohen, 1993）。主要な養育者について極度の恐怖や心配に悩まされている子どもは，それ以外の点でも正常な発達を遂げることができずに，感情面，社会面，認知面の成長が遅れ，身体的健康も不良のことが多い（Osofsky, 1999）。例えばProject Head Startに参加した160名の子どもの研究では，暴力とマルトリートメントに遭ってトラウマ症状を発症した子どもは，そうした症状やPTSDのない子どもよりも身体健康が不良であった（Graham-Bermann & Seng, 2005）。トラウマとなるような児童期の過酷な経験が，成人してからの心身の健康に害を及ぼすことは，縦断研究によって示されている（Edwards et al., 2003; Felitti, Anda, Nordenberg, & Williamson, 1998）。

児童期のトラウマや不運な出来事が，成人期の精神的および身体的健康についての多くの深刻な問題の主要なリスク要因となっていることが明らかになった（Edwards et al., 2003; Felitti et al., 1998）。最近になって増加してきた疫学文献では，人生で体験するトラウマ的出来事は，PTSD，薬物依存，うつ病，健康問題などを含めた様々な精神疾患のリスクを増大させることが示唆されている（Goenjian et al., 1995; Kilpatrick et al.,2003; Putnam, 2003; Sameroff, 1998）。「児童期の不遇な体験 adverse childhood experiences（ACE）」研究では，ACEの数と，研究に参加した成人のアルコール依存，薬物依存，自殺未遂，喫煙，一般的な身体健康および精神健康の問題，深刻な肥満，性的乱交，性感染症への高いリスクとの間に強い相関があることが明らかとなった（Dube et al., 2001; Edwards et al., 2003; Felitti et al., 1998）。トラウマの影響によって喫煙や運動不足などの健康を脅かす行動が生じ，そのことが心臓病，がん，肝臓疾患などの複数の健康問題の一因となってい

た（Felitti et al., 1998）。

　感情調整能力の低下は，早期児童期に，対人暴力などの重度のトラウマに暴露することによって生じる影響の1つである（Allen & Tarnowski, 1989; Cheasty, Claire, & Collins, 2002; Levitan et al., 1998; Schwartz & Proctor, 2000）。発達に関する実証研究の文献は，児童虐待は適切な感情調整と対人スキルの習得の妨げとなることを示唆している（Cloitre, Miranda, Stovall-McClough, & Han, 2005; Manly, Cicchetti, & Barnett, 1994）。例えば，児童期に性的虐待か身体的虐待，またはその両方を受けたことがあり，治療を求めて来院した165名の男女の研究では，PTSD症状，感情調整，対人における問題が，重大な機能障害を予測していた（Cloitre et al., 2005）。

　研究結果によると，性的虐待のようなトラウマ的出来事は脳の発達に影響を与え，主要なホルモンシステムに障害を与えることが示唆されている（Teicher, Andersen, Pocari, et al., 2003）。脳の影響のあった部分は，感情の調整，衝撃の制御，理由づけ，問題解決，判断などと関連しているようである（DeBellis et al., 1999; DeBellis, Keshavan, Frustaci, et al., 2002; DeBellis, Keshavan, Shiflett, et al., 2002）。主要なホルモンシステム，特に，ストレスの身体的影響を抑える重要な生理学的役割を果たす，視床下部－下垂体－副腎系（HPA）が児童期のトラウマの生存者では著しく調整不全となっている（DeBellis, Baum, Birmaher, & Ryan, 1997; DeBellis, Baum, et al., 1999; DeBellis et al.,1994; DeBellis, Lefter, Trickett, & Putnam, 1994; DeBellis & Putnam, 1994）。さらに，交感神経が異常に活発となり，トラウマ生存者をさらに興奮状態や過覚醒状態にさせる（DeBellis et al., 1997）。

　虐待やネグレクトを受けた子どもの学業成績は，虐待を受けていない子どもと比べると著しく低い（Veltman & Browne, 2001）。研究からは，IQや，言語能力，学業成績などへのかなり重大な影響が確認されている（Shonk & Cicchetti, 2001）。マルトリートメントに関連したPTSDを持つ子どもは，注意力，抽象的思考，実行機能が，健全な子どもに比べて著しく低下していた（Beers & DeBellis, 2002）。一般人口から選ばれた1,000組以上の双生児のサンプルでは，子どものIQの分散の約4％は家庭内暴力の影響によるものであり，暴力があると平均して8点のIQの減少があった（Koenen, Moffitt, Caspi, Taylor, & Purcell, 2003）。低収入家庭への助成金を受けている7,940人の子どもの州および地方行政データベースの研究では，子どものマルトリートメントは，それ以外の要素を統計的に調整しても，特別学級への入学を予測していた（Jonson-Reid, Drake, Kim, Porterfield, & Han, 2004）。

　ごく小さな子どもの場合，暴力とトラウマが発達と成長に及ぼす影響はしばしば見過ごされてしまい，トラウマ経験の長期的な影響が認識できない臨床家が多い。地域や家族での複数の暴力を経験したと疑われたために養護施設や児童福祉プログラムの対象となっている子どもの場合は特にそうである（Stein et al., 2001）。その結果として，多くの子どもは誤診され，不適切な治療を受けるか，または治療を全く受けられないままである（Burns et al., 2004）。Lieberman（2005）によると，特に小さな子どもの治療では，発達上適切な治療的アプローチの一貫としてトラウマに焦点をあてるとともに，治療の手順に親を含めることが重要である。多くの場合，親も過去にトラウマの経験を持っているので，そうした親の体験も理解しなくてはならない。Liebermanは家庭内暴力を目撃した乳幼児と就学前の子どもを相手にした臨床の中で，母親たちがそれまでに，8～23もの，平均して13のトラウマ的出来事を体験していたことを見いだした。40％の子どもは家庭内暴力を目撃しただけでなく，身体的虐待を受けていた。それ以外の子どもの多くも，3～5歳で治療に来るまでのあいだに，性的虐待を受け，養護施設に入所し，近隣や地域社会の暴力やそれ以外のトラウマに暴露されていた。同様に，2001年のHead Startの研究では，母親の暴力への暴露と子どもの暴力への暴露の両方が調べられたが，地域社会の暴力への暴露よりも，母親のストレス症状が子どもの問題行動を増大させる重要な要因であるこ

とが見いだされた（Aisenberg, 2001）。

PTSD

　この数十年の研究成果から，子どもや青年もPTSDを発症する可能性があることが分かっている。深刻な再体験，回避／麻痺，および覚醒症状が持続し，子どもや青年の日常機能を妨げる場合にPTSDの診断がつけられる。PTSDの有病率については，一般人口中の子どもや10代の青年，若年成人について，さらに特定のタイプのトラウマ（ハリケーン，学校暴力，自動車事故）に暴露された子どもについて，そして臨床や何らかの支援（例：少年司法制度，里親，薬物乱用治療）を受けた子どもについて，研究されてきた。

　ドイツのミュンヘンでの一般人口における青年や若年成人のPTSDの有病率は，男性1％，女性2.2％であった（Perkonigg et al., 2000）。DSM-ⅣのA1およびA2基準を満たすトラウマ的出来事を報告した回答者のうち，生涯におけるPTSD診断の条件付き確率（PTSD診断基準を満たしたトラウマに暴露された人のパーセンテージ）は7.8％であった。米国の12～17歳までの青年を対象とした全米調査では，男性3.7％，女性6.3％のPTSD有病率が報告された（Kilpatrick et al., 2003）。Breslau, Davis, Andreski, Peterson（1991）は，16～24歳の米国中西部の大規模なサンプルにおいて，PTSDの生涯有病率は男性の6％に対して女性では10.4％であった。Breslauら（2004）による，最近の米国東部の大都市の若年成人の研究では，女性の7.9％，男性の6.3％が，生涯でPTSDのDSM-Ⅳ基準を満たすことが分かった。あらゆるトラウマによるPTSDの条件付き確率の合計は8.8％であった。最も高い条件付き確率は，それまでの生活の何らかの時点で対人暴力に暴露された若年成人の15.1％であった。その前年にAbramら（2004）は，都心部の少年鑑別所の若年成人のうち11.2％がPTSD基準を満たしていることを見いだした。男性，女性それぞれのPTSD診断に関して，性，人種・民族による有意差は認められなかった。PTSDを持つ調査対象者の半数以上は，暴力の目撃がPTSDのきっかけとなる出来事であったと報告している。

　暴力的なテロ攻撃，ハリケーン，地震，火事，工場爆発，武力紛争などの，潜在的にコミュニティ全体に影響するようなトラウマに暴露された子どもと青年の研究では，より高いPTSDの有病率が報告された。例えば，学校で狙撃に遭った男子生徒80名，女子生徒79名に対して，1カ月に行われた研究では，60.4％がPTSD基準を満たしていた（Pynoos et al., 1987）。貿易センタービル攻撃後6カ月のニューヨーク市における学童児のPTSD有病率は10.6％であった（Hoven et al., 2005）。6週間前に台湾大地震（マグニチュード7.3）に暴露された12歳～14歳の学生の研究では，21.7％がPTSDの基準を満たしていた（Hsu, Chong, Yang, & Yang, 2002）。McFarlane（1987）は，大きな山火事に遭ったオーストラリア人の子どもの親800人以上の診断評価を行ったところ，PTSDの推定有病率は8カ月後では52.8％，26カ月後では57.2％であった。教師による評価はそれぞれの時期で29.5％と26.3％であった。紛争に暴露されたレバノン人（Saigh, 1988）およびパレスチナ人（Khamis, 2005）の子どもの研究では，およそ3分の1がPTSD診断基準を満たしていた。例えば，武力紛争に暴露された13歳のレバノン人92名の構造化診断面接では，29.3％がPTSD基準を満たしていた（Saigh, 1988）。

子どものトラウマ反応のリスク要因と保護要因

　子どものトラウマ反応のリスク要因は，遺伝的，個人的または環境的なものであり，保護要因と複雑に関係している（Harris et al., 2006）。トラウマが生じやすい環境では，複数のリスク要因が併発することが多く，その場合は単独ではなく要因の組み合わせが予測可能性を持つ（Sameroff, 1998）。子どものリスクとレジリエンス resilience に関しては，累積した様々なリスク要因，ストレスとなるライフイベント life event，急性に生じたトラウマや慢性的な逆境などの観点から研究が行われてきた（Felitti et al., 1998; Kendler et al., 2000）。

　リスク要因としては，生命が脅かされるような

状況への暴露、喪失体験、離別や強制退去、出来事の中で個人的な負傷をすること、親や養育者の深刻な精神的反応がある（例：Laor et al., 2002）。さらに貧困やそれ以外の家族の脆弱性といった環境的要因も指摘されている（Sameroff, 1998）。母親のトラウマ、抑うつ、不安などの症状は、トラウマ的出来事への暴露の程度を統計的に調整した後であっても、子どものPTSD症状に関連していた（Laor, Wolman, & Cohen, 2001）。切迫した生命の危険、家族の脆弱性、子どもの特徴（例えば、年齢、性別、気質）は、トラウマに暴露された子どものPTSD発症に関連している（Fairbank, Klaric, O'Dekirk, Fairbank, & Costello, 2006）。Vernberg, Silverman, LaGreca, Prinstein (1996) は、自然災害における喪失や破綻の度合いが子どものトラウマ症状に非常に強く関連していたことを報告した。サラエボでの紛争に暴露されたことによるPTSD症状を持つ7歳～15歳の若年成人は、PTSD症状をもたない若年成人よりも、家族などの喪失や基本ニーズの欠如に苦しめられていた（Husain et al., 1998）。

　トラウマ的な状況に暴露されたにも関わらず適応して成長していると思われる、レジリエンスのある子どもについても研究が行われ、どのような保護要因が子どもを精神的問題や機能問題から潜在的に守っていたのかが検討された（Hughes, Graham-Bermann, & Gruber, 2001）。ここで保護要因というのは、子どもにとっての好ましい結果に関連している、またはそれを予測する、個人や環境の性質のことである（Masten & Coatsworth, 1995）。子どものレジリエンスやストレスへの抵抗力に関連して、多くの保護要因が同定された。例えば知能、感情調整能力、思いやりと能力のある大人からの社会的支援があること、自己についてのポジティブ信念を持っていること、周囲の状況を子ども自身が安全や公平であると信じること、環境に対して効果的に行動する意欲などである（Harris et al., 2006; Lieberman, Padron, Van Horn, & Harris, 2005）。地域での暴力に暴露された子どもが回復する機能を観察した研究からは、特に重要な3つの社会環境的要因が特定された。すなわち、親、学校、友人からの支援である（Lynch, 2003）。しかしながらレジリエンスというのは固定的な性質ではなく、時間や状況によっても変化する。子どもが成長すれば、保護要因の獲得は容易になる（Margolin & Gordis, 2004）。

　トラウマとなるような不遇な体験がかなりの程度に達すると、保護要因の獲得を妨げることもあるし、保護要因をいくつか持っているような子どもでさえも、圧倒されて対処能力が発揮できないことがある（Harris et al., 2006）。上述のACE研究では、児童期の身体的虐待、性的虐待、心理的虐待などの複数の慢性的な不遇な体験が心身の健康に及ぼす累積的な影響について調査した（Edwards et al., 2003）。研究に参加した成人において、18歳以前の児童青年期に生じた不遇な体験の数を用いた計算式によって、児童期の不遇な体験の数と、そうした逆境の影響を受けた人数の間に用量－反応関係があることが報告された（Felitti et al., 1998）。児童期の不遇な体験を全く報告しなかった参加者に比べ、そうした体験が1つ以上あった参加者は、様々な深刻な健康問題についてのはるかに大きなリスクを持っていた。例えば、こうした体験が4つ以上ある場合には、アルコール依存、薬物依存、喫煙、健康全般の問題、50人以上との性関係、性感染症について2～12倍のリスクがあった（Felitti et al., 1998）。さらに、子どもから大人まで、児童期の不遇な体験の数と自殺未遂のリスクの間に強い段階的関係があった（Dube et al., 2001）。遺伝要因をコントロールした双生児の研究でも同様の結果が得られた（Dinwiddie et al., 2000; Kendler et al., 2000; True et al., 1993）。

　政策的には、ストレス要因やリスク要因に加えてレジリエンスに関わる要因や保護要因を理解し、子どもや家族、地域の持つ後者の要因を支援し、子どもが逆境を克服できるように促すこともできる。(Harris et al., 2006; Hughes et al., 2001)。政策的にPTSD発症のリスクに焦点をあて、リスク要因の防止ないし根絶を重点課題とし、トラウマと暴力の予防に様々な資源を投入し、そ

うした事件の影響を軽減するとともに健康な適応を支援し，子どもの対人関係を強化し自立心を育成することも可能である（Harris et al., 2006; Hughes et al., 2001）。

例えば，Liebermanら（2005）は，子どものマルトリートメントのための治療的介入研究として，児童期の苦痛なトラウマについて，ポジティブな記憶との統合に力点をおいて話すことを検討すべきであると提案した。すなわちこのようなアプローチが，トラウマだけに焦点をあてて話す場合よりも効果的かもしれない，という実証研究上の課題を示したのである。

トラウマを受けた子どもと家族を支援するためのシステム

多数の機関が，急性または持続的なトラウマを体験した子どもや家族を支援している。例えば初期救援者，児童保護局Child Protective Services (CPS)，警察組織，家庭裁判所，家庭内暴力のための支援提供機関や，児童養護施設，里親，入居型治療施設，早期児童ケアサービス，学校，保健医療サービス（プライマリ・ケア医師，小児科，メンタルヘルス，パブリックヘルスサービスなど）である。これらの組織が協力し合うことによって子どもの安全が向上し，トラウマの影響による被害を軽減させることができる可能性をもっているため，こうした機関がどのように機能するのかということは非常に重要である。しかし残念なことに，それら組織の活動によって，トラウマによる子どもや家族の被害が悪化することもある。トラウマに暴露された直後の子どもたちに複数の機関が関わる際の協力の仕方について，良く理解し，改善しようという動きはあるものの（例：CPSや警察組織），遅れて関与する機関はあまり注目されていない。それぞれのシステムごとの研究としては，例えば児童福祉制度（Smyke, Wajda-Johnson, & Zeanah, 2004），少年司法制度（Van Horn & Hitchens, 2004），青年期薬物依存治療（Dennis & Stevens, 2003）においてトラウマ，マルトリートメント，暴力がどのように扱われているのかを調べたものがある。しかしながら全体としては，子どものための支援機関や制度の中に，トラウマに関連した情報や専門臨床をどのように統合すべきかについては，ほとんど研究されていない。

NCTSNによる最近の調査では，トラウマを受けた後，子どもがどのようにサービスを受けているのか，また，支援機関がどのように連携し，助言をし合っているかが調べられた（Taylor & Siegfried, 2005）。11の地域における53機関が，どのようにしてトラウマ情報を集約し，共有しているかが評価されたが，子どもの暴力やトラウマの既往の扱い方には機関による大きな相違があった。どのようなサービス機関であっても，ほとんどの機関は，子どもが別の機関やシステムから初めて紹介されてきた時に，過去のトラウマや暴力についての詳しい情報を受け取っていなかった。ほとんどの機関では，初回相談の段階やスタッフの訓練において，トラウマ情報を得る手続きとして標準化されたトラウマ評価基準が含まれていなかった。トラウマを受けた子どもを支援している団体の多くは，怒りや苛立ちなどのトラウマ反応，もしくは回避や過覚醒などの症状だけに注目していた。トラウマの体験によって問題行動が引き起こされていることや，思い出させるきっかけによってトラウマ反応が生じていることは，ほとんど注意されていなかった。子どものトラウマの既往や治療歴を組織としてどのように共有するかということは，子どもへのケアの公平さや，子どもと家族の福利に対して，直接に影響を与えかねない。

今後の課題

トラウマが子どもに及ぼす影響は広汎であり，学業成績やその後の能力に障害を与え，認知能力を低下させ，慢性的薬物使用，精神障害，身体的健康問題などにつながりかねない（Fairbank, Ebert, & Zarkin, 1999; Kaysen, Scher, Mastnak, & Resick, 2005; Perkonigg et al., 2005; Schroeder & Polusny, 2004）。トラウマを受けた子どもを早

期のうちに迅速に同定できれば，より効果的な介入やサービスを提供することによって，子どもや家族，コミュニティへの影響が軽減できる (Balaban et al., 2005; Nader,2004)。以下に推奨する項目は，子どものトラウマ暴露や支援の必要性についての，一般人と専門家の意識の溝を埋めるために，現存の疫学の情報を足場とした試みに目を向けるためのものである。

1. 公教育の推進

子どものトラウマの有病率や深刻な影響についての意識を高めること。精神保健やパブリックヘルス教育のキャンペーンの一環として，トラウマについてのメッセージを含めるべきである。家庭内暴力や性的虐待などの対人トラウマに伴うスティグマに取り組むために，精神保健医療に関するスティグマを減少させるようなキャンペーンを主要メディアを通じて拡大すべきである。

2. 現実的な研究と基盤組織のモニター

子どものトラウマのよりよいモニタリング制度と疫学的な集計を改善，開発し，事例の発生と有病率をモニターし，政策の改革や防止プログラムの効果を測定する (Fairbank, Jordan, & Schlenger, 1996)。ある制度によってモニターされた子どもの数だけを集計するのではなく，異なった制度のあいだでも比較検討する必要がある。

- 新たな介入システムを開発する際やCPSなどの古い制度を改良する際に，疫学統計を用いて，問題の範囲の推定，サービス提供のための適切な基準の確定，費用計算を明確に行うこと。
- 関連する指標（10代の妊娠，自殺未遂など）についてのデータを疫学データと統合し，防止や治療プログラムの有益な効果を検出しやすくする。

3. 能力を創り出す

複数の児童サービス制度と連携し，トラウマについての知識を深めてもらうこと。現在，これらの制度（公衆精神衛生，教育機関，児童福祉，少年司法，精神健康医療サービス提供機関を含める）で勤務する専門家をみると，子どものトラウマの重要性への意識が一定していないことに加えて，トラウマを体験した子どもや家族のニーズに答えるための訓練や能力も異なっている。子どものトラウマの分野では，個別の問題について様々な組織の指導者が互いに協力して理解を深めるべきである。異なる組織の専門家が危機的状況のような共通の課題に取り組み，現場にあわせた柔軟な対応を積み重ねていけば，それぞれの組織においてトラウマが優先課題として意義づけられていくであろう。

- 専門分野や地理的な境界，提供する支援の種類，トラウマ被害者の相違，子どものための制度の垣根を越えた協力を推進し，学術と臨床支援の専門家相互の連携をはかる。ほとんど例外なく，支援者と支援制度は単独で活動している。子どものトラウマに関連した異職種間の協力のためには，様々な学問分野が関わるアプローチやモデルが大いに必要である。
- 事例の特定を促進し，相談機関への紹介を呼びかけ，異なった支援制度に引き継がれた際の再トラウマ化を避ける。そのためにはあらゆる児童サービス機関で，インテークの手続きの一環としてトラウマ暴露を確認する必要がある。対象となるのはプライマリ・ケア，学校（特別学級や幼稚園／保育園を含めた），児童福祉と里親制度，少年裁判所と更生施設，精神保健および依存症の機関，家庭内暴力とホームレスシェルター，そして災害や壊滅的な出来事などの際の緊急援助機関などである。
- このアプローチの有望な例は，近年発表された，精神保健サービス提供者のための『サイコロジカル・ファーストエイド（心理的応急処置 psychological first aid；PFA）：実施の手引き 第2版』であり，NCTSNと米国国立PTSDセンターによって共同開発された (National Child Traumatic Stress Network and

National Center for PTSD, 2006)。サイコロジカル・ファーストエイドは，災害やそれ以外の壊滅的な出来事の直後，数時間後，数日後に子どもや青年，成人，家族を支援するためのエビデンス情報を提供する方法であり，いくつかのモジュールに分かれている。サイコロジカル・ファーストエイドは，精神保健の現場支援者が様々な状況で実施できるように，初期のトラウマ後ストレスを軽減し，短期および長期の適応に焦点をあてた8つの要素からできている。

新しくトラウマ的出来事に暴露された子どもの多くは，それまでにも慢性的にトラウマに暴露され続けてきている（Costello et al., 2002; Finkelhor et al., 2005）。複数のトラウマを過去に体験した場合，トラウマを克服しようとする子どもにとって，また子どもの回復を支援する立場の人々にとって，アセスメントや治療には困難が生じる。子どもの支援組織は，トラウマの既往のすべての情報をまとめ上げ，子どもの発達にどのような問題が生じてきたのかを明らかにするように，互いに協力する必要がある。これまでの複雑な経過を理解しなければ，支援者は，子どもに行動や感情の問題が生じている原因や，それが持続している要因に取り組むことができない。包括的なアセスメントは，養育者や支援者が子どもの経験の深刻さを認識し，子どもが体験してきた暴力などのトラウマ的出来事の全体的内容を理解するのに役立つ。発達段階に応じた，臨床的な包括的な心理測定の方法による，子どものトラウマ的ストレスに関する適切なスクリーニング方法の例は，Balabanら（2005），Elhai, Gray, KashdanとFranklin（2005），Harrisら（2007），Nader（2004）による文献で述べられている。

文 献

Abram, K. M., Teplin, L. A., Charles, D. R., Longworth, S. L., McClelland, G. M., & Dulcan, M. K. (2004). Posttraumatic stress disorder and trauma in youth in juvenile detention. *Archives of General Psychiatry, 61*, 403-410.

Aisenberg, E. F. (2001). The effects of exposure to community violence upon Latina mothers and pre-school children. *Hispanic Journal of Behavioral Sciences, 23*, 378-398.

Allen, D. M., & Tarnowski, K. J. (1989). Depressive characteristics of physically abused children. *Journal of Abnormal Child Psychology, 17*, 1-11.

Balaban, V. F., Steinberg, A. M., Brymer, M. J., Layne, C. M., Jones, R. T., & Fairbank, J. A. (2005). Screening and assessment for children's psychosocial needs following war and terrorism. In M. J. Friedman & A. Mikus-Kos (Eds.), *Promoting the psychosocial well being of children following war and terrorism* (pp. 121-161). Amsterdam: IOS Press.

Barenbaum, J., Ruchkin, V., & Schwab-Stone, M. (2003). The psychosocial aspects of children exposed to war: Practice and policy initiatives. *Journal of Child Psychology and Psychiatry, 44*, 1-22.

Beers, S. R., & DeBellis, M. D. (2002). Outcomes of child abuse. *Neurosurgery Clinics of North America, 13*, 235-241.

Breslau, N. (2002). Epidemiologic studies of trauma, posttraumatic stress disorder, and other psychiatric disorders. *Canadian Journal of Psychiatry, 547*, 923-929.

Breslau, N., Davis, G. C., Andreski, P., & Peterson, E. (1991). Traumatic events and posttraumatic stress disorder in an urban population of young adults. *Archives of General Psychiatry, 48*, 216-222.

Breslau, N., Wilcox, H. C., Storr, C. L., Lucia, V. C., & Anthony, J. C. (2004). Trauma exposure and posttraumatic stress disorder: A study of youths in urban America. *Journal of Urban Health: Bulletin of the New York Academy of Medicine, 81*, 530-544.

Brown, E. J., Pearlman, M. Y., & Goodman, R. F. (2004). Facing fears and sadness: Cognitive-behavioral therapy for childhood traumatic grief. *Harvard Review of Psychiatry, 12*, 187-198.

Burns, B. J., Phillips, S. D., Wagner, H. R., Barth, R. P., Kolko, D. J., Campbell, Y., et al. (2004). Mental health need and access to mental health services by youths involved with child welfare: A national survey. *Journal of the American Academy of Child and Adolescent Psychiatry, 43*, 960-970.

Carter, L., Weithorn, L., & Behrman, R. (1999). Domestic violence and children: Analysis and recommendations. *The Future of Children, 9*, 4-20.

Cheasty, M., Clare, A. W., & Collins, C. (2002). Child sexual abuse: A predictor of persistent depression in adult rape and sexual assault victims. *Journal of Mental Health, 11*, 79-84.

Cloitre, M., Miranda, R., Stovall-McClough, C., & Han, H. (2005). Emotion regulation and interpersonal problems as predictors of functional impairment in survivors of childhood abuse. *Behavior Therapy, 36*, 119-124.

Cohen, J. A., Goodman, R. F., Brown, E. J., & Mannarino, A. P. (2004). Treatment of childhood traumatic grief: Contributing to a newly emerging condition in the wake of community trauma. *Harvard Review of Psychiatry, 12*, 213-216.

Costello, E. J., Erkanli, A., Fairbank, J. A., & Angold, A. (2002). The prevalence of potentially traumatic events in childhood and adolescence. *Journal of Traumatic Stress, 15*, 99-112.

Cuffe, S. P., Addy, C. L., Garrison, C. Z., Waller, J. L., Jackson, K. L., McKeown, R. E., et al. (1998). Prevalence of PTSD in a community sample of older adolescents. *Journal of the American Academy of Child and Adolescent Psychiatry, 37*, 147-154.

De Bellis, M. D., Baum, A. S., Birmaher, B., Keshavan, M. S., Eccard, C. H., Boring, A. M., et al. (1999). Developmental traumatology: Part I. *Biological stress systems. Biological Psychiatry, 45*(10), 1259-1270.

De Bellis, M. D., Baum, A. S., Birmaher, B., & Ryan, N. D. (1997). Urinary catecholamine excretion in childhood overauxions and posttraumatic stress disorders. *Annals of the New York Academy of Sciences, 821*, 451-455.

De Bellis, M., Chrousos, G., Dorn, L., Burke, L., Helmers, K., Kling, M. A., et al. (1994). Hypothalamic-pituitary-adrenal axis dysregulation in sexually abused girls. *Journal of Clinical Endocrinology and Metabolism, 78*, 249-255.

De Bellis, M. D., Keshavan, M. S., Clark, D. B., Casey, B. J., Giedd, J. N., Boring, A. M., et al. (1999). Developmental traumatology: Part II. Brain development. *Biological Psychiatry, 45*(10), 1271-1284.

De Bellis, M. D., Keshavan, M. S., Frustaci, K., Shifflett, H., Iyengar, S., Beers, S. R., et al. (2002). Superior temporal gyrus volumes in maltreated children and adolescents with PTSD. *Biological Psychiatry, 51*(7), 544-552.

De Bellis, M. D., Keshavan, M. S., Shiflett, H., Iyengar, S., Beers, S. R., Hall, J., et al. (2002). Brain structures in pediatric maltreatment-related posttraumatic stress disorder: A sociodemographically matched study. *Biological Psychiatry, 52*(7), 1066-1078.

De Bellis, M., Lefter, L., Trickett, P., & Putnam, F. (1994). Urinary catecholamine excretion in sexually abused girls. *Journal of the American Academy of Child and Adolescent Psychiatry, 33*, 320-327.

De Bellis, M., & Putnam, F. (1994). The psychobiology of childhood maltreatment. *Child and Adolescent Psychiatric Clinics of North America, 3*, 1-16.

Delaney-Black, V., Covington, C., Ondersma, S. J., Nordstrom-Klee, B. A., Templin, T. M., Ager, J., et al. (2002). Violence exposure, trauma, and IQ and/or reading deficits among urban children. *Archives of Pediatrics and Adolescent Medicine, 156*(3), 280-285.

Dennis, M. L., & Stevens, S. J. (Eds.). (2003). Maltreatment issues and outcomes of adolescents enrolled in substance abuse treatment [Special issue]. *Child Maltreatment, 8*(1), 3-71.

Dinwiddie, S., Heath, A. C., Dunne, M. P., Bucholz, K. K., Madden, P. A., Slutske, W. S., et al. (2000). Early sexual abuse and lifetime psychopathology: A co-twin-control study. *Psychological Medicine, 30*, 41-52.

Duhe, S. R., Anda, R. F., Felitti, V. J., Chapman, D. P., Williamson, D. F., & Giles, W. H. (2001). Childhood abuse, household dysfunction, and the risk of attempted suicide throughout the lifespan: Findings from the Adverse Childhood Experiences Study. *Journal of the American Medical Association, 286*, 3089-3096.

Edleson, J. (1999). The overlap between child maltreatment and woman battering. *Violence Against Women, 5*(2), 134-154.

Edwards, V. J., Holden, G. W., Felitti, V. J., & Anda, R. F. (2003). Relationship between multiple forms of childhood maltreatment and adult mental health in community respondents: Results from the adverse childhood experiences study. *American Journal of Psychiatry, 160*, 1453-1460.

Elhai, J. D., Gray, M. J., Kashdan, T. B., & Franklin, C. L. (2005). Which instruments are most commonly used to assess traumatic event exposure posttraumatic effects?: A survey of traumatic stress professionals. *Journal of Traumatic Stress, 18*, 541-545.

Fairbank, J. A., Ebert, L., & Zarkin, G. A. (1999). Socioeconomic consequences of traumatic stress. In P. A. Saigh & J. D. Bremner (Eds.), *Posttraumatic stress disorder: A comprehensive text* (pp. 180-198). Needham Heights, MA: Allyn & Bacon.

Fairbank, J. A., Jordan, B. K., & Schlenger, W. E. (1996). Designing and implementing epidemiologic studies. In E. B. Carlson (Ed.), *Trauma research methodology* (pp. 105-125). Lutherville, MD: Sidran Press.

Fairbank, J. A., Kiaric, J. S., O'Dekirk, J. M., Fairbank, D. W., & Costello, E. J. (2006). Environmental vulnerabilities and posttraumatic stress disorder (PTSD) among children with different personality styles. In J. Strelau & T. Klonowicz (Eds.), *People under stress* (pp. 35-48). New York: Nova Science.

Fantuzzo, J., & Mohr, W. (1999). Prevalence and effects of child exposure to domestic violence. *The Future of Children, 9*, 21-32.

Felitti, V., Anda, R., Nordenberg, D., & Williamson, D. F. (1998). Relationship of childhood abuse and household dysfunction to many of the leading causes of death in adults. *American Journal of Preventive Medicine, 14*, 245-258.

Finkelhor, D., & Jones, L. M. (2004). Explanations for the decline in child sexual abuse cases. In *Juvenile Justice Bulletin-NCJ199298* (pp. 1-12). Washington, DC: U.S. Government Printing Office.

Finkelhor, D., Ormrod, R., Turner, H., & Hamby, S. (2005). The victimization of children and youth: A comprehensive, national survey. *Child Maltreatment, 10*(1), 5-25.

Goenjian, A. K., Pynoos, R. S., Steinberg, A. M., Najarian, L. M., Asarnow, J. R., Karayan, I., et al. (1995). Psychiatric comorbidity in children after the 1988 earthquake in Armenia. *Journal of the American Academy of Child and Adolescent Psychiatry, 34*, 1174-1184.

Graham-Bermann, S. A., & Seng, J. S. (2005). Violence

exposure and traumatic stress symptoms as additional predictors of health problems in high-risk children. *Journal of Pediatrics, 146*, 349-354.

Groves, B. M., Zuckerman, B., Marans, S., & Cohen, D. (1993). Silent victims: Children who witness violence. *Journal of the American Medical Association, 269*, 262-264.

Harris, W. W., Lieberman, A. F., & Marans, S. (in press). In the best interests of society. Journal of Child Psychiatry and Psychology.

Harris, W. W., Putnam, F. W., & Fairbank, J. A. (2006). Mobilizing trauma resources for children. In A. F. Lieberman & R. DeMartino (Eds.), *Shaping the future of children's health* (pp. 311-339). Calverton, NY: Johnson & Johnson Pediatric Institute.

Hoven, C. W., Duarte, C. S., Lucas, C. P., Mandell, D. J., Cohen, M., Rosen, C., et al. (2002). *Effects of the World Trade Center attack on NYC public school students: Initial report to the New York City Board of Education.* New York: Columbia University Mailman School of Public Health, New York State Psychiatric Institute and Applied Research and Consulting.

Hoven, C. W., Duarte, C. S., Lucas, C. P., Wu, P., Mandell, D. J., Goodwin, R. D., et al. (2005). Psychopathology among New York City public school children 6 months after September 11. *Archives of General Psychiatry, 62*, 545-552.

Hsu, C.-C., Chong, M.-Y., Yang, P., & Yang, C.-F. (2002). Posttraumatic stress disorder among adolescent earthquake victims in Taiwan. *Journal of the American Academy of Child and Adolescent Psychiatry, 41*(7), 875-881.

Hughes, H. M., Graham-Bermann, S. A., & Gruber, G. (2001). Resilience in children exposed to domestic violence. In J. L. Edleson & S. A. Graham-Bermann (Eds.), *Domestic violence in the lives of children: The future of research, intervention, and social policy* (pp. 67-90). Washington, DC: American Psychological Association.

Husain. S. A., Nair, J.. Holcomb, W.. Reid. J. C.. Vargas. V.. & Nair, S. S. (1998). Stress reactions of children and adolescents in war and siege conditions. *American Journal of Psychiatry, 155*, 1718-1719.

Jones, L. M., Finkelhor, D., & Kopiec, K. (2001). Why is sexual abuse declining?: A survey of state child protection administrators. *Child Abuse and Neglect, 25*, 1139-1158.

Jonson-Reid, M., Drake, B., Kim, J., Porterfield, S., & Han, L. (2004). A prospective analysis of the relationship between reported child maltreatment and special education eligibility among poor children. *Child Maltreatment, 9*(4), 382-394.

Kaysen, D., Scher, C. D., Mastnak, J., & Resick, P. (2005). Cognitive mediation of childhood maltreatment and adult depression in recent crime victims. *Behavior Therapy, 36*, 235-244.

Kempe, C. H., Silverman, F. N., Steele, B. F., Droegmueller, W., & Silver, H. K. (1962). The battered child syndrome. *Journal of the American Medical Association, 181*, 17-24.

Kendler, K., Bulik, C., Silberg, J., Hettema, J., Myers, J., & Prescott, C. (2000). Childhood sexual abuse and adult psychiatric and substance abuse disorders in women. *Archives of General Psychiatry, 57*, 953-959.

Kessler, R. C., Sonnega, A., Bromet, E., Hughes, M., & Nelson, C. B. (1995). Posttraumatic stress disorder in the National Comorbidity Survey. *Arcives of General Psychiatry, 52*, 1048-1060.

Khamis, V. (2005). Post-traumatic stress disorder among school age Palestinian children. *Child Abuse and Neglect, 29*, 81-95.

Kilpatrick, D. G., Acierno, R., Saunders, B. E., Resick, H. S., Best, C. L., & Schnurr, P. P. (2000). Risk factors for adolescent substance abuse and dependence: Data from a national sample. *Journal of Consulting and Clinical Psychology, 68*, 19-30.

Kilpatrick, D. G., Ruggiero, K. J., Acierno, R., Saunders, B. E., Resnick, H. S., & Best, C. L. (2003). Violence and risk of PTSD, major depression, substance abuse/dependence, and comorbidity: Results from the National Survey of Adolescents. *Journal of Consulting and Clinical Psychology, 71*, 692-700.

Koenen, K. C., Moffitt, T. E., Caspi, A., Taylor, A., & Purcell, S. (2003). Domestic violence is associated with environmental suppression of IQ in young children. *Development and Psychopathology, 15*, 297-311.

Lamb, J. M., Levy, M., & Reich, M. R. (2004). *Wounds of war.* Cambridge, MA: Harvard Center for Population and Development Studies, Harvard University.

Laor, N., Wolmer, L., & Cohen, D. J. (2001). Mothers' functioning and children's symptoms 5 years after a SCUD missile attack. *American Journal of Psychiatry, 158*, 1020-1026.

Laor, N., Wolmer, L., Friedman, Z., Spiriman, S., & Knobler, H. Y. (2004). Disaster intervention: An integrative systemic perspective for health and social service professionals. In M. J. Friedman & A. Mikus-Kos (Eds.), *Promoting the psychosocial well-being of children following war and terrorism* (pp. 33-43). Amsterdam: IOS Press.

Laor, N., Wolmer, L., Kora, M., Yucel, D., Spirman, S., & Yazgan, Y. (2002). Posttraumatic, dissociative and grief symptoms in Turkish children exposed to the 1999 earthquakes. *Journal of Nervous and Mental Disease, 190*, 824-832.

Levitan, R. D., Parikh, S. V., Lesage, A. D., Hegadoren, K. M., Adams, M., Kennedy, S. H., et al. (1998). Major depression in individuals with a history of childhood physical or sexual abuse: Relationship to neurovegetative features, mania, and gender. *American Journal of Psychiatry, 155*, 1746-1752.

Lieberman, A. F. (2005, January 25). *What do best practices have in common?* Plenary presentation, Chadwick Center 19th Annual San Diego International Conference on Child and Family Maltreatment, San Diego, CA.

Lieberman, A. F., Compton, N. C., Van Horn, P., & Gosh

Ippen, C. (2003). *Losing a parent to death in the early years: Guidelines for the treatment of traumatic bereavement in infancy and early childhood.* Washington, DC: Zero to Three Press.

Lieberman, A. F., Padron, E., Van Horn, P., & Harris, W. W. (2005). Angels in the nursery: The inter-generational transmission of benevolent parental influences. *Infant Mental Health Journal, 26*, 504-520.

Lieberman, A. F., & Van Horn, P. (2004). Assessment and treatment of young children exposed to traumatic events. In J. D. Osofsky (Ed.), *Young children and trauma: Intervention and treatment* (pp. 111-138). New York: Guilford Press.

Lynch, M. (2003). Consequences of children's exposure to community violence. *Clinical Child and Family Psychology Review, 6*(4), 265-274.

Manly, J. T., Cicchetti, D., & Barnett, D. (1994). The impact of subtype frequency, chronicity, and severity of child maltreatment on social competence and behavior problems. *Development and Psychopathology, 6*, 121-143.

Margolin, C., & Gordis, E. B. (2004). Children's exposure to violence in the family and community. *Current Directions in Psychological Science, 13*(4), 152-155.

Masten, A., & Coatsworth, J. (1995). Competence, resilience, and psychopathology. In D. Cicchetti & D. Cohen (Eds.), *Developmental psychopathology* (Vol. 2, pp. 715-752). New York: Wiley.

McFarlane, A. (2004). The contribution of epidemiology to the study of traumatic stress. *Social Psychiatry and Psychiatric Epidemiology, 39*, 874-882.

McFarlane, A. C. (1987). Posttraumatic phenomena in a longitudinal study of children following a natural disaster. Journal of the *American Academy of Child and Adolescent Psychiatry, 26*, 764-769.

Melton, G. B. (2005). Mandated reporting: A policy without reason. *Child Abuse and Neglect, 29*, 9-18.

Mizuta, I., Ikuno, T., Shimai, S., Hirotsune, H., Ogasawara, M., Ogawa, A., et al. (2005). The prevalence of traumatic events in young Japanese women. *Journal of Traumatic Stress, 18*, 33-37.

Moroz, K. J. (2005). Understanding the current mental health needs of children experiencing domestic violence in Vermont: Recommendations for enhancing and improving responses. *Vermont's partnership between domestic violence programs and child protective services* (Publication No. 7). Retrieved on April 5, 2006, from www.vawnet.org/domesticviolence/publicpolicy/children/vtnetworbdv-cpspub7.pdf

Mullen, P. E., Martin, J. L., Anderson, J. C., Romans, S. E., & Herbison, G. P. (1996). The long-term impact of the physical, emotional, and sexual abuse of children: A community study. *Child Abuse and Neglect, 20*, 7-21.

Nader, K. 0. (2004). Assessing traumatic experiences in children and adolescents: Self-reports of DSM PTSD criteria B-D symptoms. In J. P. Wilson & T. M. Keane (Eds.), *Assessing psychological trauma and PTSD* (2nd ed., pp. 513-537). New York: Guilford Press.

National Child Traumatic Stress Network. (n.d.). *Types of traumatic stress.* Retrieved on April 5, 2006, from www.nctsnet.org/nccts/nav.do?pid=typ_main

National Child Traumatic Stress Network and National Center for PTSD. (2006, July). *Psychological first aid: Field operations guide, 2nd edition.* Retrieved on September 24, 2006, from www.nctsn.org and www.ncptsd.va.gov.

Nelson, B. H. (1984). *Making an issue of child abuse: Political agenda setting for social problems.* Chicago: University of Chicago Press.

Norris, F. H., Perilla, J. L., Riad, J. K., Kaniasty, K. Z., & Lavizzo, E. A. (1999). Stability and change in stress, resources, and psychological distress following natural disaster: Findings from Hurricane Andrew. *Anxiety, Stress, and Coping 12*(4), 363-396.

Osofsky, J. D. (1999). The impact of violence on children. *The Future of Children, 9*, 33-49.

Perkonigg, A., Kessler, R. C., Storz, S., & Wittchen, H.-U. (2000). Traumatic events and post-traumatic stress disorder in the community: Prevalence, risk factors and comorbidity. *Acta Psychiatrica Scandinavica, 101*, 46-59.

Perkonigg, A., Pfister, H., Stein, M. B., Hofler, M., Lieb, R., Maercker, A., et al. (2005). Longitudinal course of posttraumatic stress disorder and posttraumatic stress disorder symptoms in a community sample of adolescents and young adults. *American Journal of Psychiatry, 162*, 1320-1327.

Pine, D. S., Costello, J., & Masten, A. (2005). Trauma, proximity, and developmental psychopathology: The effects of war and terrorism on children. *Neuropsychopharmacology, 30*, 1781-1792.

Pine, D. S., Mogg, K., Bradley, B. P., Montgomery, L., Monk, C. S., McClure, E., et al. (2005). Attention bias to threat in maltreated children: Implications for vulnerability to stress-related psychopathology. *American Journal of Psychiatry, 162*, 291-296.

Putnam, F. (2003). Ten-year research update review: Child sexual abuse. *Journal of the American Academy of Child and Adolescent Psychiatry, 42*(3), 269-278.

Pynoos, R., Frederick, C., Nader, K., Arroyo, W., Steinberg, A., Eth, S., et al. (1987). Life threat and posttraumatic stress in school-age children. *Archives of General Psychiatry, 44*, 1057-1063.

Pynoos, R. S., Schreiber, M. D., Steinberg, A. M., & Pfefferbaum, B. J. (2005). Impact of terrorism on children. In B. J. Sadock & V. A. Sadock (Eds.), *Comprehensive handbook of psychiatry* (8th ed., pp. 3551-3564). Philadelphia: Lippincott/Williams & Wilkins.

Saigh, P. (1988). The validity of the DSM-III posttraumatic stress disorder as applied to adolescents. *Professional School Psychology, 3*, 283-290.

Salmon, K., & Bryant, R. A. (2002). Posttraumaric stress disorder in children: The influence of developmental factors. *Clinical Psychology Review, 22*, 163-188.

Sameroff, A. J. (1998). Environmental risk factors in infancy. *Pediatrics, 102*(Suppl. 5), 1287-1292.

Saxe, G., Vanderbilt, D., & Zuckerman, B. (2003). Traumatic stress in injured and ill children. *PTSD Research Quarterly, 14*(2), 1-7.

Schroeder, J. M., & Polusny, M. A. (2004). Risk factors for adolescent alcohol use following a natural disaster. *Prehospital and Disaster Medicine, 19*, 122-127.

Schwartz, D. R., & Proctor, L. J. (2000). Community violence exposure and children's social adjustment in the school peer group: The mediating roles of emotion regulation and social cognition. *Journal of Consulting and Clinical Psychology, 68*, 670-683.

Shaw, J. (2003). Children exposed to war/terrorism. *Clinical Child and Family Psychology Review, 6*, 237-246.

Shonk, S. M., & Cicchetti, D. (2001). Maltreatment, competency deficits, and risk for academic and behavioral maladjustment. *Developmental Psychology, 37*, 3-14.

Smyke, A. T., Wajda-Johnston, V., & Zeanah, C. H., Jr. (2004). Working with traumatized infants and toddlers in the child welfare system. In J. Osofsky (Ed.), *Young children and trauma: Intervention and treatment* (pp. 260-284). New York: Guilford Press.

Spinazzola, J., Ford, J. D., Zucker, M., van der Kolk, B. A., Silva, S. G., Smith, S. F., et al. (2005). Survey evaluates complex trauma exposure, outcome, and intervention among children and adolescents. *Psychiatric Annals, 35*, 433-439.

Stein, B. D., Zima, B. T., Elliott, M. N., Burnam, M. A., Shahinfar, A., Fox, N. A., et al. (2001). Violence exposure among school-age children in foster care: Relationship to distress symptoms. *Journal of the American Academy of Child and Adolescent Psychiatry, 40*, 588-594.

Taylor, N., & Siegfried, C. B. (2005). *Helping children in the child welfare system heal from trauma: A systems integration approach* (Report by the National Child Traumatic Stress Network). Retrieved on Augnst 25, 2005, from *www.nctsnet.org*

Teicher, M. H., Andersen, S. L., Polcari, A., Anderson, C. M., Navalta, C. P., & Kim, D. M. (2003). The neurobiological consequences of early stress and childhood maltreatment. *Neuroscience and Biobehavioral Reviews, 27*, 33-44.

True, W. R., Rice, J., Eisen, S. A., Heath, A. C., Goldberg, J., Lyons, M.J., et al. (1993). A twin study of genetic and environmental contributions to liability for posttraumatic stress symptoms. *Archives of General Psychiatry, 50*, 257-264.

U.S. Department of Health and Human Services, Administration on Children Youth and Families. (2005). *Child Maltreatment 2003*. Washington, DC: U.S. Government Printing Office. Retrieved on September 24, 2006, from *http.acf.hhs.gov/programs/cb/publications/cmO3/cm2003.pdf*

U.S. Department of Health and Human Services, National Center on Child Abuse and Neglect. (1996). *Child Maltreatment 1994: Reports from the states to the National Center on Child Abuse and Neglect*. Washington, DC: U.S. Government Printing Office.

Van Horn, P., & Hitchens, D. J. (2004). Partnerships for young children in court: How judges shape collaborations serving traumatized children. In J. D. Osofsky (Ed.), *Young children and trauma: Intervention and treatment* (pp. 242-259). New York: Guilford Press.

Van Horn, P., & Lieberman, A. F. (2004). Early intervention with infants, toddlers, and preschoolers. In B. T. Litz (Ed.), *Early intervention for trauma and traumatic loss* (pp. 112-130). New York: Guilford Press.

Veltman, M., & Browne, K. (2001). Three decades of child maltreatment research: Implications for the school years. *Trauma, Violence and Abuse, 2*, 215-239.

Vernberg, E. M., Silverman, W. K., La Greca, A. M., & Prinstein, M. J. (1996). Prediction of posttraumatic stress symptoms in children after hurricane Andrew. *Journal of Abnormal Psychology, 105*, 237-248.

Wolfe, D. A., & Nayak, M. B. (2003). Child abuse in peacetime. In B. L. Green, M. J. Friedman, J. T. V. M. de jong, S. D. Solomon, T. M. Keane, J. A. Fairbank, et al. (Eds.), *Trauma interventions in war and peace: Prevention, practice and policy* (pp. 75-104). New York: Kluwer Academic/Plenum Press.

World Health Organization. (1999). *Report of the Consultation on Child Abuse Prevention*. Geneva: Author.

第14章
高齢者のトラウマ

Joan M. Cook and George Niederehe

高齢者人口の概観

　65歳以下の世代と比較すると，それ以上の世代におけるトラウマへの暴露およびPTSDなどの後遺症は，臨床的にもあまり注目されず，科学的な研究もされてこなかった。しかし最近ではトラウマが高齢者にもたらす苦痛を理解することが重要視されている。

　本章の目的は，簡潔にこの領域における現在までの文献をまとめることと，臨床家に科学的な情報を提供して，トラウマからの高齢のサバイバーsurvivorのための効果的な心理社会的治療の開発と実施を支援することである。このような観点から，私たちは先進国の人口動態予測を展望し，通常の加齢に伴う人生の発達後期の課題を論じ，この世代のPTSDの疫学，経過，症候論について報告し，最新の心理社会的治療について述べ，方法論的な課題を議論し，そして今後の研究されるべき課題を浮き彫りにするつもりである。トラウマ体験による有害な影響や疾患は数多く知られているが，トラウマへの暴露が高齢者においてどのような長期的な心理的影響をもたらすのかについてはほとんど知られていない。トラウマによって起きる多くの影響や障害の中でも，PTSDは最も広く研究されているので，本章でも主としてこの疾患を取り上げることにする。

　人口動態予測によれば，先進国では，高齢者の数も割合も増加している（United Nations, 2003）。例えば米国では，65歳以上の人口は，2030年には7,030万人であり総人口の20％に達すると予測されている（U.S. Bureau of the Census, 2004）。さらに高齢者では，民族，文化的背景，社会経済ならびに教育的背景，性的志向，障害，都市部から郊外にかけての居住地域に関して非常な多様性があり，それは今後も増大するであろう。例えば，2050年までに，非白人の少数民族は，米国内のすべての高齢者の3分の1に達すると思われる（Gerontological Society of America Task Force on Minority Issues in Gerontology, 1994）。このような人口動態変化の事情により，おそらく高齢者に対するサービスの必要性が増し，サービスの幅も広がっていくはずである。

発達課題と正常な加齢

　高齢者や加齢過程に関するネガティブな画一的な見方は減ってきているかもしれないが，ある程度はまだ存在しており，精神保健に関する臨床や政策に影響を与えている。特に加齢についての誤解は，高齢者が精神保健医療サービスを利用する意欲にも影響を与えている。よくみられる誤解は次のような決まり切った考えである。すなわち高齢者は均質の集団である。彼らは通常，孤立し，孤独を感じ，病気を抱え，も

ろく，他者に依存している。普通は老人ホームなどの隔離された場所に住んでおり，認知の障害があることが多く，ふさぎこんで，頑固で，融通が利かない。また年齢相応の身体と知能の変化にうまく対処できない（American Psychological Association Working Group on the Older Adult, 1998）。ところが実際の高齢者たちは多様性に富んでおり，家族との緊密な関係を維持し，自立して居住し，加齢による困難にもうまく適応している（American Psychological Association Working Group on the Older Adult, 1998）。高齢者のパーソナリティは生涯を通じて一貫しているのが普通で（Costa, Yang, & McCrae, 1998），精神健康上の大きな問題を抱えている者はごく少数である（U.S. Department of Health and Human Services, 2001）。

加齢による認知機能の変化は多くの場合，軽いものであり，日常的機能が障害されることはほとんどない（American Psychological Association Working Group on the Older Adult, 1998）。このような変化には，反応時間や情報処理速度（Salthouse, 1996; Sliwinski & Buschke, 1999），ならびに視空間と運動制御能力の低下がある。高齢者たちはレジリエンス resilience（回復力）や独立性を保持してはいるとはいえ，ほとんどの者が少なくとも1つの慢性疾患や健康上の問題（例：関節炎，高血圧，心臓病）を持っており，多くの薬を服用しており，ある程度の機能不全や障害がある。

この時期の心理社会的な発達上の課題としては，様々な変化への順応がある。すなわち身体的変化（身体疾患にかかりやすくなること，容貌や体つきが変わることなど），機能的な制限（移動能力の減少や感覚機能の低下），多くの喪失（収入の減少，経済的な制約，家族や友人との離死別，社会的地位の喪失，住居や仕事の変化，夫や妻との死別など）への順応である。Erikson（1959, 1982）は，よく知られた心理社会的発達8段階モデルの中で，高齢期 old age というものは，自我の統合と絶望の間で苦闘する時期であると仮定している。高齢者たちが人生を振り返って幸せや満足感にひたり，人生には意味があった，良い貢献ができたと感じることができれば，統合を達成できたといえる。他方，高齢者たちが人生の目的を見いだすことができず，過去の失敗ばかりを考えている場合には，絶望に苦しんでいることになる。Butler（1963）はこのモデルを拡張し，高齢期というのは人生の苦労と成果，失敗を顧みて統合をすることで，死を迎え準備をする期間であると述べている。

加齢に伴う変化や心理社会的課題があるにも関わらず，高齢者の大半は上手に年齢を重ねている。いわゆるサクセスフル・エイジング（成功加齢 successful aging）に関連した「補償を伴う選択的最適化 selectiveoptimization with compensation」理論（Baltes & Baltes, 1990）の仮定に従えば，高齢者たちは優先順位を定め，中心とする目標を選択し，目標を達成するための方法を洗練させ，加齢による機能の喪失を補うような別のアプローチを用いるという。このような適応と回復の過程は，この章の後半で詳しく論じたい。

認知症を除けば，高齢者は一般成人と比べて精神疾患一般の有病率は低く，PTSDも同様である（米国保健福祉省 U.S. Department of Health and Human Services, 2001）。さらに高齢者たちは，若い世代と比べると専門的な精神医療施設で治療を求めることが少ない。自分自身の精神健康上の問題に関しては，高齢者は精神科よりもかかりつけ医に行くことが普通である（Goldstrom et al., 1987; Phillips & Murrell, 1994）。高齢者集団が専門的な精神保健的ケアを十分に受けていない理由として，受診のしにくさや診療報酬の問題も考えられるが，この世代のコホートとしての特性も関連している。現在高齢になっているコホートは，これまでも精神保健医療サービスをあまり利用してこなかった。こうしたサービスが利用できるにも関わらず，そこから距離を置いているのは，人格形成期に強く自立を求める倫理観が強調されたためであろう。とりわけ，1930年代の経済恐慌期に育った人々はそうである（Elder, 1999）。同様に，このコホートが精神保健医療サービスを求めようとせず，自分の問題への心理的な説明を受

け入れようとしないのは，彼らが社会化の過程を歩んできた地域では，精神科的な問題を人に知られたり精神保健医療の専門家に相談することに対して，ひどくネガティブな態度が向けられていたことと関係していることが多い。心理的な問題を身体症状であると誤解したり，身体症状として表現すること，また関連するスティグマのために心理的問題を認めようとしないことは，この世代にはよく見られることである。

トラウマのサバイバーにとっての発達課題と加齢

　ほとんどの高齢者は通常の加齢に伴う変化と喪失に順応し，適応している。しかし一部のトラウマのサバイバーにとって，特に重度かつ長期に及ぶトラウマを経験した人々にとっては，そのような適応は難しいかもしれない。高齢期には，何かを喪失する出来事が増え，またそのような出来事を乗り越える力が弱くなっているので，加齢に伴う身体的，心理的，認知的，人間関係的な変化は，過去にトラウマを体験した人々にとっては，これまでに体験したことのないストレスになる可能性がある。

　高齢になったトラウマのサバイバーは，うつ病や不安障害などの精神疾患を発症しやすく，また加齢に伴うことの多い困難を効果的に乗り切るスキルを持っていないか，乗り切ることを最初から諦めてしまっているかもしれない（Gagnon & Hersen, 2000; Weintraub & Ruskin, 1999）。そのために自分の年齢相応の課題を達成しにくいことがある。現在の高齢者コホートにおいて中年期以前に体験されたトラウマは，1980年にPTSDが診断分類に導入される以前に起こったものであり，高齢者たちがトラウマ体験やその影響を開示したり認めたがらないことに影響しているであろう。この世代の多くの人は，トラウマ体験の潜在的な影響を理解したり，その後遺症を表現する用語を学ぶ機会がなかった。そのためにひそかに苦しんでいたり，不十分で不適切なケアしか受けてこなかった可能性が高い。今後，PTSDというカテゴリーが広まっていけば，専門家が高齢者のトラウマ症状により注意を向け，症状を認識するようになるであろう。高齢者自身やサービス提供者が，トラウマに関連した症状を正しく認識していないと，治療や回復にとって有害な影響がある。すなわち治療計画が不適切または不十分なものとなり，心理療法や薬物療法の効果がないか，そもそも必要ではなく，結果として医療介入の費用が上昇して，しかも効率があがらないことになる。(Allers, Benjack, & Allers, 1992)。

　高齢者の評価と治療を適切に行うためには年齢に関連した相違を考える必要があるが，その際にはコホートの影響と成熟の影響とを区別することが重要である（Knight & Satre, 1999）。成熟の影響は高齢という発達段階に共通もしくは特異的なことであり，慢性の疾患や障害，友人や家族との死別に適応することなどが含まれる。コホートの影響は，加齢そのものではなく，特定の出生年によって定義されたグループによるものである。例えば出生が早かったコホートほど，教育水準がより低く，心理学的な考え方を学んだことが少ない（Knight & Satre, 1999）。精神保健医療の専門家は，高齢者がどのように心理的問題を語り，それに対処するのかについて，加齢による成熟とコホートの両方の影響を認識する必要がある。

　さらに，高齢期には少なくとも30歳の年齢の幅があり，高齢期の中でも比較的若い者と高齢の者との相違は大きい。このような違いをふまえ，精神保健医療の専門家は65歳以上の人々を単純に「高齢者」とひとまとめにするのではなく，前期高齢者（65歳から74歳），中期高齢者（75歳から84歳），後期高齢者（85歳以上）という考え方についても考慮すべきである（Neugarten, 1974）。この3つの下位グループの人生経験は著しく異なっている。例えば，現在の後期高齢者は世界大恐慌を10代から20代にかけて生き抜いてきているが，前期高齢者はおそらく世界大恐慌について明確な記憶を持っていないか，あるいは直接経験していない。同時にこの下位グループは，健康状態や生活機能，また医療の場で示される精

神症状と治療法においても異なっている（後期高齢者では，病気や身体的な弱さという負担が増加している）。

しかし，高齢者における PTSD の多様性についてほとんど研究されていないので，こうした年齢グループ間で PTSD 症状特徴が異なっているのか，であればどのような相違があるのかは分かっていない。ある年齢幅の中では共通の特徴があると思われるかもしれないが（例：後期高齢者の PTSD は，併存疾患や機能的な制限によって複雑化しやすい，など），ある特定の個人について，その年齢から PTSD の特徴や経過がどのような影響を受けるかを正確に予測することはできない。そのために役に立つ情報は年齢ではなく，PTSD 症状の既往歴（および罹病期間）の方であろう。

疫学，症状，高齢期の
トラウマ関連症状の経過

残念なことに，トラウマ体験の影響を調べたほとんどの研究は，年齢の影響を調べるだけの十分な数の高齢者をリクルートしていないか，高齢者をまったく含んでいなかった。トラウマ研究と老年学の双方においては伝統的に，高齢者のトラウマは比較的無視されてきており，トラウマの影響を高齢者の生活における「隠れた変数」と呼ぶ人もいた（Nichols & Czirr, 1986; Spiro, Schnurr, & Aldwin, 1994）。高齢者のトラウマについての知見は，主に次の 3 つのグループから得られた。(1) 第二次世界大戦と朝鮮戦争で従軍し捕虜になった人々の人生早期のトラウマ体験，(2) ホロコーストでのトラウマ体験，(3) 人生の後期でのトラウマ体験（自然災害や人災）。PTSD についてのかなり包括的な 2 本の展望（Averill & Beck, 2000; Falk, Hersen, & Van Hasselt, 1994）が，これらの 3 つの高齢者のトラウマグループを紹介しているので，ここではごく主要な部分のみを提示する。

高齢者では，人生早期の身体的・性的虐待やレイプによる心理的影響についてほとんど研究がされていない（例：Acierno et al., 2001, 2002; Bechtle-Higgins & Follette, 2002）。比較的最近のトラウマ体験についてもやはり比較的研究は少ないが，老人虐待や（例：Comijs, Penninx, Knipscheer, & van Tilburg, 1999; Pillemer & Finkelhor, 1988）犯罪被害について（例：Gray & Acierno, 2002）は若干のエビデンスが存在する。全体的に研究の数は少なく，扱われているトラウマやその状況（例：入院／外来／治療を求めていない，男性／女性），評価の方法（例：自己報告式，医療者評価の尺度）が多様なので，これらの知見を統合することは難しい。

疫　学

代表性サンプルを用いて高齢者のトラウマ体験と PTSD の発生率，有病率を検討した疫学研究は存在しない。高齢者におけるもっとも良い推定値は，若年成人，中年，高齢者を同数ずつ調べた 1,000 人のサンプルを使って，10 種類のトラウマ的出来事の頻度と影響を調査した Norris（1992）によるものである。トラウマ体験と PTSD の率はどちらも若年成人で最も高かった。

コミュニティにおけるもう 1 つの推定値は，高齢の退役軍人の研究によるものである。1960 年代に始まった「標準的加齢研究 Normative Aging Study（NAS）」は，地域に住んでいる男性退役軍人の大規模な長期コホート研究である。この研究のサンプルでは，戦闘（第二次世界大戦と朝鮮戦争）でのトラウマ体験が多く，第二次世界大戦での中等度から重度の戦闘体験がある者は，10 年後の PTSD 症状について 13.3 倍のリスクがあった（Spiro et al., 1994）。しかしこの対象者での PTSD の有病率は，他の報告に比べると相対的に低かった。考えられる説明要因としては，NAS に参加した多くの男性の教育程度の高さと，比較的高い社会経済的地位がある。その両方が，苦痛な感情に対する潜在的保護要因として働いたのであろう。また PTSD を罹患していた者は，より早い時期に死亡する傾向があった可能性もある。今回のデータは，心理的身体的にもっとも頑丈であって生き残った人々を代表しており，したがっ

てPTSDの生涯発生率を過小評価しているとも考えられる（Kasprow & Rosenheck, 2000）。

Falkら（1994）によるトラウマ研究の文献展望によれば，何らかの治療を受けている臨床群を対象とした多くの研究において，戦闘，自然災害，人災，ホロコーストを体験した高齢者は，トラウマの10年後にもPTSDの診断基準を満たしていることが報告されている。当然，患者群（精神科や他科の医療機関の患者）から得られた推定値は，他の対象者から得られたものよりは高い。Blakeら（1990）の研究では，精神科の治療を受けたことがなく，負傷や疾病で入院したことのある退役軍人におけるPTSDの現在有病率は，第二次世界大戦で8％，朝鮮戦争で7％であった。過去に精神科の治療を受けたことのある退役軍人については，PTSD現在診断が第二次世界大戦で37％，朝鮮戦争で80％であった。Davis, MoyeとKarel（2002）の研究では，プライマリ・ケアを受診した高齢の非退役軍人では，スクリーニングの結果，14％がPTSD症状を有していた。このように身体科や精神科の治療を求めている患者では，おそらくPTSDの発生率が高くなっていると思われる。

臨床的に重要な点は，診断基準を完全に満たしていない高齢者でも，閾値下 subthreshold PTSD 症状を持っているかもしれず，臨床および研究上で考慮の対象になるかもしれないことである。例えば，第二次世界大戦で爆撃，迫害，レジスタンス活動，戦闘の高齢サバイバーの大規模なコミュニティサンプルにおいて，ほとんどの参加者はPTSDの診断基準を満たしていなかったが，多くは閾値下PTSDなどの精神的な長期の後遺症があった（Bramsen & van der Ploeg, 1999）。この研究は，高齢者において，閾値下PTSDとともにトラウマ関連症状としての抑うつなどを調査する必要性を示している。

症　状

高齢者は診察を受けてもトラウマ関連症状を若年者ほどには強く訴えないようである（例：Acierno et al., 2002; Davidson, Kudler, Sunders, & Smith, 1990; Fontana & Rosenheck, 1994）。PTSDを持った退役軍人のうち，ベトナム戦争の退役軍人は第二次世界大戦の帰還兵よりも，PTSD，抑うつ，敵意，罪悪感，現実感喪失，自殺傾向，仕事上の困難が重症であった（Davidson et al., 1990）。何らかの傷病の治療に訪れた第二次世界大戦，朝鮮戦争，ベトナム戦争帰還兵についての横断研究によれば，トラウマへの暴露の程度につれて精神症状が重症化していたが，高齢帰還兵の症状は，若年帰還兵とは異なり，あまり重度ではなかった（Fontana & Rosenheck, 1994）。

暴力被害者の中では，身体的暴力および性的暴行に関して，高齢女性と若年女性の間に大きな違いは報告されていない（例：加害者が知人であったか，加害者または被害者が薬物の影響下にあったか，被害を通報したか，等）（Acierno et al., 2001）。身体的および性的暴行のサバイバーの割合や，トラウマ後の抑うつや他の精神疾患は，若い女性と比べると高齢女性では低かった（Acierno et al., 2002）。若年成人女性においては，性的暴行がすべてのPTSD症状と抑うつを予測したのに対し，高齢者ではPTSDの回避症状のみを予測した。同様に身体的暴力も，若年女性ではすべてのPTSD症状と抑うつを予測したが，高齢女性ではPTSDの再体験症状だけしか予測しなかった。

この知見については多くの説明が考えられているが，高齢者は心理的困難を身体症状と誤解する傾向があること，この世代特有のスティグマのために心理的困難を認めたがらないこと，退役軍人に対する戦後の高評価や支援がストレス反応を和らげているなどの可能性がある。また，トラウマから経過した時間の長さも関与しているかもしれない。すなわち人生早期のトラウマは，高齢者にとっては若年者の場合よりも時間的に遠いので，年齢とトラウマからの時間的遠さとが交絡要因となり，その経過時間の間に，トラウマに対処できるようにさせ，感情的な後遺症を減弱させる可能性がある。

さらに，時間的に近いトラウマと遠いトラウマに対して，高齢者は違う症状を体験するかもし

れないし，併発疾患も違うものになるかもしれない（Goenjian et al., 1994; Yehuda et al., 1996）。地震被災者における高齢者と若年成人との比較では，全体的なPTSDの重症度は同程度であったが，高齢者は相対的に高い覚醒亢進と，低い侵入症状を呈した。さらに解離のようなトラウマ関連症状は，時間的に長く続くものではないようである（Yehuda et al., 1996）。PTSDと，トラウマのタイプ，時間的近さ，強度，体験年齢，現在のストレスとなる出来事の存在，社会文化的要因との関係については，さらなる研究が必要である。

ハリケーンの後の高齢者は，若年成人と比較してPTSD症状，大うつ病性気分障害 major depressive disorder（MDD），全般性不安障害 generalized anxiety disorder（GAD）の症状が少なかっただけでなく，彼らの心理的な反応は災害の経済的影響により深く関係していた（Acierno, Ruggerio, Kilpatrick, Resnick, & Galea, 2006）。具体的には保険で補償されない金銭的損失と，家から避難せざるを得なかった日数がその後の高齢者の苦痛を予測したが，若年者では無関係であった。Aciernoらが指摘するように，収入が固定されている多くの高齢者は，予期しない災害に対応するために収入を増やすこともできず，無力感と絶望感を持つようになるのかもしれない。

経　過

いくつかの例外（Clipp & Elder, 1996; Norris, Phifer, & Kaniasty, 1994; Port, Engdahl, & Frazier, 2001; Spiro et al., 1994）を除いて，ほとんどの研究は，トラウマ体験者に対して，高齢期または相当の長い期間にわたる縦断的追跡調査をしていない。PTSD症状の経過に関する数少ない情報は，主に戦争の元捕虜 prisoners of war（POWs）に関する研究によるものである。持続的で極度なストレスを体験した捕虜たちに対して，PTSD症状を回顧的に聞いたところ，経過は様々であることが示されている。つまり，持続的に苦痛を抱えている者もいれば，生涯を通じて症状が和らいできたものもおり，全く症状がない者もいた（Zeiss & Dickman, 1989）。他の研究では，トラウマ体験のすぐ後に激しい症状を呈し，数十年かけて徐々に和らぎ，晩年にほぼ回復するという経過が示されている（Port et al., 2001）。

トラウマとPTSDの関係を媒介する要因や，人生にわたって症状が消長する要因は，まだ知られていない。あり得る要因としては，他のストレスやトラウマとなるライフイベント life event の発生，トラウマの認知的評価，統制の所在 locus of control，対処方略 coping strategy などがある。臨床的な経験からは，PTSD症状の発生や再活性化の一部は，加齢関連のライフイベント（例：病気，機能の低下，死別，職業的，社会的，家族役割的な変化）が原因である可能性が示唆されている。さらに加齢は，しばしばコントロール感の喪失や，晩年の脆弱性 rulnerability の増加と関係がある。このような変化や損失は，死に関するトラウマ的な思考，身体的負傷，コントロールの喪失を誘発することもある。

実証的な研究の中に，この仮説に対する部分的な支持を見つけることができる。Port, Engdahl, FrazierとEberly（2002）は，第二次世界大戦と朝鮮戦争の元捕虜に対して，人生後期に起きる社会的環境的要因とPTSD症状との関係を調べた。健康の悪化，社会的支援の不足，死の受容は，有意に現在のPTSD症状に関連していたが，ネガティブなライフイベントは関連がなかった。これは，PTSDから回復できないことは，トラウマ的出来事の最中や直後に起きた出来事（例：社会的支援の低さ）や，過去のストレスとなるライフイベントの体験（例：病気や経済的困難）と関係があることを発見したSchnurr, LunneyとSengupta（2004）の研究と一致する。

他の研究では，人生の中でのトラウマ体験の影響の知覚（望ましい／望ましくない）は，トラウマ的ストレス（この場合は戦闘）のPTSD症状に対する影響を媒介していた（Aldwin, Levenson, & Spiro, 1994）。兵役について主に望ましい影響（例：熟達，自尊心，対処スキルなどの向上）を報告した高齢の男性退役軍人は，PTSD症状をほとんど報告しなかった。ホロコーストのサバイバーでは，高い道具的対処と低い感

情的対処が心理的健康の有意な予測要因であった（Harel, Kahana, & Kahana, 1988）。高齢者虐待の被害者では，達成感の低さ，ネガティブな自己効力感の知覚，受動的な応答スタイルが心理的苦痛の高さと関連していた（Comijs et al., 1999）。これらの研究からは，統制の所在，自己効力感の知覚，ポジティブな再評価 reappraisal を高めるための方略が，苦痛を軽減し，対処能力を高める可能性があるという臨床的な含意が得られるであろう。

　高齢のトラウマ体験者の対処方略は，加齢に伴う困難によって障害される可能性がある。例えば，過剰に働くことによってトラウマに対処してきた高齢退役軍人は，退職した時に症状が悪化するかもしれない。他の例としては，それまでトラウマ記憶から気を逸らすために読書をしてきた人の視力が落ちてきた場合や，PTSD 症状に対処するために美術・工芸をしていた人が関節炎になってしまった場合などもある。老人ホームのような施設への入所は，高齢者が意思決定や状況のコントロールをほとんどあるいは完全に失っている時には，トラウマ関連症状を発症あるいは再燃させることがある。加えて，認知的な障害があって最近の記憶が失われている高齢者では，人生早期に起きたトラウマ的出来事の長期記憶が前面に出てくることもあろう。

　高齢者においてトラウマ体験がストレス免疫効果を持っているかどうか，つまり，レジリエンス resilience を促進するのかどうか（ストレス蒸発モデル stress evaporation model），また，トラウマ体験はその後の出来事に対するネガティブな反応への素因となるかどうか（残遺ストレスモデル residual stress model）ということは，研究上の議論としては興味深い。その一部は最初に体験したトラウマの種類や重症度に依存するかもしれない。例えば，自然災害などのあまり重篤でないトラウマを体験した高齢者は，その後のストレス要因に対して，直接の，および交互作用による耐性を示すようであり（Knight, Gatz, Heller, & Bengston, 2000; Norris & Murrell, 1988），これは免疫効果によるのかもしれない。このようなサバイバーは，未来のストレス要因に対して，それが最初のトラウマに似ているかどうかに関わりなく，それほど苦痛を感じない。しかし，ホロコーストのサバイバーと戦闘帰還兵の両方におけるエビデンスからは，「脆弱性」をもたらすという見解が支持されている（Danieli, 1997）。例えば，戦争（Solomon & Prager, 1992），知覚された差別（Eaton, Sigal, & Weinfeld, 1982），身体疾患（Peretz, Baider, Ever-Hadani, & De-Nour, 1994）などのような重篤なトラウマ体験をした高齢者は，その後の外部・内部のストレス要因に対して脆弱性が大きくなっているように見える（Yehuda et al., 1995）。

　高齢であることそれ自体は，トラウマ的ストレス反応による不適応の発生や経過におけるリスク要因ではないようである（Solomon & Ginzburg, 1999）。米国，メキシコ，ポーランドにおける災害後の PTSD 症状の調査（Norris et al., 2002）では，年齢だけでは一貫した効果がないことが分かった。むしろ，それぞれの国の社会的，経済的，文化的，歴史的文脈と，年齢とのあいだに有意な相互作用があった。また病前性格，本人や家族の精神科既往歴などのトラウマ前の経験は，トラウマ後の症状のリスク要因となり得る（Weintraub & Ruskin, 1999）。男性退役軍人でトラウマ的ストレス反応が生じるリスク要因としては，青年期の心理的困難，入隊時年齢，戦闘への暴露の程度，紛争終結後の社会や家族の反応と支援，捕虜としての状態があった（Clipp & Elder, 1996; Schnurr et al., 2004）。生物学的な個人差についてはほとんど知られていないが，この要因もまた，トラウマ的ストレスによる反応への脆弱性に影響を及ぼす可能性がある（Yehuda, 1999）。

トラウマによる潜在的な他の影響

　高齢の退役軍人におけるトラウマ，PTSD，身体的健康の関係は，何度も検討されてきた（Schnurr & Spiro, 1999; Schnurr, Spiro, & Paris, 2000）。戦闘への暴露と PTSD の両方が，自己報告による身体的健康の悪化に関連していた（Schnurr & Spiro, 1999）。戦闘への暴露は PTSD

を介してのみ健康状態に間接的な影響を持っていたのに対し，PTSDは健康に直接影響を及ぼしていた。このことは内科医によって診断された医学的疾患と，戦闘関連のPTSD症状の間の関連によって確認された（Schnurr et al., 2000; Schnurr & Green, 2004）。PTSD症状は，動脈，下部消化管，皮膚，筋骨格の疾患の発症の増加と関連していた。

他方，高齢男性における非軍事的トラウマの影響，高齢女性におけるトラウマの影響は，少数の例外を除いてあまり研究されていない。SteinとBarrett-Connor（2000）は大規模な横断研究を行い，自己報告による性的暴行の既往と，身体的健康の客観的指標（冠動脈性心疾患，高血圧，糖尿病，骨粗しょう症，肥満，喘息，偏頭痛，甲状腺疾患，関節炎，がん）との関連を調査した。性的暴行の既往は，高齢女性の関節炎と乳がんのリスクの高さ，および高齢男性の甲状腺疾患のリスクの高さと関連していた。さらに最近では，Krause, ShawとCairney（2004）が，高齢者の大規模な全国調査のデータを活用し，人生におけるトラウマ体験は，身体的健康の悪化に関連があることを発見した。さらに，18〜30歳と31〜64歳の期間に体験したトラウマ的出来事は，健康に対してもっとも大きな影響を及ぼすようであり，また家庭内で起きた出来事はさらに重大な影響を及ぼしていた。今後の研究では，トラウマと身体的健康との関係におけるPTSDの媒介的役割を検討する必要がある。

高齢者について最も広く研究されている精神障害はうつ病であるが，過去に経験したトラウマとうつ病との関係についてはほとんど研究されていない（Cook, Areán, Schnurr, & Sheikh, 2001; Tyler & Hoyt, 2000）。うつ病症状が特に重要なのは，自殺と関連しているためである。自殺は主要なパブリックヘルスの問題であり，自殺率は加齢とともに増加する（Pearson & Brown, 2000）。トラウマは自殺傾向に関係があり（Adams & Lehnert, 1997），両者の影響は潜在的に重複しているため，この領域はさらなる研究を行う価値がある。例えば，1つの病院と2つの州立の精神医療施設から，ランダムに選ばれた55歳以上の女性350名以上のカルテから，OsgoodとManetta（2000-2001）は，自殺念慮があると特定された女性は，自殺念慮のない女性よりも，過去にはるかに多くのトラウマ被害を経験していたことを見出した。デイホスピタルへ初めて入院するユダヤ人患者の連続サンプルによる後方視的な横断研究では，うつの重症度とホロコーストの体験とが，それぞれ独立して自殺念慮と関連していた（Clarke et al., 2004）。興味深いことに社会的支援の不足，自殺未遂の既往，他のネガティブなライフイベントといった既知の自殺リスク要因をコントロールした後でもこの関係は有意であった。

高齢者の苦痛やPTSD関連疾患の罹患率は若年者よりも低いように見えるが，加齢による運動や感覚の障害によって，精神医療サービスに通ったり利用することが難しくなっていることも考慮すべきである（Zeiss, Cook, & Cantor, 2003）。さらに，若年者では回復過程における社会的支援が重要であるというエビデンスがあるが（Brewin, Andrews, & Valentine, 2000），高齢者でも同様であろう。しかし高齢者は多くの場合，配偶者，親族，友人の喪失や，認知的障害や，衰弱によって人間関係が乏しくなっている。社会的支援が減少した結果，高齢者は，精神保健医療に関する相談先を教えてもらったり，保健相談機関に通ったり，適切な精神科的投薬を受けることが困難になる。

ほとんど研究されていないグループ

前述したように，高齢のトラウマ体験者の中でもっとも幅広く研究されてきたのは，戦闘や捕虜，ホロコースト関連のトラウマを人生の前半で経験した人々と，人生の後半でトラウマを経験した自然災害や人災のサバイバーなどの人々であった。人生の後半でのトラウマとしては，対人暴力と犯罪被害の研究は乏しい。さらに，高齢の女性，民族的人種的マイノリティ，レズビアンやゲイ，バイセクシュアルの人々については，やはり研究が少ない。こうした点の知見が不足していることは，先進国で高齢者の多様化が予想されていることを考えると，特に大きな限界である。

既存の研究によれば，治療を求めている高齢の

犯罪被害者は，多くの場合，複数のトラウマを経験しており，中度から重度の精神疾患，つまり，PTSD，うつ病，パニック障害を持っている（Gray & Acierno, 2002）。D'Augelli と Grossman（2001）は，高齢のレズビアン，ゲイ，バイセクシュアルたちの，性志向にもとづく言語的，身体的な被害を調査した。25％以上は暴力を受けたことがあり，16％が蹴られたり殴られたりしていた。身体的暴力を受けた人々は，それ以外の人々よりも，低い自尊心，孤独，自殺未遂を含む精神健康の悪化を報告した。

ある種の高齢者は虐待という犯罪の被害を受けやすいが，この領域の研究において PTSD はあまり扱われていない。いくつかの例外を除いて，老人虐待に関するエビデンスは，主に専門家に対する調査や，例えば成人保護サービス adult protective service [*1] への報告のために調査されたような非常に狭い範囲のサンプルから得られたものである（Comijs, Pot, Smit, & Jonker, 1998; Pillemer & Finkelhor, 1988）。老人の虐待やネグレクトに関する大規模なランダムサンプリングの調査では，大まかには男女で被害者は同数であったが，女性はより深刻な虐待を受けていた（Pillemer & Finkelhor, 1988）。虐待（長期にわたる言語的攻撃，身体的攻撃，経済的虐待）を受けた人は，虐待されなかった人に比べて，有意に心理的苦痛が高かった（Comijs et al., 1999）。

認知機能と障害の関係

高齢者におけるトラウマと PTSD の神経生物学では，あまり実証研究が行われていない。若年成人の研究では，PTSD に伴う神経化学的，神経学的，神経心理学的な障害が明らかになっている（Bremner, Southwick, & Charney, 1999; Neumeister, Henry, & Krystal, 本書第9章；Southwick et al., 本書第10章）。長期のストレスやグルココルチコイドへの暴露は，皮質機能に悪影響を及ぼす可能性があり（Sapolsky, 2000），記憶障害につながりうる。しかし，認知障害のある高齢者は通常，PTSD 研究では除外されてしまうので，PTSD や極度のトラウマ体験と，特に晩年の認知障害との関係についてはほとんど知られていない。

捕虜の経験やナチスの強制収容所のサバイバーなどのように，長期間かつ極度のトラウマに暴露された人は，トラウマから数十年経った後でも神経学的変化があることを示す研究がいくつかある（Golier et al., 2002; Sutker, Galina, West, & Allain, 1990; Sutker, Vasterling, Brailey, & Allain, 1995）。例えば，トラウマによる体重減少によって測定された捕虜監禁ストレスの強度は，認知能力の長期的な障害を予測していた。監禁中に35％以上の体重減少を報告した朝鮮戦争と第二次世界大戦における元捕虜たちは，体重減少がそれほどなかった元捕虜や，捕虜になった経験のない戦闘帰還兵と比べて，記憶課題の成績が悪かった（Sutker et al., 1990）。より具体的には，監禁による体重減少が，学習と記憶成績の悪化と関係している一方，PTSD は注意，メンタルトラッキング mental tracking [*2]，遂行機能障害と関連していた（Sutker et al., 1995）。

強度かつ長期のトラウマ体験や PTSD の既往は，認知症発症や認知機能低下のリスクを高めると述べている研究者もいる（Cook, Ruzek, & Cassidy, 2003 を参照）。あり得る1つの説明は，トラウマが PTSD とその後の認知機能障害への脆弱性との両方を引き起こすというものである。または PTSD が，認知障害が起きる以前のトラウマの影響を調整または媒介するのかもしれない。例えば，現在診断としての PTSD を持つホロコースト体験者においては，年齢と体験の想起との間に有意な負の相関が認められたが，現在の

---

*1 高齢者を虐待から保護するために米国各州で制定された制度。連邦議会では1992年に「米国高齢者法 Older Americans Act」が成立している。日本では平成17年に成立したいわゆる高齢者虐待防止法（「高齢者虐待の防止，高齢者の養護者に対する支援等に関する法律」）がある。
*2 対象を見つめていなくても自分自身と対象の移動による位置関係の変化を把握する能力。

PTSDを持たないホロコースト体験者やホロコーストを体験していない健康なユダヤ人成人においては関連がなかった（Golier et al., 2002）。PTSD患者に認められる記憶障害は，うつ病や教育によっては説明されず，やはりPTSDによって記憶の低下が促進されているという証拠を強化している。

別の観点からは，認知障害は，何年にもわたって前面に出ることなくコントロールされていたPTSD症状への抑制を解除させる可能性がある。このような考え方に基づいて，Floyd, RiceとBlack（2002）は，PTSDの再発を認知的加齢によって説明した。加齢による注意力低下によってトラウマの侵入記憶が生じやすくなり，侵入性想起の増加と加齢によるワーキングメモリー（作業記憶 working memory），顕在記憶 explicit memory，展望的記憶 prospective memoryの低下とによって記憶に関連する主観的な苦痛が高まり，その結果PTSDの再発に至るという。

高齢者のトラウマへの暴露，PTSD，認知機能障害の関係についての知見は蓄積され続けており，認知障害のある患者のPTSDの把握と管理について，精神保健医療の専門家に注意を促すための臨床的な根拠が得られつつある。精神保健医療の専門家は，科学的研究成果を知ることで，この領域のニーズに対応するための多様な役割を果たすことができる。すなわち過去のトラウマとPTSDや認知障害との関連について他の医療関係の専門家（例：プライマリ・ケア医，現場の長期ケアスタッフ）の教育や訓練を行ったり，トラウマとPTSDの評価方法を教えたり，PTSDやそれに関連する行動上の問題の臨床的な管理について助言を行うことなどである（Cook, Cassidy, & Ruzek, 2001）。

PTSDと認知機能障害との関係を熟慮しているDanckwertsとLeathem（2003）は，特殊な集団（例：退役軍人）の知見を一般住民に安易に一般化することを警告しており，既存の研究にはかぎられたサンプル，PTSDなどの併存精神疾患，対象者の認知と感情の問題による誤差などの様々な方法論的欠点があるため，矛盾や偏りがあると説明している。この分野の研究はこれまで，主に退役軍人からなる小さなサンプルによって行われており，彼らは典型的には戦闘体験のある高齢男性であった。ほとんどの研究は，PTSD以外の精神疾患の診断基準も満たすような参加者を含んでおり，したがって，何がPTSDそのものに起因するのかという解釈は難しい。例えば，いくつかの脳画像研究では，ストレス反応の調節に重要な役割を担っている脳の部位である海馬の異常が示されているが，これは，PTSDに固有の結果というよりも，大うつ病性気分障害と境界性パーソナリティ障害などいくつかの精神疾患においても見出されている結果である（Sala et al., 2004）。

これらの研究では，認知障害の検査によって，苦痛な感情と実際の脳障害を区別することはほとんどできなかった（Danckwerts & Leathem, 2003）。認知についての情報のほとんどは自己報告に基づいており，日常的な状況での観察と比較検証がなされていない。したがって，DanckwertsとLeathem（2003）が指摘するように，PTSDと認知的変数との間の関係は曖昧であり，より洗練された研究が実施されるまでは理解が困難である。今後必要とされる改善点としては，トラウマのタイプの特定，主観的な重症度，元のトラウマからの経過時間，以前から存在している併存疾患を除外し，PTSDと分離して解析すること，生態学的妥当性が確認されている認知機能の評価方法を使用すること，神経画像とともにより包括的な神経心理学的検査を使うこと，などがある（Danckwerts & Leathem, 2003）。

方法論的考察

本章でこれまで述べてきたように，トラウマ体験のある高齢者の精神健康の研究には，非常に多くの方法論的課題がある。このような課題としては，トラウマの体験の仕方，その表現，トラウマ関連症状の報告に影響を与えるかもしれない認知，感覚，機能障害がある。またよく見られることであるが，1つ以上の慢性身体疾患の存在，ま

たは移動能力の低下，精神健康の問題を考えること自体に馴れておらず，ためらいがちなこと，などがある。

　高齢者に対して一般的に使われている尺度を実際に使用することが難しかったり，この年齢層や特定の障害を持つ高齢者について十分に妥当性が確保された尺度がないという問題もあろう。若年者について妥当性が確保された標準的な尺度を，通常の高齢者ならびに身体的虚弱や認知障害を持つ高齢者で使用するための一般的なガイドラインがいくつか提案されている（Hunt & Lindley, 1990; Lichtenberg, 1999）。自己報告式尺度の簡単な使用例としては，読みやすくするためにフォントを大きくし，印刷された文字の間隔や陰影を増やすことである。PTSD チェックリスト（PCL; Weathers, Litz, Herman, Huska, & Keane, 1993），戦闘関連 PTSD のためのミシシッピ尺度（M-PTSD; Keane, Caddell, & Taylor, 1988）などのような特定の PTSD 尺度を高齢者に対して使用する方法が，Cook ら（2005）によって提案されている（尺度の説明は第 15 章参照）。つまり，高齢回答者の認知的負担を減少するために，回答形式を変更するというものである。例えば標準のM-PTSD を認知能力が低下している高齢者に使用することには制約があり，回答選択肢の言葉遣いが，症状があるという方向とないという方向に向けて，繰り返し変わるというような回答形式が混乱を招きやすい。同様に，PCL の 5 件法の形式は，認知障害のある高齢者には理解が難しいかもしれない。Cook らは，3 件法（例：全くない／中等度／重度，全くない／週に 1 回以下／週に数回）を用いることで実施が容易になると述べている。重度の認知障害，極度の感覚障害，そして／あるいは失語症が存在する場合，あらゆる自己報告式尺度は，もし使えたとしても長さを短くする必要がある。そのような状況では PTSD の情報源として，観察による症状評価，既存の医療記録，副次的な報告などを利用すべきである。

　なおこのような評価についての方法論的な困難は，高齢者への心理学的治療においても直面することである。

現在の研究状況

治　療

　高齢者層に対する心理療法は，その始まりからして不安定であった。Freud（1904/1959）は，50 歳以上の成人に心理的治療は適用できないと主張した。この主張の根拠として，高齢者は自我と認知機能に限界があること，精神分析には長い時間がかかり際限なく続くこと，高齢患者の寿命はかぎられており，その後の長い人生で精神分析から恩恵を受けられる若年者と比べると，あまり恩恵を受けられないことが挙げられている。Freud の見解は，長年にわたって臨床家の思考を支配し，結果として高齢者のための心理的治療の進歩を妨げた。

　1959 年に Rechtschaffen は高齢者の心理療法に関するエピソード的な症例報告データを要約し，その後の研究の転回点となった。それ以来，老年心理学的治療研究は着実に成長を続けている。最近の展望については，Cook, Gallagher-Thompson と Hepple（2005）を参照されたい。

　ただし若年者の PTSD の治療研究が大きな注目を集めているのに対して，トラウマを体験した高齢者に対する心理療法の実施や提供に関する情報は，主にコントロールのない症例研究や事例報告の形であるものが多く，主な参加者は退役軍人たちである（Boehnlein & Sparr, 1993; Lipton & Schaffer, 1986; Molinari & Williams, 1995; Snell & Padin-Rivera, 1997）。高齢者が含まれている研究は散発的に行われているにすぎず，それらを総合したとしても，トラウマを体験した高齢者への心理的介入の実証研究の基礎が築かれたとはいえず，最善の臨床を示すこともできていない。

　若年成人のための効果的な PTSD 治療の多くは，トラウマ的出来事に関連したイメージや記憶に対する反復的エクスポージャーを含んでいる（Foa, Keane, & Friedman, 2000）。高齢者の身体的健康は障害されていることが多く，直接的なトラウマの処理は，心拍数や呼吸の変化のような強い生理的効果を生じて既存の身体疾患を悪化させかねないため，高齢者にトラウマ記憶へのエ

クスポージャーを行ったり，トラウマに関する素材を見せたりする治療の意義については疑問が出ている（Coleman, 1999; Hankin, 1997; Hyer & Woods, 1998; Kruse & Schmitt, 1999）。臨床的判断を軽視してはならないとはいえ，このような警告がエビデンスに基づいていないこと，また高齢者でのエクスポージャーなどの技法の有効性を支持する研究がないというだけで，こうした治療をすべきでないという証明にはならないことを認識しておくことは重要である（Shalev, Friedman, Foa, & Keane, 2000）。児童期の性的虐待による現在のPTSDを持った57歳女性に対するエクスポージャー療法が成功したという事例研究が1つある（Russo, Hersen, & Van Hasselt, 2001）。想像エクスポージャーは24カ月間にわたる60セッションの心理療法パッケージの1つの要素であった。この事例研究では，少なくとも，よくコントロールされた方法で使用した場合，想像エクスポージャーが中年の人のPTSD治療に適用できることを示している。高齢者に対するエクスポージャーの技法を使用することの体系的な評価が行われるまでは，そしてこの集団においてエクスポージャーによる悪影響があるか，ドロップアウトが多いかについて調査されるまでは，臨床家は，エクスポージャー技法を直ちに禁忌とするのではなく，慎重に使用することが推奨される（Cook, Schnurr, & Foa, 2004を参照）。

エクスポージャー療法について警告している文献は，高齢者に対するものだけではない。実際，「現実の臨床現場」では，第一線の臨床家はめったにこの治療法を使用しないという報告からも分かるように，トラウマ的ストレスの領域では，この技法の使用についての警戒心があるように見える（Becker, Zayfert, & Anderson, 2004; Fontana, Rosenheck, Spencer, & Gray, 2002; Rosen et al., 2004）。エクスポージャー療法の採用を妨げる認識上の，また実際上の障壁に対処するために，Cookら（2004）はこの効果的な治療法を日常的な臨床に導入するための具体的な提案をした。

PTSDの高齢者に対して人生を振り返るという人生展望療法life review therapyを行ったところ有効であったという少数例研究がMaercker（2002）によって報告されている。人生展望療法は，過去のトラウマに焦点をあてて直面する必要がある患者にとっては良い選択肢かもしれない。この治療法は，もともと高齢者のために開発された技法で，自分の過去に対する良い理解と受容のために，これまで経験した葛藤の再検討を行うというものであり，Butler（1963）とErikson（1959, 1982）の研究に基づいている。

クリーブランド退役軍人医療センターで開発された，戦闘を体験した高齢の退役軍人のための，マニュアル化された心理教育的治療プログラムがある（Clower, Snell, Liebling, & Padin-Rivera, 1996, 1998）。このプログラムでは，治療法についての教育，PTSDの教育，人生展望，ストレスマネジメント，社会的支援の構築，攻撃性マネジメント，悲哀と喪失および赦しの作業を行う。この治療法の実施についての説明はSnellとPadin-Rivera（1997）で読むことができる。

抑うつ的な高齢者のために有効な介入の1つに，対人関係療法（IPT; Klerman, Weissman, Rounsaville, & Chevron, 1984; 展望としてMiller et al., 2001を参照のこと）がある。疾患の原因に関わらず，IPTの基礎となる前提は，精神症状の軽減，機能の回復，将来起きうる困難を予防するために重要な役割を果たす現在の人間関係を理解し，再構築することである。IPTは，役割移行role transition，役割不和role dispute，異常な悲嘆abnormal grief，対人関係の欠如interpersonal deficitという4つの一般的な対人関係の問題領域に焦点をあてている。社会的支援とPTSDの発症ならびに慢性化との関係（Brewin et al., 2000）を考えると，高齢のトラウマ体験者に対してこの治療法が有効かもしれない可能性には注目すべきであろう。

特別なニーズと問題点

高齢者のPTSD治療としては，若年成人の場合と類似の介入（例：症状についての教育，社会的支援の強化，より効果的に症状をコントロールするための対処スキルを教える）もあるが，特別

な固有の事情に留意することが重要である。多くの精神保健の臨床家は，加齢や高齢者に関する訓練が不足している。例えば，臨床心理士の大半は老年心理学の本格的な訓練を欠いており，教育が必要だということを自覚している（Qualls, Segal, Norman, Niederehe, & Gallagher-Thompson, 2002）。精神保健医療の専門家（例：心理学，精神医学，ソーシャルワーク）の包括的な訓練は，すべての成人の評価と治療に必要とされる幅広いスキルを提供しているが，高齢者への心理療法的介入においては不十分なことが多く，特別な知識やスキルを追加することが不可欠である。

前述したように，高齢者は若年層と似ている面もあるが，独特の発達課題や世代コホートとしての特徴を持っている。「高齢者への心理臨床のためのガイドライン The Guidelines for Psychological Practice with Older Adults（American Psychological Association, 2004）」では，社会的，心理的な加齢過程のダイナミクス，加齢の生物学的な健康関連の側面も含め，加齢の理論と研究についての知識を得るように，また，日常生活における認知的な変化や問題（例：自立して機能する能力）のような，この年齢層によくある臨床的問題を理解するように臨床家に助言している。高齢者の臨床に関心がある支援者，治療者は，加齢，成熟，世代間の相違，評価と治療技法の修正が必要とされることに関して，どのような思い込みがなされているのか，それに対して現実はどうなのかということを熟知しておく必要がある。また，慢性疾患とその心理社会的影響，慢性疼痛の管理，薬物療法へのアドヒアランス adherence [*3] に影響する要因，リハビリの方法，薬の副作用の行動的サインの評価について学ぶことも望ましい（Knight & Satre, 1999）。

高齢患者に対する最適な心理療法の選択は，一次性と二次性の精神疾患の存在，問題の重症度とタイミング（例：急性か慢性か），認知機能，特定の患者に対する治療効果の可能性（保存されている能力に依存するかもしれない），患者の好みや動機づけ，民族的，文化的側面への配慮といった数多くの要因によって影響されうる（Cook, Gallagher-Thompson, & Hepple, 2005）。考慮すべき他の重要な要因として，過去に受けた精神医療とその効果の経歴がある。例えば，高齢者の反復性精神疾患を治療する際に，Knight と Satre (1999) は，「治療」というよりもむしろ，症状管理と機能回復の最大化に焦点をあてることを勧めている。高齢者における重度，慢性の PTSD が根治できるかどうかは疑問であるが，良好な治療をするためには，心理社会的機能を介入の目標として考慮することが役立つであろう。

高齢者の精神保健医療が目指すべきなのは，患者が目標について強い意識を持つことで治療が促進されることである。一般的に高齢者の心理療法は，多くの場合，若い患者で行われているよりも能動的で課題志向的なアプローチを必要とし，明確に説明された少数の目標についての共同作業を行う（Gallagher-Thompson & Thompson, 1996）。Knight と Satre (1999) の具体的な提案によれば，高齢患者では加齢による正常の現象として流動性知能 fluid intelligence [†4] が低下するため，示唆を与えたり答えをひき出すのではなく，患者を結論へと導くような対応が必要である。

高齢者への精神保健医療サービスの提供は，感覚器の障害や学習率の低下が生じやすいために，遅いペースになる（Gallagher-Thompson & Thompson, 1996）。反復学習は非常に重要である。高齢患者の記銘と保持を支援するため，情報は言語と視覚（黒板やハンドアウトなど）の両方の様式で提示されるべきである。高齢患者では，記憶保持の支援と，心理療法の有効性向上のため，頻繁にメモをとることが推奨される（Knight &

[*3] アドヒアランスとは患者が自分の病態と治療の必要性を理解したうえで，自己決定権を行使して，その治療を受けること。コンプライアンス compliance という用語が，医師などの指示に受動的に従うという意味合いを持つのに対して，患者の能動性を強調した用語である。

[†4] 流動性知能とは新しい問題や環境に直面した時にそれを解決するための知能。既存のスキル，知識，経験を活用する知能としての結晶性知能 crystallized intelligence と対比されることが多い。

Satre, 1999)。教育的な情報や課題は太字で提示したり，復習のためにセッションを録音することも望ましい。感覚器の問題，特に聴力，視力に障害を持つ高齢者の治療を容易にするために，聞き取りを助ける補聴器を提供したり，視力に障害のある人のために資料が光ってまぶしく見えないような措置をとる，といった付加的な調整も行うとよい。

　高齢者への精神保健医療サービスの提供にあたっては，しばしばスケジュール，場所，共同作業についての柔軟性が必要になる。高齢者は多くの場合，移動能力の低下，悪天候の中での移動への抵抗，入院の可能性の高さ，親族介護への責任などのために，頻繁に予約が変更される（American Psychological Association Working Group on the Older Adult, 1998）。したがって関係やケアの連続性を維持するために，病院への短い訪問や手紙による連絡も必要になるかもしれない。輸送サービスや建物へのアクセス支援が必要になる場合もある。さらに，高齢者はしばしば身体的また対人関係的な問題を同時に抱えているので，他の医療保健サービス提供者とのコンサルテーションや調整が非常に重要となることが多い（American Psychological Association Working Group on the Older Adult, 1998）。高齢者が公式または非公式なケアの提供者を頼りにしている場合には，治療過程に彼らも参加してもらうことが重要であろう。例として，認知症を伴う高齢者の抑うつ治療が改革されたことがある。その結果，日常的なケアの提供者を教育して，患者の不適切行動への周囲の人々の反応を変えたり，本人が動揺するような事物への接触をしなくてもすむように生活環境を変えたりといった行動介入が行われた（Teri, Logsdon, Uomoto, & McCurry, 1997）。

　高齢者は，精神保健上の問題やサービスに対するネガティブで画一的な考えを持っている可能性があり，その結果，治療を受け入れることを嫌がったり，すべての症状を自己開示しないかもしれない。高齢患者の思い込みには次のようなものがある。「狂った」人だけが精神医療を求める，心理的な問題は精神的な弱さの証拠だ，精神医療はプライバシーを侵害する，一人前の大人なら助けを求める必要はない，治療は重要ではない（Glantz, 1989）。したがって，現在高齢である世代のための精神保健医療サービスの前に，短い予備的な治療導入を行うことを勧める老年精神保健医療の専門家もいる（Cook, Gallagher-Thompson, & Hepple, 2005; Gallagher-Thompson & Thompson, 1995）。この予備的な「役割の誘導」期には，誤った前提を修正し，役割や期待を明確にすべきである。

　認知障害は高齢者に必発ではないが，それでも他の年代に比べると多い。中程度から重度の記憶障害や，判断力と問題解決能力の低下がある人々は，一般的に従来の心理療法には適していないと思われている。しかし認知症の患者の症状や行動は，社会的，心理的，環境的な文脈に影響を受けているので，認知症によって記憶障害があったとしても心理的介入から何らかの利益は受けるであろう（展望としてKasl-Godley & Gatz, 2000を参照のこと）。米国退役軍人局（1997）は，高齢者の能力評価のためのガイドラインを発表した。さらにLichtenbergら（1998）は，長期ケア施設における心理的サービスのための基準をまとめている。

　若年成人でもそうであるが，一般的に精神保健医療サービスの提供者のもとを訪れる高齢者は，現在の困難が過去のトラウマ体験と関係していると思っていないかもしれない。したがって未解決のトラウマのネガティブな影響を受けている高齢者は，身体的愁訴などの臨床的ニーズを訴える可能性があるので，トラウマについての評価をしなければ，その影響を完全に見逃す可能性がある。精神保健的なニーズ（例：うつ病，不安）が認識された場合でも，患者とケアの提供者がトラウマの潜在的な関係を認識せず，取り組もうとしない可能性もある。トラウマを体験した高齢者が精神保健医療サービスの提供者に相談に来たとしても，彼らはトラウマによる苦痛を取り除くために，不適切あるいは変わった治療（例：「自白薬」）を要求することもあり得る（Hankin, 1997）。したがって，適切かつ効果的な精神保健医療サービスを提供するためには，ケア提供者の能力を高めて，

トラウマ関連の問題を認識できるようにすることが必要である。

高齢のトラウマ体験者に対して，トラウマとその影響についての予備的な教育を提供し，彼らの反応が極度のストレスの影響で引き起こされていると説明することは，治療への参加とアドヒアランスを向上させよう。さらに，PTSDは治療可能であるという情報を提供することで，回復への希望が生まれる。定型的なPTSD治療が終結した後も，PTSDなどのトラウマ的ストレス症状を管理する方法を教えることで，治療からの利益を持続させることができる。

老年心理学の研究では，精神保健医療サービスを高齢者に手の届くものにするための革新的な方法が議論されてきた。遠隔医療[*5]もしくは電話を利用した治療，プライマリ・ケアにおける精神医療（Gallo & Lebowitz, 1999），家庭やコミュニティをベースとした介入（Rabins et al., 2000），統合的，分野横断的なケアチームの中にPTSD治療者を含めること（Zeiss & Gallagher-Thompson, 2003）などである。

以下では3つの特に革新的な精神保健医療プログラムと，それをどのようにして高齢のトラウマ体験者に提供してきたかについて述べたい。Lew (1991) は，カリフォルニアに住む高齢のカンボジア難民のための精神保健医療サービスへのアクセスを改善する必要性を議論した。多くの高齢難民はトラウマ的出来事の体験率の高さに加えて，精神保健医療サービスへの障壁と思われる無数の社会的，経済的，文化的なストレス要因（例：教育の乏しさ，英会話の困難，移動手段の欠如）を経験していた。彼女が提案した介入は，コミュニティへのアウトリーチ，高齢難民と提供者との間の言語的かつ文化的な通訳を行う仲介者を雇うこと，アクセス可能でなじみのある場所（例：仏教寺院）での健康教育のクラスを計画し，設置することなどである。このような提案は，ルワンダやコソボなどの大量虐殺における残虐行為を体験した高齢トラウマ体験者に，直接適用することができる。

Vinton（1992）は，フロリダ州全体で25カ所ある，バタード・ウーマン battered womanのためのシェルターに在所する6,026人の女性のうち，60歳以上の者は132人だけであったことを指摘した。これらのシェルターのうち，高齢女性のための特別なプログラムを提供していたのは2つだけであった。Vintonは，配偶者や他の家族から身体的虐待を受けている高齢女性は，バタード・ウーマンとしてではなく，「被虐待高齢者 abused elders」として見られることが多く，保護的，医療的な介入を受けにくいと主張した。虐待を受けた高齢女性のケアを改善するためのプログラムや政策としては，治療薬の投与，障害があってもアクセスできるシェルター，高齢者のための機関とバタード・ウーマンのためのシェルターとの連携改善などがある。

Acierno, Rheingold, Resnick と Stara-Riemer (2004) は，最近被害を受けた高齢の犯罪被害者のための短いビデオによる介入の有効性を検討した。ビデオには，犯罪被害に共通の反応に関する心理教育とノーマライゼーション，苦痛に取り組む行動的対処方略（すなわち，エクスポージャーや行動活性化による介入），安全を確保する方略についての意識を向上させる方法が含まれている。無作為化比較試験においては，116人の高齢犯罪被害者が，支援者による標準的サービスとビデオ介入の両方，または標準的サービスのみ，のいずれかを受けた。ビデオ介入に参加した人々は知識の増加は見られたものの，標準的ケアに割り当てられた被害者と比べて不安や抑うつの有意な減少が見られなかった。この研究は紛れもなく，高齢者のトラウマ予防と介入の研究を進めるうえで，最初の大きな一歩である。

薬物療法について具体的に述べることは本章の範囲ではないが，全く議論しないことは怠慢であろう。現在のところ，PTSDの薬物療法の研究

[*5] テレヘルス telehealth。病院が近くにない僻地に住んでいる人でも医療を受けられるように，テレビモニタや診断ツールを使って，別々の場所にいる患者と医師が対話できるようにするシステムを用いた医療。

は高齢者に焦点をあてておらず，安全性や有効性の要因として個別に加齢を検討したものもない（Weintraub & Ruskin, 1999）。体が薬を代謝する速度は年齢とともに遅くなる。高齢者（特に後期高齢者や，大きな併存疾患を持つ者）では，低用量の使用でも，若年成人よりも有害な血中濃度に達しやすく，過敏症や副作用を経験するかもしれない。PTSD の高齢者は，若年成人のための規定と同様に処方されていることが多いが，高齢者にとって安全かつ効果的な薬物療法を提供するうえでの一般的な経験則としては，低用量で開始し，よりゆっくりと慎重に投与量を漸増することである。別の重要な留意事項として，高齢者は若年成人よりも多くの薬を服用する可能性があるため，潜在的な薬物相互作用によって，処方薬の数に応じて指数関数的にリスクが増加することにも注意を払うべきである。一般成人集団では，2つの選択的セロトニン再取り込み阻害薬である paroxetine と sertraline は，無作為化比較試験において PTSD の治療に有効であることが示されており，第一選択治療として推奨されている（展望として Friedman, 2003 を参照のこと）。これらの薬は一般的に，高齢者に対しても安全で，十分な認容性があることが分かっている。他の薬の研究はかぎられているが，Friedman（2003）は，PTSD の薬物療法のための効果的な選択肢の指針を提供している。

今後の課題

人口の高齢化という，人口統計学的な現象に伴う緊急の課題は，高齢者のトラウマに関して臨床家の参加を促すことである。この問題に関する専門家や国民の意識と関心は不足しているが，トラウマ体験は，身体的精神的な健康の悪化，機能の低下，精神保健医療サービス利用の増加など，高齢者にとって重大で幅広いネガティブな効果をもたらしかねない（Schnurr & Spiro, 1999; Spiro et al., 1994）。重要なことは，PTSD は高齢と若年とを問わずトラウマ体験の主要な結果の 1 つであり，トラウマ体験の強度と強い関連があるということである（Fontana & Rosenheck, 1994）。

精神疾患を持つ高齢者が 2030 年までに急激に増加することが予想されることに関して，Jeste ら（1999）は，高齢者の精神保健研究のための 15 から 25 年計画を提案している。高齢化したベビーブーム世代は，以前の世代よりも抑うつ，不安，薬物乱用を高率に示すことが予想されている。また，一般的な心理的苦痛の表現や経験へのそれらの影響を考慮すると，年齢コホート効果と加齢による発達的問題との両方が，今後の高齢トラウマ体験者におけるトラウマ関連の苦痛の臨床的な表現や症状に影響を与える可能性が高い。今後の高齢トラウマ体験者は，世代におけるスティグマも小さく，心理的問題を認識したり治療を求めたりする能力もあるので，精神症状を認めることに抵抗は少ないであろう。

残念なことに，高齢者のトラウマに関する分野の知見はまだまだ不十分である。有病率，症状の表現，トラウマ関連症状の経過，特に年齢特有の心理社会的，行動的反応，ポジティブまたはネガティブな結果に対する媒介要因と調整要因，ならびに評価技法についてのさらなる知見が必要とされている。治療や提供に関する多くの疑問は，全く研究されていないか，部分的にしか分かっていない。

高齢のトラウマ体験者の理解，評価，診断に関する基礎知識が大きく不足しているかぎり，治療法を開発したり，このような人々に必要とされているサービスを組織化し，実装し，提供する効果的方法を計画したりすることは困難である。検討しなければならない疑問には次のようなものがある。高齢のトラウマ体験者の中でも，どのような人が，苦痛な症状を経験し，介入を必要としているのか。そのような人々はどこにいるのか。そのような人々は，どのようにして臨床現場に現れるのか。

高齢者と支援提供者の両方が，トラウマ関連症状を別の原因によると考えていたり，誤解していたりするので，高齢者におけるトラウマ関連の苦痛は，発見されずに未治療のままでいる可能性が

高い。科学的情報を持った臨床家の最初の仕事の1つは，トラウマ体験とその影響について，高齢の患者を評価することである。トラウマが遠い過去のものであれ（例：退役軍人，ホロコーストのサバイバー，難民，移民），より最近のものであれ（例：レイプクライシスセンターから紹介された患者や，高齢者虐待を受けた人々），トラウマ体験がある可能性が高かったり，現在の不安障害を持っているような高齢者のハイリスクグループにおいて，このようなスクリーニングは特に重要である。

治療への好みも含めて，高齢のトラウマ体験者のニーズを明確に知ることは，ケアの進化における次の重要な段階である。これまでの疑問へのより完全な回答は今や明らかである。臨床家は，介入の最適な方法，治療効果の安全性と持続性，治療参加，アドヒアランス，転帰に影響する要因を特定するための，実施可能性と有効性に関する試験など，理論に基づいた介入研究を行う必要がある。さらに，多くの人がこれらの治療を受けられるように，高齢者による治療の受容性と忍容性を評価し，様々な条件における適用可能性，提供可能性について研究しなければならない。

今後の方向性として，適切なサービス・プログラム（例：アウトリーチ，教育，地域ネットワーク化）の開発がある。老年心理学とトラウマの領域は，高齢のトラウマ体験者のための精神保健医療サービスを開発，適用，試験，洗練するために互いに協力する必要がある。これらのプログラムではそのようなニーズに対応することに加えて，サバイバーの強さを支えることや，効果的な治療へのアクセスを妨げる（例：経済的，社会的）障壁を特定し，排除することが重要である。

要約すると，トラウマの影響と効果は長く続く可能性があり，高齢者でもPTSDを発症することがある。人生の早い段階でのトラウマ体験がある高齢者の精神症状の経過は様々である。苦痛が継続している人もいれば，時間経過とともに症状の消長を経験する人もおり，またほとんど無症状のままの人もいる。高齢者のトラウマ関連の苦痛は，恐らくそれほど強烈ではないかもしれないが，若年成人におけるPTSDの場合と類似している。評価は包括的であるべきで，特に認知障害など特殊な条件下では，行動観察や付加的レポートの使用など，方法を特別に改変する必要がある。本章ではさらに，影響を受けた人々に関する概念化と治療アプローチを，老年心理学とトラウマ的ストレスの両分野で統合する必要性を強調した。それぞれの分野で発展は見られているが，高齢者のトラウマの分野は，より大きな探索と発展が必要とされている。

原著者注

本章は，George Niederehe の個人的な研究として執筆された。米国国立精神保健研究所，米国国立保健研究所，米国保健福祉省による公式の支援や研究費の提供は受けていない。

文 献

Acierno, R., Brady, K. L., Gray, M., Kilpatrick, D. G., Resnick, H. S., & Best, C. L. (2002). Psychopathology following interpersonal violence: A comparison of risk factors in older and younger adults. *Journal of Clinical Geropsychology, 8*, 13-23.

Acierno, R., Gray, M. J., Best, C. L., Resnick, H. S., Kilpatrick, D. G., Saunders, B. E., et al. (2001). Rape and physical violence: Comparison of assault characteristics in older and younger adults in the National Women's Study. *Journal of Traumatic Stress, 14*, 685-695.

Acierno, R., Rheingold, A. A., Resnick, H. S., & Stara-Riemer, W. (2004). Preliminary evaluation of a video-based intervention for older adult victims of violence. *Journal of Traumatic Stress, 17*, 535-541.

Acierno, R., Ruggiero, K. J., Kilpatrick, D. G., Resnick, H. S., & Galea, S. (2006). Risk and protective factors for psychopathology among older versus younger adults following the 2004 Florida hurricanes. *American Journal of Geriatric Psychiatry, 14*, 1051-1059.

Adams, D. M., & Lehnert, K. L. (1997). Prolonged trauma and subsequent suicidal behavior: Child abuse and combat trauma reviewed. *Journal of Traumatic Stress, 10*, 619-634.

Aldwin, C. M., Levenson, M. R., & Spiro, A., III. (1994). Vulnerability and resilience to comhar exposure: Can stress have life-long effects? *Psychology and Aging, 9*, 34-44.

Allers, C. T., Benjack, K. J., & Allers, N. T. (1992). Unresolved childhood sexual abuse: Are older adults affected? *Journal of Counseling and Development, 71*, 14-17.

American Psychological Association. (2004). Guidelines for psychological practice with older adults. *American Psychologist, 59*, 236-260.

American Psychological Association Working Group on the Older Adult. (1998). What practitioners should know about working with older adults. *Professional Psychology: Research and Practice, 29*, 413-427.

Averill, P. M., & Beck, J. G. (2000). Posttraumatic stress disorder in older adults: A conceptual review. *Journal of Anxiety Disorders, 14*, 133-156.

Baltes, P. B., & Baltes, M. M. (1990). Psychological perspectives on successful aging: The model of selective optimization with compensation. In P. B. Baltes & M. M. Baltes (Eds.), *Successful aging: Perspectives from the behavioral sciences* (pp. 1-34). Cambridge, UK: Cambridge University Press.

Bechtle-Higgins, A., & Follette, V. M. (2002). Frequency and impact of interpersonal trauma in older women. *Journal of Clinical Geropsychology, 8*, 215-226.

Becker, C. B., Zayfert, C., & Anderson, E. (2004). A survey of psychologists' attitudes towards and utilization of exposure therapy for PTSD. *Behaviour Research and Therapy, 42*, 277-292.

Blake, D. B., Keane, T. M., Wine, P. R., Mora, C., Taylor, K. L., & Lyons, J. A. (1990). Prevalence of PTSD symptoms in combat veterans seeking medical treatment. *Journal of Traumatic Stress, 3*, 15-27.

Boehnlein, J. K., & Sparr, L. F. (1993). Group therapy with World War II ex-POWs: Long term post-traumatic adjustment in a geriatric population. *American Journal of Psychotherapy, 47*, 273-282.

Bramsen, I., & van der Ploeg, H. M. (1999). Fifty-years later: The long-term psychological adjustment of ageing World War II survivors. *Acta Psychiatrica Scandinavica, 100*, 350-358.

Bremner, J. D., Southwick, S. M., & Charney, D. (1999). The neurobiology of posttraumatic stress disorder: An integration of animal and human research. In P. A. Saigh & J. D. Bremner (Eds.), *Posttraumatic stress disorder: A comprehensive text* (pp. 103-143). Boston: Allyn & Bacon.

Brewin, C. R., Andrews, B., & Valentine, J. D. (2000). Meta-analysis of risk factors for posttraumatic stress disorder in trauma-exposed adults. *Journal of Consulting and Clinical Psychology, 68*, 748-766.

Butler, R. N. (1963). The life review: An interpretation of reminiscence in the aged. *Psychiatry, 26*, 65-76.

Clarke, D. E., Colanronin, A., Heslegrave, R., Rhodes, A., Links, P., & Conn, D. (2004). Holocaust experience and suicidal ideation in high-risk older adults. *American Journal of Geriatric Psychiatry, 12*, 65-74.

Clipp, E. C., & Elder, G., Jr. (1996). The aging veteran of World War II: Psychiatric and life course insights. In P. E. Ruskin & J. A. Talbott (Eds.), *Aging and posttraumatic stress disorder* (pp. 19-51). Washington, DC: American Psychiatric Press.

Clower, M. W., Snell. F. I.. Liebling, D. S., & Padin-Rivera, E. (1996). *Senior Veterans Program: A treatment program for elderly veterans with war-related post-traumatic stress disorder: Therapist notes*. Cleveland, OH: Department of Veterans Affairs.

Clower, M. W., Snell, F. I., Liebling, D. S., & Padin-Rivera, E. (1998). *Senior veterans PTSD workbook: A personal journey*. Cleveland, OH: Department of Veterans Affairs.

Coleman, P. G. (1999). Creating a life story: The task of reconciliation. *Gerontologist, 39*, 133-139.

Comijs, H. C., Penninx, B. W., Knipscheer, K. P., & van Tilburg, W. (1999). Psychological distress in victims of elder maltreatment: The effects of social support and coping. *Jouruals of Gerontology: Series B, Psychological Sciences and Social Sciences, 54*, P240-P245.

Comijs, H. C., Pot, A. M., Smit, H. H., & Jonker, C. (1998). Elder abuse in the community: Prevalence and consequences. *Journal of the American Geriatrics Society, 46*, 885-888.

Cook, J. M., Areán, P. A., Schnurr, P. P., & Sheikh, J. (2001). Symptom differences of older depressed primary care patients with and without history of trauma. *International Journal of Psychiatcy in Medicine, 31*, 415-428.

Cook, J. M., Cassidy, E. L., & Ruzek, J. I. (2001). Aging combat veterans in long-term care. *National Center for PTSD Clinical Quarterly, 10*, 25-29.

Cook, J. M., Elhai, J., Cassidy, E. L., Ruzek, J. I., Ram, G. D., & Sheikh, J. I. (2005). Assessment of trauma exposure and posttraumatic stress disorder in older, long-term care veterans: Preliminary data on psychometrics and PTSD prevalence. *Military Medicine, 170*, 862-866.

Cook, J. M., Gallagher-Thompson, D., & Hepple, J. (2005). Psychotherapy across the life cycle: Old age. In G. Gabbard, J. Beck, & J. Holmes (Eds.), *Concise Oxford textbook of psychotherapy* (pp. 381-390). Oxford, UK: Oxford University Press.

Cook, J. M., Ruzek, J. I., & Cassidy, E. L. (2003). Post-traumatic stress disorder and cognitive impairment in older adults: Awareness and recognition of a possible association. *Psychiatric Services, 54*, 1223- 1225.

Cook, J. M., Schnurr, P. P., & Foa, E. B. (2004). Bridging the gap between posttraumatic stress disorder research and clinical practice: The example of exposure therapy. *Psychotherapy: Theory, Research, Practice, Training, 41*, 374-387.

Costa, P. T., Jr., Yang, J., & McCrae, R. R. (1998). Aging and personality traits: Generalizations and clinical implications. In I. H. Nordhus, G. R. VandenBos, S. Berg, & P. Fromholt (Eds.), *Clinical geropsychology* (pp. 33-48). Washington, DC: American Psychological Association.

Danckwerts, A., & Leathem, J. (2003). Questioning the link

between PTSD and cognitive dysfunction. *Neuropsychology Review, 13*, 221-235.
Danieli, Y. (1997). As survivors age: An overview. *Journal of Geriatric Psychiatry, 30*, 9-26.
D'Augelli, A. R., & Grossman, A. H. (2001). Disclosure of sexual orientation, victimization, and mental health among lesbian, gay, and bisexual older adults. *Journal of Interpersonal Violence, 16*, 1008-1027.
Davidson, J. R. T., Kudler, H. S., Sunders, W. B., & Smith, R. D. (1990). Symptom and comorbidity patterns in World War II and Vietnam veterans with posttraumatic stress disorder. *Comprehensive Psychiatry, 31*, 162-170.
Davis, M. J., Moye, J., & Karel, M. J. (2002). Mental health screening of older adults in primary care. *Journal of Mental Health and Aging 8*, 139-149.
Eaton, W., Sigal, J., & Weinfeld, M. (1982). Impairment in Holocaust survivors after 33 years: Data from an unbiased community sample. *American Journal of Psychiatry, 139*, 773-777.
Elder, G. H., Jr. (1999). *Children of the Great Depression: Social change in life experience.* Boulder, CO: Westview Press.
Erikson, E. (1982). *The life cycle completed.* New York: Norton.
Erikson, E. H. (1959). *Identity and the life cycle.* New York: Norton.
Falk, B., Hersen, M., & Van Hasselt, V. (1994). Assessment of post-traumatic stress disorder in older adults: A critical review. *Clinical Psychology Review, 14*, 383-415.
Floyd, M., Rice, J., & Black, S. R. (2002). Recurrence of posttraumatic stress disorder in late life: A cognitive aging perspective. *Journal of Clinical Geropsychology, 8*, 303-311.
Foa, E. B., Keane, T. M., & Friedman, M. J. (2000). *Effective treatments for PTSD: Practice guidelines from the International Society for Traumatic Stress Studies.* New York: Guilford Press.
Fontana, A., & Rosenheck, R. (1994). Traumatic war stressors and psychiatric symptoms among World War II, Korean, and Vietnam War veterans. *Psychology and Aging 9*, 27-33.
Fontana, A., Rosenheck, R., Spencer, H., & Gray, S. (2002). *The long journey home X- Treatment of post-traumatic stress disorder in the department of Veterans Affairs: Fiscal year 2001 service delivery and performance.* West Haven, CT: Northeast Program Evaluation Center, Department of Veterans Affairs.
Freud, S. (1959). On psychotherapy. In J. Riviere (Trans.), *Collected papers: Vol. 1. Early papers on the history of the psychoanalytic movement* (pp. 249-263). New York: Basic Books. (Original work published 1904)
Friedman, M. J. (2003). Pharmacologic management of posttraumatic stress disorder. *Primary Psychiatry, 10*, 66-68, 71-73.
Gagnon, M., & Hersen, M. (2000). Unresolved childhood sexual abuse and older adults: Late-life vulnerabilities. *Journal of Clinical Geropsychology, 6*, 187-198.
Gallagher-Thompson, D., & Thompson, L. W. (1995).

Psychotherapy with older adults in theory and practice. In B. Bongar & L. E. Beutler (Eds.), *Comprehensive textbook of psychotherapy: Theory and practice* (pp. 359-379). New York: Oxford University Press.
Gallagher-Thompson, D., & Thompson, L. W. (1996). Applying cognitive-behavioral therapy to the psychological problems of later life. In S. H. Zarit & B. G. Knight (Eds.), *A guide to psychotherapy and aging: Effective clinical interventions in a life-stage context* (pp. 61-82). Washington, DC: American Psychological Association.
Gallo, J. J., & Lebowirz, B. D. (1999). The epidemiology of common late-life mental disorders in the community: Themes for the new century. *Psychiatric Services, 50*, 1158-1166.
Gerontological Society of America Task Force on Minority Issues in Gerontology. (1994). *Minority elders: Five goals toward building a public policy base.* Washington, DC: Gerontological Society of America.
Glantz, M. D. (1989). Cognitive therapy with the elderly. In A. Freeman, K. Simon, L. Beutler, & H. Arkowitz (Eds.), *A comprehensive handbook of rognitive therapy* (pp. 467-489). New York: Plenum Press.
Goenjian, A. K., Najarian, L. M., Pynoos, R. S., Steinberg, A. M., Manoukian, G., Tavosian, A., et al. (1994). Posttraumatic stress disorder in elderly and younger adults after the 1988 earthquake in Armenia. *American Journal of Psychiatry, 151*, 895-901.
Goldstrom, I. D., Burns, B. J., Kessler, L. G., Feuerberg, M. A., Larson, D. B., Miller, N. E., et al. (1987). Mental health services use by elderly adults in a primary care setting. *Journals of Gerontology: Series B, Psychological Sciences and Social Sciences, 42*, 147-153.
Golier, J. A., Yehuda, R., Lupien, S. J., Harvey, P., Grossman, R., & Elkin, A. (2002). Memory performance in Holocaust survivors with posttraumatic stress disorder. *American Journal of Psychiatry, 159*, 1682-1688.
Gray, M. J., & Acierno, R. (2002). Symptom presentations of older adult crime victims: Description of a clinical sample. *Journal of Anxiety Disorders, 16*, 299-309.
Hankin, C. S. (1997). Trearment of older adulrs with posttraumatic stress disorder. In A. Maercker (Ed.), *Treatment of PTSD* (pp. 357-384). New York: Springer.
Harel, Z., Kahana, B., & Kahana, E. (1988). Psychological well-being among Holocaust survivors and immigrants in Israel. *Journal of Traumatic Stress, 1*, 413-429.
Hunt, T., & Lindley, C. J. (1990). *Testing older adults: A reference guide for geropsychological assessments.* Austin, TX: Pro-Ed.
Hyer, L. A., & Woods, M. G. (1998). Phenomenology and treatment of trauma in later life. In V. M. Follette, J. I. Ruzek, & F. R. Abueg (Eds.), *Cognitive-behavioral therapies for trauma* (pp. 383-414). New York: Guilford Press.
Jeste, D. V., Alexopoulos, G. S., Bartels, S. J., Cummings, J.

L., Gallo, J. J., Gottlieb, G. L., et al. (1999). Consensus statement on the upcoming crisis in geriatric mental health: Research agenda for the next 2 decades. *Archives of General Psychiatry, 56*, 848-853.

Kasl-Godley, J., & Garz, M. (2000). Psychosocial intervention for individuals with dementia: An integration of theory, therapy, and a clinical understanding of dementia. *Clinical Psychology Review, 20*, 755-782.

Kasprow, W. J., & Rosenheck, R. (2000). Mortality among homeless and nonhomeless mentally ill veterans. *Journal of Nervous and Mental Disease, 188*, 141-147.

Keane, T. M., Caddell, J. M., & Taylor, K. L. (1988). Mississippi Scale for Combat-Related Posttraumatic Stress Disorder: Three studies in reliability and validity. *Journal of Consulting and Clinical Psychology, 56*, 85-90.

Klerman, G. L., Weissman, M. M., Rounsaville, B. J., & Chevron, E. (1984). *Interpersonal psychotherapy of depression.* New York: Basic Books.

Knight, B. G., Gatz, M., Heller, K., & Bengston, V. L. (2000). Age and emotional response to the Northridge earthquake: A longitudinal analysis. *Psychology and Aging 15*, 627-634.

Knight, B. G., & Satre, D. D. (1999). Cognitive behavioral psychorherapy with older adults. *Clinical Psychology: Science and Practice, 6*, 188-203.

Krause, N., Shaw, B. A., & Cairney, J. (2004). A descriptive epidemiology of lifetime trauma and the physical health status of older adults. *Psychology and Aging, 19*, 637-648.

Kruse, A., & Schmitt, E. (1999). Reminiscence of traumatic experiences in (former) Jewish emigrants and extermination camp survivors. In A. Maercker, M. Schützwohl, & Z. Solomon (Eds.), *Post-traumatic stress disorder: A lifespan developmental perspective* (pp. 155-176). Seattle, WA: Hogrefe & Huber.

Lew, L. (1991). Elderly Cambodians in Long Beach: Creating culrural access to health care. *Journal of Cross-Cultural Gerontology, 6*, 199-203.

Lichtenberg, P. A. (1999). *Handbook of assessment in clinical gerontology.* New York: Wiley.

Lichtenberg, P. A., Smith, M., Frazer, D., Molinari, V., Rosowsky, E., Crose, R., et al. (1998). Srandards for psychological services in long-term care facilities. *Gerontologist, 38*, 122-127.

Lipton, M. I., & Schaffer, W. R. (1986). Post-traumatic stress disorder in the older veteran. *Military Medicine, 151*, 522-524.

Maercker, A. (2002). Life-review technique in the trearment of PTSD in elderly patients: Rationale and three single case studies. *Journal of Clinical Geropsychology, 8*, 239-249.

Miller, M. D., Cornes, C., Frank, E., Ehrenpreis, L., Silberman, R., Schlernitzauer, M. A., et al. (2001). Interpersonal psychotherapy for late-life depression: Past, present, and future. *Journal of Psychotherapy Practice and Research, 10*, 231-238.

Molinari, V., & Williams, W. (1995). An analysis of aging World War II POWs with PTSD: Implications for practice and research. *Journal of Geriatric Psychiatry, 28*, 99-114.

Neugarten, B. L. (1974). Age groups in American society and the rise of the young-old. *Annals of the American Academy of Political and Social Science, 415*, 187-198.

Nichols, B. L., & Czirr, R. (1986). Post-traumatic stress disorder: Hidden syndrome in elders. *Clinical Gerontologist, 5*, 417-433.

Norris, F. H. (1992). Epidemiology of trauma: Frequency and impact of different potentially traumatic events on different demographic groups. *Journal of Consulting and Clinical Psychology, 60*, 409-418.

Norris, F. H., Kaniasty, K. Z., Conrad, M. L., Inman, G. L., & Murphy, A. D. (2002). Placing age differences in cultural context: A comparison of the effects of age on PTSD after disasters in the United States, Mexico, and Poland. *Journal of Clinical Geropsychology, 8*, 153-173.

Norris, F., & Murrell, S. (1988). Prior experience as a moderator of disaster impact on anxiety symptoms in older adults. *American Journal of Community Psychology, 16*, 665-683.

Norris, F. H., Phifer, J. F., & Kaniasty, K. Z. (1994). Individual and community reactions to the Kentucky floods: Findings from a longitudinal study of older adults. In R. J. Ursano, B. G. McCaughey, & C. A. Fullerton (Eds.), *Individnal and community responses to trauma and disaster: The structure of human chaos* (pp. 378-400). Cambridge, UK: Cambridge University Press.

Osgood, N. J., & Manetta, A. M. (2000-2001). *Abuse and suicidal issues in older women. Omega, 42*, 71-81.

Pearson, J. L., & Brown, G. K. (2000). Suicide prevention in late life: Directions for science and practice. *Clinical Psychology Review, 20*, 685-705.

Peretz, T., Baider, L., Ever-Hadani, P., & De-Nour, A. K. (1994). Psychological distress in female cancer patients with Holocaust experience. *General Hospital Psychiatry, 16*, 413-418.

Phillips, M. A., & Murrell, S. A. (1994). Impact of psychological and physical health, stressful events, and social support on suhsequent mental health help seeking among older adults. *Journal of Consulting and Clinical Psychology, 62*, 270-275.

Pillemer, K., & Finkelhor, D. (1988). The prevalence of elder abuse: A random sample survey. *Gerontologist, 28*, 51-57.

Port, C. L., Engdahl, B., & Frazier, P. (2001). A longitudinal and retrospective study of PTSD among older POWs. *American Journal of Psychiatry. 158*, 1474-1479.

Port, C. L., Engdahl, B. E., Frazier, P. A., & Eberly, R. E. (2002). Factors related to the long-term course of PTSD in older ex-prisoners of war. *Journal of Clinical Geropsychology, 8*, 203-214.

Qualls, S. H., Segal, D. L., Norman, S., Niederehe, G., & Gallagher-Thompson, D. (2002). Psychologists in practice with older adults: Current patterns, sources of training, and need for continuing education. *Professional Psychology: Research and Practice, 33*, 435-442.

Rabins, P. V., Black, B. S., Roca, R., German, P., McGuire, M., Robbins, B., et al. (2000). Effectiveness of a nurse-based outreach program for identifying and treating psychiatric illness in the elderly. *Journal of the American Medical Association, 283*, 2802-2809.

Rechtschaffen, A. (1959). Psychotherapy with geriatric patients: A review of the literature. *Journals of Gerontology, 14*, 73-84.

Rosen, C. S., Chow, H. C., Finney, J. F., Greenbaum, M. A., Moos, K. H., Sheikh, J. I., et al. (2004). Practice guidelines and VA practice patterns for treating posttraumatic stress disorder. *Journal of Traumatic Stress, 17*, 213-222.

Russo, S. A., Hersen, M., & Van Hasselt, V. B. (2001). Treatment of reactivated post-traumatic stress disorder: Imaginal exposure in an older adult with multiple traumas. *Behavior Modification, 25*, 94-115.

Sala, M., Perez, J., Soloff, P., Ucelli di Nemi, S., Caverzasi, E., Soares, J. C., et al. (2004). Stress and hippocampal abnormalities in psychiatric disorders. *European Neuropsychopharmacology, 14*, 393-405.

Salthouse, T. A. (1996). The processing speed theory of adult age differences in cognition. *Psychological Review, 103*, 403-428.

Sapolsky, R. M. (2000). Glucocorticoids and hippocampal atrophy in neuropsychiatric disorders. *Archives of General Psychiatry, 57*, 925-935.

Schnurr, P. P., & Green, B. L. (2004). *Trauma and health: Physical health consequences of exposure to extreme stress.* Washington, DC: American Psychological Association.

Schnurr, P. P., Lunney, C. A., & Sengupta, A. (2004). Risk factors for the development versus maintenance of posttraumatic stress disorder. *Journal of Traumatic Stress, 17*, 85-95.

Schnurr, P. P., & Spiro, A., Ⅲ. (1999). Combat exposure, posttraumatic stress disorder symptoms, and health behaviors as predictors of self-reported physical health in older veterans. *Journal of Nervous and Mental Disease, 187*, 353-359.

Schnurr, P. P., Spiro, A., Ⅲ, & Paris, A. H. (2000). Physician-diagnosed medical disorders in relation to PTSD symptoms in older male military veterans. *Health Psychology, 19*, 91-97.

Shalev, A. Y., Friedman, M. J., Foa, E. B., & Keane, T. M. (2000). Integration and summary. In E. B. Foa, T. M. Keane, & M. J. Friedman (Eds.), *Effective treatments for PTSD: Practice guidelines from the International Society for Traumatic Stress Studies* (pp. 359-379). New York: Guilford Press.

Sliwinski, M., & Buschke, H. (1999). Cross-sectional and longitudinal relationships among age, cognition, and processing speed. *Psychology and Aging 14*, 18-33.

Snell, F. I., & Padin-Rivera, E. (1997). Group treatment for older veterans with post-traumatic stress disorder. *Journal of Psychosocial Nursing, 35*, 10-16.

Solomon, Z., & Ginzburg, K. (1999). Aging in the shadow of war. In A. Maercker, Z. Solomon, & M. Schützwohl (Eds.), *Post-traumatic stress disorder: A lifespan developmental perspective* (pp. 137-153). Seattle, WA: Hogrefe & Huber.

Solomon, Z., & Prager, E. (1992). Elderly Israeli Holocaust survivors during the Persian Gulf War: A study of psychological distress. *American Journal of Psychiatry, 140*, 1177-1179.

Spiro, A., Schnurr, P. P., & Aldwin, C. M. (1994). Combat-related posttraumatic stress disorder symptoms in older men. *Psychology and Aging, 9*, 17-26.

Stein, M. B., & Barrett-Connor, E. (2000). Sexual assault and physical health: Findings from a population-based study of older adults. *Psychosomatic Medicine, 62*, 838-843.

Sutker, P. B., Galina, H., West, J. A., & Allain, A. N. (1990). Trauma-induced weight loss and cognitive deficits among former prisoners of war. *Journal of Consulting and Clinical Psychology, 58*, 323-328.

Sutker, P. B., Vasterling, J. J., Brailey, K., & Allain, A. N., Jr. (1995). Memory, attention, and executive deficits in POW survivors: Contributing biological and psychological factors. *Neuropsychology, 9*, 118-125.

Teri, L., Logsdon, R. G., Uomoto, J., & McCurry, S. M. (1997). Behavioral treatment of depression in dementia patients: A controlled clinical trial. *Journals of Gerontology: Series B, Psychological Sciences and Social Sciences, 52*, P159-P166.

Tyler, K. A., & Hoyt, D. R. (2000). The effects of an acute stressor on depressive symptoms among older adults: The moderating effects of social support and age. *Research on Aging 22*, 143-164.

United Nations. (2003). *Population division of the Department of Economic and Social Affairs of the United Nations Secretariat, World Population Prospects: The 2002 Revision and World Urbanization Prospects.* Retrieved January 1, 2004, from esa.un.org/unpp

U.S. Bureau of the Census. (2004). *National population projections.* Retrieved www.census.gov/population/www/projections/natsum-T3.html

U.S. Department of Health and Human Services, Administration on Aging. (2001). *Older adults and mental health: Issues and opportunities.* Washington, DC: Author.

U.S. Department of Veterans Affairs. (1997). *Assessment of competency and capacity of the older adult: A practice guideline for psychologists* (National Center for Cost Containment, NTIS No. PB-97-147904). Milwaukee, WI: Author.

Vinton, L. (1992). Battered women's shelters and older women: The Florida experience. *Journal of Family Violence, 7*, 63-72.

Weathers, F. W., Litz, B. T., Herman, D. S., Huska, J. A., & Keane, T. M. (1993). *The PTSD Checklist: Reliability, validity, and diagnostic utility.* Paper presented at the ninth annual meeting of the International Society for Traumatic Stress

Studies, San Antonio, TX.

Weintraub, D., & Ruskin, P. E. (1999). Posttraumatic stress disorder in the elderly: A review. *Harvard Review of Psychiatry, 7*, 144-152.

Yehuda, R. (1999). Biological factors associated with susceptibility to posttraumatic stress disorder. *Canadian Journal of Psychiatry, 44*, 34-39.

Yehuda, R., Elkin, A., Binder-Brynes, K., Kahana, B., Southwick, S. M., Schmeidler, J., et al. (1996). Dissociation in aging Holocaust survivors. *American Journal of Psychiatry, 153*, 935-940.

Yehuda, R., Kahana, B., Schmeidler, J., Southwick, S., Wilson, S., & Giller, E. (1995). Impact of cumulative lifetime trauma and recent stress on current posttraumatic stress disorders symptoms in Holocaust survivors. *American Journal of Psychiatry, 152*, 1815-1818.

Zeiss, A. M., Cook, J. M., & Cantor, D. W. (2003). *Fact sheet: Fostering resilience in response to terrorism: For psychologists working with older adults.* Report to American Psychological Association Task Force on Resilience in Response to Terrorism. Washington, DC: American Psychological Association.

Zeiss, A. M., & Gallagher-Thompson, D. (2003). Providing interdisciplinary geriatric team care: What does it really take? *Clinical Psychology: Science and Practice, 10*, 115-119.

Zeiss, R. A., & Dickman, H. R. (1989). PTSD 40 years later: Incidence and person-siruation correlates in former POWs. *Journal of Clinical Psychology, 45*, 80-87.

第Ⅲ部

臨床実践

――臨床技法とエビデンス――

第15章

成人におけるPTSDと併存疾患の評価

Terence M. keane, Deborah J. Brief, Elizabeth M. Pratt, and Mark W. Miller

外傷後ストレス障害（PTSD）が，DSM-Ⅲ（American Psychiatric Association, 1980）に最初に記載された当時は，トラウマ的出来事は比較的稀な体験であるとされ，一般人口においてはPTSDも稀な心理状態であると考えられていた。今日では，国や地域，文化，人種に関わらず，トラウマ的出来事の体験率やPTSDの有病率は高いものであることが世界的規模で明らかにされている。一連の優れた疫学研究によって，様々なサブグループ（例：成人，青年，子ども，男女，マイノリティ，戦争帰還兵のようなリスクのある特定の集団）におけるPTSDの有病率，トラウマ的出来事の体験率，PTSDと他の精神疾患との併存率，そしてPTSDの分布が明らかにされた。そして，これらの初期の研究によって，PTSDの発症や過程に影響を及ぼす要因が検討され，それらの情報が得られることとなった（Breslau, Davis, Andreski, & Peterson, 1991; Kessler, Sonnega, Bromet, Hughes, & Nelson, 1995; Kilpatrick, Edmunds, & Seymour, 1992; Kulka et al., 1990; Norris, 1992 参照）。

トラウマ的出来事やPTSDに関する疫学研究の多くが米国で実施されてきたが，20世紀における戦争や暴動，自然災害の多くは，実際には発展途上国で起こっている。健康や経済費用は精神症状と関連するという国際的な認識の高まりに伴って（Murray & Lopes, 1996），各地域でPTSDや関連する精神疾患の評価が必要であるという認識は高まっている（de Jong et al., 2001 参照）。

重要なことは，トラウマ的出来事を体験した者が常にPTSDを発症するわけではないということである。幸いなことに，単一のトラウマ的出来事を体験した多くのサバイバー survivor は精神疾患を発症せず，一般的には時間の経過に伴って回復していく（Bonnano, 2004）。トラウマ的出来事を体験した後，一部の人にPTSDやうつ病，不安障害あるいは物質乱用がみられ（Kessler et al., 1995），それ以外の併存疾患を発症することがある（Breslau, Chilcoat, Kessler, Peterson, & Lucia, 1999）。PTSDや併存疾患を評価することは，臨床家や研究者にとって等しく重要な課題である。さらに，臨床場面や研究における併存疾患の概念化はおそらくその評価と同等に重要なことである。これらの併存疾患はそれぞれ独立して生じるのか。併存疾患は症状の基準の重複によって生じているのか。誰が併存疾患を持つようになるかを予測することはできるのか。しかし，より重要なことは，トラウマ的出来事の体験後の単一の症状としてこれらを治療できるのか，あるいは独立した介入が必要なものとして考えなければならないのかということを検討しなくてはならない。PTSDは他の精神疾患との併存率が高いという認識は広まっており，これらの疑問に答えるためにも，トラウマ的出来事の衝撃や提供すべき治療の理解を促すような新しい概念モデルやエビデンス

が求められる。

本章の目的は，多種多様な状況における PTSD の評価方法を分析し，検討することである。PTSD と併存疾患に関する関心は国際的にも高まっているため（例：Keane, Marshall, & Taft, 2006），優れた感度と特異性を持つ構造化診断面接，心理検査，質問紙，そして精神生理学的アプローチの必要性は高まっている。トラウマという分野において標準化された心理尺度を一貫して使用することは，クロス研究の比較やメタ分析，実証的手法に基づいて公共政策に関する明確な結論を下すこと，エビデンスに基づいた臨床プロトコルを治療のために迅速に用いることを可能にするであろう。

2005年のルイジアナ，ミシシッピー，テキサスで起きた自然災害や，2001年9月11日に起きたワシントンとニューヨークに対するテロ攻撃は，現代社会の大規模被害や暴力に対処するために，パブリックヘルス的に最善の取り組みを行うことの重要性を強調することとなった。私たちが実施したのは，PTSD や関連する精神症状とその治療転帰を評価するための最適の方法を理解し，その進歩をただちにモニターすることである。さらに，臨床ならびにフィールド調査において，PTSD はしばしば多くの併存疾患を伴うことが観察されるため，併存疾患の概念化と理解のための新しいアプローチも提示したい。

方法論的考察

精神保健医療の臨床家は，少なからぬ患者がトラウマ的出来事を経験しており，PTSD の治療を必要としていることを認識している。臨床現場で PTSD を評価する目的は様々であり，専門家が選択する評価の方法と項目はその目的に応じて決定される。例えば，臨床家の典型的な目標は，鑑別診断，機能評価，そして治療計画に有用な関連情報を含む診断評価である。臨床家が司法鑑定に関わる場合には，診断学的精度がきわめて重要になる。

疫学ないし有病率研究を行う研究者は，PTSD の発生頻度（生涯有病率や時点有病率）やリスク要因，そして併存疾患の発症や物質乱用問題について関心を抱いている。臨床研究を行う研究者が疾患に関わる生物－心理学的過程を検討する場合には，もっとも高い診断精度（感度と特異性）を持つ評価方法に関心を抱くであろう。臨床研究の典型例として，ケース・コントロール研究があるが，その場合は経験の豊かな訓練された臨床家が厳密な方法によって診断を行うように計画される。重要なことは，異なった臨床や研究の状況ごとに，専門家の特定の目的に応じて異なった解決方法が必要とされることである。そこで本章では，臨床家による PTSD の評価方法を概観するとともに，心理尺度特性についての情報を提供することによって，その評価の質を考察したい。

エビデンスに基づいた PTSD の評価

精神保健医療におけるエビデンスに基づいた治療の適用は世界中で多くの注目を集めてきたが，精神疾患の評価についても同様の基準が適用されたのは最近のことである（Hunsley & Mash, 2005）。『Psychological Assessment』誌では，すべての精神疾患に対するエビデンスに基づいた評価の使用を推進するための特集を組んでいる。その指針では，論文投稿者に尺度の信頼性や妥当性，臨床的有用性といった指標に関する詳細な記述を求めるべき方針が示されている。また尺度の臨床的有用性について結論を下す際には，性別，文化，年齢，人種といった要因の重要性を強調するようにとも指示されている。

臨床現場において1つの尺度だけを実施することは稀であり，通常はいくつかの尺度を選んで評価バッテリーを組むことが多い。そこで疑問となるのは，包括的なバッテリーの一部として実施された場合の個々の尺度の信頼性や妥当性，臨床的有用性である。

PTSD を評価する方法としておそらく最も重要かつ適切なこととして私たちが推奨したいのは，臨床家の判断を常に評価の一部に含めることである。測定尺度の結果は多くの指標に照らして検討されることが一般的であるが，臨床的な判断は，

疾患の基礎的なエビデンスを評価するうえで検討すべき，もう1つの指標ということになる。これまでのところPTSDの分野においては，多数の評価尺度を施行する際に，臨床的判断をどのように組み込むべきかは検討されていない。

AntonyとRowa（2005）は，『Psychological Assessment』誌の特集において，不安障害に関するエビデンスに基づいた評価を確立するために，この問題を検討した。彼らが扱ったのは，診断の確立のための方法，疾患の有無あるいは症状の重症度の測定，構造化面接では評価できない特徴の測定，治療計画の促進，治療転帰の測定，関連する現象（例：心拍，認知）の測定，研究の適格および除外基準の確立，そして将来の行動予測などである。

さらに彼らは（Antony & Rowa, 2005），不安障害の評価方法を展望するための有用な基準を定めた。彼らの展望が受け入れられるか，そしてどのような尺度であっても費用対効果はどうか，などである。今後の研究を促進するためのこの提言は，心理的評価の将来における目標やゴールドスタンダードになることを目指したものである。今日のPTSDの評価研究は，様々な臨床場面や目的に応じて使用できることが実証的に明らかにされている多くの評価尺度があることを示している。しかし，この分野での検討課題は多い。併存疾患の問題はすべての精神疾患について生じており，特に臨床場面ではそれが顕著である。HunsleyとMash（2005）の提唱によれば，臨床試験とメタ分析を用いて心理療法と薬物療法の有効性に関する理解を深めたのと同じ方法を用いて，この分野における評価方法の改良と強化を行うべきである。現時点でPTSDの評価研究を行うことは時宜を得ているが，今後に解決すべき課題もまた大きいといえる。

評価方法の選択

1980年以降，成人のPTSDやトラウマ症状を高い精度で評価できる方法が開発され，著しい進展がみられた（Keane & Barlow, 2002; Keane, Weathers, & Foa, 2000; Weathers, Keane, & Davidson, 2001）。その評価方法には，PTSDの構造化診断面接，併存疾患を評価する構造化診断面接，自記式の心理検査や質問紙，精神生理学的検査などがある。また臨床家は，患者の自己報告が曖昧である場合に，患者の病歴や振る舞い，体験に関する多くの情報を確認してもよい。こうした方法はPTSDの評価の多次元評価アプローチと呼ばれる（Keane, Fairbank, Caddell, Zimering, & Bender, 1985）。臨床家や研究者は，このアプローチを用いることによって，これまでとは異なる状況で患者の状態を評価する必要がある場合，過去に同じ状況で使用した尺度の質を評価できる。また仮にそのような経験がなくとも，各尺度の心理尺度特性の指針を参考にできるであろう。次の段落では，心理学的尺度の標準的な評価方法を簡潔に述べる。

心理測定上の原則

心理的評価の質は，信頼性reliabilityと妥当性validityという2種類の心理測定上の指標によって決定される。信頼性とは，検査得点の一貫性である。信頼性は，時間を超えた一貫性（再検査信頼性），評価者の相違を超えた一貫性（評価者間信頼性），多くの項目で特定の1つの検査を構成していること（内的整合性）などで表される。連続して測定される尺度に関しては，信頼性は0から1の間で変化する単相関係数で表される（内的整合性は，クロンバック（Cronbach）のα係数と呼ばれる）。また，診断面接のような二分法（ある疾患の有無）における信頼性はKappa係数（Cohen, 1960）で表される。これも，0から1の間の数で表されるが，偶然の一致を超えた一致率を表している。

妥当性とは，検査の得点をもとに，意味のある正確な測定や解釈，そして判定が可能であるのかを表す指標である。内容妥当性content validityは，評価する構成概念を適切に反映する検査の項目になっているかを示している。基準関連妥当性criterion-related validityは，その検査が関心のある外的基準や変数（例：パフォーマンス）と関連があり，予測できるかを示して

いる。外的基準が同時に施行される場合は併存的concurrent関連であり，将来施行される場合には予測的predictive関連となる。構成概念妥当性construct validityは，評価する構成概念（例：PTSD）を適切に測定しているかを示している。構成概念妥当性は，同じ構成概念を測定している尺度と関連があり，類似した別の構成概念を測定している尺度とは関連がみられないかどうかによって検証される。

診断方法は通常，診断的有用性（基準関連妥当性としての診断状態の予測力を持っているか）によって評価される（Kraemer, 1992）。テストの診断的有用性を判定するには3つの段階がある。第一に，「ゴールドスタンダード」が選択されていることがある。心理学的調査では，通常，臨床面接に基づいて診断を行うが，いくつかの情報資源を含めて判定することもある。第二は，ゴールドスタンダードと新しく開発したテストが両方とも実験群の対象者に実施されていることがある。第三は，診断有用性を判定するために，ゴールドスタンダードによる診断を予測するためのカットオフ値が用いられることである。テストの最適なカットオフ値は，原集団においてケースと非ケースを最も数多く予測するように定められる（Keane et al., 2000; Weathers, Keane, King, & King, 1996）。

精神疾患の測定方法は，いずれも完璧であると言い切ることはできない（Gerardi, Keane, & Penk, 1989）。それはテスト内にエラーが含まれるためであり，これらは偽陽性と偽陰性として表現される。偽陽性とは，患者がカットオフ値よりも高い得点を示したにも関わらず，実際には真のケースではないと判断されることである。一方，偽陽性とは，患者がカットオフ値よりも低い得点を示したにも関わらず，真のケースであったと判断されることである。診断的有用性はテストの感度と特異度としてしばしば表現される。感度は，テストの真の陽性率を測定するものであり，その疾患に該当する者がカットオフ値よりも高い得点を示す確率である。そして，特異度はテストの真の陰性率を測定するものであり，その疾患に該当しない者がカットオフ値よりも低い得点を示す確率である。

現在の研究状況

構造化診断面接法

臨床家が行う構造化診断面接法は，PTSDを評価する方法として重要である（Keane, Kaloupek, & Weathers, 1996）。構造化診断面接法は臨床研究では標準的に行われており，司法鑑定でも用いられているが（Keane, 1995; Keane, Buckley, & Miller, 2003），日常の臨床現場ではあまり使用されていない。その理由はおそらく，構造化面接を行うためには，一般的には特別な訓練を積む必要があり，時間や費用がかかるためであろう。それでもなお，構造化診断面接法を行えば，診断精度を高め，治療計画の助けとなる（Litz & Weathers, 1994）。現時点で入手できる構造化面接法は，包括的な診断評価のモジュールの一部として，あるいは独立して，開発されてきた。これらを以下に記述する。

精神科診断面接マニュアル

精神科診断面接マニュアルStructured Clinical Interview for DSM-IV（SCID-IV）は，DSMのI軸およびII軸に相当する精神疾患を評価するための面接尺度である（First, Spitzer, Williams, & Gibbon, 2000）。SCIDは，DSM-IVの診断基準に対応したモジュールに分けられており，それぞれのモジュールには，回答を促す特定の文言や事後質問などが記載されている。個々の項目回答に対する面接者の評価に基づいて，3ポイントで評価される。PTSDの評価は，回答者にとっての最悪のトラウマ的出来事の体験に関する症状について質問される。SCIDは，臨床家や質の高い訓練を受けた面接者によってのみ使用されるものである。

SCID-IVをすべて実施するには時間を要するが，モジュールを使用すると，PTSDにたびたび伴う併存疾患の評価ができないことがある。した

がって，トラウマに関わる診療所の診断業務の際には，不安障害，気分障害，物質乱用といった他のモジュールの併用が推奨される。また精神病圏の評価は，PTSDの治療とは異なる介入が必要とされる患者を見つけ出すことに役立つ。

SCID-Ⅳに記載されているPTSDのモジュールの心理尺度特性については検討がなされている。例えば，Keaneら（1998）は，第一面接者の面接内容を録音し，それを第二面接者に聴かせる方法によって，SCIDの評価者間信頼性を検証した。その結果，Kappa係数は0.68であり，現在の診断でPTSDかそうでないかを診断した際の一致率は78％であった。同様に，別の臨床家によって，1週間以内に同じ被験者を再度面接した結果，Kappa係数は0.66であり，診断一致率は78％であった。またMcFall, Smith, Roszell, TarverとMalas（1990）は，SCIDのPTSDモジュールと他のPTSDの測定尺度との間に高い相関関係があることを示し（戦争関連PTSD用ミシシッピー尺度（Keane et al., 1988）= 0.65，ミネソタ多面パーソナリティ目録のPTSD尺度（MMPI-PTSD; Keane, Malloy, & Fairbank, 1984）= 0.46），収束的妥当性convegent validityがあることを報告した。SCIDのPTSDモジュールは，PTSDの複合診断（Kulka et al., 1988）と比較しても，感度は0.81，特異度は0.98という十分な値であり，0.82という頑健なKappa係数を示したことから，有用な臨床診断方法であることが示されている。

ただし，SCID-Ⅳには，いくつかの主要な限界点がある。まず，PTSDの採点アルゴリズムが症状の有無といった二分評価しかできないことである。つまり多くの臨床家は，心理的症状は二分的というよりも，段階的に存在していると考えている。2つ目は，症状の重症度や頻度などを評価することができないことである。3つ目は，トラウマ的出来事の中の最悪な体験に対する反応や症状を評価するため，他のトラウマ的出来事の影響に関する重要な情報が欠如してしまう可能性がある（Cusack, Falsetti, & de Arellano, 2002）。4つ目は，SCIDのトラウマ的出来事のスクリーニングでは，重要なトラウマ的出来事を見逃してしまう可能性

があるということである（Falsetti et al., 1996）。

PTSD臨床診断面接尺度

米国国立PTSDセンターで開発された（Blake et al., 1990）PTSD臨床診断面接尺度Clinician Administered PTSD Scale（CAPS）は，PTSDの重症度の評価や診断のための構造化面接として，近年最も広く使用されている（Weathers et al., 2001）。CAPSは，DSM-Ⅳに記載されているPTSDの診断基準のすべて（診断基準A；トラウマ的出来事への暴露，診断基準B～D；PTSDの中核となる症状クラスターcluster, 診断基準E；障害の持続期間，診断基準F；機能障害）を評価することができ，罪責感や解離といった関連症状も測定できる。CAPSは，各症状の頻度と強度を個別に採点したり，各症状の重症度の評価ができるため，柔軟に採点や分析ができることに特色がある。また，明確な行動上のアンカーポイントや注意深く表現された質問項目があるため，一貫した評価と採点ができる。いったん訓練を受ければ，面接者は独自のフォローアップの質問ができ，最も適した採点方法を用いて臨床判断に使用することが可能である。

SCIDと同様に，CAPSも柔軟に使用することができる。面接者はDSM-Ⅳの診断基準に該当する17項目の中核的な症状のみを評価することもできるし，加えてそれらに関連した症状の評価もできる。CAPSをすべて行うと，おそらく1時間かかるが，17項目の中核的な症状のみを評価するのであれば，30分程度で行うことができる。

Weathersら（2001）は，CAPSが使用されている心理学研究を大規模に展望した。Weathers, RuscioとKeane（1999）は，米国国立PTSDセンターで集められた男性のベトナム戦争帰還兵の5つのサンプルを用いて，CAPSの信頼性と妥当性を検討した。2～3日の間隔をあけて面接を行い，3つの各症状（頻度 = 0.86～0.87, 強度 = 0.86～0.92, 重症度 = 0.88～0.92）と，17項目すべて（頻度 = 0.91, 強度 = 0.91, 重症度 = 0.92）に関する内的整合性を示した。また，PTSDの診断に基づいたCAPSの再検査信頼性も高い値を示した（1

回目のKappa係数 = 0.89，2回目のKappa係数 = 1.00）。つまり，訓練した評価者がCAPSを使用して行ったPTSDの診断や重症度の評価の信頼性は高いことを示している。さらに彼らは17項目を用いて，調査サンプル（α係数；頻度 = 0.93，強度 = 0.94，重症度 = 0.94）と臨床サンプル（α係数；頻度 = 0.85，強度 = 0.86，重症度 = 0.87）を対象に内的整合性を検討しており，調査や臨床場面の両方でCAPSを使用することができることを示している。

Weathersら（1999）は，CAPSの重症度の合計と他のPTSD尺度との関連から（ミシシッピー尺度 = 0.91，MMPIのPTSD尺度（PK）= 0.89，SCIDのPTSD症状の数 = 0.89，PTSDチェックリスト = 0.94），CAPSに妥当性があることを強く示している（Weathers, Litz, Herman, Huska, & Keane, 1993）。予測通り，反社会性パーソナリティ障害の尺度との関連は低かった（0.14～0.33）。さらにWeathersらは，CAPSの3つの基準を使用し，SCIDのPTSD診断を予測することで，CAPSの診断有用性のエビデンスを強く示している。SCIDに対して最も密接な反応を示した基準は，感度 0.91，特異度 0.84，効率性 0.88 であり，Kappa係数 0.75 であったことからも，CAPSは優れた診断的有用性があるといえる。

現在のところ，多種多様のトラウマ的出来事に暴露した人々（例：レイプ，交通事故，近親姦，拷問，ホロコースト，がんのサバイバー，戦闘帰還兵など）を対象に，CAPSはよく使用されている。また，何百ものPTSDの実証研究の診断や転帰の主要な評価方法として用いられており，少なくとも12の言語に翻訳されている（Weathers et al., 2001）。このように，現在あるデータからは，臨床と研究の両方でCAPSを使用することが強く支持されている。

PTSD症状面接尺度

PTSD症状面接尺度 PTSD Symptom Scale Interview（PSS-I）は，PTSDの症状を評価するために作成された構造化面接である（Foa, Riggs, Dancu & Rothbaum, 1993）。リッカート法によって，評価者はDSM-Ⅲ-RのPTSDの診断基準に対応した17項目の症状の重症度を評価する。PSS-Iの1つの限界は，過去1ヵ月ではなく，2週間の症状について評価を行うため，PTSDの診断のためにはDSMの基準を用いる必要があることである（Cusack et al., 2002）。作成者によれば，トラウマを受けた患者の臨床像を理解するために訓練された一般の面接者でも実施することが可能である。

PSS-Iはレイプや非性的被害の経験のあるサンプルをもとに独自に調査がなされ（Foa et al., 1993），頑健な心理尺度特性が示されている。PSS-Iは高い内的整合性（Cronbachのα係数；尺度全体 = 0.85，下位尺度 = 0.65～0.71），1ヵ月後の再検査信頼性（0.80），PTSDの診断の一致率（Kappa係数 = 0.91，一致率95%）が示されている。また，他のPTSD尺度との関連から妥当性も示されており，出来事インパクト尺度（IES; Horowitz, Wilner, & Alvarez, 1979）= 0.69，レイプ尺度（RAST; Kilpatrick, 1988）= 0.67，SCIDのPTSD診断と比較しても優れた臨床的有用性を示している（感度 = 0.88，特異度 = 0.96）。PSS-Iは，特に性暴力サバイバーを対象とした研究や臨床で用いられ，使用上，配慮された多くの強力な臨床特徴を備えている。

PTSD構造化面接

PTSD構造化面接 Structured Interview for PTSD（SIP）は，PTSDの診断と症状を評価するために作成された（Davidson, Smith & Kudler, 1989）。DSM-ⅣのPTSDの診断基準に焦点をあてた17項目と，生存者罪責感（サバイバーズ・ギルト survivor's guilt）[1]や行動上の罪責感に焦点をあてた2つの項目を含んでいる。それぞれの項目についてリッカート法で採点される。回答者

---

[1] 同じトラウマを受けた自分以外の被害者が死亡した場合に，自分自身もトラウマの被害者であるにも関わらず，自分が生き残ったことについて抱く罪責感。犠牲者を保護，救援できなかったという罪責感も含まれることが多い。

の症状をより理解するため，最初の探索的な質問や補助的な追加質問がある。これは臨床家や適切な訓練を受けた者によって実施することができる。SIP は現在の症状評価が独立しており，10〜30分で行うことができる。

　Davidson ら（1989）の戦闘帰還兵をサンプルとした研究結果から，SIP は高い内的整合性があり（0.97〜0.99），評価者間の PTSD の有無の評価は完全に一致していた。また，帰還兵をサンプルとして高い α 係数（0.94）が示され（Davidson et al., 1989），臨床研究に登録された PTSD 患者を対象としても同様に高い値（0.80）が得られている（Davidson, Malik, & Travers, 1997）。この帰還兵のサンプルから2週間の再検査信頼性が検証され，0.71 という値が得られた。他の PTSD 尺度との高い相関も確認されており（0.49〜0.67; Davidson et al., 1989），妥当性が示されている。さらに，SIP は構造化面接である SCID に対して優れた感度（0.96）と特異性（0.80）を有し，25 点のカットオフを用いると，SCID で診断された PTSD 症例の 94％ を正しく診断分類することができた（Davidson, Malik, & Travers, 1997）。以上のことから，SIP は優れた診断方法であることを示唆している。

改訂不安障害面接尺度

　改訂不安障害面接尺度 Anxiety Disorders Interview Schedule-Revised（ADIS）は，DSM-Ⅲの不安障害や関連する状態像を評価するために作成された（Di Nardo, O'Brien, Barlow, Waddell & Blanchard, 1983）。ADIS は DSM-Ⅳ の診断基準に適用させるために改訂されている（Di Nardo, Brown, & Barlow, 1994）。ADIS は，気分障害や物質乱用障害，身体表現性障害といった疾患の中核となる症状の多次元的な評価が含まれている。この多次元的評価とカテゴリー評価ができるため，それぞれの障害の閾値下の徴候を記述することができ，様々な分析に用いることができる。ADIS は多数の言語に翻訳されており，世界で 150 以上の臨床や研究で使用されている。そして，これは訓練された経験のある面接者によって使用されることが推奨されている。

　ADIS の PTSD モジュールの心理尺度特性を検証した2つの研究で得られた結果は異なったものであった。ベトナム戦闘戦闘帰還兵の小グループを対象とした研究からは，優れた感度（1.0），特異度（0.91），そして面接者間一致率（93％）が示された（Blanchard, Gerardi, Kolb, & Barlow, 1986）。一方，不安障害のクリニックからコミュニティサンプルを対象とした研究からは，2人の評価者間における PTSD が主要な診断か，または第二診断であったかの一致率（Kappa 係数 = 0.55）については安定した結果が得られなかった（DiNardo, Moras, Barlow, Rapee, & Brown, 1993）。この ADIS-Ⅳ の検証に関して，10日間の間隔で実施された評価者間の信頼性は，最近の診断基準においても変わらなかったが（kappa 係数 = 0.59; Brown, DiNardo, Lehman, & Campbell, 2001），生涯診断においてはわずかに改善していた（kappa 係数 = 0.61）。臨床や研究における ADIS の有用性を確認するためにも，信頼性と妥当性に関するデータが引き続き必要である。

自記式質問紙法

　PTSD の診断と PTSD の重症度を評価するために，心理士は PTSD と関連する症状の重症度の連続性を示す指標となる自記式質問紙を開発してきた。しかし，中には，特定のカットオフ値が設定されており，PTSD の診断に関する情報が得られる尺度もある。自記式質問紙は，一般的に構造化面接と比べると，時間的－経済的効率に優れており，PTSD のスクリーニングや構造化面接と同時に使用することによって大きな意味を持つ。また，臨床や研究において，構造化面接が適していなかったり，実施できない時に，自記式質問紙を使用することは有用であろう。また，自記式質問紙は多くの尺度を交互に使用することもできる。臨床家がある特定の尺度を選ぶ時には，その尺度を使用してもよいのか検討することが推奨されており，そのようにすることで尺度の精度と有用性が最もよく発揮される（Keane & Barlow, 2002）。

改訂版出来事インパクト尺度

出来事インパクト尺度 Impact of Event Scale（IES）は，トラウマ的なストレス要因に対する心理的反応を測定するために開発され，最も広く使用されている自記式の尺度である（Horowitz, Wilner, & Alvarez, 1979）。この尺度は15項目から構成され，Horowitz（1976）によって提案されたトラウマ的ストレスモデルに基づいて作成され，再体験症状と回避症状の2つの症状に焦点があてられている。DSM-Ⅳに改訂されてからは，過覚醒症状を含めた22項目の改訂版が作成されている（IES-R; Weiss & Marmar, 1997）。このようにしてIES-RはDSM-ⅣのPTSDの診断基準により近い内容となっている。リッカート法によって評価がなされ，トラウマ的出来事の後，どの程度，苦痛で悩まされたかについて，過去1週間のそれぞれの症状について評価する。IESにはいくつかの翻訳版があり，多くの異なる対象者に用いられており，10分ほどで実施することができる。

IES-Rの心理尺度特性について得られている情報は実際には予備的なものである。救命救急や地震生存者の4つのサンプルを含んだ2つの研究では，良好な内的整合性（α係数：再体験症状＝0.87〜0.92，回避症状＝0.84〜0.86；過覚醒症状＝0.79〜0.90）を示した。2つのサンプルから得られた再検査信頼性についても報告されている（再体験症状＝0.57〜0.94，回避症状＝0.51〜0.89，過覚醒症状＝0.59〜0.92）。作成者らは，再検査の期間がより短いことと，サンプルの1つのトラウマ的出来事がより最近のものであったことがこのサンプルの安定的な高い信頼性につながっていることを示唆している。

IES-Rの収束的および判別的妥当性 discriminant validity についてはまだ示されていない。原版の尺度（IES）が，PTSDの診断基準が示される前に開発されたことから，DSMにある診断基準のすべてを評価するわけではないため，尺度に関する妥当性についての疑問は多くある（Joseph, 2000; Weathers et al., 1996 参照）。今や，IES-Rとなり，DSM-Ⅳにより近い形になったが，麻痺症状を測定する項目に関する限界点が一部の調査によって示唆されている（Foa, Cashman, Jaycox, & Perry, 1997）。IESに関する心理特性尺度研究の文献展望によると，IESと他の尺度の関連が示されている（例：Symptom Checklist-90［SCL-90］PTSD items; Arata, Saunders, & Kilpatrick, 1991）＝0.31〜0.46, SCID［McFall, Smith, Roszell, et al., 1990］＝0.32〜0.49, CAPS［Neal et al., 1994］＝0.75〜0.79）。Nealら（1994）は，IESについて，CAPSと比較しても，高い感度（0.89）と特異度（0.88）があることを示している。診断用ツールとして使用できるかどうかが十分支持される前に，改訂版（IES-R）を用いた追加研究が明らかに必要であろう。

戦争関連PTSD用ミシシッピー尺度

戦争関連PTSD用ミシシッピー尺度 Mississippi Scale for Combat-Related PTSD（MPTSD）は，35項目から構成され，戦争に関連するPTSD症状を評価するために広く使用されている（Keane, Caddell & Taylor, 1988）。これらの項目は，DSM-ⅢにあるPTSDの診断基準や関連症状と一致させるため，プールされた200項目の中から専門家が選んだものである。出来事から生じている症状の重症度について，リッカート法によって評価される。MPTSDは，症状の重症度に関する連続得点と，診断に関する両方の情報を得ることができる。いくつか翻訳版も開発されており，10〜15分で行うことができる。

MPTSDは，優れた心理尺度特性を有しており，治療を求めるベトナム戦争帰還兵を対象とした研究において，優れた内的整合性（0.94），一週間をおいた再検査信頼性（0.97）を示した（Keane et al., 1988）。その後の検討においても，107点をカットオフとして，PTSDの有無を区別した際に，感度（0.93），特異度（0.89）であり，一致率は90％と良好な値を示した。

さらに，これらの知見が繰り返し示された一方で，MPTSDでは，PTSDと物質乱用障害が伴うPTSDを弁別できないことが示された（McFall, Smith, Mackay, & Tarver, 1990）。PTSDと物質

乱用障害の併存率は高いため，PTSDの評価ではなく，アルコールや薬物使用による影響を評価することも重要であると作成者らは述べている。McFallらは，収束的妥当性を検討し，MPTSDと他のPTSD尺度との間に関連を示した（SCID-PTSD = 0.57, IES = 0.46, トラウマ的戦争体験への暴露の程度；ベトナムイラク・ストレス尺度（Wilson & Krauss, 1984）= 0.40）。これらの結果は，MPTSDは戦争関連のPTSDの評価が必要な時に役に立つ自記式の尺度であることを示している。

最近では，精神生理学研究に参加したベトナム戦争帰還兵1,200人以上のデータ（Keane et al., 1998）を用いて，MPTSDの心理尺度特性が検討されている（Keane, Charney, & Orazem, in press）。その結果，MPTSDは優れた内的整合性を示し（α係数= 0.96），項目間相関は0.33～0.77の範囲で平均は0.65，MMPI-2のPTSD尺度とは0.83の相関が得られた。診断のゴールドスタンダードとしてSCIDのPTSDモジュールを使用したところ，感度は0.84，特異度は0.83であった。カットオフ106点以上はPTSD診断のための最適な値であり，戦争関連のPTSDを評価するには有用な尺度であることが強く支持されている。

Keane MMPI-2 PTSD 尺度

ミネソタ多面パーソナリティ検査（MMPI）のフォームR（Keane et al., 1984）をもとにしたKeane PTSD尺度 Keane PTSD Scale of the MMPI-2（PK尺度）は，現在のMMPI-2（Lyons & Keane, 1992）から実証的に抽出された46項目から構成されており，「はい－いいえ」の形式で回答を求める尺度である。PK尺度は，MMPI-2の一部分として実施されるのが一般的であるが，独立した尺度としても有用である。実際に，MMPI-2の一部として実施した時と，独立して実施した時の尺度得点には高い相関が認められている（0.90; Herman, Weathers, Litz, & Keane, 1996）。そして，PTSDの有無を反映する全体得点を算出できる。

心理尺度特性については，MMPI-2の一部として，あるいは独立して実施した場合でも優れた結果を示している。退役軍人を対象に行った研究結果によると，いずれも高い内的整合性を示し（α係数= 0.95～0.96），2～3日間をおいた再検査信頼性も高い値を示した（0.95）。妥当性に関しては，MMPI-2の一部として，あるいは独立して実施した場合のPK尺度と他のPTSD尺度との関連も示されている（ミシシッピー尺度= 0.81～0.85, IES = 0.65～0.71, PTSD Checklist = 0.77～0.83, CAPS = 0.77～0.80）。最適なカットオフポイントについては若干差異があるが（MMPI-2の一部として使用した場合は26点，独立して使用した場合は24点），いずれにせよCAPSと比較して，優れた感度（0.72あるいは0.82），特異度（0.82あるいは0.76），有用性（0.76あるいは0.80）を示している。大規模なベトナム戦争帰還兵を対象とした研究において，PK尺度とミシシッピー尺度は0.83と高い相関を示しており，優れた構成概念妥当性も示されている。

これらの知見を決定づけるためには，他のトラウマ的出来事の体験者を対象とした多くの研究が必要だが（Foa et al., 1997; Watson et al., 1986），わずかではあるものの，非退役軍人においてPK尺度を用いた研究から得られたデータの結果を見るかぎり，有望である（Koretzky & Peck, 1990; Neal et al., 1994）。MMPI-2がそうであるように，PK尺度は司法心理学や障害評価の分野において特に有用になるかもしれない。

トラウマ後診断尺度

トラウマ後診断尺度 Posttraumatic Diagnostic Scale（PDS）は，49項目から構成されており，DSM-ⅣのPTSDの診断と症状の重症度を評価するための尺度である（Foa et al., 1997）。PDSは，DSM-Ⅲ-R（American Psychiatric Association, 1987）に基づいて作成されたPTSD症状尺度の自記式版（PSS-SR; Foa et al., 1993）を参考とした改訂版である。PDSは，暴露した可能性のあるトラウマ的出来事について確認し，その中で最悪なトラウマ的出来事を同定する。そして，診断

基準A2（身体的脅威あるいは無力感），診断基準B～D（17項目の症状すべての強度と頻度），機能障害（診断基準F）を評価する。PDSは，戦闘帰還兵や事故被害者，性暴力・非性暴力サバイバーを含んだいくつかのサンプルを対象に使用されており，10～15分ほどで行うことができる。

PDSの心理尺度特性は，PTSDの治療センターからリクルートされたり，トラウマの高いリスクを持つが治療を求めていない264人のボランティアを対象に検討されている（Foa et al., 1997）。これらの結果によると，高い内的整合性（α係数：合計 = 0.92，下位尺度 = 0.78～0.84），再検査信頼性を示している（0.77～0.85）。妥当性に関しては，PDSの合計得点と他のPTSD尺度に高い相関がみられた（IES; 再体験症状 = 0.80, 回避症状 = 0.66; RAST = 0.81）。さらに，感度（0.89）も特異度（0.75）も良好であり，SCIDの診断との一致率も高いレベルであった（kappa係数 = 0.65，一致率 = 82%）。データに基づくと，PTSDのためのスクリーニングとして，PDSは有効かつ効率的であると推奨される。

最近のPDSの心理尺度特性の調査で，CAPSを用いた臨床面接で得られたデータとの比較が行われ（Griffin, Uhlmansiek, Resick, & Mechanic, 2004），2つの尺度間の強い関連が示されている。高い割合でPTSDが見られる家庭内暴力の被害女性138人を対象に検討し，CAPSと比較した時に，非常に高い感度（0.94）と許容される特異度（0.53）が示された。これらの結果から，PDSは，大規模サンプルや研究において，PTSDを同定するための最初のスクリーニングとして優れている可能性がある。

PTSDチェックリスト

PTSDチェックリスト PTSD Checklist（PCL）は，米国国立PTSDセンターで開発され（Weathers et al., 1993），PTSD症状について評価する17項目の自記式質問紙である。異なった採点方法の手続きによって，連続した症状の重症度の評価と，診断二分法による評価ができる。さらに，診断二分法は全体得点のカットオフ値，あるいは症状クラスター得点を算出するアプローチの両方を含んでいる。原版はDSM-III-Rに基づいて作成されたが，DSM-IVの17項目の診断基準に関する症状を評価するために改訂がなされている。過去1カ月どの程度，各問題について悩まされたかについて，リッカート法によって評価する。時間枠は評価の目的に合うように必要に応じて調整できる。PCLには，一般人用（PCL-C）と軍人用（PCL-M）の2つのバージョンがある。PCL-Cは，生涯体験するストレスとなる出来事に対する再体験症状と回避症状を評価するが，PCL-Mは，戦争に関連するストレスとなる出来事のみを扱う。PCLは臨床と研究のどちらにおいても広く使用されており，5～10分程度で行うことができる。必要に応じて，トラウマとなり得る体験への暴露について同定するために，CAPSの手引きとして開発された17項目の出来事チェックリストとともにPCLを使用することもできる。

PCLは，ベトナム戦争および湾岸戦争の帰還兵を対象とした研究において，頑健な心理尺度特性があることが示されている（Weathers et al., 1993）。また，戦闘帰還兵と非戦闘帰還兵を対象とした研究（Kutter, Niles, & Krinsley, 2004）からPCLの高い内的整合性が確認されている（17項目の症状合計のα係数 = 0.96）。また，2～3日後の再検査信頼性も頑健であり（0.96），2週間後の再検査信頼性について検討した他の研究でも十分な値が示されている（Ruggiero, Del Ben, Scotti, & Rabalais, 2003）。

現在，いくつかの研究で非帰還兵をサンプルにした信頼性と妥当性のエビデンスが報告されているものの，研究者が最も高い基準で診断の精度を求める時に，いくつかのサンプル間で適切なカットオフ値の値が異なっている。この差異の理由（例：男女，トラウマ的出来事，トラウマ的出来事の重症度，治療希求の状況；Manne, DuHamel, Gallelli, Sorgen, & Redd, 1998）は明確でないため，将来の検討が期待される。

困難出来事質問紙

困難出来事質問紙 Distressing Event

Questionnaire（DEQ）は，二分法診断と連続性の症状について評価できる質問紙である（Kubany, Leisen, Kaplan, & Kelly, 2000）。DEQはPTSDの診断基準のA1（トラウマ的出来事への暴露）については評価しないが，A2の3項目（トラウマ的出来事の体験時の強い恐怖感，無力感，戦慄の有無）と17項目の症状（診断基準B～D）について評価する。過去1ヵ月，それぞれの症状の苦痛度についてリッカート法によって回答を求める。さらに，追加項目は，出来事と症状の時間的順序（診断基準E），苦痛や機能障害（診断基準F），そして，罪責感や怒り，悲嘆といった関連症状などに焦点があてられている。DEQは5～7分で行うことができる。

DEQの心理尺度特性は繰り返し検討が進められており，優れた結果が示されている（Kubany & colleagues, 2000）。サンプルには，男性のベトナム戦争戦闘帰還兵と様々なトラウマ的出来事（近親姦，レイプ，パートナーからの暴力，売春，性的虐待）を体験した女性が含まれていた。最初の研究では，高い内的整合性（α係数：合計得点 = 0.93, 症状クラスター = 0.88～0.91）が示された。次の研究では，様々な評価法を用いて，平均して10日後の再検査信頼性を検討した結果，いずれも高い値が示された（0.83～0.94）。次に行われた最も大規模な研究では，構成概念妥当性のエビデンスが示された。DEQの合計得点とCAPSに高い相関がみられ（0.82～0.90），修正版PTSD尺度（Falsetti, Resnick, Resick, & Kilpatrick, 1993）についても同様であった（0.86～0.94）。さらに，退役軍人をサンプルとして，CAPSを診断尺度として用いた際の最適なカットオフは26点であり，感度は0.87，特異度は0.85，診断的有用性は0.86であった。女性についてはカットオフ値が18点であり，感度は0.98，特異度は0.58，診断有用性は0.90であった。特に，DEQを使用することのメリットは，トラウマ的出来事の体験内容や人種が異なっていたとしても，男女問わず，PTSDの有無を高い確率で分類できるところにある。

精神生理学的アプローチ
PTSDの診断評価

PTSDの診断は，通常，面接や質問紙を用いて，症状や重症度の報告に基づいて行われる。しかし，患者の報告が曖昧な場合，診断精度に影響を及ぼすこともあるため，患者から報告された症状が診断閾値の基準を上回っているかどうかを決めるのは臨床家としての技量にかかっているともいえる。精神生理学的評価は，その診断過程において重要な追加情報を与えることができる。PTSD患者は，トラウマ的出来事を象徴する刺激，あるいは類似した外的刺激や内的刺激に対して，生理的反応を示すという疾患の特徴が診断基準に定義されているため，精神生理学的評価は特に有益なものになるかもしれない。PTSDの診断のための精神生理学的アプローチの典型的な例は，トラウマに関連した視聴覚刺激あるいはイメージ刺激を提示している間に，生理的反応を測定するというLang（1979）のパラダイムを改良したものである。どちらのアプローチでも，トラウマ関連刺激を処理している間の反応データを得るために，静止ベースラインと中間インターバルでの生理的反応が比較される。理論的には，トラウマ関連刺激に対する生理学的反応というのは，トラウマ的出来事を記銘するような記憶ネットワークが活性化していることを表している。いったんそのような記憶が生じると，それに関連した感情が生理的反応とともに生じることになる。

PTSDに関する精神生理指標は，自律神経系の活動（心拍，血圧，皮膚電位反応）や表情の筋活動を記録することで得られるネガティブ感情の表出の測定などがある。心拍数は，心電図によって測定され，ベースラインおよび刺激提示の時点，そこからの回復時間が連続的に記録される。一方，血圧は，腕周りの血圧測定バンドを一時的に拡張させる必要があるため，一般的には断続的に記録がなされる（つまり，手続きの各フレーズ間に1度記録される）。皮膚電位反応（発汗）は，掌に2本の非常に小さな電極をつけることによって，発汗活動の変化から生じる皮膚電位が連続的に記録される。例えば，周囲の室温などの他の要因が

一定に保たれれば、皮膚電位反応は交感神経活動をより直接的に測定できる。最後に、顔の筋活動は筋電図によって記録される。眉の上にある皺眉筋は多くのネガティブ表情が表出される際に変化がみられるため、最も一般的な指標になっている。

PTSD 患者と PTSD でない者のトラウマ関連刺激に対する反応を比較した研究では、PTSD に罹患したグループのトラウマ関連刺激に対する生理学的反応の平均レベルは、PTSD でないグループと比較して強いことが一貫して示されている。これらの結果は、ベトナム戦争や朝鮮戦争、第二次世界大戦の戦闘帰還兵や児童期の性的虐待サバイバーを対象とした研究から示されている（詳しくは、Orr, Metzger, Miller, & Kaloupek, 2004 を参照）。退役軍人局（DVA）が実施したこの種の研究でおそらく最も規模の大きいものは、Keane ら（1998）による 1,300 人以上の男性ベトナム戦闘帰還兵を対象として、精神生理学的方法を用いて、SCID の PTSD の診断の予測ができるかを検討した研究であろう。その結果、4 つの生理学的変数に基づき、被験者の 3 分の 2 が PTSD グループと非 PTSD グループに正しく分類できることが示された。それ以外のより小規模の研究では、PTSD の分類に関する感度と特異度がそれぞれ 60〜90%と 80〜100%の範囲で報告されている（Orr, 1997 参照）。これらの知見は、トラウマ関連刺激に対して生理学的反応が高い場合には、PTSD の診断基準を満たす可能性が高いことを明確に示唆している。ただし、トラウマ的出来事の体験はあるが、診断基準は満たさないような少数の一部の個人にも、トラウマ関連刺激に対する高い生理反応がみられることが示唆されており、トラウマ関連刺激に対する生理学的反応と PTSD の診断が完全に一致しているわけではない。退役軍人管理局（DVA）によって資金提供された研究で実施した検査と、それ以外の研究で実施した検査では方法論上に重要な違いが 1 つあった。それは、診療クリニックにおいて、何かしら服薬している患者は検査登録できなかった点である。患者も実施者も効果的であると考えられる薬物の要因を除外することには関心がなかったためである

が、この制限によって診療クリニックにおける検査の対象者には、最も重症の PTSD の患者が含まれておらず、結果に影響したのかもしれない。

非常に多くの要因（例：トラウマ関連刺激の適切さ、年齢や性別、人種やフィットネスといった生物学的要因、薬理学的作用；ベンゾジアゼピンやβ受容体遮断薬、解離などを含む認知的回避過程（Griffin, Resick, & Mechanic, 1997）、反社会的パーソナリティ障害のような刺激への感情反応に影響するパーソナリティ特性（Miller, Kaloupek, & Keane, 1999））が、生理的反応と自己報告によってもたらされる PTSD の診断の差異を埋めてくれるかもしれない。PTSD 患者のトラウマ関連刺激への生理学的反応に影響を及ぼす多数の要因があることを前提として、診断基準自体を修正することなく、精神生理学的検査が Keane ら（1998）の達成した PTSD の臨床診断評価の基準を超えることは難しいと考えられる。

PTSD の治療効果の評価

精神生理学的方法は、治療過程と治療転帰の両方の評価に使用される。認知行動的観点からは、PTSD の治療の成功とは、臨床的に関連した恐怖刺激に対する病理的反応を消去することである（Foa & Kozak, 1985）。そのため、(1) 治療セッション内で恐怖反応が生起すること、(2) 繰り返し実施される治療セッション間で恐怖反応が消去されることを精神生理学的に評価する。いくつかの予備的な研究から有望な結果が示されている。3 名の PTSD 患者に対して系統的脱感作法による治療を行った研究（First, Shalev, Orr, & Pitman, 1992）から、トラウマ的出来事に関連するイメージに対する生理的反応は治療前後で消去され、それとともに PTSD 症状も減少したことが示された。単一事例研究（Keane & Kaloupek, 1982）では、トラウマ関連刺激をイメージしている最中の皮膚電位活動と心拍数が、セッション内およびセッション間で軽減していたことが報告されている。さらに、51 人の戦争関連の PTSD 患者を対象として、エクスポージャーを中心とした治療か、伝統的なカウンセリングを用いて治療を行った研

究においては（Boudewyns & Hyer, 1990），治療に関しては生理的尺度に関して群間差がみられなかったものの，治療後に生理的覚醒が減少していた個人は，3 カ月フォローアップにおける治療効果がより大きかったことが示された。

　精神生理学的反応を治療前に測定することによって，治療反応を予測するのに役立つという知見も存在する。例えば，Levin ら（Levin, Cook, & Lang, 1982）は，認知行動療法 cognitive behavioral therapy（CBT）によってより効果が認められた不安障害の患者は，治療からドロップアウトした患者と比較して，治療前の評価時において，臨床関連の感情イメージをした際，皮膚電位反応や心拍数が高かったことを示した。同様に，Lang, Melamed と Hart（1970）は，蛇恐怖症に対する脱感作手続きの間に，恐怖刺激を視覚的に提示した際の心拍数の高い患者は，刺激に対してあまり心拍反応を示さなかった患者と比較して，治療後の恐怖の軽減効果が高かったことを示している。また Pitman ら（1996）は，トラウマ的出来事の侵入記憶に関する行動的尺度の改善の程度は，エクスポージャーを行う初期のセッション時の心拍数の高さに関連することを報告している。

　要約すると，PTSD の臨床評価のための精神生理学の有用性に関する研究は，治療過程と治療転帰を評価することや診断ツールとして価値のあるものといえるであろう。精神生理学的指標を用いることの一番の利点は，自己式報告のみで評価していた場合に，客観性を持ったデータが得られることであろう。また，主観的な報告が困難な状態にある者（例：幼児，脳機能障害）に対して使用できる可能性がある。一方，精神生理学的アプローチの欠点は，評価のためには，技術的な技能と機材が必要であり，心理的ストレスの主観的な体験と生理的反応の間には差異が生じるということである。精神生理学的測定法は，トラウマに関わる病理に潜んだ認知，感情，生物学的メカニズムの解明のためにも期待されている。

知見の一般化可能性

　PTSD の評価方法の一般化には，評価状況でのいくつかの特徴が影響を及ぼすことになる。文化，言語，人種，年齢そして性別といった要因が，構造化面接なのか，あるいは心理検査を用いるのかといった心理学的尺度の選択やその解釈に影響を及ぼすかもしれない。これらの要因に注意を払うことは PTSD や併存疾患の有無を理解するためには基本的なことである。これらの尺度がどの程度一般的に使用し得るのかを決定するためには，多くの科学的作業が必要であるが，下記に，一般化に影響を及ぼす鍵となる要因について紹介する。

文化的問題

　尺度を選択する時に，それを用いた PTSD の評価方法が有効であることを示した研究の対象者と，今自分が評価しようとしている対象者が異なっていることを考慮することが重要であり，このことは多くの臨床家が強調してきた。トラウマ的出来事に対する民族的，文化的な特異的反応があることが示されてから，長い間，文化的な配慮のなされた評価方法を開発する必要性に関心がもたれている。例えば，研究者の中には，少数民族とコーカサス系 Caucasian では，トラウマ的出来事の後の PTSD 症状の重症度に差異があるというエビデンスを示している（例：Frueh, Brady, & de Arellano, 1998; Green, Grace, Lindy, & Leonard, 1990; Kulka et al., 1990）。さらに，先進国と比較すると発展途上国において PTSD の罹患率が高い（De Girolamo & McFarlane, 1996）という研究者間の認識が広まったことによって，文化的な配慮をした評価方法の必要性がより強調されるようになった。

　現在までに，PTSD の心理学的評価方法が開発されたのは，西洋や先進国においてである。そのため，尺度に文化的な配慮が欠如していたり，文化間の大きな多様性によって，PTSD の評価方法は一定の制限があるのかもしれない（Marsella, Friedman, Gerrity, & Scurfield, 1996）。しかしな

がら，文化的な配慮がなされている尺度の開発に関しては進歩がみられている。

文化的な特徴に配慮した尺度の良い例は，ハーバード・トラウマ質問紙 Harvard Trauma Questionnaire（HTQ）（Mollica et al., 1992）であり，亡命者や難民などに広く使用されてきた。HTQ は，トラウマ的出来事とトラウマ関連症状について評価を行う。HTQ は，戦争によって引きさかれた国からの難民が体験する可能性のある多くの出来事（拷問，洗脳，食物や水の搾取）についての質問が含まれている。当初は，英国で改良されたが，ベトナムやラオス，クメールなどで翻訳されている。さらに，HTQ は多くの文化や言語を超えて言語の同等性を有しており，今までに，優れた信頼性（再検査信頼性 = 0.89; 評価者間信頼性 = 0.93, α 係数 = 0.96; Mollica et al., 1992）を示している（Cusack, Falsetti, & de Arellano, 2002）。将来的には，広範囲の人口における新しい尺度の信頼性と妥当性に関する資料を得るための研究が必要であり，文化的な感受性を HTQ に付加した尺度が開発されるであろう。

さらに，CAPS は異なる文化的背景を持つ集団において研究が実施されており，優れた結果を示している。一例として，ボスニア難民を対象とした CAPS の心理尺度特性についての検証が最近行われている（Charney & Keane, in press）。検証過程において言葉の意味の相違を克服するために，翻訳，バックトランスレーション，質的アプローチといった最新の方法が適用された。CAPS のボスニア翻訳版は，CAPS 原版に相当する心理尺度特性を有することが示され，さらに CAPS は文化的に異なった人々における PTSD を適切に測定することができ，一般市民の戦争に次いで起きた PTSD は，実際には他の出来事によって生じた PTSD と質的な違いはないことが示されている。

PTSD と併存疾患
PTSD の併存疾患の特徴

この章のはじめに述べたように，PTSD の併存疾患の研究結果から，PTSD は他の疾患と併存しやすいことが知られている。例えば，1,126 人の一般外来患者を対象に，現在と生涯における DSM-IV の不安障害と単極性の気分障害の併存について評価を行った研究によると（Brown, Campbell, Lehman, Grisham, & Mancill, 2001），評価されたすべての疾患において，PTSD は併存について多様なパターンを示し，最も重症であった。現在，PTSD に該当する個人のうち，92％が他の I 軸診断を有しており，最も頻度の高かった疾患は，大うつ病性気分障害（77％）であり，次に，全般性不安障害（38％），アルコール乱用と依存（31％）であった。退役軍人を対象とした研究からも，現在，PTSD である者の 82％が他の I 軸診断の疾患を併存していることが示され，I 軸診断の併存率が高い（Orsillo et al., 1996）。全米ベトナム退役軍人再適応研究（NVVRS）によると，PTSD の退役軍人の 50％に他の I 軸診断が合併していたことが示されている。また，全米併存疾患調査（NCS）においても PTSD における併存率は高いことが示されている（Kessler et al., 1995）。このように，PTSD と併存疾患は重要な関心を集める問題となっている。

PTSD とパーソナリティ障害の併存について評価した研究はわずかではあるが存在する。パーソナリティ障害は治療に対する社会的な問題行動に特徴づけられた最も一般的な併存疾患であるため，多くの研究では，PTSD と境界性パーソナリティ障害，あるいは反社会性パーソナリティ障害の併存率に焦点があてられている（Bollinger, Riggs, Blake, & Ruzek, 2000）。2 つの研究が少なくとも 100 人の PTSD 患者を対象にあらゆる II 軸疾患の評価を行っている。1 つ目の研究では，退役軍人の PTSD の入院患者 107 名のうち 79％が，II 軸の疾患が該当したことが示された（Bollinger et al., 2000）。最も多かったのは回避性パーソナリティ障害（47％），妄想性パーソナリティ障害（46％），強迫性パーソナリティ障害（28％），反社会性パーソナリティ障害（15％）であった。

2 つ目の研究では，男性退役軍人の PTSD の外来患者の半分近くが少なくとも 1 つのパーソナリ

ティ障害の診断基準を満たし，17%は2つ以上のパーソナリティ障害に該当したことが示されている（Dunn et al., 2004）。この2つの研究で示されたⅡ軸疾患との併存率に差異はあるものの，おそらく調査サンプルの人口統計学的な差異（例：入院患者と外来患者）によって生じたのであり，2つの研究はいずれも，PTSDはⅡ軸疾患と併存するということを強調する結果となっている。

　PTSDの併存疾患は，臨床家や研究者にとって複数のレベルにおいてそれぞれ困難を強いることになる。例えば，臨床場面では，Ⅰ軸あるいはⅡ軸疾患を併存している者は，併存していない者と比較して，PTSDの重症度が高く（例：Back, Sonne, Killeen, Danksy, & Brady, 2003; Brady & Clary, 2003; Zayfert, Becker, Unger, & Shearer, 2002），治療反応も良好でない（例：Cloitre & Koenen, 2001; Zlotnick et al., 1999）。この併存の問題は，疾患分類学上，PTSDはDSM-Ⅳの他の疾患と分類できる個別の症候群であるという新クレペリン主義者neo-Kraepelinianの考えに疑問を生じさせる。そして，研究者にとっては，併存疾患によって統計的な確率変数が生じ，統制するための方法が必要とされる（Keane & Kaloupek, 2002）。

PTSDにおける併存疾患の概念化

　PTSDの併存のパターンを理解するために，有益な情報をもたらすと考えられる確立された精神疾患の併存に関する1つのモデルでは（Miller, Greif, & Smith, 2003; Miller, Kaloupek, Dillon, & Keane, 2004参照），行動上の問題と精神症状のパターンは，外的次元と内的次元という潜在的次元に沿って一致すると主張している。このモデルは，児童期の行動障害の分野における30年以上の調査結果に基づいているが（Achenbach & Edelbrock, 1978; 1984参照），成人の精神疾患の潜在構造に一連の影響を及ぼす因子分析研究として，近年，成人の精神病理学の分野において注目されるようになっている（Cox, Clara, & Enns, 2002; Kendler, Prescott, Myers, & Neale, 2003; Krueger, Caspi, Moffitt, & Silva, 1998; Krueger, McGue, & Iacono, 2001）。Kruegerら（1998）は，併存疾患のパターンは，アルコール乱用や物質関連障害，反社会性パーソナリティ障害が位置づけられる外的次元と，単極性気分障害，不安障害が位置づけられる内的次元に沿って一致する傾向があると主張している。この構造は，大規模サンプルから無作為に抽出された複数サンプルや性別に関わらず，一貫した結果が示されている（Krueger, 1999）。さらに双生児研究によると，遺伝的要因が，外在化と内在化の因果関係に影響を及ぼすことが示唆されており（Deater-Deckard & Plomin, 1999; Krueger et al., 2002），遺伝的影響の大きさは所定の次元における問題行動の重症さを増大させることが示されている（Gjone, Stevenson, Sundet, & Eilerstein, 1996）。さらに，外在化や内在化に向けた傾向は時間経過に伴って安定してくることが報告されている（Krueger et al., 1998, 2001, 2002）。そのため，このモデルの重要な長所は，生涯にわたる精神症状について一貫した概念を提供できることであり，またPTSDをより広い精神病理研究と結びつけたことである。

　外在化−内在化モデルの議論は，幅広い種類の疾患間の重複は共通の素因から生じると主張する他の併存疾患のモデルと，概念的には一致している（例：Barlow, 2002; Clark, Watson, & Mineka, 1994）。このモデルを支持する所見として，どのような精神疾患のスペクトラムにおいても，多くの重複する素因が存在しており，その発現は様々な環境的要因（例：トラウマ的出来事への暴露，他の生活ストレス要因，あるいは発達的体験）への直面によって相当変化するというエビデンスがある。言い換えれば，DSM-Ⅳの様々な診断にみられる異なった症状は，脆弱性の次元を共有しているのかもしれない。こうした考え方は，精神病理スペクトラム内に疾患の併存率の高さに関する理論的説明となっている（つまり，AとBという疾患が同時に生じる（併存）のは，両方とも別の根本的で，原因となるCという要因の影響を受けているためである；Frances, Pincus, Widiger, Davis, & First, 1990）。

PTSDにとっての示唆

前述のモデルは，外在化と内在化という精神病理の潜在次元において，精神症状は一致する傾向になることを示唆しており，これらの次元が個人のパーソナリティにおける病因学的な基礎を形成すると考えられる。近年の研究では，このモデルはPTSDの併存疾患のパターンを理解する際に，非常に適切であることが示唆している（Miller et al., 2003, 2004; Miller & Resick, 2007）。PTSDを持つ個人を対象に行ったパーソナリティ検査に関する一連の3つのクラスター分析研究から，男性と女性の両サンプルにおいて，PTSDには，外在化と内在化のサブタイプがあることが示されている（Miller & colleagues, 2004）。これらの3つの研究の知見をまとめると，外在者 externalizers と呼ばれるPTSDのサブタイプは，社会的規範や価値に伴う葛藤や他者との対立を通して，外見上，トラウマ後ストレス症状を表出する傾向にあることを示している。それはパーソナリティ検査プロフィールのネガティブ感情に伴う脱抑制の高さによって生成され，高い怒りや攻撃レベル，物質関連障害，B群のパーソナリティ障害の特徴と関連していることが示唆されている。

さらに，このサブタイプの者は，自分の行動の結果について深く注意を払わないため，衝動的に行動する傾向があり，容易に動揺するため，結果的に慢性的なストレスを抱えると自分自身で報告する。また，それらは自己顕示的で操作的，そして慣例に従わない行動をする傾向にあると述べている。また，彼らは感情不安定であり，活動的，衝動的，恐れ知らずで，他者に対して時々攻撃的になったり，威圧的になったり，他者に常に裏切られたり，不当な扱いを受けていると感じると報告している。退役軍人の戦争前の特徴に関わるデータが得られている研究の両方において，このサブタイプに属する個人は，業務上の過失率が高く，これらの特徴はトラウマ以前に存在していた外的なパーソナリティの影響を反映していることを示唆している。

一方，外在者とは対照的に，内在者 internalizers と呼ばれるPTSDのサブタイプは，恥，自傷，自己非難，不安，回避，うつ，引きこもりといったトラウマ的なストレスの傾向によって特徴づけられる。このサブタイプは，大うつ病性気分障害，パニック障害，パーソナリティ検査プロフィールの高いネガティブ感情に伴う低いポジティブ感情で示されるシゾイドパーソナリティ障害，回避性パーソナリティ障害との高い合併に特徴づけられる。さらに，このサブタイプは，熱狂的でなく，退屈で，疲れやすく，関心が欠如しているが，前述した外在者のように，頻繁で強いネガティブ感情を体験していると述べている。またこのサブタイプは，あまり友人がおらず，他者と距離をとったり，一人で時間を過ごすことを好むことを報告している。外在者とは対照的に，自分自身について特別で才能があるとは感じず，控えめで謙虚であると述べている。それらは，対人関係における感情の制約，ネガティブな評価に対する過敏性，社会的抑制や不適切性に関する感情を表している。トラウマに関連した恥に関する評価得点がこの内在化（トラウマ的な体験の恥の側面を自分自身に組み込む傾向）の心理学的過程に重要な影響を与えることが示唆されている。

これらの知見は，幅広い精神疾患（Krueger et al., 1998, 2001 参照）の共変動を説明するために考えられた，精神病理に関する外在化－内在化モデルが，PTSDの併存疾患や病理の異質性を理解するのに役立つことを示唆している。さらに，この研究によって同定されたPTSDのサブタイプ，オーストラリアの調査者の独立したグループから報告されたサブタイプ（Forbes et al., 2003），そして発達精神病理学者によって同定された3大パーソナリティタイプ（快活性，過剰統制，脱統制；Asendorpf & van Aken, 1999; Hart, Hofmann, Edelstein, & Keller, 1997; Robins, John, Caspi, Moffitt, & Stouthamer-Loeber, 1996）に密接な関連があることは，PTSDの併存に関するこの概念モデルの妥当性を支持している。さらにこれらの調査結果は，一般人口中のPTSDの併存疾患に多様性を強調しており，この外在化－内在化モデルが，臨床現場におけるPTSDの大きな個人差を理解するうえで有用であることを示唆し

今後の課題

PTSDと併存疾患の評価は，精神保健医療領域において多大な関心を広めている話題である（Wilson & Keane, 1997; 2004）。PTSDがDSM-Ⅲに記載されて以来，トラウマ的出来事に直面した後に生じる心理的影響の理解と評価に関しては大きな進歩が見られた。PTSDの評価の概念的モデルが考案され（Keane, Wolfe, & Taylor, 1987; Sutker, Uddo-Crane, & Allain, 1991），心理検査が開発され（Foa et al., 1997; Norris & Riad, 1997），診断面接法の有用性が検証され（Davidson et al., 1989; Foa et al., 1993; Weathers et al., 2001），既存の尺度の下位尺度がPTSDの評価のために作成された（例：MMPI-2, Keane et al., 1984）。PTSDに関する評価方法は，DSMの他の精神疾患に関する評価方法に匹敵するか，あるいはより優れていると明確に結論づけることができる。さらに，現在では，臨床家の必要性に応じて様々な評価尺度を利用することができる。これらの多くの測定方法に関する信頼性と妥当性を検証した心理特性データは，これらが優れていることを示している。

臨床場面におけるPTSDの評価は，PTSDの有無，重症度，そして併存疾患の評価のみに焦点をあてているわけではない。個人の家族歴，生活歴，症状，信念，資質，弱点，支援システム，そして対処能力に関する情報の収集を意味する包括的な評価方略は（Newman, Kaloupek, & Keane, 1996），効果的な治療計画を展開していくうえで役立つであろう。本章の概説の第一の目的は，PTSDの評価や診断に用いられる様々な評価尺度の質を検討し，PTSDでよく見られる併存疾患に関する概念モデルを提供することであった。PTSDの初期の段階から認識されてきたこの併存の問題は（Keane et al., 1985），この分野の概念上の課題であり続けている。本章で示したモデルは，こうした課題を精神疾患研究の中心課題として直接に位置づけるものである。

最後に，PTSD患者の包括的な評価は，社会，対人，職業上の支障の指標を含む必要がある。また，最適な検査を行うための臨床家の臨床的，対人的技能としては，トラウマ的出来事の強度や，多くの人がトラウマ的出来事を開示する際に生じる困難さ，トラウマによる影響，個人やその家族の保護的な影響に対する感性が求められる。

この概説は，PTSDの評価に関するすべての評価尺度の心理学的特性を包括的な検討を意図したものではない。この概説の目的は，臨床家がある目的を持って特定の尺度を選択する際に，臨床家が使用する可能性のある尺度の中から最適なものを選択できるようにすることである。尺度の心理学的特性を注意深く検討することによって，臨床家は特定の評価尺度の適切な使用に関する情報に基づいて，使用する尺度を決定できるようになる。検査の有用性の分析（例：感度，特異度，的中率など）がすべて行われている評価尺度は，臨床家が最終的な決断を下すうえで大いに助けとなる。尺度が多様なトラウマ集団，異なる性別，人種的，文化的集団，あるいは年齢層において評価され，開発されていることが望ましい。今後は，様々な患者に対して，様々な臨床現場で働く臨床家や研究者のニーズに応えていくことが課題である。歴史的にみても，現時点でのPTSD領域の業績は顕著なものであると言えよう。結局のところ，測定尺度の質は，すべての新しい知見の発展の質を決定する。この概説で含まれたエビデンスの強さを指標として研究を続ければ，10年後には新しい知見が次々と生み出されているであろう。

文 献

Achenbach, T. M. & Edeibrock, C. S. (1978). The classification of child psychopathology: a review and analysis of empirical efforts. *Psychological Bulletin, 85*(6), 1275-1301.

Achenhach, T. M. & Edelbrock, C. S. (1984). Psychopathology of childhood. *Annual Review of Psychology, 35*, 227-256.

American Psychiatric Association. (1980). *Diagnostic and statistical manual of mental disorders* (3rd ed.). Washington, DC: Author.

American Psychiatric Association. (1987). *Diagnostic and statistical manual of mental disorders* (3rd ed., rev.).

Washington, DC: Author.
American Psychiatric Association. (1994). *Diagnostic and statistical manual of mental disorders* (4th ed.). Washington, DC: Author.
Antony, M. M., & Rowa, K. (2005) Evidence-based assessment of anxiety disorders in adults. *Psychological Assessment, 17*, 256-266.
Arata, C. M., Saunders, B. E., & Kilpatrick, D. G. (1991). Concurrent validity of a crime-related post-traumatic stress disorder scale for women within the Symptom Checklist-90-Revised. *Violence and Victims, 6*, 191-199.
Asendorpf, J. B., & van Aken, M. A. (1999). Resilient, overcontrolled, and undercontrolled personality prototypes in childhood: Replicability, predictive power, and the trait-type issue. *Journal of Personality and Social Psychology, 77*, 815-832.
Back, S. E., Sonne, S. C., Killeen, T., Dausky, B. S., & Brady, K. T. (2003). Comparative profiles of women with PTSD and comorbid cocaine or alcohol dependence. *American Journal of Drug and Alcohol Abuse, 29*, 169-189.
Barlow, D. H. (2002). *Anxiety and its disorders: The nature and treatment of anxiety and panic* (2nd ed.). New York: Guilford Press.
Blake, D. D., Weathers, F. W., Nagy, L. M., Kaloupek, D. G., Charney, D. S., & Keane, T. M. (1990). *The Clinician-Administeced PTSD Scale-IV*. Boston: National Center for PTSD, Behavioral Sciences Division.
Blanchard, E. B., Gerardi, R. J., Kolb, L. C., & Barlow, D. H. (1986). The utility of the Anxiety Disorders Interview Schedule (ADIS) in the diagnosis of post-traumatic stress disorder (PTSD) in Vietnam veterans. *Behaviour Research and Therapy, 24*, 577-580.
Bollinger, A., Riggs, D., Blake, D., & Ruzek, J. (2000). Prevalence of personality disorders among combat veterans with posttraumatic stress disorder. *Journal of Traumatic Stress, 13*, 255-270.
Bonanno, G. A. (2004). Loss, trauma, and human resilience: Have we underestimated the human capacity to thrive afrer extremely aversive events? *American Psychologist, 59*, 20-28.
Boudewyns, P. A., & Hyer, L. (1990). Physiological responses to combat memories and preliminary treatment outcome in Vietnam veteran PTSD patients treated with direct therapeutic exposure. *Behavior Therapy, 21*, 63-87.
Brady, K. T., & Clary, C. M. (2003). Affective and anxiety comorbidity in post-traumatic stress disorder treatment trials of sertraline. *Comprehensive Psychiatry, 44*, 360-369.
Brown, T. A., Campbell, L. A., Lehman, C. L., Grisham, J. R., & Mancill, R. B. (2001). Current and life-time comorbidity of the DSM-IV anxiety and mood disorders in a large clinical sample. *Journal of Abnormal Psychology, 110*, 585-599.
Breslau, N., Chilcoat, H. D., Kessler, R. C., Peterson, E. L., & Lucia, V. C. (1999). Vulnerability to assaultive violence: Further specification of the sex difference in post-traumatic stress disorder. Psychological Medicine 29, 813-821.
Breslau, N., Davis, G. C., Andreski, P., & Peterson, E. (1991). Traumatic events and posttraumatic stress disorder in an urban population of young adults. *Archives of General Psychiatry, 48*, 216-222.
Brown, T. A., DiNardo, P. A., Lehman, C. L., & Campbell, L. A. (2001). Reliability of DSM-IV anxiety and mood disorders: Implications for the classification of emotional disorders. *Journal of Abnormal Psychology, 110*, 49-58.
Charney, M. E., & Keane, T. M. (in press). Psychometric analysis of the Clinician Administered PTSD Scale (CAPS)-Bosnian Translation. *Cultural and Ethnic Minority Psychology*.
Clark, L. A., Watson, D., & Mineka, S. (1994) Temperament, personality, and the mood and anxiety disorders. *Journal of Abnormal Psychology, 103*(1), 103-116.
Cloitre, M., & Koenen, K. C. (2001). The impact of borderline personality disorder on process group outcome among women with posttraumatic stress disorder related to childhood abuse. *International Journal of Group Psychotherapy, 51*, 379-398.
Cohen, J. (1960). A coefficient of agreement for nominal scales. *Educational and Psychological Measarement, 20*, 37-46.
Cox, B. J., Clara, I. P., & Enns, M. W. (2002). Posttraumatic stress disorder and the structure of common mental disorders. *Depression and Anxiety, 15*, 168-171.
Cusack, K., Falsetti, S., & de Arellano, M. (2002). Gender considerations in the psychometric assessment of PTSD. In R. Kimerling, P. Ouimette, & J. Wolfe (Eds.), *Gender and PTSD* (pp. 150-176). New York: Guilford Press.
Davidson, J. R. T., Malik, M. A., & Travers, J. (1997). Structured Interview for PTSD (SIP): Psychometric validation for DSM-IV criteria. *Depression and Anxiety, 5*, 127-129.
Davidson, J. R. T., Smith, R., & Kudler, H. (1989). Validity and reliability of the DSM-III criteria for posttraumatic stress disorder: Experience with a structured interview. *Journal of Nervous and Mental Disease, 177*, 336-341.
Deater-Deckard, K., & Plomin, R. (1999). An adoption study of the etiology of teacher and parent reports of externalizing behavior problems in middle childhood. *Child Development, 70*, 144-154.
De Girolamo, G., & McFarlane, A. C. (1996). Epidemiology of posttraumatic stress disorder among victims of intentional violence: A review of the literature. In F. L. Mak & C. C. Nadelson (Eds.), *International review of psychiatry* (Vol. 2, pp. 93-119). Washington, DC: American Psychiatric Press.
de Jong, J. T. V. M., Komproe, I. H., Van Ommeren, M., El Masri, M., Khaled, N., van de Put, W., et al. (2001). Lifetime events and posttraumatic stress disorder in four postconflict settings. *Journal of the American Medical Association, 286*, 555-562.
DiNardo, P. A., Brown, T. A., & Barlow, D. H. (1994). *Anxiety Disorders Interview Schedule for DSM-IV: Lifetime version*

(ADIS-IV-L). San Antonio, TX: Psychological Corporation.

DiNardo, P. A., Moras, K., Barlow, D. H., Rapee, R. M., & Brown, T. A. (1993). Reliability of DSM-III-R anxiety disorder categories: Using the Anxiety Disorders Interview Schedule-Revised (ADIS-R). *Archives of General Psychiatry, 50*, 251-256.

DiNardo, P. A., O'Brien, G. T., Barlow, D. H., Waddell, M. T., & Blanchard, E. B. (1983). Reliability of DSM-III anxiety disorder categories using a new structured interview. *Archives of General Psychiatry, 40*, 1070-1074.

Dunn, N. J., Yanasak, E., Schilaci, J., Simotas, S., Rehm, L., Souchek, J., et al. (2004). Personality disorders in veterans with posttraumatic stress disorder and depression. *Journal of Traumatic Stress, 17*, 75-82.

Falsetri, S. A., Johnson, M. R., Ware, M. R., Emmanuel, N. J., Mintzer, O., Book, S., et al. (1996, March). *Beyond PTSD: Prevalence of trauma in an anxiety disorders sample*. Paper presented at the 16th annual conference of the Anxiety Disorders Association of America, Orlando, FL.

Falsetri, S. A., Resnick, H. S., Resick, P. A., & Kilpatrick, D. G. (1993). The Modified PTSD Symptom Scale: A brief self-report measure of posttraumatic stress disorder. *Behavior Therapist, 16*, 161-162.

First, M., Spirzer, R., Williams, J., & Gibbon, M. (2000). Structured Clinical Interview for DSM-IV Axis I Disorders (SCID-I). In American Psychiatric Association (Ed.), *Handbook of psychiatric measures* (pp. 49-53). Washington, DC: American Psychiatric Association.

Foa, E. B., Cashman, L., Jaycox, L., & Perry, K. (1997). The validation of a self-report measure of post-traumatic stress disorder: The Posttraumatic Diagnostic Scale. *Psychological Assessment, 9*, 445-451.

Foa, E. B., & Kozak, M. J. (1985). Treatment of anxiety disorders: Implications for psychopathology. In A. H. Tuma & J. D. Maser (Eds.), *Anxiety and the anxiety disorders*. Hillsdale, NJ: Erlbaum.

Foa, E. B., Riggs, D. S., Dancu, C. V., & Rothbaum, B. O. (1993). Reliability and validity of a brief instrument for assessing post-traumatic stress disorder. *Journal of Traumatic Stress, 6*, 459-474.

Forbes, D., Creamer, M., Allen, N., Elliott, P., McHugh, T., Debenham, P., et al. (2003). MMPI-2 sub-groups of veterans with combat-related PTSD. *Journal of Nervous and Mental Disease, 191*, 531-537.

Frances, A., Pincus, H. A., Widiger, T. A., Davis, W. W., & First, M. B. (1990). DSM-IV : Work in progress. *American Journal of Psychiatry, 147*(11), 1439-1448.

Frueh, B. C., Brady, K. L., & Arellano, M. A. (1998). Racial differences in combat-related PTSD: Empirical findings and conceptual issues. *Clinical Psychology Review, 18*, 287-305.

Gerardi, R., Keane, T. M., & Penk, W. E. (1989). Utility: Sensitivity and specificity in developing diagnostic tests of combat-related post-traumatic stress disorder (PTSD). *Journal of Clinical Psychology, 45*, 691-703.

Gjone, H., Stevenson, J., Sundet, J. M., & Eilersten, D. F. (1996). Changes in heritability across increasing levels of behavior problems in young twins. *Behavior Genetics, 26*, 419-426.

Green, B. L., Grace, M. C., Lindy, J. D., & Leonard, A. C. (1990). Race differences in response to combat stress. *Journal of Traumatic Stress, 3*, 379-393.

Griffin, M. G., Resick, P. A., & Mechanic, M. B. (1997). Objective assessment of posttraumatic dissociation: Psychophysiological indicators. *American Journal of Psychiatry, 154*, 1081-1088.

Griffin, M. G., Uhlmansiek, M., Resick, P. A., & Mechanic, M. B. (2004). Comparison of the PTSD Diagnostic Scale vs. the Clinician Administered PTSD Scale in domestic violence survivors. *Journal of Traumatic Stress, 17*, 497-503.

Hart, D., Hofmann, V., Edelstein, W., & Keller, M. (1997). The relation of childhood personality types to adolescent behavior and development: A longitudinal study of Icelandic children. *Developmental Psychology, 32*, 195-205.

Herman, D. S., Weathers, F. W., Litz, B. T., & Keane, T. M. (1996). Psychometric properties of the embedded and stand-alone versions of the MMPI-2 Keane PTSD Scale. *Assessment, 3*, 437-442.

Horowitz, M. J. (1976). *Stress response syndromes*. Northvale, NJ: Aronson.

Horowitz, M. J., Wilner, N., & Alvarez, W. (1979). Impact of Event Scale: A measure of subjective stress. *Psychosomatic Medicine, 41*, 209-218.

Hunsley, J., & Mash, E. J. (2005). Introduction to the special section on developing guidelines for the evidence-based assessment (EBA) of adult disorders. *Psychological Assessment, 17*, 251-255.

Joseph, S. (2000). Psychometric evaluation of Horowitz's Impact of Event Scale: A review. *Journal of Traumatic Stress, 13*, 101-113.

Keane, T. M. (1995). Guidelines for the forensic psychological assessment of posttraumatic stress disorder claimants. In R. I. Simon (Ed.), *Posttraumatic stress disorder in litigation: Guidelines for forensic assessment* (pp. 99-115). Washington, DC: American Psychiatric Press.

Keane, T. M., & Barlow, D. H. (2002). Posttraumatic stress disorder. In D. H. Barlow (Ed.) *Anxiety and its disorders: The nature and treatment of anxiety and panic* (2nd ed., pp. 418-453). New York: Guilford Press.

Keane, T. M., Buckley, T., & Miller, M. (2003). Guidelines for the forensic psychological assessment of posttraumauic stress disorder claimants. In R. I. Simon (Ed.), *Posttraumatic stress disorder in litigation: Guidelines for forensic assessment* (2nd ed., pp. 119-140). Washington, DC: American Psychiatric Association Press.

Keane, T. M., Caddell, J. M., & Taylor, K. L. (1988). Mississippi Scale for Combat-Relared Posttraumatic Stress

Disorder: Three studies in reliability and validity. *Journal of Consulting and Clinical Psychology, 56*, 85-90.

Keane, T. M., Charney, M. E., & Orazem, R. (in press). The interrelationship of evidence based measures of posttraumatic stress disorder: Evidence from a VA cooperative study. *Journal of Rehabilitation Research and Development.*

Keane, T. M., Fairbank, J. A., Caddell, J. M., Zimering, R. T., & Bender, M. E. (1985). A behavioral approach to assessing and treating post-traumatic stress disorder in Vietnam veterans. In C. R. Figley (Ed.), *Trauma and its wake* (pp. 257-294). New York: Brunner/Mazel.

Keane, T. M., & Kaloupek, D. G. (1982). Imaginal flooding in the treatment of posttraumatic stress disorder. *Journal of Consulting and Clinical Psychology, 50*, 138-140.

Keane, T. M., & Kaloupek, D. G. (2002). Posttraumatic stress disorder: Diagnosis, assessment, and monitoring outcomes. In R. Yehuda (Ed.), *Treating trauma survivors with PTSD* (pp. 21-42). Washington: American Psychiatric Press.

Keane, T. M., Kaloupek, D. G., & Weathers, F. W. (1996). Ethnocultural considerations in the assessment of PTSD. In A. J. Marsella, M. J. Friedman, E. T. Gerrity, & R. M. Scurfield (Eds.), *Ethnocultural aspects of posttraumatic stress disorder: Issues, research, and clinical applications* (pp. 183-205). Washington, DC: American Psychological Association.

Keane, T. M., Kolb, L. C., Kaloupek, D. G., Orr, S. P., Blanchard, E. B., Thomas, R. G., et al. (1998). Utility of psychophysiology measurement in the diagnosis of posttraumatic stress disorder: Results from a department of Veterans Affairs cooperative study. *Journal of Consulting and Clinical Psychology, 66*, 914-923.

Keane, T. M., Malloy, P. F., & Fairbank, J. A. (1984). Empirical development of an MMPI subscale for the assessment of combat-related posttraumatic stress disorder. *Journal of Consulting and Clinical Psychology, 52*, 888-891.

Keane, T. M., Marshall, A., & Taft, C. (2006) Posttraumatic stress disorder: Epidemiology, etiology, and treatment outcome. *Annual Review of Clinical Psychology, 2*, 161-197.

Keane, T. M., Weathers, F. W., & Foa, E. B. (2000). Diagnosis and assessment. In E. B. Foa, T. M. Keane, & M. J. Friedman (Eds.), *Effective treatments for PTSD* (pp. 18-36). New York: Guilford Press.

Keane, T. M., Wolfe, J., & Taylor, K. L. (1987). Post-traumatic stress disorder: Evidence for diagnostic validity and methods for psychological assessment. *Journal of Clinical Psychology, 43*, 32-43.

Keen, S. M., Kutter, C. J., Niles, B. L. & Krinsley, K. E. (2004, Novemher). *Psychometric properties of the PTSD Checklist.* Poster presented at the annual meeting of the International Society for Traumatic Stress Studies, New Orleans, LA.

Kendler, K. S., Prescott, C. A., Myers, J., & Neale, M. C. (2003). The structure of genetic and environmental risk factors for common psychiatric and substance use disorders in men and women. *Archives of General Psychiatry, 60*, 929-937.

Kessler, R. C., Sonnega, A., Bromet, E., Hughes, M., & Nelson, C. B. (1995). Posttraumatic stress disorder in the National Comorbidity Survey. *Archives of General Psychiatry, 52*, 1048-1060.

Kilpatrick, D. G. (1988). Rape aftermath symptom test. In M. Hersen, & A. S. Bellack, (Eds.), *Dictionary of behavioral assessment techniques* (pp. 658-669). Oxford, UK: Pergamon Press.

Kilpatrick, D., Edmunds, C., & Seymour, A. (1992). *Rape in America: A report to the nation.* Arlington, VA: National Victim Center.

Koretzky, M. B., & Peck, A. H. (1990). Validation and cross-validation of the PTSD Subscale of the MMPI with civilian trauma victims. *Journal of Clinical Psychology, 46*, 296-300.

Kraemer, H. C. (1992). *Evaluating medical tests: Objective and quantitative guidelines.* Newbury Park, CA: Sage.

Krueger, R. F. (1999). The structure of common mental disorders. *Archives of General Psychiatry, 56*, 921-926.

Krueger, R. F., Caspi, A., Moffitt, T. E., & Silva, P. A. (1998). The structure and stability of common mental disorders (DSM-III-R): A longitudinal-epidemiological study. *Journal of Abnormal Psychology, 107*, 216-227.

Krueger, R. F., Hicks, B. M., Patrick, C. J., Carlson, S. R., Iacono, W. G., & McGue, M. (2002). Etiologic connections among substance dependence, antisocial behavior, and personality: Modeling the externalizing spectrum. *Journal of Abnormal Psychology, 111*, 411-424.

Krueger, R. F., McGue, M., & Iacono, W. G. (2001). The higher-order structure of common DSM mental disorders: Internalization, externalization, and their connections to personality. *Personality and Individual Differenres, 30*, 1245-1259.

Kubany, E. S., Leisen, M. B., Kaplan, A. S., & Kelly, M. P. (2000). Validation of a brief measure of post-traumatic stress disorder: The Distressing Event Questionnaire (DEQ). *Psychological Assessment, 12*, 197-209.

Kulka, R. A., Schlenger, W. E., Fairbank, J. A., Jordan, B. K., Hough, R. L., Marmar, C. R., et al. (1990). *Trauma and the Vietnam war generation: Report of findings from the National Vietnam Veterans Readjustment Study.* New York: Brunner/Mazel.

Lang, P. (1979). A bio-informational theory of emotional imagery. *Psychophysiology, 16*, 495-512.

Lang, P. J., Melamed, B. G., & Hart, J. (1970). A psychophysiological analysis of fear modification using an automated desensitization procedure. *Journal of Abnormal Psychology, 76*(2), 220-234.

Levin, D. N., Cook, E. W., & Lang, P. J. (1982). Fear imagery and fear behavior: Psychophysiological analysis of clients receiving treatment for anxiety disorder. *Psychophysiology, 19*, 571-572.

Litz, B. T., & Weathers, F. (1994). The diagnosis and

assessment of post-traumatic stress disorder in adults. In M. B. Williams & J. F. Sommer (Eds.), *The Handbook of Post-Traumatic Therapy* (pp. 20-37). Westport, CT: Greenwood Press.

Lyons, J. A., & Keane, T. M. (1992). Keane PTSD scale: MMPI and MMPI-2 update. *Journal of Traumatic Stress, 5*, 111-117.

Manne, S. L., DuHamel, K., Gallelli, K., Sorgen, K., & Redd, W. H. (1998). Posttraumatic stress disorder among mothers of pediatric cancer survivors: Diagnosis, comorbidity, and utility of the PTSD Checklist as a screening instrument. *Journal of Pediatric Psychology, 23*, 357-366.

Marsella, A. J., Friedman, M. J., Gerrity, E. T., & Scurfield, R. M. (Eds.). (1996). *Ethnocultural aspects of posttraumatic stress disorder.* Washington, DC: American Psychological Association.

McFall, M. E., Smith, D. E., Mackay, P. W., & Tarver, D. J. (1990). Reliability and validity of Mississippi Scale for Combat-Related Posttraumatic Stress Disorder. *Journal of Consulting and Clinical Psychology, 2*, 114-121.

McFall, M. E., Smith, D., Roszell, D. K., Tarver, D. J., & Malas, K. L. (1990). Convergent validity of measures of PTSD in Vietnam combat veterans. *American Journal of Psychiatry, 147*, 645-648.

Miller, M. W., Greif, J. L., & Smith, A. A. (2003). Multidimensional Personality Questionnaire profiles of veterans with traumatic combat exposure: Internalizing and externalizing subtypes. *Psychological Assessment, 15*, 205-215.

Miller, M. W., Kaloupek, D. C., Dillon, A. L., & Keane, T. M. (2004). Externalizing and internalizing subtypes of combat-related PTSD: A replication and extension using the PSY-5 scales. *Journal of Abnormal Psychology, 112*, 636-645.

Miller, M. W., Kaloupek, D. G., & Keane, T. M. (1999). Antisociality and physiological hyporesponsivity during exposure to trauma-related stimuli in patients with PTSD. *Psychophysiology, 36*, S81.

Miller, M. W., & Resick, P. A. (2007). Internalizing and externalizing subtypes in female sexual assault survivors: Implications for the understanding of complex PTSD. *Behavior Therapy, 38*, 58-71.

Mollica, R. F., Caspi-Yavin, Y., Bollini, P., Truong, T., Tor, S., & Lavelle, J. (1992). The Harvard Trauma Questionnaire: Validating a cross-cultural instrument for measuring torture, trauma, and post-traumatic stress disorder in Indochinese refugees. *Journal of Nervous and Mental Disease, 180*, 111-116.

Murray, C. J., & Lopes, A. D. (1996). Evidence-based health policy: Lessons from the Global Burden of Disease Study. *Science, 274*, 740-743.

Neal, L. A., Busuttil, W., Rollins, J., Herepath, R., Strike, P., & Turnbull, G. (1994). Convergent validity of measures of post-traumatic stress disorder in a mixed military and civilian population. *Journal of Traumatic Stress, 7*, 477-455.

Newman, E., Kaloupek, D. G., & Keane, T. M. (1996). Assessment of PTSD in clinical and research settings. In B. A. van der Kolk, A. C. McFarlane, & L. Weisæth (Eds.), *Traumatic stress: The efftcts of overwhelming experience on mind, body, and society* (pp. 242- 275). New York: Guilford Press.

Norris, F. H. (1992). Epidemiology of trauma: Frequency and impact of different potentially traumatic events on different demographic groups. *Journal of Consulting and Clinical Psychology, 60*, 409-418.

Norris, F. H., & Riad, J. K. (1997). Standardized self-report measures of civilian trauma and posttraumatic stress disorder. In J. P. Wilson & T. M. Keane (Eds.), *Assessing psychological trauma and PTSD* (pp. 7-42). New York: Guilford Press.

Orr, S. P. (1997). Psychophysiologic reactivity to trauma-related imagery in PTSD: Diagnostic and theoretical implications of recent findings. *Annals of the New York Academy of Sciences, 821*, 114-124.

Orr, S. P., Metzger, L. J., Miller, M. W., & Kaloupek, D. G. (2004). Psychophysiological assessment of PTSD. In J. P. Wilson & T. M. Keane (Eds.), *Assessing psychological trauma and PTSD* (2nd ed., pp. 289-343). New York: Guilford Press.

Orsillo, S. M., Weathers, F. W., Litz, B. T., Steinberg, H. R., Huska, J. A., & Keane, T. M. (1996). Current and lifetime psychiatric disorders among veterans with warzone-related posttraumatic stress disorder. *Journal of Nervous and Mental Disease, 184*, 307-313.

Pitman, R. K., Orr, S. P., Altman, B., Longpre, R. E., Poire, R. E., Macklin, M. L., et al. (1996). Emotional-processing and outcome of imaginal flooding therapy in Vietnam veterans with chronic posttraumatic stress disorder. *Comprehensive Psychiatry, 37*, 409-418.

Robins, R. W., John, O. P., Caspi, A., Moffitt, T. E., & Stouchamer-Loeber, M. (1996). Resilient, overconcrolled, and undercontrolled boys: Three replicable personality types. *Journal of Personality and Social Psychology, 70*, 157-171.

Ruggiero, K. J., Del Ben, K., Scotti, J. R., & Rabalais, A. E. (2003). Psychometric properties of the PTSD Checklist−Civilian Version. *Journal of Traumatic Stress, 16*, 495-502.

Ruscio, A. M., Ruscio, J., & Keane, T. M. (2002). The latent structure of posttraumatic stress disorder: A taxonometric investigation of reactions to extreme stress. *Journal of Abnormal Psychology, 111*, 290-301.

Shalev, A. Y., Orr, S. P., & Pitman, R. K. (1992). Psychophysiologic response during script-driven imagery as an outcome measure in posttraumatic stress disorder. *Journal of Clinical Psychiatry, 53*(9), 324-326.

Sundin, E. C., & Horowitz, M. J. (2002). Impact of Event Scale: Psychometric properties. *British Journal of Psychiatry, 180*, 205-209.

Sutker, P. B., Uddo-Crane, M., & Allain, A. N. (1991). Clinical and research assessment of posttraumatic stress disorder: A

conceptual overview. *Psychological Assessment, 3*, 520-530.
Weathers, F. W., Keane, T. M., & Davidson, J. R. (2001). Clinician Administered PTSD Scale (CAPS): A review of the first ten years of research. *Depression and Anxiety, 13*, 132-156.
Weathers, F. W., Keane, T. M., King, L. A., & King, D. W. (1996). Psychometric theory in the development of posttraumatic stress disorder assessment tools. In J. P. Wilson & T. M. Keane (Eds.), *Assessing psychological trauma and PTSD* (pp. 98-135). New York: Guilford Press.
Weathers, F. W., Litz, B. T., Herman, D. S., Huska, J. A., & Keane, T. M. (1993, October). *The PTSD Checklist (PCL): Reliability, validity, and diagnostic utility.* Poster presented at the 9th annual meeting of the International Society for Traumatic Stress Studies, San Antonio, TX.
Weathers, F. W., Ruscio, A. M., & Keane, T. M. (1999). Psychometric properties of nine scoring rules for the Clinician-Administered PTSD Scale (CAPS). *Psychological Assessment, 11*, 124-133.
Weiss, D., & Marmar, C. (1997). The Impact of Event Scale-Revised. In J. P. Wilson & T. M. Keane (Eds.), *Assessing psychological trauma and PTSD* (pp. 399-411). New York: Guilford Press.
Wilson, J. P., & Keane, T. M. (Eds.). (1997). *Assessing psychological trauma and PTSD.* New York: Guilford Press.
Wilson, J., & Keane, T. M. (Eds.). (2004). *Assessing psychological trauma and PTSD* (2nd ed.). New York: Guilford Press.
Wilson, J. P., & Krauss, G. E. (1984, September). *The Vietnam Era Stress Inventory: A scale to measure war stress and posttraumatic stress disorder among Vietnam veterans.* Paper presented at the Third National Conference on Post-Traumatic Stress Disorder, Baltimore.
Zayfert, C., Becker, C. B., Unger, D. L., & Shearer, D. K. (2002). Comorbid anxiety disorders in civilians seeking treatment for posttraumatic stress disorder. *Journal of Traumatic Stress, 15*, 31-38.
Zlotnick, C., Warshaw, M., Shea, T. M., Allsworth, J., Pearlstein, T., & Keller, M. B. (1999). Chronicity in posttraumasic stress disorder (PTSD) and predictors of course of comorbid PTSD in patients with anxiety disorders. *Journal of Traumatic Stress, 12*, 89-100.

第16章

トラウマへの早期介入

Brett T. Litz and Shira Maguen

　深刻なトラウマへの暴露で引き起こされた慢性的な外傷後ストレス障害（PTSD）などの機能的な精神障害を治療した経験のある臨床家であれば，患者の人生がトラウマによっていかにひどく，まるで永遠に変わってしまったように見えるのかを，強く実感をこめて語ることができるであろう。患者の中には自分自身と周囲の世界に対してトラウマに影響された考え方をするようになる。それが習慣となって変えることが難しくなったり，トラウマについての慢性化した苦痛な想起をはじめとするPTSD症状の負担に加えて，トラウマが引き起こす感情に対処するために社会に適応できなくなった者もいる。もしトラウマの直後に，定型的な注意深いケアや介入が提供されていたらどのように違っていたであろうか，と治療者であれば誰しも思うはずである。しかしその代りに治療者が聞くのは，トラウマ直後と初期の回復の段階における無視，恥辱，隠蔽，そして見捨てられの物語である。

現在の研究状況

　トラウマの長期的影響への知識があり，苦痛のさなかにいる人々を助けることの人道的必要性を感じる者であれば誰でも，トラウマの直後や急性期に支援をしたいと心から望むであろう。最近では，テロリズムや集団暴力の脅威によって，医学，メンタルヘルス，パブリックヘルス，行政，企業などの領域で，エビデンスを慎重に検討したうえでの早期介入が必要であるとの意識が向上した（National Institute of Mental Health: NIMH, 2002）。はたして早期の治療的介入によってトラウマ後の適応は改善されるのだろうか。特定の取り組みを推奨するための十分なエビデンスはあるのだろうか。この章では，成人と子どものトラウマへの早期介入に関して，これらの諸問題を批判的に検討したい。また本章の全体を通じて，様々な技法のエビデンスを批判的に評価し，今後の研究に残された課題を浮き彫りにする。早期介入サービスを受ける人々が，エビデンスに基づくトラウマ介入の重要性と利益を理解し，疫学的エビデンス，トラウマ後の適応に関する最新の研究を知っていることは絶対に必要である。トラウマに暴露されたほとんどの人々にはレジリエンス resilience（回復力）があり，苦悩や混乱の時期を経て自力で回復していくので，全員を対象とした早期介入は不適切であり，医療援助資源の浪費である。トラウマ直後に無差別に提供される不用意な介入は，何か良いことがなされたという誤ったメッセージを伝えてしまうので，トラウマ後に精神が傷つけられるリスクのある人々に大きな害を与えかねない[*1]（Litz, Gray, Bryant, & Adler, 2002; McNally, Bryant, & Ehlers, 2003）

　早期介入における最大の課題は，トラウマへの暴露に関連した不適応的で慢性的な転帰の経過お

よびその予測要因を理解することである。リスクが生じる機序が理解されれば，それを意識した新しい早期介入の枠組みが考案されるであろうし，少なくとも，時間が経っても自分自身の力による回復が見込めない者を同定することに役立つであろう。

早期介入の必要性

生涯のうちにトラウマ的出来事に暴露されるリスクは非常に高い（Breslau, Davis, & Andreski, 1998; Kessler, Sonnega, Bromet, Hughes, & Nelson, 1995）。一般的に高率に生じる出来事（他人の苦しみの目撃，事故の被害，脅迫される，など）ほどPTSDのリスクが低く，稀な出来事ほどPTSDのリスクが高い（戦闘体験，性的虐待，性的暴行など。Kessler, 2000; Kessler et al., 1995）。全体的に，米国の約8％の者が生涯のうちどこかの時点でPTSDを有している。一般的に，その割合は男性よりも女性で高い（Kessler et al., 1995）。

PTSDは低いクオリティ・オブ・ライフ（QOL）（Malik, Connor, & Sutherland, 1999），医療ケアの高い使用（Rosenheck & Fontana, 1995），低い業務生産性（Savoca & Rosenheck, 2000），幅広い機能障害や併存する症状（Kulka, Schlenger, & Fairbank, 1990）に関連している。PTSDは慢性化した時にもっとも厄介な問題となる。エビデンスによればトラウマ後の適応に困難が生じた場合，生涯を通じて慢性的となり（Kessler et al.,1995; Prigerson, Maciejewski, & Rosenheck, 2001），治療抵抗性となる（Kessler et al., 1995; Schnurr, Lunney, & Sengupta, 2003）。持続エクスポージャー療法 prolonged exposure therapy などの，エビデンスに基づいた定型的な構造を持った心理的治療を拒んだり中断したりする者も多い（Tarrier, Pilgrim, & Sommerfield, 1999; van Minnen, Arntz, & Keijsers, 2002）。慢性的PTSDの患者の中にはエビデンスに基づいた心理的治療にアクセスできない患者もいる。あるいは，エビデンスに基づく介入の必要性を理解する臨床家が不足している（Becker, Zayfert, & Anderson, 2004）。それゆえ，慢性的な障害のリスクを減らすためには有効な早期介入を提供することが重要である。このことをふまえて，トラウマへの早期介入としては「時間が経っても，なお自分で回復するのが困難でリスクがもっとも高い人々を対象とした，慢性的なPTSDと関連障害の**二次予防**」という目標を提案したい。(Litz & Gray, 2004)

一部の人にはトラウマが生涯にわたる負担となる一方，大多数の人々においては無事に機能が回復していくのはなぜだろうか。ほとんどの者が時間とともに回復していくパターンは予想できるのだろうか。適応の問題がどれほど長引けば病的といえるのだろうか。定型的な介入を考えるにはどのタイミングが良いのだろうか。残念なことに，この質問に対する回答はほとんどない。ただしトラウマの早期介入を導くための概念枠を提供してくれる研究はいくつかある。

トラウマからの回復経過

早期介入の決断において，治療のタイミングは重要な要素である。早すぎる介入は侵襲的で不適切ともなる。最初のうちに苦痛と障害を呈した者のほとんどは自力で回復するため，こうした人々に介入することは貴重な資源の無駄である。逆に介入が遅すぎる場合，治療は専門家によって行われることになる。もしトラウマ後の適応が，トラウマのタイプごとにすべての者に共通する，予測可能な経路をたどるのであれば，介入すべき対象者とタイミングは自ずと決められるであろう。しかし残念なことに，現実はそうではない。

トラウマ後の適応経過についてもっとも引用されている縦断的調査はRothbaum, FoaとRiggs（1992）による性暴力サバイバーの研究である。この調査ではレイプ被害を受けた，18歳から65歳までの様々な年齢の女性95名が12週間にわ

＊1　自分はもう十分な対応をされていると思い込み，症状が治っていなくても，それ以上の本当に必要なサービスを探したり受けたりすることがなくなるため。

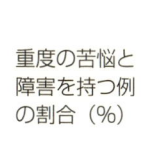

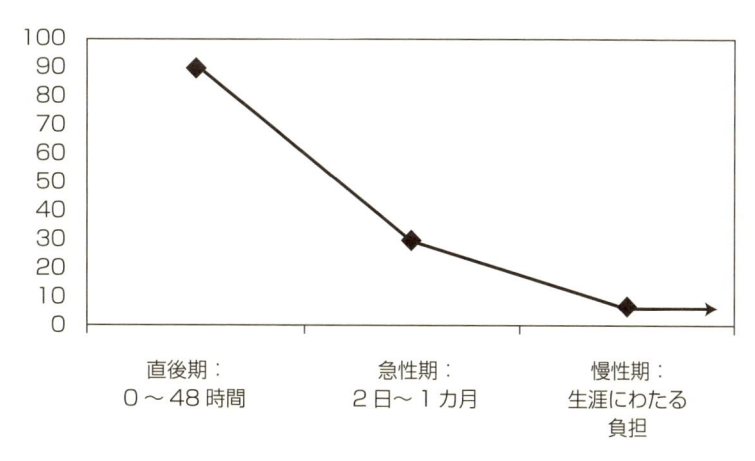

図16-1 深刻なトラウマへの適応の「典型的」経過

たって毎週評価をされた(配偶者や家族からのレイプ被害例は対象から除外された)。女性の大半はアフリカ系(65%)、未婚(76%)で、社会経済的地位が低かった(60%)。研究に参加した95名のうち、64名が調査を完了した。レイプの1週間後に、94%の女性がPTSDの診断基準を満たした。最初の数カ月で、かなりの数の者が徐々に改善した。3カ月の時点において回復しなかった者は、その後もPTSDが続いた。3カ月の間にPTSDを経験した被害者は、そうでない者と比べて、初回評価におけるPTSD症状が重症であった。この結果は、レイプ被害後の数カ月以内で多くの女性は劇的に改善するという他の研究結果と一致している(Riggs, Rothbaum, & Foa, 1995; Valentiner, Foa, Riggs, & Gershuny, 1996)。

Rothbaumら(1992)の研究はレイプ被害者全体に一般化はできないが、深刻なトラウマ体験をした者のほとんどは、ある程度の苦悩や障害を経験するものの、定型的な介入がなくても約3カ月以内に良好に回復することが示唆されている。回復しない者は慢性的で持続的なPTSDを有するので、個別の二次予防的治療が必要であると考えられるが、その点はまだ推測にすぎない。とはいえ、トラウマへの適応の軌跡を示すことによって早期介入に示唆を与えることを目的として、多くの時点での評価を繰り返した小規模な研究は、Rothbaumらのものをはじめとして様々なトラウマ集団に対して十分に行われてきた(Blanchard, Hickling, & Forneris, 1997; Bryant & Harvey, 2000)。

図16-1にはトラウマ後の適応について今後の議論の土台としてのモデルをまとめた。これはトラウマ後の3つの時点における症状と、関連したニーズ、要求、リスクの相違を示している。**衝撃の直後期**には、トラウマ的ストレス反応がまだ認められる。急性期の適応の時間枠はやや恣意的なものである。ここでは国際疾病分類(ICD-10: World Health Organization, 1992)に記載されている急性ストレス反応の期間に一致させて0〜48時間とした。**直後期**とは、出来事が起きたばかりで、個人あるいは同じような体験をした集団が、やむをえない緊急の要求をしている時期をさす。この時期にはトラウマによって生じた感情の混乱は新鮮で強烈である。人々はまとまりを失い、当惑し、苦悩に満ち、トラウマによってもたらされた資源の損失(機能の喪失、物資支援の不足)に対処しようとすることが多い。この時期において二次予防は避けるべきだと我々は述べた。それはこの時期には人々は集中力を保つことができず、生活上の支援も不十分なので、心理的治療から利益を受けることが困難なためである(Litz & Gray, 2004)。このモデルでは本人の安全と安心が確保された時を時間軸の起点とすることが重要である。もし脅威や襲撃が続いている場合には(例:

戦場での戦闘，現在進行形の虐待的な関係，すべてが失われ再建が求められる自然災害など）別のアプローチが求められ，緊急事態では提供できるケアやサービスに制限があることを考慮し，対応すべき緊急のニーズを優先しなくてはならない。

直後期とは対照的に，DSM-IVの**急性期**（急性ストレス障害の持続期間に一致する2日から1カ月の間；American Psychiatric Association, 1994）には，二次予防的介入を受ける準備が整いやすい。二次的介入が効果をあげるためには，本人が積極的にトラウマを処理し，修正的な知識を得る必要があり，そのためには持続的な努力が求められる。とりわけ時間経過とともに職業的，対人的，セルフケアに関する困難が生じた場合には，一層の努力が必要となる（Litz & Gray, 2004; Shalev, 2002）。**慢性期**においては，習慣的で不適応的な対処方法ができあがっており，自我や役割の変化が染みつき，トラウマ後の精神保健的問題が慢性化していると思われる。

このモデルから予測されるように，トラウマがきわめて深刻な場合には直後期において，多くの人が非常に苦しみ，機能が阻害される。この時期には，その苦悩を減らすことや，何も手に付かないほどに機能が障害されている者への支援が目標となるかもしれない。直後期において適している一連の技法は**サイコロジカル・ファーストエイド psychological first aid（PFA）**（Litz & Gray, 2004; Raphael, 1977）と呼ばれている。サイコロジカル・ファーストエイドは支持的かつ非侵襲的であり，「治療」ではない。助言をするなどの直接的介入は行わない。その目標は，トラウマ的出来事を話させることではなく，多くの者が急性期に感じている，体験を共有したいというニーズに応えることであり，その際には何が起きたのか話したくない人も尊重しなくてはならない（Litz et al., 2002）。直後期には，支援や身内の安否，今後の数日間あるいは数週間に生じかねないことについて情報提供が重要である。この時期に実施できる介入方法については後述する。

議論のために上に呈示したモデルは，生命への直接の脅威やトラウマ的喪失などの極度のトラウマ体験に対する早期介入を考察するうえでは有益であるが，トラウマへの様々な適応過程の経過は考慮されていない。図16-2はトラウマ後の適応の時間的な変数を概念化したものである。このモデルでは一部の者には比較的レジリエンスがあり，トラウマ後の直後期，急性期には特に苦痛や機能障害が生じない。これに対して，直後期には資源を有効に活用して対処できているが，遅発性にPTSDを生じる者もいる（Gray, Bolton, & Litz, 2004）。他の者は苦悩や障害を有するが，時間が経つにつれてその体験からの成長がみられる。このようなトラウマ後成長 posttraumatic growth（PTG）は成熟，知恵，共感，受容の向上という形で認められるが（Tedeschi & Calhoun, 1996），PTSD症状との関係については知見は一致していないことには注意したい（Frazier, Conlon, & Glaser, 2001）。

最終的には，早期介入についての判断は資源に依存する。すべてのトラウマに対して，資金，専門家，パブリックヘルス，ボランティア，家族の資源が無限にあるのならば，支持的なサイコロジカル・ファーストエイド，エビデンスに基づく早期介入をすべての人に提供して，苦痛を減らし，自然回復を促し，機能障害を最小にすることができるであろう。残念なことに，それは不可能である。

リスク要因の研究

ほとんどの者はトラウマに暴露されてもレジリエンスがあるか，時間とともに回復することを考えると，早期介入は慢性的な障害へのリスクが最も高い者ないし集団に提供することが重要である。慢性的なPTSDを発症する確率を高める一般的なリスク変数は，概念的には**トラウマの衝撃，個人の生育歴，文化と環境**といった3つのカテゴリー変数にまとめられる。

トラウマの衝撃に関する変数は，生命への脅威に暴露された程度，トラウマ直後の反応，近親者の死亡を含む，トラウマの被害としての資源の喪失を指す。例えば，生命への直接的な脅威の程度や負傷の重症度は，暴力に暴露され

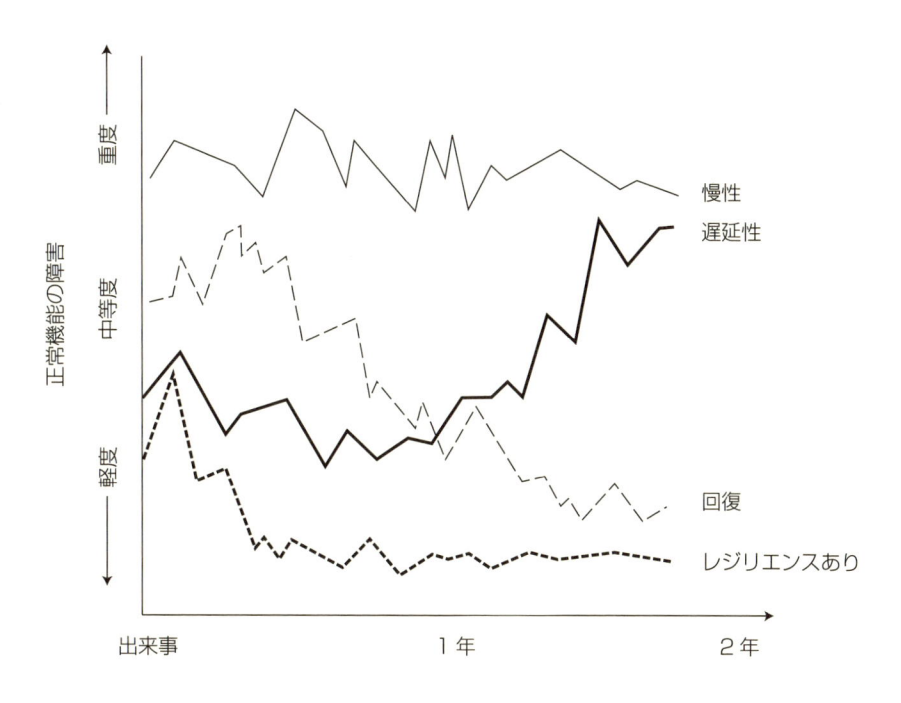

図 16-2　トラウマ後の適応の枠組み（Bonanno, 2004）
（the American Psychological Association. の許可を得て転載）

た女性の PTSD と強く関連していた（Resnick, Kilpatrick, & Dansky, 1993）。一般的に，暴露の度合いと PTSD との関連性はすべての研究で非常に高く，とりわけ戦争関連では顕著である（Foy, Sipprelle, & Rueger, 1984）。テロ攻撃においても同様であり，Schlenger, Caddell と Ebert（2002）によると，9.11 テロの後，ニューヨーク市民は他地域の住民と比べて 3 倍 PTSD に発展しやすかった。Brewin, Andrews と Valentine（2000）によると，軍人と民間人が対象となったメタ解析において，PTSD を予測する最も強い要因の1つがトラウマの重症度だった。トラウマの衝撃の度合いは，生命への脅威の度合いに対する主観的な評価 appraisal を介して行われることも示されている（King, King, & Gudanowski, 1995）。

　トラウマの影響を受けた個人は，膨大なストレスや重圧から回復したり，それらを軽減させるための資源を失う危険性がある。例えば Silver, Holman と McIntosh（2002）は，2001 年 9.11 テロの悲劇の後，近しい人を失った者は心理的機能が低下していたことを見出した。Galea, Ahern と Resnick（2002）によると，9.11 テロ後の疫学調査において，家財を失った者は PTSD のリスクが高く，近しい人や職場を失った者はうつ病のリスクが高かった。Norris ら（2002）によれば，人的災害がもたらすもっとも深刻な長期的心理的影響には，以下のいずれかの形での資源の喪失が関わっていた。すなわち財産への甚大かつ広範な被害，コミュニティにおける深刻で現在進行形の財政問題，負傷や生命への脅威，人命の損失といったトラウマ被害が高率であることである。

　個人・生育歴の変数には基本的属性，精神障害の既往，トラウマの既往，パーソナリティ，トラウマ直後の影響における個人差が含まれる。一部の研究は，女性が男性より PTSD のリスクが高いことを示しているが（Breslau et al., 1998），これはトラウマの種類とトラウマの既往による影響との混同があるかもしれない。2001 年 9 月 11 日のテロ後，Galea ら（2002）は，ラテン民族であることが PTSD 発症のリスク要因であることを見出し，Schlenger ら（2002）は年齢が若いことと女性であることが PTSD のリスクを高めるこ

とを示した。Brewinら（2000）は，PTSDのリスク要因として低い社会経済地位と学歴を報告した。いくつかの研究では，知的障害が慢性的なPTSDに関連していることが見出されている（Macklin, Metzger, & Litz, 1998）。

精神医学的な既往歴を有することは，テロリズム（North, Nixon, & Shariat, 1999）や戦闘（Schnurr, Friedman, & Rosenberg, 1993）などのトラウマ後の精神健康にとって，顕著なリスクをもたらすことが報告されている。特にうつ病はPTSD発症のリスクを高め（Freedman, Brandes, & Peri, 1999），不安の既往もリスクを高める（Shalev, Peri, & Canetti, 1996）。トラウマへの暴露の既往は，その後のトラウマによる慢性的PTSDの発症に対する唯一の頑健な予測要因である（Dougall, Herberman, Delahanty, Inslicht, & Baum, 2000; King, King, Foy, Keane, & Fairbank, 1999; Stretch, Knudson, & Durand, 1998）。さらに，PTSDのリスクはトラウマの累積によって高まる（Martin, Rosen, Durand, Knudson, & Stretch, 2000）。ネガティブな感情などの人格的特性は，本人の認知，自己像，世界観などに影響を与えることが示されており，そのいずれもがPTSDの発症に直接に関係する（Miller, 2004）。トラウマへの暴露後に強い過覚醒などの重症の急性症状を示す者は慢性的なPTSDのリスクが高い（Harvey & Bryant, 1999; Shalev, Freedman, & Peri, 1997）。

文化と環境的変数には，トラウマ後の社会的支援と生活の困難，それ以外のPTSDのリスクを高めるストレス要因が含まれる。生活上の困難によるストレス要因のために回復のための資源を失った者は，トラウマに対応してそれを処理するためのエネルギーを失っており，PTSDのリスクが高まるかもしれない。King, KingとFairbank（1998）の報告では，米国内のベトナム戦争帰還兵の研究において，戦争後のネガティブなライフイベント life eventと戦争後の社会的支援がPTSD発症を媒介していた。同様に，災害後の社会的支援体制が適切に機能していることは，長期的な精神健康の重要な保護要因の1つである（Norris, 2002）。トラウマを受けた時点での社会的支援の重要性については，軍人についてのエビデンスが存在する。具体的には，部隊の結束と良好な精神健康とは直接関連しており，より特異的には，部隊の幹部からの社会的支援は，トラウマ刺激への反復暴露と心理的苦悩との関連を緩和していた（Martin et al., 2000）。Brewinら（2000）によれば，総じて社会的支援の欠如と新たな生活におけるストレス要因の存在は，トラウマ後の精神症状の重要な予測要因である。

こうしたPTSDのリスク要因に関する先行研究は何を教えているのであろうか。第一に，トラウマに対する精神健康上の適応は次々に展開される力動的な過程であり，縦断的な視点が必要である。このことを，研究者や臨床家が理解することが必要である。これまでのリスクやレジリエンスについての多くの研究は横断的なものであった。これまでのところ，トラウマ前，周トラウマ期，トラウマ後の人生経過が，被害者の精神健康や治療の必要性にどのような影響を与え，また支援サービスを受けにくくしているのかを調べた縦断的研究はきわめて乏しい。トラウマ後の適応はニーズ，要求，変化の文脈などに応じて様々に展開されるので，適応の予測要因は時間経過とともに大きく変動する。この点は少数の対象者についての横断研究ではとらえられない。第二に，個人がリスクを負う因果関係を調べた研究はきわめて少ない。慢性PTSDに関連する要因や，持続的PTSDを予見する要因を調べた研究は多いが，そうした研究からは関係の方向を見つけることができず，変数が作用するメカニズムも分からない。その結果としてこれらのリスク研究からは，トラウマが生じた場合にリスクのもっとも高い者をスクリーニングするための方法が提供されていない（Litz et al., 2002）。

とはいえ，トラウマへの暴露に関連したPTSDや持続的な機能障害にとって，トラウマへの暴露それ自体は必要条件ではあるが，十分な原因ではないことは明らかである。トラウマについてのみならず，人々は個人的な強さ，巻き込まれやすさ，脆弱性を有している。「すべての」トラウマ的出

来事の持つ固有の質的，量的特徴が，人々の対処力と長期的な心理的健康に異なった影響を与える。文化や，トラウマ直後の社会および家族的状況も，長期的な回復や適応に影響を及ぼす。

現存するリスク研究をもとに，早期介入の試みに関する「経験則」を探り出すことは可能である。(1)一部のトラウマはあまりにも悪質かつ深刻(拷問，監禁など)であり，その状況に暴露されたすべての者には，特別なモニタリングとフォローアップをして様々な段階におけるニーズを評価できるようにすべきである。(2) トラウマの文脈や範囲によっては，もし現実の状況が許すのであれば，急性期における強い過覚醒や深刻な抑うつ気分を有する者のスクリーニングが推奨される。既存の精神科的診断（PTSDを含む），過去のトラウマ，深刻な孤立化，現在進行中の困難，資源の喪失などを有する，脆弱な者を同定することも良い方法である。

早期介入の目標

早期介入については，災害の範囲や出来事，存在する資源，それにトラウマ以降の経過した時間に基づいて決定しなくてはならない。例えば，2001年9月11日の後，テロによる惨劇によって多くの被害者および近しい人々が影響を受けたために，もっとも必要としている人に資源が提供されるように調整することが必要となった。数日のうちに支援者や専門家たちが，被害者の想定される精神保健的ニーズに応えるために現地入りしたが，実際にケアが必要なすべての被害者のニーズを満たすためには，専門家も資源も不十分だった。さらに，ほとんどの人々は様々なサービスにつながらなかったり必要を感じていなかった。その結果，自然回復（例：社会的支援のネットワークなど既存の資源の稼働）するための時間が自然に与えられ，実際にほとんどの者は回復することができた。集団暴力，テロ，アジアのコミュニティ全体やアフリカ北部の一部を襲った最近の津波のような自然災害などの大規模災害においては，精神保健的ニーズよりも，食事，避難場所，安否確認や支援システムの情報が優先される。時間経過とともに，精神保健医療対応は精神症状が長く続く者に対して次第に手厚くなり，またそれを必要とする多数の人へと拡大される。

冒頭で述べたように，トラウマ領域における早期介入は，慢性的なPTSDへの二次予防（慢性疾病を予防するという意味の医学的，パブリックヘルス的用語）であると考えがちである。もし熟練した柔軟な専門家の数が少ないのであれば，普通はこの目標だけで十分である。他方で理論的には，その場の資源には左右されるものの，早期介入には多くの妥当で有益な追加の目標が以下のように考えられる。(1) トラウマで生じた機能障害について緩和，対処，消失させるような支援，(2) 適応的な対処法と健康的行動を促すための個人や団体への啓発と訓練，(3) 快適で，前向きで，いたわるような社会的支援を作り上げ，育て，活用するための個人や団体への促しと援助，(4) 複雑性悲嘆や外傷性悲嘆 traumatic grief に焦点をあてること (Neria & Litz, 2004)，(5) その後の脅威に対する対処の支援 (Marx, Calhoun, & Wilson, 2001; Somer, Buchbinder, Peled-Avram, & Ben-Yizhack, 2004)。

機能的能力の向上

機能的能力の破綻の程度はトラウマの重篤さに応じて様々で，機能的能力の回復目標は，本人の社会的，職業的な状況に左右される。多くの者にとって，機能的能力は時間が経つにつれて元の水準に戻る。2001年の9.11テロの後で，ニューヨーク市の就労者の27％の者は失職した (Melnik et al., 2002)。しかし，時が経つにつれて安全が確保され，社会的支援のネットワークが形成されると，ほとんどの者は職場に戻ることができた。9.11テロの後，世界貿易センターまたはその周辺地域で働いたり居住していた人々の中には，また攻撃を受けるのではないかとの恐怖を抱く者もいた。一般市民であってもテロの再発を恐れており，米国人の3分の2が将来のテロを不安に思っていた (Silver et al., 2002)。多くの者が住居を失ったり転居をしていたことは日常生活へ戻るうえで大きな支障となった。いうまでもなく，事態の緊急な

安定化と，衣食住といった基本的ニーズの保障は最優先であった（American Red Cross, 1998）。こうした資源を取得するための能力は，個人と，個人が活動をしている大きな環境的／社会的文脈とのあいだで，どのように共有と交換が行われているのかという，生態学的な状況によって影響を受ける（Hobfoll & Jackson, 1991）。これらのニーズが満たされた後でも困難が続き，重大な機能障害に苦しむ者に対しては，精神保健医療の専門家は，日常的な決まった生活や仕事に戻ることを何が阻んでいるのかを考えて対応するのが良いであろう。

ポジティブな対処方法と健全な行動の促し

トラウマによって始まった不適応的な行動の悪循環が，PTSD とは別に生活の質を低下させてしまうこともある。Galea ら（2002）によれば，9.11 テロの後，25％の者にアルコール量の増加，約10％に喫煙量の増加が見られた。パブリックヘルス的観点からは，不健康な対処行動や不適応的な行動の早期の徴候への早期介入を行うことで，トラウマに関連した長期的な後遺症や対応にかかる経費を軽減できる。不健全な行動（喫煙，飲酒など）の形成や悪化を予防するという目標は，健全な代替案（適切な食事や運動など）の提示や，重度のストレス下では健全な行動がないがしろにされるという情報の提供と組み合わされるべきである。

習慣が定着して変え難くなる前に健全な行動を増やす介入をすることの重要性は，女性退役軍人の研究で強調されており，そこでは PTSD 患者では物質乱用や喫煙が増加していた（Dobie et al., 2004）。この退役軍人たちには，肥満，過敏性腸症候群，繊維筋痛症，脳卒中などの身体問題も増加していた。オクラホマ・シティの爆弾テロ事件後，飲酒と喫煙は，それぞれ独立して，周トラウマ期反応，悲嘆，トラウマ後ストレス，安全に関する懸念，機能障害に関連していた（Pfefferbaum, Vinekar, & Trautman, 2002）。さらに，Buckley, Mozley, Bedard, Dewulf と Greif（2004）によると，慢性的 PTSD を有する退役軍人たちは，喫煙率が高かっただけでなく，運動や健康診断など，健康指針で推奨されている予防医学的行動をとっていなかった。早期介入の中にサバイバーへの教育を含め，好ましくない対処法，不健全な行動，身体の不健康，PTSD との関連性について教えることも良いであろう。

社会的支援への機会増加

トラウマ後の社会的支援には多くの異なった形があり，近しい人からの個人レベルの支援から大規模なトラウマにおけるコミュニティー支援までを含む。社会的支援の効果を過小評価してはならないが，トラウマの種類と程度によってその効果の程度は様々である。トラウマの後で個々人が，すでに存在している社会的ネットワークを活用することはもっとも賢明な方法であり，そのことを通じてエンパワーメントと効力感が高まるであろう。付言するならば，このようなネットワークの活性化を妨げることは，長期的には有害であり，回復への自然過程を阻害しかねない。Kaspersen, Matthiesen と Götestam（2003）の報告によれば，社会的支援のネットワークは，トラウマへの暴露とトラウマ後との関係を調整している。しかし，暴露の種類や程度によって，調整要因としての社会的支援の重要性には違いがあった。具体的には，予防的要因としての社会的支援は，国連軍よりも災害救援者において一貫して効果的であった。Koenen, Stellman と Stellman（2003）によると，地域の関わりは PTSD の発症を予防しており，またベトナムでの体験を告白する際の不快感は，PTSD 発症のリスクに関連していた。これと関連して，社会的支援だけでなく，被害者として社会的に認知されることは PTSD のリスクを下げることを Maercker と Müller（2004）は見出した。全体的に，孤立した者には体験を分かち合ったり告白したりする者がおらず，トラウマ後に安全を保障したり支援をされることもないと考えられるので，早期介入の必要性は非常に高いであろう（Foy et al., 1984; Martin et al., 2000）。最後に，社会的支援は PTSD の発症に関する重要な予防的要因であるだけではなく，外傷性悲嘆にも関係していると思われる（Spooren, Henderick,

& Jannes, 2000)。

複雑性死別 complicated bereavement と外傷性悲嘆への対応

　トラウマの早期介入の大半は当然のことながらPTSDの予防ないし症状緩和を目的としていた。トラウマへの暴露の後に生じる問題の中でPTSDは最も顕著なものであるが，PTSDのみを強調することは，それ以外のトラウマ後の苦悩が取り上げられないという危険をはらむ。例えば，災害などの大規模なトラウマ的出来事の被災者や被害者には，体験したばかりのトラウマによる不安症状に加えて，親友や親族の死亡への喪の反応が生じているかもしれない。例えば9.11テロの際には，テロによる悲劇の結果として親族，友人，同僚などの近しい者を亡くした者の数は1,000万人に上ると推定された（Schlenger et al., 2002）。想定外の被害（自殺，殺人，事故など）で近しい人を失った者は，想定されていた喪失を経験した者よりも大きな認知の障害や変化を経験する（Schwartzberg & Halgin, 1991）。さらに，既存の社会的支援がない場合，特に外傷性喪失 traumatic loss で苦しむ者の社会ネットワークが不安定である場合には，早期介入は重要となってくる。殺人事件の被害者遺族の研究では，遺族は社会的支援が不足しているというだけではなく，しばしば既存のネットワークから裏切られたとさえ感じていたことが分かった（Armour, 2002）。こうした結果をふまえると，早期介入では外傷性喪失から生じる複雑性悲嘆 complicated grief を評価し，予防することが必要である。

トラウマ後の脅威から被害者を守る

　テロのように時間とともに脅威が高まったり新たに生じる場合には，その後の脅威に対応できるような被害者支援がきわめて重要である。多くの被害者はテロの脅威に適切に対応することができ，精神保健医療の専門家による介入を必要としない。テロはきわめて稀な出来事であるが，悲惨な被害の可能性によって人々の機能を非常に損傷する。例えば9.11テロ後の数時間あるいは数日間のあいだ，多くの人は次の攻撃に怯えていたが，数カ月のあいだにはほとんどの人々が回復した（Silver et al., 2002）。とはいえ，一部の人では恐怖が慢性化した。

　イスラエルでの研究では，過去数カ月のあいだ，テロが頻繁に生じていたが，多くの人は自分の日常的な活動を続けており，またテロが繰り返されるという恐怖のためになすべきことが手に付かないということはなかった。将来の恐怖への対応としては早期介入が不安の軽減に有効であるというエビデンスがある。イスラエルでの起こりうる脅威を受けて，リラクゼーションを行いつつポジティブな感情を抱き，自分に向けられた非適応的な考えを再考するという介入が行われ，有益であった（Somer, Tamir, Maguen, & Litz, 2005）。

　私たちは今，トラウマへの暴露に続くPTSDなどの慢性的な精神保健問題を予防するための特異的な戦略について述べている。PTSDが個人と社会にもたらす大きな負担を考えると，このことは今後も早期介入の目標であり続けるであろう。

成人のトラウマへの早期介入

心理的デブリーフィング

　心理的デブリーフィング psychological debriefing（PD）[*2]とはトラウマ的出来事の後，数時間から数日をかけて行われる1セッションだ

[*2] 一般に業務上の出張をする時に，業務内容の説明を受け，戻ってから活動内容を報告することは普通に行われており，それぞれ，拝命あるいはブリーフィング briefing，復命あるいは debriefing と呼ばれる。心理的デブリーフィングは，元々は消火活動から戻った消防士の間で行われた活動であるので，消防活動からの復命報告の中に，心理的側面を織り込んだという意味で，このような名称になった。日本では阪神淡路大震災（1995）の時に将来のPTSDを予防できる急性期介入として紹介されたが，その後の研究でそのような効果がないことが明らかになっており，2007年に Toronto で開かれた International Society for Traumatic Stress Studies の年次大会で，この方法の主導者である Everly は公開討論の席上で，自分たちの研究が不完全であったことを認めている。

けの介入を指す用語である。PDの目標はトラウマに暴露された被害者に，精神保健医療の専門家の立ち会いの下で，また他の被害者のいる前で，トラウマへの感情的反応を表出させることである。サバイバーの感情的反応がノーマライズされることもあれば，適応的な対処行動が話し合われることもある（Bisson, McFarlane, & Rose, 2000; Shalev, 2000）。

最も広く用いられているPDの形式は**緊急事態ストレス・デブリーフィング critical incident stress debriefing（CISD）**であるが，これは元々は「直接の」トラウマの被害者というよりは，トラウマとなりかねない出来事に対して職業的あるいは初期対応者との任務のゆえに「間接的に」暴露された者を想定して作られた。CISDは心理教育のコンポーネントと，感情処理のコンポーネントを含み，普通は3，4時間をかけ，「緊急事態」（すなわちトラウマとなり得る出来事）の数日以内に実施される。まずストレス反応の症状を教え，それが誰にでも生じる正常の反応であるというノーマライズを行う。第二に，最近のトラウマに関する感情を共有し，処理processするように促す。出来事についてあらためて話した後，参加者は出来事の最中に生じた感情についての認知を共有するように促され，普通はCISDのチームメンバーによってその認知がノーマライズされる。

CISDは元々はトラウマになりかねない出来事に暴露された人々のために体験を「デブリーフ」して共有するために作られたものであるが，時間が経つにつれて，多くの人に適用できる二次予防であるとの誤解が生まれた（Mitchell & Everly, 1995）。この方法がPTSDに対して効果的である，あるいは免疫になるというエビデンスは存在しない（Deahl, Srinivasan, & Jones, 2000; Litz et al., 2002; McNally et al., 2003）。コソボに派遣された軍隊を対象として，1セッションだけのデブリーフィングと介入を行わないストレス対処法とを比較した研究で，その後の精神健康と機能障害を測定したところ，グループ間の差は見られなかった（Litz, Williams, Wang, Bryant, & Engel, 2004）。

効果のエビデンスがないにも関わらず，CISDは警察官，軍人，災害援助者など，トラウマ的出来事に暴露されることが普通である人々に広く実施されている。CISDは典型的には，「間接的に暴露された」すべての者に対して，この治療に参加したいと望むのであれば，急性期の症状や機能障害の程度とは関わりなく実施される（Hokanson & Wirth, 2000）。その結果，1つのグループの中でも，非常に苦痛を感じている者から，レジリエンスの高い者まで個々人のばらつきがある。このように異なった人々を同じループにすることは，ある意味で，苦痛を感じている人々にスティグマを与えてしまうであろう。もう1つの問題は個人情報やトラウマの情報を開示したくないと思っている者が，CISDの文脈の中では開示するような圧力を感じてしまうことである。あるいは自分が周囲とは違った反応を示すことで落ち込んでしまう者もいる。したがってCISDという文脈の中での共有からは有害な結果が生じかねないのである（Young & Gerrity, 1994）。もう1つの危険は，自発的に参加しているのだと思われても，雇用主が被雇用者に対して，デブリーフィングのセッションへの参加を強く示唆したり，それとなく圧力をかけることである。

CISDの魅力は病理への注目をやめ，その代わりに組織からの支援を尊重し，促していることである。いくつかの研究が，参加者がCISDに感謝をしていることを示している（Litz et al., 2004）。しかしながらCISDがどのような形であれ二次予防としての機能を持つことを示したエビデンスは存在しない。つまりCISDがPTSD発症の可能性を減らすことはない。対照群を用いていない多くの研究がCISDとPDがPTSD症状を減少させると述べているが（Everly, Flannery, & Mitchell, 2000），最近になるまで<u>無作為化比較試験（RCT）</u>はほとんどなかった（Litz et al., 2004; Rose, Bisson, & Wessely, 2001）。これまでの研究にはいくつかの方法論上の問題がある。(1)ランダムではない割りつけが行われている（PTSD症状は時間とともに軽快することを考えると，この点は重要である），(2)対照群が設定されていない，(3)参加したいと希望した人だけのサンプルであ

る，(4) 介入に先立った評価がなされていない（参加者は緊急事態の後でほとんど症状を示しておらず，したがって介入など全く必要なかったのかもしれない），(5) 妥当性と信頼性のある転帰の指標がない。その結果として，対照群を設定せずに PD が効果的であると主張しているすべての研究は妥当性を欠いている（Litz et al., 2002; Rose et al., 2001）。

不運なことにこれまでの PD の RCT は同じように被害を受けた者からなるグループではなく（それこそが CISD が実施されるべき状況と考えられているのだが），個人を対象に実施されてきた（Bisson, Jenkins, & Alexander, 1997; Conlon, Fahy, & Conroy, 1999; Deahl et al., 2000; Hobbs, Mayou, Harrison, & Warlock, 1996; Litz et al., 2004; Mayou, Ehlers, & Hobbs, 2000; Rose, Brewin, Andrews, & Kirk, 1999）。それに加えて，取り立てて CISD を用いるべきことを証明した研究はない。それどころか，どの研究を見ても，PD を受けた個人は対照群と比較した場合に，何の心理学的な利益も得ておらず，PD 群と対照群の症状の改善の平均値は実質的には同等であった（Litz et al., 2002）。PD を無作為的に実施された方が対照群よりも状態が悪化したという2本の試験が存在することは注目されるが，その結果の解釈には注意が必要である。第一に Mayou ら（2000）の研究ではドロップアウト率が非常に高かったために，その結果を一般化できない。第二に Bisson ら（1997）の研究は，他のトラウマの患者とは違う独特のニーズを持った熱傷患者を対象としていた。第三に無作為化をしたにも関わらず，Bisson らの研究の PD 群は治療前の症状が対照群よりも重症であった。

その後，上記の CISD は変更され，より包括的な**緊急事態ストレスマネジメント critical incident stress management（CISM）**の一部となった（Everly & Mitchell, 2000）。この新しいプログラムの目標は次の通りである。(1) 危険な任務とその結果について事前に心理的準備をさせること，(2) 緊急事態の間に影響を受けた者に支援を提供すること，(3) CISD とその後の付加的介入を提供すること，(4) 直接の被害者の家族に付き添うこと，(5) 組織と指導者に助言を与えること，(6) そして必要とする者に対して紹介先やフォローアップ介入を提供すること。このように枠組みとプログラムは拡大されたが，このアプローチやその部分的なコンポーネントについての実証的比較研究はなされていない。そのため，CISM は CISD を単独で行った場合よりも効果的なのか否かは不明のままである。

サイコロジカル・ファーストエイド

トラウマの後で慢性的な精神健康的問題のリスクが高まった者に対して，どのような形のものであれ1セッションだけの介入が予防効果を持たないことは明らかである。しかしトラウマの直後に，実際の役に立ち，共感的で，侵襲的ではなく，必要な情報を与えるような人間がともにいることは，もしそうした活動を持続できるような余裕があるのなら，有益である。このことについては次第に多くの人の意見が一致してきている。こうしたアプローチは**サイコロジカル・ファーストエイド**と呼ばれる（Litz & Gray, 2004）。

サイコロジカル・ファーストエイドの主要な目的は支援と情報を提供することである。支持的で共感的な関わりをトラウマの後でたとえ数分でも，できれば数時間あるいは数日間続けられれば，被害者や被害を受けた集団が人々とのつながりを取り戻し，希望とコントロールを回復する歩みを始めるうえで役に立つであろう。被害者によってはサイコロジカル・ファーストエイドによって，強い，圧倒されるような感情がやわらげられることもある。最後に，トラウマ後のサイコロジカル・ファーストエイドは，対処への見通しを教え，将来のケアを求めるうえでのスティグマや心理的抵抗感を減少させる。サイコロジカル・ファーストエイドがこれらの目的を果たせるか否かについては，なお今後の実証的研究が必要である。

あらゆる年齢の子どもと，大人に対するサイコロジカル・ファーストエイドの最善の実践についての専門家の合意に基づいた勧告は，米国国立 PTSD センターと米国国立子どもトラウマティッ

クストレス・ネットワーク（*www.ncptsd.va.gov/pfa/pfa.html*）が協力して作成した[3,4]。作成者は災害やテロの後の心理的影響についての専門家の意見と入手可能なエビデンスを選び出した。目標とされたのは大規模なトラウマに暴露されたばかりの被害者と初期救援者を助けて「初期の苦痛をやわらげ，短期および長期的に，暮らしや様々な活動に適応できる」ようにすることである。この独特のアプローチは専門家の合意に基づいてマニュアル化されており，体系的な手続きによって，災害の余波のただ中にある被災者が必要とするであろう情報や支援，共感を得ることを助けられるようになっている。

認知行動療法的介入

いくつかのRCTが，慢性PTSDの治療に用いられる認知行動療法（CBT）は急性期の被害者の慢性PTSDを予防する効果もあることを示している（Bryant, Harvey, & Dang, 1998）。こうした介入は数回のセッションで行われ，専門的な治療者が実施し，患者の選択基準も厳しく，顕著で持続的なPTSD症状のある患者に対して緊急に実施され，治療の標的をPTSD症状とそれによる機能障害に特化させている。

CBTの典型的なパッケージには心理教育，不安マネジメントの技法，現実 in vivo および想像 imaginal エクスポージャー，認知的再評価，そして宿題の割り当てが含まれる（Bryant et al., 1998; Foa, Hearst-Ikeda, & Perry, 1995）。心理教育ではPTSDについての情報を与えるとともに，トラウマを思い出させる刺激を回避するような行動の仕方はつらさを管理するうえでは失敗することが多く，非適応的であることを学んでもらう。不安マネジメントの技法やスキルには腹式呼吸などのリラクゼーションの技法がある。エクスポージャー療法はセッションの最中と，セッション間の家庭学習によって行われ，トラウマを想起させる引き金に対する苦痛な感情や反応を軽減し，本来の機能を損なっている回避 avoidance を減少させる。認知的再評価には思考と感情の関連の理解，非適応的認知を認識して修正する仕方の学習が含まれる。毎週の宿題として割りつけられるのは，症状とそれを悪化させるきっかけをモニターすること，不安マネジメントと認知再構成を実施すること，そしてエクスポージャーの練習を行うことである。

トラウマへの早期介入としてのCBTについては十分なエビデンスがある（Litz & Gray, 2004）。しかし今のところ，この治療の特異的で不可欠な要素や，この治療を実施すべき最善の時期については分かっていない。また急性期のCBTのRCTは交通事故や性的暴行のサバイバーには実施されてきたが，それ以外の様々なトラウマ，ことに自然災害の被災者には行われていない。こうした治療は初期対応者などの組織的活動においても実施されたことがない。さらに，治療者が直接に関わることがどれほど必要なのかも知られていない。宿題が行動の変化とトラウマからの回復にとって必要な構成要素だとするならば，セルフマネジメント的な方法でも効果はあるのかもしれない（Litz et al., 2004）。最後に，CBTは相当の知識と，スーパーバイズを受けた経験，専門的な熟練を必要とする。その結果多くの場合には，特に災害の後では，必要な数の治療者を揃えることができない。したがって早期介入としては電話による健康相談やセルフマネジメントがもっとも効率的な方法である（Litz et al., 2004）。

外傷的喪失

これまでのところ，トラウマの早期介入では外傷性的喪失 traumatic loss は対象とされていなかった。トラウマが生じる状況では高い頻度で喪

---

* 3　日本語版は以下のサイトから閲覧可能である。*http://www.j-hits.org/psychological/index.html*
* 4　Psychological First Aid は一般名であり，世界の様々な国，地域で作成されている。2011年にWHO，国連，各種NGOが協力して，新たにいわゆるWHO版心理的応急処置が作成された。こちらはアフリカなどで実際に支援活動を重ねてきたNGOなどが中心となり，医療者以外でも習得，実施できるように工夫されている。日本語版は以下のサイトから閲覧可能である。*http://saigai-kokoro.ncnp.go.jp/*

失も生じていること，また暴力や事故による喪失による症状の独特な性質を考えると，この主題が扱われてこなかったことは大きな問題である。実際，どのような特定の状況で治療が必要とされるのか，またこうした初期治療を提供すべき最善の時期はいつかについて，ほとんど合意はない。トラウマによって最愛の者を失った人々への最良の治療はどのようなものか，についてもまだ論争がなされている。トラウマ的喪失の早期介入に関してはいくつかの症例報告があるだけで，効果についてのエビデンスは一定していない。

　Murphy, Johnson と Cain（1998）は，殺人，自殺，事故によって子どもを2～7カ月以内に亡くした親を対象とした10週間のグループ療法のRCTを行った。どちらの群も，最初の1時間は特別のスキル（怒りを発散させ，考えや感情を書くことでなだめることなど）を教え，次の1時間では集団による感情面の支援を行った。その支援では，親たちが子どもの死についての体験を分かち合い，1人1人の親が子どもの死とその影響についての様々な側面をとらえ直すことができるように援助を行った。そのことによって母親たちは抑うつ，不安，恐怖などの精神症状のほとんどが改善し，父親たちも，その半数以下の項目ではあったが改善がみられた。これは有望な結果と思われたが，対照群と比較すると，研究の本来の目的であった転帰の測定項目についてはどれも有意差はなかった（例：苦痛，トラウマ，喪失への順応など）。苦痛の程度をみると，ベースラインでの苦痛と悲嘆が強かった母親にはこの介入が効果的であったが，ベースラインでのPTSD症状が強かった父親は対照群よりも悪化した。

　喪の作業を導くことについての2本のRCTでは参加者を喪の作業に導く群と，喪失に暴露しない群に割りつけ，6セッションの介入を行った（Mawson, Marks, & Ramm, 1981; Sireling, Cohen, & Marks, 1988）。すべての参加者には次のセッションまでの宿題が与えられ，新しい活動を行うように促された。

　治療的に導かれた喪の作業を行っている患者は，回避している認知的，感情的，行動的な引き金にエクスポーズされる（故人への手紙を書く，写真を見る，等）。非エクスポージャー条件では故人の想起刺激を回避し，過去よりは未来を考えるように促された。興味深いことにSirelingら（1988）は，追跡評価時において両群とも多くの変数において改善を示したことを見出した。その改善を促した治療の構成要素は，おそらく日々の新しい活動に取り組むことへの支援と勇気づけであろう。

　複雑性悲嘆 complicated grief に特有の分離に関する苦痛と反芻的想起という症状 ruminative symptom に特化した介入が作成され，効果が検証されるようになったのはごく最近のことである。こうした治療研究のほとんどはエクスポージャー療法を修正して用いており，故人についての苦痛な記憶を振り返り，体験のネガティブな側面を認知療法的技法を用いて考えなおすように促す。Shear, Frank, Houck と Reynolds（2005）が行ったもっとも大規模な介入研究では，喪失から2年以上経った複雑性悲嘆の患者95名に対して三次予防のための無作為比較対照試験が行われた。治療パッケージは主としてPTSD治療から応用したエクスポージャーの技法（死亡の記憶についての想像エクスポージャーと，患者が避けている人々や場所に関しての現実エクスポージャー）と認知再構成を組み合わせたものである。対照群に対してはうつ病の対人関係療法の技法（病気という役割，対人的な役割変化と葛藤に注目する）を応用し，故人についての良い記憶を振り返り，複雑性悲嘆に特徴的な喪失への順応を促進しようと試みた。この印象的な治療研究の結果は，複雑性悲嘆の治療は，対人関係療法よりも，複雑性悲嘆の症状を有意に大きく，かつ速く軽減させ，生活機能を向上させたというものであった。

　本章では慢性の複雑性悲嘆に焦点をあてたいくつかの有望な治療を記載したが，早期介入としてはさらに厳密な縦断研究が必要であり，現時点では特段の治療を推奨できる段階ではない。既存の社会的支援を活性化させるか，新しい支援のメカニズムを作り出すような試み（集団支援など）は，社会的支援が複雑性悲嘆の症状と負の相関を有し

ている（Spooren et al., 2000）ことを考えると，とりわけ有益であると思われる。トラウマ的喪失を体験した人々は死や故人を思い出させる事物を避けているので，エクスポージャーを基盤とする介入を行うことが，喪失を受容し，複雑性の死別反応による絶望から回復することの助けになるであろう。最後になるが治療の重要な要素は，トラウマ的な死別反応を持つ人々が再び日常生活の中で喜びを感じられるような活動に従事できるように援助することである。ここまで述べてきた外傷性悲嘆の治療を早期介入として適用することの可能性は，好意的に考えたとしてもまだ曖昧であり，こうした早期介入によって外傷性あるいは複雑性悲嘆が回復するかどうかは今後の実証的検証を待たなくてはならない。

子どもへの早期介入

児童と青年における PTSD の有病率

児童や青年における精神疾患を調べた疫学研究はほとんどなく，そのわずかに存在しているもののうち，PTSD を独自の転帰として注目したものはほぼ存在しない。米国の青少年全国調査 the National Survey of Adolescents では，多段階で階層化された地理的データに基づく，無作為電話番号ダイアル方式によって，PTSD の有病率は男子4％，女子6％であることが明らかになった（Kilpatrick et al., 2003）。トラウマに暴露された子どもの PTSD 率は驚くほど多様であり，これは暴露のタイプと程度が様々であったことと，子どもの PTSD を十分な信頼性を保って評価する際の固有の困難とによると考えられる。Kassam-Adams と Winston (2004) は，急性ストレス障害（ASD）と PTSD の有病率を調査し，トラウマを受けた子どもにとって ASD が PTSD の予測要因であるという仮説について検討した。研究者らは，8％の子どもが ASD の，6％が PTSD の診断基準を満たしていたことを見出すとともに，ASD 症状の重症度は PTSD に関連していたものの PTSD の予測要因としての ASD の感度は低い（成人の研究でも同様である）という結論に達した。

深刻なストレス要因に対しては激しい急性反応が生じるかもしれないが，ほとんどの子どもたちは大人の場合と同様に時間の経過とともに自然に回復する。ほぼすべての研究において，評価の時期にもよるが，PTSD の有病率は25％以下である。例えば，Laor, Wolmer と Cohen (2001) が行った，イスラエルにおける1991年の湾岸戦争でスカッドミサイルによって家を破壊された子どもたち（$N = 81$）の5年間の追跡調査では，深刻な PTSD 症状があった子どもは8％であった。症状の重症度をもっとも予測したのは転居，不十分な家族間の結びつき，母親の精神健康の不良であり，特に年齢の小さな子どもの場合には，その症状は母親の機能障害に強く関連していた。さらに Laor らは，30カ月の評価期間の間に3分の1の子どもでは PTSD 症状が悪化し，別の3分の1では軽快していたことを明らかにし，症状が長期間の経過のうちに変動する可能性と，その評価を継続することの必要性を示した。

早期介入試験

残念なことに，トラウマを受けた子どもの研究の中で，トラウマが生じてからどれくらいの時間が経っていたのかを報告していたり，統計的に調整している研究はほとんどない。トラウマからの経過時間が報告されている研究のうち，トラウマとなるような出来事が発生してから6カ月以内に研究が行われたものは2つだけである。どちらの研究も Cohen と Mannarino (1996, 1998) によって性的虐待を受けた子どもに対して行われたが，そこで用いられたトラウマフォーカスト認知行動療法 trauma-focused cognitive-behavioral therapy（TF-CBT）という治療法は，(1) 心理教育，(2) ストレス免疫訓練法 stress inoculation therapy，(3) トラウマナラティブ処理，(4) 認知処理，(5) 親の治療要素を含むものであった。Cohen と Mannarino (1996) は3～7歳の性的虐待を受けた子どもとその親に対する TF-CBT をプレイセラピーと比較した。その結果，子どもの PTSD 症状と，内在的および外在的症状が軽減していた。さらに Cohen と Mannarino (1998) は，8～14歳の性的虐待を受けた子どもに対す

るTF-CBTと支持的療法を比較した。この研究では抑うつの軽減と社会適応性の改善が示された。さらにTF-CBTを受けた子どもは，支持的療法を受けた子どもに比べ，追跡1年後のPTSD症状の改善も大きかった。

　子どもを含むPTSDの治療試験は十分ではなく，その一因としては，児童や青年と比べると，適切な方法論で試験を実施するための倫理的および実際の手続き上の難しさがある。子どものPTSDについて全部で8つのRCTがあるが，うち7つは性的虐待を対象としたもので，暴力への暴露を特に対象としたものは1つしかない。

　Steinら（2003）による最も大規模（N = 229）な研究では，8～14歳の子どもとその親に対して，TF-CBTを子ども中心療法 child-centered therapy（CCT）と比較した。最終分析において，TF-CBTに割りつけられた子どもたちはCCTグループの子どもたちと比べ，PTSD，抑うつ，恥，行動問題，虐待に関連した本人の解釈の評価尺度において有意に大きな改善が見られた。それ以外の6つの性的虐待を受けた子どものRCTでも同様の結果であり，少なくとも1つの臨床指標で有意な改善があり，多くの場合は2つ以上で改善があった（Berliner & Saunders, 1996; Celano, Hazzard, & Webb, 1996; Cohen & Mannarino, 1996, 1998; Deblinger & Heflin, 1996; Deblinger, Steer, & Lippman, 1999; King, Tonge, & Mullen, 2000）。これらの研究をまとめると，性的虐待に関連したPTSDを持つ子どもたちに対するCBT治療の有効性が支持される。しかし，これらの結果は，他の形式のトラウマに必ずしも一般化できるものではない。介入の最善のタイミングや必要不可欠な要素は依然明確ではない。

　Steinら（2004）は，暴力に関連したトラウマを受けた子どもの治療に関する唯一のRCTにおいて，暴力への暴露に続くPTSDとうつ病症状の軽減を目的とした学校での介入を実施した。参加した6年生の生徒らは，10週間の標準化されたCBT早期介入群（つまり，学校におけるトラウマのための認知行動介入）と，比較群としての待機リスト遅延介入群に無作為に割りつけられた。治療は様々な文化的背景を持った都市部の子どもたちのために計画され，教育的な授業，年齢にふさわしい内容の実践，そして生徒5～8名のグループで行う，ワークシートを用いた宿題で構成されていた。Steinらは，介入群では3カ月後に，待機リスト群と比較してPTSDの点数が有意に低下していたことを報告した。6カ月後にすべての子どもたちがCBT介入を受けた後は，両群での差異はなくなった。

外傷性悲嘆の早期介入

　子どもの外傷性悲嘆は，大人の場合と同様に，抑うつやPTSDに関連はしているが，これらとは異なった症状であると思われる。例えば，友人や知人の自殺後に，146名の青年が，最長3年間，4つの異なる時期にインタビューを受けたという研究がある（Melhem et al., 2004）。半年後の外傷性悲嘆は将来の抑うつとPTSDを予測したが，外傷性悲嘆は抑うつやPTSDとは異なった独立した症状であることが明らかになった。

　外傷性悲嘆を生じた子どもは，自分の大切な人がどのように亡くなったかに強くこだわり，死の意味を見つめようとはせず，感情的反応を抑えようとする。したがって治療の目的は，死が元には戻せないことを受け入れ，感情的な反応を体験して対処することを助けることである（Goodman, 2004）。

　今日までに，子どもの外傷性悲嘆の治療としては2つの予備試験しかない（Brown, 2004; Cohen, 2004; Cohen, Mannarino, & Knudsen, 2004）。これらの試験は16週の個人TF-CBTで構成されていた。この16セッションのうち，半分はトラウマに焦点，もう半分は悲嘆に焦点があてられた。さらに，セッションの4分の1は親子共同治療要素が含まれており，親は子どもの治療と併せて個人治療を受けた。4～18歳までの子どもは研究の条件を満たすためにExpanded Grief Inventory (EGI; Layne, 2004) という，子どもの外傷性悲嘆 child traumatic grief（CTG）のための尺度を実施した（Brown, 2004; Cohen, 2004）。一連の評価は4週間に1度，時間の経過に伴う改善を調べ

ために実施された。オープンパイロット試験で，22名の子どもが治療を完了した（Cohen, 2004）。予備試験の結果では，治療の前後でCTG，抑うつ，PTSD，不安，外在化症状の尺度において改善を示していたが，親は抑うつとPTSD尺度においてのみ改善していた。また，興味深いことに，PTSD症状はトラウマに焦点をあてた治療を行っている期間においてのみ改善し，悲嘆に焦点をあてたセッションではそれ以上の改善はなかった。逆にCTGはトラウマに焦点をあてたセッションと悲嘆に焦点をあてた治療のどちらの期間中にも改善された。

2つ目の研究は，緊急隊員（消防士，警察官など）であった父親を2001年の9.11テロ事件で亡くした子どもたちのCTGのRCTであり，3時点でCBTと患者中心療法の効果を比較した。22の家庭の33名の子どもが試験を完了した時点での予備的な結果によれば，CBT群の子どもは抑うつの尺度で改善を見せたが，CGTの改善は見られなかった。トラウマを受けた子どもを対象とした今後の研究では，既存の成人への治療を子どもの発達段階に合わせた適切な言葉の表現や介入技法を取り入れて修正すべきである。

方法論的考察

成 人

早期介入研究の計画および実施には様々な課題や制限がある。他の緊急の課題やニーズが競合していたり，混乱してまとまりのない精神状態のために，介入研究に参加できない，または参加したくないと思う人もいるであろう。たとえ本人に参加する意向があったとしても，担当の支援機関が機敏に動かないために参加しにくい場合もある。いうまでもなく参加者の負担は最小限に抑えられるべきであり，研究者は害を及ぼすことなく，情報や介入資源を日常的に提供する（または介入研究を最も倫理的に配慮した方法で実施する）必要がある。トラウマが発生した直後（出来事の数分後や翌日など）に研究について説明をしてインフォームドコンセントを得ることは，適切でもなければ正当なことでもない。しかしながら，注意深く，また倫理的に配慮をするならば，直後期（翌日から約1カ月後以内）であっても研究は可能である。ただし評価などの負担は最小限に抑える必要がある。

ほとんどのトラウマが生じる状況では，治験審査委員会（IRB）の承認が，適応の調査や早期介入に求められる迅速なデータ収集をはばむ障害となる可能性がある。理想的には，審査委員会と研究費助成機関が協力して，迅速かつ倫理的に調査研究を確立する最善の方法についての方略を練るべきである（例：予めプロトコルを承認しておく）。

トラウマ的状況では，それ以外にも多くの緊急事態が生じ，調査などの疫学研究を非常に困難にする。例えば災害や紛争では，多くの人が避難民となり，地理的に分散する。著者らはイスラエル北部の都市キリヤットシュモナでのレバノンのロケット砲撃の影響についての研究を試みた。イスラエル南部に逃れた多くの住民は，砲撃の数カ月後にもまだ自宅に戻っていなかった。研究者は，住民を無作為化して群に割りつけるか，または単に一般的な無作為的選択手順（例：無作為的に電話番号をダイアルする）を採用しようとしたが，このような過渡的な状況のために最新の方法論を用いることはできず，柔軟な解決策が必要となった。同様の状況がハリケーン・カトリーナ後にも見出されており，ニューオリンズから逃れた住民の多くは未だその都市に戻っていない。一般的に，記述データを収集して早期介入研究を実施する際に，研究者はこれらの研究にバイアスを生じさせる可能性のある状況的な要素を考慮する必要がある。

子ども

早期介入の枠組みにおいて，どのような子どもが早期介入の対象になるのかを特定して治療する最善の方法については，ほとんど分かっていない。ニーズのある子どもや青年の多くが，実際には支援を受けていない現状を考えると，まずはハイリスクの子どもたちを優先的に特定すべきである。

例えば Fairbrother, Stuber, Galea, Pfefferbaum と Fleischman（2004）は，2001年の9.11テロの4カ月後にニューヨーク市における子どもを持つ親に対して横断的な無作為的電話ダイアル調査を行い，10％の子どもは攻撃の後で何らかの形式のカウンセリングを受けていたが，深刻な PTSD 症状があった子どもの27％しかカウンセリングサービスを受けていなかったことを明らかにした。リスクのある子どもを特定したとしても，治療をする最適の時期は分からない。このことは，PTSD や CTG の治療に関するほとんどの先行研究において，トラウマから治療開始までの時間経過を報告していないことによって生じている問題である。

子どもの PTSD 症状の評価は，複雑な内面的体験と様々な機能障害を正確に報告する能力が子どもに備わっていることを前提としている（Scheeringa & Zeanah, 1995）。子どもの PTSD 症状の評価のために数多くの簡単な自己記入式質問紙が開発されており，それぞれに長所がある（Cohen, 2004 参照）。この場合，親の報告は貴重であり，不可欠である。また子どもへの早期介入の取り組みにあたっては，PTSD に関連した，抑うつ，不安，外傷性悲嘆などの症状評価の情報も考慮すべきである。

今後の課題

この章では，子どもや大人のトラウマやトラウマ的喪失への早期介入についての最新の知識を概説した。早期介入は慢性 PTSD などの不適応的なトラウマ後の後遺症を予防する可能性を秘めている。私たちは，大胆かつ前例のない目標を提案し，早期介入を推奨してきたが，早期介入に関する臨床レベル，組織レベルでの意思決定は，専門家と財源をどれほど取り揃えられるかに大きく依存していることが明らかである。PTSD の二次予防の観点からは，トラウマの直後に重度の症状を呈し，機能が障害されているサバイバーに対しては，何回かの CBT を行うことは選択肢となり得

る。しかしながら，CBT は有望であると思われてはいるものの，ほとんどの臨床現場，組織，災害現場，緊急サービス，軍隊において，まだ十分には実施されていない。

今後の研究の中心課題の1つは，トラウマに応じたリスクやレジリエンスのメカニズムを明らかにすることである。これらのデータは，自力での回復が難しい人々に貢献するための資料として用いることができる。ハイリスクであるか，回復を妨げるような環境で生活しているサバイバーには，スティグマを与えないような繊細なアウトリーチ，モニタリング，スクリーニングを提供する必要がある。さらに，ある領域において慢性 PTSD の原因についての知識が進歩した場合には，それらの変数は新たな一次ないし二次予防的介入の対象とされるべきである。

かつては CISD が，様々なトラウマ状況での早期介入のための有望で，多くの人に適応できる，よく考えられた活動計画だと思われていた。非常に良く組織された臨床文化として，世界中で好まれ，受け入れられ，促進され，用いられてきた。しかしながら，その有効性を支持するエビデンスの欠如や臨床試験での失敗によって，CISD は今では研究者のあいだでは否定されている。この章で私たちは，いかなる単一セッションの介入も，深刻なトラウマの影響を受けた人の長期的な困難に対しては効果がないということを論じてきた。とはいえ，そのような幻想からさめたからといって，CISD の使用頻度が低くなっているのかは，現時点では不明である。他方で，すべての政府や民間機関，組織が CISD アプローチを否定したとしても，エビデンスに基づいた CBT がすぐにその代わりを務めるということになるとも思われない。

CISD アプローチは，精神症状を重視せず，スティグマを与えず，現地の文化や組織によく統合され，簡便であり，厳しい専門訓練や知識を必要としないため，魅力がある。対照的に CBT はかなりの訓練とスーパーバイズ経験が求められ，より厳格であり，治療の中でトラウマのサバイバーに要求されることも大きい。さらに CISD とは異

なり，CBTは現地や組織の文化にほとんど融合してこなかった。CBTを多くのトラウマの状況，特に災害の場面などで広く使用するためには，こうした点を根本的に検討する必要がある。

　私たちは，CBTによって促される行動変容や心理的トラウマからの回復についての，原則や理論的基礎を，新しい方法によって様々なトラウマの状況に応用することを推奨したい。サイコロジカル・ファーストエイドを提供するために近年開発されたガイドラインは，災害を受けてからの変化や，災害の状況で何をすべきか（おそらく，より重要なことは何をすべきで**ない**か）についての，信頼できる，測定可能で，再現可能な役立つ内容を指導するための，実証研究とエキスパート・コンセンサスとに基づいた非常によい提言の例である。上記の原則や理論を確実に幅広く応用するためのもう1つの方法は，災害後の適応，理解，回復促進に関する正確な情報と役立つアドバイスを提供するような，公共広告の利用である。公共的な広報や手法（例：パンフレット，ビデオ，CD）は，比較的孤立した，または十分な支援や回復の手段がないままにトラウマで苦しんでいる人々に到達するための，唯一の手段かもしれない。もう1つの方法は，CBTの原理を用いて，自己管理や自助を促し，数少ない，高度な訓練を受けた専門家の負担を軽減することである（Litz et al., 2004）。インターネットのような様々な科学技術もCBTに基づいた介入を提供するのに使用できるであろう（Lange, Rietdijk, & Hudcovicova, 2003）。

文献

American Psychiatric Association. (1994). *Diagnostic and statistical manual of mental disorders* (4th ed.). Washington, DC: Author.

American Red Cross. (1998). D*isaster mental health services.* Washington, DC: Author.

Armour, M. P. (2002). Journal of family members of homicide victims: A qualitative study of their post-homicide experience. *American Journal of Orthopsychiatry, 72*(3), 372-382.

Becker, C., Zayfert, C., & Anderson, E. (2004). A survey of psychologists' attitudes towards and utilization of exposure therapy for PTSD. *Behaviour Research and Therapy, 42*(3), 277-292.

Berliner, L., & Saunders, B. (1996). Treating fear and anxiety in sexually abused children: Results of a two-year follow up study to child maltreatment. *Child Maltreatment, 1*(4), 294-309.

Bisson, J. I., Jenkins, P. L., Alexander, J., & Bannister, C. (1997). Randomised controlled trial of psychological debriefing for victims of acute burn trauma. *British Journal of Psychiatry, 171*, 78-81.

Bisson, J. I., McFarlane, A. C., & Rose, S. (2000). Psychological debriefing. In E. B. Foa & T. M. Keane (Eds.), *Effective treatments for PTSD: Practice guidelines from the International Society for Traumatic Stress Studies* (pp. 39-59). New York: Guilford Press.

Blanchard, E., Hickling, E., & Forneris, C. (1997). Prediction of remission of acute posttraumatic stress disorder in motor vehicle accident victims. *Journal of Traumatic Stress, 10*(2), 215-234.

Bonanno, G. (2004). Loss, trauma, and human resilience: Have we underestimated the human capacity to thrive after extremely aversive events? *American Psychologist, 59*(1), 20-28.

Breslau, N., Davis, C., & Andreski, P. (1998). Epidemiological findings on posttraumatic stress disorder and co-morbid disorders in the general population. In B. Dohrenwend (Ed.), *Adversity, stress, and psychopathology* (pp. 319-330). London: Cambridge University Press.

Brewin, C., Andrews, B., & Valentine, J. (2000). Meta-analysis of risk factors for posttraumatic stress disorder in trauma-exposed adults. *Journal of Consulting and Clinical Psychology, 68*(5), 748-766.

Brown, E. (2004, November). *Results of a controlled randomized trial of a treatment protocol of CTG*. Symposium paper presented at the International Society for Traumatic Stress 20th Annual Meeting, New Orleans, LA.

Bryant, R., & Harvey, A. (2000). New DSM-Ⅳ diagnosis of acute stress disorder [Letter to the editor]. *American Journal of Psychiatry, 157*, 1889-1890.

Bryant, R. A., Harvey, A. G., & Dang, S. T. (1998). Treatment of acute stress disorder: A comparison of cognitive-behavioral therapy and supportive counseling. *Journal of Consulting and Clinical Psychology, 66*(5), 862-866.

Buckley, T. C., Mozley, S. L., Bedard, M. A., Dewulf, A. C., & Greif, J. (2004). Preventive health behaviors, health-risk behaviors, physical morbidity, and health-related role functioning impairment in veterans with post-traumatic stress disorder. *Military Medicine, 169*(7), 536-40.

Celano, M., Hazzard, A., & Webb, C. (1996). Treatment of traumagenic beliefs among sexually abused girls and their mothers: An evaluation study. *Journal of Abnormal Child Psychology, 24*(1), 1-17.

Cohen, J., & Mannarino, A. (1996). A treatment outcome study for sexually abused preschool children: Initial findings.

Journal of the American Academy of Child and Adolescent Psychiatry, 35(1), 42-50.

Cohen, J. A. (2004). Early mental health interventions for trauma and traumatic loss in children and adolescents. In B. T. Litz (Ed.), *Early intervention for trauma and traumatic loss* (pp. 131-146). New York: Guilford Press.

Cohen, J. A., & Mannarino, A. P. (1998). Interventions for sexually abused children: Initial treatment outcome findings. *Child Maltreatment, 3*(1), 17-26.

Cohen, J. A., Mannarino, A. P., & Knudsen, K. (2004). Treating childhood traumatic grief: A pilot study. *Journal of the American Academy of Child and Adolescent Psychiatry, 43*, 1225-33.

Conlon, L., Fahy, T. J., & Conroy, R. (1999). PTSD in ambulant RTA victims: A randomized controlled trial of debriefing. *Journal of Psychosomatic Research, 46*(1), 37-44.

Deahl, M., Srinivasan, M., & Jones, N. (2000). Preventing psychological trauma in soldiers: The role of operational stress training and psychological debriefing. *British Journal of Medical Psychology, 73*(1), 77-85.

Deblinger, E., & Heflin, A. H. (1996). *Treating sexually abused children and their nonoffending parents: A cognitive behavioral approach.* Thousand Oaks, CA: Sage.

Deblinger, E., Steer, R. A., & Lippmann, J. (1999). Two-year follow-up study of cognitive behavioral therapy for sexually abused children suffering post-traumatic stress symptoms. *Child Abuse and Neglect, 23*(12), 1371-1378.

Dobie, D. J., Kivlahan, D. R., Maynard, C., Bush, K. R., Davis, T. M., & Bradley, K. A. (2004). Posttraumatic stress disorder in female veterans: association with self-reported health problems and functional impairment. *Archives of Internal Medicine, 164*(4), 394-400.

Dougall, A., Herberman, H., Delahanty, D., Inslicht, S. S., & Baum, A. (2000). Similarity of prior trauma exposure as a determinant of chronic stress responding to an airline disaster. *Journal of Consulting and Clinical Psychology, 68*(2), 290-295.

Everly, G. S., Flannery, R. B., & Mitchell, J. T. (2000). Critical incident stress management (CISM): A review of the literature. *Aggression and Violent Behavior, 5*(1), 23-40.

Everly, G. S., & Mitchell, J. T. (2000). The debriefing "controversy" and crisis intervention: A review of lexical and substantive issues. *International Journal of Emergency Mental Health, 2*(4), 211-225.

Fairbrother, G., Stuber, J., Galea, S., Pfefferbaum, B., & Fleischman, A. R. (2004). Unmet need for counseling services by children in New York City after the September 11th attacks on the World Trade Center: Implications for pediatricians. *Pediatrics, 113*(5), 1367-1374.

Foa, E. B., Hearst-lkeda, D., & Perry, K. J. (1995). Evaluation of a brief cognitive-behavioral program for the prevention of chronic PTSD in recent assault victims. *Journal of Consulting and Clinical Psychology, 63*(6), 948-955.

Foy, D., Sipprelle, R., & Rueger, D. (1984). Etiology of posttraumatic stress disorder in Vietnam veterans: Analysis of premilitary, military, and combat exposure influences. *Journal of Consulting and Clinical Psychology, 52*(1), 79-87.

Frazier, P., Conlon, A., & Glaser, T. (2001). Positive and negative life changes following sexual assault. *Journal of Consulting and Clinical Psychology, 69*, 1048-1055.

Freedman, S.. Brandes, D., & Peri, T. (1999). Predictors of chronic post-traumatic stress disorder: A prospective study. *British Journal of Psychiatry, 174*, 353-359.

Galea, S., Ahern, J., & Resnick, H. (2002). Psychological sequelae of the September 11 terrorist attacks in New York City. *New England Journal of Medicine, 346*(13), 982-987.

Goodman, R. (2004, November). *Clinical case conceptualization of CTG: What to treat and how.* Symposium paper presented at the International Society for Traumatic Stress 20th Annual Meeting, New Orleans, LA.

Gray, M. J., Bolton, E. E., & Litz, B. T. (2004). A longitudinal analysis of PTSD symptom course: Delayed-onset PTSD in Somalia peacekeepers. *Journal of Consulting and Clinical Psychology, 72*, 909-913.

Harvey, A., & Bryant, R. (1999). The relationship between acute stress disorder and posttraumatic stress disorder: A 2-year prospective evaluation. *Journal of Consulting and Clinical Psychology, 67*(6), 985-988.

Hobbs, M., Mayou, R., Harrison, B., & Warlock, P. (1996). A randomized trial of psychological debriefing for victims of road traffic accidents. *British Medical Journal, 313*, 1438-1439.

Hobfoll, S. E., & Jackson, A. P. (1991). Conservation of resources in community intervention. *American Journal of Community Psychology, 19*, 111-121.

Hokanson, M., & Wirth, B. (2000). The critical incident stress debriefing process for the Los Angeles County Fire Department: Automatic and effective. *International Journal of Emergency Mental Health, 2*(4), 249-257.

Kaspersen, M., Matthiesen, S. B., & Götestam, K. G. (2003). Social network as a moderator in the relation between trauma exposure and trauma reaction: A survey among UN soldiers and relief workers. *Scandinavian Journal of Psychology, 44*(5), 415-423.

Kassam-Adams, N., & Winston, F. K. (2004). Predicting child PTSD: The relationship between acute stress disorder and PTSD in injured children. *Journal of the American Academy of Child and Adolescent Psychiatry, 43*(4), 403-411.

Kessler, R. (2000). Posttraumatic stress disorder: The burden to the individual and to society. *Journal of Clinical Psychiatry, 61*(Suppl. 5), 4-14.

Kessler, R. C., Sonnega, A., Bromet, E., Hughes, M., & Nelson, C. B. (1995). Posrtraumatic stress disorder in the National Comorbidity Survey. *Archives of General Psychiatry, 52*(12), 1048-1060.

Kilpatrick, D. G., Ruggiero, K. J., Acierno, R., Saunders, B.

E., Resnick, H. S., & Best, C. L. (2003). Violence and risk of PTSD, major depression, substance abuse/dependence, and comorbidity: Results from the National Survey of Adolescents. *Journal of Consulting and Clinical Psychology, 71*, 692-700.

King, D., King, L., Foy, D., Keane, T. M., & Fairbank, J. A. (1999). Posrtraumatic stress disorder in a national sample of female and male Vietnam veterans: Risk factors, war-zone stressors, and resilience-recovery variahles. *Journal of Abnormal Psychology, 108*(1), 164-170.

King, D., King, L., & Gudanowski, D. (1995). Alternative representations of war zone stressors: Relationships to posttraumatic stress disorder in male and female Vietnam veterans. *Journal of Abnormal Psychology, 104*(1), 184-196.

King, L., King, D., & Fairbank, J. (1998). Resilience-recovery factors in post-traumatic stress disorder among female and male Vietnam veterans: Hardiness, postwar social support, and additional stressful life events. *Journal of Personality and Social Psychology, 74*(2), 420-434.

King, N. J., Tonge, B. J., & Mullen, P. (2000). Treating sexually abused children with posttraumatic stress symptoms: A randomized clinical trial. *Journal of the American Academy of Child and Adolescent Psychiatry, 39*(11), 1347-1355.

Koenen, K. C., Stellman, J. M., & Stellman, S. D. (2003). Risk factors for course of postrraumaric stress disorder among Vietnam veterans: A 14-year follow-up of American Legionnaires. *Journal of Consulting and Clinical Psychology, 71*(6), 980-986.

Kulka, R., Schlenger, W., & Fairbank, J. (1990). *Trauma and the Vietnam war generation: Report of findings from the National Vietnam Veterans Readjustment Study*. Philadelphia: Brunner/Mazel.

Lange, A., Rietdijk, D., & Hudcovicova, M. (2003). Interapy: A controlled randomized trial of the standardized treatment of posttraumatic stress through the Internet. *Journal of Consulting and Clinical Psychology, 71*(5), 901-909.

Laor, N., Wolmer, L., & Cohen, D. J. (2001). Mothers' functioning and children's symptoms 5 years after a SCUD missile attack. *American Journal of Psychiatry, 158*, 1020-1026.

Layne, C. (2004. November). *Conceptualization and measurement of child traumatic grief*. Symposium paper presented at the International Society for Traumatic Stress 20th Annual Meeting, New Orleans, LA.

Lirz, B. T., & Gray, M. J. (2004). Early intervention for trauma in adults: A framework for first aid and secondary prevention. In B. Litz (Ed.), *Early intervention for trauma and traumatic loss* (pp. 87-111). New York: Guilford Press.

Lirz, B. T., Gray, M. J., Bryant, R., & Adler, A. B. (2002). Early intervention for trauma: Current status and future directions. *Clinical Psychology: Science and Practice, 9*, 112-134.

Litz, B. T., Williams, L., Wang, J., Bryant, R., & Engel, C. C. (2004). A therapist-assisted Internet self-help program for traumatic stress. *Professional Psychology: Research and Practice, 35*(6), 628-634.

Macklin, M., Metzger, L., & Litz, B. (1998). Lower precombat intelligence is a risk factor for postrraumatic stress disorder. *Journal of Consulting and Clinical Psychology, 66*(2), 323-326.

Maercker, A., & Müller, J. (2004). Social acknowledgment as a victim or survivor: A scale to measure a recovery factor of PTSD. *Journal of Traumatic Stress, 17*(4), 345-351.

Malik, M. L., Connor, K. M., & Sutherland, S. M. (1999). Quality of life and posttraumatic stress disorder: A pilot study assessing changes in SF-36 scores before and after treatment in a placebo-controlled trial of fluoxetine. *Journal of Traumatic Stress, 12*(2), 387-393.

Martin, L., Rosen, L. N., Dorand, D. B., Knudson, K. H., & Stretch, R. H. (2000). Psychological and physical health effects of sexual assaults and nonsexual traumas among male and female United States Army soldiers. *Behavioral Medicine, 26*, 23-33.

Marx, B. P., Calhoun, K. S., & Wilson, A. E. (2001). Sexual revictimization prevention: An outcome evaluation, *Journal of Consulting and Clinical Psychology, 69*(1), 25-32.

Mawson, D., Marks, I. M., & Ramm, E. (1981). Guided mourning for morbid grief: A controlled study. *British journal of Psychiatry, 138*, 185-193.

Mayou, R. A., Ehiers, A., & Hobbs, M. (2000). Psychological debriefing for road traffic accident victims: Three-year follow-up of a randomised controlled trial. *British Journal of Psychiatry, 176*, 589-593.

McNally, R. J., Bryant, R. A., & Ehlers, A. (2003). Does early psychological intervention promote recovery from posttraumatic stress? *Psychological Science in the Public Interest, 4*(2), 45-79.

Melhem, N. M., Day, N., Shear, M. K., Day, R., Reynolds, C. F., III, & Brent, D. (2004). Traumatic grief amoog adolescents exposed ro a peer's suicide. *American Journal of Psychiatry, 161*, 1411-1416.

Melnik, T. A., Baker, C. T., Adams, M. L., O'Dowd, K., Mokdad, A. H., Brown, D. W., et al. (2002). Psychological and emotional effects of the September 11 attacks on the World Trade Center–Connecticut, New Jersey, and New York, 2001. *Morbidity and Mortality Weekly Report, 51*, 784-786.

Miller, M. W. (2004). Personality and the development and expression of PTSD. *National Center for PTSD Clinical Quarterly, 15*(3), 1-3.

Mirchell, J. T., & Everly, G. S. (1995). The critical incident stress debriefing (CISD) and the prevention of work-related traumatic stress among high risk occupational groups. In G. S. Everly & J. M. Lating (Eds.), *Psychotraumatology: Key papers and core concepts in post-traumatic stress* (pp. 267-280). New York: Plenum Press.

Mitchell, J. T., & Everly, C. S. (1996). *Critical incident stress*

Murphy, S. A., Johnson, C., & Cain, K. C. (1998). Broad-spectrum group treatment for parents bereaved by the violent deaths of their 12- to 28-year-old children: A randomized controlled trial. *Death Studies, 22*(3), 209-235.

National Institute of Mental Health. (2002). *Mental health and mass violence: Evidence-based early psychological intervention for victinu/survivors of mass violence: A workshop to reach consensus on best practices.* Washington, DC: U.S. Government Printing Office.

Neria, Y., & Litz, B. T. (2004). Bereavement by traumatic means: The complex synergy of trauma and grief. *Journal of Loss and Trauma, 9*(1), 73-87.

Norris, F. H., Friedman, M. J., Watson, P. J., Byrne, C. M., Diaz, E., & Kaniasty, K. (2002). 60,000 disaster victims speak: Part I. An empirical review of the empirical literature, 1981-2001. *Psychiatry, 65*, 207-239.

Pfefferbaum, B., Vinekar, S. S., & Trautman, R. P. (2002). The effect of loss and trauma on substance use behavior in individuals seeking support services after the 1995 Oklahoma City bombing. *Annals of Clinical Psychiatry. 14*(2). 89-95.

Prigerson, H., Maciejewski, P., & Rosenheck, R. (2001). Combat trauma: Trauma with highest risk of delayed onset and unresolved posttraumatic stress disorder symptoms, unemployment, and abuse among men. *Journal of Nervous and Mental Disease, 189*(2), 99-108.

Raphael, B. (1977). Preventive intervention with the recently bereaved. *Archives of General Psychiatry, 34*(12), 1450-1454.

Resnick, H., Kilpatrick, D., & Dansky, B. (1993). Prevalence of civilian trauma and posttraumatic stress disorder in a representative national sample of women. *Journal of Consulting and Clinical Psychology, 61*(6), 984-991.

Riggs, D., Rothbaum, B., & Foa, E. (1995). A prospective examination of symptoms of posttraumatic stress disorder in victims of nonsexual assault. *Journal of Interpersonal Violence, 10*(2), 201-214.

Rose, S., Bisson, J., & Wessely, S. (2004). *Psychological debriefing for preventing postrraumaric stress disorder* (Cuchrane Review). In The Cochrane Library, Issue 2. Chichester, UK: Wiley. Available at www.update-software.com

Rose, S., Brewin, C. R., Andrews, B., & Kirk, M. (1999). A randomized controlled trial of individual psychological debriefing for victims of violent crime. *Psychological Medicine, 29*(4), 793-799.

Rosenheck, R., & Fontana, A. (1995). Do Vietnam-era veterans who suffer from posttraumatic stress disorder avoid VA mental health services? *Military Medicine, 160*(3), 136-42.

Rothbaum, B., Foa, E., & Riggs, D. (1992). A prospective examinarion of post-traumatic stress disorder in rape victims. *Journal of Traumatic Stress, 5*(3), 455-475.

Savoca, E., & Rosenheck, R. (2000). The civilian labor market experiences of Vietnam-era veterans: The influence of psychiatric disorders. *Journal of Mental Health Policy and Economics, 3*, 199-207.

Scheeringa, M. S., & Zeanah, C. H. (1995). Symptom expression and trauma variables in children under 48 months of age. *Infant Mental Health Journal, 16*(4), 259-270.

Schlenger, W., Caddell, J., & Ebert, L. (2002). Psychological reactions to terrorist attacks: Findings from the National Study of Americans' reactions to Septemher 11: Reply. *Journal of the American Medical Association, 288*(21), 2684-2685.

Schnurr, P., Friedman, M., & Rosenberg, S. (1993). Preliminary MMPI scores as predictors of combat-related PTSD symptoms. *American Journal of Psychiatry, 150*(3), 479-483.

Schnurr, P., Lunney, C., & Sengupta, A. (2003). A descriptive analysis of PTSD chronicity in Vietnam veterans. *Journal of Traumatic Stress, 16*(6), 545-553.

Schwartzberg, S. S., & Halgin, R. P. (1991). Treating grieving clients: The importance of cognitive change. *Professional Psychology: Research and Practice, 22*(3), 240-246.

Shalev, A. Y. (2000). Stress management and debriefing: Historical concepts and present patterns. In B. Raphael & J. P. Wilson (Eds.), *Psychological debriefing: Theory, practice and evidence* (pp. 17-31). New York: Cambridge University Press.

Shalev, A. Y. (2002). Acute stress reactions in adults. *Biological Psychiatry, 51*(7), 532-543.

Shalev, A. Y., Freedman, S., & Peri, T. (1997). Predicting PTSD in trauma survivors: Prospective evaluation of self-report and clinician-administered instruments. *British Journal of Psychiatry, 170*, 558-564.

Shalev, A. Y., Peri, T., & Canetti, L. (1996). Predictors of PTSD in injured trauma survivors: A prospective study. *American Journal of Psychiatry, 153*(2), 219-225.

Shear, K., Frank, E., Houck, P. R., & Reynolds, C. F., III. (2005). Treatment of complicated grief: A randomized controlled trial. *Journal of the American Medical Association, 293*, 2601-2608.

Silver, R., Holman, E., & McIntosh, D. (2002). Nationwide longitudinal study of psychological responses to September 11. *Journal of the American Medical Association, 288*(10), 1235-1244.

Sireling, L., Cohen, D., & Marks, I. (1988). Guided mourning for morbid grief: A controlled replication. *Behavior Therapy, 19*(2), 121-132.

Somer, E., Buchbinder, E., Peled-Avram, M., & Ben-Yizhack, Y. (2004). The stress and coping of Israeli emergency room social workers following terrorist attacks. *Qualitative Health Research, 14*(8), 1077-1093.

Somer, E., Tamir, E., Maguen, S., & Litz, B. (2005). Brief cognitive-behavioral phone-based intervention targeting anxiety about the threat of attack: A pilot study. *Behaviour Research and Therapy, 43*, 669-679.

Spooren, D. J., Henderick, H., & Jannes, C. (2000). Survey description of stress of parents bereaved from a child killed in a traffic accident: A retrospective study of a victim support group. *Journal of Death and Dying, 42*(2), 171-185.

Stein, B. D., Jaycox, L. H., Kataoka, S. H., Wong, M., Tu, W., Elliott, M. N., et al. (2004). A mental health intervention for schoolchildren exposed to violence: A randomized controlled trial. *Journal of the American Medical Association, 290*, 603-611.

Stretch, R., Knudson, K., & Durand, D. (1998). Effects of premilirary and military trauma on the development of post-traumatic stress disorder symptoms in female and male active duty soldiers. *Military Medicine, 163*(7), 466-470.

Tarrier, N., Pilgrim, H., & Sommerfield, C. (1999). A randomized trial of cognitive therapy and imaginal exposure in the treatment of chronic posttraumatic stress disorder. *Journal of Consulting and Clinical Psychology, 67*, 13-18.

Tedeschi, R., & Calhoun, L. (1996). The Posttraumatic Growth Inventory: Measuring the positive legacy of trauma. *Journal of Traumatic Stress, 9*(3), 455-472.

van Minnen, A., Arntz, A., & Keijsers, G. (2002). Prolonged exposure in patients with chronic PTSD: Predictors of treatment outcome and dropout. *Behaviour Research and Therapy, 40*(4), 439-457.

Valentiner, D., Foa, E., Riggs, D., & Gershuny, B. S. (1996). Coping strategies and posttraumatic stress disorder in female victims of sexual and nonsexual assault. *Journal of Abnormal Psychology, 105*(3), 455-458.

World Health Organization. (1992). *International classification of diseases.* Geneva: Author.

Young, B. H., & Gerriry, E. (1994). Critical incident stress debriefing (CISD): Value and limitations in disaster response. *National Center for PTSD Clinical Quarterly, 4*, 17-19.

第17章

PTSDの心理社会的治療

Patricia A. Resick, Candice M. Monson, and Cassidy Gutner

　本章での課題は，外傷後ストレス障害（PTSD）の心理社会的治療の研究と方法論を展望することである。この課題はやや困難である。というのは，PTSDの治療については過去20年間に多くの情報が集積されてきており，私たちの関心は，PTSDが治療可能な病態なのかということから，どのような環境においてどのような人々が治療から利益を得るのかということに移ってきているからである。この章では，まず治療効果研究の主要な経過について短い展望を行い，さらにこれらのPTSD研究の進展に関連した研究の方法論的厳密さについて要約する。その後でPTSD治療効果研究の現在の状況を振り返り，今後の研究の方向性についての見通しと提言を行いたい。

治療効果研究の進展

　ある疾患をどのように治療したらよいのかほとんど分かっていない場合には，治療者は他の疾患の治療について自分たちが知っていることをもとにして，様々な方法で治療を試みるであろう。1980年代のPTSDがまさにそのような状態であった。研究者は，不安障害やうつ病の治療について知っている治療をPTSDに適用することからはじめ，次第にそうした治療研究の事例報告がなされるようになってきた（例：Frank & Stewart, 1984; Keane & Kaloupek, 1982; Kilpatrick, Veronen, & Resick, 1982）。次第に事例研究から，治療の待機者を対照群とするケース・コントロール研究へと研究が進展し，有望と思われるPTSDの治療法について小規模ではあるが治療効果のコントロール研究が行われるようになった（Foa, Rothbaum, Riggs, & Murdock, 1991; Keane, Fairbank, Caddell, & Zimering, 1989; Resick, Jordan, Girelli, & Hutter, 1988）。これらの早期の研究は，例えば評価者の盲検化や治療遵守の評価（次章参照）などである。そのすべてが今日，適切だと考えられている治療研究の厳格な基準や要素（Foa & Meadows, 1997）を満たしていたわけではない。心理療法の発達における次の段階は，有効だと考えられている，あるいはそのように言われている治療法と，非特異的な治療とを比較することである。この段階の研究としては，Foaら（1991）の持続エクスポージャー療法 prolonged exposure therapy（PE）とストレス免疫訓練法 stress inoculation training（SIT）を比較した研究や，Resnick, Nishith, Weaver, AstinとFeuerら（2002）による認知処理療法 cognitive processing therapy（CPT）と持続エクスポージャー療法の比較研究，Taylorら（2003）による眼球運動による脱感作と再処理法 eye movement desensitization and reprocessing（EMDR）と持続エクスポージャー療法の比較研究が挙げられる。

　ひとたびある治療法の有効性が確立されると，

次にはその治療の外的な妥当性を検証する研究が始められる。次の疑問は、その治療は研究の対象となっている人々以外の、様々な患者を相手にする臨床においても有効なのかということである。そこで特に治療が困難であると考えられる症状や併存疾患を持つ被験者を対象とした研究が積み重ねられる。このような研究においては、2つの治療目標が存在することが多い。すなわちPTSDと他の精神障害（パニック障害 panic disorder（PD）や物質使用障害 substance use disorder（SUD）など）の改善である。このような研究に引き続いて、治療によってどのような人々が利益を受けるのかを解明するために、治療反応性の予測要因を確定する研究が行われる。さらに他の治療要素を加えることの効果を調べる研究が計画される。また、治療プロトコルのすべての要素が必要かどうか、単独でも有効な要素（例：変化を起こすための重要なメカニズム）がないかを判断するための解体研究 dismantling study が行われる。最後に、その治療が研究環境と臨床場面での両方において有効であったからといって、必ずしも広い範囲に適用できるとはかぎらない。治療効果研究における最後のフロンティアは、いかに治療を臨床現場に広く普及させるかという課題である。治療の普及は単に治療者の訓練を行えばよいというものではない。訓練を提供するためのケアシステムと新しい治療の実施を一緒に行っていくことが必要である。

このような治療研究の発展段階は、行動療法研究における段階モデルとして具体化され（Rounsaville, Caroll, & Onken, 2001）、米国国立保健研究所（NIH）の研究助成の分類にも用いられている。第一段階は、最も基本的な治療開発研究であり、そこではパイロット試験が行われる。治療マニュアルや、研究に付随する治療方法の遵守や遂行能力の評価などもこの段階で開発される。第一段階は通常、待機群や通常治療との比較による検証をもって終了する。また、第一段階には、基礎研究から治療介入への移行的研究も含まれている。第二段階の研究は無作為化比較試験（RCT）であり、新しい治療法と現時点で使用できる最も有効な治療法との比較、もしくは非特異的な要素を含む心理療法との比較がよく行われる。この段階では治療的変化をもたらす特定のメカニズムを検証するための研究が計画されることもある。少なくとも2つのRCTにおいて有効とされた場合には、第三段階の研究として、地域や異なる集団に対して一般化できるかという疑問に着手し、それ以外の実施上の問題を検討する。PTSDの治療研究は急速に発展しているので、この章では、第二段階でのエビデンスに基づいた心理治療研究のみを扱う。第一段階における治療の進展については、WelchとRothbaumによる第23章の展望を参照されたい。

臨床試験の方法論的考察

PTSDの心理療法研究の現状に対する批判に対しては、治療効果研究における最先端の方法論を適切に評価していくことが重要である。

ゴールドスタンダード

PTSDの治療効果研究についての方法論的考察で最も広く引用されている論文の中で、FoaとMeadows（1997）はPTSD治療研究の方法論的厳密さを評価するための7つのゴールドスタンダードを概説した。その基準は以下の通りである。(1)対象症状が明確に定義されていること、(2)信頼性、妥当性のある評価尺度を用いていること、(3)盲検による評価を行っていること、(4)評価者の訓練を行っていること、(5)マニュアルに基づいた、再現性のある特定の治療プログラムを用いていること、(6)治療に対して偏りのない割りつけが行われていること、(7)治療手順を遵守していること。「対象症状を明確に定義すること」という基準が設定されたのは、治療の目的や結果が曖昧に定義されるという問題があったためである。一連の症状が明確に定義されていなければ、ある治療を他の治療と比較できないばかりか、その治療の目的についてどのような合意がなされたのかも分からない。例えば、治療者や研究者がト

ラウマ体験とその結果の症状を混同しているという話を聞くことがある。治療者は，レイプや子どもの性的虐待，戦闘といった体験それ自体を治療することはできない。体験は変えることのできない出来事である。しかし治療者はトラウマへの暴露から生じるPTSDや抑うつ，物質使用障害などの症状を治療することはできる。そうした症状は妥当性と信頼性のある尺度によって評価できるし，またそうしなくては治療の結果を比較し，再現することはできない。

精神保健医療的介入に関するいかなる臨床試験でも，その結果については「独立した」評価を行わなくてはならない。なぜなら，臨床試験に参加している治療者や研究者が評価を行うことには固有のバイアスが存在するからである。通常「独立」というときには，少なくともどのような治療が行われたのかについては盲検化されている。ただしその評価が治療の前後または追跡期間のどの時点であるのかまでは盲検化できないこともある。研究によっては，評価者は治療者が誰だか分からないように（もし治療者が一種類の治療のみを提供している場合）盲検化されている必要がある。評価者は，臨床的に訓練され，正確で信頼性のある診断面接が実施できなくてはならない。これについては，通常は面接の一部を別の専門的な評価者が陪席または録音によって評価し，信頼性を検証する。

臨床現場では多くの治療者は折衷的な治療方針をとっており，同じ患者の治療の間に，あるいは患者ごとに，臨床的な判断に基づいて介入方法を変えている。治療の目標は，治療全体の経過を通じて，あるいは1セッションごとにさえ，変わることもある。このような治療は治療者や患者に最大限の柔軟性を与えるが，治療効果研究としては受け入れられない。対象を明確に定義するという第一の基準の説明で指摘したように，たとえ他の問題が浮かびあがったとしても，臨床試験の治療目標を治療経過中に変えてはならない。治療目標が明確で一貫しているだけではなく，治療そのものも明確に定義されていなくてはならない。なぜならば，他の人々が，この治療を異なる治療状況や異なる治療者によっても再現できることが必要だからである。そのためには治療の進め方が正確に記述された治療マニュアルが不可欠である。他の状況で他の治療者が再現できないような治療結果は，疑わしいと言わざるを得ない。

治療への「偏りのない unbiased」な割りつけは，普通は治療参加者が治療状況に無作為に割りつけられることを意味している。この手続きは説明同意を得る際に参加者に説明される。治療選択そのものを研究課題としている場合を除き，参加者はどちらの治療を受けたいのか，あるいは特定の治療に割りつけられたいのかを選択できないし，研究者もその患者が最も利益を受けると考えている治療に割りつけることはできない。正確な無作為割りつけであっても，対象者がいくつかの重要な要因（性別，トラウマのタイプなど）に基づいて層化される必要があれば修正されることもあるが，特定個人に関してバイアスが生じてはならない。治療が個人ごとに行われている大規模研究においては，治療状態への無作為割りつけはそう困難ではない。しかし集団療法の場合には，無作為割りつけに必要な2つのグループを構成できる人数が集まるまでトラウマを受けた参加者を治療せずに待たせておくことには倫理的かつ実際的な問題があるので，非常な困難がある。こうした研究は多くの施設において実施不可能であり，おそらくそのために多くの研究者が集団療法の研究を断念しているのであろう。

最後に，良い治療効果研究は，治療プロトコルの遵守について何らかの評価を行っている。そこでは，すべての治療者が提示された治療を行っているだけではなく，禁止された他の治療を行っていないことを確認する。例えばエクスポージャー療法と対人関係療法を比較する場合に，エクスポージャー療法の治療者がエクスポージャーの前後にいかなるタイプの対人関係療法も行っていないことや，対人関係療法でも行うような宿題を出していないことなどを保証する。同様に，対人関係療法の治療者は，患者に体系だったエクスポージャーを勧めてはならない。厳密な治療効果研究では，治療セッションを録画あるいは録音し，

独立した治療の専門家が，セッションの一部をチェックリストや評価表を用いて治療の忠実性を評価するべきである。とりわけ，特定のセッションにどの介入が実施され，あるいは実施されなかったかを評価する。

　Foaと Meadows（1997）の論文に続いて，Harvey, BryantとTarrier（2003）は，PTSD効果研究の方法論を厳密化するための論文を出版した。そこでは医学における臨床試験の実施と報告について，米国医学学会雑誌で出版された Consolidated Standards Reporting Trial（CONSORT：コンソート；臨床試験報告の総合的基準；Begg et al, 1996）が参照されている。彼らが推奨しているのは次のようなことである。先に挙げたゴールドスタンダードに加えて，観察者のバイアスを最小限にするために，研究期間全体を通じて独立した評価者を訓練してスーパーバイズをすること。治療条件に対する割りつけの盲検化を明示するために，参加者が割りつけられている治療条件について評価者が評点または推測を行うこと。参加者の治療への割りつけを，参加者を研究に登録する研究者には予測できないような方法で，秘密裏に行うこと。治療プログラムに対する忠実性に加えて，3つのレベルでの治療の遵守を評価すること。その3つとは，その治療が他の治療の影響を受けないで純粋な形で実施されていること，治療を受けているのが患者自身であること，患者による治療をどのように実行しているのかを評価し，セッション外での治療上の宿題の実施などを確認することである（例：宿題のコンプライアンス）。

治療意図 intention to treat（ITT）

　過去10年間の研究計画方法の改良には，ITT原則（治療意図原則）intention-to-treat principles[*1]の重視も含まれる。ITT原則による研究計画は，治療を完遂したかどうかに関わりなく，すべての登録患者のデータを含めている。たとえ参加者が治療からドロップアウトした場合でも，研究者がITT原則を用いている場合には，ドロップアウトした者も研究にとどまるように求められ，（理想的には）症状評価を受ける。治療を完遂した被験者による結果は，もし患者がすべての治療を受けた場合にどのような効果が得られるのかを確認するうえでは重要ではあるが，このようなサブサンプルだけのデータの分析には固有のバイアスが存在する。すなわちドロップアウトする人々に関しては治療のタイプの間に系統的な差が存在するかもしれない。例えば，もしある治療を受けた人々はその治療が効果的でない場合にドロップアウトする傾向があり，一方対照群の治療では効果的でなくても治療を継続するということがあれば，治療完遂者の分析 completer analysis を行った場合には，前者がより有効であるという結果がでる。なぜなら，前者では治療非反応者のドロップアウト率が高くなるからである。また治療完遂者の分析では，あるタイプの治療の効果が早い段階で現れて患者が治療の標準回数前に治療をやめた場合，治療の早期成功ではなくドロップアウトした者としてカウントされてしまう。Harveyら（2003）は，PTSDの治療効果研究の第一次分析においては，ITT分析を原則とすべきだと主張している。このことは，上述のCONSORTと一致しており，我々もまた，対象者の記述にあたっては，登録患者数，不適格基準，治療および評価でのドロップアウトした者，治療完遂の操作的定義などを注意深く記載することを勧めている。これらは研究の外的妥当性に関する重要事項である。

検出力の問題

　第一段階での研究における重要な課題の1つは，治療の効果量を見積もることである。第二段階の研究では効果量の見積もりをより正確に行うことが求められるが，効果量の値は，その研究で統計学的に有意な効果を呈示するために必要な参加者数を予測するために使われる。ある治療を待機群や非治療群を対照として比較した場合には，有効なPTSD治療であればメタアナリシスにお

[*1] 割りつけ重視の原則とも訳される。また原語からITT原則，ITT分析とされることもある。

いて大きな効果量を持つことが期待される。標準的なエビデンスに基づいた PTSD 治療で Cohen の d が 1 以上の効果があることを示すためには，0.80 の検出力と 0.05 の a 値を用いた場合，各群わずか 17 人の参加者しか必要としない。もし心理療法の持つ非特異的で基本的な効果と比較する場合には，例えば，治療者と過ごす時間の長さや，治療者の支援や温かさといった要素と比較する場合には，効果量は小さくなると予測される。効果量を中等度（$d = 0.5$）とし，前述した検出力と a 値で計算すると，非特異的な治療の効果と，実治療との差を検出するためには各群 64 人が必要となる。

もし，効果があることが分かっている 2 つの治療法をそれぞれのグループに施行して効果研究を行う場合には，その 2 つの治療に仮に差があったとしても，それは非常に小さいであろう。それゆえに，その差を検出するためには大きなサンプルサイズが必要となる。また，大きなサンプルサイズは，どのようなタイプの患者が治療的利益を得るかということや，対象者の社会背景やトラウマの種類の差による効果の相違を検証する場合にも必要である。前述した仮定に基づいて $d = 0.20$ のような小さい効果量の差を求めるための検出力の計算を行うと，1 つの群に約 400 人が必要とされる。

大きなサンプルサイズが必要となることは治療研究者にとっては大きなジレンマとなる。特にトラウマの被害者を対象にした研究を行っている場合にはそうである。治療研究，特に，心理療法の研究は，今まで述べてきたような治療のスタンダードを遵守しようとすれば非常に経費がかかる。適切な参加者をリクルートし，評価を行い，その評価を評価し，治療を行い，治療の忠実性についての妥当性を検証することは，資金だけではなく多くの労力や時間を必要とする。効果にほとんど違いのない 2 つの治療を比較する臨床試験を行う場合，必要なサンプルサイズを得るために十分な参加者を集めることは，ほとんどの治療施設において困難である。多施設研究の実施はさらに難しい。というのは，すべての施設で均質な訓練をする必要があり，各施設を調整するためのさらなる研究基盤が必要になるからである。研究者の中には，サンプルサイズが小さい場合には，実施された 2 つの治療の効果に有意差がなければすべての実用的な目的に対して臨床的に意味のある差はないと主張するものもいる。このことは有意水準に達しなくても傾向としての差異が認められる場合や，サンプルが小さいことに加えて何らかの歪みを持っている場合を除き，真実であろう。また，サンプルサイズが小さい場合には，人種，民族，性別，トラウマの種類などの重要な潜在要因に基づいた治療効果の違いに関しての疑問について答えることはできない。研究が多く行われれば，メタアナリシスによってこのような疑問に答えられるかもしれない（Bradley et al., 2005）。同じ評価を複数の研究で使用していれば，データをプールすることも有用であろう。Rothbaum と Resick は，エクスポージャーを用いた研究によって悪化した患者の割合を検証するために，4 つの研究からプールしたデータを用いた。

現在の研究状況

国際トラウマティック・ストレス学会（International Society for Traumatic Stress Studies: ISTSS）は，臨床ガイドラインの開発のために 1997 年に PTSD の臨床ガイドラインのタスクフォースを結成した。その成果として広汎な治療アプローチを展望してガイドラインを開発し，27 章からなる書籍が出版された（Foa, Keane, & Friedman, 2000）。早期介入（第 16 章）と薬物療法（第 19 章）については，この本の他の章でとりあげられている。心理社会的治療について，同書に見られる成人の RCT 研究の比較を表 17-1 に示した。ほとんどの研究は個人に対する認知行動療法（CBT）と EMDR を扱っていることが分かる。そのほかには，力動的心理療法や集団療法，ストレスマネージメント治療が散見された。これらの研究のほとんどは，待機群を対照群として用いているが，いくつかの研究では，効果の近接した治療同士を比

表 17-1 国際トラウマティック・ストレス学会ガイドラインでレビューされた成人のPTSD治療の無作為化比較試験

著者	治療	対象者	治療期間	結果
Alexander, Neimeyer, Follette, Moore, & Harter (1989)	1. 対人交流治療 2. プロセスグループ療法 3. WL	女性の児童期の性虐待の被害者（57）	週1回、10回	両治療群ともに待機群よりよい結果を示した
Boudewyns & Hyer (1990)	1. ST + EX 2. ST + TC	男性のベトナム戦争帰還兵（51）	12-14回、1回50分	治療後およびその後のフォローアップアセスメントで、ST + EX群はST + TC群よりもよい結果を示した
Boudewyns & Hyer (1996)	1. EMDR + TAU 2. EMDR-EM + TAU 3. TAU	男性の戦闘帰還兵人（61）	5-7回	すべての群で有意な改善をしめしたが、群間の差はなかった
Brom, Kleber, & Defares (1989)	1. SD 2. 催眠療法 3. 力動的精神療法 4. WL	混合サンプル（112）	14-19回	すべての治療群が待機群より改善を示したが、治療群の間での差はなかった。
Carlson, Chemtob, Rusnak, Hedlund, & Muraoka (1998)	1. EMDR 2. BF-REL 3. TAU	男性の戦闘帰還兵人（35）	12回	EMDRは、BF-RELやTAUよりよい結果を示した。BF-RELとTAUの間の差はなかった。この結果は、治療後9カ月時点でのフォローアップでも維持されていた。
Cooper & Clum (1989)	1. ST 2. ST + EX	男性のベトナム戦争帰還兵（26）	6-14回、1回90分	ST + EXは、STより有意な改善を示した。
Devilly, Spence, & Rapee (1998)	1. EMDR + TAU 2. EMDR-EM + TAU 3. TAU	男性の戦闘帰還兵（51）	2回、1回90分	3群すべてが、すべてのアウトカム指標において改善を示した。EMDRとEMDR-EMがより改善していた。EMDRとEMDR-EXの間に差はなかった。
Echeburua, de Corral, Zubizarreta, & Sarasua (1996)	1. リラクゼーション 2. 対処行動訓練	女性の性暴力被害者（20）	5回 1回60分のセッション	どちらの群も治療後は改善した；12カ月後の追跡では第2群の方が第1群よりも良好であった。
Echeburua, de Corral, Zubizarreta, & Sarasua (1997)	1. リラクゼーション 2. EX + CT	女性の子どもの頃の性虐待被害者で成人後のトラウマ体験のないもの（20）	6回；7EX + CTは合計7時間、リラクゼーションは合計4.15時間	両群ともに改善を示した。EX + CTは、リラクゼーションよりも改善し、その効果はフォローアップでも維持されていた。
Foa et al. (1999)	1. EX 2. SIT 3. SIT + EX 4. WL	女性の性的、身体的暴力被害者（96）	9回、1回90分	すべての治療群で待機群に比べ有意な改善を示した。EX単独が他の治療群よりよい効果を示した。

（続く）

表 17-1 （続き）

著者	治療	対象者	治療期間	結果
Foa, Rothbaum, Riggs, & Murdock (1991)	1. EX 2. SIT 3. 支持的カウンセリング 4. WL	女性の性暴力被害者（45）	9回，1回90分	治療後の時点では，SITは，支持的カウンセリングおよび待機群よりよい結果を示し，EX群よりわずかによい結果を示した。3カ月後のフォローアップ時点では，EXがわずかにSITよりよい結果を示した。
Jensen (1994)	1. EMDR 2. TAU	男性の戦闘帰還兵（25）	2回，1回50分	EMDRはTAUよりよい結果を示さなかった。
Keane, Fairbank, Caddell, & Zimering (1989)	1. EX 2. WL	男性のベトナム戦争帰還兵（24）	14-16回；1回45-90分	EXはWLよりよい結果を示した。
Marcus, Marquis, & Sakai (1997)	1. EMDR 2. TAU	混合したトラウマのサンプル（67）	6回，1回50分	EMDRはTAUより，有意に早く大きな改善を示した。治療後の評価では，EMDR群では，77%がPTSDの診断に合致しなくなっていたが，TAUでは50%であった。
Marks, Lovell, Noshirvani, Livanou, & Thrasher (1998)	1. EX 2. CT 3. EX + CT 4. リラクゼーション	混合したトラウマのサンプル（87）	10回	EXとCT，およびEX + CTでは，治療後と6カ月後の評価で，リラクゼーションよりよい結果を示した。EX，CTおよびEX + CTの間の差はなかった。
Peniston (1986)	1. SD + BIO 2. 治療なし	退役軍人（16）	非常に長期間	SD + BIOは，治療後の時点で，治療なし群と比べ有意な改善を示した。
Peniston & Kulkosky (1991)	1. SD + BIO 2. 従来の薬物療法	男性のベトナム戦闘帰還兵（29）	30回	SD + BIOは，従来的な薬物療法よりよい効果を示した。
Pitman, Orr, Altman, & Longpre (1996)	1. EMDR 2. EMDR-EM	男性戦闘帰還兵（17）	6回，1回70分-110分	両群とも治療終了時点では，中等度の改善を示したが5カ月後の評価時点においては，効果は維持されていなかった。
Renfrey & Spates (1994)	1. EMDR 2. 自動EMDR 3. EMDR-EM	混合したトラウマのサンプル（23）	2-6回	すべての治療群で改善を示したが，群間の差はなかった。
Resick, Jordan, Girelli, Hutter, & Marhoefer-Dvorak (1988)	1. SIT 2. AT 3. 支持的精神療法	女性の性暴力被害者（37）	6回，1回120分	群間の差はなかった。

（続く）

表 17-1 （続き）

著者	治療	対象者	治療期間	結果
Resick & Schnicke (1992)	1. CPT 2. WL（自然な状態）	女性の性暴力被害者（19）	12回	CPT は，自然な状態での待機群よりよい改善を示した。治療後 6 カ月の時点では，CPT を受けたすべての被験者が PTSD の診断に合致しなくなっていた。
Rothbaum (1997)	1. EMDR 2. WL	女性の性暴力被害者（18）	3回，1回90分	EMDR は，WL より良い改善を示した。
Scheck, Schaeffer, & Gillette (1998)	1. EMDR 2. AL	混合したトラウマのサンプル（60）	2回，1回90分	両群とも改善した。EMDR はすべての評価において改善していた。
Silver, Brooks, & Obenchain (1995)	1. 環境調整（入院）＋ BIO 2. 環境調整＋ EMDR 3. 環境調整＋リラクゼーション 4. 環境調整	男性のベトナム戦争帰還兵（100）	1年間を通しての非常に多くの回数のセッション＋入院	EMDR は，入院単独よりも効果があったが，治療群間での差はなかった。
Tarrier, Pilgrim, et al. (1999)	1. CT 2. EX	混合したトラウマのサンプル（72）	16回，1回60分	CT および EX ともに有意な改善を示した。両群における差はなかった。
Vaughan, Armstrong, Gold, & O'Connor (1994)	1. EMDR 2. IHT 3. AMT	混合したトラウマのサンプル（36）	3-5回，2-3週間	治療群間の差はなかったが，いずれも待機群より改善を示した。この結果は治療後3カ月時点の評価でも維持されていた。
Watson, Tuorila, Vickers. Gearhart & Mendez (1997)	1. リラクゼーション 2. リラクゼーション＋呼吸法 3. リラクゼーション＋呼吸法＋ BIO	男性のベトナム戦争帰還兵（90）	10回，1回30分	すべての治療群で軽度の改善を示したが，群間の差はなかった。
Wilson, Beaker, & Tinker (1995)	1. EMDR 2. WL	混合したトラウマのサンプル（80）	3回，1回90分	EMDR は WL より良い結果を示した。この結果は，治療後 15 カ月の時点でも維持されていた。
Zlotnick et al. (1997)	1. 感情マネージメント 2. WL	女性の小児期の性的虐待被害者（33）	15回，6-8週間	感情マネージメントは待機群よりよい結果を示した。

注　AC, active control 評価のみの対照；AL, active listening 傾聴；AMT, applied muscle relaxation trainingm 応用筋リラクゼーショントレーニング；AT, assertiveness training 自己主張トレーニング；automated EMDR 自動型 EMDR, 点滅する光によって左右の眼球運動を行うもの；BF-REL, biofeed-back-assisted relaxation バイオフィードバックを用いたリラクゼーション；BIO, biofeedback バイオフィードバック；BP, brief prevention 短期間での予防；CSA, Childhood sexual abuse 児童期の性的虐待；CBT, cognitive-behavioral therapy 認知行動療法；CPT, cognitive processing therapy 認知処理療法；CT, cognitive therapy 認知療法；EMDR, eye movement desensitization and reprocessing 眼球運動による脱感作と再処理法；EMDR-EM, 眼球運動を行わない EMDR；EX, exposure therapy 曝露療法；IHT, imaginary habituation training イメージ馴化トレーニング；IMF, imaginal flooding 想像によるフラッディング；IVF, in vivo flooding 現実の状況によるフラッディング；Relax relaxation リラクゼーション；SD, systematic desensitization 系統的脱感作；SIT, stress inoculation training ストレス免疫訓練法；ST, standard treatment 標準治療；TAU, treatment as usual 通常治療；TC, traditional counseling 従来のカウンセリング；Tx, treatment 治療；WL, wait-list. 待機；データは Foa, Keane and From. Keane, and Friedman (2000) による

較していた。これらの研究結果からは、待機群やそれ以外の実治療に比べ、CBT、特にエクスポージャーを基本とした治療に確固としたエビデンスがあることが示された。また、EMDR は待機群に比べて有効であるというエビデンスも示されている。効果量を計算したり、ITT 原則を用いている研究はごくわずかしかなかったが、これは、その当時の PTSD の心理療法研究の水準を反映している。表 17-1 と、ISTSS の治療ガイドライン以降に出版された研究についての下記の展望を比較すると、比較的短期間に方法論が進歩したことが分かる。

前述したような PTSD 治療研究の状況に基づき、以下では主に ISTSS のガイドラインが出版されて以降の、対照群を用いた PTSD の臨床試験を展望し、加えてそれ以外の関連する疑問を検討した治療研究を取り上げた。これらの研究は表 17-2 に示している。効果量の測定には、サンプルサイズによる修正を含んだ Hedge の g 係数を用いた。結果の指標は、臨床家の評価による治療後の PTSD 症状とした。変数の比較には合併標準偏差 pooled standard deviation を用いた。効果量を計算するために必要な情報が不足している場合には、それに替わる治療効果の指標を用いた。

待機群を対象とした臨床試験

ガイドラインが出版されて以降、待機群を対象とした臨床試験は数本しかない。Fecteau と Nicki（1999）は、交通事故の生存者を対象に、心理教育、リラクゼーション、想像暴露と認知再構成を組み合わせた CBT と待機群の比較を行った。CBT は、待機群に比べて統計学的に有意な効果があり、効果量は 1.34 であった。また、警察官を対象として、心理教育やイメージガイダンス、トラウマの筆記、認知探査および「お別れの儀式 farewell rituals」によって構成される短期の折衷的心理療法と待機群の比較が行われている（Gersons, Cariler, Lamberts, & van der Kolk）。この治療は待機群よりも優れており、治療終結時には、91％ が PTSD の診断を満たさなくなっていた。興味深いことに待機群の 50％ もまた、研究終了時には PTSD の診断を満たさなくなっていた。

Kubany, Hill, Owens（2003; Kubany et al., 2004）は、PTSD と罪悪感を有するバタード・ウーマンを対象に認知的トラウマ療法を行い、治療を遅延させた対照群との比較を 2 つの研究で行った。この治療は、心理教育、ストレスマネージメント、暴露の宿題、罪悪感関連の信念に対する認知再構成、自己擁護トレーニング、加害者やそれ以外の潜在的加害者との望まない接触のマネージメントによって構成されている。この治療の効果は強力であり、治療後の評価で PTSD 診断を有していたのは、9％ にすぎなかった。さらに、治療前の評価では、BDI が正常域（BDI 得点が 10 点未満；Beck, Ward, Mendelson, Mock, & Erbaugh, 1961）にある女性は 4％ にすぎなかったが、治療後には 83％ になっていた。遅延治療群でも、遅れて治療がなされた直後の結果は、すぐに治療を受けた群と同様であり、両方の群とも治療の 6 カ月後評価でも効果が維持されていた。

Monson ら（2006）は、戦闘関連の慢性 PTSD を有する男女の退役軍人を対象に待機群を対照として CPT を実施した。CPT は待機群に比べ、PTSD および併存疾患の軽減が有意に見られた。ITT 分析で、CPT 群の 40％ は PTSD の診断を満たさなくなっていた。PTSD に関連した機能障害は治療の結果とは関連していなかった。この臨床試験はこれまでのところ、戦闘関連の PTSD を有する退役軍人の治療において、最も有望な結果を提供している。

待機群を対照群とした研究の主流は、異なるトラウマや重要な併存疾患を持つ集団に対してエビデンスに基づいた、またはそれを応用した治療を提供することに焦点をあててきた。これらの研究については、後ほど適応と併存疾患の箇所で振り返ることにしたい。

非特異的治療との比較

実際の治療と非特異的な治療との比較がいくつかの研究で行われている。例えば、Blanchard ら（2003）は、交通事故の生存者を対象に、CBT と

支持的心理療法と待機群の比較を行い，CBTは支持的心理療法と待機群に比べて有意に良好な結果を示したことを明らかにした。治療完遂者では，支持的カウンセリングと比較したCBTの効果量は0.63であった。Neuner, Schauer, Klaschik, Karunakara, Elbert（2004）は，やはり支持的カウンセリングと心理教育を対照群としてナラティブエクスポージャー治療との比較研究を行った。この研究での対象者はスーダンの難民であったが，治療終了時の評価では，この3つの治療群における効果の差は見られなかった。しかし1年後の評価では，ナラティブエクスポージャー治療は他の2つの治療群に比べ有意な改善を示し，他の2つの治療の間には差はなかった。

これまで行われたPTSDの治療研究の中でおそらく最も規模が大きく方法論的にも強固なものは，Schnurrら（2003）の研究である。彼らは，10の治療拠点で，PTSDを有する退役軍人を対象にトラウマに焦点をあてた治療と現在の生活を中心とした治療を，集団療法として実施し，その比較を行った。ITT分析では，この2つの集団療法には差は見られなかった。しかし，トラウマに焦点をあてた治療を適切な回数（全体で30セッションのうち24セッションなど）行った患者では，効果の傾向が見られた。現在中心療法に対して，トラウマに焦点をあてた治療の効果量はごくわずかしか上回っていなかった。著者らは，この研究が他のほとんどの研究と異なって臨床的に有意な変化を示せなかったのは，対象者が重症で難治性の退役軍人局（VA）の所属者であったためだと推測しているが，他の説明も除外はできない。この治療では暴露の要素が含まれているが，この暴露は通常のエクスポージャー療法で行われるほどの強さで実施されておらず，またおそらく正式なCBTのトレーニングを受けていない治療者によって集団療法として実施されていたことが理由

であったのかもしれない。

治療比較試験[*2]

エビデンスに基づいたPTSD治療法を比較したいくつかの治療研究の中には，ITT原則を用いた質の高い研究も含まれているが，治療方法による統計学的な差を検出した研究はほとんどない。性的暴行の被害者を対象にした大規模の研究で，Rescikら（2002）は，PEとCPTの間には，統計学的な効果の差がないことを明らかにした。しかし，このどちらの治療も，最小限の観察だけを行った対照群よりは大きな改善を示した。CPTは，罪悪感のいくつかの側面についてはPEよりよい効果を示していた（全般的な罪悪感と罪悪感の認知の下位尺度において，ITT分析による効果量が0.28〜0.44上回っていた）。9カ月後のフォローアップでCPTは，PEと比較して臨床家の評価によるPTSDの重症度（0.10）と自記式の抑うつの重症度（0.16）が，ITT分析による効果量で上回っていた。

それ以前に行われた研究（Tarrier, Pilgrim, et al., 1999）のフォローアップで，TarrierとSommerfield（2004）は，認知再構成と想像エクスポージャー[*3]の治療について5年後の効果を調べた。様々なトラウマの体験者のサンプルを調べた最初の研究では，治療後の2つの治療プログラムの間に効果量の差はなく，どちらの群も病状は悪化していなかった。しかし，5年後のフォローアップでは，認知再構成が想像暴露より効果量にして1.12上回っていた。

EMDRと様々なCBTとの比較についてもいくつかの研究が存在する。これらの中の3つの研究では，治療完遂者においてEMDRがより大きな効果量を示したことが報告されている。Ironson, Freund, Strauss と Williams（2002）は，比較的少数の複数のトラウマ経験者のサンプルで，

[*2] 本節では個別の治療法についての研究が紹介されているが，それらの研究結果を総合的に比較して，いずれかの治療法の優劣を論じているわけではないことに留意されたい。なお論文選択の基準が示されていないことはこの節の議論の弱点である。

[*3] 持続エクスポージャー療法ではなく，その治療の一要素である想像エクスポージャーを施行したもの。持続エクスポージャー療法では，現実エクスポージャー，認知処理，心理教育などが組み合わせれて施行される。

第17章 PTSDの心理社会的治療

表17-2 国際トラウマティック・ストレス学会のガイドライン以降に発表された対照を用いた比較試験

著者	治療群/対照群	対象（人）	治療期間	結果	臨床家による評価に基づいた治療終了時点での割りつけ重視の分析による効果量 待機群あるいは最小限の注意による対照群との比較	治療完遂者による効果量 治療群との比較
__待機群との比較__						
Fecteau & Nicki (1999)	CBT WL	交通事故経験者 (28)	8-10時間	CBT > WL; この結果は治療後6カ月の時点でも維持されていた	1.28[a]	
Gersons, Carlier, Lamberts, & van der Kolk (2000)	BEP WL	警察官 (42)	16回	BEP > WL; この結果は治療後3カ月の時点でも維持されていた	治療終了時点でBEPの91％とWLの50％がPTSDの診断基準[a]を満たさなくなっていた	
Kubany et al. (2004)	CTT-BW WL	バタード・ウーマン（既住）(125)	8-11回、2週間に1回、1回1.5時間	CTT-BW群では87％がPTSDが寛解した；この結果は治療後3カ月の時点でも維持されていた	1.45 (2.87)	
Monson et al. (2006)	CPT WL	男性と女性の退役軍人 (60)	12回	CPT > WL; この結果は治療後1カ月の時点でも維持されていた	1.12 (1.14)	
__非特定の治療との比較__						
Blanchard et al. (2003)	CBT ST WL	交通事故経験者 (78)	週1回、8-12回	CBT > ST > WL; この結果は治療終了3カ月の時点でも維持されていた	CBT: 1.14[a] ST: 0.53a	CBT > ST: 0.66[a]
Neuner, Schauer, Klaschik, Karunakara, & Elbert (2004)	NET ST PsyEd	スーダン難民 (43)	NETとSTは4回 PsyEdは1回	治療終了時点 NET = ST = PsyEd; 治療後1年後の評価時点 Net > ST = PsyEd		NET = ST: 0.06[a] NET > PsyEd: 0.19[a] ST > PsyEd: 0.13a[a]
Schnurr et al. (2003)	TFGT PCGT	ベトナム戦争帰還兵 (360)	30回、1回1時間、週1回	TFGT = PCGT		TFGT > PCGT: 0.12 (0.25[b])

(続く)

表 17-2 (続き)

著者	治療群/対照群	対象 (人)	治療期間	結果	臨床家による評価に基づいた治療終了時点での割りつけ重視の分析による効果量 待機あるいは最小限の注意(による対照群との比較)	(治療完遂者による効果量) 治療群との比較
				治療群同士の比較		
Devilly & Spence (1999)	CBT EMDR	混合したトラウマのサンプル (23)	8-9 回	CBT > EMDR; この結果は治療後 3 カ月の時点でも維持されていた		CBT > EMDR: 0.72[a,f]
Ehlers et al. (2003)	CT SHB WL	交通事故経験者 (97)	CT: 12 回, 週 1 回, 1 回 60-90 分	CT > SHB = WL	CT > WL: 1.12-1.22[a,e] SHB > WL: .21-.26[a,e]	CT > SHB: 0.96-1.00[a,e]
Ironson, Freund, Strauss, & Williams (2002)	EMDR PE	混合したトラウマのサンプル (22)	6 回, 週 1 回, 1 回 90 分	EMDR = PE; EMDR はより早く改善したが、効果は変わらなかった；この結果は治療後 3 カ月の時点でも維持されていた		PE >EMDR: 0.65[a,d]
Lee, Gavriel, Drummond, Richards, & Greenwald (2002)	SIT + PE EMDR	混合したトラウマのサンプル (24)	7 回, 週 1 回, 1 回 90 分	SIT + PE = EMDR; EMDR は教示においてより改善を示した。		SIT + PE > EMDR: 0.59[a]
Power et al. (2002)	EMDR E + CR WL	混合したトラウマのサンプル (105)	10 回まで, 週 1 回, 1 回 90 分	EMDR = E + CR > WL: EMDR は, E + CR よりうつと抑うつと社会機能においてより改善を示した。	PTSD 症状変化の幅: EMDR: 2.17-2.85 E + CR: 1.58-2.55	EMDR > E + CR: 0.29-0.63[e]
Resick, Nishith, Weaver, Astin, & Feuer (2002)	PE CPT MA	性暴力被害 (171)	2 週間に 1 回, 合計 13 時間	PE = CPT > MA; CPT は, 罪悪感のある 1 面においては PE よりよい改善を示した	PE: 0.86 (2.04) CPT: 1.13 (2.78)	CPT > PE: 0.18 (0.24)
Rothbaum, Astin, & Marsteller (2005)	PE EMDR	性的暴力被害 (74)	9 回, 2 週間に 1 回, 90 分	CBT = EMDR; この結果は治療後 3 カ月の時点でも維持されていた		CBT = EMDR: 0.01[a]

著者	治療	サンプル (N)	治療期間	解体要素/追加要素の比較	結果
Tarrier & Sommerfield (2004)	IE CR	混合したトラウマのサンプル (32)	16回, 1回1時間	5年後の時点でCR > IE	CR > IE: 1.12[a]
Taylor et al. (2003)	ET RELAX EMDR	混合したトラウマのサンプル (60)	8回, 1回90分	ET > RELAX = EMDR; ETは再体験と回避症状においてよりよい結果を示した	%：2 SD 以上の PTSD症状の軽減があった割合 r: ET: 47-80% RELAX: 33-53% EMDR: 33-53%
				解体要素/追加要素の比較	
Bryant, Moulds, Guthrie, Dang, & Nixon (2003)	IE + CR IE ST	混合したトラウマのサンプル (58)	8回, 週1回, 1回90分	IE + CR = IE > ST; この結果は治療後6カ月の時点でも維持されていた	症状の重症度 IE + CR > IE: 0.26 (0.47) IE + CR > ST: 0.83 (1.14) IE > ST: 0.65 (0.83) 症状の頻度 IE + CR > IE: 0.23 (0.44) IE + CR > ST: 0.72 (1.10) IE > ST: 0.63 (0.76)
Foa et al. (2005)	PE PE + CR WL	女性の暴力被害者 (171)	9-12回	PE = PE + CR > WL; この結果は治療後12カ月の時点でも維持されていた	PE: 0.65 (1.92)[c] PE + CR: 0.80 (1.80)[c] PE + CR = PE: 0.08 (0.00)[c]
Paunovic & Öst (2001)	CBT ET	難民 (16)	16-20回, 週1回, 1回60-120分	CBT = ET; この結果は治療後12カ月の時点でも維持されていた	CBT > ET: 0.12[a]

(続く)

表 17-2（続き）

著者	治療群/対照群	対象（人）	治療期間	結果	臨床家による評価に基づいた治療終了時点での割りつけ重視の分析による効果量（治療完遂者による効果量） 待機あるいは最小限の注意による対照群との比較	治療群との比較
				異なるトラウマを受けた対象や併存疾患への適応		
Chard (2005)	CPT-SA WL	女性の性的虐待被害者 (71)	17回、週1回90分の集団療法と10回、1回60分の個人療法	CPT-SA > AL：この結果は治療後1年の時点でも維持されていた	2.32[a]	
Chemtob, Novaco, Hamada, & Gross (1997)	AT MA	ベトナム戦争帰還兵 (15)	12週間	再体験症状の発現頻度がより減少し、その強度も低下する傾向があった		
Cloitre, Cohen, Koenen, & Han (2002)	STAIRM PE WL	子どもの頃に性的な虐待を受けた女性 (58)	16回、1回60-90分	STAIRM-PE > WL：この結果は治療後9カ月の時点でも維持されていた	1.27[a]	
Falsetti, Resnick, Davis, & Gallagher (2001)	M-CET WL	パニック障害を伴う混合したトラウマを持つ女性 (22)	12回、週1回90分	M-CET > WL	治療後の時点では、M-CETでは92％がPTSDの診断基準を満たさなくなっていたが、Wlでは、33％であった	
Hein, Cohen, Miele, Litt, & Capstick (2004)	SS RP WL	薬物乱用を伴う混合したトラウマを有する女性 (107)	24回、2週間に1回、1回1時間	SS = RP > WL：この結果は治療後9カ月の時点でも維持されていた	SS: 0.46[h] RP: 0.40[h]	RP > SS: 0.25[h]

Note. AT, anger treatment 怒りに対する治療；BEP, brief eclectic psychotherapy 短期間の折衷的精神療法；CAPS, Clinician Administered PTSD Scale PTSD 臨床診断面接尺度；CBT, cognitive-behavioral therapy 認知行動療法；CPT, cognitive processing therapy 認知処理療法；CPT-SA, cognitive processing therapy for sexual abuse survivors; CR, cognitive restructuring 認知再構成；CT, cognitive therapy 認知療法；CPT-BW, cognitive trauma therapy for battered women バタード・ウーマンに対する認知トラウマ療法；ET, exposure therapy 曝露療法；EMDR, eye movement desensitization and reprocessing therapy 眼球運動による脱感作と再処理法；E + CR, exposure and cognitive restructuring 曝露および認知再構成；IE, imaginal exposure 想像曝露；MA, minimal attention 最小限の注意；M-CET, multiple-channel exposure therapy 多チャンネル曝露療法；NET, narrative exposure therapy 語りによる曝露療法；PCGT, present-centered group 現在に焦点化した集団療

第 17 章 PTSD の心理社会的治療

法 therapy; PE, prolonged exposure 持続曝露療法; PsyEd, psychoeducation 心理教育; RELAX, progressive relaxation 漸進的リラクゼーション; RP, relapse prevention 再発予防; SHB, self-help book 自己学習用パンフレット; SIT, stress inoculation training ストレス免疫訓練法; SS, seeking safety 安全を求める; STAIRM-PE, skills training in affective and interpersonal regulation and modified and prolonged exposure 感情と対人関係調整に関するスキルトレーニングと修正した持続曝露; ST, supportive psychotherapy/counseling 支持的精神療法あるいはカウンセリング; TFGT, trauma-focused group therapy トラウマに焦点をあてた集団療法; WL, wait-list（治療）待機.

a データの得られた参加者の結果に基づいたものである。
b これらは"適切な量"の治療を受けている（すなわち少なくとも 24 回の治療）。
c 研究場所での違いがないので、効果量はサンプル全体を合計して算出している。
d M (SD) は臨床家による PTSD 評価によるものである。この結果は、Bradley ら (2005) のメタ解析に基づく。
e 数値の幅は、CAPS のサブスケールの頻度と強度である。
f (DSM-Ⅲ-R) の PTSD 面接から算出した。
g M (SD) は PTSD の評価が得られた場合の値である。
h 割りつけ重視分析の結果が報告されている場合の値である。

EMDRとPEの比較を行い，2つの治療の間に統計学的に有意な差がないことを見出した。しかし，治療完遂者における分析では，PEの方がEMDRより効果量が0.65上回っていた[*4]。Lee, Gavriel, Drummond, RichardsとGreenwaldら（2002）は，EMDRと，PEとストレス免疫訓練法を組み合わせた治療を別の少数のサンプルで比較し，2つの治療に統計学的な差がないことを報告している。しかしこの研究では，侵入症状についてはEMDRが有意な改善を示していた[*5]。

様々なトラウマを経験した大規模の対象者を用いて，Powerら（2002）が，EMDRとエクスポージャー療法に認知再構成を組み合わせた治療との比較を行ったところ，両者に有意な差はなかった。彼らは，PTSDの頻度と強度においてEMDRの方が効果量が勝っていたことを報告した。Rothbaum, AstinとMarsteller（2005）は，74人のPTSDのレイプの被害女性を対象に，EMDRとPEと待機群を比較したよくコントロールされた研究を行った。治療後および6カ月後の評価で，EMDRとPEの間に有意な差はなかったが，両方の治療とも顕著な改善を示した。彼らは，複数の併存疾患を持つサブサンプルにおいてのみ差があったとしている。複数の併存疾患を持つ患者集団では，EMDRはPEほどよい効果を上げなかった。

しかし，DevillyとSpence（1999）は，EMDRに比べてエクスポージャーと認知的な要素を含むCBTが統計学的に有意な効果があり，効果量において上回っている（$d = 0.67$）ことを見出した。この結果は，3カ月後のフォローアップの評価でも維持されていた。Taylorら（2003）もまたエクスポージャー療法がEMDRより統計学的に勝っていることを報告した。この研究では様々なトラウマを持ったサンプルが用いられたが，EMDRはリラクゼーションセラピーとの間に効果の有意差はなかった。PTSD症状が臨床的に有意な改善を示した被験者の割合（臨床家によるPTSD評価で2標準偏差以上の改善）は，エクスポージャー群の方が多かった。

Ehlersら（2003）は，交通事故体験者に対し，ある一定期間の自己モニタリングを行った後，認知療法，セルフヘルプ用のパンフレット，症状評価の反復の3群についての無作為化比較試験を行った。少数の被験者（12％）は，自己モニタリングのみで改善した。自己モニタリング後もPTSDが続いていた被験者に対して，交通事故後約3カ月後の時点で3つの群のうちの1つに割りつけを行った。64頁におよぶセルフヘルプ用のパンフレットブックは，認知行動的な原則とPTSDに対する心理教育が書かれていたが，認知療法と比べて効果が劣っていた（評価のみ群についても同様であった）。認知療法は，高い有効性（効果量＞2.0）があり，ドロップアウトした者はいなかった。一方，教育的なセルフヘルプ的アプローチは，評価のみ群と差がなかったが，どちらの群も改善を示してはいた。ここで指摘されるべきことは，このPTSDの患者群は，まだ自然回復の途中にあったということである。その中で，認知療法が明らかな効果を示したということは重要な点である。

解体的研究および付加的研究

有効な治療要素が何かを決定したり，治療効果を高めるためにどのような要素を加えたら良いのかについての研究はほとんどない。このタイプの研究の代表として，Bryant, Moulds, Guthrie, DangとNixson（2003）の研究がある。彼らは，想像エクスポージャーと，想像エクスポージャーに認知再構成法 cognitive restructuring を組み合わせた治療と，支持的なカウンセリングの（3つの）比較を行った。想像エクスポージャー単独と

[*4] 効果量はPEでは完遂者で2.18，ITTで1.54であり，EMDRはどちらも1.53である。原書ではPEとEMDRの関係が逆に誤記されている。
[*5] PEとSITの両方を施行したために患者が受け取る情報が増え，治療効果が弱められた可能性が考察で指摘されている。実際，この研究でのPEとSITを組み合わせた場合の治療前と追跡時の効果量は1.01であり，先行する行動療法の1.63より低いことが紹介されている。

想像エクスポージャーに認知再構成を組み合わせた治療の間に有意な差はなかったが，どちらも支持的なカウンセリングより有効であった。しかし，ITT分析では，効果量は，組み合わせ治療のほうが，想像エクスポージャー単独や支持的カウンセリングより上回っていた（それぞれ $d = 0.25$, 0.28）。

PaunovicとÖst（2001）は，比較的少数の難民を対象として，エクスポージャー療法，認知再構成法，呼吸調整法からなる認知行動療法のパッケージをエクスポージャー療法単独による治療と比較した。2つの治療条件の間には統計的な差が認められなかったが，治療を組み合わせた場合には，効果量が0.13増加していた。

ごく最近，性暴力被害女性を対象に地域のレイプクライシスセンターと学究的な治療センターにおいてFoaら（2005）が行った研究では，PEとPEに認知再構成を加えた治療群の差はなく，どちらも待機群に比べて有意な改善を示したことを報告している。彼らはまた，治療を行った施設における効果の差がないことも報告した。

異なるトラウマを経験した集団や併存疾患への適用

CBTの有効性が確立して以降，特定のトラウマを受けた集団や併存疾患に対する治療要素の追加についての研究がなされるようになった。例えば，Chard（2005）は，子どもの頃の性的虐待の被害者にCPTを適応した。彼らは，児童期の性的被害の被害者は，PTSDだけでなく広汎な複雑性トラウマ症状を有しており，エビデンスに基づいたPTSD治療からもっと十分な利益がえられるように取り組む必要があると強く主張した。この治療ではCPTの集団療法と個人療法が組み合わされており，個人療法では筆記による暴露を行い，認知的介入は主として集団療法の中で実施した。治療プロトコルにはさらに，発達の問題とコミュニケーションスキル，社会的支援の希求に焦点をあてたモジュールを追加していた。17週間の治療と待機群の比較では，治療は非常に有効であり，治療後の効果量は1.52であった。また，参加者は治療後3カ月後の評価でも改善が持続していた。

同じような系列の研究として，Cloitre, Koenen, CohenとHan（2002）は，児童期の性的虐待の被害者はPTSDに加えて感情調節や有益な対人関係構築の問題を抱えており，そのためにトラウマに焦点をあてた治療から利益を得る能力が低下していると考えた。そこで彼らはこれらの問題の治療を含んだSTAIR（skills training in affective and interpersonal regulations：感情と対人関係調整に関するスキルトレーニング）と呼ばれる治療プロトコルを開発し，そうした問題を治療した後で修正したPEを行った。待機群との比較では，この治療の組み合わせは有効であり，治療後の効果量は1.3であった。しかし，Cahill, Zoellner, FeenyとRiggs（2004）は，PEおよびCPTの修正版にSTAIRを追加するという介入の必要性を確立するためには，修正をしないPEやCPTとの比較を行わなければならないと指摘している。

この問題に関してResick, NishithとGriffin（2003）は，複雑性PTSDの症状に対する短期の治療効果の検証のために，CPTとPEの比較研究の治療結果データの2次分析を行った。複雑性PTSDの様々な側面を評価したトラウマ症状尺度Trauma Symptom Inventory（TSI; Briere, 1995）の合計点では，2つの治療の効果に差はなかった。対象となったレイプ被害者を児童期の性的虐待があり群（41％）となし群（59％）に分け，2つの治療結果を合算して比較したところ，治療前と治療後および9カ月後においてPTSDとうつ病の症状において2群間の差はなかった。しかし児童期に性的虐待の既往のある被験者は，TSIのすべての下位尺度の得点が高かった。性的虐待の既往のある患者は，既往のない患者と同じように顕著に改善していたが，治療前の得点が高かったために，治療後の得点もやはり高かった。治療前の得点を共変数として調整すると，追跡期間において両群の有意差は見られなかったことは，児童期に性的虐待を受けていた参加者は，症状が複雑であったにも関わらず，短期間のCBTが同じように効果的であったことを示している。

PTSD治療を行ううえで考慮すべき，もう1つの重要な治療ターゲットは怒りである。怒りに対応することは重要である。なぜなら，PTSD患者の多くは，怒りに関する問題を有しており（Kulka et al., 1990）表情の点数で評価される怒りの表出がPTSD治療への取り組みを阻害するという（Foa, Riggs, Massie & Yarczower, 1995）エビデンスが存在しているからである。しかし，PEとストレス免疫訓練法，それらを組み合わせた治療を比較した研究の2次分析で，Cahill, Raunch, Hembree, Foa（2003）は，自記式の怒りの評価を用い，治療前の怒りは治療後の高いPTSD症状に関連していたが，治療前と比べると治療後には怒りが有意に減少していたと報告している。戦闘によるPTSDと怒りの問題を有するベトナム戦争帰還兵を対象にした研究で，Chemtobら（1997）は，通常の臨床的ケアを対照群として，Novacの提唱した（1983）怒りの治療を施行した群との比較を行った。彼らは，怒りの治療を施行した群では，怒りの反応と怒りのコントロールが有意に改善しており，その改善は18カ月後のフォローアップでも維持されていた。加えて，彼らは，PTSDの再体験症状の頻度が有意に改善し，強度も改善の傾向があったことを報告している。

　パニック障害と物質使用障害はPTSDに関連してしばしば発生する問題である。パニック障害とPTSDの両方に取り組むために，Falsetti, Resnick, Davis, Gallagher（2001）は，多チャンネルエクスポージャー療法 multiple-channel exposure therapy（M-CET）を開発した。この治療は，パニック障害がPTSDに高い割合で併存し，またパニック症状が，古典的なエクスポージャー療法に向き合うことを妨害する可能性があるという認識に基づいた治療法である（Falsetti & Resnik, 1995, 1997）。M-CETはCPTとBarlowとCraskeの開発したパニックコントロール治療と，SIT（Kilpatrick et al., 1982）から治療要素を集めたものである。治療開発者らは，待機群をコントロールとした臨床試験で，M-CETは，PTSDとパニック障害の治療に有効であることを見出した。治療終了時点で，対象者の92％は，PTSDの診断に合致しなくなっていたが，対照群では34％にすぎなかった。過去1カ月にパニック発作がなかったのは，治療群の93％に対して対照群では50％であった。

　PTSDに物質使用障害が高い割合で併存することは，疫学研究や受診患者の研究でよく報告されてきた（Dansky, Saladin, Brady, Kilpatrick, & Resinick, 1995; Kessler, Sonnega, Bromet, Hughes, & Nelson, 1995）。これまでのほとんどのPTSDの臨床試験は物質依存や，時には物質乱用のある患者を除外してきており，そのために，そうした研究成果をあてはめることのできないPTSD患者が数多く存在した。併存した物質使用障害を取り扱うための治療を開発した研究者もいる（Brady, Dansky, Back, Foa, & Carroll, 2001; Triffleman, Carroll, & Kellogg, 1999）。しかし対照群を用いた治療研究がなされたのは，Najavitsの「安全希求 Seeking Safety 療法」（2002）のみである。Hein, Cohen, Miele, Litt, Capstickらは，物質使用障害とPTSDの両方の診断を持つ女性を，安全希求療法と物質使用の再発防止プログラム（Caroll, Rounsaville, Gordon, & Nich, 1994）に無作為に割りつけ，無作為割りつけをされていない標準的なコミュニティケアの集団と比較した。PTSDと物質使用の重症度においては2つの治療間の統計学的な差はなかったが，いずれも治療後の評価ではコミュニティケアよりは良い成績を示した。ITT分析による効果量では，治療終了時点では再発防止群が安全希求療法群を上回っていた（0.25）。どちらの治療でも，PTSD症状への効果は6カ月後，9カ月後でも維持されていた。物質使用の再発防止に関しては，コミュニティケアよりもフォローアップ期間によい効果を示していた。安全希求療法では，物質使用に対する効果は，6カ月後の時点ではコミュニティケアよりも有意であり，9カ月後の時点では有意な傾向にあった。

　Foaらが行った臨床試験データの二次解析によって，II軸診断を有するPTSD患者に対する短期間のPTSD治療効果を検証した2つの研究がある（Feeny, Zoellner, & Foa 2002; Hembree,

Cahill, & foa, 2004)。最初の研究は，PE, SIT, PE と SIT を組み合わせた3つの治療を比較したもので，治療後の評価には標準化されたパーソナリティ障害の臨床面接が用いられた。Feeny ら (2002) は，治療後の評価で部分的にあるいは完全に BPD の診断基準を満たした患者のデータを用いた。3種類の治療データは重ね合わされて解析された。BPD 診断がある患者は，そうでない患者に比べて治療後の機能が不良であったが，一方，どちらのグループも治療の結果としては有意な改善を示していた。この研究結果について2つの注意すべき点がある。1つは，BPD 集団のサンプルサイズが小さい ($n = 12$) ことと，治療完遂者についてしかパーソナリティ障害の評価をしていないことである。こうした特性を持った患者の方が治療に参加しない，あるいは治療を完遂しない傾向にあったのかどうかは不明である。

第二の研究はⅡ軸診断を有する患者をより大きなサンプルで調べたものである。Hembree, Cahill と Foa (2004) は，PE, 認知再構成とそれらを組み合わせた治療を比較した研究のデータから分析を行なった。この研究の第二の目的は，専門の研究者と地域のカウンセラーを比較することだった。Hembree らは，75人の参加者のうち39％が，少なくとも1つのパーソナリティ障害を有していたが，治療後の PTSD の転帰には統計学的な差はなかったことを示した。パーソナリティ障害を有さない被験者の方が最終的な機能がよいという傾向が見られた。研究者よりも地域のカウンセラーが治療をした方が，パーソナリティ障害を有する患者の結果はよい傾向があった。上記の研究と同様，ここでもやはりパーソナリティ障害のデータは治療終了時に集められており，人格障害による治療からのドロップアウトは考慮されていない。

本章では2000年のガイドラインが出版されて以降の治療効果研究を展望し，急速に積み重ねられてきたエビデンスを描き出したが，これらのエビデンスは PTSD に対する，短期で目的を明確にした心理療法の適用を支持している。これらの研究は，無治療あるいは非特異的な心理療法より

も CBT が効果があることを裏づけている。異なる治療法の比較研究は，これまでのところ，実際に治療を行った群のあいだではほとんど差がないことを示している。ただし治療効果の維持や併存疾患の治療については差があるかもしれない。ガイドライン以降の解体的研究と付加的研究からは，暴露と認知的介入の組み合わせが有効である可能性が示されている。以前は治療が困難と考えられていた，併存疾患を有するトラウマの被害者や患者も，これらの治療に反応することが分かった。つまりこれらの治療は，怒りの問題や，パニック障害，物質使用障害，パーソナリティ障害を持つ患者と同様に，子どもの頃の性的な虐待や複数のトラウマを経験した患者にも，有効であることが示されている。

治療効果の予測要因

PTSD の治療効果の予測要因について検討した文献が増えてきている。しかし，多くの研究ではサンプルサイズが小さすぎて，その研究集団内部での参加者の多様性を検討することができない。その結果，しばしば実際に治療を行った群のデータは合算されている。それにも関わらず，いくつかの研究では興味深い結果が生み出されている。Tarrier, Sommerfield と Pilgrim (1999) は，認知療法あるいは想像エクスポージャー療法のいずれかの治療を受けている治療参加者は，家族内の感情的環境（例：感情表出 expressed emotion）から影響を受けていることを見出した。批判的で敵意のある親族を持つ治療参加者は，支持的な家族を持っている参加者よりも治療から利益を受けることが少なかった。この臨床試験の二次解析で，Tarrier, Sommerfield, Pilgrim と Faragher (2000) らは，様々な患者，トラウマ，臨床および治療要因について調べた。その結果，定期的な治療への参加，女性，低い自殺のリスクが，良好な治療後の評価の予測要因であった。治療前と治療6カ月後の比較で，不良な結果に最も関連していた要因は，欠席したセッションの回数，独居，全般性不安障害の併存であった。他の研究とは異なり，初回の重症度は治療結果と関連していなかった。ま

た興味深いことに，賠償金を請求し続けていることは，治療の効果に影響はなかった。

Hembree, Street, Riggs と Foa (2004) は，Foa らが以前 (1991) PE, SIT, PE と SIT を組み合わせた治療の比較研究を行った際の 73 人の治療完遂者の分析を行った。ここでもまた，異なる治療のデータを重ね合わせて予測要因の検討を行った。まず治療前の PTSD 重症度を投入し，治療前後の重症度の直接の有意関連を見た後，他の変数を投入して重層的な回帰分析を行い，治療反応を予測するかどうかを検討した。児童期のトラウマの既往と，対象となる暴力による身体的負傷の両者が，不良な治療反応性の有意な予測要因であった。

交通事故の生存者を対象とした様々な CBT の比較研究の結果を用いて，Taylor ら (2001) は，時間経過に伴う反応のパターンを見るためにクラスター分析を行った。彼らは治療に反応した，あるいは部分的に反応した 2 つのグループを見出した。これらの 2 つのグループを調べてみると，基本属性や係争中の訴訟，障害に対する補償については有意差がなかった。部分反応群は，全体的な機能低下，痛みの強度，痛みに関連した日常生活の障害，抑うつや怒りの程度が大きかった。また，向精神薬を使用している傾向があった。著者らは，このようにトラウマ被害を受ける以前からの併存疾患がある患者では，痛みや抑うつに対する治療を加えることでよりよい効果が得られるのではないかと述べている。

Van Minnen ら (2002) は，エクスポージャー療法の治療結果の予測要因について 2 つの研究を行った。第一の研究では，異なった背景を持った 2 つの臨床研究のサンプル対象者を合算して様々な予測要因を検討し，なぜいくつかの要因はどちらかの研究でのみ治療効果に関連しており，両方の研究で関連していないのかを，説明しようとした。2 つのサンプルに共通して見られた治療後得点の予測要因は，治療前の PTSD の重症度のみであった。片方の研究サンプルは，もう 1 つのサンプルには含まれなかった要因，すなわちエクスポージャー療法中のベンゾジアゼピンの使用が調べられており，この要因は不良な結果と関連していた。彼らは，ベンゾジアゼピンの使用は暴露中の恐怖の賦活を阻害する可能性があり，エクスポージャー療法ではこの点を考慮することが重要であると述べている。

第二の研究で，van Minnen と Hagenaars (2002) は，エクスポージャー療法中の恐怖の賦活に関する疑問を検討した。治療完遂者の中で症状が改善した 21 人と改善しなかった 13 人を，セッション 1 と 2 におけるセッション内とセッション間の馴化の指標を用いて比較した。改善しなかった参加者は，セッション 1 の開始時により大きな予期不安を感じており，トラウマの記憶に触れることを妨げていたのだと思われる。トラウマを語ったテープを家庭で聞いた回数にはグループ間で差がなかったが，改善群では，セッション内よりは家庭での馴化の方が大きかった。改善群では，セッション 1 と 2 の間での苦痛の軽減が大きかったが，この結果は，Jaycox, Foa および Morral (1998) の研究結果と一致している。

Cloitre, Stovall-McClough, Miranda と Chemtob (2004) は，子どもの頃の性的な虐待の被害者を対象とした STAIR と PE の修正版の治療研究において，PTSD の治療効果の予測要因として治療の関係性についての興味深い分析を行った。彼らは，STAIR における治療関係の質が，修正 PE が終了したあと PTSD 症状の減少を予測することを見出した。この関係は感情制御能力の改善によって媒介されていた。

治療者の影響は，Kubany ら (2004) のバタード・ウーマンを対象とした研究においても調べられている。彼らは，4 人の治療者の症例の転帰を比較し，精神保健医療についての高度な訓練を受けた治療者とそうでない治療者の治療結果が同じであることを明らかにした。治療者の性別による差もみられなかった。もちろんこれらの結果を一般化することは，参加した治療者の数が少ないことや，治療者が無作為に割りつけられていないことによって制限されている。しかし今後の研究を進めるうえで，こうした要因を調べることは重要であろう。

以上をまとめるとPTSDの治療効果に関連する予後要因を明らかにするための努力は，いくつかの期待できる結果を生み出してきた。トラウマの特徴に関しては，児童期の性的虐待経験や，身体的暴力を伴ったトラウマ的出来事などのような，ある種の特徴を持ったトラウマは不良な治療の転帰と関連していた。患者の特徴に関しては，少なくとも1つの研究で女性の方が男性よりも既存のPTSD治療法に良好な反応を示しており，また併存疾患（抑うつ，痛み，全般性不安など）の存在は不良な治療反応性を予測すると思われた。治療前のPTSD症状の重症度が治療反応性を予測するのかということについては，研究データは一致していない。しかし，治療の開始時点での強い予期不安は，治療効果を弱めている可能性がある。社会的支援の不足はトラウマへの暴露から回復しないことの予測要因である（Brewin, Andrew, & Valentie, 2000）が，それと同様に，その提供は治療による改善を促進すると思われる。治療への良好な参加とベンゾジアゼピンを使用しないことも，病状の改善に関連しているようである。最後に治療者の高度な訓練の量と治療の結果は関連していなかったが，治療関係の質は重要な予測要因であると思われる。

研究結果の一般化

本章で展望した研究の中には，研究結果の一般化に関する実例が含まれているが，それはFoaら（2000）の治療ガイドラインが出版された時には存在していなかったものである。初期の治療研究は，主にベトナム戦争帰還兵や犯罪被害者，特にレイプ被害者を対象としていたが，この章ではそれ以外のきわめて多様な対象者の研究を展望した。すなわち，バタード・ウーマン（Kubany et al., 2004），交通事故被害者（Blanchard et al., 2003），警察官（Gersons et al., 2000），それらの混合集団（Bryant, Moulds, Guthrie, Dang, Nixon, 2003）などである。PaunovicとÖst（2001）は，強いトラウマを体験した難民たちを対象として，彼らの開発した認知行動療法のパッケージとエクスポージャー療法の比較を行った。それ以前のほとんどの研究で必要とされていたよりも多くのセッション数を必要としたが，いずれの治療もきわめて効果的であることが見出された。

今後の課題

Gordon Paul（1969）は，臨床に関わる根本的な疑問を提示した。「ある特定の問題を持つ個人に対して，どのような環境の下，どのような治療が，誰によって行われるのが最も効果的であるのか，またそれはどのようにして効果が生じるのか。(p44)」。我々はこのゴールに近づいてきているのだろうか。それはイエスであると同時に，ノーでもある。より新しい世代の研究になるほど，結果の信頼性を低下させるようなより多くの変数を統制してきた（盲検化した評価や治療の忠実性における信頼性チェック，ITT重視のデザインなど）。そして，認知行動的アプローチが，多くの人が長い間苦しんできたPTSD症状を改善させるうえで有効であることの十分なエビデンスが得られるようになった。長期のフォローアップでは，一度治療を受けたPTSD患者は，再発しない傾向があることが示されている。より最近の研究では，治療の対象とする患者の範囲を拡大し以前であれば臨床試験から外されていた参加者（例：薬物使用障害や重度の精神障害，Ⅱ軸障害の存在など）も対象とするようになっている。

この章で示されたように，PTSDに対して非常に効果的ないくつかの治療が存在しているが，より多くの人が治療から恩恵を受けられるためにはさらなる研究が必要である。トラウマ後に生じるより広い範囲の症状を治療の目標や転帰の指標とし，治療を必要としている患者に届けなくてはならない。エビデンスに基づいた現在のPTSD治療で改善した人々は，長期のフォローアップでも治療効果が維持される傾向にある。しかしそれでもなお，効果研究に参加した患者の50％は，治療終結時にもフォローアップ期間中にもPTSDの診断基準を満たしたままである（Bradley et al., 2005）。またいくつかのPTSD症状は（感情

麻痺など），これまでの治療には反応しにくい。現在のPTSD概念に含まれていない様々なトラウマ後の症状は，こうした治療では必ずしも扱われておらず，健康や仕事，社会的機能のような機能的な転帰についても同様である。

PTSDの転帰の改善

この章で明らかにしてきたように，エビデンスに基づいたPTSD治療は，有効な治療の開発という段階から，最もよい治療を決定するために計画された治療同士の直接比較による臨床試験へと進展してきた。こうした研究では，小さな差異を検出するための十分なサンプルサイズを満たしたものはなく，これまでの結果からは，異なった治療の間にはほとんど差がみられていない。いうまでもなく多施設での大規模研究が必要であるが，現在行われている治療に反応しない多くの患者についても取り組む必要がある。次世代の解体研究は，何が有効な治療の鍵となるのかを解明することであろう。加えて，良好な治療関係はあらゆる心理療法の本質的な基礎である。このように重要ではあるが非特異的な要素は，まだようやく研究されはじめたばかりである（例：Cloitre et al., 2004）。治療関係の中でトラウマからの回復を特異的に妨げる，あるいは促進する要因に焦点をあてた治療過程の研究も，PTSDの転帰を改善するうえで有益であろう。

これまでに述べたことからも推測されるように，複数の治療を組み合わせることでPTSDの転帰は改善されると思われる。異なる治療の組み合わせでも，単独での治療と比較して必ずしも良い転帰につながらないという様々なエビデンスが見られていることを考えると，どのタイミングで別の治療を導入するのが良いのか，あるいは複数の治療を統合して実施するのが良いのかということが，将来の研究によって解明されることは大変に価値がある（Bryant et al., 2003; Foa et al., 1991）。治療要素の組み合わせ方によって治療効果は変わる可能性があるが，ここでもまた，十分な検出力がなければどのような研究を行ったとしても差異を検出することはできない。

治療の組み合わせについての研究では，治療効果を増大させるために，精神医学的な様々な薬物やその投与時期についても調べるべきである。これまでのところ，薬物療法とエビデンスに基づいた心理療法との直接比較研究は存在しない。Rothbaumら（2004）は，PTSDの第一選択薬とされているセロトニン作動薬を10週間投与した患者に対して，さらに5週間同じ投薬を続ける群と，それに加えて週に2回の持続エクスポージャー療法を実施する群に無作為に割りつける研究を行った。メタアナリシスによれば，エビデンスに基づいた心理療法を第一選択とし，反応しない場合に薬物療法を行うことが示唆されている。あるいは精神科治療薬は，治療を促進するために付加的に用いることもできよう[*6]。

単独であれ他の治療との組み合わせであれ，既存のPTSD治療法の改良にとどまらない革新的なPTSD治療法が出現する余地がまだある。WelshとRothbaumが本書の23章で述べているように，可能性としては，補助的な技術を用いた治療（例：バーチャルリアリティを用いたもの，webによる治療）やトラウマに特異的な夫婦や家族の治療，付加的あるいは単独での集団療法などが考えられる。これらの治療を付加することは，結局は費用の節減にもなろう。治療反応に関連する要因を明らかにする努力を続けることによって，治療革新が進み，そうした治療に適した患者のタイプが明らかになり，治療の転帰が改善するかもしれない。こういった研究では，これまで調べられていなかった治療反応の予測要因が同定されるかもしれず，そのことによってPTSDのサ

[*6] Rothbaumらの研究では，10週間の薬物療法は全体としては症状の有意な減少をもたらしたが，十分に反応しなかった患者はPEを追加することによって有意に症状が改善した。この結果からは薬物療法への反応不良群にPEを実施することが合理的であると考えられるが，著者たちは多くの文献の総合的な検討によって，エビデンスのある心理療法を第一に推奨している。

ブタイプが明らかになる可能性もある。

治療の目標と転帰の拡大

　トラウマ後症状の概念を広げることによって治療に役立てようとする動きが始まりつつある。これまで概観したように，いくつかの研究はこうした広い症状に取り組んでおり，感情調節や性的機能障害，人格機能，罪悪感，怒りなどを扱ってきた。薬物乱用，抑うつ，怒りやパニックなどの併存症状を扱った特異的な治療プロトコルの臨床試験が行われているが，現在の治療がこうした併存疾患を改善させるかどうかを判断するための研究も有益である。

　PTSDの心理療法の転帰を評価する別の重要な要素は費用対効果とその治療の実際の利用可能性である。特に精神薬物療法と比較して，また長期的に見た場合に，心理療法はきわめて費用対効果が高いことを示すことが重要である（Jaycox & Foa, 1999）。医療費と労働損失の観点からみてPTSDは米国で最も費用のかかる精神障害の1つであるというエビデンスがあることを考えると，こうした費用対効果の研究は時宜を得たものである。

　生物学的な治療転帰の研究も重要である。事例研究ではあるが，PTSD治療が成功すると神経内分泌的な変化が生じることが示されている（Griffin, Nishith, Resick, & Yehuda, 1997; Hearberm Kellnerm & Yehuda, 2002）。神経内分泌的な評価は，非侵襲的で費用のかからない唾液採取によって行うことができるので，非常に魅力的である。GriffinとResick（2003）は，PTSD治療後に精神生理的な改善が見られることを報告した。費用はかかるが，脳の構造と機能についての評価は，PTSDの病因やPTSD治療に伴う治療機序に関する重要な情報を提供するであろう。強迫性障害についての同様の研究では行動療法に関連して脳機能が変化することが見いだされている（Nakatani et al., 2003）。

エビデンスに基づいた治療の普及

　PTSD治療についてはかなりのエビデンスが存在しているが，こうした治療を臨床で用いている治療者は少ない。臨床家を対象とした最近の研究では，臨床の場でこうした治療法を行っている者はわずか10％であった（Becker, Zayfert, & Anderson, 2004）。同様に，世界で最もPTSD治療を提供している退役軍人局においても，PTSD治療の専門家のうちでマニュアル化された心理療法を臨床で普通に行っている者は10％に満たなかった（Rosen et al., 2004）。一般論として，現在の治療の頑健性と限界を確定するためにはさらなる効果研究が必要である。そうした研究からは訓練とスーパーバイズ方法についての示唆も得られるであろう。

　臨床家のニーズとフィードバックを注意深くふまえながら，エビデンスに基づいたPTSD治療の普及のためのモデルを，今後も発展させ，検証していく必要がある。我々はPTSDのCBTを学び，実践している臨床家たちと連携してきたが，彼らは30分単位で患者を診察したり，集団療法しか提供してはならないといった施設側の要求に直面している。したがって治療の普及のためには，個々の臨床家を超えて，エビデンスに基づいたPTSD治療を推進したり断念させたりしている制度上の問題に広く目を向ける必要がある。その際には，ロジスティックな課題（治療の訓練やスーパービジョンのための時間配分など）や，マニュアル化された治療，特にCBTに対する態度，PTSD治療の適切な目標設定についての考え（症状軽減なのか，病因に取り組むのか）などを考慮すべきである。体系的に考えれば，臨床家の実践パターンを形作る重要な時期である大学院教育の訓練プログラムの改善に努力することが，治療の普及のためには重要であろう。

文　献

Alexander, P. C., Neimeyer, R. A., Follette, V. M., Moore, M. K., & Harter, S. (1989). A comparison of group treatments of women sexually abused as children. *Journal of Consulting and Clinical Psychology, 57,* 479-483.

Barlow, D. H., & Craske, M. G. (1994). *Mastery of your anxiety and panic II* (Treatment manual). Albany, NY: Graywind.

Beck, A. T., Ward, C. H., Mendelson, M., Mock, J., &

Erbaugh, J. (1961). An inventory for measuring depression. *Archives of General Psychiatry, 4*, 561-571.

Becker, C. B., Zayfert, C., & Anderson, E. (2004). A survey of psychologists' attitudes towards and utilization of exposure therapy for PTSD. *Behaviour Research and Therapy, 42*, 277-292.

Begg, C., Cho, M., Eastwood, S., Horton, R., Moher, D., Olkin, I., et al. (1996). Improving the quality of reporting of randomized controlled trials: The consort statement. *Journal of the American Medical Association, 276*(8), 637-639.

Blanchard, E. B., Hickling, E. J., Devinei, T., Veazey, C. H., Galovski, T. E., Mundy, E., et al. (2003). A controlled evaluation of cognitive behavioral therapy for posttraumatic stress in motor vehicle accident survivors. *Behaviour Research and Therapy, 41*, 79-96.

Boudewyns, P. A., & Hyer, L. (1990). Physiological response to combat memories and preliminary treatment outcome in Vietnam veteran PTSD patients treated with direct therapeutic exposure. *Behavior Therapy, 21*, 63-87.

Boudewyns, P. A., & Hyer, L. A. (1996). Eye movement desensitization and reprocessing (EMDR) as treatment for post-traumatic stress disorder (PTSD). *Clinical Psychology and Psychotherapy, 3*, 185-195.

Bradley, R., Greene, J., Russ, E., Dutra, L., & Westen, D. (2005). A multidimensional meta-analysis of psychotherapy for PTSD. *American Journal of Psychiatry, 162*(2), 214-227.

Brady, K. T., Dansky, B. S., Back, S. E., Foa, E. B., & Carroll, K. M. (2001). Exposure therapy in the treatment of PTSD among cocaine-dependent individuals: Preliminary findings. *Journal of Substance Abuse Treatment, 21*, 47-54.

Brewin, C., Andrews, B., & Valentine, J. D. (2000). Meta-analysis of risk factors for posttraumatic stress disorder in trauma-exposed adults. *Journal of Consulting and Clinical Psychology, 68*(5), 748-766.

Briere, J. (1995). *The Trauma Symptom Inventory (TSI): Professional manual.* Odessa, FL: Psychological Assessment Resources.

Brom, D., Kleber, R. J., & Defares, P. B. (1989). Brief psychotherapy for PTSD. *Journal of Consulting and Clinical Psychology, 57*, 607-612.

Bryant, R. A., Moulds, M. L., Guthrie, R. M., Dang, S. T., & Nixon, R. D. V. (2003). Imaginal exposure alone and imaginal exposure with cognitive restructuring in treatment of posttraumatic stress disorder. *Journal of Consulting and Clinical Psychology, 71*(4), 706-712.

Cahill, S. P., Foa, E., Rothbaum, B., & Resick, P. A. (2004, November). First do no harm: Worsening or improvement after prolonged exposure. In A. Maercker & B. Gersons (Chairs), *Beyond RCT Research: Evaluation of Common and New Treatment Components.* Paper presented at the 20th Annual Meeting of the International Society for Traumatic Stress Studies, New Orleans, LA.

Cahill, S. P., Ranch, S. A., Hembree, E. A., & Foa, E. B. (2003). Effect of cognitive-behavioral treatments for PTSD on anger. *Journal of Cognitive Psychotherapy, 17*(2), 113-131.

Cahill, S. P., Zoellner, L. A., Feeny, N. C., & Riggs, D. S. (2004). Sequential treatment for child abuse-related posttraumatic stress disorder: Methodological comment on Cloitre, Koenen, Cohen, and Han (2002). *Journal of Consulting and Clinical Psychology, 72*(3), 543-548.

Carlson, J. G., Chemtob, C. M., Rusnak, K., Hedlund, N. L., & Murauka, M. Y. (1998). Eye movement desensitization and reprocessing (EDMR) treatment for combat-related posttraumatic stress disorder. *Journal of Traumatic Stress, 11*, 3-24.

Carroll, K. M., Rounsaville, B. J., Gordon, L. T., & Nich, C. (1994). Psychotherapy and pharmaco-therapy for ambulatory cocaine abusers. *Archives of General Psychiatry, 51*(3), 177-187.

Chard, K. M. (2005). An evaluation of cognitive processing therapy for the treatment of posttraumatic stress disorder related to childhood sexual abuse. *Journal of Consulting and Clinical Psychology, 73*(5), 965-971.

Chemtob, C. M., Novaco, R. W., Hamada, R. S., & Gross, D. M. (1997). Cognitive-behavioral treatment for severe anger in posttraumatic stress disorder. *Journal of Consulting and Clinical Psychology, 65*(1), 184-189.

Cloitre, M., Koenen, K. C., Cohen, L. R., & Han, H. (2002). Skills training in affective and interpersonal regulation followed by exposure: A phase-based treatment for PTSD related to childhood abuse. *Journal of Consulting and Clinical Psychology, 70*(5), 1067-1074.

Cloitre, M., Stovall-McClough, K. C., Miranda, R., & Chemtob, C. M. (2004). Therapeutic alliance, negative mood regulation, and treatment outcome in child abuse-related posttraumatic stress disorder. *Journal of Consulting and Clinical Psychology, 72*(3), 411-416.

Cooper, N. A., & Clum, G. A. (1989). Imaginal flooding as a supplementary treatment for PTSD in combat veterans: A controlled study. *Behavior Therapy, 20*, 381-391.

Dansky, B. S., Saladin, M. E., Brady, K. T., Kilpatrick, D. G., & Resnick, H. S. (1995). Prevalence of victimization and PTSD among women with substance use disorders: Comparison of telephone and in-person assessment samples. *International Journal of the Addictions, 30*, 1079-1100.

Devilly, G. J., & Spence, S. H. (1999). The relative efficacy and treatment distress of EMDR and a cognitive-behavior trauma treatment protocol in the amelioration of posttraumatic stress disorder. *Journal of Anxiety Disorders, 13*(1-2), 131-157.

Devilly, G. J., Spence, S. H., & Rapee, R. M. (1998). Statistical and reliable change with eye movement desensitization and reprocessing: Treating trauma within a veteran population. *Behavior Therapy, 29*, 435-455.

Echeburua, E., de Corral, P., Zubizarreta, I., & Sarasua, B. (1996). Treatment of acute posttraumatic stress disorder in rape victims: An experimental study. *Journal of Anxiety Disorders, 10*, 185-199.

Echeburna, E., de Corral, P., Zubizarreta, I., & Sarasua, B. (1997). Psychological treatment of chronic posttraumatic stress disorder in victims of sexual aggression. *Behavior Modification, 21*, 431-456.

Ehlers, A., Clark, D. M., Hackmann, A., McManus, F., Fennell, M., Herbert, C. P., et al. (2003). A randomized controlled trial of cognitive therapy, a self-help booklet, and repeated assessments as early interventions for posttraumatic stress disorder. *Archives of General Psychiatry, 60*, 1024-1032.

Falsetti, S. A., & Resick, P. A. (1995). Causal attributions, depression, and post-traumatic stress disorder in victims of crime. *Journal of Applied Social Psychology, 25*(12), 1027-1042.

Falsetti, S. A., & Resnick, H. (1997). Frequency and severity of panic attack symptoms in a treatment seeking sample of trauma victims. *Journal of Traumatic Stress, 10*(4), 683-689.

Falsetti, S. A., Resnick, H. S., Davis, J., & Gallagher, N. G. (2001). Treatment of posttraumatic stress disorder with comorbid panic attacks: Combining cognitive processing therapy with panic control treatment techniques. *Group Dynamics, 5*(4), 252-260.

Fecteau, G., & Nicki, R. (1999). Cognitive behavioural treatment of post traumatic stress disorder after a motor vehicle accident. *Behavioural and Cognitive Psychotherapy, 27*, 201-214.

Feeny, N. C., Zoellner, L. A., & Foa, E. B. (2002). Treatment outcome for chronic PTSD among female assault victims with borderline personality characteristics: A preliminary examination. *Journal of Personality Disorders, 16*(1), 30-40.

Foa, E. B., Dancu, C. V., Hembree, E. A., Jaycox, L. H., Meadows, E. A., & Street, G. P. (1999). A comparison of exposure therapy, stress inoculation training, and their combination for reducing post-traumatic stress disorder in female assault victims. *Journal of Consulting and Clinical Psychology, 67*, 194-200.

Foa, E. B., Hembree, E. A., Cahill, S. E., Rauch, S. A. M., Riggs, D. S., Feeny, N. C., et al. (2005). Randomized trial of prolonged exposure for posttraumaric stress disorder with and without cognitive restructuring: Outcome at academic and community clinics. *Journal of Consulting and Clinical Psychology, 73*(5), 953-964.

Foa, E. B., Keane, T. M., & Friedman, M. J. (Eds.). (2000). *Effective treatments for PTSD: Practice guidelines from the International Society for Traumatic Stress Studies.* New York: Guilford Press.

Foa, E. B., & Meadows, E. A. (1997). Psychosocial treatments for posttraumatic stress disorder: A critical review. *Annual Review of Psychology, 48*, 449-480.

Foa, E. B., Riggs, D. S., Massie, E. D., & Yarczower, M. (1995). The impact of fear activation and anger on the efficacy of exposure treatment for posttraumatic stress disorder. *Behavior Therapy, 26*(3), 487-499.

Foa, E. B., Rothbaum, B., Riggs, D., & Murdock, T. (1991). Treatment of posttraumatic stress disorder in rape victims: A comparison between cognitive-behavioral procedures and counseling. *Journal of Consulting and Clinical Psychology, 59*, 715-723.

Frank, E., & Stewart, B. D. (1984). Depressive symptoms in rape victims: A revisit. *Journal of Affective Disorders, 1*, 269-277.

Gersons, B. P. R., Carlier, I. V. E., Lamberts, R. D., & van der Kolk, B. A. (2000). Randomized clinical trial of brief eclectic psychotherapy for police officers with posttraumatic stress disorder. *Journal of Traumatic Stress, 13*(2), 333-347.

Greenberg, P. E., Sisitsky, T., Kessler, R. C., Finkelstein, S. N., Berndt, E. R., Davidson, J. R. T., et al. (1999). The economic burden of anxiety disorders in the 1990's. *Journal of Clinical Psychiatry, 60*, 427-435.

Griffin, M. G., Nishith, P., Resick, P. A., & Yehuda, R. (1997). Integrating objective indicators of treatment outcome in posttraumatic stress disorder. In I. R. Yehuda & A. C. McFarlane (Eds.), *Psychobiology of posttraumatic stress disorder* (pp. 388-409). New York: New York Academy of Sciences.

Griffin, M. G., & Resick, P. A. (2003, October). *Psychophysiological responses as treatment outcome indicators in PTSD.* Paper presented at the 19th annual meeting of the International Society for Traumatic Stress Studies, Chicago.

Harvey, A. G., Bryant, R. A., & Tarrier, N. (2003). Cognitive behaviour therapy for posttraumatic stress disorder. *Clinical Psychology Review, 23*, 501-522.

Heber, R., Kellner, M., & Yehuda, R. (2002). Salivary cortisol levels and the cortisol response to dexamethasone before and after EMDR: A case report. *Journal of Clinical Psychology, 58*(12), 1521-1530.

Hein, D. A., Cohen, L. R., Miele, G. M., Litt, L. C., & Capstick, C. (2004). Promising treatments for women with comorbid PTSD and substance use disorder. *American Journal of Psychiatry, 161*, 1426-1432.

Hembree, E. A., Cahill, S. E., & Foa, E. B. (2004). Impact of personality disorders on treatment outcome for female assault survivors with chronic posttraumatic stress disorder. *Journal of Personality Disorders, 18*(1), 117-127.

Hembree, E. A., Street, G. P., Riggs, D. S., & Foa, E. B. (2004). Do assault-related variables predict response to cognitive behavioral treatments for PTSD? *Journal of Consulting and Clinical Psychology, 72*(3), 531-534.

Ironson, G., Freund, B., Strauss, J. L., & Williams, J. (2002). Comparison of two treatments for traumatic stress: A community-based study of EMDR and prolonged exposure. *Journal of Clinical Psychology, 58*(1), 113-128.

Jaycox, L. H., & Foa, E. B. (1999). Cost-effectiveness issues in the treatment of posttraumatic stress disorder. In N. E. Miller & K. M. Magruder (Eds.), *Cost-effectiveness of psychotherapy: A guide for practitioners, researchers, and policymakers* (pp. 259-269). London: Oxford University

Press.

Jaycox, L. H., Foa, E. B., & Morral, A. R. (1998). Influence of emotional engagement and habituation on exposure therapy for PTSD. *Journal of Consulting and Clinical Psychology, 66*(1), 185-192.

Jensen, J. A. (1994). An investigation of eye movement desensitization and reprocessing (EMD/R) as a treatment for posttraumatic stress disorder (PTSD) symptoms of Vietnam combat veterans. *Behavior Therapy, 25*, 311-325.

Keane, T. M., Fairbank, J. A., Caddell, J. M., & Zimering, R. T. (1989). Implosive (flooding) therapy reduces symptoms of PTSD in Vietnam combat veterans. *Behavior Therapy, 20*, 245-260.

Keane, T. M., & Kaloupek, D. G. (1982). Imaginal flooding in the treatment of a posttraumatic stress disorder. *Journal of Consulting and Clinical Psychology, 50*, 138-140.

Kessler, R. C. (2000). Post-traumatic stress disorder: The burden to the individual and to society. *Journal of Clinical Psychiatry, 61*, 4-14.

Kessler, R. C., Sonnega, A., Bromet, E., Hughes, M., & Nelson, C. B. (1995). Posttraumatic stress disorder in the National Comorbidity Survey. *Archives of General Psychiatry, 52*(12), 1048-1060.

Kilpatrick, D. G., Veronen, L. J., & Resick, P. A. (1982). Psychological sequelac to rape: Assessment and treatment strategies. In D. M. Doleys, R. L. Meredith, & A. R. Ciminero (Eds.), *Behavioral medicine: Assessment and treatment strategies* (pp. 473-497): Plenum Press.

Kubany, E. S., Hill, E. E., & Owens, J. A. (2003). Cognitive trauma therapy for battered women with PTSD: Preliminary findings. *Journal of Traumatic Stress, 16*(1), 81-91.

Kubany, E. S., Hill, E. E., Owens, J. A., Iannce-Spencer, C., McCaig, M. A., & Tremayne, K. J. (2004). Cognitive trauma therapy for battered women with PTSD (CTT-BW). *Journal of Consulting and Clinical Psychology, 72*(1), 3-18.

Kulka, R. A., Schienger, W. E., Fairbank, J. A., Hough, R. L., Jordan, B. K., Marmar, C. R., et al. (1990). *Trauma and the vietnam war generation: Report of findings from the national vietnam veterans readjustment study.* New York: Brunner/Mazel.

Lee, C., Gavriel, H., Drummond, P., Richards, J., & Greenwald, R. (2002). Treatment of PTSD: Stress inoculation training with prolonged exposure compared to EMDR. *Journal of Clinical Psychology, 58*(9), 1071-1089.

Marcus, S. V., Marquis, P., & Sakai, C. (1997). Controlled study of treatment of PTSD using EMDR in an HMO setting. *Psychotherapy: Theory, Research, Practice, Training 34*, 307-315.

Marks, I., Lovell, K., Noshirvani, H., Livanou, M., & Thrasher, S. (1998). Treatment of posttraumatic stress disorder by exposure and/ or cognitive restructuring: A controlled study. *Archives of General Psychiatry, 55*, 317-325.

Miller, M. W. (2003). Personality and the etiology and expression of PTSD: A three-factor model perspective. *Clinical Psychology: Science and Practice, 10*, 379-393.

Monson, C. M., Schnurr, P. P., Resick, P. A., Friedman, M. J., Young-Xu, Y., & Stevens, S. P. (2006). Cognitive processing therapy for veterans with military-related posttraumatic stress disorder. *Journal of Consulting and Clinical Psychology, 74*, 898-907.

Najavits, L. M. (2002). *Seeking safety: A treatment manual for PTSD and substance abuse.* New York: Guilford Press.

Nakatani, F., Nakgawa, A., Ohara, Y., Goto, S., Uozumi, N., Iwakiri, M., et al. (2003). Effects of behavior therapy on regional cerebral blood flow in obsessive-compulsive disorder. *Psychiatry Research: Neuroimaging, 124*(2), 113-120.

Neuner, F., Schauer, M., Kiaschik, C., Karunakara, U., & Elbert, T. (2004). A comparison of narrative exposure therapy, supportive counseling, and psychoeducation for treating posttraumatic stress disorder in an African refugee settlement. *Journal of Consulting and Clinical Psychology, 72*(4), 579-587.

Novaco, R. W. (1983). *Stress inoculation therapy for anger control: A manual for therapists.* Unpublished manuscript, University of California, Irvine.

Paul, G. L. (1969). Behavior modification research: Design and tactics. In C. M. Franks (Ed.), *Behavior therapy: Appraisal and status* (pp. 29-62). New York: McGraw-Hill.

Paunovic, N., & Öst, L. G. (2001). Cognitive-behavior therapy versus exposure therapy in the treatment of PTSD in refugees. *Behaviour Research and Therapy, 39*, 1183-1197.

Peniston, E. G. (1986). EMG biofeedback-assisted desensitization treatment for Vietnam combat veterans post-traumatic stress disorder. *Clinical Biofeedback and Health, 9*, 35-41.

Peniston, E. G., & Kulkosky, P. J. (1991). Alpha-theta brainwave neuro-feedback therapy for Vietnam veterans with combat-related post-traumatic stress disorder. *Medical Psychotherapy: An International Journal, 4*, 47-60.

Pitman, R. K., Orr, S. P., Altman, B., & Longpre, R. E. (1996). Emotional processing during eye movement desensitization and reprocessing therapy of Vietnam veterans with chronic posttraumatic stress disorder. *Comprehensive Psychiatry, 37*, 419-429.

Power, K., McGoldrick, T., Brown, K., Buchanan, R., Sharp, D., Swanson, V., et al. (2002). A controlled comparison of eye movement desensitization and reprocessing versus exposure plus cognitive restructuring versus wait list in the treatment of post-traumatic stress disorder. *Clinical Psychology and Psychotherapy, 9*, 299-318.

Renfrey, G., & Spates, C. R. (1994). Eye movement desensitization: A partial dismantling study. *Journal of

Behavior Therapy and Experimental Psychiatry, 25, 231-239.
Resick, P. A., Jordan, C. G., Girelli, S. A., & Hutter, C. K. (1988). A comparative outcome study of behavioral group therapy for sexual assault victims. *Behavior Therapy, 19,* 385-401.
Resick, P. A., Jordan, C. G., Girelli, S. A., Hutter, C. K., & Marhoeder-Dvorak, S. (1988). A comparative outcome study of behavioral group therapy for sexual assault victims. *Behavior Therapy, 19,* 385-401.
Resick, P. A., Nishith, P., & Griffin, M. G. (2003). How well does cognitive-behavioral therapy treat symptoms of complex PTSD?: An examination of child sexual abuse survivors within a clinical trial. *CNS Spectrums, 8,* 340-355.
Resick, P. A., Nishith, P., Weaver, T. L., Astin, M. C., & Feuer, C. A. (2002). A comparison of cognitive processing therapy, prolonged exposure and a waiting condition for the treatment of posttraumatic stress disorder in female rape victims. *Journal of Consulting and Clinical Psychology, 70,* 867-879.
Resick, P. A., & Schnicke, M. K. (1992). Cognitive processing therapy for sexual assault victims. *Journal of Consulting and Clinical Psychology, 60,* 748-756.
Rosen, C. S., Chow, H. C., Finney, J. F., Greenbaum, M. A., Moos, R. H., Sheikh, J. I., et al. (2004). Practice guidelines and VA practice patterns for treating posttraumatic stress disorder. *Journal of Traumatic Stress, 17,* 213-222.
Rothbaum, B. O. (1997). A controlled study of eye movement desensitization and reprocessing in the treatment of posttraumatic stress disordered sexual assault victims. *Bulletin of the Menninger Clinic, 61,* 317-334.
Rothbaum, B. O., Astin, M. C., & Marsteller, F. (2005). Prolonged exposure versus eye movement desensitization and reprocessing (EMDR) for PTSD rape victims. *Journal of Traumatic Stress, 18*(6), 607-616.
Rothbaum, B. O., Foa, E. B., Davidson, J. R. T., Cahill, S. P., Compton, J., Connor, K., et al. (2004, May). *Augmentation of sertraline with prolonged exposure in the treatment of PTSD.* Poster presented at the annual meeting of the American Psychiatric Association, New York.
Rounsaville, B. J., Carroll, K. M., & Onken, L. S. (2001). A stage model of behavioral therapies research: Getting started and moving from stage I. *Clinical Psychology: Science and Practice, 8*(2), 133-142.
Scheck, M. M., Schaeffer, J. A., & Gillette, C. (1998). Brief psychological intervention with traumatized young women: The efficacy of eye movement desensitization and reprocessing. *Journal of Traumatic Stress, 11,* 25-44.
Schnurr, P. P., Friedman, M. J., Foy, D. W., Shea, M. T., Hsieh, F. Y., Lavori, P. W., et al. (2003). Randomized trial of trauma-focused group therapy for posttraumatic stress disorder: Results from a Department of Veterans Affairs cooperative study. *Archives of General Psychiatry, 60*(5), 481-489.
Silver, S. M., Brooks, A., & Obenchain, J. (1995). Treatment of Vietnam War veterans with PTSD: A comparison of eye movement desensitization and reprocessing, biofeedback, and relaxation training. *Journal of Traumatic Stress, 8,* 337-342.
Tarrier, N., Pilgrim, H., Sommerfield, C., Faragher, B., Reynolds, M., Graham, E., et al. (1999). A randomized trial of cognitive therapy and imaginal exposure in the treatment of chronic posttraumatic stress disorder. *Journal of Consulting and Clinical Psychology, 67*(1), 13-18.
Tarrier, N., & Sommerfield, C. (2004). Treatment of chronic PTSD by cognitive therapy and exposure: 5-year follow-up. *Behavior Therapy, 35,* 231-246.
Tarrier, N., Sommerfield, C., & Pilgrim, H. (1999). Relatives' expressed emotion (EE) and PTSD treatment outcome. *Psychological Medicine, 29*(4), 801-811.
Tarrier, N., Sommerfield, C., Pilgrim, H., & Faragher, B. (2000). Factors associated with outcome of cognitive-behavioural treatment of chronic post-traumatic stress disorder. *Behaviour Research and Therapy, 38,* 191-202.
Taylor, S., Fedoroff, I. C., Koch, W. J., Thordarson, D. S., Feactau, G., & Nicki, R. M. (2001). Posttraumatic stress disorder arising after road traffic collisions: Patterns of response to cognitive-behavior therapy. *Journal of Consulting and Clinical Psychology, 69*(3), 541-551.
Taylor, S., Thordarson, D. S., Maxfield, L., Fedoroff, I. C., Lovell, K., & Orgodniczuk, J. (2003). Comparative efficacy, speed, and adverse effects of three PTSD treatments: Exposure therapy, EMDR, and relaxation training. *Journal of Consulting and Clinical Psychology, 71*(2), 330-338.
Triffleman, E., Carroll, K., & Kellogg, S. (1999). Substance dependence posttraumatic stress disorder therapy: An integrated cognitive-behavioral approach. *Journal of Substance Abuse Treatment, 17*(1-2), 3-14.
van Minnen, A., Arntz, A., & Keijsers, G. P. J. (2002). Prolonged exposure in patients with chronic PTSD: Predictors of treatment outcome and dropout. *Behaviour Research and Therapy, 40,* 439-457.
van Minnen, A., & Hagenaars, M. (2002). Fear activation and habituation patterns as early process predictors of response to prolonged exposure treatment in PTSD. *Journal of Traumatic Stress, 15*(5), 359-367.
Vaughan, K., Armstrong, M. S., Gold, R., & O'Connor, N. (1994). A trial of eye movement desensitization compared to image habituation training and applied muscle relaxation in post-traumatic stress disorder. *Journal of Behavior Therapy and Experimental Psychiatry, 25,* 283-291.
Watson, C. G., Tuorila, J. R., Vickers, K. S., Gearhart, L. P., & Mendez, C. M. (1997). The efficacies of three relaxation regimens in the treatment of PTSD in Vietnam War veterans. *Journal of Clinical Psychology, 53,* 917-923.

Wilson, S. A., Becker, L. A., & Tinker, R. H. (1995). Eye movement desensitization and reprocessing (EMDR) treatment for psychologically traumatized individuals. *Journal of Consulting and Clinical Psychology, 63*, 928-937.

Zlotnick, C., Shea, T. M., Rosen, K., Simpson, E., Mulrenin, K., Begin, A., et al. (1997). An affect-management group for women with posttraumatic stress disorder and histories of childhood sexual abuse. *Journal of Traumatic Stress, 10*, 425-436.

第18章

PTSDの子どもへの心理社会的アプローチ

Glenn N. Saxe, Helen Z. MacDonald, and B. Heidi Ellis

　児童期のトラウマと外傷後ストレス障害（PTSD）は重大なパブリックヘルス上の問題である。ある都市部のコミュニティでは500人の小中学校の子どもの中で，30％が刺傷を目撃し26％が銃撃を目撃していた（Bell & Jenkins,1993）。2州の6学校における約4,000人の生徒の調査では，男子の3〜33％が銃撃されたり狙撃されたと報告し，6〜16％がナイフで危害を加えられていた。女子の方が性的虐待や性的暴行以外の被害の報告率は男子よりも低かった（Singer, Anglin, & Song, 1995）。トラウマに暴露された子どもにおけるPTSDの有病率は，研究やトラウマの種類にもよるが20％から30％である。したがってPTSDを持つ子どもへの効果的な介入を開発する必要性は高い。有望な治療的アプローチを示唆する科学的文献の数は，近年増加している。この章ではそれらのうち重要なものについて概説する。こうした研究で強調すべきことは，効果が実証されている介入であっても，地域や診療所での臨床の現場にはなかなか浸透していないということである（Hoagwood, Burns, Kiser, Ringeisen, & Schoenwald, 2001; Hoagwood & Olin, 2002）。

現在の研究状況

認知行動療法

　認知行動療法cognitive behabioral therapy（CBT）は児童期のトラウマ的ストレスに対して最も広く研究された治療の1つであり，児童期のPTSDに対する第一選択の治療として推奨されてきた（American Academy of Child and Adolescent Psychiatry, 1998）。さらに他の心理社会的介入と比べて，CBTはPTSDの子どもや青年を治療するうえでの有効性において，最も有力な実証的な支持がある（Cohen, Mannarino, Berliner, & Deblinger, 2000）。

個人認知行動療法

　児童期のPTSDに対する個人CBTはいくつかの異なる要素を含んでおり，その内容はスキルトレーニング，心理教育，認知的対処法，ストレスマネジメント，筋弛緩，思考停止，エクスポージャーに基づいた練習，そして再発予防である。さらに最も有効な子どもの治療は，親への認知行動的コンポーネントを含んでいる（Cohen & Mannarino, 1993; Cohen et al., 2000; Saigh, Yule, & Inamdar, 1996）。一般的に治療は心理教育から始まり，ストレスマネジメント，次いでスキルトレーニングのモジュールがあり，治療としての行動的エクスポージャーによる不安への対処方略を子どもに教える。個人CBTは子ども特有のトラウマ歴に対応し，個別の家庭環境に関連した問題に取り組むために，柔軟に実施される。

親のトレーニング

親のトレーニングは，幼い子どもがトラウマを受けた場合には心理療法の鍵となるコンポーネントであり，年長の子どもや青年がPTSDになった場合には補助的なコンポーネントとなる。親のトレーニングは一般的に心理教育，行動変容，そしてエクスポージャーに基づいた介入からなる。心理教育を通して親は，子どもが受けたトラウマ体験の影響や，トラウマを受けた子どもによくみられる症状について教えられる。行動変容は親が子どもの行動を良いものに変えていけるような技法を学ぶのに役立つ。このコンポーネントでは，親は治療者と共同作業を行い，子どもが治療で学んだ内容を強化する方法を学ぶ。親のトレーニングにおけるエクスポージャー・モジュールでは，子どものトラウマ体験や，トラウマに関連した行動や感情についての親自身の気持ちを表現する。さらにストレス対処スキルを学ぶことによって，親自身の対処行動も促進される（Cohen et al., 2000）。

エクスポージャーに基づいた介入

エクスポージャー療法の技法は成人のPTSD治療では，長く経験的に支持されており（Foa, Dancu, & Hembree, 1999; Foa, Rothbaum, Riggs, & Murdock, 1991），トラウマに暴露した既往を持つ子どもの治療にも広く応用されている（Deblinger & Heflin, 1996; Deblinger, Lippmann, & Steer, 1996）。エクスポージャーに基づいた介入では，トラウマの想起刺激に対して安全で構造化されたエクスポージャーを行うことによって，トラウマ的なストレス反応が消去される。エクスポージャーを用いたいくつかの治療モデルが子どもに対して実施されている。段階的エクスポージャー療法では，子どもは励ましの言葉をかけられながら自分が暴露されたトラウマの状況を詳しく話し，治療者はトラウマとなった出来事の全体像や，あまり重要ではない要素を処理processすることを助ける（Cohen & Mannarino, 1993; Deblinger & Heflin, 1996）。段階的エクスポージャー療法が進展するのに従って，トラウマとその想起刺激に関する子どもの苦痛を減らすように，治療の中で様々な媒体が用いられる。例えば物語を書くこと，絵を描くこと，話しを録音すること，そしてトラウマ体験の場面を演じることなどである。トラウマ記憶の活性化が減少するのにつれて，安全な治療環境の中で，不安を誘発するようなトラウマの記憶に触れ，話し合い，処理するように子どもは励まされる。

想像フラッディングimaginal flooding療法では，段階的エクスポージャー療法とは対照的に，子どもはトラウマの出来事の特定の細部をイメージし，その間治療者は感情的な苦痛についての子どもの主観的な評価を継続的にモニターする（Saigh et al., 1996）。エクスポージャー療法の技法の根底にある理論は，コントロールされた安全な環境で，トラウマとなった出来事の状況を再体験すれば，トラウマに関連した記憶と苦痛な生理的，感情的反応との結びつきがなくなるであろう，というものである。トラウマ記憶と苦痛な感情との結びつきがほどけることで，馴化habituationが増加し，回避症状が減少する。

認知的介入

一般的に，認知的介入はトラウマ的ストレス反応を維持している思考を取り扱う（Resick & Schnicke, 1992）。この技法は認知の誤りを訂正したり，適応的な対処スキルを身につけてもらうように用いることができる。トラウマ的ストレスの既往を持つ子どもはしばしば認知の歪みを示し，未来への希望が減少し，自分を非難し，罪悪感を持ち，トラウマ的出来事を過剰に一般化してしまう。

認知的対処cognitive copingはDeblingerとHeflin（1996）が，Beck（1976）によるうつ病への認知療法cognitive therapyを修正して作成した認知的介入であり，トラウマを負った子どもの治療に用いられて，非適応的な自動思考とマイナスの感情状態，そして非機能的な行動との関係を子どもに教える。認知的対処を通じて，子どもはマイナスの認知を変えると同時に，それが行動に与える影響を評価することで，感情調整スキルを学ぶ。

この10年のあいだに，子どものPTSD治療に対するCBTの有効性を調査した実証治療研究は非常に増加した。これらの研究結果は概ね，上述の認知と行動的技法を組み合わせた治療を子どもに用いることを支持している。以下にそうした研究を紹介する。

Saigh（1987a, 1987b, 1987c, 1989）は，レバノンでの紛争によるトラウマへの暴露によってPTSDを発症した児童青年についての意欲的な研究を行い，症例報告を集積することによって児童期PTSDの治療研究に重要な貢献をした。年齢が10歳から14歳の少女5人と少年3人のレバノン人の治療において，想像フラッディング療法または現実フラッディング療法が効果的であった。トラウマ体験の特定と説明は多層ベースライン法によって行われ，また自己記入式のPTSD，不安，抑うつ評価尺度が使用された。治療の結果，過剰な驚愕反応，悪夢，侵入的思考，回避，集中力と記憶力の低下，不安，抑うつ，そして罪悪感など，トラウマに関連したPTSD症状およびそれ以外の症状が減少した（Saigh et al., 1996）。この重要な症例報告は，トラウマを受けた児童青年に対するフラッディング治療の有効性を示したこれまでで唯一の実証研究である。ただしこの研究結果は，児童期のPTSDに対するエクスポージャー治療は，様々な種類のトラウマに暴露された，多様な対象者についてさらに検討する必要があることも示唆している。

Celano, Hazzard, Webb, McCall（1996）は個人CBTと通常の治療（すなわち支持的で構造化されていない心理療法）を比較した。32人の性的虐待を受けた女児が2つの介入のうち1つに無作為に割りつけられた。参加者の年齢は8歳から13歳，75％がアフリカ系米国人であり，22％がヨーロッパ系米国人，そして3％がヒスパニック系であった。結果は，両群の子どもがPTSD症状と，内在化そして外在化症状の両方において著しい減少を示したことが明らかとなった。しかしながら個人CBT群では対照群と異なる治療効果は示されなかった。

Celanoら（1996）の研究には方法論上の欠点があり，それが結論の限界となっている。この研究では治療への無作為割りつけを行い，マニュアル化された治療を実施し，標準化された評価手段を用いているが，サンプルが小さく，ドロップアウト率は35％にのぼり，追跡評価がなかった。さらにPTSD診断に関する情報が集められておらず，PTSD症状尺度の心理測定的な信頼度には疑問がある。

Deblingerら（Deblinger, McLeer, & Henry, 1990; Deblinger et al., 1996; Deblinger, Steer, & Lippmann, 1999）は性的虐待を受けた子どもと，加害に加わっていない養育者に対するトラウマTF-CBT（trauma focused CBT）を開発した。Deblingerの治療では，モデリング，心理教育，対処行動，そして予防スキルトレーニングなどのCBT技法と併用して段階的エクスポージャー療法を用いている。養育者の治療は行動のマネジメントの訓練を重視している。最初の治療効果研究で，Deblingerら（1990）は子どもとその養育者に対して12回の構造化されたセッションで個別の治療を行った。対象者は3歳から16歳の19人の女児で，治療の開発者が行った面接法に基づいてPTSDの完全な診断基準を満たしていた。12週の治療後に，PTSD，抑うつ，不安症状は有意に減少し，PTSDの診断基準を満たした子どもは1人もいなかった。また行動上の問題が大幅に減少したことが両親によって報告された。この研究は，性的虐待を受けた子どもの治療にとって子どもと養育者へのCBTが有望であることを示している。この研究では信頼できる心理測定的特性を備えた自己記入式質問紙と標準化された治療プロトコルが使用された。しかしながらこの研究には，追跡評価をしていないという欠点があった。

Deblingerら（1996, 1999）は，大規模な，4つの治療条件を比較した研究において100人の性的虐待を受けた子どもを以下の条件のいずれかに無作為に割りつけた。標準的な地域支援（治療は行われず，家族には紹介先情報が提供される），子どもだけのCBT，加害者でない親だけのCBT，子どもと親のCBTである。対象者は7歳から13歳の子どもであり，大多数は女児であった（83％）。

70％が白人で，21％が黒人（85頁脚注参照），7％がヒスパニック，そして2％がそれ以外の人種であった。その結果，単独あるいは親と共同でCBTを受けた子どもは，いずれの場合も，親だけのCBTまたは標準的な地域支援条件での子どもに比べて，すべてのPTSD症状群が治療後に著しく改善した。また親が何らかの治療を受けた場合には，子どものうつ病症状が低下し，親の報告による育児スキルが向上し，同じく子どもの行動の問題が減少した。この治療効果は2年間の追跡調査においても維持された（Deblinger et al., 1999）。

この研究の大きな長所は，治療がマニュアル化されており，結果の評価者が独立しており，そしてPTSD評価のために構造化された臨床面接を含む標準化された手段を用いたことである。欠点は，PTSD診断基準を満たさない子どもを含んでいること，地域での治療において，自ら治療を求めた家族とそうではない家族の両方を含んでいたために治療条件が一様ではなかったこと，心理尺度の一部に感度の限界があったこと，追跡研究における欠損データが有意に多かったことである。

またCohenとMannarino（1996）は，性的虐待を受けた子どもに対する非常に有力なCBT治療モデルを開発した。CohenとMannarinoの治療は，Deblingerら（1996, 1999）の治療コンポーネントとかなり重複するが，Deblingerらの治療ではエクスポージャーに基づいた介入が強調されていたのに対して，CohenとMannarino（1996）は認知的介入に焦点をあてている。CohenとMannarinoのTF-CBTでは，対人関係スキルの形成，認知再構成，思考停止，ポジティブイメージ，偶発的補強，問題解決，行動の自己モニタリングといったモジュールが組み込まれている。性的虐待を受けた子どもの研究において，CohenとMannarino（1998）は7歳から14歳の49人の子どもを，12セッションのTF-CBT介入か，非指示的支援療法に無作為に割りつけた。治療完遂者の69％は女児で，治療参加者の59％はヨーロッパ系米国人，37％はアフリカ系米国人，2％はヒスパニック，そして2％が混合人種であった。調査結果で明らかとなったことは，性的虐待に特化したCBTを受けた子どもは，非指示的対照群と比べて，治療後に抑うつが低下し，社会的能力が向上した。1年間の追跡研究において，CBT治療を完遂した子どもには著しく低いPTSD症状と解離症状が見られた（Cohen, Mannarino, & Knudsen, 2005）。この研究の長所は，マニュアル化された治療の使用，無作為割りつけ，標準化された症状測定，そして盲検された治療評価が挙げられる。短所としては，非指示的対照群での高いドロップアウト率と，構造化されたPTSD診断方法を用いなかったことである。

彼らによる包括的な効果研究では，203人の性的虐待を受けた8歳から14歳の，重度のPTSD症状を伴う子どもを2施設で治療し，TF-CBTを子ども中心療法 child centered treatment（CCT）と比較している。参加者の79％は女児で，60％はヨーロッパ系米国人，28％はアフリカ系米国人，4％はヒスパニック系米国人，7％は混血，そして1％はそれ以外の人種であった。治療が行われた場所は，1つは大都市圏であり，もう一方は郊外の地域であった。対照治療である子ども中心療法とは，自己肯定感，エンパワーメント，そして親と子どもによる相互的な共感に焦点をあて，信頼できる治療関係の確立を目指したマニュアル化された治療である。この治療が子ども中心的であるというのは，トラウマの話しを始めるのは子どもの選択に任せられているからである。子ども中心療法で用いられる治療方略は積極的傾聴，反復，共感，そして感情についての話し合いなどである。

この研究結果から，TF-CBTは子ども中心療法よりも，PTSD，抑うつ，行動問題，羞恥心，そして虐待の影響と思われる特徴を大きく改善することが明らかとなった。さらにTF-CBTでは子ども中心療法の場合と比べて，親の抑うつ，虐待特有の苦痛，子どもへの支援，そして効果的な子育て方略の領域における改善が見られた。この研究によって，性的虐待を受けた子どもの治療としてのTF-CBTの有効性はさらに支持された。この研究には多くの長所がある。まず対象集団が大規模で，多様で，そして複数のトラウマを有し

ていたこと，構造化された診断面接とマニュアル化された治療を使用したこと，治療条件について盲検化された独立した評価者がいたこと，そして治療への無作為割りつけがなされたことである。

児童期PTSDに対するCBT治療の効果を調べた別の研究もポジティブな結果を示した。性的虐待を受けた子どもを対象にした治療効果研究において，Kingら（2000）は36人の性的虐待を受けた子どもを，子どもへのCBT，家族へのCBT，または待機リストのいずれかに割りつけた。彼らの興味は特に，治療における親の関与の具体的効果を判断することにあった。研究に参加した子どもの年齢は5歳から17歳で，サンプルの69％は女児であった。サンプルの人種内訳は報告されていない。子どもへのCBTは段階的エクスポージャー，心理教育，対処スキルトレーニング，リラクゼーショントレーニング，認知療法，行動リハーサル，そして再発予防で構成されていた。この治療はDeblingerら（Deblinger et al., 1990; Deblinger & Heflin, 1996）の子どものTF-CBTモデルに大きく依拠している。家族へのCBTでは，子どもとその母親がそれぞれ個人心理療法を受けた。家族療法での子どもの治療コンポーネントは子ども個人に対する治療と同じであった。親のコンポーネントはCohenとMannarino（1996），DeblingerとHeflin（1996）によるモデルに基づいていた。家族治療法での母親はコミュニケーションスキルの改善，回避の軽減，行動管理スキルの増加，そして自己モニタリングの改善に取り組んだ。

子どもまたは家族へのCBT群では，待機リスト条件での子どもより，すべてのPTSD症状と治療後および追跡時の自己申告による恐怖と不安が大幅に改善した。子どもまたは家族へのCBT群のあいだでは，子どものPTSD症状について有意差は見られなかった。親の治療への関与が治療結果に影響を与えることは明らかにならなかったが，この研究だけで結論づけることはできない。わずかな効果を検出するにはサンプルが小さ過ぎたからである。

この研究によって，性的虐待に続発する児童期PTSDに対するCBT治療の有効性はさらに裏づけられた。この研究の長所は，標準化された自己申告式評価方法を用いたことと，マニュアル化された治療を使用したこと，独立した評価者が治療の適切さを確認したことであった。比較的小規模なサンプルサイズ，PTSDの診断基準を満たしていない子どもの参加，短かすぎたかもしれない追跡期間，そして治療を担当した治療者が記入した転帰評価は，評価者バイアスにつながる可能性があり，この研究の重要な弱点を表している。

集団認知行動療法

個人CBTに加えて，児童期のトラウマ的ストレスに対する集団CBT介入の有効性は，有望な結果を実証しているので（Chemtob, Nakashima, & Carlson, 2002; Goenjian et al., 1997; March, Amaya-Jackson, Murray, & Schulte, 1998; Stein et al., 2003），以下に概説したい。集団CBTの介入もまた，心理教育を含めた認知行動演習，認知療法，エクスポージャーに基づいた行動療法，そして再発予防の技法を含んでいる（March et al., 1998）。集団TF-CBTの具体的な目標は，子どもが集団ベースのエクスポージャーと認知的な練習を通じて，トラウマ記憶を自己の概念において統合することである。集団療法の独自の長所は，サービスが行き届きにくい集団を代表するような多数の子どもにも治療を提供できるという点である（例：多くの集団CBT介入は学校で行われる）。

多面的トラウマ治療 multimodality trauma treatment（MMTT）は，単一のストレス要因によってPTSDになった子どもを対象とした，マニュアル化されたトラウマ焦点型の集団認知行動療法である（March et al., 1998）。この治療は18週間にわたって学校で行われ，ピアグループ形式での集団療法と，個別のトラウマによる固有の問題を解決するための個別の「とじこみ」セッションからなる。Marchらはこの治療の有効性を調べるために，様々な治療設定における一例報告の研究を計画した。対象者は10歳から15歳の14人であった。その約67％が女児，47％がヨーロッパ系米国人であり，41％がアフリカ系米国人，1％

未満がアジア系米国人と米国先住民だった。子どもは，自動車事故，暴風雨，不慮の事故による負傷，重篤な病気，偶発的そして犯罪的な銃弾負傷，火災を含む様々なトラウマ的ストレス要因を経験したと報告した。結果はMMTTで治療された子どもにおいて，PTSD，不安，抑うつなどのすべての症状群にわたって有意な改善が示された。これらの結果は6カ月の追跡でも維持された。その後，この治療は地域の精神保健医療センターに広げられている（Amaya-Jackson, Reynolds, & Murray, 2003）。

この研究の長所は，PTSD診断を確立するために診断面接を使用していること，治療前後と追跡時のすべてにおいて優れた心理測定特性を有する成果指標を使用したこと，そしてマニュアル化された治療を実施したことなどである。しかし，小規模なサンプル，対照群の欠如，そして臨床的に重要な行動上の問題を持つ子どもの除外のために，この研究結果を一般論として受け入れることには大きな制約が生じている。

March ら（1998）の治療が単一のトラウマ的出来事に暴露された子どものために作成されたのに対して，重篤な社会または家庭内暴力に暴露された都市部の子どものために開発された集団療法もある。Stein ら（2003）は，学校集団療法プログラムにおける，トラウマに対する認知行動的介入の無作為化比較試験を実施した。この治療の有効性の調査には，ロサンゼルスの社会経済的に恵まれない地域の都市部の116人の6年生[*1]の子どもが含まれていた。研究開始時の参加者の58％が女児であり，その大部分はラテン系のコミュニティから選ばれたと述べられている。暴力への重度の暴露の既往があり，重症のPTSD症状を持つ子どもが研究に参加し，その76％がナイフや銃が関与する暴力を経験したり目撃していた。対象者は10セッションのCBT早期介入群，待機リスト，または遅延介入による対照群のいずれかに無作為に割りつけられた。早期治療の対象者は，年齢相応の活動や教育的指示，例による説明，宿題を通してCBTのスキルを学んだ。結果は治療後3カ月で，早期介入群に割りつけられた生徒たちはPTSD症状，抑うつ，および心理社会的障害の点数が減少していた。要するにこの研究は，短期の標準化されたCBTによる集団介入が，トラウマを受けた子どものPTSDとうつ病の症状を，学校環境の中で著しく減少させる可能性を示唆している。

地域社会の暴力に暴露された子どもに対するPTSD治療としては，この研究が唯一の無作為化比較試験であり，この領域に大きな貢献を果たした（Stein et al., 2003）。さらにこの研究は，暴力を目撃していた子どもや，様々な種類の暴力行為を受けた子どもを含むなど，比較的多様なトラウマを負ったサンプルであったという点でも特徴的である。Stein ら（2003）の研究の重要な長所は，マニュアル化された治療プロトコルと標準化された治療結果の測定方法を用い，治療の忠実度も測定したことである。さらに治療は主に不利な環境にいるマイノリティーのサンプルで効果を研究したという点で，この分野の研究の中では独自の価値を持っている。加えてこの研究は，地域社会環境において治療効果研究を実施するためのモデルを提供してもいる。他方でこの研究の弱点は，評価者の盲検がなされず，PTSD診断面接が用いられず，研究治療と代替介入との比較をしておらず，追跡期間が短かったことである。それでもこの研究は，暴力に暴露された子どものPTSDとうつ病症状に対する，学校での介入の有効性と可能性を示したという点で重要である。

Chemtob ら（2002）は子どもの災害後のトラウマ症状を標的とした簡便なCBT治療として，ハリケーンへの暴露2年後にトラウマ症状を示した子どもに対する学校でのスクリーニングと心理社会的介入の有効性を評価した。6歳から12歳までの248人の子どもが4セッションのマニュアル化された集団療法または個人治療に無作為に割

[*1] 原書では middle school の6学年とあるが，小学校入学からの通算学年を指しており，通算で5学年目から8学年目の学年の児童が在籍する中学校の6学年目を指す。

りつけられた。当事者の30％がハワイ人か一部ハワイ人で、25％は白人、20％がフィリピン人、そして9％が日本人だった。治療は、子どもの安心感を増大させ、喪失を嘆き、愛着を改善し、怒りを表現し、終結へと向かう取り組みから構成されていた。治療の後で両グループの子どもは、トラウマ関連症状が低下し、その改善は1年間の追跡でも維持されていた。集団療法を受けた子どもは個人治療の場合より、治療を完遂する可能性が高かったものの、集団療法と個人治療のあいだで症状の改善の程度に差はなかった。

この研究は子どもの災害後のトラウマ症状に焦点をあてている点で革新的である。この研究の方法論的な長所は、サンプルサイズが大きく、当事者の治療への無作為化、治療のマニュアル化、そして一般人口ベースとした対象者の選定がなされていることである。短所は、治療群との効果の比較のための対照群に症状の軽い者が含まれていたことである。

Goenjianら（1997）は1988年のアルメニア地震の1年半後にPTSD症状を呈した64人の6年生、7年生に対する学校でのCBT介入の有効性を検討した。治療群は、集団療法と個人治療を組み合わせた治療を受け、そのコンポーネントはトラウマの内容の処理、認知の歪みの修正、対処スキルの開発、そして感情のマネジメントなどであった。地震の1年半後と3年後に、治療および未治療の子どものグループでPTSDとうつ病の症状が調べられた。治療を受けた子どもではPTSD症状が減少したのに対して、未治療の子どもではPTSDとうつ病症状が増加していた。

この結果には説得力があるが、方法論的な欠点のために研究結果をそのまま一般化することはできない。治療の結果については心理測定的に適切な測定方法が使用されたが、PTSD診断が一定の手続きに従っていなかったことは大きな弱点である。さらに子どもたちは治療に無作為に割りつけられておらず、治療結果の評価が盲検化されていなかった。

ここに概説した4つの研究は、児童期PTSDの治療での集団CBTの使用を支持する最初の研究として意義がある（Chemtob et al., 2002; Goenjian et al., 1997; March et al., 1998; Stein et al., 2003）。今後はこの分野で、より多くの研究が必要である。特に、児童期PTSDへの集団CBTの有効性を調査する大規模な無作為化比較試験は、研究に大きく貢献するであろう。Steinらの研究は、ラテン系の子どもへの集団CBTの有効性を支持した点で重要であるが、今後は様々なトラウマを受け、精神症状を持った、不均一な子どもの集団への介入効果を評価する研究が必要である。

眼球運動による脱感作と再処理

子どものPTSD治療としての眼球運動による脱感作と再処理（EMDR）の有効性も、実証的に研究されてきた。EMDRの根拠となる理論では、トラウマの記憶は二重課題によって神経生理学的に処理されるとしている（Smith & Yule, 1999）。EMDRでは、治療者は患者に迅速に目を動かさせ、トラウマ記憶の想像エクスポージャーを行うよう誘導する。患者は、それぞれの目の運動を行うことにより現れたイメージ、思考、感情について報告する。治療者は、想像エクスポージャーおよび認知の再構成と合わせて眼球運動をさせ、患者のマイナスの感情が軽減するまでこれを続ける（Muris & Merckelbach, 1999）。CBTと比較すると、トラウマを受けた子どもの治療としてのEMDRの有効性は確立されているというには程遠いが、児童期PTSDの治療としての有用性を示唆する研究もある（Greenwald, 1998）。

Chemtobら（2002）は、災害に関連したPTSD症状を持つ32人の子どもの治療としてのEMDRの使用を報告したが、対象となったのはハリケーンに遭ってから3年半が経ち、スクールカウンセラーによる治療を受けてから1年が経過しても症状が改善されていなかった子どもであった。子どもたちは3セッションのEMDR介入を直ちに、または遅れて行う群に、無作為に割りつけられた。対象者の69％は女児であり、子どもたちの年齢は6〜12才であった。対象者の30％はハワイ人またはハワイ人混血、28％はフィリピン人、12％は日本人、19％は白人であった。参加者のPTSD

症状，抑うつ，不安は有意に減少し，この改善は 6 カ月後の追跡調査でも維持されていた。これは，トラウマを受けた子どもに対する治療として EMDR を調査した今日までの唯一の実証研究である。この研究の長所は，無作為割りつけ，マニュアル化された治療，独立した評価者による転帰の測定である。短所は，治療のフィデリティ評価や PTSD の診断面接が行われず，EMDR を実施しなかった対照群がないことである。

別の最近の研究では，Jaberghaderi, Greenwald, Rubin, Zand と Dolatabadi（2004）が，性的虐待を受けた 12 歳と 13 歳のイラン人少女に対する CBT 介入と EMDR 介入を比較した。この治療では，14 人の少女に 12 セッションの CBT もしくは EMDR が割りつけられた。CBT 介入では，Deblinger と Heflin の治療（1996）に基づいて，スキル形成とトラウマの記憶へのエクスポージャーに焦点があてられた。EMDR 介入は，Shapiro の治療（1995）に基づいて行われたが，スキル形成に焦点を絞り，トラウマの記憶の処理はそれほど厳格に行われなかった。結果は，どちらの治療においても PTSD 症状が有意に減少し，両群間での差異はみられなかった。ただし CBT 群よりも少ないセッション数で治療が完了した EMDR 群の患者においては，EMDR はより効果的であった。この研究結果は，重大な欠点のために一般化はできない。第一に，研究サンプルが小規模であるために，群間の差を検出するための統計的検出力が非常に小さい。第二に，診断面接や，治療フィデリティの評価，転帰についての標準化された測定方法の欠如という方法論上の問題がある。

子どものための EMDR の有効性を調べた文献は少ないが，これまでの研究からはこれが有望であることが否定されたわけではない。これらの疑問点を明確にするには，より大規模でより代表的なサンプルでの研究が必要とされる。さらに今後の研究では，トラウマを受けた子どもの治療における EMDR と CBT のそれぞれの独自の効果を検証すべきである。

精神力動的アプローチ

児童期 PTSD の精神力動的治療の目的は，トラウマに関連した葛藤や感情の無意識の表現を意識的に同定することによって，トラウマを受けた子どもが感情に圧倒されてしまうことを軽減する手助けをすることである。精神力動論では，治療関係を明示的に用いてトラウマに関連した感情の無意識的な表現を理解し，トラウマ的な対人関係の象徴的な表現を治療関係の中で用いて，子どもがそうした感情に耐えられるような手助けをする。かなりの数の臨床家が PTSD を持つ子どもの治療として精神力動治療，非指示的なプレイセラピーおよびアートセラピーを用いていることが示されている（Cohen, Mannarino, & Rogal, 2001）。児童期 PTSD 治療に精神力動療法を用いることは，主として理論と事例検証によって支持されてきたとはいえ（Byers, 1996; Gil, 1991; Mallay, 2002; Osofsky, Cohen, & Drell, 1995; Peri, 2004），その有効性を検討した 2 つの研究が存在する。

Downing, Jenkins, Fisher（1988）は，性的虐待を受けた子どもとその親の治療として精神力動的介入と強化学習的介入を比較した。参加者は 6 〜 12 歳までの 22 人の子どもであり，どちらの治療でも良い転帰が得られた。精神力動的治療がより緩やかな改善をもたらしたのに対し，強化学習は行動の変化を引き起こし維持するうえでより有効であった。ただしこの研究の結論は，割りつけが無作為ではなかったことと，標準化された評価方法を用いなかったという方法論的問題によって制限されている。

Trowell ら（2002）は，児童期 PTSD の精神力動的治療を評価した唯一の無作為比較試験として，性的虐待を受けたことのある子どもへの治療として週に一度の個人の精神分析的心理療法と集団での心理教育的心理療法とを比較した。参加者は，6 〜 14 歳までの 58 人の性的虐待を受けた女児であった。参加者の 63％は白人，11％はカリブ系黒人，10％は複数の人種に属し，7％は中国人，6％は地中海出身で，3％が不明であった。どちらの治療もマニュアル化され，それぞれにおい

て養育者には支持的心理療法が行われた。どちらの治療も有意な機能の改善をもたらし，両群間の差異は認められなかった。しかしながら，個人の分析的治療群では集団の心理教育的治療群よりもPTSD症状が改善された。

Trowellら（2002）の研究は，治療条件の無作為割り当て，マニュアル化した治療の実施，診断面接の使用などを含めた方法論的長所を持つ一方で，研究デザインの重要な弱点により結果の解釈が困難となっている。すなわちサンプルサイズが小さく，評価の行われた2年目までに24％のサンプル数の減少が生じたことである。また，追跡評価は治療の終了時ではなく治療開始1年後に実施されている。さらに1セッションの治療時間数はほぼ同等であったが，個人の分析的治療は最大30週まで行われたのに対し，集団療法は最大18週しか行われなかった。この違いは治療効果に影響を与えた可能性がある。最後に，この研究では治療方法（個人対グループ）と治療理論（精神分析対一般的治療）の両方を対比させたため，治療効果の原因について結論が出せない。

システムアプローチ

子どもの社会環境における進行中のストレスを軽減し，トラウマを受けた子どもや家族を取り巻く複雑で混乱したサービスシステムを改善することによって，子どもへの精神保健的介入を行おうとする重要な取り組みが積み重ねられてきた。

トラウマを受けた子どもへの効果的介入の開発における主要な課題の1つは，子どもをトラウマ的出来事に暴露されるリスクとなる要因が，回復を妨げる環境，つまり不安定でトラウマの想起刺激を伴う環境をも作りだしていることである。トラウマを受けた子どもは多くの場合，家庭内暴力や子どものマルトリートメント，親の精神疾患や薬物乱用などの環境で生活している。これらの条件は，そもそも子どもの発達に悪影響を与えることが実証されている。不安定な家庭環境に加えて，貧困，人種差別，不適切な教育や地域社会の暴力などを経験している子どももいる（Cicchetti & Lynch, 1993; Duncan, 1996; Garbarino & Kostelny, 1997; Gelles, 1992; Groves, 2002; Osofsky & Scheeringa, 1997; Pelton, 1978）。

これらの問題に対処するために多くの重要な精神保健的なアプローチが計画されてきた。例えば，立場の弱い子どものための地域型支援の開発において，州や地域の指導にあたるために開発された児童青年サービスシステムプログラム（CASSP）（Pumariega & Winters, 2003; Stroul & Friedman, 1986）は，数多くの効果的地域型介入の重要な「基本指針」を概説している（Stroul & Friedman, 1986）。

これらの基本指針では，子どもの身体的，感情的，社会的，教育的ニーズに取り組むための，それぞれの家族単位のサービスを作ることが必要とされている。そうしたサービスは，「子どもに関わる機関や，サービスの計画や開発，調整のプログラムや手続きと連携して統合され」（Stroul & Friedman, 1986, p.17），子どもが幅広いサービスを受けられるように調整するケースマネジメントを伴っている。Henggeler, Schoenwald, Borduin, RowlandとCunningham（1998）は，CASSP指針の強い影響を受けて，行為障害を持つ子どものために多面的システム療法 multisystemic therapy（MST）を開発した。MSTは子どもの環境に働きかける地域型の介入であり，子どもの環境の中で，行動上の問題の発生や維持と理論的に関連している特定の分野に焦点をあてている。MSTは子どもが関わる多くの分野に重点的な介入を適切に行うことで，攻撃的な子どもに対する有効性を実証している。「子どもや家族，学校，仕事，友人，地域，文化慣習は，互いに結びついたシステムであると考えられ，家族の行動に力動的，相互的な影響を与える」ので，これらは治療過程に取り入れられる（Henggeler, Schoenwald, & Pickrel, 1995, p.70）。MSTでは家族を取り巻く様々なシステムの中で子どもや家族が持つ問題を対象とし，最も強い影響力を持つと想定される環境で治療を行う。つまり，家，学校，地域など様々な環境で治療サービスが行われる。MSTの重大な限界は，確かに社会環境問題を強力に是正するものの，トラウマ的ストレス症状に特化して

はいないことである。

著者らのグループで行ったトラウマシステムセラピー trauma systems therapy（TST）と呼ばれる介入は，CASSPの理念と互換性があり，子どものトラウマ的ストレスの性質についての明確な理解に基づいた，統合的でまとまった支援のシステムである。TSTはトラウマを受けた子どもの感情調整能力と，子どもが住む地域の環境や社会的支援システムとを結びつけるという目的に特化した介入である（Saxe, Ellis, & Kaplow, 2007）。TSTが取り組むのはいわゆる「トラウマシステム」であり，これは感情の制御が困難となった子どもと，子どもの感情制御を助けることができなくなった周囲の社会環境の両方を意味している。このモデルでは子どもの感情制御能力と，そうした制御の障害に直接影響を与えている環境的なストレス要因の両方が治療の対象となっている。TSTは時相別のアプローチを用いており，影響を受けたばかりの急性期の子どもには即時的な対処スキルを提供し，社会環境からの直接的で持続的な脅威やストレスを軽減または除去することを目指している。社会環境を安定させ，子どもの症状を引き起こしたり悪化させているストレス要因を軽減するために，集中的な在宅支援，薬物療法，法的権利擁護など，できるかぎりの方法が用いられる。時間の経過とともに治療は次の段階に移行し，感情制御スキルの形成，認知処理，最終的にはトラウマの意味づけがなされる。TSTは110人の子どものオープン試験で有望な結果を示している（Saxe, Ellis, Fogler, Hansen, & Sorkin, 2005）。現在，無作為比較試験における評価が進んでいる[*2]。

方法論的考察

児童期のトラウマ的ストレスへの実証的に支持された介入方法の開発および実施は大いに有望である。しかしながら，これらの介入が広く有用性を持つためには，その前に多くの基本的な方法論的課題に取り組む必要がある。

Hoagwood, Jensen, PettiとBurns（1996）は，子どもに特化した治療研究では，研究場面での症状の軽快以外についても，治療転帰を調べる必要があると提案している。

彼らは，子どもの臨床効果研究において測定すべき5つの領域モデルを提唱している。これらの領域は相互に関与し合い，絡み合いながら影響を与えているとされるが，具体的には以下の通りである。

1. **症状**：あらゆる状況において見られる感情または行動面での症状（例：衝動性，回避）
2. **機能**：家庭や学校，地域からの要請（例：感情調整，家事手伝いなど）に対する子どもの適応力を反映するような能力の有無
3. **ユーザーの視点**：子どもと家族の主観的経験（例：治療的ケアについて家族が抱いている考え，生活の質の評価）
4. **環境**：子どもがある程度の時間を過ごす環境における，変更可能な特徴（例：学級の特性，家族内の関係，地域環境）
5. **システム**：子どもと家族に提供されている地域支援（例：子どもによる地域サービスの利用，里親による養育，司法システムの関与）

Hoagwoodらは，これらのそれぞれのレベルにおいて治療による変化を評価すべきであると述べ

[*2] その後，2012年のSaxeらの研究ではTSTと通常治療に無作為に10名ずつを割りつけ，3カ月後に評価をしたところ，TSTでのドロップアウト率は10％に過ぎなかったが通常治療では90％に上った。TST群での症状はより改善していたが，無作為試験としての比較はできなかった。TSTにはドロップアウトを防ぐ効果は認められた（Saxe, G., Ellis, H., Fogler, J., & Navalta, C.: Innovations in Practice: Preliminary evidence for effective family engagement in treatment for child traumatic stress-trauma systems therapy approach to preventing dropout. Child and Adolescent Mental Health, 17; 58-61, 2012.）。

ている。必然的にこのモデルでは，家庭，学校，地域における子どもの機能に注意を払うことになる。さらにこのモデルは，児童期のトラウマについてのこれまでの治療研究の限界も明らかにした。本章で紹介した研究の多くは主要なトラウマ症状を対象としているが，それ以外の子どもの機能の全体的評価は，重要であるにも関わらずほとんど考慮してこなかった。

子どもについての研究には固有の特徴と困難がある。Forrest, Simpson と Clancy (1997) が述べたように，子どもは発達による変化や，大人への依存，様々な疾患，大人とは異なった人口統計的特性を持っている。さらに，子どもの自己報告によって情報を収集している場合には，発達段階による困難があり，そのことが治療の転帰についての研究の制約となっている。保健医療の分野では，子どもが自分の健康について述べる情報は正確で信頼できるのかということが議論されている (Forrest, 2004)。子どもへの介入研究を実施するうえでも重大な課題がある。すなわち，(1) 臨床研究に関するインフォームドコンセントと，子どもからの同意取得，(2) 情報守秘，特に青年や子どもの場合，(3) 子どものマルトリートメントの報告義務が懸念される場合の児童福祉機関との連携，である。

今後の課題

児童期 PTSD の治療モデルの開発は進んでいるが，治療研究と「現実の臨床場面」への普及とのあいだには依然として大きな隔たりが残っている。2001 年に米国国立精神保健研究所が出版した青少年精神保健改革白書によって明らかとなった今後の重要な研究分野の 1 つは，様々な臨床の場への治療の普及，維持，実施のしやすさであった (Hoagwood & Olin, 2002)。これらは児童期のトラウマ介入の研究にとっても重要な課題である。誰に，どの治療が，どのような場面で効くのかということを理解するためにはさらなる効果研究が必要である。

将来の重要な研究領域の 1 つは，様々なトラウマを受けた子どもたちに対する介入効果の検証である。異なったタイプのトラウマや人種の子どもに対するトラウマ治療の効果はほとんど分かっていない。通常の治療研究の参加者は，性的虐待や震災などの同種のトラウマへの暴露歴を持つ子どもたちであった。そのために別のタイプのトラウマや複数のトラウマを経験した子どもに，様々な治療がどのように一般的に適用できるのかが十分に理解できていない。例えばトラウマを受けた子どもの中でも難民の子どもは重要なグループであるが，提供すべき治療やその効果を明確に記述した介入研究は今日まで発表されていない (Birman et al., 2005)。同様に医療トラウマを受けた子どもや，薬物依存と PTSD が併発している子どもに対する効果的な治療はほとんど知られていない。これらの特殊なグループのニーズに対して既存の治療を適用できるのか，または異なるトラウマを受けたグループの特異的なニーズに対して新たなアプローチを開発する必要があるのか，ということを将来的に判断していく必要がある。

今後の研究におけるもう 1 つの分野は，様々な臨床現場への，エビデンスに基づいた治療の普及である。子どもの精神保健医療サービスはしばしば，学校などの専門の精神保健医療機関以外の場所で行われる (Hoagwood et al., 2001)。異なる臨床現場で実施される治療は，治療者のトレーニングレベルやそれぞれのシステムの中での治療への支援体制，そこで治療を受ける子どものタイプなどによって異なる。専門の精神科診療所などの特定の状況で開発された治療は，異なる臨床場面でのニーズや制約には適合しないことがある。異なった治療現場での治療の効果研究は稀であるが，Stein ら (2002, 2003) は治療効果研究を学校などの地域環境で実施するための重要なモデルを提供しつつある。

治療効果を増大させるための将来の方向としては，異なる臨床場面に適合するような治療の考案や，エビデンスに基づく治療を提供できるような臨床の場それ自体の改善，そして異なる臨床支援制度の「現実」の中で介入を開発することなど

がある (Hoagwood et al., 2001)。これらのそれぞれのアプローチでは，治療方法だけでなく，治療の転帰の評価方法をあらためて概念化する必要がある。一般的な介入研究で用いられる症状の軽減や機能などの転帰の評価に加えて，これからの効果研究では，その治療の適用と普及を成功に導くような広い要素を評価しておく必要がある (Jensen, Hoagwood, & Petti, 1996)。

最後になるが，この章で取り扱った研究では，治療が提供されたのは子どもへの支援を探し求めている家族に対してである。しかし一般的に，子どもや青年は精神保健医療サービスをほとんど受けていない (Kataoka, Zhang, & Wells, 2002)。McKay, Lynn と Bannon (2005) によれば，重大なトラウマに暴露された都市部の若者の多くは，支援サービスを探すこともなく，継続的な支援も受けようとしない。彼らはトラウマや精神保健医療に関わる高いニーズを報告しているが，都市部の精神科診療所に紹介された都市部の若者95人のうち，28％は初診に訪れることもなく，12週間後に治療を継続していたのはたった9％に過ぎなかった。トラウマを受けた子どものための介入を今後開発するうえでは，特に都心部の貧困に関連した継続的ストレス要因を持っている若年者の治療の場合には，効果的な支援を提供する重要な要素として，治療への継続的参加を考慮する必要がある。

Saunders, Berliner と Hanson (2003) による，児童期のトラウマの治療の展望によれば，子どものトラウマ治療で唯一その介入効果が科学的基準を満たしているのは Cohen ら (2000) の TF-CBT である。この治療は，様々な現場でいくつかの住民集団を対象に試験をされてきたため，大いに有望である。TF-CBT をはじめとする児童期 PTSD のためのエビデンスに基づいたあらゆる治療の次の課題は，臨床現場の第一線や臨床精度への普及を十分に評価することである。こうした観点からの治療モデルの評価と適用は，トラウマを受けた子どもへの支援の水準を高めるために非常に重要である。最終的には，どのような治療であってもエビデンスがあることを主張するだけではなく，十分な数の子どもや家族に役立っていることを証明する必要がある。こうした普及の評価は，米国国立子どもトラウマティックストレス・ネットワークにおけるあらゆる地域精神保健医療の現場で行われつつある (Berliner, 2005)。全国の地域や臨床の現場に子どもの PTSD 治療が均てん化，適用，評価されていく過程を通じて，トラウマの領域における介入方法の開発と再現性に関する原則の理解を推進するような多くの情報が生み出されると思われる。同時にその情報は，子どものトラウマという重大な問題に対して本当に効果のある治療介入を作り上げることが，いかに重要であるかの証明ともなるであろう。

謝　辞

この章の研究は，薬物乱用精神衛生管理局による Glenn N. Saxe への助成金 Grant No. U79 SM54305 によって支援されている。

文　献

Amaya-Jackson, L., Reynolds, V., & Murray, M. (2003). Cognitive-behavioral treatment for pediatric posttraumatic stress disorder: Protocol and application in school and community settings. *Cognitive and Behavioral Practice, 10*(3), 204-213.

American Academy of Child and Adolescent Psychiatry. (1998). Practice parameters for the diagnosis and treatment of posttraumatic stress. *Journal of the American Academy of Child and Adolescent Psychiatry, 37*(10), 4S-26S.

Beck, A. T. (1976). *Cognitive therapy and the emotional disorders.* Oxford, UK: International Universities Press.

Bell, C. C., & Jenkins, E. J. (1993). Community violence and children on Chicago's southside. *Psycltiatry: Interpersonal and Biological Processes, 56*(1), 46-54.

Berliner, L. (2005). The results of randomized clinical trials move the field forward. *Child Abuse and Neglect, 29*, 103-105.

Birman, D., Ho, J., Pulley, E., Batia, K., Everson, M. L., Ellis, B. H., et al. (2005). *Mental health interventions for refugee children in resettlement: White Paper II.* Los Angeles: National Child Traumatic Stress Network.

Byers, J. G. (1996). Children of the stones: Art therapy interventions in the West Bank. *Art Therapy, 13*(4), 238-243.

Celano, M., Hazzard, A., Webb, C., & McCall, C. (1996). Treatment of traumagenic beliefs among sexually abused girls and their mothers: An evaluation study. *Journal of Abnormal Child Psychology, 24*, 1-17.

Chemtob, C. M., Nakashima, J., & Carlson, J. G. (2002). Brief treatment for elementary school children with disaster-related posttraumatic stress disorder: A field study. *Journal of Clinical Psychology, 58*(1), 99-112.

Cicchetti, D., & Lynch, M. (1993). Toward an ecological/transactional model of community violence and child maltreatment: Consequences for children's development. *Psychiatry, 56*(1), 96-118.

Cohen, J. A., Deblinger, E., Mannarino, A. P., & Steer, R. A. (2004). A multisite, randomized controlled trial for children with sexual abuse-related PTSD symptoms. *Journal of the American Academy of Child and Adolescent Psychiatry, 43*(4), 393-402.

Cohen, J. A., & Mannarino, A. P. (1993). A treatment model for sexually abused preschoolers. *Jonrnal of Interpersonal Violence, 8*(1), 115-131.

Cohen, J. A., & Mannarino, A. P. (1996). A treatment outcome study for sexually abused preschool children: Initial findings. *Journal of the American Academy of Child and Adolescent Psychiatry, 35*(1), 42-50.

Cohen, J. A., & Mannarino, A. P. (1998). Interventions for sexually abused children: Initial treatment outcome findings. *Journal of the American Professional Society on the Abuse of Children, 3*(1), 17-26.

Cohen, J. A., Mannarino, A. P., Berliner, L., & Deblinger, E. (2000). Trauma-focused cognitive behavioral therapy for children and adolescents: An empirical update. *Cognitive Behavioral Therapy, 15*(11), 1202- 1223.

Cohen, J. A., Mannarino, A. P., & Knudsen, K. (2005). Treating sexually abused children: 1 year follow-up of a randomized controlled trial. *Child Abuse and Neglect, 29*(2), 135-145.

Cohen, J. A., Mannarino, A. P., & Rogal, S. (2001). Treatment practices for childhood posttraumatic stress disorder. *Child Abuse and Neglect, 25*(1), 123-135.

Deblinger, E., & Heflin, A. H. (1996). *Treating sexually abased children and their nonoffending parents: A cognitive behavioral approach.* Thousand Oaks. CA: Sage.

Deblinger, E., Lippmann, J., & Steer, R. (1996). Sexually abused children suffering posttraumatic stress symptoms: Initial treatment outcome findings. *Child Maltreatment, 1*, 310-321.

Deblinger, E., McLeer, S. V., & Henry, D. E. (1990). Cognitive behavioral treatment for sexually abused children suffering post-traumatic stress: preliminary findings. *Journal of American Academy of Child and Adolescent Psychiatry, 29*, 747-752.

Deblinger, E., Steer, R. A., & Lippmann, J. (1999). Two-year follow-up study of cognitive behavioral therapy for sexually abused children suffering post-traumatic stress symptoms. *Child Abuse and Neglect, 23*(12), 1371-1378.

Downing, J., Jenkins, S. J., & Fisher, G. L. (1988). A comparison of psychodynamic and reinforcement treatment with sexually abused children. *Elementary School Guidance and Counseling, 22*(4), 291-298.

Duncan, D. F. (1996). Growing up under the gun: Children and adolescents coping with violent neighborhoods. *Journal of Primary Prevention, 16*(4), 343-356.

Foa, E. B., Dancu, C. V., & Hembree, E. A. (1999). A comparison of exposure therapy, stress inoculation training, and their combination for reducing posttraumatic stress disorder in female assault victims. *Journal of Consulting and Clinical Psychology, 67*(2), 194-200.

Foa, E. B., Rothbaum, B. O., Riggs, D. S., & Murdock, T. B. (1991). Treatment of posttraumatic stress disorder in rape victims: A comparison between cognitive-behavioral procedures and counseling. *Journal of Consulting and Clinical Psychology, 59*(5), 715-723.

Forrest, C. B. (2004). Outcomes research on children, adolescents, and their families. *Medical Care, 42*(4), III-19-III-23.

Forrest, C. B., Simpson, L., & Clancy, C. (1997). Child health services research: Challenges and opportunities. *Journal of the American Medical Association, 277*, 1787-1793.

Garbarino, J., & Kostelny, K. (1997). What children can tell us about living in a war zone. In J. D. Osofsky (Ed.), *Children in a violent society* (pp. 32-41). New York: Guilford Press.

Gelles, R. J. (1992). Poverty and violence towards children. *American Behavioral Scientist, 35*(3), 258-274.

Gil, E. (1991). *The healing power of play: Working with abused children.* New York: Guilford Press.

Goenjian, A. K., Karayan, E., Pynoos, R. S., Minassian, D., Najarian, L. M., Steinberg, A. M., et al. (1997). Outcome of psychotherapy among early adolescents after trauma. *American Journal of Psychiatry, 154*(4), 536-542.

Greenwald, R. (1998). Eye movement desensitization and reprocessing (EMDR): New hope for children suffering from trauma and loss. *Clinical Child Psychology and Psychiatry, 32*(2), 279-287.

Groves, B. M. (2002). *Children who see too much: Lessons from the child witness to violence project.* Boston: Beacon Press.

Henggeler, S. W., Schoenwald, S. K., Borduin, C. M., Rowland, M. D., & Cunningham, P. B. (1998). *Multisystemic treatment of antisocial behavior in children and adolescents.* New York: Guilford Press.

Henggeler, S. W., Schoenwald, S. K., & Pickrel, S. G. (1995). Multisystemic therapy: Bridging the gap between university- and community-based treatment.*Journal of Consulting and Clinical Psychology, 63*(5), 709-717.

Hoagwood, K., Burns, B., Kiser, L., Ringeisen, H., & Schoenwald, S. (2001). Evidence-based practice in child and adolescent mental health services. *Psychiatric Services, 52*(9), 1179-1 189.

Hoagwood, K., Jensen, P. S., Petti, T., & Burns, B. J.

(1996). Outcomes of mental health care for children and adolescents: I. A comprehensive conceptual model. *Journal of the American Academy of Child and Adolescent Psychiatry, 35*(8), 1055-1063.

Hoagwood, K., & Olin, S. (2002). The NIMH Blueprint for Change report: Research priorities in child and adolescent mental health. *Journal of the American Academy of Child and Adolescent Psychiatry, 41*(7), 760-767.

Jaberghaderi, N., Greenwald, R., Rubin, A., Zand, S. O., & Dolatabadi, S. (2004). A comparison of CBT and EMDR for sexually-abused Iranian girls. *Clinical Psychology and Psychotherapy, 11*, 358-368.

Jensen, P., Hoagwood, K., & Petti, T. (1996). Outcomes of mental health care for children and adolescents: II. Literature review and application of a comprehensive model. *Journal of the American Academy of Child and Adolscent Psychiatry, 35*(8), 1064-1077.

Kataoka, S., Zhang, L., & Wells, K. (2002). Unmet need for mental health care among U.S. children: Variation by ethnicity and insurance status. *American Journal of Psychiatry, 159*(9), 1548-1555.

King, N.J., Tonge, B. J., Mullen, P., Myerson, N., Heyne, D., Rollings, S., et al. (2000). Treating sexually abused children with posttraumatic stress symptoms: A randomized clinical trial. *Journal of the American of Child and Adolscent Psychiatry, 39*(11), 1347-1355.

Mallay, J. N. (2002). Art therapy, an effective outreach intervention with traumatized children with suspected acquired brain injury. *The Arts in Psychotherapy, 29*, 159-172.

March, J. S., Amaya-Jackson, L., Murray, M. C., & Schulte, A. (1998). Cognitive-behavioral psychotherapy for children and adolescents with posttraumatic stress disorder after a single-incident stressor. *Journal of the American Academy of Child and Adolescent Psychiatry, 37*(6), 585-593.

McKay, M., Lynn, C., & Bannon, W. (2005). Understanding inner city child mental health need and trauma exposure: Implications for preparing urban service providers. *American Journal of Orthopsychiatry, 75*(2), 201-210.

Muris, P., & Merckelbach, H. (1999). Eye movement desensitization and reprocessing. *Journal of the American Academy of Child and Adolescent Psychiatry, 38*(1), 7-8.

Osofsky, J. D., Cohen, G., & Drell, M. (1995). The effects of trauma on young children: A case of 2-year-old twins. *International Journal of Psycho-Analysis, 76*, 595-607.

Osofsky, J. D., & Scheeringa, M. S. (1997). Community and domestic violence exposure: Effects of development and psychopathology. In D. Cicchetti & S. L. Toth (Eds.), *Rochester Symposium in Developmental Psychopathology: Developmental perspectives on trauma* (pp. 155-180). Rochester, NY: University of Rochester Press.

Pelton, L. H. (1978). Child abuse and neglect: The myth of classlessness. *American Journal of Orthopsychiatry, 48*(4), 608-617.

Peri, T. (2004). "It was like in the cartoons": From memory to traumatic memory and back. *Psychoanalysis and Psychotherapy, 21*(1), 63-79.

Pumariega, A. J., & Winters, N. C. (2003). *The handbook of child and adolescent systems of care: The new community psychiatry.* San Francisco: Jossey-Bass.

Resick, P. A., & Schnicke, M. K. (1992). Cognitive processing therapy for sexual assault victims. *Journal of Consulting and Clinical Psychology, 60*(5), 748-756.

Saigh, P. A. (1987a). In vitro flooding of an adolescent's posttraumatic stress disorder. *Journal of Clinical Child Psychology, 16*, 147-150.

Saigh, P. A. (1987b). In vitro flooding of a childhood posttraumatic stress disorder. *School Psychology Review, 16*, 203-211.

Saigh, P. A. (1987c). In vitro flooding of childhood posttraumatic stress disorders: A systematic replication. *Professional School Psychology, 2*, 133-145.

Saigh, P. A. (1989). The use of in vitro flooding in the treatment of traumatized adolescents. *Journal of Behavioral and Developmental Pediatrics, 10*, 17-21.

Saigh, P. A., Yule, W., & Inamdar, S. C. (1996). Imaginal flooding of traumatized children and adolescents. *Journal of School Psychology, 34*(2), 163-183.

Saunders, B., Berliner, L., & Hanson, R. (2003). *Child physical and sexual abuse guidelines for treatment.* Charleston, SC: National Crimes Victims Research and Treatment Center.

Saxe, G. N., Ellis, B. H., Fogler, J., Hansen, S., & Sorkin, B. (2005). Comprehensive care for traumatized children: An open trial examines treatment using trauma systems therapy. *Psychiatric Annals, 35*(5), 443-448.

Saxe, G. N., Ellis, B. H., & Kaplow, J. (2007). *Collaborative treatment of traumatized children and teens: The trauma systems therapy approach.* New York: Guilford Press.

Shapiro, F. (1995). *Eye movement desensitization and reprocessing: Basic principles, protocols, and procedures.* New York: Guilford Press.

Singer, M. I., Anglin, T. M., & Song, L. Y. (1995). Adolescents' exposure to violence and associated symptoms of psychological trauma. *Journal of the American Medical Association, 273*(6), 477-482.

Smith, P., & Yule, W. (1999). Eye movement desensitisation and reprocessing. In W. Yule (Ed.), *Post-traumatic stress disorders: Concepts and therapy* (pp. 267-284). New York: Wiley.

Stein, B. D., Jaycox, L. H., Kataoka, S. H., Wong, M., Tu, W., Elliot, M. N., et al. (2003). A mental health intervention for schoolchildren exposed to violence: A randomized controlled trial. *Journal of the American Medical Association, 290*(5), 603-611.

Stein, B. D., Kataoka, S. H., Jaycox, L. H., Wong, M., Fink, A., Escudero, P., et al. (2002). Theoretical basis and program design of a school-based mental health intervention for traumatized immigrant children: A collaborative research partnership. *Journal of Behavioral Health Services and Research, 29*(3), 318-326.

Stroul, B. A., & Friedman, R. M. (1986). *A system of care for children with severe emotional disturbances.* Washington, DC: Georgetown University Child Development Center, National Technical Center for Children's Mental Health, Center for Child Health and Mental Health Policy.

Trowell, J., Kolvin, I., Weeramanthri, T., Sadowski, H., Berelowitz, M., Glasser, D., et al. (2002). Psychotherapy for sexually abused girls: Psychological outcome findings and patterns of change. *British Journal of Psychiatry, 180*, 234-247.

第19章

PTSDに対する薬物療法

Matthew J. Friedman and Jonathan R. T. Davidson

　外傷後ストレス障害（PTSD）の臨床精神薬理学は，この10年のあいだに著しい進歩を遂げてきた。この疾患固有の病態生理に対する理解がますます深まることで，合理的な薬物療法の基礎ができあがってきたのである。加えて，多施設で行われた無作為化比較試験によって，エビデンスに基づく治療 evidence-based treatment のための経験的データベースが構築されてきた。米国食品医薬品局 Food and Drug Administration（FDA）が2種類の薬物，すなわち，いずれも選択的セロトニン再取り込み阻害薬である sertraline と paroxetine を PTSD の治療薬として認可したことは，そういった治療の発展上でも画期的なことであった。以下では臨床試験の知見を展望するが，その前に PTSD の臨床精神薬理学に関する方法論的な問題について考慮しておくことは重要である。

　はじめに明らかにしておきたいのだが，PTSDの病態生理を扱う次節と，薬物療法に関するその後の節では，明らかな不一致がある。すなわち，PTSDにおいて鍵となる精神生物学的システムの変化に関する一連の展望は，アドレナリン作動系から始まり，視床下部－下垂体－副腎皮質系（HPA系），グルタミン酸系，ガンマ－アミノ酪酸（GABA）系，セロトニン（5-HT）系，そしてドパミン系へと進んでいく。それに対し，治療薬についての展望は全く異なった順番で進行する。すなわち，セロトニン作動性薬物が最初に登場し，その後アドレナリン作動性薬物やグルタミン作動性薬物，GABA作動性薬物，ドパミン作動性薬物について考察する。このような乖離が起こるのは，科学的な研究と臨床研究がそれぞれ別々の方向を目指して進んでおり，調和がうまくいっていないためである。科学的な研究の焦点は，ヒトのストレス応答や脳内の恐怖回路といった，HPA系やアドレナリン作動性機構に重点を置く領域にあてられてきた。ほかのメカニズムについての理解は，はるかに予備的な段階に留まっている。それに対し，臨床試験が主として対象としてきたのは，セロトニン系に作用する抗うつ薬・抗不安薬——すなわち，PTSDのほかにうつ病や不安障害の治療薬としてすでにFDAの認可を受けている薬——である。そういった薬はどれも，PTSD固有の病態生理を考慮して作られたものではない。結果として，PTSDの治療において最も精力的に検証されてきた薬が作用する系は，PTSDの病態生理研究がはるかに進んでいない系である，という事態が生じている。このことは，本章の中で病態生理と薬物療法の節が異なった構成をとっている，という事実にも反映されている。

方法論的考察

　PTSDの臨床精神薬理学に関して，考察しなければならない方法論的問題が2つある。まず初めに，PTSDの病態生理について現在我々が有して

いる知識を概観することにより，概念的な文脈を与える必要がある。2つ目として，無作為化比較試験を実施する際に生じる方法論的難題について考慮しなければならない。

PTSDの病態生理

PTSDに関連した生物行動学的異常の基礎にある神経回路としてもっぱら想定されているのは，恐怖として知覚される刺激によって起こる扁桃体の過剰な活性化である。この扁桃体の活性化は多くの脳領域に影響を及ぼすのであるが，その中には，感情的な出来事の記憶の固定化や空間学習に関わる領域（海馬），感情的な出来事の記憶や選択行動に関わる領域（眼窩前頭皮質），自律神経反応や恐怖反応に関わる領域（青斑核，視床，視床下部），そして道具的学習や回避行動に関わる領域（背側・腹側線条体）が含まれる（Davis & Whalen, 2001）。PTSDでは，扁桃体の活性の正常な抑制と均衡が障害されており，内側前頭前皮質（PFC，特に前部帯状回と眼窩前頭皮質）の抑制機能が著しく障害されている（Charney, 2004; Vermetten & Bremner, 2002）。扁桃体の抑制障害は，恐怖条件づけが繰り返し起こるという悪循環を生み，あいまいな刺激でも恐怖を伴った刺激とみなされやすくなる。すなわち，そういった不適切な反応を消去するメカニズムは無効化され，鍵となる辺縁系領域が感作される結果，恐怖反応の閾値が低下することになる（Charney, 2004; Charney, Deutch, Krystal, Southwick, & Davis, 1993; Friedman, 1994; 第10章参照）。

したがって，薬物負荷パラダイムを用いることで，扁桃体，さらには扁桃体が惹起する皮質・皮質下への効果を，どの部位でどのように抑制するのかを特定することになる。本章では，アドレナリン作動系，HPA系，グルタミン酸系，セロトニン系，そしてドパミン系について検討する。これまでに検証されてきた薬物の作用機序については，表19-1に示した。

アドレナリン作動系
ノルエピネフリン

動物を対象とした研究により，中枢ノルアドレナリン作動性神経がヒトのストレス反応を動員するうえでも重要な役割を果たすことが示唆されている。3つの主要なアドレナリン受容体系はすべて，先に述べた恐怖条件づけ回路に関与している（第10章でSouthwickらがより詳細な文献展望を行っている）。βアドレナリン作動性活動とα_1アドレナリン作動性活動は，PTSDの人々に通常みられる侵入性想起や解離性フラッシュバック，さらにはトラウマ刺激に暴露されることで誘発される心理・生理的反応に関連している可能性がある。このシナプス後ノルアドレナリン作動性入力は扁桃体を活性化する。さらに扁桃体から青斑核への投射によるアドレナリン作動性入力も加わり，アドレナリン作動性刺激がますます増加することになる。

α_2アドレナリン作動性受容体は，扁桃体からのカテコールアミン放出にシナプス前抑制をかけ，恐怖条件づけや感情記憶の固定化を抑制する（Davies et al., 2004）。α_2アンタゴニストであるヨヒンビンyohimbine（アドレナリン作動性ニューロンを脱抑制する）がPTSDを有するベトナム戦争帰還兵において解離性フラッシュバックを惹起した（Southwick et al., 1997, 1999）ことから，この受容体は解離にも何らかの役割を果たしている可能性がある。したがって，扁桃体についてのみ考えるなら，α_1アドレナリン受容体とβアドレナリン受容体に拮抗する薬剤，あるいは抑制性のα_2アドレナリン作動性活動を高める薬剤が，PTSD症状を軽減するものとして期待されるかもしれない。

扁桃体はアドレナリン作動性刺激が増加した状況下で活性化するのだが，PFCについては逆のことがいえる。高濃度のカテコールアミンはPFCの機能を障害し，同時に，PFCの持つ扁桃体過活動に対する抑制機能も障害するのである（Arnsten, 2000）。α_1受容体とβ受容体の活性化によって，制御不能なストレスにさらされているあいだPFCの活動が無効化されるものと考えられる。したがってこういった効果

表 19-1 ストレス反応・恐怖反応や PTSD 症状に影響を与える薬理作用

薬物のカテゴリー	代表的な薬物	作用機序	ストレス反応・恐怖反応への効果
アドレナリン作動系	Propranolol	β受容体拮抗薬	すべての抗アドレナリン作動薬は以下の作用を持つ ・扁桃体の活性化を弱める ・PFC の機能を高める ・青斑核の活性化を抑制する
	Prazosin	α_1 受容体拮抗薬	
	Clonidine	α_2 受容体作動薬	
	Guanfacine		
	(理論上の薬物)	NPY エンハンサー	恐怖・ストレス反応としてのアドレナリン・CRF 活性化に拮抗する
HPA 系	Antalarmin[a]	CRF 拮抗薬 (実験的薬物)	・ストレスに対するアドレナリン作動性反応・HPA 系反応を抑制 ・CRF 放出を減少させる ・青斑核の活性化を弱める ・ACTH 分泌を減少させ、それによって GC の上昇も抑制する
	Hydrocortisone などの GC	低コルチゾル血症を是正し、GC 受容体をダウンレギュレート	・HPA 系の活性化を減少させることで、過剰なアドレナリン作動性活動を抑制する ・コルチゾルによるグルタミン酸神経毒性の増強やニューロンへのカルシウム流入を減少させる
	Ketoconazole	コルチゾルの合成を阻害	
	Mifepristone (RU-486)	GC 受容体拮抗薬	
グルタミン酸作動系	D-Cycloserine	NMDA 受容体部分作動薬	学習、消去、記憶機能、神経新生を促進する
GABA 系	ベンゾジアゼピン	$GABA_A$ 受容体作動薬	NMDA 受容体を抑制することで、ストレスによって惹起される扁桃体の活性化を抑制する
	Baclofen	$GABA_B$ 受容体作動薬	未解明 ・ストレスによって惹起されるアドレナリン作動性活性化／HPA 系活性化を減弱する可能性がある ・気分障害／不安障害に対する臨床的な効果が認められている

第 19 章　PTSD に対する薬物療法

抗けいれん薬／抗キンドリング薬	Carbamazepine	・AMPA 拮抗薬 ・GABA を増加 ・ナトリウムチャネルをブロック	・感作／キンドリングを阻害する ・アドレナリン作動性の覚醒を抑制する
	Valproate	・脳内 GABA 濃度を増加 ・GABA 受容体の感受性を亢進	・感作／キンドリングを阻害する ・NMDA 受容体を抑制する可能性がある
	Lamotrigine	・グルタミン酸の放出を抑制 ・電位依存性ナトリウム／カルシウムチャネルをブロック	・感作／キンドリングを阻害する ・NMDA による扁桃体の活性化を抑制する
	Topiramate	・グルタミン酸の機能を抑制 ・GABA の活性を高める	・感作／キンドリングを阻害する ・NMDA による扁桃体の活性化を抑制する
	Gabapentin	・GABA のターンオーバーを増加	・感作／キンドリングを阻害する
	Tiagabine	・グリアへの取り込みを抑制することで、GABA 濃度を増加	・感作／キンドリングを阻害する
	Vigabatrin	・GABA トランスアミナーゼを抑制することで GABA を増加	・感作／キンドリングを阻害する ・驚愕反応を抑制する
選択的セロトニン再取込み阻害薬	Paroxetine Sertraline Fluoxetine Fluvotamine Citalopram	SSRI	・5-HT₁ₐ ニューロンは、GABA による扁桃体 NMDA 活性化の抑制を増強する ・海馬における神経新生を促進する
他のセロトニン作動性抗うつ薬	Nefazodone[b] Trazodone	SSRI に加え、シナプス後 5-HT₂ 阻害	・5-HT₁ₐ 作用の増強に加え、5-HT₂ₐ 受容体の阻害には抗不安作用がある ・神経新生を促進する

（続く）

表 19-1（続き）

薬物のカテゴリー	代表的な薬物	作用機序	ストレス反応・恐怖反応への効果
三環系抗うつ薬	Imipramine Amitriptyline Desipramine	Norepinephrineと5-HTのシナプス前再取り込み阻害	・5-HT$_{1A}$受容体におけるセロトニン作動性作用を増強する ・シナプス後β受容体のダウンレギュレーションによってアドレナリン作動性作用を減弱する ・神経新生を減弱する
モノアミン酸化酵素阻害薬	Phenelzine	Norepinephrineと5-HT（そしてドパミン）の酵素（MAO）的分解を阻害	・5-HT$_{1A}$受容体におけるセロトニン作動性作用を増強する ・シナプス後β受容体をダウンレギュレートする（それによって青斑核の活性化を弱める） ・神経新生を促進する
	Moclobemide	選択的MAO-A阻害薬	
他の抗うつ薬	Mirtazapine	・シナプス後5-HT$_2$・5-HT$_3$受容体阻害 ・シナプス前アドレナリンα$_2$受容体アゴニスト作用	・5-HT$_2$／5-HT$_3$の阻害によって抗不安作用を発揮する ・アドレナリン作動性活性を減弱する ・神経新生を促進する
	Venlafaxine	5-HTとnorepinephrineのシナプス前再取り込み阻害	・5-HT作用を増強し、アドレナリン作動性活性を減弱する ・神経新生を促進する
	Bupropion	Norepinephrineとドパミンのシナプス前再取り込み阻害	・アドレナリン作動性活性とドパミン作動性活性を減弱する ・神経新生を阻害する
非定型抗精神病薬	Risperidone Quetiapine Olanzapine	ドパミン（D$_2$）とセロトニン（5-HT$_2$）をブロック	PFCの持つ扁桃体の抑制作用を増強し、過覚醒および過覚醒的警成状態を軽減し、5-HT$_2$受容体の不安惹起作用を阻害する

注．ACTH, コルチコトロピン；AMPA, α-アミノ-3-ヒドロキシ-5-メチル-4-イソオキサゾールプロピオン酸；CRF, コルチコトロピン放出要因；FDA, 米国食品医薬品局；GABA, γ-アミノ酪酸；GC, グルココルチコイド；5-HT, セロトニン；MAO, モノアミン酸化酵素；NMDA, N-メチル-D-アスパラギン酸；NPY, ニューロペプチドY；PFC, 前頭前皮質；RCT, 無作為化比較試験；SSRI, 選択的セロトニン再取り込み阻害薬．
a 実験的薬物．
b 肝毒性のため米国では市場から撤退．

は，prazosinのようなα₁アドレナリン拮抗薬（Arnsten & Jenstsch, 1997）やβアドレナリン拮抗薬propranolol（Li & Mei, 1994）によって予防されうる。

以上をまとめると，アドレナリン作動系を標的とした治療の目標は，α₁・β受容体の過剰な活性化を抑制し，α₂アドレナリン受容体の抑制効果を増強することである。そういった治療によって，扁桃体の活性化が弱まり，PFCの機能が高まり，さらには，青斑核の刺激，またその結果として起こる他の皮質・皮質下領域の活性化が抑制されることが期待される。

神経ペプチドY

神経ペプチドY neuropeptide Y（NPY）は，ノルアドレナリン作動性神経に共局在するアミノ酸神経伝達物質であり，ノルエピネフリンとコルチコトロピン放出要因（CRF; 下記参照）の放出をいずれも抑制する。NPYは，内因性抗アドレナリン作用を有することから，抗ストレス・不安作用（以前はこれが抗アドレナリン作動薬の条件とされていた）をもたらし，その結果認知機能を改善することが期待されうる。この主張に対する傍証は，極度のストレスに暴露された軍人を対象とした複数の研究によって得られてきた。そういった研究では，NPYの放出と，解離によって起こるストレス誘発性の能力低下とのあいだに負の関連がみられたのである（Morgan et al., 2000, 2001）。臨床的には，健常対照者と比較してPTSD患者では，基礎値のNPY濃度低下やヨヒンビン刺激に対するNPY放出の減弱がみられることが示されてきている（Rasmusson et al., 2000）。そういった知見に基づきFriedman（2002）は，NPY機能を高める薬物によって急性ストレス反応やPTSD，そして他のストレス誘発性の病態が緩和されるかもしれないと示唆している。現在のところ，この性質を持つ薬物は使用できる段階にない。

CRFとHPA系

コルチコトロピン放出要因（CRF）

CRFはヒトのストレス応答において2つの役割を持っている。神経伝達物質としての作用は，前述のように，青斑核からのノルエピネフリン放出を促進することで，扁桃体の活性化を高め，PFCの活動を弱める，というものである。ストレスとなる刺激または脅威の意味づけによって活性化される視床下部ホルモンとしての作用は，下垂体からコルチコトロピン（ACTH）を放出し，それによって副腎皮質からのコルチゾル（または他のグルココルチコイド）の放出を促進する，というものだ。PTSDを有するベトナム戦争帰還兵において，安静時の脳脊髄液CRF濃度の上昇（Baker et al., 1999; Bremner, Licinio, et al., 1997）や視床下部からのCRF放出の増加（Yehuda, 2002）が示されている。

グルココルチコイド

コルチゾルなどのグルココルチコイド（GCs）は，ストレス反応が亢進している状況において，カテコールアミン濃度を上昇させることでPFC機能を障害すると考えられる（Arnsten, 2000; Roozendaal, McReynolds, & McGaugh, 2004）。HPA系の過活動がトラウマへの暴露やPTSDに関連するというのは十分に考えられることなのだが，その関連がどういった形で現れるかということに関しては，しきりに議論が行われている。この関連は，一方ではコルチゾル濃度の上昇として現れる場合があり，それはPTSD患者の一部や性的トラウマに暴露された子どもにおいて示されている通りである。しかし，他方ではGC受容体の過感受性に関連したコルチゾル濃度の低下という形で現れる場合もある（DeBellis et al., 1994; Friedman et al., 2001; Heim, Newport, Bonsall, Miller, & Nemeroff, 2001; Lemieux & Coe, 1995; Rasmusson et al., 2001; Rasmusson & Friedman, 2002; Yehuda, 2002; Yehuda, Giller, Southwick, Kahana, & Boisneau, 1994）。

HPA系の機能異常は，興奮性アミノ酸の活性化による神経毒性効果を有し，それによって

感受性ニューロンへのカルシウム流入が起きる可能性が想定されている（McEwen et al., 1992; Sapolsky, 2000）。PTSD に関しては，急性（または慢性）のコルチゾル上昇や GC 受容体の過感受性には神経毒性効果があるという仮説は，トラウマを受けた子どもにおいて観察される脳梁や頭蓋内体積の減少（DeBellis et al., 2002），そして PTSD を有する大人における海馬体積の減少（Bremner, Randall, et al., 1997; Bremner et al., 2003; Yehuda, 1999）を説明する際に援用されてきた。PTSD 患者において海馬体積の減少と認知機能障害が関連することが示されているが，これらは抗うつ薬治療の後に改善したという（Vermetten et al., 2003）（下記参照）。

興奮性アミノ酸作用を遮断することで毒性作用のあるカルシウム流入を防いでニューロンを保護するような，ある種の抗けいれん薬などのグルタミン酸受容体遮断薬によっても，神経毒性の予防が可能になるかもしれない。神経毒性は，神経新生を促進する治療によって消去できる可能性がある。例えば，SSRI である paroxetine は PTSD 患者において海馬体積を増加させることが示されている。

グルタミン酸系と GABA 系

グルタミン酸が代表的な興奮性神経伝達物質であるのに対し，GABA は脳内の主要な抑制性神経伝達物質である。これまでもっとも注目されてきたのはモノアミン（ノルエピネフリン，セロトニン，ドパミンなど）であるが，それは，抗うつ薬や抗精神病薬など臨床上有効な薬物がモノアミン機能を変化させることが知られているからである。しかし，そういった研究の焦点に重要な変化が生じはじめている。グルタミン酸作動性機構や GABA 作動性機構の理解が進むにつれ，それらがヒトのストレス反応にきわめて重要な機能を有していること，そして PTSD の病態生理にも何らかの役割を果たしているであろうことが示されてきているからである。抗けいれん薬（気分安定薬としても知られる）は主としてグルタミン酸活動や GABA 活動に対して作用を及ぼす。そういった作用は PTSD 症状を軽減するうえでも重要である可能性がある。

グルタミン酸

グルタミン酸受容体には 2 つのファミリーがある。神経細胞受容体のイオンチャネルを介して作用を及ぼすイオンチャネル型グルタミン酸受容体と，受容体結合 G タンパクと共役して作用を発揮する代謝型グルタミン酸受容体である。以下ではイオンチャネル型受容体に焦点をあてて議論を行う。3 種類のイオンチャネル型グルタミン酸受容体は，感受性の異なる 3 種類のアゴニストにちなんで名づけられている。すなわち，N-メチル-D-アスパラギン酸（NMDA），α-アミノ-3-ヒドロキシ-5-メチル-4-イソオキサゾールプロピオン酸（AMPA），そしてカイニン酸である。

恐怖反応が起きている間，扁桃体の NMDA 受容体は前述の恐怖回路を活性化する。ある種の抗けいれん薬などの NMDA アンタゴニストは，そういった作用を抑制する（Berlant, 2003; Davis & Whalen, 2001; Paul, Nowak, Layer, Popik, & Skolnick, 1994）。AMPA 受容体は，驚愕反応や不安行動を増加させるのに加え，長期増強や感作，ニューロンのキンドリングに関与するのであり，これは PTSD の重要な神経生物学的モデルになっている（Post, Weiss, Li, Leverich, & Pert, 1999; Post, Weiss, & Smith, 1995; Walker & Davis, 2002）。カイニン酸受容体は，中脳水道周囲灰白質や前頭皮質においてベンゾジアゼピン結合部位（GABA 結合部位など）を減少させるのであり，これらの部位での作用によって恐怖や不安を促進するものと考えられる。

NMDA 受容体は，恐怖条件づけ（Bardgett et al., 2003; Liang, Hon, & Davis, 1994; Nakazawa et al., 2002）や条件反応の消去（Davis, 2002; Falls, Miserendino, & Davis 1992; van der Meulen, Bilbija, Joosten, deBruin, & Feenstra, 2003）など，あらゆる種類の学習にとってきわめて重要である。NMDA 受容体は神経新生，すなわち新しいニューロンの産生にも主要な役割を果たしている（Gould, McEwen, Tanapat, Galea, & Fuchs,

1997; Nacher, Alonso-Llosa, Rosell, & McEwen, 2003; Okuyama, Takagi, Kawai, Miyake-Takagi, & Takeo, 2004）。AMPA受容体はまた，脳由来神経栄養要因（BDNF）の活性化を介して神経新生を促進している可能性がある（Mackowiak, O'Neill, Hicks, Bleakman, & Skolnick, 2002）。

解離の重要なモデルに，NMDA受容体とAMPA受容体の相互作用に関するものがある。これは，ketamineやphencyclidineのようなNMDA受容体アンタゴニストが，時間知覚の遅延や身体知覚の変容，現実感喪失などといった解離症状を惹起することがある，という観察に基づいている。このモデルでは，グルタミン酸によるAMPA受容体の刺激はNMDA受容体の阻害によって増強される，と考えられている（Chambers, Bremner, Moghaddam, Southwick, & Charney, 1999; Krystal, Bennett, Bremner, Southwick, & Charney, 1995）。Ketamineの解離惹起作用が，グルタミン酸放出を抑制する抗けいれん薬であるlamotrigineによってブロックされる，というのは注目に値する（Anand et al., 2000; Goa, Ross, & Chrisp, 1993; Xie & Hagan, 1998）。

このように，扁桃体の活性化に対して，そしてPTSDに関連した認知機能障害に対してグルタミン酸が中心的役割を果たしている，ということが実験室での研究によって強力な理論的支持を与えられているのである。

ガンマーアミノ酪酸

脳内の主要な抑制性神経伝達物質であるGABAは，ストレスによって誘発される扁桃体の作用を抑制する。扁桃体基底外側部におけるGABA受容体はグルタミン酸作動性興奮を抑制する。さらに，セロトニンは扁桃体に対するこのGABA作動性抑制を強化するのであり（Berlant, 2003; Stutzman & LeDoux, 1999），これが，セロトニン作動性薬物が急性ストレス反応とPTSD症状の両方を改善する主要なメカニズムである。

PTSD患者では，血漿中のGABA濃度が減少し（Vaiva et al., 2000），扁桃体や前頭前皮質を含む脳領域においてベンゾジアゼピン受容体活性が減少している（Bremner et al., 2000）。ベンゾジアゼピン受容体はGABA$_A$受容体複合体の一部であるため，これらの知見は，扁桃体や前頭前皮質をはじめとする領域においてGABA作動性メカニズムの機能が低下すると，ノルエピネフリンやグルタミン酸の活性化効果からの保護が不十分になってしまうということを示唆している。PTSD患者のあいだでみられる侵入性想起や過覚醒症状，社会的・感情的な脱抑制行動は，そういったGABA作動性機能の低下によるものかもしれない（Morgan, Krystal, & Southwick, 2003）。この点に関して付記すべきは，逃避不能ショックへの暴露の前にベンゾジアゼピンで前処置した動物では，扁桃体，皮質，青斑核，視床下部，そして海馬においてストレス誘発性のノルエピネフリン増加が遮断される，ということである（Drugan, Ryan, Minor, & Maier, 1984; Grant, Huang, & Redmond, 1980）。

セロトニン系

セロトニン作動系と，アドレナリン作動系やHPA系，グルタミン酸系，GABA系，ドパミン系との間には重要な相互作用がある。5-HTニューロンのほとんどは，背側縫線核と正中縫線核という中脳内の2つの部位に起始しており，これらの部位は，ストレスとなる刺激や脅威となる刺激を媒介する重要な辺縁系構造物との間に密接な連絡を持っている。過剰なストレスやHPA系の過活動，あるいはPTSD症状の存在は，抗不安作用を有する5-HT$_{1A}$受容体のダウンレギュレーション，そして不安惹起作用を有する5-HT$_{2A}$受容体のアップレギュレーションと関連する。

5-HT$_{1A}$受容体とGABA受容体との間にはまた，急性ストレスやPTSDに関して相乗作用が存在するものと考えられる。扁桃体における5-HT$_{1A}$受容体刺激はGABAニューロンを増強すると考えられ，このGABAニューロンは，ストレスに関連した扁桃体の活性化を媒介する興奮性グルタミン酸神経伝達に拮抗する（Charney, 2004; Vermetten & Bremner, 2002）。このモデルは，扁桃体を標的部位とする3つの薬理学的介入の可

能性を示唆している。すなわちグルタミン酸の拮抗，GABA の増強，そして 5-HT 神経伝達の強化である。

NMDA 受容体と同様，5-HT$_{1A}$ 受容体も海馬の神経新生を促進する。ほかのあらゆる臨床的に有効な抗うつ薬同様，選択的セロトニン再取り込み阻害薬（SSRIs）は，脳由来神経栄養要因（BDNF）や環状アデノシン一リン酸（cAMP）の活性化によって神経新生を促進する（Duman, Nakagawa, & Malberg, 2001）。すでに論じたように，このことは神経変性の予防や神経毒性の消去に対して明らかに重要な示唆を与えている。

PTSD 患者にみられる多くの症状——衝動性，自殺行動，怒り，攻撃性，抑うつ，パニック，強迫観念，薬物依存など——は 5-HT の欠乏に関連している，ということが以前から臨床研究によって示されている（Friedman, 1990）。さらに，セロトニン作動薬である m-クロロフェニルピペラジン（MCPP）は，PTSD の人々において，健常対照者では起こらないパニック反応や解離性フラッシュバックを誘発しうることを考えると（Southwick et al., 1997），この点に関してセロトニン 5-HT$_2$ 拮抗薬の臨床的有用性を想定することは理にかなっている。

ドパミン系

制御不能なストレスにさらされている間，扁桃体の活性化によって PFC のドパミン放出が惹起される（Charney, 2004）。ドパミン D$_1$ 受容体作動薬がストレス誘発性のワーキングメモリ障害（ワーキングメモリは PFC が担う機能である）を惹起しうるというエビデンス（Zahrt, Taylor, Mathew, & Arnsten, 1997）や，D$_1$ 受容体拮抗薬と D$_2$ 受容体拮抗薬はいずれもそういった認知機能障害を予防しうるというエビデンス（Arnsten, 2000; Druzin, Kurzina, Malinina, & Kozlov, 2000）がある。

ドパミンの過剰放出は，PTSD の過覚醒や過覚醒的警戒状態に関与している可能性があり，さらに，PTSD 患者においてみられることのある短期の妄想／精神病状態の誘発にも関与しているかもしれない。だが，驚くべきことに，PTSD 研究の焦点は，ここまでの部分で論じてきた神経伝達物質に比べてドパミンにはほとんどといっていいほどあてられてこなかった。PTSD 患者において尿中・血漿中ドパミン濃度の上昇が見出されているにも関わらず，である（Hamner & Diamond, 1993; Lemieux & Coe, 1995; Yehuda et al., 1995）。

無作為化比較試験

無作為化比較試験（RCT）は，ある治療を行った後に有益な結果がみられた場合に，その理由はその特定の治療にあると考えられる，ということを科学的に証明するために実施される。RCT の基本要素に含まれるのは，(1) 対照群あるいは比較群が存在すること，(2) 明確に定義された母集団から代表サンプルが抽出されていること，(3) 被験者が実験治療群と比較治療群のいずれかにランダムに割りつけられていること，(4) 臨床転帰の評価が，被験者が実験治療と比較治療のどちらを受けているかを知らない試験担当者によって「ブラインド」の状態で行われていること，である（Kraemer, 2004）。RCT が成功したといえるためには，観察された臨床転帰が十分な臨床的意義または政策的意義を持つものでなければならない。換言すれば，ある RCT によって比較治療よりも実験治療の方が統計的に優れていると示されたとしても，その差異が実際の臨床に影響を与えないほど小さなものであった場合，この RCT は成功したとはみなされない，ということである。

異なった治療法の相対的有効性を検証する目的で RCT を計画する際には，以下に示すように，多くの要因を考慮に入れなければならない（Nies, 2001）。

1. **設定した特定の治療転帰**が正確に定量化されなければならない。PTSD の場合には，PTSD 臨床診断面接尺度（CAPS; Weathers, Keane, & Davidson, 2001）など多くの信頼性・妥当性を備えた尺度が治療研究のゴールドスタンダード gold standards になっている。

2. 試験に組み入れられる被験者ができるだけ均質な集団であるようにするために，**信頼性のある診断基準や包含・除外基準**が試験開始時に確立されていなければならない。この点に関して実験群と比較群の割りつけが適切に行われていることを確かめるために，信頼性を有する症状評価法も必要になる。
3. **薬物の投与量**は，有効性を最大限に高め毒性を最小限にするようなものが選択されなければならない。RCTでは，用量を固定しておく方法と調節可能にしておく方法の両方が用いられてきた。用量固定のプロトコルでは治験責任医師がすべての被験者を同一の薬物用量で治療しなければならないのに対し，用量調節プロトコルはより自然な治療形態に近いものであり，各被験者の臨床的な結果と薬物への忍容性に応じて，決められた範囲内での用量調節を可能にする。
4. 他の要因によって良好な転帰が生じているのに誤って実験薬の効果と判定しないよう，**非特異的な治療効果**が統制されなければならない。これは，薬物を用いたRCTでは，対照被験者にプラセボ錠を投与することで行われることが多い。この方法は，RCTに求められる科学的条件を満たしてはいるものの，倫理的要件は必ずしも満たしていない（以下を参照）。
5. 被験者が処方通りに服薬しないと治療効果を誤って過小評価することになる場合があるため，治療計画への**被験者のコンプライアンス**を評価しておくことが望ましい。コンプライアンスを測定する方法には，定常状態の血漿中薬物濃度，薬物の影響と考えられる生物学的マーカー（特定の酵素の抑制など），さらには，錠剤の数を数えることで前の週に実際に処方薬をいくつ服用したかを調べることなどが含まれる。
6. **サンプルサイズ**は，試験を開始する前に推定しておくべきであり，臨床的に有意な効果を検出するために十分な統計的検定力を有している必要がある。RCTのデータを分析する方法として，多くのものが用いられている。現在もっとも広く用いられている尺度は効果サイズ（Cohen, 1988）であり，これは実験群と比較群の間の標準化平均差のことである。Kraemer（2004）はこの方法を批判し，その代わりとなる曲線下面積 area under the curve（AUC）や治療必要数 number needed to treat（NNT）などの分析手法の方が統計的方法として優れていると示唆している。
7. **倫理的問題**は，被験者の募集や研究計画に影響を及ぼすかもしれない。子ども，あるいは何らかの精神的な障害を持つ被験者を対象とした研究では，被験者がインフォームド・コンセントを与える能力を有しているかどうか，という問題を避けて通れない。大きな倫理的問題として，プラセボ対照群の適切さに関するものがある。現在行われている議論の元になっているのは，効果的な治療法が存在する場合にプラセボ群に割りつけるのは倫理的といえるのか，という問題である。いずれの立場にも強い意見が表明されている（Charney et al., 2002）。RCTの観点からすれば，これは，新しい抗うつ薬はプラセボとではなく確立された抗うつ薬（SSRIの1つなど）と比較されなければならない，ということを意味する。PTSD研究では事態はさらに混沌としており，sertralineとparoxetineというFDAによって承認された2つの薬物のみが，やはりFDAの承認を得た様々な現行の抗うつ薬と比較されている状況である。

年齢や性別，薬物相互作用，遺伝的要因などといった，RCTに関する他の多くの問題（Nies, 2001）については，本章が扱う概要の範囲を超えている。

大うつ病性気分障害 major depressive disorder（MDD）の検証型治療継続アルゴリズム sequenced treatment alternatives to relieve depression（STAR*D）研究（Rush, 2001）では，「平衡 equipoise」という重要な概念が示された。この概念は，2つの（あるいは，せいぜい3つの）治療群を比較する伝統的なRCTを発展させるものであり，多くの治療オプションを組み入れることを可能にする。「平衡」は，大部分の被験者に対し，ランダム化を受け入れるか拒否するかを含め，多彩な治療オプションの中から前もって選択できるようにするため，臨床試験に参加しやすくなるというメリットを持つ（Lavori et al., 2001）。

現在の研究状況

20世紀までは，PTSDに対する様々な治療薬の効果に関するRCTの出版数は非常に少なかった。それまでは単施設でのRCTがごく少数，三環系抗うつ薬（TCAs）やモノアミン酸化酵素阻害薬（MAOIs），SSRIs，ベンゾジアゼピンを用いて行われていた。抗うつ薬のSSRIがパニック障害や社交不安障害，強迫性障害などいくつかの不安障害にも有効であることが発見されたことで，新しい研究活動を推進する勢いが生まれたのである。その結果，多くの多施設共同RCTが行われ，sertralineとparoxetineという2つのSSRIがPTSDの治療適応としてFDAから承認されることになった（Brady et al., 2000; Davidson, Rothbaum, van der Kolk, Sikes, & Farfel, 2001; Marshall, Beebe, Oldham, & Zaninelli, 2001; Tucker et al., 2001）。近年オープン試験やRCTでよく用いられている他の種類の薬物には，反復性の双極性・単極性感情障害に対して有効性が示されてきている新しい抗けいれん薬や，統合失調症の治療薬として開発された非定型抗精神病薬がある。

したがって，現時点での治療研究の主たる焦点は，もともとうつ病，てんかん，気分変動，統合失調症の治療のために開発された薬を用いた臨床試験にあてられてきているといえる。明らかにセロトニン作動性機構が最も注目されてきたのに対し，CRFやノルエピネフリン，グルタミン酸，その他の神経伝達物質・神経修飾物質系を標的とした薬物を用いた検討は乏しい。このことは表19-2の構成にも反映されており，この表では，もっとも多くの試験が行われ，有効性を示すエビデンスレベルがもっとも高い薬物についての知見をまとめている。

抗うつ薬
選択的セロトニン再取り込み阻害薬

SSRIsはPTSD患者に対する治療の選択肢として最初に来るものであり，それは4つの臨床実践ガイドラインが独立に証明している通りである（American Psychiatric Association, 2004; Davidson et al., 2005; Friedman, Davidson, Mellman, & Southwick, 2000; Veterans Administration/Department of Defense [VA/DoD], 2004）。前述のように，sertralineとparoxetineという2つのSSRIsはPTSDの治療薬としてFDAの承認を受けている。Sertraline（American Psychiatric Association, 2004; Davidson et al., 2005; Friedman, Davidson, Mellman, & Southwick, 2000; Veterans Administration/Department of Defense [VA/DoD], 2004）とparoxetine（Brady et al., 2000; Davidson, Rothbaum, et al., 2001）を用いた多施設RCTsでは，どちらの薬物もプラセボと比較してPTSD症状を有意に減少させることが示された。また，sertralineによる治療を，12週の期間が終了したあと36週まで継続したところ，それまで反応しなかった患者の55％が薬物反応群に転じることも示された（Londborg et al., 2001）。最後に，SSRI治療の中止は，臨床的再発・PTSD症状の再燃と関連していた（Davidson, Pearlstein, et al., 2001; Martenyi, Brown, Zhang, Koke, & Prakash, 2002; Rapaport, Endicott, & Clary, 2002）。

Fluoxetineを用いたRCTs（Martenyi, Brown, Zhang, Prakash, & Koke, 2002; van der Kolk et al., 1994），さらにfluvoxamine（De Boer et al., 1992; Escalona, Canive, Calais, & Davidson, 2002; Marmar et al., 1996）やcitalopram（Seedat,

表19-2 PTSDへの薬物療法：効果と副作用

薬物の分類	薬物名	1日投与量	RCTの数	効果	副作用
選択的セロトニン再取込み阻害薬 (SSRIs)	Paroxetine[a] Sertraline[a] Fluoxetine Citalopram Fluvotamine	10-60mg 50-200mg 20-80mg 20-60mg 50-300mg	3 2 2 ― ―	・B, C, D症状を軽減する ・臨床的な総合的改善をもたらす ・うつ病，パニック障害，社会恐怖，強迫性障害の治療に有効である ・随伴症状（怒り，攻撃性，衝動性，自殺念慮）を軽減する	・不眠，焦燥，嘔気，食欲減退，日中の過鎮静，イライラ，不安を惹起する可能性がある ・性機能障害，リビドー減退，オルガスム遅延，無オルガスム症を惹起する可能性がある ・MAOIsとの間に強い相互作用が存在する ・肝酵素との間の強い相互作用により，他の薬物との相互作用が惹起される
他のセロトニン作動性抗うつ薬	Nefazodone Trazodone	200-600mg 150-600mg	1 	・B, C, D症状を軽減する可能性がある ・効果的な抗うつ薬である ・Trazodoneは，単剤での効果は限定的だが，SSRIsと相乗的に働き，SSRI誘発性の不眠を軽減する可能性がある	・Nefazodone治療に関連した肝毒性の報告が複数存在する ・Trazodoneは鎮静作用が強く現れすぎることがあり，稀に持続勃起症が起こる
他の第二世代抗うつ薬	Mirtazapine Venlafaxine Bupropion[b]	15-45mg 75-225mg 200-450mg	1 2 ―	・PTSDへの効果が証明されている ・効果的な抗うつ薬である	・Mirtazapineは傾眠，食欲亢進，体重増加を起こすことがある ・Venlafaxineは高血圧を悪化させることがある ・Bupropionはてんかんを悪化させることがある
モノアミン酸化酵素阻害薬 (MAOIs)	Phenelzine	15-90mg	1	・B症状を軽減する ・総合的な改善をもたらす ・うつ病，パニック障害，社会恐怖の治療に有効である ・他のMAOIsに関しては，PTSDへの有効性が証明されていない	・高血圧クリーゼのリスクがあるため，厳格な食事療法を守る必要がある ・他の大部分の抗うつ薬，中枢神経興奮薬，充血除去薬との併用は禁忌である ・アルコール・物質乱用／依存患者への使用は禁忌である ・不眠，低血圧，抗コリン性の重度肝毒性を起こすことがある
三環系抗うつ薬 (TCAs)	Imipramine Amitriptyline	150-300mg 150-300mg	1,1[c] 1	・B症状を軽減する ・総合的な改善をもたらす ・うつ病，パニック障害に対して効果的な治療薬である ・Imipramineは，小児熱傷患者における急性ストレス障害を軽減したという報告がある	・抗コリン性副作用（口渇，頻脈，かすみ目，便秘） ・心室性不整脈を起こすことがある ・起立性低血圧，鎮静，興奮を惹起することがある

（続く）

表 19-2 PTSD への薬物療法：効果と副作用

薬物の分類	薬物名	1日投与量	RCT の数	効果	副作用
	Desipramine	100-300mg	1	Desipramine については、PTSD への有効性を認めなかったとする RCT が一つ存在する 他の TCAs については、PTSD では検証されていない	
抗アドレナリン作動薬	Propranolol	40-60mg	1[c]	・B, D 症状を軽減する	・低血圧や徐脈を起こすことがある 低血圧患者に使用する場合には注意が必要である。Prazosin を就寝前に 1mg から開始し、血圧をチェックしながら適宜増減する。 ・Propranolol は抑うつ症状、精神運動抑制、気管支攣縮を起こすことがある
	Prazosin	6-10mg	1	・総合的な改善をもたらす	
	Clonidine[b]	0.2-0.6mg	—	・Prazosin は PTSD の悪夢や不眠に著効することが示されている	
	Guanfacine[b]	1-3mg	—	・Propranolol は、急性心的外傷を受けた人たちにおいて生理学的過剰反応を軽減したという報告がある	
グルココルチコイド	Hydrocortisone		1[c]	・敗血症性ショック患者や心臓手術患者において PTSD の発症を予防する	
抗けいれん薬	Carbamazepine[b]	400-1,600mg	—	・B, D 症状に有効である ・双極性感情障害に対して有効である ・衝動的・攻撃的・暴力的な行動を軽減するうえで有効である可能性がある	・神経学的症状、運動失調、傾眠、低ナトリウム血症、白血球減少
	Valproate[b]	750-1,750mg	—	・C, D 症状に有効である ・双極性感情障害に対して有効である	・胃腸障害、鎮静、振戦、血小板減少 ・Valproate には催奇形性があり、妊婦には使用されるべきではない
	Gabapentin[b]	300-3,600mg	—	・複数の小規模な臨床試験によって有効性が示唆されている	鎮静と運動失調
	Lamotrigine[b]	50-400mg	1	・PTSD に対する gabapentin, lamotrigine, topiramate の有効性は証明されていない	スティーブンス・ジョンソン症候群、発疹、倦怠感
	Topiramate[b]	200-400mg	—		緑内障、鎮静、めまい、運動失調

第19章 PTSDに対する薬物療法

抗けいれん薬（続き）	Tiagabine[b]	4-12mg	—	めまい、傾眠、振戦
	Vigabatrin[b]	250-500mg	—	視野障害
グルタミン酸作動系薬物	D-Cycloserine	50-500mg	1[d]	・PTSDの重症度を軽減する ・認知機能を改善する	傾眠、頭痛、振戦、構音障害、回転性めまい、錯乱
GABA_B受容体作動薬	Baclofen[b]	30-80mg	—	・PTSDの重症度を改善する	
ベンゾジアゼピン	Alprazolam Clonazepam	0.5-6.0mg 1-8mg	1	・中核症状であるB、C症状を軽減しない ・全般性不安と不眠に対してのみ有効である ・他のベンゾジアゼピンについては、PTSDでは検証されていない	・鎮静、記憶障害、運動失調 ・依存のリスクがあるため、アルコール・物質乱用／依存の合併ないし既往のある患者への使用は推奨されない ・抑うつ症状を悪化させることがある ・Alprazoramは反跳性不安を惹起することがある
定型抗精神病薬	Thioridazine Chlorpromazine Haloperidol	20-800mg 30-800mg 1-100mg	— — —	推奨されていない	鎮静、起立性低血圧、錐体外路系副作用、遅発性ジスキネジア、悪性症候群、内分泌障害、心電図異常、血液疾患、肝毒性
非定型抗精神病薬	Risperidone Olanzapine Quetiapine	4-16mg 5-20mg 50-750mg	2[d] 2[d] —	・予備的なデータでは、PTSDの諸症状や攻撃性への有効性が示唆されている ・他の薬物に部分的な反応を示した場合に、増強療法として使用できるかもしれない	・どの薬も体重増加を起こしうる ・Olanzapineには2型糖尿病のリスクがある

注 Friedman (2003) のデータによる。RCT, 無作為化比較試験；B症状, 侵入性再起；C症状, 回避；D症状, 過覚醒.
[a] PTSDの治療薬としてFDAが認可.
[b] 小規模な臨床試験と症例報告のみに基づいたデータ.
[c] PTSD予防目的のRCT.
[d] 追加投与として使用.

Lockhart, Kaminer, Zungu-Dirwayi, & Stein, 2001）によるオープン試験により，これらのSSRIs も有効であることが示されている。SSRIs は作用スペクトラムが広域であり，PTSD の症状である再体験，回避・麻痺，過覚醒に対して有効である。さらに，クオリティ・オブ・ライフを速やかに改善する効果もあり，その効果は治療を続けている間持続するという（Rapaport et al., 2002）。

SSRI の paroxetine を用いた非常に面白い研究に，PTSD 患者における神経新生と，それが認知機能障害に及ぼしうる効果を検討したものがある。Vermetten ら（2003）は，paroxetine による 9 〜 12 カ月の治療を終えた 20 名の PTSD 患者において陳述性記憶と海馬体積を測定し，治療後に論理的記憶・図形記憶・視覚性記憶が有意に改善していることを見出した。とりわけ注目に値するのは，この研究者らが核磁気共鳴画像法（MRI）を用いて患者の海馬体積を測定したところ，平均で 4.6％増加していたことである。

他のセロトニン作動性抗うつ薬

Nefazodone と trazodone は，SSRI 作用にシナプス後 5-HT$_2$ ブロックを組み合わせた 2 重のメカニズムによってセロトニン作動性活動を高める抗うつ薬である。Nefazodone が sertraline と同程度の効果を有することを示した RCT が 1 つある（Saygin, Sungur, Sabol, & Cetinkaya, 2002）。複数のオープン試験において，nefazodone の有効性を示す同様の結果が得られている（Davis, Nugent, Murray, Kramer, & Petty, 2000; Hertzberg, Feldman, Beckham, Moore, & Davidson, 2002; Hidalgo et al., 1999）。これらの有望な結果があるにも関わらず，この薬剤は肝毒性のために米国の市場から撤退することとなった。本総説に nefazodone を含めたのは，SSRI 以外の薬物でも，PTSD 患者においてセロトニン作動性作用を高めるものは有用である，ということを示すためである。

Trazodone は，単剤では（例：単一の薬剤の有効性を検証する試験においては）PTSD に対する効果が不十分である。鎮静効果やセロトニン作動性作用を有することから，薬剤誘発性の不眠に対処する目的で SSRIs に併用されることが多い（Friedman, 2003）。

三環系抗うつ薬

TCAs は，5-HT とノルエピネフリンのシナプス前再取り込みを阻害する。TCAs の中には，5-HT 再取り込み阻害を主な作用とするもの（amitriptyline など），ノルエピネフリン再取り込み阻害を主作用とするもの（desipramine など），さらにはその両方の神経伝達物質系に作用するものがある（imipramine など）。先に述べた議論から，どうして 5-HT の増強が PTSD 患者に対して有効な場合があるのかは明らかである。アドレナリン再取り込み（これはパニック障害にも有効である）の阻害は，おそらく，（シナプス前抑制性）α$_2$ 受容体の増強またはシナプス後 β 受容体のダウンレギュレーションによって治療作用を発揮すると考えられる。いずれの場合でも，最終的にもたらされる結果は，扁桃体や PFC，青斑核におけるアドレナリン作動性活動の減少である。Desipramine（Reist et al., 1989）では示されなかったのに対し，imipramine（Kosten, Frank, Dan, McDougle, & Giller, 1991）と amitriptyline（Davidson et al., 1990）は，PTSD 患者の症状を軽減する効果が RCT によって示されている。

SSRIs をはじめとする新しい抗うつ薬の副作用は，古い薬の副作用に比べて全体に軽いことから，TCAs や MAOIs に対する研究者の関心は，有効性があるという事実が存在するにも関わらず，失われていくことになった。TCAs や MAOIs を用いた試験が最近行われなくなっている他の理由として，製薬会社がそういった研究に資金提供を行うことに二の足を踏んでいることがある。これに対する明らかな例外の 1 つは，子どもの患者において imipramine と睡眠薬の chloral hydrate を比較した前向き RCT である。この試験では，imipramine が，火傷被害後に急性ストレス障害（ASD）を呈した子どもの治療において有効であった（Robert, Blakeney, Villarreal, Rosenberg,

& Meyer, 1999)。

モノアミン酸化酵素阻害薬

　MAOIs は，5-HT やノルエピネフリン，ドパミンなどのモノアミンのニューロン内代謝分解を阻害する。酵素分解を防ぐことにより，これらの神経伝達物質のより多くがシナプス前から放出されることになる。したがって MAOIs の治療作用は，シナプス後受容体のダウンレギュレーションによるものかもしれないし，あるいはもしかすると，青斑核におけるアドレナリン作動性活動のダウンレギュレーションによるものかもしれない（Davidson, Walker, & Kilts, 1987）。MAOI の phenelzine をベトナム戦争帰還兵に対して使用した RCT は，PTSD の症状である再体験や過覚醒の軽減という点できわめて良い結果を収めた（Kosten et al., 1991）。オープン試験の結果は一貫しておらず（Davidson et al., 1987; Lerer, Ebstein, Shestatzky, Shemesh, & Greenberg, 1987; Milanes, Mack, Dennison, & Slater, 1984），小規模の5週間クロスオーバー比較試験（この試験は方法論的に問題があった）ではネガティブな結果であった（Shestatzky, Greenberg, & Lerer, 1988）。最後に，Neal, Shapland と Fox（1997）は，可逆的 MAO$_A$ 阻害薬の moclobemide を用いたオープン試験を行い，PTSD の3つの症状群すべてが改善したと報告している。

より新しい抗うつ薬
MIRTAZAPINE

　Mirtazapine は，セロトニン作動性作用（シナプス後 5HT$_2$・5HT$_3$ 受容体の阻害）とシナプス前 α$_2$ アドレナリン受容体に対する作用の両方を有する。プラセボと比較した RCT（Davidson et al., 2003）と，韓国での8週間のオープン試験（Bahk et al., 2002）においては，mirtazapine は PTSD 症状を軽減するうえで有効であった。興味深い症例報告によると，それまでに使用されていた薬では改善しなかった 300 人の難民におけるトラウマ性の悪夢（あるいはそういった悪夢についての起床時の記憶）が，mirtazapine 投与によって改善

したという（Lewis, 2002）。

VENLAFAXINE

　Venlafaxine は，ノルエピネフリンと 5-HT のシナプス前再取り込みを阻害する。これらよりもはるかに弱い効果ではあるが，ドパミン再取り込みも阻害する。5-HT とノルエピネフリン両方の再取り込み阻害薬である venlafaxine-XR（徐放製剤）を用いた2つの大規模な多施設共同試験により，プラセボに対する優位性が示されている。そのうちの1つは 12 週間の試験であり（Davidson et al., 2006），もう1つの試験は6カ月にわたるものであった（Davidson et al., 2006）。どちらの試験でもレジリエンス resilience ——日常のストレスに対処する能力——の指標に関して venlafaxine-XR とプラセボの間に有意差がみられた，という知見は興味深い。長期間の試験の方では，相当な割合の患者が最終的に寛解に至ることも示されたが，それまでには数カ月を要した。

BUPROPION

　Bupropion は，ノルエピネフリンとドパミンのシナプス前再取り込みを阻害するが，5-HT の再取り込みは阻害しない。事例証拠やオープン試験では，bupropion が PTSD に有効である可能性が示唆されている（Canive, Clark, Calais, Qualls, & Tuason, 1998）。

抗アドレナリン作動薬

　抗うつ薬を用いた研究に比較すると，抗アドレナリン作動薬を用いた研究はわずかである。抗アドレナリン作動薬に属する薬物を用いた RCT が1つ存在し，α$_1$ 受容体拮抗薬である prazosin による研究において悪夢をはじめとした PTSD 症状の軽減が示されている（Raskind et al., 2003）。Prazosin は，PFC の活性を高め，扁桃体の活性を減弱すると考えられている。
　Cahill と McGaugh（1996）は，β アドレナリン受容体拮抗薬である propranolol が健常ボランティアにおいて感情記憶の定着を妨げることを示している。臨床群を対象とした複数の小規模

の研究において，propranolol は PTSD 症状（侵入性想起やトラウマ刺激への反応性を含む）に対して有効であった（Famularo, Kinscherff, & Fenton, 1988; Kolb, Burris, & Griffiths, 1984）。Propranolol はまた，急性にトラウマを受けた人々において PTSD が発症してくるのを予防する薬としても期待できることが示されている（Pitman et al., 2002; Taylor & Cahill, 2002; Vaiva et al., 2003）。

Clonidine や guanfacine などの α_2 アドレナリン受容体作動薬も，扁桃体の活動性を直接減弱するのに加え，PFC 機能を改善する効果が期待される。動物での研究において，α_2 受容体作動薬は PFC のワーキングメモリ機能を高めることが示されている（Franowicz et al., 2002; Mao, Arnsten, & Li, 1999）。PTSD に対するこれらの薬物の臨床的効果に関する文献は乏しいものの，概して有効であると報告されている（Kinzie & Friedman, 2004; Kolb et al., 1984）。

抗けいれん薬／抗キンドリング薬

この 20 年ほどの間，抗けいれん薬による臨床試験は小規模な単施設での研究としてぽつぽつと行われてきた。RCT は，小規模なものが 1 つだけ行われている。感作－キンドリング仮説にはずいぶん前から強い関心が集まっており（Friedman, 1994; Post et al., 1995, 1999），そのため抗キンドリング作用を有するこのカテゴリーの薬物に興味が持たれるようになった。より最近になって，抗けいれん薬のグルタミン酸作動性作用や GABA 作動性作用が理解され，PTSD 患者においてこれら 2 つの作動系の異常が見出されたことで，このカテゴリーの薬物への関心がさらに高まった（Zarate, Quirox, Payne, & Manji, 2002; Zullino, Krenz, & Besson, 2003）。そして，近年になって新しい抗けいれん薬／気分安定薬が複数開発されたことで，これらの薬を PTSD 患者に使用する臨床試験を支援しようという製薬会社のモチベーションが高まっている。

表 19-1 に示したように，それぞれの抗けいれん薬は固有の作用機序を有しているが，感作／キンドリングを阻害するという点はあらゆる抗けいれん薬に共通している。

1. Carbamazepine：退役軍人と青年を対象とした 3 つのオープン試験において，PTSD 症状が軽減し，衝動制御や怒り，暴力行為が改善したと報告されている（Lipper et al., 1986; Loof, Grimley, Kuller, Martin, & Schonfield, 1995; Wolfe, Alavi, & Mosnaim, 1988）。軍人を対象とした大規模な後方視的研究でも，PTSD に対する carbamazepine の有効性が示されている（Viola et al., 1997）。症例報告でも，carbamazepine（Steward & Bartucci, 1986）とその類似薬 oxcarbamazepine（Berigan, 2002b）が有効であったとしている。

2. Valproate：4 つのオープン試験と 2 つの症例報告により，PTSD に対する valproate の有効性が示されている（Berigan & Holzgang, 1995; Clark, Canive, Calais, Qualls, & Tuason, 1999; Fesler, 1991; Goldberg, Cloitre, Whiteside, & Han, 2003; Petty et al., 2002; Szymanski & Olympia, 1991）。

3. Lamotrigine：PTSD 治療における lamotrigine の有効性に関する研究が 1 つあり，これが PTSD に対して抗けいれん薬を使用した唯一の RCT である。この 10 週間の試験では，10 人の患者が lamotrigine 群，5 人がプラセボ群（いずれも単剤治療）に無作為に割りつけられた。その研究者らは，プラセボ群の 25％（4 分の 1）に対し，lamotrigine 群では 50％（10 分の 5）が PTSD 症状の改善を示したと報告したのだが（Hertzberg et al., 1999），この解釈に対しては，データの再解析に基づいて異議が呈されている（Berlant, 2003）。

4. Topiramate：35 人の PTSD 患者に対するオープン試験では，悪夢や侵入性想起，フラッシュバックなどの再体験症状にのみ焦点があてられた。全体では，71％の患者に

おいてこれらの症状が完全に寛解し，21%において部分的な反応がみられたという（Berlant & van Kammen, 2002）。PTSDの多彩な症状を包括的に検討する臨床試験がさらに必要である。

5. Gabapentin：3つの症例報告において，PTSD症状が改善したとされている（Berigan, 2002a; Brannon, Labbate, & Huber, 2000; Malek-Ahmadi, 2003）。これまでで最大規模の報告は，30人の患者についての後方視的カルテ調査であり，そのほとんど（90%）の患者において他の薬剤がgabapentinに併用されていた（Hamner, Brodrick, & Labbate, 2001）。
6. Tiagabine：3つの症例報告において，PTSDへの有効性が記されている（Berigan, 2002c; Schwartz, 2002; Taylor, 2003）。
7. Vigabatrin：本薬剤で治療を行った5人のPTSD患者についての報告では，不安・不眠の改善とともに，驚愕反応の減弱効果が強調されている（Macleod, 1996）。

以上をまとめると，抗けいれん薬は，グルタミン酸やGABAをはじめとした神経伝達物質に対して多様な作用を及ぼすといえる。PTSD症状の改善を示す知見が全体に多いものの，1つを除くすべての報告がオープン試験または症例報告である。その唯一の（lamotrigineを用いた）RCTは，わずか15人の患者を対象としたものであり，検出力が十分ではなかった。

NMDA受容体部分作動薬

D-Cycloserineは，動物（Monahan, Handelman, Hood, & Cordi, 1989; Thompson, Moskal, & Disterhoft, 1992），健常老年者（Jones, Wesnes, & Kirby, 1991），アルツハイマー病患者（Schwartz, Hashtroudi, Herting, Schwartz, & Deutsch, 1996）において記憶障害の改善効果を有するNMDA受容体部分作動薬である。12週間のプラセボ対照二重盲検クロスオーバー試験では，他の薬物で治療されているPTSD患者がD-Cycloserine追加投与群またはプラセボ追加投与群に無作為に割りつけられた。いずれの群でも，治療前と比較し，治療後ではPTSD症状と不安症状の有意な軽減が認められた（うつ病症状に関しては認められなかった）。D-Cycloserine群とプラセボ群のあいだに唯一みられた差は，前者ではウィスコンシンカード分類テストの成績が有意に改善した点である（Heresco-Levy et al., 2002）。

GABA作動薬

ベンゾジアゼピンはGABA$_A$受容体に作用するのだから，これで治療するとPTSD症状が改善するのではないか，と考える方がおられるかもしれない。だが，そうではないことが示されてきている。AlprazolamによるRCTでは，不眠や全般性不安は改善したものの，中核症状としての再体験症状や回避・麻痺症状は軽減しなかった（Braun, Greenberg, Dasberg, & Lerer, 1990）。トラウマを受けてから日が浅い救急救命室入院中の患者に対し，clonazepam（Gelpin, Bonne, Peri, Brandes, & Shalev, 1996）やベンゾジアゼピン系睡眠薬であるtemazepam（Mellman, Bustamante, David, & Fins, 2002）で治療を行っても，PTSDの発症を防ぐことができなかった。ベンゾジアゼピンを用いた他のオープン試験でも，改善効果はみられていない（Friedman et al., 2000）。

BaclofenはGABA$_B$受容体を活性化させる薬物である。これまでの研究では，GABA$_B$受容体作動薬は気分障害や不安障害の治療に有効であることが示されている（Breslow et al., 1989; Krupitsky et al., 1993）。Baclofenによるオープン試験では，PTSDを持つ11人の退役軍人のうち9人において，再体験症状は改善しなかったものの，PTSDの全体的な重症度が改善した（Drake et al., 2003）。しかし，今後のさらなるbaclofenによる試験が必要であることは明らかであろう。

非定型抗精神病薬

非定型抗精神病薬の有効性を示す文献は，現時点では少数だが，増えつつある。これらの知見はとりわけ目を引くものである。というのも，そう

いった知見はより治療抵抗性の患者群（退役軍人医療センターで治療を受けている米国人退役軍人など）において得られたものであり，このような患者では，実薬とプラセボの効果の違いを証明するのがこれまで困難であったからである。このことは，従来型の抗精神病薬（chlorpromazine やhaloperidol など）は，臨床効果がはっきりしない上，遅発性ジスキネジアをはじめとする重篤な副作用があるという点でリスク・ベネフィットバランスがきわめて悪く，PTSD の治療に用いることはできない（Friedman et al., 2000），という一般的な見解とは対照的である。他方，非定型抗精神病薬には，D_2 受容体遮断（これは従来型抗精神病薬と共通の作用である）と特異的 $5-HT_2$ 受容体拮抗という２つの作用がある。その結果こういった薬では，（錐体外路系副作用が稀にしか起こらないなど）副作用が全体にはるかに軽くなっているのみならず，統合失調症の陰性症状に対する効果をはじめとする特有の治療作用を有している。PTSD の治療では，非定型抗精神病薬は通常，SSRIs や他の抗うつ薬に反応がみられなかった難治性の患者に対して追加投与する形で用いられている。日常診療にとっての指針となるような実証的エビデンスはほとんど存在しないものの，こういった薬は解離や過覚醒的警戒状態・妄想症，精神病，過覚醒，イライラ，攻撃性などの改善を目的として処方されることが多い。

３つの抗精神病薬（risperidone, quetiapine, olanzapine）の効果に関する報告があり，いずれも現在用いている薬物に追加投与する形で検証されている。Risperidone を追加薬として用いた２つの無作為化試験（Bartzokis, Lu, Turner, Mintz, & Saunders, 2005; Hamner et al., 2003），オープン試験（Monnelly, Ciraulo, Knapp, & Keane, 2003），複数の症例報告において，本剤は，PTSD の全体の重症度，解離性フラッシュバック，攻撃的行動を軽減することが示唆されている。Quetiapine を追加薬として用いた場合にも同様の知見が得られており，オープン試験（Hammer, Deitsch, Ulmer, Brodrick, & Loberbaum, 2001）や後方視的患者記録調査（Sokolski, Densen, Lee, & Reist, 2003），複数の症例報告において，SSRIs などの薬物に反応しなかった難治性の患者に対し，本剤は PTSD 症状の改善効果を示したとされている。最後に，他剤に反応しなかった慢性患者に対して olanzapine を追加薬として用いた無作為化試験の１つでは，本剤が PTSD 症状の軽減に有効であったと示されているものの（Stein, Kline, & Matloff, 2002），PTSD の治療に olanzapine を追加薬として使用した他の無作為化試験ではネガティブな結果であった（Butterfield et al., 2001）。

以上から，PTSD 患者のドパミン系に焦点をあてた少数の研究によって，ドパミンの遮断が有効なアプローチである可能性が示唆されている，とまとめることができる。他剤に反応しない PTSD の慢性患者に対して非定型抗精神病薬を追加薬として用いた小規模なオープン試験や無作為化試験の結果は，希望が持てるものである。

HPA 系

CRF 受容体拮抗薬である antalarmin を用いた前臨床試験において，脳脊髄液中 CRF の減少，ストレス誘発性恐怖行動の減少，さらに，ストレスに対するアドレナリン作動性反応や HPA 系反応の抑制が示されている（Habib et al., 2000）。CRF がヒトのストレス反応において中心的役割を果たしていること，また，PTSD 患者では CRF の発現が上昇していることを考えると，CRF 受容体拮抗薬は PTSD 関連症状に対して臨床的に有効かもしれない，という予想が十分成り立つ。CRF 受容体拮抗薬の中には，動物を対象とした研究で使用されているものや製薬会社が開発しているものはあるが，臨床で用いることができる薬剤は存在しない。

PTSD に関連した神経毒性効果——これは，すでに論じた HPA 系過活動に起因すると想定されている——を予防ないし改善する可能性を持った薬理学的な治療戦略を考えることも有用である。早期介入ということでは，急性ストレス反応を減弱する可能性を持つ CRF 受容体拮抗薬や NPY エンハンサーが有用かもしれない（Friedman,

2002)。過剰なコルチゾル濃度が問題になっている場合には，コルチゾル合成を抑制する薬（ketoconazole など）や GC 受容体を阻害する薬（mifepristone, RU-486 など）が考慮されるかもしれない。コルチゾルの減少や GC 受容体の過感受性が問題である場合には，その逆のアプローチ――すなわち，GCs を投与することで GC 受容体の過感受性をダウンレギュレートするようなアプローチ――が必要かもしれない。実際，敗血症性ショックの急性期に hydrocortisone を投与することで，PTSD の発症を予防できるということが示されている（Schelling et al., 2001）。

現在の知見の一般化可能性

　PTSD を対象とした臨床試験では，SSRIs にその主な焦点があてられてきた。したがって知見の一般化可能性についての議論は主として，ここまでの部分で概観してきた，SSRIs を用いた RCTs のデータに基づいて行われることになる。薬を使った臨床試験の大部分が対象としてきたのは，子どもの頃に，または大人になってから性的なトラウマを受けた中高年の白人女性，あるいは退役軍人病院で治療中のベトナム戦争退役軍人である。女性を対象とした前者の臨床試験の方が，退役軍人に対する後者の RCTs に比べて全体的に良好な結果を得ている。Sertraline を用いた 2 つの RCTs では，男性の被験者数が非常に少なく，男性において sertraline の有効性を証明できるだけの検出力がなかった（Brady et al., 2000; Davidson, Rothbaum, et al., 2001）。実際，sertraline についての FDA の認可は，女性の PTSD 患者への治療に限定されている。一方，paroxetine を用いた 2 つの試験では，被験者の総数がはるかに多く，男性・女性の両方において有効性を証明するのに十分な検出力を持っていた（Marshall et al., 2001; Tucker et al., 2001）。
　退役軍人病院で治療を受けているベトナム戦争退役軍人についての知見がネガティブなものであったことから，当初，戦争でのトラウマによる PTSD は，他の原因で生じた PTSD に比べて薬物療法への反応性が良くないのではないか，などと思われることになった。この誤った結論は，paroxetine，そして fluoxetine を用いた RCTs によって修正されている。Paroxetine による試験では，（退役軍人病院で治療を受けている中からではなく）一般人口から募集した退役軍人における治療効果は，退役軍人ではない男性・女性患者における効果と同等であった（Marshall et al., 2001; Tucker et al., 2001）。Fluoxetine による RCT では，被験者の大部分が（ベトナム戦争退役軍人ではなく）少し前に（国際連合と NATO の）配備に就いていた男性退役軍人であり，良好な結果を得ている（Martenyi et al., 2002b）。実に，戦争でのトラウマへの暴露は，fluoxetine 治療への良好な反応を予測したのである。より最近得られたこれらの知見は，以下のことを示している。まず，戦争でのトラウマによって PTSD を発症した人々における SSRI 治療への反応性は，他のトラウマ的な出来事によって PTSD を発症した場合のものと同程度である。2 つ目に，男性と女性のいずれにおいても SSRI 治療が奏功する可能性がある。3 番目として，退役軍人病院で治療を受けているベトナム戦争退役軍人の男性たちは，薬物療法や心理社会的治療によって改善する見込みがなさそうな，とりわけ治療抵抗性で遷延している群である（Friedman, 1997; Schnurr et al., 2003）。発症後長期にわたって症状が持続した場合には不良な転帰をたどる可能性が高まることを考えると，これらの知見は PTSD の早期発見・早期治療にとって強力な論拠となるものである。
　先の議論では性的虐待と戦争によるトラウマに焦点をあてたが，それは，RCTs に組み入れられてきた PTSD 患者の大部分がこれら 2 つのカテゴリーのいずれかに属しているからである。自動車事故や都市暴力，自然災害，テロリストによる攻撃，その他のトラウマ的な出来事によって生じた PTSD についてのエビデンスははるかに少ない。戦争や性的な出来事によるトラウマによって生じる PTSD と，それ以外の出来事によるトラウマに起因する PTSD は異なっている，などと

いうエビデンスは存在しないものの，後者に関する研究を進めていかないかぎり，現在までのデータだけでは一般化の可能性について断言することができない。

我々が現在持っている知識はいくつかの点で非常に偏っているため，知見の一般化には制約がある。まず，米国にも他の国にも言えることだが，白人以外についての検討が不十分である。このことは特に難民や流民の場合にあてはまり，こういった人々はPTSD発症のリスクが非常に高い群であるとともに（Green et al., 2003），大部分が白人以外の人種である。米国においては，白人以外の人種であることはトラウマへの暴露やPTSDのリスク要因であることが知られている（Kessler, Sonnega, Bromet, Hughes, & Nelson, 1995; Kulka et al., 1990）。

我々があまり知識を持っていない他の領域に，児童・青年期がある。児童期の性的・身体的・心理的虐待はPTSDの主要な原因である。事故もまた，この年齢群においてPTSDの誘因となる可能性がある。PTSD（またはその併存疾患や機能障害）が慢性化するのを防ぐためのすみやかな治療が望まれている。しかし，安全性についての懸念が，PTSDを有する子どもに対するRCTsの計画・進行を遅らせているのである。加えて，SSRIsでうつ病を治療されている子どもや青年の間での自殺の増加がますます懸念されるようになったことで（U.S. Food and Drug Administration, 2004），PTSDを有する若年者に薬物を用いた臨床試験を行うことに対してさらなる警戒心や抵抗が生まれることは確実であろう。

高齢者のPTSDに対する薬物の有効性に関しても，情報が乏しい。高齢者への治療を考える際には，安全性，年齢に関連した薬物動態の変化，薬物間の相互作用，併存している身体的疾患といった諸要因を常に考慮に入れておかねばならない（Cook, Cassidy, & Ruzek, 2001）。PTSDは身体疾患のリスク要因であり（Schnurr & Green, 2003），また，プライマリ・ケアを行う実践家らが自らの患者に対してPTSDを診断できるようになってきたことから，PTSDを持つ高齢者の治療が臨床的に重要な問題として現れている。だが，臨床実践の道しるべとなるエビデンスはほとんど存在しない。

今後の課題

今後の大きな課題は，PTSDに関連した特定の病態生理学的異常を標的とする薬物を開発し，検証することである。既述のように，薬物による臨床試験の大部分は，抗うつ薬，抗アドレナリン作動薬，抗けいれん薬，（非定型）抗精神病薬など，他の疾患に対して有効性が確立されている薬剤を用いて行われてきた。

PTSDの治療を主要な目的として作成された薬物には，CRF拮抗薬やNPYエンハンサー，さらには，より特異的なセロトニン作動薬やグルタミン酸作動薬，GABA作動薬が含まれるであろう（Friedman, 2002）。神経新生を促進する薬物は，今後の研究の焦点になっていくはずである。恐怖条件づけや消去抵抗，感作／キンドリングといったメカニズムが持つであろう重要性を考えると（Charney, 2004），我々の関心は，グルタミン酸作動薬，あるいはD-Cycloserineやlamotrigineなどの抗けいれん薬のような，これらのメカニズムを調整するような薬物へと向かっていくものと思われる。解離の精神生物学における最近の知見からは，NMDA受容体やAMPA受容体，α_2アドレナリン作動性受容体，5-HT_2受容体に作用する薬物が有効である可能性が示唆される。有望だが十分に検証されていない種類の薬物を用いた研究ということでは，抗アドレナリン作動薬と抗けいれん薬によるRCTsが今後特に期待されるであろう。

これからの研究を考えるうえでの2つの重要な領域は，急性のトラウマ後反応に対する薬物療法と，PTSDの予防である。これまでに，propranololやhydrocortisone, imipramineを用いた少数の研究によって，早期介入にはトラウマ後症状を改善する効果がある可能性が示唆されている（Pitman et al., 2002; Robert et al., 1999; Schelling et al., 2001）。そういった「翌日緊急ピ

ル morning-after pill」の開発は最優先の課題であり，CRF や NPY，アドレナリン作動系，グルタミン酸作動系に，さらには，もしかすると抗炎症薬にもその焦点があてられるべきであろう。

　PTSD の一次予防を考えるためには，レジリエンスの高い人と脆弱な人との違いをより十分に理解しなければならない。米国人成人の半数以上が，人生の中で少なくとも一度はトラウマ的出来事に遭遇しているのではないかと見積もられていることを考えると（Kessler et al., 1995），トラウマ的出来事に対処する能力が自分にどのくらいあるのかを事前にある程度知っておくことは有用であろう。通常の健康維持の一部として各個人の精神生物学的ストレスプロフィール（これは，心疾患への脆弱性を示す血清コレステロール・脂質プロフィールに似ている）を作成する方法を開発することは可能であり，また必要でもある。そういった方法が開発されると，トラウマ的ストレスへのレジリエンスを高めることが必要な場合に役立つであろう（Friedman, 2002）。例えば，コレステロールが高値で高比重リポタンパクが低値の人にはスタチン系薬の服用が推奨されている。トラウマ的ストレスに対するレジリエンスを増進するために，同様の予防策の開発が必要である。

　未来の研究者にとっての最後の難題は，PTSD をスペクトラムの障害として再概念化する，というパラダイムシフトに関するものかもしれない。そうなると，病的なレベルの，複数の異なったトラウマ後障害が，症候学的・精神生物学的な観点から操作的に定義されることになる。異なったトラウマ後障害は，アドレナリン作動系や HPA 系，グルタミン酸作動系などのメカニズムにおける異常のパターンの違いによって特徴づけられるかもしれない。異なったトラウマ後障害は，急性あるいは慢性，精神医学的疾患あるいは身体疾患という点で異なっているかもしれない。こういった話が現実になった場合には，ある障害に対して最適な薬物療法は，必ずしも別の障害に対する最善の治療ではなくなるかもしれない。つまりは，未来への課題には事欠かないのである。

文　献

American Psychiatric Association. (2004, November). Practice guideline for the treatment of patients with acute stress disorder and posttraumatic stress disorder. *American Journal of Psychiatry, 161*, 1-57.

Anand, A., Charney, D. S., Oren, D. A., Berman, R. M., Hu, X. S., Capiello, A., et al. (2000). Attenuation of the neuropsychiatric effects of ketamine with lamotrigine: Support for hyperglutamatergic effects of N-methyl-D-aspartare receptor antagonists. *Archives of General Psychiatry, 57*, 270-276.

Arnsten, A. F. T. (2000). Stress impairs PFC function in rats and monkeys: Role of dopamine D1 and norepinephrine alpha-1 receptor mechanisms. *Progress in Brain Research, 126*, 183-192.

Arnsten, A. F. T., & Jentsch, J. D. (1997). The alpha-1 adrenergic agonist, cirazoline, impairs spatial working memory performance in aged monkeys. *Pharmacology, Biochemistry, and Behavior, 58*, 55-59.

Bahk, W.-M., Pae, C.-U., Tsoh, J., Chae, J.-H., Jun, T.-Y., Kim, C.-L., et al. (2002). Effects of mirtazapine in patients with post-traumatic stress disorder in Korea: A pilot study. *Human Psychopharmacology, 17*, 341-344.

Baker, D. G., West, S. A., Nicholson, W. E., Ekhator, N. N., Kasckow, J. W., Hill, K. K., et al. (1999). Serial CSF corticotropin-releasing hormone levels and adrenocortical activity in combat veterans with posttraumatic stress disorder. *American Journal of Psychiatry, 156*, 585-588.

Bardgett, M. E., Boeckman, R., Krochmal, D., Fernando, H., Ahrens, R., & Csernansky, J. G. (2003). NMDA receptor blockade and hippocampal neuronal loss impair fear conditioning and position habit reversal in C 57BI/6 mice. *Brain Research Bulletin, 60*, 131-142.

Bartzokis, G., Lu, P. H., Turner, J., Mintz, J., & Saunders, C. S. (2005). Adjunctive resperidone in the treatment of chronic combat-related posttraumatic stress disorder. *Biological Psychiatry, 57*, 474-479.

Berigan, T. (2002a). Gabapentin and PTSD [Letter]. *Journal of Clinical Psychiatry, 63*, 744.

Berigan, T. (2002b). Oxcarbamazepine treatment of posttraumatic stress disorder. *Canadian Journal of Psychiatry, 10*, 973-974.

Berigan, T. (2002c). Treatment of posttraumatic stress disorder with tiagabine [Letter]. *Canadian Journal of Psychiatry, 8*, 788.

Berigan, T. R., & Holzgang, A. (1995). Valproate as an alternative in post-traumatic stress disorder: A cast report. *Military Medicine, 6*, 318.

Berlant, J. L. (2003). Antiepileptic treatment of posttraumatic stress disorder. *Primary Psychiatry, 10*, 41-49.

Berlant, J. L., & van Kammen, D. P. (2002). Open-label topiramate as primary or adjunctive therapy in chronic civilian post-traumatic stress disorder: A preliminary report. *Journal of Clinical Psychiatry, 63*, 15-20.

Brady, K., Pearlstein, T., Asnis, G. M., Baker, D., Rothbaum, B., Sikes, C. R., et al. (2000). Efficacy and safety of sertraline treatment of posttraumatic stress disorder. *Journal of the American Medical Association, 283*, 1837-1844.

Brannon, N., Labbate, L., & Huber, M. (2000). Gabapentin treatment for posttraumatic stress disorder [Letter]. *Canadian Journal of Psychiatry, 45*, 84.

Braun, P., Greenberg, D., Dasberg, H., & Lerer, B. (1990). Core symptoms of posttraumatic stress disorder unimproved by alprazolam treatment. *Journal of Clinical Psychiatry, 51*, 236-238.

Bremner, J. D., Innis, R. B., Southwick, S. M., Staib, L., Zoghbi, S., & Charney, D. S. (2000). Decreased benzodiazepine receptor binding in prefrontal cortex in combat related posttraumatic stress disorder. *American Journal of Psychiatry, 157*, 1120-1126.

Bremner, J. D., Licinio, J., Darnell, A., Krystal, J. H., Owens, M. J., Southwick, S. M., et al. (1997). Elevated CSF corticotropin-releasing factor concentrations in posttraumatic stress disorder. *American Journal of Psychiatry, 154*, 624-629.

Bremner, J. D., Randall, P. K., Vermetten, E., Staib, L. H., Bronen, R. A., Mazure, C., et al. (1997). Magnetic resonance imaging-based measurement of hippocampal volume in posttraumatic stress disorder related to childhood physical and sexual abuse: A preliminary report. *Biological Psychiatry, 41*, 23-32.

Bremner, J. D., Vythilingam, M., Vermetten, E., Southwick, S. M., McGlashan, T., Staib, L. H., et al. (2003). MRI and PET study of deficits in hippocampal structure and function in women with childhood sexual abuse and posttraumatic stress disorder. *American Journal of Psychiatry, 160*, 924-932.

Breslow, M. F., Fankhauser, M. P., Potter, R. L., Meredith, K. E., Misiaszek, J., & Hope, D. G.,Jr. (1989). Role of gamma-aminobutyric acid in antipanic drug efficacy. *American Journal of Psychiatry, 146*, 353-356.

Butterfield, M. I., Becker, M. F., Connor, K. M., Sutherland, S., Churchill, L. E., & Davidson, J. R. (2001). Olanzapine in the treatment of post-traumatic stress disorder: a pilot study. *International Clinical Psychopharmacology, 16*, 197-203.

Cahill, L., & McGaugh, J. L. (1996). Modulation of memory storage. *Carrent Opinion in Neurobiology, 6*, 237-242.

Canive, J. M., Clark, R. D., Calais, L. A., Qualls, C., & mason, V. B. (1998). Bupropion treatment in veterans with posttraumatic stress disorder: An open study. *Journal of Clinical Psychopharmacology, 18*, 379-383.

Chambers, R. A., Bremner, J. D., Moghaddam, B., Southwick, S., Charney, D. S., & Krystal, J. H. (1999). Glutamate and PTSD: Toward a psychobiology of dissociation. *Seminars in Clinical Neuropsychiatry, 4*, 274-281.

Charney, D. S. (2004). Psychobiological mechanisms of resilience and vulnerability: Implications for the successful adaptation to extreme stress. *American Journal of Psychiatry, 161*, 195-216.

Charney, D. S., Deutch, A. Y., Krystal, J. H., Southwick, S. M., & Davis, M. (1993). Psychobiologic mechanisms of posttraumatic stress disorder. *Archives of General Psychiatry, 50*, 295-305.

Charney, D. S., Nemeroff, C. B., Lewis, L., Laden, S. K., Gorman, J. M., Laska, E. M., et al. (2002). National Depressive and Manic-Depressive Association consensus statement on the use of placebo in clinical trials of mood disorders. *Archives of General Psychiatry, 59*, 262-270.

Clark, R. D., Canive, J. M., Calais, L. A., Qualls, C. R., & mason, V. B. (1999). Divalproex in posttraumatic stress disorder: An open-label clinical trial. *Journal of Traumatic Stress, 12*, 395-401.

Cohen, J. (1988). *Statistical power analysis for the behavioral sciences.* Hillsdale, NJ: Erlbaum.

Cook, J. M., Cassidy, E. L., & Ruzek, J. I. (2001). Aging combat veterans in long-term care. *National Center for PTSD Clinical Quarterly, 10*, 2-30.

Davidson, J. R. T., Baldwin, D. S., Stein, D. J., Kuper, E., Benattia, I., Ahmed, S., et al. (2006). Treatment of posttraumatic stress disorder with venlafaxine extended release: A 6-month randomized, controlled trial. *Archives of General Psychiatry, 63*, 1158-1165.

Davidson, J. R. T., Bernick, M., Connor, K. M., Friedman, M. J., Jobson, K., Kim, Y., et al. (2005). A psychopharmacology algorithm for treating posttraumatic stress disorder. *Psychiatric Annals, 35*, 887-898.

Davidson. J. R. T.. Kudler. H., Smith. R.. Mahorney, S. L., Lipper. S., Hammett, E. B., et al. (1990). Treatment of post-traumatic stress disorder with amitriptyline and placebo. *Archives of General Psychiatry, 47*, 259-266.

Davidson, J., Pearlstein, T., Londborg, P., Brady, K. T., Rothbaum, B., Bell, J., et al. (2001). Efficacy of sertraline in preventing relapse of posttraumatic stress disorder: Results of a 28-week double-blind, placebo-controlled study. *American Journal of Psychiatry, 158*, 1974-1981.

Davidson, J. R. T., Rothbaum, B. O., Tucker, P., Asnis, G., Benattia, I., & Musgnung, J. (2006) Venlafaxine extended release in posttraumatic stress disorder: A sertraline- and placebo-controlled study. *Journal of Clinical Psychopharmacology, 26*, 259-267.

Davidson, J. R. T., Rothbaum, B. O., van der Kolk, B. A., Sikes, C. R., & Farfel, G. M. (2001). Multicenter, double-blind comparison of sertraline and placebo in the treatment of posttraumatic stress disorder. *Archives of General Psychiatry, 58*, 485-492.

Davidson, J. R. T., Walker, J. U., & Kilts, C. (1987). A pilot study of phenelzine in posttraumatic stress disorder. *British Journal of Psychiatry, 150*, 252-255.

Davidson, J. R. T., Weisler, R. H., Butterfield, M. I., Casat, C. D., Connor, K. M., Barnett, S., et al. (2003). Mirtazapine vs. placebo in posttraumatic stress disorder: A pilot trial.

Biological Psychiatry, 53, 188-191.
Davies, M. F., Tsui, J., Flannery, J. A., Li, X. C., DeLorey, T. M., & Hoffman, B. B. (2004). Activation of alpha₂ adrenergic receptors suppresses fear conditioning: Expression of c-Fos and phosphorylated CREB in mouse amygdala. Neuropsychopharmacology, 29, 229-239.
Davis, L. L., Nugent, A. L., Murray, J., Kramer, G. L., & Petty, F. (2000). Nefazodone treatment for chronic posttraumatic stress disorder: An open trial. Journal of Clinical Psychopharmacology, 20, 159-164.
Davis, M. (2002). Role of NMDA receptors and MAP kinase in the amygdala in extinction of fear: Clinical implications for exposure therapy. European Journal of Neuroscience, 16, 395-398.
Davis, M., & Whalen, P. J. (2001). The amygdala: Vigilance and emotion. Molecular Psychiatry, 1, 13-34.
DeBellis, M. D., Chrousos, G. P., Dorn, L. D., Burke, L., Helmers, K., Kling, M. A., et al. (1994). Hypothalamic-pituitary-adrenal axis dysregulatiun in sexually abused girls. Journal of Clinical Endocrinology and Metabolism, 78, 249-255.
DeBellis, M. D., Keshaven, M. S., Shiflett, H., Iyengar, S., Beers, S. R., Hall, J., et al. (2002). Brain structure in pediatric maltreatment-related posttraumatic stress disorder: A sociodemographically matched study. Biological Psychiatry, 52, 1066-1078.
De Boer, M., Op den Velde, W., Falger, P. J., Hovens, J. E., De Groen, J. H., & Van Duijn, H. (1992). Fluvoxamine treatment for chronic PTSD: A pilot study. Psychotherapy and Psychosomatics, 57, 158-163.
Drake, R. G., Davis, L. L., Cates, M. E., Jewell, M. E., Ambrose, S. M., & Lowe, J. S. (2003). Baclofen treatment for chronic posttraumatic stress disorder. Annals of Pharmacotherapy, 37, 1177-1181.
Drugan, R. C., Ryan, S. M., Minor, T. R., & Maier, S. F. (1984). Librium prevents the analgesia and shuttlebox escape deficit typically observed following inescapable shock. Pharmacology, Biochemistry, and Behavior, 21, 749-754.
Druzin, M. Y., Kurzina, N. P., Malinina, E. P., & Kozlov, A. P. (2000). The effects of local application of D₂ selective dopaminergic drugs into the medial prefrontal cortex of rats in a delayed spatial choice task. Behavioural Brain Research, 109, 99-111.
Duman, R. S., Nakagawa, S., & Malberg, J. (2001). Regulatiun of adult neurugenesis by antidepressant treatment. Neuropsychopharmacology, 25, 836-844.
Escalona, R., Canive, J. M., Calais, L. A., & Davidson, J. R. (2002). Fluvoxamine treatment in veterans with combat-related pust-traumatic stress disorder. Depression and Anxiety, 15, 29-33.
Falls, W. A., Miserendino, M. J., & Davis, M. (1992). Extinction of fear-potentiated startle: Blockage by infusion of an NMDA antagonist into the amygdala. Journal of Neuroscience, 12, 854-863.
Famularo, R., Kinscherff, R., & Fenton, T. (1988). Propranolol treatment for childhood posttraumatic stress disorder, acute type. American Journal of Diseases of Childcen, 142, 1244-1247.
Fesler, F. A. (1991). Valproate in cumbat-related posttraumatic stress disorder. Journal of Clinical Psychiatry, 52, 361-364.
Franowicz, J. S., Kessler, L., Dailey-Borja, C. M., Kobilka, B. K., Limbird, L. E., & Arnsten, A. F. T. (2002). Mutatiun of the alpha₂ₐ-adrenoceptor impairs working memory performance and annuls cognitive enhancement by guanfacine. Journal of Neuroscience, 22, 8771-8777.
Friedman, M. J. (1990). Interrelationships between biological mechanisms and pharmacotherapy of posttraumatic stress disorder. In M. E. Wolfe & A. D. Mosnaim (Eds.), Posttraumatic stress disorder: Etiology. phenomenology, and treatment (pp. 204-225). Washington, DC: American Psychiatry Press.
Friedman, M. J. (1994). Neurobiological sensitization models of post-traumatic stress disorder: Their possible relevance to multiple chemical sensitivity syndrome. Toxicology and Industrial Health, 10, 449-462.
Friedman, M. J. (1997). Drug treatment for PTSD: Answers and questions. Annals of the New York Academy of Science, 821, 359-371.
Friedman, M. J. (2002). Future pharmacotherapy for PTSD: Prevention and treatment. Psychiatric Clinics of North America, 25, 1-15.
Friedman, M. J. (2003). Pharmacologic management of posttraumatic stress disorder. Primary Psychiatry, 10, 66-68, 71-73.
Friedman, M. J., Davidson, J. R. T., Mellman, T. A., & Southwick, S. M. (2000). Pharmacotherapy. In E. B. Foa, T. M. Keane, & M. J. Friedman (Eds.), Effective treatments for PTSD: Practice guidelines from the International Society for Traumatic Stress Studies (pp. 84-105). New York: Guilford Press.
Friedman, M. J., McDonagh-Coyle, A. S., Jalowiec, J. E., Wang, S., Fournier, D. A., & McHugo, G. J. (2001). Neurohormonal findings during treatment of women with PTSD due to childhood sexual abuse. Presented at 17th annual meeting of the International Society for Traumatic Stress Studies, New Orleans, LA.
Gelpin, E., Bonne, O., Peri, T., Brandes, D., & Shalev, A. Y. (1996). Treatment of recent trauma survivors with benzodiazepines: A prospective study. Journal of Clinical Psychiatry, 57, 390-394.
Goa, K. L., Ross, S. P., & Chrisp, P. (1993). Lamotrigine: A review of pharmacological properties and clinical efficacy in epilepsy. Drugs, 46, 152-176.
Goldberg, J. F., Cloitre, M., Whiteside, J. E., & Han, H. (2003). An open-label pilot study of divalproex sodium for posttraumatic stress disorder related to childhood abuse.

Current Therapeutic Research, 64, 45-54.

Gould E., McEwen, B. S., Tanapat, P., Galea, L. A. M., & Fuchs, E. (1997). Neurogenesis in the dentate gyrus of the adult tree shrew is regulated by psychosocial stress and NMDA receptor activation. *Journal of Neuroscience, 17*, 2492-2498.

Grant, S. J., Huang, Y. H., & Redmond, D. E. (1980). Benzodiazepines attenuate single unit activity in the locus coeruleus. *Life Sciences, 27*, 2231.

Green, B. L., Friedman, M. J., de Jong, J. T. V. M., Solomon, S. D., Keane, T. M., Fairbank, J. A., et al. (Eds.). (2004). *Trauma interventions in war and peace: Prevention, practice, and policy*. New York: Kluwer Academic.

Habib, K. E., Weld, K. P., Rice, K. C., Pushkas, J., Champoux, M., Listwak, S., et al. (2000). Oral administration of a corticotropiu-releasing hormone receptor antagonist significantly attenuates behavioral, neuroendocrine, and autonomic responses to stress in primates. *Proceedings of the National Academy of Sciences USA, 97*, 6079-6084.

Hamner, M. B., Brodrick, P. S., & Labbate, L. A. (2001). Gabapentin in PTSD: A retrospective, clinical series of adjunctive therapy. *Annals of Clinical Psychiatry, 3*, 141-146.

Hamner, M. B., Deitsch, S. E., Ulmer, H. G., Brodrick, P. S., & Lorberbaum, J. P. (2001). *Quetiapine treatment in posttraumatic stress disorder: A preliminary trial of add-on therapy*. Presented at the 41st annual meeting of the New Clinical Drug Evaluation Unit, Phoenix, AZ.

Hamner, M. B., & Diamond, B. I. (1993). Elevated plasma dopamine in posttraumatic stress disorder: A preliminary report. *Biological Psychiatry, 33*, 304-306.

Hamner, M. B., Faldowski, R. A., Ulmer, H. G., Frueh, B. C., Huber, M. G., & Arana, G. W. (2003). Adjunctive risperidone treatment in post-traumatic stress disorder: A preliminary controlled trial of effects on comorbid psychotic symptoms. *International Clinical Psychopharmacology, 18*, 1-8.

Heim, C., Newport, J. D., Bonsall, R., Miller, A. H., & Nemeroff, C. B. (2001). Altered pituitary-adrenal axis responses to provocative challenge tests in adult survivors of childhood abuse. *American Journal of Psychiatry, 158*, 575-581.

Heresco-Levy, U., Kremer, I., Javitt, D. C., Goichman, R., Reshef, A., Blanaru, M., et al. (2002). Pilot-controlled trial of D-cycloserine for the treatment of post-traumatic stress disorder. *International Journal of Neuropsychopharmacology, 5*, 301-307.

Hertzberg, M. A., Butterfield, M. I., Feldman, M. E., Beckham, J. C., Sutherland, S. M., Connor, K. M., et al. (1999). A preliminary study of lamotrigine for the treatment of posttraumatic stress disorder. *Biological Psychiatry, 45*, 1226-1229.

Hertzberg, M. A., Feldman, M. E., Beckham, J. C., Moore, S. D., & Davidson, J. R. (1998). Open trial of nefazodone for combat-related posttraumatic stress disorder. *Journal of Clinical Psychiatry, 59*, 460-464.

Hidalgo, R., Hertzberg, M. A., Mellman, T., Petty, F., Tucker, P., Weisler, R., et al. (1999). Nefazodone in posttraumatic stress disorder: Results from six open-label trials. *International Clinical Psychopharmacology, 14*, 61-68.

Jones, R. W., Wesnes, K. A., & Kirby, J. (1991). Effects of NMDA modulation in scopolamine dementia. *Annals of the New York Academy of Science, 640*, 241-244.

Kessler, R. C., Sonnega, A., Bromet, E., Hughes, M., & Nelson, C. B. (1995). Posttraumatic stress disorder in the National Comorbidity Survey. *Archives of General Psychiatry, 52*, 1048-1060.

Kinzie, J. D., & Friedman, M. J. (2004). Psychopharmacology for refugee and asylum seeker patients. In J. P. Wilson & B. Drozdek (Eds.), *Broken spirits: The treatment of asylum seekers and refugees with PTSD* (pp. 579-600). New York: Brunner-Routledge Press.

Kolb, L. C., Burris, B. C., & Griffiths, S. (1984). Propranolol and clonidine in the treatment of the chronic post-traumatic stress disorders of war. In B. A. van der Kolk (Ed.), *Post-traumatic stress disorder: Psychological and biological sequelae* (pp. 97-107). Washington, DC: American Psychiatric Press.

Kosten, T. R., Frank, J. B., Dan, E., McDougle, C. J., & Giller, E. L. (1991). Pharmacotherapy for post-traumatic stress disorder using phenelzine or imipramine. *Journal of Nervous and Mental Disease, 179*, 366-370.

Kraemer, H. C. (2004) Statistics and clinical trial design in psychopharmacology. In A. Schatzberg & C. Nemeroff (Eds.), *Textbook of psychopharmacology* (pp. 173-183). Washington, DC: American Psychiatric Press.

Krupitsky, E. M., Burakov, A. M., Ivanov, G. F., Krandashova, G. F., Lapin, I. P., Grinenko, A. J., et al. (1993). Baclofen administration for the treatment of affective disorders in alcoholic patients. *Drug and Alcohol Dependence, 33*, 157-163.

Krystal, J., Bennett, A. L., Bremner, J. D., Southwick, S. M., & Charney, D. S. (1995). Toward a cognitive neuroscience of dissociation and altered memory functions in post-traumatic stress disorder. In M. J. Friedman, D. S. Charney, & A. Y. Deutch (Eds.), *Neurobiological and clinical consequences of stress: From normal adaptation to post-traumatic stress disorder* (pp. 239-269). Philadelphia: Lippincott-Raven.

Kulka, R. A., Schlenger, W. E., Fairbank, J. A., Hough, R. L., Jordan, K. B., Marmar, C. R., et al. (1990). *Trauma and the Vietnam War generation: Report of findings from the National Vietnam Veterans Read-justment Study*. New York: Brunner Mazel.

Lavori, P. W., Rush, J. A., Wisniewski, S. R., Alpert, J., Fava, M., Kupfer, D. J., et al. (2001). Strengthening clinical effectiveness trials: Equipoise stratified randomization. *Biological Psychiatry, 50*, 792-801.

Lemieux, A. M., & Coe, C. L. (1995). Abuse-related posttraumatic stress disorder: Evidence for chronic neuroendocrine activation in women. *Psychosomatic*

Medicine, 57, 105-115.
Lerer, B., Ebstein, R. P., Shestatzky, M., Shemesh, Z., & Greenberg, D. (1987). Cyclic AMP signal transduction in posttraumatic stress disorder. *American Journal of Psychiatry, 144*, 1324-1327.
Lewis, J. D. (2002). Mirtazapine for PTSD nightmares [Letter]. *American Journal of Psychiatry, 159*, 1948-1949.
Li, B.-M., & Mei, Z.-T. (1994). Delayed response deficit induced by local injection of the alpha-2 adrenergic antagonist yohimbine into the dorsolateral prefrontal cortex in young adult monkeys. *Behavioral and Neural Biology, 62*, 134-139.
Liang, K. C., Hon, W., & Davis, M. (1994). Pre- and posttraining infusion of N-methyl-D-aspartate receptor antagonists into the amygdala impair memory in an inhibitory avoidance task. *Behavioral Nenroscience, 108*, 241-253.
Lipper, S., Davidson, J. R. T., Grady, T. A., Edinger, J. D., Hammett, E. B., Mahorney, S. L., et al. (1986). Preliminary study of carbamazepine in posttraumatic stress disorder. *Psychosomatics, 27*, 849-854.
Londborg, P. D., Hegel, M. T., Goldstein, S., Goldstein, D., Himmelhoch, J. M., Maddock, R., et al. (2001). Sertraline treatment of posttraumatic stress disorder: Results of weeks of open-label continuation treatment. *Journal of Clinical Psychiatry, 62*, 325-331.
Loof, D., Grimley, P., Kuller, F., Martin, A., & Shonfield, L. (1995). Carbamazepine for PTSD. *Journal of the American Academy of Child and Adolescent Psychiatry, 6*, 703-704.
Mackowiak, M., O'Neill, M. J., Hicks, C. A., Bleakman, D., & Skolnick, P. (2002). An AMPA receptor potentiator modulates hippocampal expression of BDNF: An *in vivo* study. *Neuropharmacology, 43*, 1-10.
Macleod, A. D. (1996). Vigabatrin and posttraumatic stress disorder. *Journal of Clinical Psychopharmacology, 2*, 190-191.
Malek-Ahmadi, P. (2003). Gabapentin and posttraumatic stress disorder. *Annals of Pharmacotherapy, 37*, 664-666.
Mao, Z.-M., Arnsten, A. F. T., & Li, B.-M. (1999). Local infusion of alpha-1 adrenergic agonist into the prefrontal cortex impairs spatial working memory performance in monkeys. *Biological Psychiatry, 46*, 1259-1265.
Marmar, C. R., Schoenfeld, F., Weiss, D. S., Metzler, T., Zatzick, D., Wu, R., et al. (1996). Open trial of fluvoxamine treatment for combat-related posttraumatic stress disorder. *Journal of Clinical Psychiatry, 57*, 66-70.
Marshall, R. D., Beebe, K. L., Oldham, M., & Zaninelli, R. (2001). Efficacy and safety of paroxetine treatment for chronic PTSD: A fixed-dose-placebo-controlled study. *American Journal of Psychiatry, 158*, 1982-1988.
Martenyi, F., Brown, E. B., Zhang, H., Koke, S. C., & Prakash, A. (2002). Fluoxetine v. placebo in prevention of relapse in post-traumatic stress disorder. *British Journal of Psychiatry, 181*, 315-320.

Martenyi, F., Brown, E. B., Zhang, H., Prakash, A., & Koke, S. C. (2002). Fluoxetine versus placebo in posttraumatic stress disorder. *Journal of Clinical Psychiatry, 63*, 199-206.
MeEwen, B. S., Angulo, J., Cameron, H., Chao, H. M., Daniels, D., Gannon, M. N., et al. (1992). Paradoxical effects of adrenal steroids on the brain: Protection versus degeneration. *Biological Psychiatry, 31*, 177-199.
Mellman, T. A., Bustamante, V., David, D., & Fins, A. I. (2002). Hypnotic medication in the aftermath of trauma (Letter). *Journal of Clinical Psychiatry, 63*, 1183-1184.
Milanes, F. J., Mack, C. N., Dennison, J., & Slater, V. L. (1984). Phenelzine treatment of post-Vietnam stress syndrome. *VA Practitioner, 1*, 40-49.
Monahan, J. B., Handelman, G. E., Hood, W. F., & Cordi, A. A. (1989). DCS, a positive modulator of N-methyl-D-aspartate receptor, enhances performance of learning tasks in rats. *Pharmacology, Biochemistry, and Behavior, 34*, 649-653.
Monnelly, E. P., Ciraulo, D. A., Knapp, C., & Keane, T. (2003). Low dose risperidone as adjunctive therapy for irritable aggression in posttraumatic stress disorder. *Journal of Clinical Psychopharmacology, 19*, 377-378.
Morgan, C. A., Krystal, J. H., & Southwick, S. M. (2003). Toward early pharmacologic post-traumatic stress intervention. *Biological Psychiatry, 53*, 834-843.
Morgan, C. A., Wang, S., Mason, J., Southwick, S. M., Fox, P., Hazlett, G., et al. (2000). Hormone profiles in humans experiencing military survival training. *Biological Psychiatry, 47*, 891-901.
Morgan, C. A., III, Wang, S., Rasmusson, A., Hazlett, G., Anderson, G., & Charney, D. S. (2001). Relationship among cortisol, catecholamines, neuropeptide-Y and human performance during exposure to uncontrollable stress. *Psychosomatic Medicine, 63*, 412-422.
Nacher, J., Alonso-Llosa, G., Rosell, D. R., & McEwen, B. S. (2003). NMDA receptor antagonist treatment increases the production of new neurons in the aged rat hippocampus. *Neurobiology of Aging 24*, 273-284.
Nakazawa, K., Quirk, M. C., Chitwood, R. A., Watanabe, M., Yeckel, M. F., Sun, L. D., et al. (2002). Requirement for bippocampal CA3 NMDA receptors in associative memory recall. *Science, 297*, 211-218.
Neal, L. A., Shapland, W., & Fox, C. (1997). An open trial of moclobemide in the treatment of post-traumatic stress disorder. *International Journal of Clinical Psychopharmacology, 12*, 231-232.
Nies, A. S. (2001). Principles of therapeutics. In J. G. Hardman, L. L. Limbird, & A. G. Gilman (Eds.), *Goodman and Gilman's the pharmacological basis of therapeutics* (10th ed., pp. 45-66). New York: McGraw-Hill.
Okuyama, N., Takagi, N., Kawai, T., Miyake-Takagi, K., & Takeo, S. (2004). Phosphorylation of extracellular-regulating kinase in NMDA receptor antagonist-induced newly generated neurons in the adult rate dentate gyrus. *Journal of*

Neurochemistry, 88, 717-724.
Paul, I. A., Nowak, G., Layer, R. T., Popik, P., & Skolnick, P. (1994). Adaptation of the *N*-methyl-D-aspartate receptor complex following chronic antidepressant treatments. *Journal of Pharmacology and Experimental Therapeutics, 1,* 95-102.
Petty, F., Davis, L. L., Nugent, A. L., Kramer, G. L., Teten, A., Schmitt, A., et al. (2002). Valproate therapy for chronic, combat-induced posttraumatic stress disorder. *Journal of Clinical Psychopharmacology, 1,* 100-101.
Pitman, R. K., Sanders, K. M., Zusman, R. M., Healy, A. R., Cheema, F., Lasko, N. B., et al. (2002). Pilot study of secondary prevention of posttraumatic stress disorder with propranolol. *Biological Psychiatry, 51,* 189-192.
Post, R. M., Weiss, S. R. B., Li, H., Leverich, G. S., & Pert, A. (1999). Sensitization components of posttraumatic stress disorder: Implications for therapeutics. *Semininars in Clinical Neuropsychiatry, 4,* 282-294.
Post, R. M., Weiss, S. R. B., & Smith, M. A. (1995). Sensitization and kindling: Implications for the evolving neural substrate of PTSD. In M. J. Friedman, D. S. Charney, & A. Y. Deutch (Eds.), *Neuro-biological and clinical consequences of stress: From normal adaptation to post-traumatic stress disorder* (pp. 135-147). Philadelphia: Lippincott-Raven.
Rapaport, M. H., Endicott, J., & Clary, C. M. (2002). Posttraumatic stress disorder and quality of life: Results across 64 weeks of sertraline treatment. *Journal of Clinical Psychiatry, 63,* 59-65.
Raskind, M. A., Peskind, E. R., Kanter, E. D., Petrie, E. C., Radont, A., Thompson, C. E., et al. (2003). Reduction of nightmares and other PTSD symptoms in combat veterans by prazosin: A placebo-controlled study. *American Journal of Psychiatry, 160,* 371-373.
Rasmusson, A. M., & Friedman, M. J. (2002). Gender issues in the neurobiology of PTSD. In R. Kimerling, P. Oulmette, & J. Wolfe (Eds.), *Gender and PTSD* (pp. 43-75). New York: Guilford Press.
Rasmusson, A. M., Hauger, R. L., Morgan, C. A., III, Bremner, J. D., Southwick, S. M., & Charney, D. S. (2000). Low baseline and yohimbine stimulated plasma neuropeptide Y (NPY) levels in combat-related PTSD. *Biological Psychiatry, 47,* 526-539.
Rasmusson, A. M., Lipschitz, D. S., Wang, S., Hu, S., Vojvoda, D., Bremner, J. D., et al. (2001). Increased pituitary and adrenal reactivity in premenopausal women with PTSD. *Biological Psychiatry, 50,* 965-977.
Reist, C., Kauffman, C. D., Haier, R. J., Sangdahl, C., DeMet, E. M., Chicz-DeMet, A., et al. (1989). A controlled trial of desipramine in 18 men with post-traumatic stress disorder. *American Journal of Psychiatry, 146,* 513-516.
Robert, R., Blakeney, P. E., Villarreal, C., Rosenberg, L., & Meyer, W. J., Ⅲ. (1999). Imipramine treatment in pediatric burn patients with symptoms of acute stress disorder: A pilot study. *Journal of the American Academy of Child and Adolescent Psychiatry, 38,* 873-882.
Roozendaal, B., McReynolds, J. R., & McGaugh, J. L. (2004). The basolateral amygdala interacts with the medial prefrontal cortex in regulating glucocorticoid effects on working memory impairment. *Journal of Neoroscience, 24,* 1385-1392.
Rush, A. J. (2001, May 5-10). *Sequence treatment alternatives to relieve depression (STAR*D).* Presented in Syllabus and Proceedings Summary, American Psychiatric Association 154th Annual Meeting, New Orleans, LA.
Sapolsky, R. M. (2000). Glucocorticoids and hippocampal atrophy in neuropsychiatric disorders. *Archives of General Psychiatry, 57,* 925-935.
Saygin, M. Z., Sungur, M. Z., Sabol, E. U., & Cetinkaya, P. (2002). Nefazodone versus sertraline in treatment of posttraumatic stress disorder. *Bulletin of Clinical Psychopharmacology, 12,* 1-5.
Schelling, G., Briegell, J., Roozendaal, B., Stoll, C., Rothenhäusler, H.-B., & Kapfhammer, H.-P. (2001). The effect of stress doses of hydrocortisone during septic shock on posttraumatic stress disorder in survivors. *Biological Psychiatry, 50,* 978-985.
Schnurr, P. P., Friedman, M. J., Foy, D. W., Shea, M. T., Hsieh, F. Y., Lavori, P. W., et al. (2003). Randomized trial of trauma-focused group therapy for posttraumatic stress disorder. *Archives of General Psychiatry, 60,* 481-489.
Schnurr, P. S., & Green, B. L. (Eds.). (2004). *Trauma and health: Physical health consequences of exposure to extreme stress.* Washington, DC: American Psychological Association.
Schwartz, B. L., Hashtroudi, S., Herting, R. L., Schwartz, P., & Deutsch, S. I. (1996). D-cycloserine enhances implicit memory in Alzheimer patients. *Neurology, 46,* 420-424.
Schwartz, T. L. (2002). The use of tiagabine augmentation for treatment-resistant anxiety disorders: A case series. *Psychopharmacology Bulletin, 2,* 53-57.
Seedat, S., Lockhart, R., Kaminer, D., Zungu-Dirwayi, N., & Stein, D. J. (2001). An open trial of citalopram in adolescents with post-traumatic stress disorder. *International Clinical Psychopharmacology, 16,* 21-25.
Shestatzky, M., Greenberg, D., & Lerer, B. (1988). A controlled trial of phenelzine in posttraumatic stress disorder. *Psychiatry Research. 24.* 149-155.
Sokolski, K. N., Densen, T. F., Lee, R. T., & Reist, C. (2003). Quetiapine for treatment of refractory symptoms of combat-related post-traumatic stress disorder. *Military Medicine, 168,* 486-489.
Southwick, S. M., Krystal, J. H., Bremner, J. D., Morgan, C. A., Nicolaou, A. L., Nagy, L. M., et al. (1997). Noradrenergic and serotonergic function in posttraumatic stress disorder. *Archives of General Psychiatry, 54,* 749-758.
Southwick, S. M., Paige, S. R., Morgan, C. A., Bremner, J. D., Krystal, J. H., & Charney, D. S. (1999). Adrenergic and

seroronergic abnormalities in PTSD: Catecholamines and serotonin. *Seminars in Clinical Neuropsychiatry, 4*, 242-248.

Stein, M. B., Kline, N. A., & Matloff, J. L. (2002). Adjunctive olanzapine for SSRI-resistant combat-related PTSD: A double-blind, placebo-controlled study. *American Journal of Psychiatry, 159*, 1777-1779.

Steward, J. T., & Bartucci, R. J. (1986). Posttraumatic stress disorder and partial complex seizures. *American Journal of Psychiatry, 1*, 113-114.

Stutzmann, G. E., & LeDoux, J. E. (1999). GABAergic antagonists block the inhibitory effects of serotonin in the lateral amygdala: A mechanism for modulation of sensory inputs related to fear conditioning. *Journal of Neuroscience, 11*, RC8.

Szymanski, H. V., & Olympia, J. (1991). Divalproex in posttraumatic stress disorder. *American Journal of Psychiatry, 8*, 1086-1087.

Taylor, F. B. (2003). Tiagabine for posttraumatic stress disorder: A case series of 7 women. *Journal of Clinical Psychiatry, 64*, 1421-1425.

Taylor, F. B., & Cahill, L. (2002). Propranolol for reemergent posttraumatic stress disorder following an event of retraumatizacion: A case study. *Journal of Traumatic Stress, 15*, 433-437.

Thompson, L. T., Moskal, J. R., & Disterhoft, J. F. (1992). Hippocampus-dependent learning facilitated by a monoclonal antibody or D-cycloserine. *Nature, 356*, 638-641.

Tucker, P., Zaninelli, R., Yehuda, R., Ruggiero, L., Dilliugham, K., & Pitts, C. D. (2001). Paroxetine in the treatment of chronic posttraumatic stress disorder: Results of a placebo-controlled, flexible-dosage trial. *Journal of Clinical Psychiatry, 62*, 860-868.

U.S. Food and Drug Administration. (2004, October). FDA launches a multi-pronged strategy to strengthen safeguards for children treated with antidepressant medications. *FDA News.* Available at www.fda.gov/bba/topics/news/2004/NEW01124.html

VA/DoD Clinical Practice Guideline for Management of Post-Traumatic Stress, Veterans Health Administration. (2004). Available at www.oqp.med.va.goe/cpg/pts pts_base.htm

Vaiva, G., Boss, V., Addesa, G., Cottencin, O., Fontaine, C., Fontaine, M., et al. (2000, Novemher 17). *Low GABA levels and posttraumatic stress disorder.* Paper presented at the annual meeting of the International Society for Traumatic Stress Studies, San Antonio, TX.

Vaiva, G., Ducrocq, F., Jezequel, K., Averland, B., Lestavel, P., Brunet, A., et al. (2003). Immediate treatment with propranolol decreases posttraumatic stress disorder two months after trauma. *Biological Psychiatry, 54*, 947-949.

van der Kolk, B. A., Dreyfuss, D., Michaels, M., Shera, D., Berkowitz, R., Fisler, R., et al. (1994). Fluoxetine versus placebo in posttraumatic stress disorder. *Journal of Clinical Psychiatry, 55*, 517-522.

van der Meulen, J. A., Bilbija, L., Joosten, R. N., de Bruin, J. P., & Feenstra, M. G. (2003). The NMDA-receptor antagonist MK-801 selectively disrupts reversal learning in rats. *NeacoReport, 14*, 2225-2228.

Vermetten, E., & Bremner, J. D. (2002). Circuits and systems in stress: II. Applications to neurobiology and treatment in posttraumatic stress disorder. *Depression and Anxiety, 16*, 14-38.

Vermetten, E., Vythilingam, M., Southwick, S. M., Charney, D. S., & Bremner, J. D. (2003). Long-term treatment with paroxetine increases verbal declarative memory and hippocampal volume in post-traumatic stress disorder. *Biological Psychiatry, 54*, 693-702.

Viola, J., Ditzler, T., Batzer, W., Harazin, J., Adams, D., Lettich, L., et al. (1997). Pharmacological management of posttraumatic stress disorder: Clinical summary of a five-year retrospective study, 1990-1995. *Military Medicine, 162*, 616-619.

Walker, D. L., & Davis, M. (2002). The role of amygdala glutamate receptors in fear learning, fear-potentiated startle, and extinction. *Pharmacology, Biochemistry, and Behavior, 3*, 379-392.

Weathers, F. W., Keane, T. M., & Davidson, J. R. T. (2001). Clinician-Administered PTSD Scale: A review of the first ten years of research. *Depression and Anxiety, 13*, 132-156.

Wolfe, M. E., Alavi, A., & Mosnaim, A. D. (1988). Posttraumatic stress disorder in Vietnam veterans: Clinical and EEG findings: possible therapeutic effects of carbamazepine. *Biological Psychiatry, 23*, 642-644.

Xie, X., & Hagan, R. M. (1998). Cellular and molecular actions of lamotrigine: Possible mechanisms of efficacy in bipolar disorder. *Neuropsychobiology, 38*, 119-130.

Yehuda, R. (1999). Linking the neuroendocrinology of post-traumatic stress disorder with recent neuroanatomic findings. *Seminars in Clinical Neuropsychiatry, 4*, 256-265.

Yehuda, R. (2002). Current status of cortisol findings in posttraumatic stress disorder. *Psychiatric Clinics of North America, 2*, 341-368.

Yehuda, R., Giller, E. L., Southwick, S. M., Kahana, B., Boisneau, D., Ma, X., et al. (1994). Relationship between catecholamine excretion and PTSD symptoms in Vietnam combat veterans and holocaust survivors. In M. M. Murburg (Ed.), *Cotecholamine function in post-traumatic stress disorder: Emerging concepts* (pp. 203-220). Washington, DC: Ameiican Psychiatric Press.

Zahrt, J., Taylor, T. R., Mathew, R. G., & Arnsten, A. F. T. (1997). Supranormal stimulation of dopamine D1 receptors in the rodent prefrontal cortex impairs spatial working memory performance. *Journal of Neuroscience, 17*, 8525-8535.

Zarate, C. A., Quirox, J., Payne, J., & Manji, H. K. (2002). Modulators of the glutamatergic system: Implications for the development of improved therapeutics in mood disorders.

Psychopharmacology Bulletin, 4, 35-83.

Zullino, D. F., Krenz, S., & Besson, J. (2003). AMPA blockade may be the mechanism underlying the efficacy of topiramate in PTSD. *Journal of Clinical Psychiatry, 4*, 219-220.

第20章
トラウマへの暴露と身体健康

Paula P. Schnurr, Bonnie L. Green, and Stacey Kaltman

　トラウマ体験への暴露が身体健康の低下に関連するという事実は，すでに多くの研究者によって指摘されている（Friedman & Schnurr, 1995; Green & Kimerling, 2004; Resnick, Acierno, & Kilpatrick, 1997; Schnurr & Jankowski, 1999）。本章では，心理学的，生物学的，注意および行動学的な観点から，その機序を説明するモデルを紹介する（Schnurr & Green, 2004）。まず初めにモデルと方法論をめぐる問題について述べ，裏づけとなるエビデンスを概観し，それらの臨床的，体系的，政策的な意味について考察する。そして最後に，今後の基礎および応用研究のための指針を提案したい。

トラウマへの暴露と身体健康への影響

　自動車事故で脊椎を損傷した人や，レイプによって性感染症に罹患した女性のことを考えてみれば，彼らが深刻な身体健康上の問題によって生活の質が損なわれており，治療を必要としていることは容易に理解できる。ただしトラウマを体験していても，このような重度の身体的負傷や疾病に罹患することのない人々の方がはるかに多い（Kulka et al., 1990; Resnick, Kilpatric, Dansky, Saunders, & Best, 1993）。さらに，トラウマのサバイバー survivor によって報告される身体健康問題の種類は，その体験の種類に直接関連しないとも言われている。例えば，Felitti らはその古典的な研究（1998）において，児童期のトラウマがあると，その体験には直接の因果関係があるとは思われない成人期のがん，虚血性心疾患，慢性的な肺疾患などの疾患の発症率が高まることを見出した。ではトラウマ体験への暴露は，どういった機序で，一見すると無関係に見える身体健康問題を生じさせ得るのだろうか。

　著者らは先行研究（Friedman & Schnurr, 1995; Schnurr & Jankowski, 1999）に基づいて，トラウマ体験がどのように身体健康に影響を与え得るかを説明するモデルを提案した（Schnurr & Green, 2004）。図20-1に示したモデルは，2つの主要な仮説に基づいている。第一の仮説は，トラウマ体験後に外傷後ストレス障害（PTSD）などの重度の精神症状として現れるような苦痛が生じることが，その後の有害な転帰の必須条件だというものである。トラウマ体験によって患者が直接苦しんでいるのが身体的な後遺症だとしても，心理的トラウマによる苦痛も存在していることが多い（例：トラウマに関連する身体受傷は，PTSD発症のリスクを高める：Green, Grace, Lindy, Gleser, & Leonard, 1990; Resnick, et al., 1993; Schnurr, Ford, et al., 2000）。このモデルはトラウマからのすべてのサバイバーに広く適用できるといえる。

　第二の仮説は，PTSDなどのトラウマ後の苦痛は，生物学，心理学，注意機能，そして行動学に

第Ⅲ部 臨床実践——臨床技法とエビデンス——

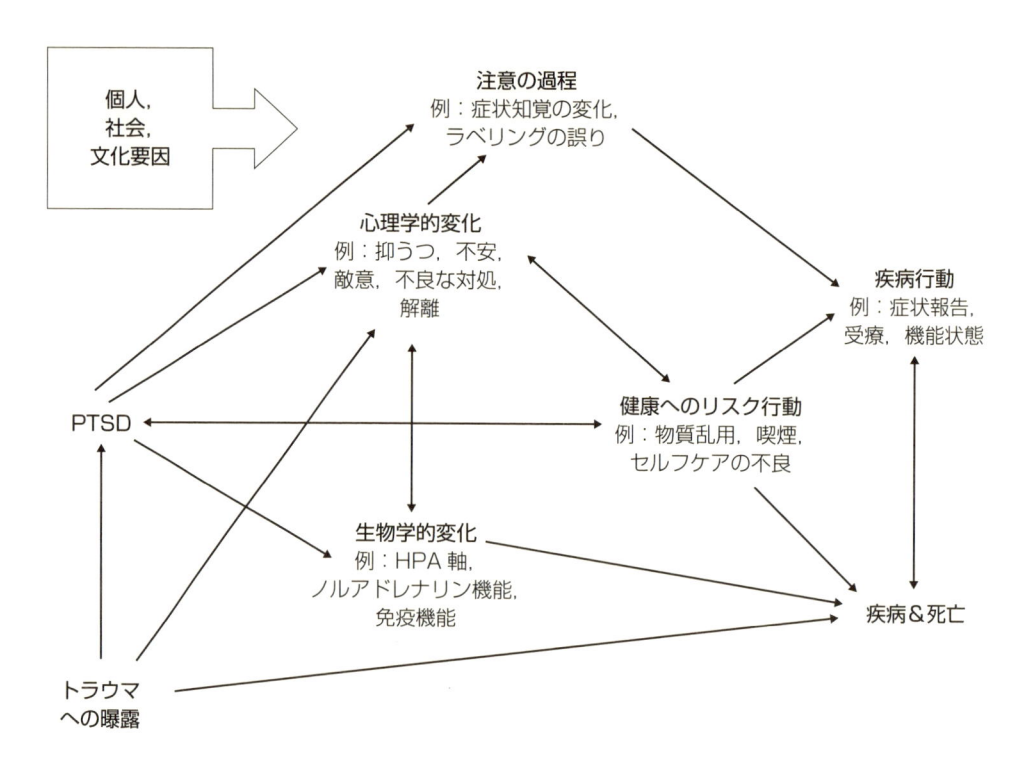

図20-1 トラウマへの曝露／PTSDと身体健康上の転帰との関連

関する機序の交互作用によって媒介されているというものである。**生物学的な機序**には，ストレス反応系における2つの主要なシステム，すなわち，青斑核・ノルエピネフリン（LC/NE）交感神経系と視床下部−下垂体−副腎系（HPA）が含まれる。FriedmanとMcEwen（2004）は，PTSDに関連する他の神経生物学的変化と同様に，これらのシステムに関する研究をまとめ，それがどのように身体健康に影響を与え得るかを考察した。さらに，抑うつや敵意，不適切な対処行動などの**心理学的な機序**も，すべて身体健康悪影響に関連づけられてきた。例えばうつ病は，血小板活性化，心拍変動性の低下，高血圧罹患率の上昇などの機序を介して，心臓血管疾患のリスクを高めることが分かっている（Ford, 2004）。

また，**注意に関連した要因**については，なぜトラウマが身体健康に関するネガティブな認知と病的行動を増加させるのかについて，多くの説明がなされてきた。例えば，Pennebaker（2000）は，

トラウマ関連思考の回避と，そのような回避の結果としての自律神経系および感情の変化を誤って認識すること（実際の生物学的な変化と二次的な利得に加えて）の両者が身体健康の悪化に関連するとした。**行動的機序**としては，トラウマとPTSDに伴う物質の使用および乱用（タバコ，アルコール，薬剤，食事）と対処行動の失敗（運動，ダイエット，安全な性行為，一般的身体健康管理）が関連している（Rheingold, Acierno, & Resnick, 2004）。服薬アドヒアランスの不良なども，この範疇に入るだろう（Buckley, Green & Schnurr, 2004）。こういった行動学的機序はトラウマと身体健康障害との関係を完全に説明できるわけではないが，重要な役割を担っていると考えられる。

アロスタティック負荷 allostatic load とは，「侵襲を受けた際に起こる生理的機能の活性上昇ならびに，生理的反応の乱高下によって生体が被る緊張，そして代謝，臓器および生体組織が摩耗して受ける変化」と定義される（McEwen & Stellar,

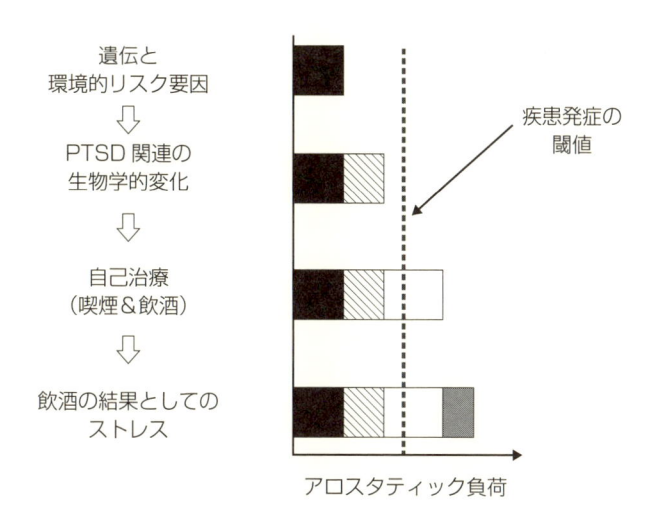

図20-2 生物学的および行動学的要因によるPTSD患者のアロスタティック負荷の増加仮説の例

1993, p.2094)。それは，PTSDと関連する多くの，時には微細な神経生物学的，心理学的，行動学的変化が，全体としてどのように身体健康に影響を与えるのかを説明するための統一的メカニズムとして提案された（Friedman & McEwen, 2004; Schnurr & Green, 2004; Schnurr & Jankowski, 1999)。その概念は，多くのシステムにおける累積的，相互作用的な影響を重視しているので，個別には臨床的に重要でない変化であっても，それらが積み重なった結果として疾患を生み出すということを理解するのに有用である。SchnurrとJankowski（1999）は，PTSDにおける覚醒度の上昇と過敏性の例を示した。こうした変化だけでは，システムに負荷をかけること（つまり，アロスタティック負荷が増加すること）はあっても，それが心臓血管疾患を生じるとまではいえない。しかしながら，これらが物質乱用や喫煙などのPTSD関連性の行動学的リスク要因とさらに結合した場合には，アロスタティック負荷が増加し，疾患を引き起こす可能性がある（図20-2参照）。SchnurrとJankowskiは，アロスタティック負荷は他疾患よりもPTSDにおいて増大するとも提唱しているが，この仮説はまだ検証されていない。

うつ病や物質乱用などの精神疾患は身体健康に影響するが，これらは高い頻度でPTSDに併存することが知られている（Kessler, Sonnega, Bromet, Hughes, & Nelson, 1995）。このモデルによれば，PTSDはトラウマと身体健康状態不良に関与する主要なメカニズムであるが，PTSDを発症していなくても，他の問題，特にうつ病などが身体健康状態の不良をもたらすことがある。さらには，PTSDによる身体健康影響にはうつ病や他の合併疾患が媒介しているかもしれない。しかしながら，これらの併存疾患との関連がなくても，PTSDは身体健康状態に明確な影響を及ぼすと考えられる。以下ではトラウマとPTSDがどのように身体健康に関与しているかのエビデンスを概観し，これらの論点を支持する証拠を示す。はじめにそのエビデンスを理解するために重要な方法論的問題について説明する。

方法論的考察

身体健康は様々な客観的，主観的な要因の相互作用によって成立している。WilsonとClearly（1995）によれば，それらの要因は段階的に複雑さを増していく連続体の上に存在している。生物学的あるいは身体的変化，つまり，疾患や身体システムの変調として表出される変化は，その連続

体の最も基本的な段階を構成している。次の段階は個々人が経験する症状であるが，それは必ずしも生物学的および身体的な変化とは相関しない。その次には，個人が症状によってどのように影響されているかという機能的な段階があり，その次に身体健康状態の知覚という段階がある(つまり，「私の身体健康は損なわれている，(良好だ，優れている，最高だ)」など)。身体健康に関する生活の質 quality of life は，最も複雑な段階にあると言えよう。この連続体すべての段階は個人的および環境的な要因によって影響される。Schnurr と Green（2004）は機能的段階が症状の経験と個々人の動機づけ，社会経済的な支援によって影響される例を示している。より基本的な段階の例は，コレステロール値が食事行動と遺伝的要因によって左右されることである。

測定の問題

身体健康は多次元的であり，その測定には多くの方法がある。例えば自記式質問紙は，全般的な身体健康状態，個々人における症状，機能，身体的状態，医療機関の利用状況などを評価することができる。また臨床検査や医師による診察は，生物学的変化や疾患の評価に有用である。医療機関に保管された病歴は，死亡率や医療の利用状況を評価するために使うことができる。

Wilson と Cleary（1995）によるモデルをはじめとして，客観的および主観的な両方の評価を含んだすべてのモデルに共通する重要な示唆は，自記式質問紙は妥当性のある身体健康指標だということである。自記式質問紙は Wilson と Cleary の提唱した連続体のほぼ全段階に適用可能であり，きわめて生物学的な要因（例えば，「あなたの体重は？」など）から，身体健康に関連した生活の質までの幅広い転帰を評価できる。しかしながら，自記式質問紙の結果から別の測定結果を予測できるとはかぎらない。自記式質問紙の結果と，カルテもしくは医療データベースを比較した研究では，2つの情報源に食い違いが認められるのが普通である。また Beckham ら（1998）が自記式質問紙によってベトナム戦争帰還兵の医学的身体健康状態を調べた研究では，信頼性を示す κ 値は低から中程度の範囲でしかなかった（その精度は PTSD 群でも非 PTSD 群でも差がなかった）。Edwards ら（1994）が米国全国保健統計センター National Center for Health Statistics による研究において，自己報告によって測定された医学的情報をカルテの情報と比較すると，疾患の種別や，患者がその疾患の治療を現在受けているかどうかによって，過大報告と過小報告の両方が生じることを見出した。ある研究によれば，前年に入院歴のある患者の24％が入院歴を報告せず（Wallihan, Stump, & Callahan, 1999），また他の研究では，およそ20％の患者が現在の処方内容を不正確に報告していた（Sjahid, van der Linden, & Stricker, 1998）。ただし，この結果を解釈する際には，記録データもまた完全なものではないということに留意する必要がある。患者は複数の場で治療を受けることがあるため（例えば，保険維持機構 health maintenance organization（HMO）による治療と，その制度に属していない専門家による治療など），HMO の履歴やカルテのみを使って自己報告を検証することは，正確な報告を不正確に見せてしまうかもしれない。

さらには，身体健康度を調べるのに自記式の調査方法を用いることについても，議論が重ねられてきた。なぜならば，自記式調査はネガティブな感情などの心理学的および感情的な要因によって影響を受けるからである（Watson & Pennebaker, 1989）。身体健康状態や身体機能に関するあらゆる報告が影響を受け得るが，その中でも自覚症状に関する報告がもっとも影響を受けやすいとされる（Schnurr & Jankowski, 1999 参照）。自記式質問紙は感情の状態は正確に報告できても身体的状態についてはそうでないという懸念があるが，それが問題となるのは身体健康とはもっぱら生物学的なものであると仮定した場合だけである。自記式調査を妥当性が乏しいと否定するよりは，それはむしろ身体健康の多元的な複雑さを包括的に捉えるための必要なアプローチの1つだと考えるべきである。

研究デザインの問題

　身体健康は多くの要因に影響されている。これらの要因がトラウマ体験とどのように相互作用しているかを同定することは，重要な課題の1つである。例えば，うつ病や物質乱用は身体面にも悪影響を及ぼすことが知られているが，これらはPTSD患者に併存しやすい傾向があり，多くのPTSD患者において二次的に発症している（Kessler, et al., 1995）。こういった問題が含む交絡要因の影響を統計的にコントロールして除外する研究デザインは，実際にその交絡要因がPTSDの機序を介して身体健康状態に影響を与えているのであれば，見かけ上のPTSDの影響を減少させる。こうしたコントロールを用いた調査方法は，PTSD特有の影響を説明することが目的である時にかぎって適切である（例：PTSDの影響が他の行動学的機序によって完全に説明されるかどうかを知ることなど）。目的がPTSDの総合的な影響を解明し，あるいはPTSDがどのように身体健康に影響を与えるかを理解することであれば，この方法は不適切である。前者においては，重回帰分析または，共分散分析が望ましい解析方法である。後者では，階層化回帰分析，パス解析，または構造方程式モデルが，媒介する要因の検証のために用いられるべきである。

　著者たちが以前報告したように，ほとんどのトラウマのサバイバーは，その体験の直接的な結果として身体的に負傷したり疾病に罹病することはない（Resnick et al., 1993）。とはいえほとんどのトラウマ的出来事は，それを直接体験した場合には身体的な危害を生じ得るし，ある種のトラウマへの暴露，すなわち拷問，事故，身体的暴行などは負傷や疾病を生じやすい。自動車事故 motor vehecle accident（MVA）のサバイバーにおける慢性疼痛とPTSDの合併を例に挙げてみよう。PTSDと慢性疼痛は，トラウマ関連性の障害を負ってない人にさえしばしば併存することが判明している。(Otis, Kean, & Kerns, 2003)。これは，痛みとPTSD症状が互いに強化し合うからとも考えられるし（Sharp & Harvey, 2001），もしくは不安に対する感受性の増強がその両方の状態に罹患させやすくするからだとも考えられる（Asmundson, Coons, Taylor, & Katz, 2002）。このような場合にはトラウマ体験から直接生じた身体健康影響と，トラウマ体験後の心理的反応に起因したメカニズムによって生じた身体健康影響とを区別するような，研究デザインと解析方法が必要となる。

　SchnurrとGreen（2004）によれば，身体健康状態はトラウマ以外の多くの要因の影響を受ける。すなわち遺伝などの個人的特徴，社会的要因，民族および文化的背景などである（Wilson, & Cleary, 1995）。したがってこれらの要素から区別して，トラウマへの暴露の影響とその結果を抽出することが必要だと思われる。しかし，それがいつも可能とはかぎらないし，望ましいわけでもない。ただし研究で得られた所見についてこれらの要素が別の見方を提供すると思われる時には，その要素を適切にコントロールした研究デザイン，解析方法を用いる必要がある。

現在の研究状況

　トラウマ体験とPTSDが身体健康状態の不良と関連するというエビデンスを要約した文献展望はいくつか存在する（Friedman, & Schnurr, 1995; Green & Kimerling, 2004; Resnick et al., Schnurr & Jankowski, 1999）。本節では既存の文献をすべて詳述するのではなく，より多くの一般的な知見を例示し，重要な論点を強調するために選択した研究を示すこととする。

トラウマは身体健康不良に関連するか

　トラウマへの暴露と自己記入式の身体健康問題の関連を示すエビデンスとして，一般市民や，現役もしくは退役した軍人らにおける大規模サンプル調査がある（例：Flett, Kazantzis, Long, MacDonald, & Millar, 2002; Martin, Rosen, Durand, Knudson, & Strech, 2000; Schnurr, Spiro, Aldwin, & Stukel, 1998; Ullman & Siegel, 1996）。それ以外のエビデンスとしては，性暴力被害者

(Golding, 1996)，幼児期にトラウマを体験した成人(Felitti et al., 1998)，そして老人(Higgins & Follette, 2002)を含んだ特殊な集団における調査がある。

それ以外には，トラウマへの暴露が身体健康不良の客観的指標と関連があることを立証した研究がある。Walkerら(1999)は，1,225名の無作為抽出されたHMOの女性加入者サンプルにおいて，幼児期のマルトリートメントを体験した女性はマルトリートメントがなかった女性に比して，局所感染症，疼痛性障害，およびそのほかの疾病（高血圧，糖尿病，喘息，アレルギー，不正性器出血など）を含む，より多くの医学的診断を過去1年以内に受けたことが医療記録から確認され，かつ自己報告とも一致することを示した。Sibai, ArmenianとAlam (1989)は，戦闘トラウマ体験と冠動脈疾患（冠動脈造影により測定された）が相関しており，その相関は既知の冠動脈疾患のリスク要因を調整したうえでも，依然として残ることを示した。

また，トラウマに暴露された人は，そうでない人に比べて医療サービスの利用が多いことも分かっている。多くの研究においてトラウマ体験と自己報告された医療機関の利用が相関することが示されているが，より頑健robustなエビデンスが，利用歴の客観的指標を用いた研究によって示されている(Walker, Newman, & Koss, 2004)。さらに，費用と利用率増加の相関を検討した研究もある。例えば，Wakerら(1999)は，HMOの自動費用計算システムを使って，HMO加入者の利用状況と費用を調査した。児童期の虐待やネグレクトを体験した女性は，虐待歴の報告がない女性に比べて，有意に高い年間平均医療費を払っていた。また，幼児期に性的虐待を受けたと報告した女性には，特に高い年間平均医療費がかかっており，より高いプライマリ・ケア費用，外来費用，より多くの救急外来受診が認められた。

トラウマ体験と死亡率の関係を調査した結果，そのほとんどにおいて死亡率の増加が見出された。帰還兵における研究では，いくつかの例外もあるが，死亡率の増加は主に外的要因（事故およ び自殺など）によるものであった(Visintainer, Barone, McGee, & Peterson, 1995)。例えば，30年の期間にわたって従軍した退役軍人は，ベトナム戦争帰還兵に比べて，死亡リスクが7％高かった(Catlin, Boehmer, Flanders, McGeehin, Boyle, & Barrett, 2004)。死亡率の超過は，除隊後最初の5年間の外的要因による死亡の増加に起因していた。帰還兵以外のトラウマ集団における死亡率については，あまり知られていない。WhiteとWidom (2003)の行った若年成人における研究においては，死亡率と虐待の関係は何ら見出されなかった。対照的に，Sibai, Fletcher, Armenian (2001)は，レバノンの戦争関連ストレス要因に暴露された男性および女性において，トラウマ体験が心臓血管疾患関連の死亡と，あらゆる原因による死亡率のリスク増加の両方に関連があることを見出した。喪失と関連したトラウマを体験した女性と，戦争関連の出来事によって強制退去させられた人において，リスクが高い傾向が認められた。

PTSDは身体健康不良に関連するか

著者らのモデルで述べたように，トラウマ体験に由来する主な経過および身体健康に対する有害な転帰として，トラウマへの暴露に対する反応が生じること，特にPTSDが発症することが挙げられる。現在のところ，PTSDと身体健康状態の増悪とが相関していることには，確かなエビデンスがある。帰還兵の研究において，PTSDは身体健康感の不良，慢性の身体健康障害，および，機能状態における自己評価の低さと関連があることが明らかになった（例：Barrett et al., 2002; Kulka et al., 1990, Neria & Koenen, 2003; Schnurr, Ford, et al., 2000)。ベトナム体験調査 Vietnam Experience Study (Boscarino, 1997)において，帰還兵のPTSD生涯診断は自己報告された慢性疾患のリスク増加と関連があった。そのリスク増加には，循環器，消化器，筋骨格系，内分泌系，呼吸器疾患などが含まれ，性行為以外で感染する感染症も同様に関連があった。重要なことは，これらの関係は病気の発症に影響を与える

と考えられるような人口統計学的特性，心気症，喫煙，物質乱用などの多くの要因をコントロールした解析において認められたということである。

帰還兵以外の集団においても，PTSDと身体健康不良は関連があると考えられている。Sareen, Cox, Clara と Asmundson（2005）は，国民健康聞き取り調査 National Health Interview Survey（Edwards et al., 1994），つまり，基準を満たした妥当性の高い手段によって内科的疾患を評価した，米国成人の大規模な国民調査（Kessler et al., 1995）における知見を報告した。PTSDは，神経系，血管系，消化器系，代謝系あるいは自己免疫系，骨もしくは関節疾患の罹患率増加と関連があった。Zatzick, Jurkovich, Gentillelo, Wisner と Rivara（2002）は，重傷入院患者101名の一般人サンプルにおいて，自己報告された身体健康状態とPTSDに関連があることを見出した。1年後の追跡調査でPTSDに罹患していた人は，罹患していない人に比べて，身体健康感の低下を訴えた。PTSDはまた，疾患の進行，機能転帰の悪化，および，医療機関受診回数の増加とも関連した（Kimerling et al., 1999; Stein, McQuaid, Pedrelli, Lenox, & McCahill, 2000）。

前述した研究は自記式の身体健康評価によるものであったが，客観的指標を用いて身体健康が測定された場合においても，PTSDは不良な転帰との関連が認められている。これまでに得られたエビデンスのほとんどは帰還兵集団の研究によるものである。朝鮮戦争および第二次世界大戦の帰還兵605名の縦断研究では，医師の診断に基づいた身体健康障害におけるいくつかの種類の発症リスクとPTSD症状は関連していた。中でも動脈系，消化器系，筋骨格系および皮膚疾患は，身体健康状態を予測するほかの要因（年齢，喫煙，肥満指数BMI，飲酒）が統計学的にコントロールされた場合においてさえ関連を認めた（Schnurr, Spiro, & Paris, 2000）。退役軍人局ヘルスケアシステムにおいて治療を求めた患者サンプルでは，PTSDの診断および症状と，循環器および筋骨格系疾患の罹患率増加との関連がみられ，内科的疾患の増加も同様にみられた。

また，PTSDと心血管系の状態における特異的な相関についていくつかの調査が行われている（例えば，Beckham et al., 2002）。疾病対策予防センターのベトナム戦争研究サンプルにおいて，人口統計学的特徴，薬物，アルコールやタバコ乱用，そしてBMIなどの冠動脈性心疾患に関連した要因をコントロールしても，PTSDは心電図異常や房室機能の障害，心筋梗塞との関連がみられた（Boscarino & Chang, 1999）。イスラエル帰還兵の研究では，PTSDに罹患していた者は戦闘体験のない帰還兵と比較すると，心拍数，血圧，あるいは身体検査の結果においては差異がみられなかったにも関わらず，身体健康に有害な喫煙などの生活習慣が多く，エルゴメーターによる運動負荷試験への耐性が低かった（Shalev, Bleich, & Ursano, 1990）。近年行われた第二次世界大戦の元戦争捕虜約2万人を対象とした研究では，PTSDに罹患していない元捕虜に比べて，PTSDに罹患していた元捕虜の方が循環器疾患，過覚醒および慢性心疾患の罹患率が上昇していた（Kang, Bullman, & Taylor, 2006）。

PTSDが医療制度の利用頻度を高くするというエビデンスも蓄積している。Deykinら（2001）が行った156名の退役軍人をサンプルとした研究では，医療サービスの利用頻度が高いユーザーは，利用頻度が低いユーザーに比べて，PTSDの診断基準を満たす可能性が高かった。PTSDに罹患している参加者は，部分的PTSDあるいはPTSDに罹患していない参加者に比べて，平均で30％多く医療機関を受診していた。Walkerら（2003）は自動費用計算システムのデータを用いた1,225名の女性HMO加入者における研究で，うつ，慢性内科疾患，および心理的苦痛をコントロールした後でさえ，PTSDと医療費の増加が関連していることを見出した。

PTSD患者の死亡率について調査した研究は多くないが，PTSDは死亡率の高さと関連があることが分かっている。Boscarino（2006）は，1980年代当時にPTSDと判定された1万5千名以上のベトナム戦争当時の帰還兵およびベトナム戦域帰還兵のサンプルデータを解析した。PTSDは全

死因死亡率と関連しており，さらに心臓血管疾患および16年以上経過した後における外因死亡率と関連があった。ベトナム戦争帰還兵においては，PTSDは全死因死亡率のみと関連があった。ベトナム戦域帰還兵においては，PTSDは全死因死亡率および心臓血管疾患，がん，そして外因による死亡率と関連があった。そのほかの研究では，PTSDと関連があった超過死亡率は，主に外因によるものだと考えられた。BullmanとKang（1994）は，枯葉剤作戦名簿に記載されている16,257名のベトナム戦争帰還兵の死亡率を調べた。PTSDに罹患している帰還兵はPTSDに罹患していない帰還兵と比べて，死亡率が71％高く，事故と自殺による死亡率も同様に高かった。PTSDに罹患している帰還兵はまた，一般人口における同年代および同民族の集団に比べて，肝硬変などの消化器系疾患で死亡する可能性が高かった。KasprowとRosenheck（2000）は，1989年あるいは1990年にPTSDの外来治療を受けた男性帰還兵は，米国の一般人口男性と比べて，（1999年までずっと）高い死亡率を有していた。Drescher, Rosen, BurlingとFoy（2003）は，療養施設でPTSD治療を受けた1,866名の男性帰還兵の死因を調べた。およそ6％の帰還兵が研究期間中に死亡したが，それは，一般人口サンプルにおける同年代および同人種のグループで予測される死亡率よりも高かった。行動的死因，つまり，事故，自殺，慢性作用物質使用による影響，およびHIV・肝炎などは，予期されるよりもほぼ6倍も多かった。他の疾患による死因は，予期されたものと有意な差はみられなかった。

PTSDはトラウマへの暴露と身体健康障害の関係に関与しているか

　トラウマへの暴露と，自己報告された身体健康状態との関係をPTSDが媒介しているという仮説については，ベトナム戦争の女性帰還兵（Wolfe, Schnurr, Brown, & Furey, 1994）や，勤務中の事故を体験したバス運転手（Vedantham et al., 2001），さらにはプライマリ・ケア患者（Weisburg et al., 2002）を含んだ様々なサンプル調査において，その正しさを裏づけるエビデンスが確認されている。Taft, Stern, KingとKing（1999）らの調査では，1,632人の男女ベトナム戦争帰還兵のパス解析データから，男性58％および女性35％において，自己報告された身体健康状態と戦闘体験の相関にPTSDが影響していることが分かった。同様に，SchnurrとSpiro（1999）は，900名以上の高齢男性退役軍人のパス解析データから，戦闘体験が身体健康状態に及ぼす影響の90％以上にPTSDが媒介要因として存在することを見出した。Wolfe, Rotnitsky, ProcterとErickson（2000）らが行った2,301名の湾岸戦争帰還兵を対象とした前方視研究では，戦闘体験が帰還後18〜24カ月における身体健康状態の重要な予測要因だとみなされた。この相関はPTSDが回帰モデルに含まれる時に大幅に減少したが，これは，PTSDがこの関係を媒介しているという見解と一致するものである。構造方程式モデリングを用いたFordら（2000）の研究では，第二次世界大戦でマスタード・ガスを浴びた帰還兵の身体健康問題を説明するためのモデルが示されたが，その中においてもトラウマ体験と身体健康状態の相関における媒介要因としてPTSDが挙げられている。

　また，第二次世界大戦と朝鮮戦争の帰還兵を対象とした研究では，媒介要因としてのPTSDの役割を調べるために，身体健康状態の客観指標が用いられた。Schnurr, SpiroとParis（2000）は，30年以上前における戦闘体験暴露が，動脈疾患，肺疾患，上部消化管疾患および心疾患の医師による診断を予測することを示した。しかしながらPTSDの媒介に関しては，動脈疾患における戦闘体験暴露の影響においてのみ認められた。

PTSDの影響は他の精神疾患の影響と異なるか

　PTSDはしばしば他の障害と併存するが（Kessler et al., 1995），これらの障害によって引き起こされる影響を越えるような，PTSDによる特異な影響は存在するのかという重要な問題が存在する。いく人かの研究者は，他の精神疾患をコントロールしたうえで，身体的な身体健康問題を

説明する際にPTSDが独立して関与するか否かを調査した（Beckham et al.,2002など）。例えば，Beckhamら（1998）の退役軍人を対象とした研究では，人口統計データ，戦闘体験，喫煙，飲酒，うつ，心気症を統計的にコントロールした解析においてすら，PTSDはいくつかの身体健康転機を予測した。女性退役軍人を対象としたFrayneら（2004）の研究では，うつ病に罹患した（PTSDは併存していない）退役軍人およびそのどちらにも罹患していない退役軍人のグループに比して，PTSDに罹患した退役軍人のグループの方が多くの疾患に罹患し，身体的不調を訴えていた。物質乱用，不安障害，うつをコントロールした他の退役軍人調査においても，PTSDにおいて特異的な影響が認められた（Boscarino, 1997; Boscarino & Chang, 1999; Schnurr, Friedman, Sengupta, Jankowsky, & Holmes, 2000）。

軍人のみならず，民間人を対象とした研究においても，PTSDと身体健康の転帰との関連には特異的なエビデンスが見出されている（Walker et al., 2003; Zatzick et al., 2002; Zayfert, Dums, Ferguson, & Hegel, 2002; Zoellner, Goodwin, & Foa, 2000）。例えば，Clum, CalhounとKimerling（2000）の研究では，レイプ被害者における抑うつとPTSDが，自記式質問紙による症状と全般身体健康知覚を予測する際の特異的な変数となっていることが分かった。1,007名のHMO（前出）加入者を対象とした研究では，PTSDはそれ以外の精神疾患のみならず，身体症状のリスクも有意に増大させていた（Andreski, Chilcoat, & Breslau, 1998）。PTSDによって説明される変化は，それ以外の障害がモデルに含まれる場合においては潜在的なものとなるが，これはPTSDの影響が併存する心理的な変化を部分的に媒介しているという仮説と一致するものである。

PTSD治療は身体健康に影響を与えるか

トラウマ体験に暴露された人が身体健康を損なう際に，1つの経路としてPTSDが存在するのであれば，当然，PTSDを治療すればその転帰が改善するということになる。しかしながら，PTSD治療が身体健康状態を改善するか否かを決定づけるエビデンスは不足している。交通事故後に慢性疼痛を訴えた女性6名を対象とした無比較症例研究において，Shipherd, Beck, Hambleman, LacknerとFreeman（2003）は，マニュアル化されたPTSD介入の効果を調べた。その結果，治療終了時には6名中5名がPTSDの基準を満たさなくなっていた。疼痛に関連した機能面における改善は認められたものの，主観的な痛みの程度に変化はなかった。同様に，2つの無作為臨床試験の結果も思わしくないものであった。Schnurrら（2003）が行ったベトナム戦争帰還兵を対象としたPTSDの2種類のグループ心理療法の大規模研究では，PTSDなどの症状は改善したにも関わらず，自己記入式質問紙であるShort Form-36 Health Survey（SF-36）を用いた身体健康状態の評価については改善が見られなかった。Malikら（1999）が行った小規模なfluoxetineの無作為化プラセボ比較予備研究においても，同様に有意差を認めなかったことが報告されている。PTSD治療が身体健康へ及ぼす影響について結論を出すには，さらなるエビデンスが必要なことは明らかであろう。

今後の課題

これまで著者らは，トラウマとPTSDによってもたらされる身体健康の影響における，数々のエビデンスから生じた実践的かつ政策的な課題について論じてきた（Schnerr & Green, 2004）。以下にこれらの課題をまとめ，今後の研究課題を提案する。

実践として

トラウマと身体健康障害の関係は，今後の医療を提供していくにあたって重要な意義を有しているといえる。もし，トラウマが身体疾患に罹患する可能性を高めるのであれば，トラウマのサバイバーの身体健康については，精神保健医療分野においても注意が払われるべきである。とはいえ，

PTSDを患っている人の大半は精神科的ケアを求めないことが多い。それよりむしろ，そのような人々は一般医療機関での治療を求めることが多いため（Samson, Benson, Beck, Price & Nimmer, 1999），そこではPTSDは気づかれない可能性がある（Taubman-Ben-Ari, Rabinowitz, Feldman, & Vaturi, 2001）。従って，一般の医療現場においても，トラウマのサバイバーの精神保健的ニーズについて注意が払われていくべきであろう。

精神保健医療的なケアの環境

精神保健医療の専門家は，トラウマ体験患者の身体健康問題に注意を払う必要がある。Kilpatric, ResnickとAcierno（1997）は，患者を包括的に評価し，患者自身の精神と身体健康が互いに影響しあっているという事実への認知度を上げるために，身体健康問題と精神保健医療システム以外のサービス提供者を訪問することについても検討されるべきである，と提案している。心理教育は，トラウマ患者を治療する時に決定的に重要な意味を持っている。PTSDやそのほかのトラウマに関連した疾患を持つ人々に対して，精神的苦痛と身体健康はつながっているのだと理解するように支援することで，身体と精神の問題の両方の管理を促進できるようになるだろう（Kilpatric et al., 1997）。

また，喫煙や物質乱用などの身体健康を危険に晒す可能性がある行動にも注意を払うべきである。こういった行動自体が治療の対象となることもあるが，これらがトラウマによって生じる苦痛への対処行動であるならば，異なる方法で取り扱われなければならない。そういった行動が変容を遂げるためには，症状とリスク行動の悪しき連鎖を患者が理解するように支援することが必要であろう。また，対処行動としてとられているリスク行動に取って代わる何かを見つけていくことも重要となるだろう（Rheingold et al., 2004）。

精神科診療所において身体的ケアを提案することも有効な手立てとなり得る。Druss, Rohrbaugh, LevinsonとRosenheck（2001）は，PTSDを含む重度の精神疾患を持つ患者へのプライマリ・ケア提供について，2つのモデルを比較した。すなわち，精神科診療所でのケアに統合された治療と，総合病院での一般的な治療である。結果は，統合された治療グループの方が良好な治療転帰をもたらすものであった。統合された治療グループの方が，予防的なケアを受けやすく，高い満足度を示し，費用の増大も認めなかったのである。トラウマ患者の医学的ニーズに最適な方法を明らかにする目的で，その経験的基礎を築いていくためには，こういった類のさらなる研究が必要となる。

医療ケアの環境

PTSDやトラウマによる苦痛が患者に生じているかどうかを明確にすることが，トラウマに関連する問題を治療するための第一歩である。GreenとKimerling（2004）は，この領域の研究において，スクリーニングがいつも可能かつ望ましいとはかぎらないにも関わらず，普遍的なスクリーニング手段が推奨されがちであることに言及した。理想的なスクリーニング手順とは，効率性が最も高く，費用とそれ以外の必要とされるリソース負荷が最小であることを，兼ね備えたものである。さらに，スクリーニングで陽性と判断された人々には，有効な介入が可能であることが必要になる。これらの条件を満たすのは難しく，そのような「ふるいわけと治療」が有効だったことを示すサバイバー研究はこれまでに存在しない。しかしながら，ケアと統合されたうつ病症状のスクリーニングは，患者にとって有益であると証明済みであるし（Oxman, Dietrich, Williams, & Kroenke, 2002），おそらくは対費用効果の面でも良好であるとされている（Schoenbaum, et al., 2001）。トラウマ被害者においても同様の結果が得られるかもしれないことは，ここで申し添えておきたい。

病歴聴取の一貫として実施される簡便な自記式スクリーニングは，容易かつ比較的安価にトラウマについての情報を得ることができる。しかし，何が最も厳密に測定されるべきであろうか。うつ病だけのスクリーニングでは不十分であり，治療の開始に先立ってより詳しい症状測定が

必要である。というのも、うつ病とPTSDでは適用となる治療が異なり得るからである。この相違は、両方の疾患において加療の第一選択となっている選択的セロトニン再取り込み阻害薬（SSRI）への反応が不良であった場合に、特に重要である（American Psychiatric Association, 2000; Foa, Kean, & Friedman, 2000）。そのため、たとえトラウマ歴が評価できていないとしても、うつ病症状のスクリーニングを行う際にはPTSDの簡易スクリーニングも補足的に施行されるべきであろう。

いくつかの優れたPTSD検査が利用可能である。PTSDチェックリスト（PCL）は、DSM-ⅣにおけるPTSD症状の17項目についてそれぞれ5段階のリッカート尺度で評価される質問紙である。ただ、診断に必要なカットオフ値は、対象母集団の状況に応じて変化するかもしれない。2つのプライマリ・ケア患者の研究において、HMO加入者の一般女性を対象とした研究（Walker, Newman, Dobie, Ciechanowski, & Katon, 2002）では30点をカットオフ値にするのが最適だとされたが、退役軍人病院を受診した男女退役軍人を対象とした研究では48点を最適とする結果だった（A. Prins, 私信, 2004年10月20日）。簡易版PCLは、プライマリ・ケアでのスクリーニング用に標準化されている（Lang & Stein, 2004）；6項目版は短時間で心理的な特性を総合評価するのに最適な方法の1つである。もう1つの簡易なスクリーニング法として、4項目プライマリ・ケアPTSDスクリーニングテスト（PC-PTSD）が挙げられる。これは、PTSDの4大症状（侵入、回避、麻痺、過覚醒）をそれぞれ二択（はい、いいえ）で評価するものである。3つ以上の症状群においてそれぞれ3点以上を示した場合に、PTSD検出の感度と特異度が最適となる（Prins et al., 2004）。

これらすべての検査は、侵入と回避症状をトラウマ体験と関連づけるものであるし、PC-PTSDはトラウマ体験に関する症状についての質問に基づいたものであるが、いずれも体験そのものを特定するような内容については含んでいない。確かにプライマリ・ケアの専門家たちは、出来事の詳細、特に児童虐待のような出来事の詳細について質問するよりは、症状についてのみ聴取することの方を気楽に感じるであろう。しかし、トラウマ由来のストレス要因であるか区別するための質問を行わないと、トラウマ由来ではない出来事によって苦痛が生じている患者を、実際はそうではないのにPTSD患者として分類してしまう可能性がある。PCLやPC-PTSDのようなスクリーニング検査の特異度は良好であるが、スクリーニング診断の際にトラウマ歴の聴取を加えることで、診断の精度が上がるかどうかの調査は行われていない。

何よりもトラウマについての教育が必要である。医療を提供する側はトラウマ関連の問題を取り扱うことができるように情報を備えておく必要がある。PTSD患者はそもそも治療を受けることさえ困難なことがあるので、医療者はトラウマ反応と、それについて患者とどう話し合うかについて十分心得ておく必要がある。例えば経済的に困窮している女性を対象とした調査では、暴力を受けたPTSD群と非PTSD群を比較したところ、PTSD群は良い治療が受けられないのではないかと懸念し、医師を信用せず、医療スタッフを未熟だとみなし、スタッフは患者の問題を理解してくれないと感じる傾向があることが分かった（Bassuk, Dawson, Perloff, & Weinreb, 2001）。おそらく患者はトラウマとPTSDについての、必要な基本的な情報を持っていないのであろう。自分自身の症状がどのように身体的な問題とセルフケアに関わっているのか、という理解も不十分である。支援を実行する医療資源にもよるが、直接のサービス提供者や、それ以外のスタッフ、また説明文書やインターネットなどを通じて、そうした情報を伝えることができる。

Blount（1998）は、プライマリ・ケアと精神保健医療ケアを統合するための9つの理由を述べたが、そのうち本章に特に関連がある4つをここに示す。(1) 精神と身体医療の統合的ケアは、患者がもっとも苦痛を表現しやすい方法と合致している（患者は、身体ケアと精神保健医療ケアを厳密に区別していない）。(2) 心理面の問題に根ざし

たケアを受ける際に，患者が主に選ぼうとする治療環境はプライマリ・ケアの場であることが多い。(3) 患者の訴え（身体面と精神面の問題が混在したものとして）を反映させつつメンタルケアと身体的ケアを統合して行うことで，治療計画は順守されやすくなり，転帰も改善する可能性が増す。(4) プライマリ・ケアの提供者は，例え精神保健医療についてトレーニングを受けたとしても，様々な心理的問題を周囲から期待されるように取り扱うことはできないし，違う病医院に紹介してもうまくいかないことが多い。なおBlountは統合的ケアにおいては，特に費用が増加することなく，治療者と患者により高い満足度をもたらすと述べている。

医療ケアと精神保健ケアの統合は様々な方法で達成しうる。その専門家同士の関わりは，診察後の診療報告書提供からより積極的な協力まで多岐にわたるだろう（Blount, 1998）。積極的な協力の形にも様々なものがある。精神保健的なケアサービスが医療現場で直接的に提供されることもあるだろうし（Katon et al., 1996），反対に精神保健ケアの現場において身体的な診療が統合されることもあるだろう（Druss et al., 2001）。また，精神保健の専門家が，教育，コンサルテーション，あるいはスーパービジョンなどを通して，医療者に精神保健的問題の治療スキルを身につけるように支援することもできるだろう（Dietrich et al., 2004）。例えば，プライマリ・ケアを受けている，うつ病を患った低所得層の女性を対象とした研究では，精神科医がプライマリ・ケアの医師に対して看護師を通じて精神科薬物療法の指導を行ったところ，良い加療成績をおさめることができた（Green et al., 2006; Miranda et al., 2003）。そのうち3分の1から2分の1の女性がPTSDを患っていたが，paroxetineを処方された女性はPTSDの併存の有無に関わらず，3カ月と6カ月時点において，地域での通常の治療に紹介された女性よりも症状の改善を認めた。ただし，12カ月時点のフォローアップのすべての期間を通じて，PTSDを併存していた女性はそうではない女性よりも症状の数が多く，機能は低下していた。

これまでのところ，トラウマ患者のニーズを取り扱うための最適なアプローチについてのエビデンスは得られていない。これらのニーズを満たすためには，患者の特性と同様に，治療環境の設定が重要である。精神科診療所で身体的なプライマリ・ケアを提供することは，長期経過した慢性PTSD患者にとっては最適であろう。なぜなら他の診療科に予約を入れたとしても，通院しないことが考えられるからである。同様に精神疾患に偏見を持ち（Hoge et al., 2004），精神科診療所に紹介されても受診を拒みそうな患者に対しては，プライマリ・ケアの現場で精神保健ケアを提供することが最適であろう。

政策面とシステム面の課題

トラウマと身体健康障害との関係には保健政策上の重要な意味合いがある。トラウマはそれ自体が疾病であると同時に，疾病をもたらしかねない喫煙や運動不足などの行動リスク要因を伴うという意味で，パブリックヘルス上の強い懸念をもたらす根本的原因の1つである。さらに，トラウマとPTSDは個人，保健システム，そして社会全体の支出を増やすことが知られている（Walker, et al., 2004）。あるHMOを例にとると，女性の重症PTSD患者における1年間の医療費は，PTSDに罹患していない女性に比して104％も高かった（Walker et al., 2003）。精神疾患の認知と治療，そして事故や暴力，それ以外の（できることならば）回避可能な出来事の予防を強化するためのパブリックヘルス的取り組みに，トラウマ対策を組み込むことが推奨される。

ケアの統合は主要な課題である。個別の専門家レベルで地域的に統合されたサービスが提供されていることもあるが，これをシステムレベルの取り組みへと変えていくことが必要である。Walkerら（2004）は，HMOなどの大規模な医療システムにおける，トラウマ関連の治療や心理的問題を抱える患者の治療へ対して，あるアプローチを提案した。そのアプローチでは慢性的な症状に焦点があてられている。それにはトラウマ関連の苦痛に対する正しい評価を促進させるため

に，プライマリ・ケアにおけるケース管理や専門的な追跡を行うことが含まれる。そのアプローチは，患者の転帰が向上するだけでなく，慢性化した症状がいったん安定化して適切な維持ケアが行われれば，初期費用も相殺されるという前提の上に成り立っている。しかしながら，後のために先行投資を行うという論理にも関わらず，治療計画の参加者における離脱率が高いために費用削減はできないかもしれないと著者らは指摘している。不適切もしくは不要な治療費用の削減と追加治療による費用が相殺できる程度に，参加者たちが長期にわたってシステムに残らないかぎりは，スクリーニングと治療に投資するシステムには利益が生じない。Walkerら（2004）は，費用の補正を実現しうる1つの策略は，国民健康保険の提供であると提言している。

研究について

トラウマ体験の結果として生じる身体健康上の問題を，著者たちが十分理解して治療を行うためにはさらなる研究が必要である。そのための経験的基盤を作り上げるために著者らは，以下の研究指針を提案する（Schnurr & Green）。

まずは，方法論的課題である。得られた知見の汎用性を高めていくために，今後の調査は大規模な代表サンプルに基づいて行われるべきである。途上国を含む，北米以外での調査が特に必要である。この調査では，トラウマ体験そのものの調査に代わって，あるいはそれに加えて，PTSD症状およびそれ以外の有意な外傷後ストレス反応の調査が含まれるべきである。また，身体診察あるいは臨床検査（または単なる自記式ではない検査）に基づいた罹患率の調査が必須である。

次に，取り扱われるべき内容を示す。どういった身体健康問題がPTSDと関連しているのかを明らかにする必要がある。行動科学的なものから神経生物学的なものにわたる多岐の領域がPTSDと相関することで身体システムに影響を与え得る。いくつかの問題（例えば，心臓血管系の障害など）は，他のものに比較してより生じやすい可能性がある。PTSDと関連した特有の経過を知ることで，身体健康障害につながる機序，特に生物学的メカニズムの調査に取り掛かることができるであろう。これらの要因がどのように身体健康状態に関連しているかを調査できる測定を含んだ，PTSDの生物学的要因に関する研究を，著者らは推奨している（Schnurr & Green, 2004）。

また身体健康に与えるPTSD特有の影響を検討するために，PTSDとそれ以外の障害の測定を含んだ今後の調査が推奨される。問題となるのは，PTSDが他の合併疾患とは独立してどれだけ身体健康に影響を及ぼすかということである。関連する問題として，PTSD以外のトラウマ後反応がどれだけ身体健康に影響を及ぼすかということがある。うつ病はPTSDと身体健康の研究において，PTSDおよびPTSDとの合併症（Kessler et al., 1995），そして身体健康への悪影響（Leon et al., 2003）などを含んだ，特に重要な構成概念である。

その他の調査としては，治療に関連した変化について検討する必要がある。トラウマのサバイバーにおけるPTSDへの予防的，教育的，そして支持的な介入とその結果が，身体健康を改善しているかどうかを評価しなくてはならない。少数の治療研究は存在するが，PTSDの改善が身体的改善をもたらすという確固たる知見は得られておらず，さらなる調査研究，特に身体健康状態における変化を観察するために十分に長いフォローアップ期間をとった研究が必要である。治療に関するもう1つの重要な問題は，身体健康の改善を意図した介入が，PTSDなどの臨床的苦痛に影響するかどうかである。さらに言えば，トラウマのサバイバーが有益な身体健康活動に従事したくとも症状に妨害されてしまう状況を何とかするため，有効な身体健康増進介入を提示していくことが求められており，また，そのような介入が評価されるべきである。サービス提供者と治療システムそのものを対象とした介入，特に精神保健ケアの現場以外においての介入（例：スクリーニングや，統合された治療と分業された治療が対立する場における問題への対処など）も，同様に評価される必要がある。近年の，プライマリ・ケアにおけるうつ病の治療についての調査（Dietrich et al., 2004; Oxman et al., 2002) は，こういった研究がどのように行われるかについて有用な例を示している。臨床的介入における費用対効果についてもまた評価されるべきであろう (Schoenbaum et al., 2001; Simon et al., 2001)。

概要と結論

　臨床的に明らかな苦痛の反応を示している患者，特に PTSD に罹患した患者においては，トラウマ的体験が身体的な身体健康問題につながることがある。PTSD と健康障害の相関は，その多くが自己報告に基づいた調査ではあるものの，PTSD が実際の身体疾患の罹病と関係していると結論できる確固としたエビデンスがある。ただし，どういった身体的な問題や疾患が PTSD と関連しているのかを決定できるほどのエビデンスは得られていない。本章で著者たちが提唱したモデル仮説に依れば，複数の身体システムが影響を受けていると思われる。

　トラウマ体験後の身体健康状態を観察することは，パブリックヘルス上の重要な意義を持つ。トラウマは，喫煙，運動，ダイエット，危険な性行動などのように，現在のパブリックヘルスプログラムが取り組む行動学的要因の1つとなるであろう。重要な課題は予防である。事故，災害，児童虐待，性的暴行などにつながるハイリスク行動に焦点をあてた既存のパブリックヘルスキャンペーンにより，トラウマを体験する可能性は減らすことができるであろう。しかしすべてのトラウマを撲滅することは難しい。それでもトラウマ体験による身体健康上の問題は予防可能であり，二次予防が重要である。身体健康上の問題は，主としてトラウマ関連の苦痛が増悪した患者において起こる。それゆえに，PTSD の診断と治療の促進を目的とした戦略は，トラウマを体験した人々の身体および精神健康の転帰を改善することが期待される。

文　献

American Psychiatric Association. (2000). Practice guideline for the treatment of patients with major depressive disorder. *American Journal of Psychiatry, 157*(Suppl. 4), 1-45.

Andreski, P., Chilcoat, H. D., & Breslau, N. (1998). Posttraumatic stress disorder and somatization symptoms: A prospective study. *Psychiatry Research, 79*, 131-138.

Asmundson, G. J. G., Coons, M. J., Taylor, S., & Katz, J. (2002). PTSD and the experience of pain: Research and clinical implications of shared vulnerability and mutual maintenance models. *Canadian Journal of Psychiatry, 47*, 930-937.

Barrett, D. H., Doebbeling, C. C., Schwartz, D. A., Voelker, M. D., Falter, K. H., Woolson, R. F., et al. (2002). Posttraumatic stress disorder and self-reported physical health status among U.S. military personnel serving during the Gulf War period: Popularion-based study. *Psychosomatics, 43*, 195-205.

Bassuk, E. L., Dawson, R., Perloff, J., & Weinreb, L. (2001). Post-traumatic stress disorder in extremely poor women: Implications for health care clinicians. *Journal of the American Medical Women's Association, 56*, 79-85.

Beckham, J. C., Moore, S. D., Feldman, M. E., Hertzberg, M. A., Kirby A. C., & Fairbank, J. A. (1998). Health status, somatization, and severity of posttraumatic stress disorder in Vietnam combat veterans with posttraumatic stress disorder. *American Journal of Psychiatry, 155*, 1565-1569.

Beckham, J. C., Vrana, S. R., Barefoot, J. C., Feldman, M. E., Fairbank, J. A., & Moore, S. D. (2002). Magnitude and duration of cardiovascular responses to anger in Vietnam veterans with and without posttraumatic stress disorder. *Journal of Consulting and Clinical Psychology, 70*, 228-234.

Blount, A. (1998). Introduction to integrated primary care. In A. Blount (Ed.), *Integrated primary care: The future of medical and mental health collaboration* (pp. 1-43). New York: Norton.

Boscarino, J. (2006). Posttraumatic stress disorder among U.S. Army veterans 30 years after military service. *Annals of Epidemiology, 16*, 248-256.

Boscarino, J. A. (1997). Diseases among men 20 years after exposure to severe stress: Implications for clinical research and medical care. *Psychosomatic Medicine, 59*, 605-614.

Boscarino, J. A., & Chang, J. (1999). Electrocardiogram abnormalities among men with stress-related psychiatric disorders: Implications for coronary heart disease and clinical research. *Annals of Behavioral Medicine, 21*, 227-234.

Buckley, T. C., Green, B. L., & Schnurr, P. P. (2004). Trauma, PTSD, and physical health: Clinical issues. In J. P. Wilson & T. M. Keane (Eds.), *Assessing psychological trauma and PTSD* (2nd ed., pp. 441-465). New York: Guilford Press.

Bullman, T. A., & Kang, H. K. (1994). Posttraumatic stress disorder and the risk of traumatic deaths among Vietnam veterans. *Journal of Nervous and Mental Disease, 182*, 604-610.

Catlin Boehmer, T. K., Flanders, D., McGeehin, M. A., Boyle, C., & Barrett, D. H. (2004). Postservice mortality in Vietnam veterans: 30-year follow-up. *Archives of Internal Medicine, 164*, 1908-1916.

Clum, G. A., Calhoun, K. S., & Kimerling, R. (2000). Associations among symptoms of posttraumatic stress disorder and selfreported health in sexually assaulted women. *Journal of Nervous and Mental Disease, 188*, 671-678.

Deykin, E. Y., Keane, T. M., Kaloupek, D., Fincke, G., Rothendler, J., Siegreid, M., et al. (2001). Post-traumatic stress disorder and the use of health services. *Psychosomatic Medicine, 63*, 835-841.

Dietrich, A. J., Oxman, T. E., Williams, J. W., Jr., Schulberg, H. C., Bruce, M. L., Lee, P. W., et al. (2004). Re-engineering systems for the primary care treatment of depression: A randomised controlled trial. *British Medical Journal, 329*, 602-608.

Drescher, K. D., Rosen, C. S., Burling, T. A., & Foy, D. W. (2003). Causes of death among male veterans who received residential treatment for PTSD. *Journal of Traumatic Stress, 16*, 535-543.

Druss, B. G., Rohrbaugh, R. M., Levinson, C. M., & Rosenheck, R. A. (2001). Integrated medical care for patients with serious psychiatric illness: A randomized trial. *Archives of General Psychiatry, 58*, 861-868.

Edwards, W. S., Winn, D. M., Kurlantzick, V., Sheridan, S., Berk, M. L., Retchin, S., et al. (1994). *Evaluation of National Health Interview Survey diagnostic reporting.* Hyattsville, MD: National Center for Health Statistics.

Felitti, V. J., Anda, R. F., Norenberg, D., Williamson, D. F., Spitz, A. M., Edwards, V., et al. (1998). Relationship of childhood abuse and household dysfunction to many of the leading causes of death in adults. *American Journal of Preventative Medicine, 14*, 245-258.

Flett, R. A., Kazantzis, N., Long, N. R., MacDonald, C., & Millar, M. (2002). Traumatic events and physical health in a New Zealand community sample. *Journal of Traumatic Stress, 15*, 303-312.

Foa, E. B., Keane, T. M., & Friedman, M. J. (Eds.). (2000). *Effeclive treatments for PTSD: Practice guidelines from the International Society for Traumatic Stress Studies.* New York: Guilford Press.

Ford, D. (2004). Depression, trauma, and cardiovascular health. In P. P. Schnurr & B. L. Green (Eds.), *Trauma and health: Physical health consequences of exposure to extreme stress* (pp. 73-97). Washington, DC: American Psychological Association.

Ford, J. D., Schnurr, P. P., Friedman, M. J., Green, B. L., Adams, G., & Jex, S. (2004). Posttraumatic stress disorder symptoms, physical health, and health care utilization 50 years after repeated exposure to a toxic gas. *Journal of Traumatic Stress, 17*, 185-194.

Frayne, S. M., Seaver, M. R., Loveland, S., Christiansen, C. L., Spiro, A., III, Parker, V. A., et al. (2004). Burden of medical illness in women with depression and posttraumatic stress disorder. *Archives of Internal Medicine, 164*, 1306-1311.

Friedman, M. J., & McEwen, B. S. (2004). Posttraumatic stress disorder, allostatic load, and medical illness. In P. P. Schnurr & B. L. Green (Eds.), *Trauma and health: Physical health consequences of exposure to extreme stress* (pp. 157-188). Washington, DC: American Psychological Association.

Friedman, M. J.. & Schnurr. P. P. (1995). The relationship between PTSD, trauma, and physical health. In M. J. Friedman, H. S. Charney, & A. Y. Deutch (Eds.), *Neurobiological and clinical consequences of stress: From normal adaptation to PTSD* (pp. 507-527). Philadelphia: Lippincott-Raven.

Golding, J. M. (1996). Sexual assault history and women's reproductive and sexual health. *Psychology of Women Quarterly, 20*, 101-121.

Green, B. L., Grace, M. C., Lindy, J. D., Gleser, G. C., & Leonard, A. (1990). Risk factors for PTSD and other diagnoses in a general sample of Vietnam veterans. *American Journal of Psychiatry, 147*, 729-733.

Green, B. L., & Kimerling, R. (2004). Trauma, posttraumatic stress disorder, and health status. In P. P. Schnurr & B. L. Green (Eds.), *Trauma and health: Physical health consequences of exposure to extreme stress* (pp. 13-42). Washington, DC: American Psychological Association.

Green, B. L., Krupnick, J. L., Chung, J., Siddique, J., Krause, E., Revicki, D., et al. (2006). Impact of PTSD comorbidity on one-year outcomes in a depression trial. *Journal of Clinical Psychology, 62*, 815-835.

Higgins, A. B., & Follette, V. M. (2002). Frequency and impact of interpersonal trauma in older women. *Journal of Clinical Geropsychology, 8*, 215-226.

Hoge, C., Castro, C. A., Messer, S. C., McGurk, D., Cotting, D. I., & Koffman, R. L. (2004). Combat duty in Iraq and Afghanistan, mental health problems, and barriers to care. *New England Journal of Medicine, 351*, 13-22.

Kang, H. K., Bullman, T. A., & Taylor, J. T. (2006). Risk of selected cardiovascular diseases and post-traumatic stress disorder among former World War II prisoners of war. *Annals of Epidemiology, 16*, 381-386.

Kasprow, W. J., & Rosenheck, R. (2000). Mortality among homeless and nonhomeless mentally ill veterans. *Journal of Nervous and Mental Disease, 188*, 141-147.

Katon, W., Robinson, P., Von Korff, M., Lin, E., Bush, T., Ludman, E., et al. (1996). Multi-faceted intervention to improve treatment of depression in primary care. *Archives of General Psychiatry, 53*, 924-932.

Kessler, R. C., Sonnega, A., Bromet, E., Hughes, M., & Nelson, C. B. (1995). Posttraumatic stress disorder in the National Comorbidity Survey. *Archives of General Psychiatry, 52*, 1048-1060.

Kilpatrick, D. G., Resnick, H., & Acierno, R. (1997). Health impart of interpersonal violence: 3. Implications for clinical practire and public policy. *Behavioral Medicine, 23*, 79-85.

Kimerling, R., Calhoun, K. S., Forehand, R., Armistead, L., Morse, E., Morse, P., et al. (1999). Traumatic stress in HIV-infected women. *AIDS Education and Prevention, 11,* 321-330.

Kulka, R. A., Schlenger, W. E., Fairbank, J. A., Hough, R. L., Jordan, B. K., Marmar, C. R., et al. (1990). *Trauma and the Vietnam War generation: Report of findings from the National Vietnam Veterans Read-justment Study.* New York: Brunner/Mazel.

Lang, A. J., & Stein, M. B. (2004). An abbreviated PTSD checklist for use as a screening instrument in primary care. *Behaviour Research and Therapy, 43,* 585-594.

Leon, F. G., Keller Ashton, A., D'Mello, D. A., Dantz, B., Hefner, J., Matson, G. A., et al. (2003). Depression and comorbid medical illness: Therapeutic and diagnostic challenges. *Journal of Family Practice,* (Suppl. 52), S19-S33.

Malik, M. L., Connor, K. M., Sutherland, S. M., Smith, R. D., Davison, R. M., & Davidson, J. R. T. (1999). Quality of life and posttraumatic stress disorder: A pilot study assessing changes in SF-36 scores before and after treatment in a placebo-controlled trial of fluoxetine. *Journal of Traumatic Stress, 12,* 387-393.

Martin, L., Rosen, L. N., Durand, D. B., Knudson, K. H., & Stretch, R. H. (2000). Psychological and physical health effects of sexual assaults and nonsexual traumas among male and female United States Army soldiers. *Behavioral Medicine, 26,* 23-33.

McEwen, B. S., & Stellar, E. (1993). Stress and the individual: Mechanisms leading to disease. *Archives of Internal Medicine, 153,* 2093-2101.

Miranda, J., Chung, J. Y., Green, B. L., Krupnick, J., Siddique, J., Revicki, D. A., et al. (2003). Treating depression in predominantly low-income young minority women: A randomized controlled trial. *Journal of the American Medical Association, 290,* 57-65.

Neria, Y., & Koenen, K. C. (2003). Do combat stress reaction and posttraumatic stress disorder relate to physical health and adverse health practices?: An 18-year follow-up of Israeli war veterans. *Anxiety, Stress, and Coping 16,* 227-239.

Otis. J. D.. Keane. T. M., & Kerns, R. D. (2003). An examination of the relationship between chronic pain and posttraumatic stress disorder. *Journal of Rehabilitation Research and Development, 40,* 397-406.

Ouimette, P., Cronkite, R., Henson, B. R., Prins, A., Gima, K., & Moos, R. H. (2004). Posttraumatic stress disorder and health status among female and male medical patients. *Journal of Traumatic Stress, 17,* 1-9.

Oxman, T. E., Dietrich, A. J., Williams, J. W., & Kroenke, K. (2002). A three-component model for reengineering systems for the treatment of depression in primary care. *Psychosomatics, 43,* 441-450.

Pennebaker, J. (2000). Psychological factors influencing the reporting of physical symptoms. In A. A. Stone, J. S. Turkkan, C. A. Bachrach, J. B. Jobe, H. S. Kurtzman, & V. S. Cain (Eds.), *The science of self report: Implications for research and practice* (pp. 299-315). Mahwah, NJ: Erlbaum.

Prins, A., Ouimette, P., Kimerling, R., Cameron, R. P., Hugelshofer, D., Shaw-Hegwer, J., et al. (2004). The Primary Care PTSD Screen (PC-PTSD): Development and operating characteristics. *Primary Care Psychiatry, 9,* 9-14.

Resnick, H. S., Acierno, R., & Kilpatrick, D. G. (1997). Health impact of interpersonal violence 2: Medical and mental health outcomes. *Behavioral Medicine, 23,* 65-78.

Resnick, H. S., Kilpatrick, D. G., Dansky, B. S., Saunders, B. E., & Best, C. L. (1993). Prevalence of civilian trauma and posttraumatic stress disorder in a representative national sample of women. *Journal of Consulting and Clinical Psychology, 61,* 984-991.

Rheingold, A. A., Acierno, R., & Resnick, H. S. (2004). Trauma, posttraumatic stress disorder, and health risk behaviors. In P. P. Schnurr & B. L. Green (Eds.), *Trauma and health: Physical health consequences of exposure to extreme stress* (pp. 217-243). Washington, DC: American Psychological Association.

Samson, A. Y., Benson, S., Beck, A., Price, D., & Nimmer, C. (1999). Posttraumatic stress disorder in primary care. *Journal of Family Practice, 48,* 222-227.

Sareen, J., Cox, B. J., Clara, I. P., & Asmundson, G. J. G. (2005). The relationship between anxiety disorders and physical disorders in the U.S. National Comorbidity Survey. *Depression and Anxiety, 21,* 193-202.

Schnurr, P. P., Ford, J. D., Friedman, M. J., Green, B. L., Dain, B. J., & Sengupta, A. (2000). Predictors and outcomes of PTSD in World War II veterans exposed to mustard gas. *Journal of Consulting and Clinical Psychology, 68,* 258-268.

Schnurr, P. P., Friedman, M. J., Foy, D. W., Shea, M. T., Hsieh, F. Y., Lavori, P. W., et al. (2003). Randomized trial of trauma-focused group therapy for posttraumatic stress disorder. *Archives of General Psychiatry, 60,* 481-489.

Schnurr, P. P., Friedman, M. J., Sengupta, A.,Jankowski, M. K., & Holmes, T. (2000). PTSD and utilization of medial treatment services among male Vietnam veterans. *Journal of Nervous and Mental Disease, 188,* 496-504.

Schnurr, P. P., & Green, B. L. (2004). Understanding relationships among trauma, posttraumatic stress disorder, and health outcomes. In P. P. Schnurr & B. L. Green (Eds.), *Trauma and health: Physical health consequences of exposure to extreme stress* (pp. 247-275). Washington, DC: American Psychological Association.

Schnurr, P. P., & Jankowski, M. K. (1999). Physical health and post-traumatic stress disorder: Review and synthesis. *Seminars in Clinical Neuropsychiatry, 4,* 295-304.

Schnurr, P. P., & Spiro, A. (1999). Combat exposure, posttraumatic stress disorder symptoms, and health behaviors as predictors of self-reported physical health in older veterans. *Journal of Nervous and Mental Disease, 187,*

353-359.

Schnurr, P. P., Spiro, A., Aldwin, C. M., & Stukel, T. A. (1998). Physical symptom trajectories following trauma exposure: Longitudinal findings from the Normative Aging Study. *Journal of Nervous and Mental Disease, 186*, 522-528.

Schnurr, P. P., Spiro, A., & Paris, A. H. (2000). Physician-diagnosed medical disorders in relation to PTSD symptoms in older male military veterans. *Health Psychology, 19*, 91-97.

Schoenbaum, M., Unutzer, J., Sherbourne, C., Duan, N., Rubenstein, L. V., Miranda, J., et al. (2001). Cost-effectiveness of practice-initiated quality improvement for depression: Results of a randomized controlled trial. *Journal of the American Medical Association, 286*, 1325-1330.

Shalev, A., Bleich, A., & Ursano, R. J. (1990). Posttraumatic stress disorder: Somatic comorbidity and effort tolerance. Psychosomatics, 31, 197-203.

Sharp, T. J., & Harvey, A. G. (2001). Chronic pain and PTSD: Mutual maintenance? *Clinical Psychology Review, 21*, 857-877.

Shipherd, J. C., Beck, J. G., Hamblen, J. L., Lackner, J. M., & Freeman, J. B. (2003). A preliminary examination of treatment for posttraumatic stress disorder in chronic pain patients: A case study. *Journal of Traumatic Stress, 16*, 451-457.

Sibai, A. M., Armenian, H. K., & Alam, S. (1989). Wartime determinants of arteriographically confirmed coronary artery disease in Beirut. *American Journal of Epidemiology, 130*, 623-631.

Sibai, A. M., Fletcher, A., & Armenian, H. K. (2001). Variations in the impact of long-term wartime stressors on mortality among the middle-aged and older population in Beirut, Lebanon, 1983-1993. *American Journal of Epidemiology, 154*, 128-137.

Simon, G. E., Katon, W. J., Von Korff, M., Unutzer, J., Lin, E. H. B., Walker, E. A., et al. (2001). Cost-effectiveness of a collaborative care program for primary care patients with persistent depression. *American Journal of Psychiatry, 158*, 1638-1644.

Sjahid, S. I., van der Linden, P. D., & Stricker, B. H. C. (1998). Agreement between the pharmacy medication history and patient interview for cardiovascular drugs: The Rotterdam Elderly Study. *British Journal of Clinical Pharmacology, 45*, 591-595.

Stein, M. B., McQuaid, J. R., Pedrelli, P., Lenox, R., & McCahill, M. E. (2000). Posttraumatic stress disorder in the primary care medical setting. *General Hospital Psychiatry, 22*, 261-269.

Taft, C. T., Stern, A. S., King, L. A., & King, D. W. (1999). Modeling physical health and functional health status: The role of combat exposure, posttraumatic stress disorder, and personal resource attributes. *Journal of Traumatic Stress, 12*, 3-23.

Taubman-Ben-Ari, O., Rabinowitz, J., Feldman, D., & Vaturi, R. (2001). Post-traumatic stress disorder in primary-care settings: Prevalence and physicians' detection. *Psychological Medicine, 31*, 555-560.

Ullman, S. E., & Siegel, J. M. (1996). Traumatic events and physical health in a community sample. *Journal of Traumatic Stress, 9*, 703-720.

Vedantham, K., Brunet, A., Boyer, R., Weiss, D. S., Metzler, T. J., & Marmar, C. R. (2001). Posttraumatic stress disorder, trauma exposure, and the current health of Canadian bus drivers. *Canadian Journal of Psychiatry, 46*, 149-155.

Visintainer, P. F., Barone, M., McGee, H., & Peterson, E. L. (1995). Proportionate mortality study of Vietnam-era veterans of Michigan. *Journal of Occupational and Environmental Medicine, 37*, 423-428.

Wagner, A. W., Wolfe, J., Rotnitsky, A., Proctor, S. P., & Erickson, D. J. (2000). An investigation of the impact of posttraumatic stress disorder on physical health. *Journal of Traumatic Stress, 13*, 41-55.

Walker, E. A., Gelfand, A. N., Katon, W. J., Koss, M. P., Von Korff, M., Bernstein, D. E., et al. (1999). Adult health status of women with histories of childhood abuse and neglect. *American Journal of Medicine, 107*, 332-339.

Walker, E. A., Katon, W., Russo, J., Ciechanowski, P., Newman, E., & Wagner, A. (2003). Health care costs associated with posttraumatic stress disorder symptoms in women. *Archives of General Psychiatry, 60*, 369-374.

Walker, E. A., Newman, E., Dobie, D. J., Ciechanowski, P., & Katon, W. J. (2002). Validation of the PTSD Checklist in an HMO sample of women. *General Hospital Psychiatry, 24*, 375-380.

Walker, E. A., Newman, E., & Koss, M. P. (2004). Costs and health care utilization associated with traumatic experiences. In P. P. Schnurr & B. L. Green (Eds.), *Trauma and health: Physical health consequences of exposure to extreme stress* (pp. 43-69). Washington, DC: American Psychological Association.

Wallihan, D. B., Stump, T. E., & Callahan, C. M. (1999). Accuracy of self-reported health service use and patterns of self-care among urban older adults. *Medical Care, 37*, 662-670.

Watson, D., & Pennebaker, J. W. (1989). Health complaints, stress, and distress: Exploring the central role of negative affectivity. *Psychological Review, 96*, 234-254.

Weisberg, R. B., Bruce, S. E., Machan, J. T., Kessler, R. C., Culpepper, L., & Keller, M. B. (2002). Non-psychiatric illness among primary care patients with trauma histories and posttraumatic stress disorder. *Psychiatric Services, 53*, 848-854.

White, H. R., & Widom, C. S. (2003). Does childhood victimization increase the risk of early death?: A 25-year prospective study. *Child Abuse and Neglect, 27*, 841-853.

Wilson, I. B., & Cleary, P. D. (1995). Linking clinical variables with health-related quality of life. Journal of the American

Medical Association, 273, 59-65.

Wolfe, J., Schnurr, P. P., Brown, P. J., & Furey, J. (1994). Posttraumatic stress disorder and war-zone exposure as correlates of perceived health in female Vietnam War veterans. *Journal of Consulting and Clinical Psychology, 62*, 1235-1240.

Zatzick, D. F., Jurkovich, G. J., Gentillelo, L., Wisner, D., & Rivara, F. P. (2002). Posttraumatic stress, problem drinking, and functional outcomes after injury. *Archives of Surgery, 137*, 200-205.

Zayfert, C., Dums, A. R., Ferguson, R. J., & Hegel, M. T. (2002). Health functioning impairments associated with posttraumatic stress disorder, anxiety disorders, and depression. *Journal of Nervous and Mental Disease, 190*, 233-240.

Zoellner, L. A., Goodwin, M. L., & Foa, E. B. (2000). PTSD severity and health perceptions in female victims of sexual assault. *Journal of Traumatic Stress, 13*, 635-649.

第21章

文化とトラウマ

Janet E. Osterman and Joop T. V. M. de Jong

　トラウマ的出来事は，残念なことに，地球上のいたるところに存在し，様々な文化集団に影響を与える経験である。治療者および研究者は，自らの文化集団とは異なる集団に属する個人，家族，コミュニティーを対象に介入や調査を行うことが多い。健康・疾病の概念，苦痛の表現方法，および癒しに関する信念・実践は，文化と相互に影響し合うため，何らかの病状，特に精神障害を効果的に治療・研究するためには，文化的能力 cultural competency skill が不可欠である。これら文化に関する概念は，文化人類学，精神医学，そして心理学といった学際分野を横断する広範にわたるものである。あらゆる（身体および精神の）疾病・病いに関して，その文化特有の症状の表現（苦悩の慣用表現 idiom of distress，病時の行動），病いの原因帰属（説明モデル），対処方法，その地で許容されている治療法，そして，欧米的であろうとなかろうと治療法の受容の度合いは，文化が形づくるものである（Becker & Kleinman, 2000; Kleinman, 1980; Kleinman & Good, 1985）。

　文化やサブカルチャー集団には大きな多様性があり，すべての文化，サブカルチャーを知ることは難しい。しかし，治療者・研究者は，以下で概観する鍵概念を適用することで文化的能力を高めることができる。本章では，読者が文化問題に取り組むための入り口の1つとして，文化医療と精神保健医療，研究における最近の方法論に関し，いくつかの鍵概念を紹介する。これらの鍵概念を説明する過程で，世界中の様々な文化から得た事例を用いる。また，トラウマに関する最近の文献を展望し，その一般化可能性を議論する。最後に，文化とトラウマ的出来事がもたらす影響との間の相互関係に関する知見の強化に今後必要な研究の方向性についても述べる。

方法論的考察

鍵概念

　ここでは，異なった文化やサブカルチャーを持つ患者や集団と関わる際に，研究者，治療者が考慮しなくてはならない医療人類学の鍵概念をいくつか紹介する。さらに深く学びたい場合は参考文献を参照されたい（Kleinman & Good, 1985; Pedersen, Dragus, Lonner, & Trimble, 1996; Ponterotto, Casas, Suzuki, & Alexander, 1995）。

　始めに，エティック etic とイーミック emic の二分法を取り上げたい。エティック・アプローチとは，文化普遍的な方法であり，ある特定の文化への適用を意図していない。一方，イーミック・アプローチとは，個別の文化に特異的な方法である。すなわち，治療者や研究者は，多くの場合，その文化の中で働き，その中で学びながら，評価方法や治療的介入を，患者やその集団の文化に適応させる。エティック・アプローチでは，治療者や研究者が自身の文化のみに基づいた

概念，仮定および先入観をもち，患者の文化的背景を考慮しない場合，自文化中心主義に陥る危険性がある（Marsella, Friedman, & Spain, 1996）。Wrenn（1962）は，「被包化 encapsulation」という用語でこのバイアスを表現した。例えば，診断面接票 Diagnostic Interview Schedule（DIS）や精神科診断面接マニュアル Structured Clinical Intervention for DSM-IV（SCID）といった欧米の診断尺度を，非欧米文化においてそのまま使用することは，診断の正確さに問題を生じうるエティック・アプローチの例といえよう。各々の精神障害は文化に関わらず似通っているという推測に基づいたこのような診断上の誤りを，Kleinman（1977）は，「カテゴリー錯誤 category fallacy」と呼んだ。このような診断上の誤りは，研究を行っている地域の文化が異なるにも関わらず，研究者が，自分の文化における診断の信念と知識に基づいて「障害 disorder」の証拠をみつけようとする際に生じる。この異なる文化における診断の有効性に関する問題は，臨床的にも研究的にも非常に重要である。

2つ目の鍵概念である「苦悩の慣用表現」は，Kleinman（1982）が説明したように，人間の病いに関する文化的表現のことである。治療者や研究者は，その文化において苦痛や病いを定義するために一般的に使われている用語を理解する必要がある。これは，医療人類学におけるもう1つの鍵概念である疾患 disease と病い illness との二分法とも関連深い。「病い」とは，自分の病気に関する，主観的で文化の影響を受けた自らの体験のことであるが，「疾患」とは医療専門職が用いる概念である（Kleinman, Eisenberg, & Good, 1978）。病いと疾患という概念は，それぞれ現地の文化と，医療にまつわる文化双方からの相容れぬ影響を受けているために，互いに一致しない場合がある。

3つ目の広く用いられている関連概念は「説明モデル explanatory model」（Kleinman, 1980）である。これには病いの原因についての文化的な帰属，もしくは患者の理解，および患者と家族ならびに文化的に承認された民間治療者などの健康専門職とのあいだの相互的な経験が含まれる。患者と健康専門家とのあいだでは，原因の帰属についてしばしば意見の相違が見られる。

文化医療学における研究方法

自文化主義に陥らないためには，イーミック・アプローチが必要であり，そのためにはその文化について，またその文化の中で病いや健康に関して用いられている言語や説明モデル，そして文化的な癒しの実践と信仰についての詳しい知識が必要であり，そうした知識によって文化的理解を深める必要がある。民族誌学 ethnography は，文化人類学の一種であり，参与観察によって人類の文化について科学的記述を行う学問である（Bernard, 1994）。イーミック・アプローチにおいて，民族誌学は欠かせない。精神保健医療研究者は，民族誌学的研究を行う際，しばしば，人類学者，そして可能であれば双方の文化と言語に精通した精神保健医療専門家とともに行っている。民族誌学の研究者は，一般的に，一定期間にわたってその文化コミュニティーに居住し，そのコミュニティーの中で人々にインタビューを行う。精神医学的民族誌学研究は，数多くの非欧米地域で行われており，例えば，中国（Kleinman, 1975），西アフリカ（de Jong, 1987），カンボジア（van de Put & Eisenbruch, 2002），スリランカ（Somasundaram & Jamunanatha, 2002），コンゴ（Roy, 2002），ソマリア（Zarowsky, 2004）において行われてきた。民族誌学的研究は，臨床的アプローチを発展させたり，ケアシステムを組み立てたり，研究をする際の土台を提供する。Bolton と Tang（2004）は，民族誌学的アプローチにより，精神保健と精神保健上の問題に関する現地の見方を知ることができ，非欧米の国々において災害後の精神保健医療プログラムを組み立て，実施する際の助けとなると述べている。

民族誌学的研究の方法論には，フォーカス・グループ，鍵となる情報提供者へのインタビュー，スノーボール・サンプリング snow ball sampling[*1]，そして病いのナラティブなどが含まれる。ここでは，スノーボール技法の説明から始めるが，この

方法は，フォーカス・グループ，鍵となる情報提供者，そして病いのナラティブに参加してもらう個人もしくは家族を見つける際に，必要となるかもしれない。スノーボール・サンプリングは，みつけるのが難しい研究対象集団から研究参加者を得るために開発された（Biernacki & Waldorf, 1981; Goodman, 1961）。この方法では，研究対象となる集団に属していて，その集団について精通している人に，研究対象となる状況を有すると思われる人々を同定してくれるよう依頼する。その中から，無作為にインタビュー対象者を選び，インタビューの後，その人にも，同様に研究対象となる人々のリストを提供してくれるよう頼む。そして，この過程を何度か繰り返す（Ding et al., 2005; Gernaat, Malwand, Laban, Komproe, & de Jong, 2002; Momartin, Silove, Manicavasagar, & Steel, 2004）。スノーボール・サンプリングでは，協力してくれるその文化の中で暮らす鍵となる情報提供者，例えば，地域のリーダー，民間治療者，保健医療提供者，もしくは宗教指導者といった人をまず同定し，研究案についての意見や情報を提供してもらったり，フォーカス・グループや深層面接 in-depth-interview[2] の参加者集めに協力してもらう。文化によっては，地域のリーダーから研究への同意を得たり，地域の人々にインタビューをする許可を与えてもらう必要がある。このような方法で集められた人々は，文化に関する知識を組み立て，研究の主題をより良いものにするうえで，研究者の助けとなり得る（de Jong & van Ommeren, 2002）。この方法では，特定の集団の代表サンプルを得られるわけではないので，研究の集団全体への一般化可能性はかぎられる。Momartin ら（2004）は，スノーボール・サンプリングを用いて集められた研究対象者においては，そうでない人々と比べて，精神病理上の問題が大きくなる傾向があることを述べている。

フォーカス・グループは，研究対象となる集団の中から集められた，一般的には10人かそれよりも少人数からなる小グループである（Krueger, 1994; Morgan, 1997）。フォーカス・グループの目的は，その文化に関する情報，例えば，苦悩の慣用表現，説明モデル，そしてヘルスケア・システムに関する質的情報を集めることである。フォーカス・グループは，さらに，集団レベルの問題，リスク要因および保護要因，さらには研究対象集団のおかれている社会文化的，社会経済的，および政治的文脈に関する知識と洞察を与えてくれる。フォーカス・グループから得られる質的情報は，研究者が，研究主題や研究課題を決め，改善し，何を測定するのかを決定するうえで役立つ。フォーカス・グループでは，参加者とグループのファシリテーターが，その研究にとって重要な1つか2つの研究課題について話し合う（de Jong & van Ommeren, 2002 を参照）。例えば，フォーカス・グループにおいて，当該地域の最近の健康問題の状況，対処法，病いに関する行動，またはトラウマ的出来事への暴露について話し合ったりする（Aheto & Gbesemete, 2005; Ayuku, Odero, Kaplan, De Bruyn, & De Vries, 2003; Ding et al., 2005; Hollifield et al., 2005）。研究と文化によっては，複数のレベルでフォーカス・グループを持つ必要がある。例えば，コミュニティー・リーダーのグループ，民間治療者のグループ，医療ケア専門家のグループ，家族グループ，男性のみ，女性のみ，教育レベルに合わせたものなどである（de Jong & van Ommeren, 2002）。情報提供者の偏りに基づくバイアスや，同じ地域で暮らす人々との軋轢や気まずさ，恥ずかしさを生じる可能性，もしくは男女が一緒になったり異なる年齢の人々と話すことで参加者が文化的タブーを感じて話すことをためらうことなどを考慮して，同じ議題のフォーカス・グループを複数持つことが必要とな

---

[1] 回答者が次の回答者を紹介するというサンプリング。雪合戦において，雪玉をあてられた人が次に他の人に雪玉をあてていくイメージ，あるいは雪玉を転がして大きくするイメージに重ねて，回答者を増やしていくという意味でこのように命名されている。

[2] 質的研究において，情報提供者の経験を，その状況や人生，価値観などをふまえて理解することを目的とした，多くは反復して行われる面接方法。

る場合もある。鍵となる情報提供者への深層面接は，このような落とし穴にはまることなく，良いデータ収集につながるフォーカス・グループを作るうえでも助けとなる。

　深層面接は，研究対象となるグループの中から同定された人，その家族，もしくは鍵となる情報提供者に対して行う。文化人類学者は，深層面接を，「病いのナラティブ」，「厚い記述」，もしくは「人物中心民族誌学 person-centered ethnographies」といった言葉で表現し（Holman, 1997; Kleinman, 1988），一方で，人格心理学者は「心理的自伝」という用語を使用する（McAdams & Ochberg, 1988）。病いのナラティブは，個人の病い，苦悩の慣用表現，説明モデル，病いの文化的意味，症状，そして対処メカニズム，さらには家族や文化の反応に関する，詳細で焦点のしぼられた情報を引き出すものである。これらのインタビューによって得られる情報を活用することで，地元の人々の懸念を同定したうえで，研究を意味あるものとし（de Jong & van Ommeren, 2002, 2005），治療プログラムを効果的に実施することができる（Bolton & Tang, 2004; de Jong, 2002a, 2002b）。

　カンボジアでは，1,100 人の民間治療者を対象に深層面接を用いた民族誌学的研究がなされた（van de Put & Eisenbruch, 2002）。この研究により，地元の民間治療者と僧侶による癒しと社会的支援というカンボジア独自の広範なシステムが明らかになり，苦悩の慣用表現や説明モデルも明確となった。このケアシステムにおいては，様々な種類の民間治療者が癒しの役割を現地文化において認められた形で果たしていた。preah sang（仏僧）は不安を軽減するためのアドバイスを与える。kruu（訓練された民間治療者）は薬物治療と魔術的な儀式によって，問題を引き起こしている呪いや呪縛霊を清める。訓練された民間治療者による公開の儀式は，地域への再統合を促進する役割を持つ。kruu chool ruub（霊媒師）は，多くの場合女性であり，自らの未来について苦しんでいる女性を支援するために祖先とコミュニケーションをもったり，仲介したりする。cmap（伝統的産婆）は出産を助け，産褥期を通して，新しく母親となった者や家族に支援を提供する。カンボジアの文化においては，「狂気」には様々な原因があるとされる。怒った祖先が引き起こす狂気，怒った人々が魔法や魔術で病いを引き起こしたり，怒った霊が狂気を引き起こすなどである。これらの「狂気」によって引き起こされた急性の病いは，土着の癒しシステムによく反応する。特定の問題ごとに，その分野を得意とする有名な土着の民間治療者がおり，人々はその癒しを求めて，遠方からはるばる訪れることもある。しかし一方で，ほとんどの民間治療者は自らの能力の限界を認めており，慢性の精神病性障害の治療は行わない（Eisenbruch, 1994）。民間治療者は，家族が，なぜ本人がこのような chuet（狂気）を有するようになったのかについて理解する手助けをし，病気を持つ者が地域に再統合されるよう促進する。この民族誌学的研究は，ポルポト派時代に破壊された土着の癒しシステムを再確立し，再統合するための臨床プログラムの開発（van de Put & Eisenbruch, 2002），および疫学研究の促進（de Jong et al., 2001）に活用された。

評価尺度の適用

　カテゴリー誤謬につながる自文化主義的バイアスを避けるために用いられる診断評価法の1つに，エティックな構成概念をイーミックな概念によって修正したエティック・イーミック混合アプローチがある。自文化主義的バイアスによる落とし穴を避け，評価尺度の文化間妥当性を高めるため，いくつかの研究手法が開発されてきた（Brislin, 1986; Brislin, Lonner, & Thorndike, 1973; Flaherty et al., 1988; Marsella, Friedman, et al., 1996; Marsella & Kameoka, 1989; Sartorius & Janca, 1996）。Marsella と Kameoka（1989; Marsella, Friedman, et al., 1996）は，欧米の自文化中心主義の影響を軽減するため，研究を行う地域の文化に根づいた民族言語学的方法を用いることを勧めた。自らの文化の見方，思考や行動パターンが正しいとみなす傾向は，別の文化グループ出身の人々のそれらを見下したり，価値のないものとみなすことにつながる危険性がある。民族

言語学的アプローチでは，文化的に適切な翻訳をし，文化への敏感さを高め，適切でない質問項目や手順を減らすために，その文化的集団の主観的経験に重きをおく。例えば，ある特定の文化集団出身者を集めたフォーカス・グループを開き，その評価尺度の文化的敏感性を高め，不適切な項目や手順を減らすために，言語学的，文化的側面双方の観点から翻訳が適切かどうか確認することができる（Brislin, 1986; Brislin et al., 1973; de Jong & van Ommeren, 2002; Flaherty et al., 1988; Keane, Kalopeuk, & Weathers, 1996; Marsella, Friedman, & Spain, 1996; van Ommeren et al., 1999; Westermeyer & Sines, 1979）。

Manson（1997）は，使用されるすべての用語が，理解可能性，受容性，有意味性，そして完全性の基準を満たす必要性を提唱した。理解可能性が低い用語とは，意味が通じない，もしくは元々の意味と異なる翻訳がなされた言葉を指す。例えば，McCallとResick（2003）によるカラハリ・ブッシュマンのPTSDに関する研究では，この文化において，PTSD症状としての麻痺numbingの概念は，翻訳，もしくは理解されないことが分かった。有用な概念ではないのである。文化的に受容性の低い言葉とは，イスラム教の女性に対して婚前の性的活動について問うなどのように，侮辱にあたったり，文化的タブーへの配慮が足りないものを指す。有意味性がない用語とは，その文化の中では見られない，もしくは背景にある概念と関係がないとみなされるもののことである。例えば，飢餓に苦しむ人々に食欲減退について聞くことは意味をなさない。完全性を満たさない質問とは，エティックで，文化的差異に配慮していないものを指す。

Flahertyら（1988）は，原本と翻訳された尺度のあいだで満たされるべき5つの等価性（内容，言語，技術，基準および概念）を同定した。内容的等価性は，1つ1つの評価項目がその文化における経験と有意味に関連している場合に満たされているといえる。例えば，飢餓を経験している集団においては，うつを評価するための食欲に関する質問への回答は，しばしば，食べ物があった場合という前提を反映したものとなる（例：もし食べ物が十分にあれば，食べたい）（de Jong, 1987）。言語的等価性は，元の質問が，現地の言葉や現地の苦悩の慣用表現に適切に翻訳された時に達成されうる。例えば，van Ommerenら（1999）は，ネパールの地域において，自殺を表す言葉がないことを見出した。正式なネパール語およびサンスクリット語のaatmahatyaaという語は村人には知られていないか使われていなかった。言語的等価性を確保するために，その尺度においては，自殺という言葉は「首つり，服毒，もしくは崖から飛び降りて死ぬこと」という，現地でよく知られた概念に翻訳された。専門的等価性は，系統的バイアスを生じないために，文化間における評価方法とデータ収集の比較可能性を評価し，異なった文化において研究方法や尺度をもっとも良い形で実施するためのものである（de Jong & van Ommeren, 2002）。例えば，技術的等価性は，面接者が回答者に精神的に負担を与えかねない（政治的，宗教，部族等）団体に関連している者かどうか，正しい情報を得るためには質問をポジティブな形で問うべきかネガティブな形で問うべきか，プライバシーに十分配慮しているか，文化的に適切な対人距離を保っているか，性別・民族・社会経済的地位・出身地などの差異が面接者と回答者とのコミュニケーションの障害になっていないかなどの項目を用いて評価する（de Jong, 1987）。基準等価性は，その要因の測定の解釈が，研究地域の文化における基準を用いた解釈と同様であるか，その要因の測定結果が現地文化を知る精神科医が独立して評価した際の基準と合致する場合にあるといえる。例えば，アフリカ諸国では，誰かが自分を迫害しようとしていると感じるかという問いに，健康な回答者の多くが「はい」と答えるかもしれない。これらの地域の文化を知る精神科医は，彼らにとって呪術や魔法への恐れは一般的な文化的信念であり，これをパラノイア型妄想の証拠とは考えないだろう（de Jong, 1987）。概念的等価性は，その尺度が，文化を超えて同じ概念を評価している場合に満たされているといえる。例えば，PTSDの評価尺度には，悪夢につい

ての項目が含まれる場合があるが，アニミズムや仏教文化においては，悪夢は先祖の訪れとして，普通のこと，もしくは受容されているものかもしれない。PTSD症状の翻訳においては，言語的等価性と概念的等価性双方に関する問題が生じうる。このため，最も適切な翻訳を行うためにはいくつかのフォーカス・グループを繰り返す必要があるかもしれない。

　Brislin（1986; Brislin et al., 1973）は，評価尺度の適切な翻訳と文化的適用を行うための5つの段階を提唱している。すなわち，翻訳，元の文章を知らない状態での逆翻訳，元の尺度と翻訳と逆翻訳の比較，パイロット研究，パイロット研究のデータと対象者の検証である。世界保健機関（World Health Organization: WHO; Sartorius & Janca, 1996）は，これを拡張し，7段階としている。すなわち，(1) バイリンガルの専門家グループを作る，(2) 専門家による尺度の概念的構造の検討，(3) 翻訳，(4) 専門家による翻訳の検討，(5) その言語のみを理解する人々からなるフォーカス・グループによる検討，(6) 元の文章を知らない状態での逆翻訳，(7) 専門家による，元の文章を知らない状態でなされた逆翻訳の検討である。van Ommerenら（1999）は，内容的，言語的，専門的，基準連関，および概念的等価性を満たし文化に適合した翻訳尺度を作るために必要なこの複雑な段階をすべて遂行できるようにするために，翻訳モニタリング・チェックリストを開発した。尺度を研究対象者に適用する準備ができたら，正確にその障害を評価できるかどうかの検証のための試験と妥当性の検討が必要である。例えば，うつを評価するための翻訳尺度は，臨床的にうつで苦しんでいると判断された人々にそれを見出すことができなくてはならない。データ分析に際して，研究者は，改めて，あり得るすべてのバイアスを見出そうと努めねばならない。この方法は，費用対効果の高い疫学研究の尺度翻訳において，すでにいくつかの非欧米諸国で使われてきた（de Jong et al., 2001; de Jong, Komproe, & van Ommeren, 2003; van Ommeren et al., 1999; van Ommeren, de Jong, et al., 2001）。

　3つの文化圏でなされた重度ストレス障害 disorders of extreme stress（DES）の有病率に関する最近の研究は，この欧米の診断概念は，概念的，内容的，言語的，および／または専門的等価性の問題のために，評価が難しいことを示した（de Jong, Komproe, Spinazzola, van der Kolk, & van Ommeren, 2005）。例えば，解離に関する質問は，言語的および概念的等価性に関する問題を生じた。アルジェリア，パレスチナ，エチオピアの文化においては，「時折，自分の中に自分の行動をコントロールする別の人物がいる」気分という概念に困難が生じた。この概念は，対象者に異なった感情の状態を同定し，これらを副人格もしくは，自分の「一部」と考えることがあるかどうかを問うものである。解離もしくはトランスを，先祖の訪れ，憑依，もしくは自らの魂の一部が体から離れていくことと解釈する文化においては，往々にしてこの質問は解離がある場合でも，誤って否定されうる。シャーマンや民間治療者といったしばしばトランス状態になる者も，この質問もしくは概念を解離とは結びつけないであろう。同じように，「驚愕したりストレスを感じると，意識がぼんやりとする」という概念は，多くの文化で知られておらず，これも憑依のためだと解釈されるかもしれない。

　診断の国際標準化は，非欧米文化における社会文化的影響を周辺化し，診断の妥当性に影響を与え得る（de Jong & van Ommeren, 2002）。注意深い文化的適用と翻訳に加え，研究者および治療者は，診断尺度（例：統合国際診断面接法 Composite International Diagnostic Interview（CIDI），SCID，DIS）のスキップ・ルールを検討する必要がある。一般的な尺度使用は，特定のスクリーニング質問を満たさない場合，面接者は一連の質問を飛ばせるように作られている。このスクリーニングのための質問が文化的に有意味でなかったり，文化的等価性がない場合，文化比較が成り立たない無意味な有病率を生み出す危険がある（de Jong & van Ommeren, 2002）。特に難しい分野の1つに，精神病のスクリーニング質問をめぐるものがある。アフリカのアニミスティッ

クな文化においては，幻覚は一般的なものであり，支援やアドバイスを与えるための先祖の来訪と解釈されうる。この問題に対処するために，CIDIは，まず幻視を見るかどうかを聞き，面接者が文脈を評価するのに必要なオープンエンドの質問をする。研究者または治療者は，この情報に基づいて，それが病的かそうでないかを評価，判断し，この尺度における文化的感受性を担保する（Kessler et al., 2005）。スキップ・ルールを使用することが診断の不正確さにつながる可能性があるかどうかを検討するうえでは，フォーカス・グループを用いることが望ましい。診断の正確さに関する疑念がある場合は，その診断カテゴリーに属するすべての質問を聞くべきである。

しかしこのような方法は，臨床場面では実際的ではない。臨床家は，精神保健と人類学双方に関する文献に精通することで，文化的能力を向上させる必要がある。鍵となる情報提供者との間で医療通訳を用いることも多いが，彼らは患者の文化グループの一員であることが多く，行動が許容されるものか否か，苦悩の慣用表現，説明モデル，そして文化的支援と癒しの実践のあり方についてもアドバイスを受けることができる。

現在の研究状況：PTSDと文化

PTSD診断が，戦争や暴力（文献展望による総説；de Jong, 2002b; Green et al., 2003），および自然災害（文献展望による総説；Katz, Pelligrino, Pandya, Ng, & DeLisi, 2002; Norris, Friedman, & Watson, 2002; Norris, Friedman, Watson, Byrne, et al., 2002）のサバイバー survivor において，文化を越えてつけられることは，疫学的研究によって示されてきた。戦争関連のPTSD研究のほとんどは欧米に移住した難民を対象としており，主に治療もしくは支援を求める難民もしくは保護希望者を対象としている。欧米においても，地域に暮らす難民を対象とした研究は少なく，欧米以外の地域に暮らす人々を対象とした研究はさらに少ない。そのような中，災害に関する研究は，欧米か否かを問わず，他のトラウマ経験に関するものより多い。災害研究においては，臨床の場における研究のみならず，大規模な無作為サンプリングを用いた一般人口研究も多くなされている。Kokai, Fujii, Shinfukuと Edwards（2004）は，災害と精神保健医療に関する文献展望において，1967年から1991年の期間に世界の約30億人が被災し，そのうちの85％がアジアに暮らす人々であったと述べている。

欧米人におけるPTSD治療の有効性については多くの研究が示しているが（Ballenger et al., 2000; Foa, Keane, & Friedman, 2000; Keane & Barlow, 2002），現在の治療研究を検討するかぎり，欧米以外の国に暮らす人々に関して，エビデンスに基づいた臨床を行ううえでの指針となる十分な情報はない。低所得の非欧米諸国に暮らすトラウマ体験者では，「欧米」の医療または精神保健ケアへのアクセスがかぎられている。Bracken, Giller と Summerfield（1995）は，欧米の精神保健医療プログラムを他の文化圏において実施することは有害となり得ると述べている。欧米の実験的研究において有効とされた治療でも，非欧米の患者に対してはそれを支持する実証データなしに輸出すべきではない。この問題に関する研究は未だ萌芽期であるが，今，勢いを増している。

本節では，欧米の難民に関する疫学研究（一般人口および臨床コーホートの双方を含む），および，非欧米諸国における戦争および自然災害のサバイバーに関する疫学研究，および，それ以外の文化圏に住む患者に関するPTSDの治療研究の最新データを概観する。臨床家にとって有用な，臨床実践の場における文化（Gaw, 1993参照）や，米国のサブカルチャーおよびそれ以外の文化におけるPTSDについての洞察と指針を与える文献（Green et al., 2003; Marsella, Friedman, Gerrity, & Scurfield, 1996参照）もいくつか出されている。

戦争と暴力に関する疫学的研究
欧米の臨床場面における治療

臨床の場において報告されたPTSDの有病率は14％から95％と広い幅がある（Favaro,

Maiorani, Colombo, & Santonastaso, 1999; Gorst-Unsworth & Goldenberg, 1998; Hinton et al., 1993; Kinzie et al., 1990; Kinzie, Sack, Angell, Clark, & Ben, 1989; Kroll et al., 1989; Lavik, Hauff, Skronda, & Solberg, 1996; Mollica et al., 1998; Solvig & Göran, 1997; Weine et al., 1995; Weine, Razzano, et al., 2000; Weine, Vojvoda, et al., 1998)。よくみられる合併症としては、うつ病性気分障害がみられる。例えば、Kinzieら（1989）は、27人の若いカンボジア人のうち48％がPTSDを有し、41％がうつ病を有していたと報告した。米国のあるインドシナクリニックでは、モン族では93％、ラオス人では65％、東南アジア人では53％の者がPTSDを有していた（Kinzie et al., 1990）。Krollら（1989）は、米国における地域の精神科診療所に通う404人の東南アジア難民（ラオス、カンボジア、ベトナム）を対象とした研究において、難民の14％がPTSDと診断され、約50％の者が大うつ病性気分障害 major depressive disorder（MDD）と診断されたことを報告している。オスロでは、治療を求めにきた難民の46.6％がPTSDの診断基準を満たした（Lavik et al., 1996）。治療を求めにきたボスニア難民においても、PTSDの率が高かった（65％）（Weine et al., 1995）。オーストラリアでは、福祉センターでの保護を希望する者のうち、37％の者がPTSDと診断された（Silove, Sinnerbrink, Field, Manicavasagar, & Steel, 1997）。このように病いを持つ人の割合は状況によって大きく異なる。これらの研究から得られた知をめぐる問題の1つは、多くの場合、対象者が便宜的に集められている点である（例：治療を受けにきた人や保護を希望している難民）。そのため、これらの結果をより大きな一般集団に一般化することは難しい。治療を求めている難民においては、地域で暮らす者より、病理の発生率が高いかもしれない。保護を求めている者は、拷問のような苦しみをより多く受けてきた可能性があるし、一方で、保護申請過程にある者は保護を得るためにはより多くの症状を述べねばならないと考えているかもしれない。また、対象者数がごく少ない研究も多く（例：Kinzie et al., 1989)、対象者数や評価尺度が多様であるため、集団間の比較が難しい。

欧米における地域研究

欧米諸国に暮らす難民の地域研究でも、PTSDなどの不安障害、および大うつ病性障害がみられることが報告されてきた。7つの欧米諸国で行われた、地域で暮らす難民に関する20の調査（$n = 6,743$）に関する最近のメタアナリシスでは、PTSDの有病率は9％、大うつ病は5％であった（Fazel, Wheeler, & Danesh, 2005）。米国のベトナム難民に関する地域調査では、被収監経験のないベトナム難民と比べて、政治犯として収監された経験のある者は、それぞれPTSD77.3％、うつ病36.4％に対し、PTSD88.2％、うつ病56.9％と、より高い有病率を示した（Mollica et al., 1998）。イタリアのユーゴスラビア難民キャンプでは、50％がPTSD診断を満たし、35％が大うつ病性気分障害の診断を満たした（Favaro et al., 1999）。ハーバードトラウマ質問票を用いたオランダの地域調査では、ソマリア難民の31.5％がPTSDの基準を満たし、36％が不安障害、63％がうつ病性気分障害の基準を満たした（Roodenrijs, Scherpenzeel, & de Jong, 1998）。Gernaatら（2002）は、オランダの51人のアフガン難民の12カ月有病率を調べるためにスノーボール・サンプリングを用いた結果、65％が精神障害を有しており、うち、57％がうつ病性気分障害、35％がPTSDを有しているとした。この地域における精神疾患には、言語能力の低さ、教育レベルの低さ、調査時点の無職が関連していた。米国で暮らす、治療を希求しているわけではないイラク人男性の難民（クルド系45％、シーア系55％）においては、ほぼ10％の者がPTSDを有していた（Gorst-Unsworth & Goldenberg, 1998）。Laban, Gernaat, Komproe, Van der Tweelとde Jong（2005）によって最近発表された、オランダに暮らす無作為に選ばれた294人のイラク難民を対象とした研究で、CIDI2.1を用いたところ、PTSDの生涯有病率は37％、それ以外の不安障害は22％、そしてうつ病性気分障害で35％であった。

子どもに関する研究では、3つの欧米諸国出身の子どもの難民260人を対象とした5つの調査において、11％の子どもにPTSDがみられた（Fazel et al., 2005）。難民の里子養育プログラムに参加している241人のスーダン人の子どもでは、20％にPTSDがみられ、そのリスク要因には社会的孤立と怪我の既往が関連していた（Geltman et al., 2005）。

治療や保護を求めている者を対象とした研究よりも、地域住民を対象とした研究の方が一般化可能性が高い。しかし、出来事以前の経験やトラウマ体験への暴露（例：政治的収監の経験の有無）、脱走経験、現在の生活状況（例：難民キャンプで暮らしているかどうか）、または新しい地域での文化変容にまつわるストレスの度合いの差異により、一般化可能性は低くなり得る。また、保護を待っている時間の長さも心理的病理に影響を与えるかもしれない（Laban et al., 2005）。

非欧米における地域調査

低所得の紛争後の国々では、サバイバーや難民の研究はほとんどなされていない。4つの紛争後の国（カンボジア（$n = 610$）、アルジェリア（$n = 653$）、エチオピア（$n = 1,200$）、ガザ（$n = 585$））を対象とした大規模疫学調査（de Jong et al., 2001）では、PTSD、うつ病、不安障害の有病率、リスク要因、現在のストレス要因の種類について調べられた。PTSDの有病率は、カンボジアで28.4％、アルジェリアで37.4％、エチオピアで15.8％、ガザで17.8％であった。すべての国に共通するPTSDのリスク要因は、12歳以降に経験した紛争関連のトラウマのみであった。エチオピア、ガザ、アルジェリアでは、拷問がPTSDのリスク要因だった。カンボジアでは、若者の家庭内ストレス、家族の死亡または離別、親のアルコール乱用のすべてがPTSDと関連していた。出来事以前の精神科既往と現在何らかの病いを有することは、カンボジアとエチオピアでPTSDのリスク要因だった。難民キャンプの状況の悪さはガザとアルジェリアで、日々のストレスはアルジェリアで、それぞれPTSDと関連していた。

PTSD発症の危険率は、ガザの10.03が最も高く、最も低いアルジェリアでは3.14であった。一方、気分障害の危険率は、エチオピアで6.06、ガザで4.53であった。それ以外の不安障害については、エチオピア、アルジェリア、ガザで2.10から3.16の間であった。さらに障害は、PTSDよりも気分障害および不安障害とより関連していた。本研究の優れた点は、研究で用いる尺度の翻訳の質が高いことと、それぞれの国における対象者の多さである。

ネパールで行われたブータン難民の一般人口調査では、PTSDは拷問のサバイバーにおいて最もよくみられ（14％）、拷問を経験したことのない難民における有病率は3％であった。加えて、拷問のサバイバーには不安とうつ病症状も多くみられた（Shrestha et al., 1998）。タイとカンボジアの国境にあるキャンプに暮らす993人のカンボジア難民を対象とした調査では、難民の15％がPTSD症状を、55％がうつ病症状を呈していた（Mollica et al., 1993）。Dahl, Mutapcic と Schei（1998）は、1994年、ボスニア・ヘルツェゴビナの戦闘地域で、209人の女性国内避難民を対象に調査を行った。強制収容所への収容やその他の拘留体験など、トラウマ的出来事への高いレベルの暴露があった女性は、調査において10ある症状基準のうち6つ以上を満たし、トラウマ後の困難を経験していることが示唆された。トラウマ後の困難に関する症状と関連があった他の要因として、25歳以上であること、母であること、そして夫がいないことが挙げられた。TanとFox（2001）によるガンビア（西アフリカ）の2つのキャンプで暮らす80人のセネガル難民を対象とした研究では、10％がPTSD症状を呈し、不安症状は46.3％、うつ病症状は58.8％においてみられた。スリランカの紛争地域に暮らす101人の文民では、27％にPTSDがみられ、これら文民のうち41％に身体化症状がみられた（Somasundaram & Sivayokan, 1994）。Alldenら（1996）によると、タイのビルマ難民104人を対象とした研究では、38％の者がうつ病症状を呈し、25％がPTSDの基準を満たした。これらにおいては、他の紛争後の精神保健研究と同様、対象

者数や方法論は多様であった。de Jongら（2001）の研究で示されているように，特定の集団が経験する困難レベルには，複数のストレス要因が影響を与えていることが示唆された。

災害の疫学的研究

　主に一般人口を対象に行われた災害の研究においても，トラウマ体験後のPTSD，うつ，およびそれ以外の不安障害が報告されている。Norris, Friedman, Watson, Byrneら（2002）の五大陸の160の災害後研究を分析した文献展望では，重度または最重度の機能障害のある精神疾患の苦しみは，アジア，アフリカ，東欧，アメリカ大陸の開発途上国において最も高かった。米国では，重度または最重度の機能障害を有する者は25％であったのに対し，途上国の対象者においては78％であった。Norrisらは，開発途上国の人々における重度または最重度の機能障害を持つ者の多さは，より重いトラウマ体験への暴露と被災後の支援資源（食料，避難場所，保健サービス）へのかぎられたアクセスによるものと推測している。

　災害の影響に関するいくつかの研究では，欧米および非欧米の治療希求群において，民族をリスク要因の1つの可能性として検討している。2001年9月11日のテロ攻撃後の一般人口調査にも，民族が項目に含まれていた（Galea et al., 2004）。これによると，ドミニカ人やプエルトリコ人は，それ以外の地域出身のヒスパニックや非ヒスパニックの人々と比べ，より多くのPTSD症状を示した。このように，他の地域出身のヒスパニック（6.1％）や非ヒスパニック（5.2％）と比べてドミニカ人（14.3％）やプエルトリコ人（13.2％）においてPTSD症状の発症率が高いことは，暴露の強さ，低収入，社会的支援の低さ，低年齢による影響と考えられた。Webster, McDonald, Lewin, LewinとCarr（1995）は，オーストラリアで生まれた人々と比べて，英語を話さない移民において，地震後の心理的困難が多くみられたと報告している。ここでも，民族よりも，暴露の度合いの方が心理的困難により影響していた。

　約350万人が被災した日本の地震後，PTSD，うつ，不安症状に関するいくつかの研究が行われた（Kato et al., 1996; Kokai et al., 2004）。Katoら（1996）は，60歳以下の者67人と，75人の高齢避難者につき，PTSDとうつ病症状を，地震後3週間，および8週間の二時点で調査した。睡眠の問題と抑うつ，苛立ち，驚きやすさが共通に見られた。若い避難民は8週間時点でも症状を呈し続けたのに対し，高齢者では症状数の減少がみられた。高齢者において症状が減少したことは，彼らがより広範な社会的ネットワークを有しており，過去にトラウマ経験があることによるとされた。一方で，Kokaiら（2004）は，過去のトラウマ経験を保護要因とすることには注意を促している。Kokaiらは，日本の臨床の場でなされた3つの調査報告を展望している。地震後1カ月時点でみられた当初の不安とうつは，1年後の時点で軽減していた。推定PTSD症例数の違いは，調査時に用いた尺度によって影響を受けており，ICD-10のPTSD診断基準を満たした者は21.1％であったのに対し，DSM-IVの基準を満たした者は5％のみであった。台湾の地震後10カ月の被災者のうち，無作為に選ばれた252人を対象とした一般人口調査では，PTSD有病率は10.3％，部分PTSDは19％であった。大うつ病の現在症は17.5％であった。疲労，虚弱，そして身体症状によって特徴づけられる中国で良く知られる神経衰弱neurasthenia という障害は，サバイバーの38.9％にみられた（Lai, Chang, Connor, Lee, & Davidson, 2004）。

　ハリケーン・ミッチ Hurricane Mitch 後，ニカラグアの3つの都市では，青年を対象とした研究が行われた（Goenjian et al., 2001）。PTSDとうつ病の有病率は暴露の度合いと関連しており，もっとも被害の大きかった都市ではPTSDおよびうつ病がそれぞれ90％，80％であったのに対し，被害の度合いが中程度であった都市では55％と51％，最も被害の小さかった都市ではそれぞれ14％と29％であった。ケニアのナイロビにおける米国大使館爆弾テロ後に治療を求めた群と治療を求めなかった群双方（n = 2,627）を対象とした調査では，その出来事を体験した35％のケニア人

がPTSDの診断基準を満たすのに十分な症状を報告した（Njenga, Nicholls, Naymai, Kigamwa, & Davidson, 2004）。ここでは，PTSDのリスク要因のうち，距離の近さと怪我の2要因が示唆された。特記すべきは，暴露の度合いが高いサバイバーにおいてPTSDやうつ病の率が高いというこれらの結果は，他の治療を求めていない群や，欧米における他の種類の災害，例えば，トルコにおける地震（Kilic & Ulusoy, 2003; Salcioglu, Basoglu, & Livanou, 2003），トゥールーズの工業災害（Godeau et al., 2005），そしてニューヨーク市のテロ攻撃（Galea et al., 2002）の後においてもみられるということである。一方で，戦争関連の文献と同様，災害に関する報告も，研究で用いる尺度や対象者を含め，方法論は様々である。

疫学的研究の要約

これらの疫学的調査は，PTSDは，サバイバーにおいて文化を超えてみられる心理学的反応を表す妥当な分類であり，重篤なストレス要因に対する共通反応として文化を超えて診断妥当性を有することを示している。トラウマの後にもっとも多くみられる病態がPTSDか大うつ病性気分障害かについては，研究結果間に差異がある。非欧米地域におけるPTSDの有病率は，欧米でみられる結果と似通っているが，PTSDなどの不安障害，および大うつ病の有病率における研究間の大きな幅には，両地域に共通してみられる方法論における大きな差異が寄与しているかもしれない。これまでの研究は，暴露の大きさ（例：距離の近さ）やトラウマの重さ（例：長期にわたる怪我）が，国を超えて，顕著なリスク要因であることを示している。例えば，オクラホマ市に暮らすアフリカ系米国人とテロ攻撃後のケニア人のPTSD有病率を比較した最近の地域研究では，両グループにおいてPTSDの率がほぼ同様であった（North et al., 2005）。

治　療

PTSDの治療においては，文化を考慮した治療が提唱されてきた（de Jong, 2002b; de Jong & Clarke, 1996; De Vries, 1996; Green et al., 2003; Marsella, Friedman, et al., 1996; Westermeyer, 1989参照）が，これに関する実証研究はほとんどない。これまでなされてきた実証研究のほとんどが，心理療法に関するものである。薬物の代謝において遺伝的差異があることは周知の事実であるにも関わらず，非欧米人を対象としたPTSDの薬物療法に関する臨床試験の報告はない。一方で，民族薬理学によって，cytochrome P450システムにおける遺伝的差異が薬物の代謝に影響を与えることが明らかにされている（Gaw, 1993参照）。非欧米地域における心理療法および心理薬理学的治療に関する研究は未だ萌芽期にあり，多くが事例研究，オープン研究，もしくは小規模なパイロット研究である。その一部において，効果サイズは高いものの，これらの予備的研究はさらなる研究によって補強されねばならない。よって，治療者にとってはデータがほとんどなく，研究者にとっては様々な研究機会があるといえる。

一般的概念

Pedersen（1997）は，心理療法について，文化を超えてそのまま適用することはできず，特定の技法を異なった文化に持ち込む場合には，その文化に合わせた適用が必要であることについて，理論家，研究者，そして治療者を問わず基本的な合意があるとしている。文化に配慮した治療を行ううえでの問題は，(1) 苦悩の表現が文化によって異なり，(2) これら苦悩の自己表現やコミュニケーションの方法が治療に影響を与え，(3) 基準および期待されることが文化によって規定されていることが挙げられる。PTSD治療について，文化的要素や臨床上のアプローチに関し，治療者に対するおおよその指針として，アフリカ系米国人に関するもの（Allen, 1996），ヒスパニック系米国人に関するもの（Hough, Canino, Abueg, & Gusman, 1996），米国先住民に関するもの（Manson, 1996; Manson et al., 1996; Robin, Chester, & Goldman, 1996），アジア系米国人に関するもの（Abueg & Chun, 1996）がある。

de Jong（2002a）は，精神保健医療サービスの

提供において，プログラムを文化的に適切なものにするために，各文化グループとの連携を進める必要性を述べている。例えば，プログラム作成においては，現地の文化に属する人々のニーズ，彼らのリーダーや民間治療者の考えを土台とする必要がある。難民や移民のためのプログラムにおいては，移民スタッフを雇うことが，非移民スタッフに倫理や文化的差異を教えるうえでも，同じ民族もしくは言語の治療者やカウンセラーを提供するうえでも，治療サービスを強化するのに役立つ (de Jong & van Ommeren, 2005)。Sue, Fujino, Hu, Takeuchi と Zane (1991) は，患者と治療者の民族と言語が同じ場合は，そうでない場合と比べて，ドロップアウト率が下がり，治療効果が上がるとしている。しかし，Beutler, Machado と Neufeldt (1994) は，この結果に異議を唱え，治療者と患者が年齢，性別，民族において異なっていても治療結果に差異はないと報告している。一方，これらの側面において治療者と患者が同じである場合，患者が治療に長く留まりやすいという報告もある (Beutler et al., 1994; Kirmayer, Groleau, Guzder, Blake, & Jarvis, 2003)。

移民スタッフは，それ以外のスタッフに対し，その文化にとって正常もしくは正常ではない行動や，どのような社会的支援が一般的かについて教えることができ，同時に，患者やその家族に適切に対応することもできる。その文化において一般的な癒しの伝統や，文化的に適切な用語や例を用いることが治療に役立つこともある (Hinton et al., 2004; Otto et al., 2003)。例えば，スチーム・バス sweat lodge という米国先住民の儀式が，米国先住民のベトナム戦争帰還兵の治療に導入されている (Silver & Wilson, 1988)。また，認知行動療法 cognitive behavioral therapy (CBT) は，東南アジアの人々にとっては，その中心的概念が仏教の原則と似ているため，受け入れやすく，効果的な方法かもしれない (Bemak, Chung, & Borneman, 1996; Boehnlein, 1987; de Jong & van Ommeren, 2005; Hinton et al., 2004; Otto et al., 2003)。

治療効果研究

カンボジア難民23人を対象として最近行われた，投薬，支持的心理療法，社会化，集団療法，そして社会的支援を含む継続治療をめぐる10年にわたる継時的研究は，PTSD患者の60％およびうつ病を呈する者の83％が治療により改善したことを報告している。しかし，14人の患者が最低1回の重篤な再発を呈し，多くの者は数回の再発を呈したことから，再発が一般的であることが分かった。著者らは，PTSDは現在のストレス状況によって寛解と再発を繰り返しうるため，回復を評価することが難しいと述べている。これに基づき，著者らは再発予防モデルを提唱している (Boehnlein et al., 2004)。

オランダにおけるボスニア難民に対する早期治療介入研究では，24週間の段階志向集団心理療法，薬物療法，そして集団療法と薬物療法双方を用いた場合の結果を比較した (Drozdek, 1997)。薬物療法は統制されておらず，ベンゾジアゼピンと三環系抗うつ薬を適量用いた。すべての治療は同様に効果的で，治療群の73％がPTSD診断基準を満たさなくなった。それに対し，治療を拒否したコントロール群は90％が診断基準を満たしたままだった。

Weine, Kulenovic, Pavkovic と Gibbons (1998) は，米国に住む20人のボスニア難民を対象に，短期間（4から8回）の証言心理療法の効果を治療前後で比較するパイロット研究を行った。著者らは，これにより，PTSD診断，うつ病症状，および機能において，改善がみられたと報告している。すべての項目において，2カ月，および6カ月時のフォローアップ評価でもさらなる改善がみられた。スウェーデンでは，16人の難民に対するPTSD治療として，16回から20回の認知行動療法（エクスポージャー，認知療法，および呼吸調整法を柔軟に組み合わせたもの）およびエクスポージャー法だけによる治療[*3]との比較に関して無作為研究が行われた (Paunovic & Öst, 2001)。介入前，直後，6カ月フォローアップ時の評価では，双方の治療によって，PTSD，全般的不安，およびうつ病症状において約50％の改

善がみられ，QOLと認知的スキーマにおいても改善がみられた。

Ottoら（2003; Otto & Hinton, 2004）による最近の研究では，米国に住むカンボジア難民の女性に関し，PTSD治療のための認知行動療法を，現地の苦悩の慣用表現kyol goeu（風が強すぎる）に基づき，前に述べた民族誌学的研究（Hinton, Um, & Ba, 2001a, 2001b）によるイーミックなアプローチを用いて修正した認知処理療法cognitive processing therapy（CPT）（Resick & Schnicke, 1992）を行った。治療抵抗性のPTSDを有する10人のカンボジア女性を，CPTとsertralineを用いた群と，sertralineのみの群にランダムに割り当てた。双方を用いた治療はPTSD，身体化，不安，そして特に文化特異的な恐怖に関連する不安に対し優れた効果を示した。再体験と回避・麻痺症状に対する効果量はそれぞれ0.82と0.85で，過覚醒症状におけるもの（0.45）よりも高かった。不安の文化特異的症状の効果量は1.77で，身体化と全般的不安症状では0.60であった。

さらに，12週間の心理教育，トラウマと悲嘆に対するアクティビティー，そして創造的活動，リラクゼーション技法といった技法に焦点をあてた個人，家族，集団療法に関するマニュアル化された治療法につき，ドイツに暮らすコソボ難民の子どもと青年10人を対象に，オープン研究が行われた（Mohlen, Parzer, Resch, & Brunner, 2005）。治療前にPTSD診断を有していた6人の子どものうち3人がPTSDの基準を満たさなくなり，10人のうち9人が心理社会的機能の向上を示した。

Gordon, Staples, BlytaとBytyqi（2004）は，瞑想，バイオ・フィードバック，絵画，自律訓練法，イメージ誘導法，運動，そしてリラクゼーションからなる6週間のプログラムに関するオープン研究をコソボで行い，この治療によって青年たちが良い結果を示したことを報告している。Chemtob, NakashimaとCarlson（2001）は，学齢期のハワイの子ども32人を対象に，短期間の災害後介入をめぐるコントロール研究を行った。3回のEMDRによってPTSD症状が減り，その効果は6カ月後のフォローアップでも保持されていた。

ウガンダの難民居住地域では，ナラティブ・エクスポージャー療法narrative exposure therapy（NET）という認知行動療法と証言療法に基づいた短期療法の治療効果研究が行われた。PTSDと診断された43人のスーダン難民がNET4回，支持的カウンセリング4回，もしくは1回の心理教育のいずれかに無作為に割り当てられた。1年後に測定された結果は，支持的カウンセリング群（79％がPTSDを有していた）や心理教育群（80％）と比べて，NET群（29％）において優れた結果を示した（Neuner, Schauer, Klaschik, Karunakara, & Elbert, 2004）。

精神薬理学的な治療研究については，今日まで非欧米の人々を対象とした研究はほとんどない。1つの研究は，紛争後のPTSD治療を対象としたものである。Martenyi, Brown, Zhang, PrakashとKoke（2002）は，ヨーロッパ，イスラエル，南アフリカの紛争地域において，fluoxetineの唯一の二重盲検プラセボ・コントロール研究を行った。ベルギー，ボスニア，クロアチア，イスラエル，およびユーゴスラビアの18の研究センターを通し，戦後PTSDに苦しむ301名を集めた。患者の多くは男性（81％），白人（91％）であり，複数の戦闘状況を経験したか（48％），戦闘のサバイバーもしくは目撃者（47％），または他者の死を目撃したことがあった（33％）。無作為に割り当てられた226人には20mgから80mg（平均57mg）のfluoxetineが，75人にはプラセボが与えられた。治療者による評価尺度によると，fluoxetine群では，PTSD総合得点，侵入および過覚醒の尺度得点において

＊3　この研究では持続エクスポージャー療法（PE）の方法を踏襲しているが，発話による想像エクスポージャーが深まらない場合はトラウマに関連したビデオを見るという修正を行っている。また現実エクスポージャーは想像エクスポージャーの開始後に実施しており，総じてトラウマ記憶へのエクスポージャーの程度はPEよりも低い。

有意な改善がみられたが，回避と麻痺の尺度では改善がみられなかった。これらの結果は，6週間後および12週間後にも有意な結果を保っていた。さらに，治療者によるうつの評価尺度においても，fluoxetine 群においてうつ病症状の有意な改善がみられた。全体では，fluoxetine の効果サイズは 0.40 であった。グループごとの分析では，戦後トラウマに対する効果サイズは 0.78，解離のない者においては 1.20 であった。特記すべきは，患者自身が回答する尺度では，PTSD，うつともにプラセボ群と fluoxetine 群間で差が見いだされなかった。

現在の知見の一般化可能性

　精神保健医療分野における最も喫緊な問題は，我々が現在有する PTSD とその治療に関する知識は一般化可能かというものである。地球上のあらゆる人々のニーズに合うように治療を適応することは大変難しい。これまでの文献によると，PTSD は，欧米文化，非欧米文化を問わず，重篤なトラウマに暴露された人々を襲いうる。しかし，異なる文化において PTSD の評価を行う際は診断カテゴリーの誤差の可能性を常に考慮し，症状が文化によって変化している可能性や，その疫学調査の結果が有病率を正しく反映しているかどうかを精査せねばならない。B 基準および C 基準にある症状は，特に文化的信念（例：夢を祖先の訪れと解釈する），実践のあり方，または現地の状況（例：エイズのために平均寿命が 45 歳の地域では，人生が短く感じられるのは PTSD によるものではないかもしれない）に影響を受ける。一方，D 基準は，神経生物学的変化に基づくため，文化差は少ないかもしれない。どの症状，基準がより文化に影響を受けやすく，逆にどの症状が大きなストレスに対する共通の神経生物学的反応なのかに関するさらなる研究が必要である。

　1994 年，Sue, Zane と Young は，欧米でなされた治療結果研究を非欧米の人々にも一般化可能かどうかは不明であることを指摘した。PTSD に関しては，これは今もそのままである。この問題に答えるには，時期尚早である。上に述べたように，これまでなされた研究のほとんどは難民を対象としたオープン研究もしくは小さなパイロット研究であり，一般人口を対象としたものは少ない。欧米でよく行われる効果研究とは異なり，一般人口，もしくは非欧米のコミュニティーに暮らす集団を対象として，困難がある環境で治療介入の効果をみた研究はほとんどない。サービスにアクセスできる者とできない者のあいだのギャップをなくし，健康を基本的人権として扱うことができるプログラムを構築していくためには，このような知が欠かせない（Flanagin & Winker, 2003）。

今後の課題

　トラウマ的ストレスにおける未来の文化研究の課題に取り組むためには，他の自然科学分野（例：神経科学）や社会科学（人類学や社会学）との連携が不可欠である。約 25 年にわたる診断をめぐる議論を経て，今こそ，PTSD 診断の妥当性に関する人類学と精神保健医療における論争を終わらせるべき時である（de Jong, in press）。近年増えつつある神経科学における知の積み重ねは，精神の病いの基礎に関する洞察を与えてくれる。恐怖反応における扁桃体等の脳の構造の役割は，動物モデル（LeDoux, 1996）と PTSD 患者の神経画像（Bremner, 2002; Shin et al., 1997），およびノルエピネフリンのような神経伝達物質の変化（Southwick et al., 1993），コルチゾルにおいてみられるような神経液性反応（Yehuda, 2002）によっても示されており，PTSD の神経生物学の包括的モデルを組み上げるうえで不可欠である。これらの知によって，将来，PTSD 症状に対する生物学と文化のユニークで相互的な関係性を説明できるようになるはずである。このような進歩により，PTSD などのトラウマ後の苦悩の慣用表現が，どのように文化的信念や意味システムによって影響を受けるかを理解できるようになるであろう。

　このような新たな連携によって，現在の知では

答えられない，もしくは一部しか答えることのできない難しい問題に答えを見いだせるようになることが予想される。文化とサブカルチャーの数の多さを鑑みると，また地球上に広がるトラウマ体験の多さを考えると，トラウマ的ストレスにおける文化的影響を理解することは難題である。しかし，この新しい連携に基づいて文化的知識を含めたトラウマ的ストレスモデルを作り出す必要がある。文化的トラウマモデルは，研究者と治療者が，評価や治療アプローチを考慮し適用させるための文化的に適切な科学的仮説を作り，適用するための土台となるであろう。

文化的に適切なトラウマ的ストレスモデルによって，評価，脆弱性，および保護要因といったトラウマの過程において，文化がどのような影響を与えているかを探ることができるようになる。ここで重要なのは，その文化グループにおいて人々が苦痛を表現するために一般的に用いる言葉，すなわち苦悩の慣用表現を理解することである。同時に重要なのは，研究者や治療者が，説明モデル，病いの原因帰属，そして，文化的に受け入れられた土着の癒しの方法を理解することである。これらの要素は，文化の現実，利用できるリソース，そして現在の個人的および社会文化的状況に深く根ざした研究と臨床，そして効果的で費用対効果の高い保健ケアをシステマチックにうまく提供するために欠かせないものである。

精神保健医療臨床家だけでは，トラウマ的ストレスに日々直面するこの世界の精神保健医療ニーズを満たすことはできない。トラウマ的な困難な出来事に対して文化がどのように影響を与えるのか，および個人・地域の双方のレベルにおける対応と文化がいかに関連するかに関する知は，文化と外傷性ストレス障害の双方に根づく暴力の循環を減らすための介入へのニーズがますます高まる中，他分野との連携によって，より強化される必要がある。

文 献

Abueg, F., & Chun, K. M. (1996). Traumatization stress among Asians and Asian Americans. In A. J. Marsella, M. J. Friedman, E. T. Gerrity, & R. M. Scurfield (Eds.), *Ethnocultural aspects of posttraumatic stress disorder: Issues, research, and clinical applications* (pp. 285-300). Washington, DC: American Psychological Association.

Aheto, D. W., & Gbesemete, K. P. (2005). Rural perspectives on HIV/AIDS prevention: A comparative study of Thailand and Ghana. *Health Policy, 72*, 25-40.

Allden, K., Poole, C., Chanravanich, S., Ohmar, K., Aung, N. N., & Mollica, R. F. (1996). Burmese political dissidents in Thailand: Trauma and survival among young adults in exile. *American Journal of Public Health, 86*, 1561-1569.

Allen, I. M. (1996). PTSD among African Americans. In A. J. Marsella, M. J. Friedman, E. T. Gerrity, & R. M. Scurfield (Eds.), *Ethoocultural aspects of posttraumatic stress disorder: Issues, research, and clinical applications* (pp. 209-238). Washington, DC: American Psychological Association.

Ayuku, D., Odero, W., Kaplan, C., De Bruyn, R., & De Vries, M. (2003). Social network analysis for health and social interventions among Kenyan scavenging street children. *Health Policy and Planning 18*, 109-118.

Ballenger, J. C., Davidson, J. R. T., Lecrubier, Y., Nutt, D., Foa, E. B., Kessler, R. C., et al. (2000). Consensus statement on posttraumatic stress disorder from the International Consensus Group on Anxiety and Depression. *Journal of Clinical Psychiatry, 61*(Suppl. 5), 60-66.

Becker, A. E., & Kleinman, A. (2000). Anthropology and psychiatry. In B. I. Kaplan & V. A. Sadock (Eds.), *Comprehensive textbook of psychiatry* (7th ed., Chapter 4.1). Baltimore: Williams & Wilkins.

Bemak. F.. Chung. R.C.-Y.. & Bornemann. T. (1996). Counseling and psychotherapy with refugees. In P. Pedersen, J. Draguns, W. Lonner, & J. Trimble (Eds.), *Counseling across cultures* (4th ed., pp. 243-265). Thousand Oaks, CA: Sage.

Bernard, R. H. (1994). *Research methodology in anthropology: Qualitative and quantitative approaches.* London: Sage.

Beutler, L. E., Machado, P. P., & Neufeldt, S. A. (1994). Therapist variables. In A. E. Bergin & S. L. Garfield (Eds.), *Handbook of psychotherapy and behavior change* (4th ed., pp. 229-269). New York: Wiley.

Biernacki, P., & Waldorf, D. (1981). Snowball sampling: Problems and techniques of chain referral sampling. *Social Methods Research, 2*, 141-163.

Boehnlein, J. K. (1987). Clinical relevance of grief and mourning among Cambodian refugees. *Social Science and Medicine, 25*, 765-772.

Boehnlein, J. K., Kinzie, J. D., Sekiya, U., Riley, C., Pou, K., & Rosborough, B. (2004). A ten-year treatment outcome study of traumatized Cambodian refugees. *Journal of Nervous and Mental Disease, 192*, 658-663.

Bolton, P., & Tang, A. M. (2004). Using ethnographic methods in the selection of post disaster, mental health interventions. *Prehospital and Disaster Medicine, 19*, 97-101.

Bracken, P. J., Giller, J. E., & Summerfield, D. (1995).

Psychological responses to war and atrocity: The limitations of current concepts. *Social Science and Medicine, 40*, 1073-1082.

Bremner, J. D. (2002). *Does stress damage the brain? Understanding trauma related disorders from a mind-body perspective.* New York: Norton.

Brislin, R. W. (1986). The wording and translation of research instruments. In J. W. Lonner & J. W. Berry (Eds.), *Field methods in cross-cultural research* (pp. 137-164). Newbury Park, CA: Sage.

Brislin, R. W., Lonner, W.J., & Thorndike, R. M. (1973). *Cross-cultural research methods.* New York: Wiley.

Chemtob, C. M., Nakashima, J., & Carlson, J. G. (2001). Brief treatment for elementary school children with disaster-related posttraumatic stress disorder: A field study. *Jonrnal of Clinical Psychology, 58*, 99-112.

Dahl, S., Mutapcic, A., & Schei, B. (1998). Traumatic events and predictive factors for posttraumatic symptoms in displaced Bosnian women in a war zone. *Journal of Traumatic Stress, 11*, 137-145.

de Jong, J. (2000). Traumatic stress among ex-combatants. In N. Pauwels (Ed.), *Work force to work force: Global perspectives on demobilization and reintegration.* Baden-Bande: Nomos Verlag.

de Jong, J. (2002a). Public mental health, traumatic stress and human rights violations in low-income countries: A culturally appropriate model in times of conflict, disaster and peace. In J. de Jong (Ed.), *Trauma, war and violence: Public mental health in sociocultural context* (pp. 1-91). New York: Kluwer Academic/Plenum Press.

de Jong, J. (2002b). *War, trauma, and violence: Public mental health in the sociocultural context.* New York: Kluwer Academic/Plenum Press.

de Jong, J. T. V. M. (1987). *A descent into African psychiatry.* Amsterdam: Royal Tropical Institute.

de Jong, J. T. V. M. (2004). Public mental health and culture: Disasters as a challenge to western mental health care models, the self, and PTSD. In J. P. Wilson & B. Drozdek (Eds.), Broken spirits: The treatment of asylum seekers and refugees with PTSD (pp. 157-176). New York: Brunner Routledge.

de Jong, J. T. V. M. (in press). Deconstructing critiques on the internationalization of PTSD. *Culture, Medicine and Psychiatry.*

de Jong, J. T. V. M., & Clarke, L. (Eds.). (1996). *Mental health of refugees.* Geneva: World Health Organization. Available at whqlibdoc.who.int/hq/1996/a49374.pdf

de jong J. T. V. M., Komproe, I. H., Spinazzola, J., van der Kolk, B. A., & Van Ommeren, M. H. (2005). DESNOS in three postconflict settings: Assessing cross-cultural construct equivalence. *Journal of Traumatic Stress, 18*, 13-21.

de Jong, J. T. V. M., Komproe, I., & Van Ommeren, M. (2003). Terrorism, human-made and natural disasters as a professional and ethical challenge to psychiatry. *International Psychiatry, 1*(7), 8-9.

de Jong, J. T. V. M., Komproe, I. H., Van Ommeren, M., El Masri, M., Araya, M., Khaled, N., et al. (2001). Lifetime events and posttraumatic stress disorder in four postconflict settings. *Journal of the American Medical Association, 286*, 555-562.

de Jong, J. T. V. M., & Van Ommeren, M. H. (2002). Toward a culture informed epidemiology: Combining qualitative and quantitative psychiatric research in transcultural contexts. *Transcultural Psychiatry, 39*, 422-433.

de Jong, J. T. V. M., & Van Ommeren, M. (2005). Mental health services in a multicultural society: Interculturalization and its quality surveillance. *Transcultural Psychiatry, 42*, 437-456.

de Jong, J. T. V. M., & van Schaik, M. M. (1994). Culturele en religieuze aspecten vantraumaverwerking naar aanleiding van de Bijlmerramp Cultural and religious aspects of coping with trauma after the Bijlmer disaster. *Tijdschrift voor Psychiatrie, 36*, 291-304.

De Vries, M. W. (1996). Trauma in cultural perspective. In B. A. van der Kolk, A. C. McFarlane, & L. Weisæth (Eds.), *Traumatic stress: The effects of overwhelming experience on mind, body, and society.* (pp. 398-416). New York: Guilford Press.

Ding, Y., Detels, R., Zhao, Z., Zhu, Y., Zhu, G., Zhang, B., et al. (2005). HIV infection and sexually transmitted diseases in female commercial sex workers in China. *Journal of Acquired Immune Deficiency Syndromes, 38*, 314-319.

Drozdek, B. (1997). Follow-up study of concentration camp survivors from Bosnia Herzegovina: Three years later. *Journal of Nervous and Mental Disease, 185*, 690-694.

Eisenbruch, M. (1994). Mental health and the Cambodian traditional healer for refugees who resettled, were repatriated or internally displaced, and for those who stayed at home. *Collegium Antro-pologicum, 18*, 219-230.

Favaro, A., Maiorani, M., Colombo, G., & Santonastaso, P. (1999). Traumatic experiences, posttraumatic stress disorder, and dissociative symptoms in a group of refugees from former Yugoslavia. *Journal of Nervous and Mental Disease, 187*, 306-308.

Fazel, M., Wheeler, J., & Danesh, J. (2005). Prevalence of serious mental disorder in 7000 refugees resettled in western countries: A systematic review. *Lancet, 365*, 1309-1314.

Flaherty, J. A., Gaviria, F. M., Pathak, D., Mitchell, T., Wintrob, R., Richman, J. A., et al. (1988). Developing instruments for cross-cultural psychiatric research. *Journal of Nervous and Mental Disease, 76*, 257-263.

Flanagin, A., & Winker, M. A. (2003). Global health-targeting problems and achieving solutions. *Journal of the American Medical Association, 10*, 1382-1384.

Foa, E. B., Keane, T. M., & Friedman, M. J. (2000). *Effective treatments for PTSD: Practice guidelines from the International*

Society for Traumatic Stress Studies. New York: Guilford Press.

Galea, S., Resnick, H., Ahern, J., Gold, J., Bucuvalas, M., Kilpatrick, D., et al. (2002). Posttraumatic stress disorder in Manhattan, New York City, after the September 11th terrorist attacks. *Journal of Urban Health, 79*, 340-353.

Galea, S., Vlahov, D., Tracy, M., Hoover, D. R., Resnick, H., & Kilpatrick, D. (2004). Hispanic ethnicity and post-traumatic stress disorder after a disaster: Evidence from a general population survey after September 11, 2001. *Annals of Epidemiology, 14*, 520-531.

Gaw, A. (Ed.). (1993). *Culture, ethnicity, and mental illness*. Washington, DC: American Psychiatric Press.

Geltman, P. L., Grant-Knight, W., Mehta Supriya, D., Lloyd-Travaglini, C., Lustig, S., Landgraf, J. M., et al. (2005). The "lost boys of Sudan": Functional and behavioral health of unaccompanied refugee minors resettled in the United States. *Archives of Pediatrics and Adolescent Medicine, 159*, 585-591.

Gernaat, H. B. P. E., Malwand, A. D., Laban, C. J., Komproe, I., & de Jong, J. T. V. M. (2002). Many psychiatric disorders among Afghan refugees in Drenthe, the Netherlands, with a residence status, in particular depressive and posttraumatic stress disorders: Community based study. *Nederlands Tijdschrift voor Geneeskunde, 146*, 1127-1131.

Godeau, E., Vignes, C., Navarro, F., Iachan, R., Ross, J., Pasquier, C., et al. (2005). Effects of a large-scale industrial disaster on rates of symptoms consistent with posttraumatic stress disorders among schoolchildren in Toulouse. *Archives of Pediatrics and Adolescent Medicine, 159*, 579-584.

Goenjian, A. K., Molina, L., Steinberg, A. M., Fairbanks, L. A., Alvarez, M. L., Goenjian, H. A., et al. (2001). Posttraumatic stress and depressive reactions among Nicaraguan adolescents after hurricane Mitch. *American Journal of Psychiatry, 158*, 788-794.

Goodman, L. A. (1961). Snowball sampling. *Annals of Mathematics and Statistics, 32*, 148-170.

Gordon, J. S., Staples, J. K., Blyta, A., & Bytyqi, M. (2004). Treatment of posttraumatic stress disorder in postwar Kosovo high school students using mind-body skills groups: A pilot study. *Journal of Traumatic Stress, 17*, 143-147.

Gorst-Unsworth, C., & Goldenberg, E. (1998). Psychological sequelae of torture and organized violence suffered by refugees from Iraq. *British Journal of Psychiatry, 172*, 90-94.

Green. B. L., Friedman. M. J., de Jong, J. T. V. M., Solomon, S. D., Keane, T. M., Fairbank, J. A., et al. (Eds.). (2003). *Trauma interventions in war and peace*. New York: Kluwer Academic/Plenum Press.

Hinton, D., Pham, T., Tran, M., Safren, S. A., Otto, M. W., & Pollack, M. H. (2004). CBT for Vietnamese refugees with treatment-resistant PTSD and panic attacks: A pilot study. *Journal of Traumatic Stress, 17*, 429-433.

Hinton, D., Um, K., & Ba, P. (2001a). Kyol goeu ("wind overload") part I: A cultural syndrome of orthostatic panic among Cambodian refugees. *Transcultural Psychiatry, 38*, 403-432.

Hinron, D., Um, K., & Ba, P. (2001b). Kyol goeu ("wind overload") part II: Prevalence, characteristics and mechanisms of kyol goeu and near-kyol goeu episodes of Cambodian patients attending a psychiatric clinic. *Transcultural Psychiatry, 38*, 433-460.

Hinton, W. L., Chen, Y. C., Du, N., Tran, C. G., Lu, F. G., Miranda, J., et al. (1993). DSM Ill-R disorders in Vietnamese refugees: Prevalence and correlates. *Journal of Nervous and Mental Disease, 181*, 113- 122.

Hollifield, M., Eckert, V., Warner, T. D., Jenkins, J., Krakow, B., Ruiz, J., et al. (2005). Development of an inventory for measuring war-related events in refugees. *Comprehensive Psychiatry, 46*, 67-80.

Holman, D. (1997). The relevance of person centered ethography to cross-cultural psychiatry. *Transcultural Psychiatry, 34*, 219-234.

Hough, R. L., Canino, G. J., Abueg, F. R., & Gusman, F. D. (1996). PTSD and related disorders among Hispanics. In A. J. Marsella, M. J. Friedman, E. T. Gerrity, & R. M. Scurfield (Eds.), *Ethnocultural aspects of posttraumatic stress disorder: Issues, research, and clinical applications* (pp. 301-340). Washington, DC: American Psychological Association.

Kato, H., Asukai, N., Miyake, Y., Minakawa, K., & Nishiyama, A. (1996). Post-traumatic symptoms among younger and elderly evacuees in the early stages following the 1995 Hanshin-Awaji earth-quake in Japan. *Acta Pseyhiatrica Scandinavica, 93*, 441-447.

Katz, C. L., Pellegrino, L., Pandya, A., Ng, A., & DeLisi, L. E. (2002). Research on psychiatric outcomes and interventions subsequent to disasters: A review of the literature. *Psychiatry Research, 110*, 201-217.

Keane, T. M., & Barlow, D. H. (2002). Posttraumatic stress disorder. In D. H. Barlow (Ed.), *Anxiety and its disorders: The nature and treatment of anxiety and panic* (2nd ed., pp. 418-453). New York: Guilford Press.

Keane, T. M., Kaloupek, D. C., & Weathers, F. W. (1996). Ethnocultural considerations in the assessment of PTSD. In A. J. Marsella, M. J. Friedman, E. T. Gerrity, & R. M. Scurfield (Eds.), *Ethnocultural aspects of posttraumatic stress disorder: Issues, research, and clinical applications* (pp. 183-205). Washington, DC: American Psychological Association.

Kessler, R. C., Birnbaum, H., Demler, O., Falloon, I. R. H., Gagnon, E., Guyer, M., et al. (2005). The prevalence and correlates of nonaffective psychosis in the national comorbity survey replication (NCS-R). *Biological Psychiatry, 58*, 668-676.

Kilic, C., & Ulusoy, M. (2003). Psychological effects of the Novemher 1999 earthquake in Turkey: An epidemiological study. *Acta Psychiatrica Scandinavica, 108*, 232-238.

Kinzie, J. D., Boehnlein, J. K., Leung, P. K., Moore, L. J., Riley, C., & Smith, D. (1990). The prevalence of posttraumatic stress disorder and its clinical significance among Southeast Asian refugees. *American Journal of Psychiatry, 147*, 913-917.

Kinzie, J. D., Sack, W. H., Angell, R. H., Clarke, G., & Ben, R. (1989). A three-year follow up of Cambodian young people traumatized as children. *Journal of the American Academy of Child and Adolescent Psychiatry, 28*, 501-504.

Kirmayer, L. J., Groleau, D., Guzder, J., Blake, C., & Jarvis, E. (2003). Cultural consultation: A model of mental health service for multicultural societies. *Canadian Journal of Psychiatry, 48*, 145-153.

Kleinman, A. (1977). Depression, somatization, and the "new" cross-cultural psychiatry. *Social Science in Medicine, 11*, 3-10.

Kleinman, A. (1982). Neurasthenia and depression: A study of somatization and culture in China. *Culture, Medicine, and Psychiatry, 6*, 117-190.

Kleinman, A. (1980). *Patients and healers in the context of culture: An exploration of the borderland between anthropology, medicine, and psychiatry.* Berkeley: University of California Press.

Kleinman, A. (1988). *The illness narrative.* New York: Basic Books.

Kleinman, A., & Good, B. (Eds.). (1985). *Culture and depression.* Los Angeles: University of California Press.

Kleinman. A., Eisenberg. L., & Good, B. (1978). Culture, illness, and care: Clinical lessons from anthropologic and cross-cultural research. *Annals of Internal Medicine, 88*, 251-258.

Kleinman, A. M. (1975). Medical and psychiatric anthropology and the study of traditional forms of medicine in modern Chinese culture. *Bulletin of the Institute of Ethnology Academy Sinica, 39*, 107-123.

Kokai, M., Fujii, S., Shinfuku, N., & Edwards, G. (2004). Natural disaster and mental health in Asia. *Psychiatry and Clinical Neurosciences, 58*, 110-116.

Kroll, J., Habenicht, M., Mackenzie, T., Yang, M., Chan, S., Vang, T., et al. (1989). Depression and post-traumatic stress disorder in Southeast Asian refugees. *American Journal of Psychiatry, 146*, 1592-1597.

Krueger, R. A. (1994). *Focus groups: A practical guide for applied research* (2nd ed.). Thousand Oaks, CA: Sage.

Lai, T. J., Chang, C. M., Connor, K. M., Lee, L. C., & Davidson, J. R. (2004). Full and partial PTSD among earthquake survivors in rural Taiwan. *Journal of Psychiatric Research, 38*, 313-322.

Laban, C. J., Gernaat, H. B. P. E., Komproe, I. H., Schreuders, B. A., & de Jong, J. T. V. M. (2004). Impact of a long asylum procedure on the prevalence of psychiatric disorders in Iraqi asylum seekers in the Netherlands. *Journal of Nervous and Mental Disease, 192*, 843-851.

Laban, C. J., Gernaat, H. B. P. E., Komproe, I. H., Van der Tweel, I., & de Jong, J. T. V. M. (2005). Post migration living problems and common psychiatric disorders in Iraqi asylum seekers in the Netherlands. *Journal of Nervous and Mental Disease, 193*, 825-832.

Lavik, N. J., Hauff, E., Skrondal, A., & Solberg, O. (1996). Mental disorder among refugees and the impact of persecution and exile: Some findings from an outpatient population. *British Journal of Psychiatry, 169*, 726-732.

LeDoux, J. (1996). *The emotional brain.* New York: Simon & Schuster.

Manson, S., Beals, J., O'Nell, T., Piasecki, J., Bechtold, D., Keane, E., et al. (1996). Wounded spirits, ailing hearts: PTSD and related disorders among American Indians. In A. J. Marsella, M. J. Friedman, E. T. Gerrity, & R. M. Scurfield (Eds.), *Ethnocultural aspects of posttraumalic stress disorder: Issues, research, and clinical applications* (pp. 255-284). Washington, DC: American Psychological Association.

Manson, S. M. (1996). The wounded spirit: A cultural formulation of post-traumatic stress disorder. *Culture, Medicine and Psychiatry, 20*, 489-498.

Manson, S. M. (1997). Cross-cultural and multi-ethnic assessment of trauma. In J. P. Wilson & T. M. Keane (Eds.), *Assessing psychological trauma and PTSD: A handbook for practitioners* (pp. 239-266). New York: Guilford Press.

Marsella, A. J., Friedman, M. J., Gerrity, E. T., & Scurfield, R. M. (Eds.). (1996). *Ethnocultural aspects of posttraumatic stress disorder: Issues, research, and clinical applications.* Washington, DC: American Psychological Association.

Marsella, A. J., Friedman, M. J., & Spain, E. H. (1996). Ethnocultural aspects of PTSD: An overview of issues and research directions. In A. J. Marsella, M. J. Friedman, E. T. Gerrity, & R. M. Scurfield (Eds.), *Ethnocultural aspects of posttraumatic stress disorder: Issues, research, and clinical applications* (pp. 105-130). Washington, DC: American Psychological Association.

Marsella, A. J., & Kameoka, V. (1989). Ethnocultural issues in the assessment of psychopathology. In S. Wetzler (Ed.), *Measuring mental illness: Psychometric assessment for clinicians* (pp. 229-256). Washington, DC: American Psychiatric Press.

Martenyi, F., Brown, E. B., Zhang, H., Prakash, A., & Koke, S. C. (2002). Fluoxetine versus placebo in posttraumatic stress disorder. *Journal of Clinical Psychiatry, 63*, 199-206.

McAdams, D. P., & Ochberg, R. L. (1988). *Psychobiology and life narratives.* Durham, NC: Duke University.

McCall, G. J., & Resick, P. A. (2003). A pilot study of PTSD symptoms among Kalahari Bushmen. *Journal of Traumatic Stress, 16*, 445-450.

Mohlen, H., Parzer, P., Resch, F., & Brunner, R. (2005). Psychosocial support for war traumatized child and adolescent refugees: Evaluation of a short-term treatment program. *Australian and New Zealand Journal of Psychiatry, 39*, 81-87.

Mollica, R. F., Donelan, K., Tor, S., Lavelle, J., Elias, C., Frankel, M., et al. (1993). The effect of trauma and confinement on functional and mental health status of

Cambodians living in Thailand-Cambodia border camps. *Journal of the American Medical Association, 270*, 581-586.

Mollica, R. F.. McInnes, K., Pham. T.. Smith Fawzi. M. C.. Murphy, E.. & Lin, L. (1998). The dose-effect relationships between torture and psychiatric symptoms in Vietnamese ex-political detainees and a comparison group. *Journal of Nervous and Mental Disease, 186*, 543-553.

Momartin, S., Silove, D., Manicavasagar, V., & Steel, Z. (2004). Complicated grief in Bosnian refugees: Associations with posttraumatic stress disorder and depression. *Comprehensive Psychiatry, 45*, 475-482.

Morgan, D. L. (1997). *Focus groups as qualitative research* (2nd ed.). Thousand Oaks, CA: Sage.

Neuner, F., Schauer, M., Klaschik, C., Karunakara, U., & Elbert, T. (2004). A comparison of narrative exposure therapy, supportive counseling, and psychoeducation for treating posttraumatic stress disorder in an African refugee settlement. *Journal of Cousulting and Clinical Psychology, 72*, 579-587.

Njenga, F. G., Nicholls, P. J., Nyamai, C., Kigamwa, P., & Davidson, J. R. (2004). Post traumatic stress after terrorist attack: Psychological reactions following the US embassy bombing in Nairobi: Naturalistic study. *British Journal of Psychiatry, 185*, 328-333.

Norris, F. H., Friedman, M. J., Watson, P. J., Byrne, C. M., Diaz, E., & Kaniasty, K. (2002). 60,000 disaster victims speak: Part I. An empirical review of the empirical literature, 1981-2001. *Psychiatry, 65*, 207-239.

Norris, F. H., Friedman, M. J., & Watson, P. J. (2002). 60,000 disaster victims speak: Part II. Summary and implications of the disaster mental health research. *Psychiatry, 65*, 240-260.

North, C. S., Pfefferbaum, B., Narayanan, P., Thielman, S., McCoy, C., Dumont, C., et al. (2005). Comparison of post-disaster psychiatric disorders after terrorist bombings in Nairobi and Oklahoma City. *British Journal of Psychiatry, 186*, 487-493.

Otto, M. W., Hinton, D., Korbly, N. B., Chea, A., Ba, P., Gershuny, B. S., et al. (2003). Treatment of pharmacotherapy-refractory posttraumatic stress disorder among Cambodian refugees: A pilot study of combination treatment with cognitive-behavior therapy vs. sertraline alone. *Behaviour Research and Therapy, 41*, 1271-1276.

Paunovic, N., & Öst, L. (2001). Cognitive-behavior vs. exposure therapy in the treatment of PTSD in refugees. *Behavior Research and Therapy, 39*, 1183-1187.

Pedersen, P., Dragus, J. G., Lonner, W. J., & Trimble, J. E. (Eds.). (1996). *Counseling across cultures* (4th ed.). Thousand Oaks, CA: Sage.

Pedersen, P. B. (1997). *Culture-centered counseling interventions: Striving for accuracy*. Thousand Oaks, CA: Sage.

Ponterotto, J. G., Casas, J. M., Suzuki, L. A., & Alexander, C. M. (Eds.). (1995). *Handbook of multicultural counseling*. Thousand Oaks, CA: Sage.

Resick, P. A., & Schnicke, M. K. (1992). Cognitive processing therapy for sexual assault victims. *Journal of Consulting and Clinical Psychology, 69*, 748-756.

Robin, R. W., Chester, B., & Goldman, D. (1996). Cumulative trauma and PTSD in American Indian communities. In A. J. Marsella, M. J. Friedman, E. T. Gerrity, & R. M. Scurfield (Eds.), *Ethnocultural aspects of posttraumatic stress disorder: Issues, Research, and clinical applications* (pp. 239-254). Washington, DC: American Psychological Association.

Roodenrijs, T. C., Scherpenzeel, R. P., & de Jong. J. T. V. M. (1997). [Traumatic experiences and psycho-pathology among Somalian refugees in the Netherlands]. *Tijdschrift voor Psychiatrie, 98*, 132-143.

Roy, J. L. (2002). How can participation of the community and traditional healers improve primary health care in Kinshasa, Congo. In J. de Jong (Ed.), *War, trauma, and violence: Public mental health in the sociocultural context* (pp. 405-440). New York: Kluwer Academic/Plenum Press.

Salcioglu, F., Basoglo, M., & Livanou, M. (2003). Long-term psychological outcome for non-treatment-seeking earthquake survivors in Turkey. *Journal of Nervous and Mental Disease, 191*, 154-160.

Sartorius, N., & Janca, A. (1996). Psychiatric assessment instruments developed by the World Health Organization. *Social Psychiatry and Psychiatric Epidemiology, 31*, 55-69.

Shin, L. M., Kosslyn, S. M., McNally, R. J., Alpert, N. M., Thompson, W. L., Rauch, S. L., et al. (1997). Visual imagery and perception in posttraumatic stress disorder: A positron emission tomographic investigation. *Archives of General Psychiatry, 54*, 233-241.

Shrestha, N. M., Sharma, B., Van Ommeren, M., Regmi, S., Makaju, R., Romproe, I., et al. (1998). Impact of torture of refugees displaced within the developing world: Symptomotology among Bhutanese refugees in Nepal. *Journal of the American Medical Association, 280*, 443-448.

Silove, D., Sinnerbrink, I., Field, A., Manicavasagar, V., & Steel, Z. (1997). Anxiety, depression, and PTSD in asylum-seekers: Association with pre-migration trauma and post-migration stressors. *British Journal of Psychiatry, 170*, 351-357.

Silver, S., & Wilson, J. P. (1988). Native American healing and purification rituals for war stress. In J. P. Wislon, Z. Hard, & B. Kahana (Eds.), *Human adaptation to extreme stress: From the Holocaust to Vietnam* (pp. 221-228). New York: Plenum Press.

Solvig, E., & Göran, R. (1997). Diagnosing posttraumatic stress disorder in multicultural patients in a Stockholm psychiatric clinic. *Journal of Nervous and Mental Disease, 185*, 102-107.

Somasundaram, D., & Jamunanantha, C. S. (2002). Psychosocial consequences of war. In J. de Jong (Ed.), *War, trauma, and violence: Public mental health in the sociocultural context* (pp. 205-258). New York: Kluwer Academic/Plenum Press.

Somasundaram, D. J., & Sivayokan, S. (1994). War trauma in a civilian populations. *British Journal of Psychiatry, 165*, 524-527.

Southwick, S. M., Krystal, J. H., Morgan, C. A., Johnson, D., Nagy, L. M., Nicolaou, A., et al. (1993). Abnormal noradrenergic function in posttraumatic stress disorder. *Archives of General Psychiatry, 50*, 266-274.

Sue, S., Fujino, D. C., Hu, L., Takeuchi, D. T., & Zane, N. (1991). Community mental health services for ethnic minority groups: A test of the cultural responsiveness hypothesis. *Journal of Consulting and Clinical Psychology, 59*, 533-540.

Sue, S., Zane, N., & Young, K. (1994). Research on psychotherapy with culturally diverse populations. In A. E. Bergin & S. L. Garfield (Eds.), *Handbook of psychotherapy and behavior change* (4th ed., pp. 783-820). New York: Wiley.

Tang, S., & Fox, S. H. (2001). Traumatic experiences and mental health of Senegalese refugees. *Journal of Nervous and Mental Disease, 189*, 507-512.

van de Put, W. A. C., & Eisenbruch, M. (2002). The Cambodian experience. In J. de Jong (Ed.), *Trauma, war, and violence: Public mental health in sociocultural context* (pp. 93-156). New York: Kluwer Academic/Plenum Press.

Van Ommeren, M., de Jong J. T. V. M., Sharma, B., Komproe, I., Thapa, S., & Cardeña, E. (2001). Prevalence of psychiatric disorders among tortured Bhutanese refugees in Nepal. *Archives of General Psychiatry, 58*, 475-482.

Van Ommeren, M., Sharma, B., Komproe, P. B. N., Sharma, G. K., Carena, E., & de Jong, J. T. M. V. (2001). Trauma and loss as determinants of medically unexplained illness in a Bhutanese refugee camp. *Psychological Medicine, 31*, 1259-1267.

Van Ommeren, M., Sharma, B., Thapa, S., Makaju, R., Prasain, D., Bhattarai, R., et al. (1999). Preparing instruments for transcultural research: Use of a translation monitoring form with Nepali-speaking Bhutanese refugees. *Transcultural Psychiatry, 36*, 285-301.

Webster, R. A., McDonald, R., Lewin, T. J., & Carr, V. J. (1995). Effects of a natural disaster on immigrants and host population. *Journal of Nervous and Mental Disease, 183*, 390-397.

Weine, S. M., Becker, D. F., McGlashan, T. H., Laub, D., Lazrove, S., Vojvoda, D., et al. (1995). Psychiatric consequences of "ethnic cleansing": Clinical assessments and trauma testimonies of newly resettled Bosnian refugees. *American Journal of Psychiatry, 152*, 536-542.

Weine, S. M., Kulenovic, A. D., Pavkovic, I., & Gibbons, R. (1998). Testimony psychotherapy in Bosnian refugees: A pilot study. *American Journal of Psychiatry, 155*, 1720-1726.

Weine, S. M., Razzano, L., Nenad, B., Ramic, A., Miller, K., Smajkic, A., et al. (2000). Profiling the trauma related symptoms of Bosnian refugees who have not sought mental health services. *Journal of Nervous and Mental Disease, 188*, 416-421.

Weine, S. M., Vojvoda, D., Becker, D. F., McGlashan, T. H., Hodzic, E., Laub, D., et al. (1998). PTSD symptoms in Bosnian refugees 1 year after resettlement in the United States. *American Journal of Psychiatry, 155*, 562-567.

Westermeyer, J. (1989). *Psychiatric care of migrants: A clinical guide.* Washington, DC: American Psychiatric Press.

Westermeyer, J., & Sines, L. (1979). Reliability of cross-cultural psychiatric diagnosis with assessment of two rating contexts. *Journal of Psychiatric Research, 15*, 199-213.

Wrenn, G. (1962). The culturally encapsulated counselor. *Harvard Educational Review, 32*, 444-449.

Yehuda, R. (2002). Current concepts: Post-traumatic stress disorder. *New England Journal of Medicine, 346*, 108-114.

Zarowsky, C. (2004). Writing trauma: Emotion, ethnography, and the politics of suffering among Somali returnees in Ethiopia. *Culture, Medicine, and Psychiatry, 28*, 189-209; discussion, 211-220.

第IV部

未踏の領域

第22章

PTSDと法

Landy F. Sparr and Roger K. Pitman

> 結婚は人生そのものである——戦場であり，バラにつつまれたベッドではない。
> ——Robert Louis Stevenson

　精神医学と法の関係は，しばしば「不幸せな結婚 unhappy marriage」（Walters, 1984）や「愚か者たちの劇場 theatre of absurd」（Lesse, 1982）などに例えられてきた。両者の組み合わせは大部分において必要かつ有益であると見なされているが，1980年の外傷後ストレス障害（PTSD）診断の登場によってそのつながりはさらに強化された。ある司法心理学者は「精神疾患がニューヨーク証券取引所で評価されるならば，PTSDはその中でも注目すべき成長株である」と述べた（Lees-Haley, 1986）。Allan Stone（1993）は，「米国精神医学の歴史において，PTSD診断ほど法や社会正義において劇的かつ広範囲の影響を持ったものはないだろう……PTSD診断は，被告や原告として法廷に出廷する様々な被害者に新たな信頼性を与えている（pp.23-24）」と述べた。問われている法的問題が刑事であれ民事であれ，請求が過失であれ賠償であれ，PTSDは法のあらゆる領域において，特に訴訟の中で議論されるようになった。PTSDは，現代精神医学においてだけではなく，今や司法においても確固とした地位を確立している。Stoneの予言通り，精神保健医療従事者と弁護士からの懐疑にも関わらず，PTSDに基づく法的請求は著しく増加し，人身傷害，労災補償，障害保険[*1]などの訴訟システムの大部分を占めてしまうとさえ言われている（Pitman & Sparr, 1998）。

　Slovenko（1994）によれば，PTSDの診断名は原因となる出来事が限定されやすく，分かり易く，それ以外の原因に関連する可能的要因を除外する傾向にあるため，不法行為法 tort law において好まれている。PTSDの診断名をもって，原告は自分の心理的問題はあるトラウマ的出来事から発生したものであり，それ以外の多くの要因によるものではないことを認めさせようとする。対照的にうつ病の診断では，うつ病を発生させる多くの原因が考慮される。Spaulding（1988）は，「鑑定人がPTSDの診断から離れるほど，原因に関する意見は推測的になる」（p.13）と述べた。労災補償においても，こうしたPTSDに固有の特徴によって法的な障壁が乗り越えられる場合もある。気分障害や不安障害は「生活の中のどこにで

[*1]　disability insurance. 障害のために就労不能になったことに対して所得を保証する保険。所得補償保険とも呼ばれる。

もある病気の代表」とされているが，PTSDは明確な外的出来事（職場での事故など）によって引き起こされると考えられているため，気分障害のような除外的カテゴリーには含まれていない。

著者らは以前の論文においてPTSDと法の関係，特に犯意（Sparr, 1996），犯罪行動（Sparr, Reaves, & Atkinson, 1987），心神喪失（の主張）（Sparr & Atkinson, 1986），民事問題（Pitman & Sparr, 1998; Pitman, Sparr, Saunders, & McFarlane, 1996; Sparr, 1990），不法行為（Sparr & Boehnlein, 1990），虚偽性行動（Sparr & Pankratz, 1983）の評価を検討した。本章はこれらの検討を補足するものであり，新たに取って代わるものではない。PTSDが1980年に正式な精神医学的診断とされて以来，かなりの年月が過ぎたが，その司法的側面にも変化があった。刑事弁護としてのPTSDへの当初の熱意が薄れた一方，初期に懸念されたようなPTSD診断の濫用は実際には生じなかった。Applebaumら（1993）によれば，最初の頃に不安がられていたにも関わらず，PTSDによる心神喪失が主張されることは稀であり，しかもそれ以外の心神喪失の主張と同様，失敗に終わることが普通であった。刑事弁護における主張としてPTSDが扱われ始めたのは，心神耗弱の推定，公判前司法取引，判決手続き（Pitman & Sparr, 1998）において，時折考慮される要素としてであった。司法的検討におけるPTSDの役割が著しく増大したのは，民事分野の方である。本章では，この変化はPTSD診断におけるストレス要因基準の変更に部分的に起因するものであり，その結果として民事問題がPTSDと法の関係を支配するようになっていることを指摘したい。PTSDの広大で絶大な影響は労災補償，社会保障障害認定，不法行為訴訟，退役軍人障害補償の審査などにも及んでいる。刑事問題に関しては，バタード・ウーマン症候群 battered woman syndrome（16頁脚注参照）と，PTSDと顕在記憶機能の障害との関係という2つの側面を中心に検討を進めたい。

刑事手続きをめぐる問題

米国の法学において，精神的無能力の主張ほど情熱的に書かれてきた主題はほとんどない。心神喪失などの精神状態に基づく主張については広く熱く議論されているが，精神的無能力の主張はほとんど使用されることなく，使用されても失敗に終わることが多いことが実証的研究によって示されている。心神喪失の主張が刑事裁判で使用されるのは4%以下であり，成功例は1%以下である（Gutheil, 1999）。精神状態を事由として免罪された者 insanity acquitees は，「仮に審理で有罪とされた場合に，法令によって予め規定された基準的実刑期間よりも長い期間を，収容施設で過ごすことになる（Steadman, 1985）」。PTSDは心神喪失の主張の1つとして使われてきたが，それ以外の診断に基づく罪状認否と比べて，成功する確率が高いわけではない（Appelbaum et al., 1993）。その理由の1つはPTSDに罹患している個人の行動は心神喪失基準にほとんど該当しないということが挙げられる。PTSDのいわゆる解離状態を，善悪の区別をつける能力または行動コントロール能力の欠落と関連づける努力がなされたこともあるが，このような事例は稀であった。あまり知られていない精神的無能力主張の使用は，犯意・心神耗弱 mens rea/diminished incapacity（米国）または限定責任能力 diminished responsibility（ヨーロッパ）である。これら複雑な「立証不十分 failure of proof」や「弁解 excuse」の主張としてのPTSDが成功することも稀である（Sparr, 2005）。刑事弁護におけるPTSDの奇抜な用法の中で，長年に渡り比較的無傷で生き残ったものとしてバタード・ウーマン症候群がある[*2]。

[*2] 本章では米国での裁判事例が取り上げられているが，日本の刑事裁判においては，被害者にPTSD診断が下されると傷害罪が適用されるため，被害者のPTSD診断が争点になることが少なくない。

バタード・ウーマン症候群

PTSDと関連性があると主張される多くの「症候群」が，刑事弁護の中でこれまで提唱されてきた。例えば，「都市反応症候群 urban response syndrome」(Parson, 1994)，「児童虐待症候群 child abuse syndrome」(Summit, 1983)，「テレビ中毒 television intoxication」(Falk, 1996)，そして「バタード・ウーマン症候群」(Walker, 1980) である。これらの概念の，それぞれの妥当性には幅がある。極度の気分障害や自動症などの精神状態に関連した主張は，ごく稀にしか行われないが，主張されている精神状態が何であれ物議を醸すものである (Parry & Drogin, 2000)。司法の場でのこれらの精神状態の使用に関して鍵となる問題は，法廷がこれらの主張を裏づける証拠や証言を認定するか否かである。法廷は，科学的証拠の証拠能力（後述）の是非の判断に加えて，その証言が，事実認定者が真実を理解するうえで有用かどうかを判断しなければならない。

バタード・ウーマン症候群の概念は Lenore Walker (1980) の社会科学研究やその他の研究に基づいており，これが殺人の事例における自己防衛の主張として刑事法の分野に登場して以来，ある程度の成功例がある (Lustberg & Jacoby, 1992)。この症候群は PTSD の変形としばしば見なされるが，正式な診断名ではなくむしろ複数の基礎的カテゴリーの領域にまたがるものである (Goodstein & Page, 1981)。症候群に関する科学的厳密性と基礎研究の一般化可能性は厳しく議論されているものの，大部分の州がこの症状の刑事弁護における使用を受け入れており，31の州でバタード・ウーマン症候群に関する専門家証言の採用が許可されている (Shumam, 2003a)。専門家証言は，加害者との関係における暴力の被害歴を後づけながら，殺害前の数年間にわたる女性の感情や行動を陪審員が理解することを助ける。専門家の証言は，逃げ出すことへの恐怖や，自分だけでは生きていけないという思い込みのために，女性が虐待的関係に留まることがある (Shuman, 2003a) という説明のためにも用いられる。この症候群が受け入れられるにつれ，この症状に基づく主張において精神科医または心理学者の支援を得られるように，困窮状態にある被告に資金を提供すべきであると裁判所が認定するようになった (Dunn v. Roberts 事件, 1992; Lewis v. State 事件, 1995)。この症候群のエビデンスが，自己防衛すなわち脅威への通常の反応であるという主張の支持に認められたこともあれば (State v. Grubbs 事件, 2003; State v. Kelly 事件, 1984)，一方で心神喪失すなわち脅威への異常な障害的反応であるという主張で認められたこともある (State v. Necaise 事件, 1985) など，この症候群を刑事弁護に使用した結果は管轄によって異なる。

自己防衛の主張を成功させるためには，被告女性は以下のことを証明しなければならない。危機が差し迫っているという妥当な信念に基づいて自分が行動していたこと，自分が使った力は妥当かつ必要であったこと，自分は攻撃者ではなかったこと，また管轄によっては相手との対峙から安全に撤退する機会がなかったこと，である。「合理的な信念 reasonable belief」と「差し迫った危害 imminent harm」を証明することは特に困難である。妥当性を査定する際，法廷は客観的基準に頼ることになるが，これには裁判官や陪審員が「合理的な人間 reasonable man」の観点から被告人の信念を査定することが必要となる。第二の要素「差し迫った危害」に関しては，被害者が就寝中または背を向けているなど無抵抗の状態で殺害された場合，その証明は困難である (Blowers & Bjerregaard, 1994)。

バタード・ウーマンの被害は一般的に時間経過とともにその頻度と程度が増していくために，虐待された女性の状況に対する知覚は通常の「合理的な人間 reasonable (wo)man」のそれとは異なることが，専門家の証言の中で示されてきた。したがってもう一度加害者と対峙することが，これまでよりもさらに命の危険に関わると信じることは合理的であろう。バタード・ウーマン症候群の第二の特徴は学習性無力感 learned helplessness である。受けている虐待が自分の行動に付随したものではないと認識すると，自分の状況をコントロールする能力は著しく低下する。つまり，虐待

を受けている女性が自分の状況をコントロールできないという信念を発達させ，逃げるという選択肢を見出せなくなる可能性がある（Walker, 2000）。

State v. Kelly 事件（1984）では，自己防衛を主張する際，自分に危険が差し迫った状況であるという被告女性の信念が，被害経歴によってどのように裏付けられるのかということと，その信念が妥当であるということを陪審員に理解してもらえるように，被告人側がバタード・ウーマン症候群の専門家証言を提示してもよいとの判断が示された。特に，「被告人の体験は平均的な陪審員の知識を超えるものであるため専門家による説明に適している」とされ，この症候群は専門家証言の信頼性要件を満たす充分な科学的根拠があることが認められた。しかしながら State v. McClain 事件（1991）では，犯行当時の被告人は差し迫った危機に陥ってはいなかったため，バタード・ウーマン症候群のエビデンスは，被告人の信念や行動の合理性に関する論点とは無関係であるとして，この症候群の適用可能性は制限された。

専門家による証言の適正な目的が，刑事弁護におけるバタード・ウーマン症候群の主張を正当化するとしても，その証言には証拠能力があると見なされるのに十分な信頼性があるかどうかということが重要な問題となる。ここで該当する判断基準は有名なフライ・ルール（Frye v. 合衆国事件，1923）であるが，連邦法に倣った州法を導入した州では，連邦証拠規則の基準が適用され，その基準はドーバート・ルール（Daubert v. Merrill Dow Pharmaceuticals 事件，1993）として解釈されている。前者では関連する科学コミュニティーが証言の根底にある原則を概ね受け入れることを要件としており，対して後者では証言に科学的信頼性があることを裁判長が判断しなければならない。もっとも，基準がフライまたはドーバートのいずれであっても，証言をする専門家が虐待被害を受けた女性を数百人調べたことがある，その専門家の研究が政府の資金の基下で行われていた，またはその症候群について論文や書籍を執筆したことがある，ということでは不十分とされている。

これらのいずれも，信頼性を当然に確約するものではないのである。バタード・ウーマン症候群は DSM に記述されていないので，この概念それ自体が，またしても科学の仮面をかぶった，刑事弁護における詭弁の一例であると考える者もいる。フライ・ルールの一般的認容基準に DSM の承認が必要なわけではないが，DSM に記載されている障害であれば通常は一般認容すなわち証拠能力があると見なされる。ドーバート・ルールの基準は一般的にフライ・ルールの基準よりもリベラルとされているが，ドーバート・ルールの五本の柱からなる評価基準，つまり試験可能性，確立された測定基準，既知の誤診率，その主題についての査読のある論文の出版，一般的認容，についてみると，バタード・ウーマン症候群の場合において，これらを満たすことはより困難である。特に最初の3つを重視した場合にはなおさらである。

10の州議会でこの症候群に関して法令が制定されている。いくつかの法令は，まずこの症候群の証拠能力を明示的に認めることで法的な問題を解消しており，また多くの州における法令は自己防衛の一部としてこの概念を認めている。

State v. Pascal 事件（1987）での「減刑」のように，特に事実関係のみによって十分な法的主張が確立できない場合，この症候群が刑量軽減のために使われることもある（Brakel & Brooks, 2001）。さらに，この概念は恩赦を得るためにも広く使用されている。

PTSD に関する多くの奇抜な主張とは異なり，バタード・ウーマン症候群に基づく主張の数と成功例は増加している。理由の1つは，家庭内暴力が深刻で広範囲に渡る問題であるという社会の認識の高まりと，この症候群の概念とが，合致していることである。ストーカー行為禁止法や接近禁止命令などの手段でも法は女性の保護へと動いている。家庭内暴力の状況の曖昧さや，被害者の一部が虐待者を訴えようとしないことなどを理由として，家庭内暴力への警察の不十分な対応が正当化されてきたが，こうした展開はそのような傾向に対抗することを目的としている。

PTSDと記憶

様々な新しい研究によってトラウマと記憶に関する見方が再構築されるにつれ，過去10年間ほどの間で，特にトラウマ的な出来事の記憶の本質について熱心な議論が繰り返されている。記憶にはいくつかの異なる種類があるが，実験的研究によって，PTSDでは強化されている記憶もあれば減弱している記憶もあることが示されている。PTSDを持つ人々はトラウマ的な出来事（Pitman, Orr, & Forgue, 1987）と全く新しい刺激（Orr, Metzger, & Lasko, 2000）の両方に対して，強い恐怖づけ反応を形成する。他方で顕在記憶つまり陳述記憶（新しく学習した情報を精確に報告する能力）は減弱していることが報告されているが（Bremner, Vermetten, & Afzal, 2004; Gilbertson, Gurvits, & Lasko, 2001），トラウマ関連情報についての顕在記憶は強化されている可能性もある（McNally, 1998）。とりわけ記憶の正確性は精密に検証されてきたが，これは法廷において被害者の陳述的記憶の再生がきわめて重要なためである（Brown, Scheflin, & Hammond, 1998）。1998年のハーグ国際戦犯法廷で，ボスニア・クロアチア人兵士がムスリム女性へのレイプを援助，扇動したとして裁判にかけられたが（Prosecutor v. Anto Furundzija事件, 1998），被告の弁護側は，被害女性の記憶はトラウマ的な経験によって悪影響を受けているので不正確であると主張し，また被害者が同定した被告は，尋問の時にも虐待が生じた時にも，実際にはその場にいなかったと述べた。検察側はそれに同意せず，PTSDを持つ者はトラウマ的な経験に関する記憶に対しては，極端にアクセスし易いという特徴を持つと述べた。双方からの鑑定人により，ストレスの科学的パラメーターや記憶に関連する脳の部位へのストレスの長期的影響についての法医学的証言が述べられた（Sparr & Bremner, 2005）。

この事件では心理的トラウマと法をめぐる多次元的な政治的問題が示されている。PTSDの研究においては，この障害に特徴的な心理的，生物学的マーカーが同定されているが，こうした研究報告を用いることで，PTSDが実存する障害であり，トラウマ被害者は法の下での経済的補償と医療機関からの治療を受けるべきである，という主張がなされてきた。しかし，このAnto Furundzija事件では，トラウマ被害者と臨床家または研究者の間で従来保たれてきた平和的な協力関係の均衡が覆された。そのことによる混乱は，この事件に関する一般的な論争と，科学的証拠の提示と論議をめぐる特異的な論争にまで及んでいる。この事件では，PTSDに罹患していない者に比べて，PTSD被害者には特定の記憶の脆弱性があるとする近年の研究報告が引用された。以前は被害者を支持するために用いられきた，PTSDが生理学的障害であるという同じ考え方に，今やその支持を根本から覆してしまう可能性が生じたのである[3]。この事件から示され，その後も論争の的になった司法的疑問は，PTSDを持つ患者の証言が法廷において使われるかべきか否か，ということである。PTSDを持つ患者は，少なくとも一定の分野における多くの記憶が脆弱になっているという前提に立てば，彼らの記憶全てが疑わしいということにもなるのであろうか。現在では，そもそも個人の記憶には様々な不正確さがあり得るとの多くのエビデンスが存在しているが，これらの

---

*3　この事件の法廷では，PTSDが生物学的実態であるか否かが争われ，その中でPTSDは海馬の縮小などを伴うこともある神経学的，生理学的な実態を持った疾患であるということが主張された。他方でPTSD患者の被害に関する陳述記憶は時間経過とともに変動しがちであることは多くの研究から指摘されており，こうした記憶の不正確さが解離という心理学的な理由だけではなく，海馬の機能不全による神経学的な記憶障害であるという可能性も主張された。このことを理由として，被告側からは，PTSD患者の被害体験についての記憶は生物学的に障害されており，それゆえ法廷では採用すべきではないという主張がなされた。強姦被害者として証言したある女性は，その記憶に実際に不正確な点があったため，そのことを生物学的な記憶障害と見なされることを恐れて，自分がPTSDに罹患したことや，そもそも精神科を受診したことさえ否定するに至った。最終的に判決では，被害記憶の不安定さはまさしく被害を受けたことの証左であると認定し，細部の不確かさは被害事実の存在への信頼性に疑問を抱かせるものではないとして，Furundzija被告に10年の実刑が下された。

文献の多くは法廷における目撃証言に関する研究から得られたものである。このことは，全ての目撃証言考慮の対象からから外すべきだということを意味しているのだろうか。おそらくこの議論は，被害者がPTSDに罹患していようがいまいが，目撃証言を裏づける第三者からの情報収集の重要性を示しているにすぎない。例えば，子どもの記憶は成人のものほど正確でなく，成人と同じ形式を持たない可能性はあるものの，子どもによる証言は法廷で許容されている。

民事手続きをめぐる問題

以下の論考では，民事裁判において原告側が精神的損傷 mental impairment や精神的危害 mental harm を主張，証明，数値化することにより特権や権利を保持しようとする際に，また被告側がそのような主張を反証しようとする際に，PTSD診断が果たす役割について述べられる。この例において，Stone (1993) は「精神的被害の概念に診断的信頼性と特異性を与えたことにより，民事の領域においてPTSDはストレス関連の精神病理の様々な主張において矢面に立つことになった」(p.29) と述べている。複雑な病因論を強調する神経症の概念とは異なり，PTSDでは原告の弁護士が歓迎したくなるような単刀直入な因果関係が前提とされる。PTSDには，原因論に関する法的問題への明白な解決策としての意義があるが，それ以上に，以前の法廷が法的解決のために用いるには主観的過ぎるとみなしていた事柄を，科学的かつ客観的なものにしていると思える点がもっとも重要であろう (Lesse, 1982)。こうした正当化の主張によって，特にPTSDのストレス要因に関する基準を修正したDSM-IV (APA, 1994) の出版以来，PTSDに絡む民事請求は幾何学的に増加した。前版であるDSM-III-R (APA, 1987) では，トラウマ的な出来事を「通常の人間の経験範囲を超えるもの」と条件づけた。この限定的な基準がDSM-IVで削除されたことにより，PTSDが絡む民事訴訟の割合が増すこととなった。DSM-III-Rの基準では，例えば自動車事故などのよくある出来事に巻き込まれただけではPTSDを主張することは困難であった。DSM-IVの基準変更のおかげで，トラウマの被害者はPTSDのストレス要因基準に記載された症状を偽装することが容易になり (Resilic, 1998)，訴訟におけるPTSDの使用は増加すると予想された (Melton, Petrila, Poythress, & Slobogin, 1997)。

それでもなお，「死亡，重傷，身体が損なわれるような危機状況を引き起こしかねない出来事」を基準項目とするDSM-IVに基づけば，主張されたストレス要因が，例えば個人に徐々に時間をかけて影響を与える単調な仕事であった場合，労災補償の正当性を示すことは困難である (Melton et al., 1997)。民法では，特定の特権と権利の請求には精神的な損傷または危害の証明が求められる。これらの障害はしばしば法令の中で定義されている。PTSDの特徴が労災補償の際に法的な障壁を乗り越えるのに一役買うこともある。気分障害や不安障害は「生活の中のどこにでもある病気の代表」とされているが，PTSDは明確な外的事由（勤務先での事故など等）によって引き起こされると考えられているため，気分障害のような除外的カテゴリーには含められていない。PTSDによる精神的損傷が問題とされている場合には，訴訟の主な発端に (1) 社会保障制度障害者認定，(2) 民間の障害健康保険，(3) 退役軍人傷痍給付金がある。PTSDによる二次的な精神的危害が問題とされている場合には，(1) 労災補償と (2) 人身傷害が主な訴訟の発端である (Parry & Drogin, 2001)。特に精神的危害を理由とする請求は過去20年間において急激な増加をみている。

1990年代初頭までに，労災補償請求事件に要する費用は全医療費の膨張よりも50％以上の割合で増加した。絶対的な数値では，1992年のシステム全体の費用は，1982年の費用の三倍に相当する700億ドルであった ("Sticking It to Business," 1993)。これには3つの理由があるという。つまり，医療費の上昇，労災補償システム関連の訴訟の増加，そして本書の目的において最も重要である「補償可能傷害 compensable injury」の定義の拡大，特に業務関連のストレスと感情的または精神的傷害 emotional or mental injury に関する定義の拡大である（Melton et al., 1997）。米国商工会議所の統計によれば，労災補償制度の下に被雇用者によって提起された精神的ストレスの主張数は 1979 年と 1990 年の間で約 800％ にまで飛躍的に増加し，ストレス関連の障害は，最も急速に増加した疾患カテゴリーとなった（deCarteret, 1994）。11 州で提起された 70 万以上の主張を分析した研究では，精神的ストレスの主張による支払額は，身体的傷害による支払額よりも平均して 52％ 多いことが全米労災保険協議会によって報告されている（Calise, 1993）。この結果，多くの労災補償制度の改正がこれらの州によって提案または採用されることとなった。この精神的傷害 mental injury の主張件数の増加の重要な要因として，PTSD 診断の使用が挙げられる。Slovenko（1994）が述べたように，「苦しんでいた人々の多くは裁判所のおかげで最近気分がよくなっている」（p.439）。

精神的損傷
社会保障障害保険

連邦政府の障害 disability 者プログラムの多くが障害者 disability person とその扶養家族に手当てを給付しているが，これらのプログラムの中で際立つものは社会保障障害保険（SSDI; 42 U.S.C.§423）と補足的保障所得（SSI; 42 U.S.C.§1381）である。SSDI プログラムでは，手当ての支給に必要とされる受給資格単位である適用四半期 quarters of coverage（QC）の間に，障害を持つ賃金労働者の名義で社会保障税（掛け金）が支払われていた場合の制度である。特に，障害を受けるまでに，通常の受給資格要件となる 40 四半期のうち 20 四半期の間，就労して社会保障信用基金に掛け金を納めた者であれば，この制度の適用となる。これに対して SSI は，障害を持つ人が収入と資産の基準を満たすが，必要とされる四半期の間，働くことができなかった場合に支払われる，連邦による公共援助である。両プログラムは同一の障害基準によって律則されている。その基準の必要条件は，申請者が「死に至ると予測される，または 12 カ月間以上継続した期間持続したまたは持続すると予測される，医学的に特定可能な身体的または精神的損傷により実質的な有給活動に従事することが不可能であること」を証明することである［42 U.S.C.§423（d）(1)（A）］。障害の程度の判断には，申請者の労働能力を喪失させる障害状態を満たすとされる政府指定の障害の再調査が必要とされる。精神損傷のリストは DSM-IV 基準に具体的に対応するものではないが，診断的に一致しない場合でも重症度を評価するように作成されている（Shuman, 2003b）。不安障害のカテゴリーに記されている損傷のリストにある「苦痛の原因となる夢を含む，トラウマ的な経験の継続的で侵入的な記憶」という記載（20 C.F.R. Part 404, Subpart P, Appendix 1, §12.06）は，DMV-IV 記載の PTSD の 17 の基準のうちの 2 つを指していることが容易に分かる。2002 年には，SSI の受給者 10 人のうち 6 人は精神障害と診断されていた（Social Security Administration Office of Policy, 2003）。これらの月ごとの受給金は受給者の収入の大部分を占める。また，メディケア Medicare とメディケイド Medicaid を通じて医療を受けることも可能である（Okpaku, Sibulkin, & Schenzler, 1994）。

精神的損傷による機能喪失の評価について，社会保障庁 Social Security Administration（SSA）による質問内容は 4 つに分けられている。すなわち日常生活中の活動の制限，社会的機能の維持困難，集中力や持続力の不足のため課題を完了させることの困難，そして就業中やそれに類した状況での代償できない精神状態の悪化のためにその状況からひきこもらざるを得ないこと，である（Melton et al., 1997）。就業能力に影響する全ての種類の精神障害は SSDI や SSI 申請の対象となる。具体的なデータはないものの，PTSD が申請の根拠となることは珍しくない。SSA は独立した鑑定人によって診断評価を行う。全体的に，精神的損傷のための SSI 申請は過去数十年間において一貫して増加している（Social Security Administration Office of Policy, 2003）。

民間の障害・健康保険

　民間の障害保険と健康保険の重要な違いは，障害保険では一般的に保険契約者の就業能力に焦点があてられるのに対し，健康保険は契約者の疾病の有無と契約によって，支払の対象となる治療内容が考慮されることである（Parry & Drogin, 2001）。民間の障害・健康保険の保険内容は通常2つに分けられる。1つは保険会社と被保険者間の直接的な契約関係である補償プラン，もう1つは保険維持機構 health maintenance organization（HMO）に関連するもので，比率が被保険者と雇用者間の契約によって規定され治療がさらに詳細に管理される（Edelman, 1990; Furrow, 1998）。「精神疾患」や「精神障害」の定義は健康保険方針によって大幅に変わり，プランが提供される管轄内の監督制限のみによって制限される。

　Morrison（2000）によれば，「精神疾患には生物学的要因があり，しばしば他の健康問題にも関連しているという認識が高まりつつあるが，そのような認識により精神的疾病と身体的疾病に対して不均等な手当てを設けている健康保険プランに対する訴訟などが増加する可能性がある」（p.31）。民間の障害保険が健康保険と本質的に異なっているのは，いかなる精神症状でも就業を妨げるまたは制限するような程度の損傷と関連づけられなければならない，としている点である。多くの場合（どのような分野でも，というわけではなく），自分の本業であった分野において就労不可能となれば，契約上保険の適用が認められる。そのような契約では一般的に，何をもって精神疾患とするかという定義に関して，特定の診断名ではなく，苦痛が「生物学的なもの」か，「幻覚妄想などの精神病的」症状が現れるか，「精神医学的方法」によって治療可能なものかについて述べられていることが多い（Parry & Drogin, 2001）。最も一般的なアプローチでは，「精神疾患」の定義をより包括的なものとするが，失業の原因となるほど「重度」の疾患のみに償還制限している（Tommasini, 1994）。

　精神障害保険に関連した州レベルの訴訟では，具体的な適用除外規定に基づいた保険金給付への障壁が焦点となることが多い。民間健康保険における重要な問題は，広範囲にわたる診断可能な精神障害に対する充分な手当ての有無である。特に過去10年間，保険会社や第三者機関に対し，精神疾患についても身体疾患と同程度の手当てを提供するように条件づける「包括的同等 comprehensive parity」を掲げる法案がいくつかの州議会で通過した（Sing & Hill, 2001）。精神保健医療手当ての累計額にかかる生涯制限ならびに年間制限を，同様の医学的・外科的手当てに関する既存の制限と同等とする「連邦精神保健同等法 Federal Mental Health Parity Act（1996）」が議会で可決されたものの，同法は「実際の効果をもたらす規制能力に欠けている」（Gould, 2001, p. A1）。

　民間保険会社では，しばしばいわゆる「独立した」検査医が雇われ，評価，診断，特定の治療の性質，その治療の妥当性と必要性について意見が述べられる。通常，独立医学検査 independent medical exam（IME）では，損傷の永続性（例：「医学的固定」，いわゆる「医学的エンドポイント」）と残存機能的能力 residual functional capacities（RFCs）の決定が含まれる。通常の臨床現場とは異なり，IME は敵対的な法医学的状況の中で行われることもある。大部分の事案では，患者は治療ではなく入念な検査のために IME を受け，検査報告書は保険会社と必然的に雇用者に送られる。ネガティブな結果の可能性として，すでに開始されている心理的サービスへの補償や，主張されている損傷への補償の拒否などがある。IME検査を受ける患者の中には，DSM-IV 記載のストレス要因基準を満たさないストレスへの暴露が原因で PTSD になったと主張する者も多い（Sparr, 2003）。よく主張されるストレス要因は自動車事故（Motor Vehicle Accidents：MVA），業務中の転落，同僚との対人的対立であるが，DSM-III-R で認められていなかったストレス要因のいくつかは DSM-IV では認められている（自動車事故など）。

　重大な MVA の被害者における PTSD の割合は，8％から46％と幅がある（Malt & Blikra,

1993; Mayou, Bryant, & Duthie, 1993)。横断的研究において，Blanchard, Hickling, Taylor, Loos（1995）は，トラウマまたは大うつ病の病歴が重大な MVA 後の PTSD 発症の有意なリスク要因であると報告した（Blanchard et al., 1995）。Ursano, Fullerton, Epstein（1999）の報告では，事故後の 9 カ月では PTSD の割合は 17.6% であった。これらのデータが示唆することは，重大な MVA の後に PTSD が存在する可能性はあるが，その発生率は中程度である。IME 検査では，トラウマを受けて PTSD を持つ患者において，以前からの精神医学的問題がしばしば見出される。結果として，おそらくは以前のトラウマに関連している，以前からの精神医学的問題に対して，主張されているトラウマ的出来事の因果的優位性の比重が問題となる。長期的追跡試験の数は限られているが，28 カ月の観察期間において 22% の事故被害者が精神医学的罹病（大部分がうつ病関連障害）という報告（Malt, 1988），事故 5 年後において事故被害者の 8% が PTSD 発症という報告（Mayou, Tyndell, & Bryant, 1997）などがある。Schnyder, Moergeli, Klaghofer と Buddeberg（2001）によるスイスでの研究では，トラウマ経験の前は健康であったが事故で重症を負った群において，完全な PTSD と「亜症候群性 subsyndromal [4]」PTSD の発生率はそれぞれ 2%，12% と低かった。追跡 1 年後における PTSD の症状の 3 分の 1 は，心理社会的変数（経歴的リスク要因，死の切迫感など）によって予想された。

退役軍人障害給付金

退役軍人への医療サービス提供に加え，「軍務関連障害 service-connected disability」を持つ退役軍人に対して金銭的補償，治療，リハビリ・サービスなどを提供するシステムが，米国退役軍人局 Department of Veterans Affairs（VA）によって運営されている。「軍務関連障害」とは，退役軍人局の用語で，戦闘に直結している軍務などの最中に発症した障害のことである。退役軍人は，軍役中またはその後 1 年以内に発症した医学的もしくは精神医学的状態に対して障害手当てを申請することができる（Sparr, White, Friedman, & Wiles, 1994）。補償対象となる障害のリストは米連邦議会で決定されるが，PTSD は DSM-III に記載されるまで補償対象ではなかった（APA, 1980）。DSM-III で PTSD が遅発型として現れ得ることが記されると，軍役後 1 年以内の発症という申請条件が撤回され，何年も前に起こった戦争で PTSD を発症したという主張が殺到することとなった。結果として，PTSD は退役軍人が何らかのサービスを求める際に最もよく見られる精神医学的障害となった。2003 年には，退役軍人給付局によって毎月 121 万ドルが補償として 19 万 3,859 人の退役軍人に支払われた（U.S. Department of Veterans Affairs, 2003）。

1980 年以降，PTSD への受給資格の確立に向けた過程は一貫性のないものであった。臨床家が PTSD の診断的妥当性を議論している中で，退役軍人の主張のために雇われた専門家には充分に基準化されたプロトコルがなかった。良い補償内容を支持できるような裏づけとなる証拠を充分に得ることができないこともしばしばであった（Henderson & Sparr, 1994）。申請の過程において大幅な不均一が生じ，申請が記録される地域によって，承認の確率は 36% から 74% と差が出るようになった（Sparr et al., 1994）。VA システムの中でそのような支払いを求める退役軍人も増えてきており，データによれば湾岸戦争の帰還兵は，他の紛争に赴いた兵士に比べてはるかに高い割合で補償を受けており，第二次世界大戦の帰還兵に比べればその数は約 2 倍（16% に対して 8.6%）である（Gulf War Veterans, 1999）。さらに VA システムの中で PTSD 治療を求める 69 〜 94% の退役軍人は，精神医学的障害への手当ても申請していた（Frueh et al., 2003）。

---

[4] 部分 partial PTSD と同義。診断に必要とされる症状基準を不完全に満たしている状態。厳密な定義ではなく，研究者によって多少の差がある。

簡潔に説明すれば，審査過程は退役軍人の障害手当て申請が受領された時点で開始される。VAの地方事務所がこのシステムの受付であるが，各地域事務局にはスーパーバイザー，事務員，専門的評価者，審査官，手続きや評価に関する品質保証確認者*5，聴聞審査官などがいる。まず承認課が軍務の日付，戦闘またはそれ以外のトラウマ的な軍務（墓地登録など）の有無，PTSDが主張されている場合は除隊の経緯など，基本的な資格基準に照らして申請を精査する。申請が精査を通過すると，地域の評価委員会に付託される。評定者と呼ばれる3名によって委員会は構成され，そのうち1名は医学の専門家である。委員会では証拠が査定され評定決定がなされ，裁定部が申請者に結果を通知する。申請者が決定に同意できない場合，VAからの却下通知書の1年以内に地方事務所で不同意を提出することで不服申し立てを開始できる（Sparr et al., 1994）。

申請者の軍歴に加え，評定委員会によって心理検査の予定が立てられる。いくつかの施設では，治療を直接行っているVAの精神保健医療専門家がVAの障害検査官となるため，結果として患者の臨床的ニーズと利益的希望のあいだで利益相反が起こる可能性がある。または，外部の（非VA）臨床家が有料で検査を行うこともある。症状が記載されて診断が確定すると，委員会は規定の評定表に照らし合わせながら障害の程度を決定する。精神医学的障害の程度に関する一般的説明はVAの障害評定表にある精神障害セクションに記載されているが，基本的計算式に基づき就労能力の平均的減損を反映する障害の程度を表に沿って割り当てる。パーソナリティ障害の診断は軍務関連となりえない。障害程度は10段階で設定されているが，ゼロとされることもある（0%障害の場合治療のみが補償対象となる）。例えば，2004年の12月時点で，扶養者のいない10%障害を受けた退役軍人には年間1,296ドルが与えられたが，100%障害を受けた者は年間27,586ドルを受けていた（計算式は必ずしも直線的関係にはない）。

軍務関連障害が確定されると，定期的に検査官が近年の医療記録の再調査と面接を行って再評価をする。退役軍人がこの手順について知っている場合，検査官に再調査されないよう記録に残るような症状の改善を伝えないようにする可能性がある。障害レベルは検査官の所見に従い，地域の評定委員会によって調整される。非固定的な障害（治療により改善しうるもの）は約2年ごとに再調査される。20年以上存在している障害は保護されて，再調査の対象にはならない。また，傷害に対する金銭的補償は課税対象とならない。SSDIや定年退職手当てはVA軍務関連障害手当てを受け取っても減らされないが，SSIは減らされる（Sparr et al., 1994）。

1996年のVAの障害関連の全歳出は180億ドルと算出されており，2,500万4千人の生存している退役軍人のうち220万人（8.9%）がある程度の軍務関連障害手当てを受け取っている（Oboler, 2000）。障害手当て申請が認められない場合や部分的にしか認められなかった場合，退役軍人らはその決定に対して何度でも不服を申し立てることができる。これらの再申請は元々の申請件数の約3倍であり，VA審査および手続きシステムの処理能力を圧迫している。慢性的な疾病を持つ多くの退役軍人にとっては，障害手当てを獲得して維持する過程は長期に渡る苦闘となるが，報酬金は莫大なものになる（Frueh et al., 2003）。

1993年以降徐々に上昇していた軍務関連障害の申請承認率と，査定される平均的な障害水準は，1997年以後劇的な上昇を見せている。Murdoch, NelsonとFortier（2003）は，1980年から1998年までの期間について，PTSDによる軍務関連障害を認められる確率と，兵役期間と軍務先の相関関係を検討した。兵役期間と軍務先を考慮にいれると，戦闘で負傷した隊員に対する軍務関連傷害の承認率は80%から100%であった。反対に，戦闘での負傷がない隊員に対する承認率は18%か

---

*5　quality assurance reviewers　一般企業では商品の品質保証の担当者であるが，ここでは審査，症状評価などの手続きの質を確認する担当者のこと。

ら63％と幅があった。また，承認率の地域差も変わらず大きかった。PTSD障害手当ての申請を却下された者のうち不服申し立てをしたのは僅か4.3％であり，それ以外の精神医学的障害では11％，精神医学以外の障害では20％であったのと対照的である（Murdoch et al., 2003）。Battista（1985）によれば，VAシステムは他の障害手当てプログラムよりも対審的な要素が少ない。

「反治療的法学 countertherapeutic jurisprudence[*6]」と表現されているシステム（Mossman, 1996）において，戦闘経験のある帰還兵がPTSD評価を受ける際には，標準化された評価面接上での広範的レベルの精神症状と，ミネソタ多面パーソナリティ目録 Minnesota Multiphasic Personality Inventory（MMPI）上での妥当性尺度の極端な上昇の両方を提示することが一貫して報告されている。戦闘経験のある帰還兵である成人男性320名を調査したFruehら（2003）の報告によれば，補償を要求する退役軍人群と要求しない群間でPTSD診断の相違はなかったが，収入の効果を統計的に調整した後であっても補償要求群は有意に多い精神症状を報告したことが示された。つまり補償要求群は症状を過大報告または誇張する傾向がより強かった。これらのデータは，臨床ケアの提供，治療結果の評価，リハビリ努力に関するVAの方針に問題があることを示唆するものである。症状の改善報告，ひいておそらく実際の症状改善そのものについても，意欲を阻害する要因がVAの申請・評価過程の各段階で存在するのである。

精神的危害

不法行為 Tort Actions

過去30年間において，人身傷害の事例における補償可能および補償不可能な精神的傷害の定義について裁判所はやや不規則な経路を辿っている。以前は精神的傷害関連の法的責任は，身体的損傷や影響の程度に左右されており，それ以外に「精神的破綻 broken mind」に対する不法行為責任 tort liability はなかった。心理的傷害 psychological injury の概念がより受け入れられるようになると，身体的損傷やその影響がなくても，感情的危害に対する補償の判決が以前よりも多く下されるようになった（Lambert, 1978）。具体例を挙げると，過失による物理的接触からの「危険範囲 zone of danger」（危険の半径）内にいた結果として感情不安定になった者，配偶者や子どもなど第三者への重大な危害の目撃後に感情的苦痛を被った者，他者の身体的傷害を実際には目にしていないがその結果を見聞きした後に重度のショックを受けた者がある（Sparr et al., 1987）。

それでもなお司法システムは，精神的苦痛という損害を被ったとする当事者からの訴えに対して敵対的な姿勢をとってきた。特に，故意にまたは過失によって生じた精神疾患に関する訴えについては強く反対してきた。このことに関しては多くの公序政策的な懸念が表明されてきた。すなわち精神的被害の程度を金額に換算することは不可能であること，「直接的原因 proximate cause」が欠如していること，判例が欠如していること，詐欺的なまたは瑣末な主張に対して賠償金が回収される懸念，被告の法的責任が有責性の程度と不均等なほど増大していること，裁判でこの種の請求について適切な制限を設けることの不可能性などである（Davies, 1992）。英国では，精神的苦痛を事由とする不法行為訴訟の申し立てが際限ないものになることを恐れ，請求資格に制限を設ける一連の判決が下された（Adamou & Hale, 2003; McCulloch, Jones, & Bailey, 1995）。

上記の問題点にも関わらず，裁判では傷害を

[*6] 治療的法学または治療的司法 therapeutic jurisprudence においては，司法的な決定を通じて訴訟の当事者の感情や行動，社会適応に好ましい影響をもたらす努力がなされるが，文献で引用されているMossmanは，VAにおける治療的法学の試みの結果としての金銭の提供が，勤労意欲を喪失させ，疾患を長引かせ，詐病を誘発し，時には本人がその金銭をアルコールやギャンブルに用いるという，非治療的な結果を招いていることを批判し，この事態に対して countertherapeutic jurisprudence という表現を用いた。

被った側の感情や心理状態を以前よりも保護し，精神的傷害に対する救済や補償を拡大する傾向になりつつある。全ての不法行為訴訟の約2～3%は精神的傷害に関するものであるとの推定もある (Slovenko, 1973)。原告の心理的苦痛の原因が何であれ，大体の場合，被告の行動の結果としてそのような害が及んだことが立証されるか否かが，原告の賠償への権利を左右する。したがって，精神的傷害とその原因の査定を専門とする精神科医と心理学者が人身傷害訴訟において重大な役割を担うようになったことはきわめて自然である。ModlinとFelthous (1989) による自身らの司法精神医学業務の12年に渡る調査では，403の民事訴訟事件中55%が人身傷害訴訟か労災補償の請求であった。

不法行為法の主要目的は，個人による不法行為に対する補償を与えることである。したがって，不法行為は犯罪とは異なり，悪意や有害な動機は関与せず，当事者間の義務違反に基づく契約違反行為でもない。また，倫理的に間違った行為も行為者の行動が「規則の範囲内」であれば必ずしも不法行為ではない。例えば，溺れている子どもを助けないことは，親子関係にあるような積極的義務を負っていない限り不法行為とみなされない (Lee, Lindahl, & Dooley, 2002)。近代において最もよく見られる不法行為の例として，自動車運転過失，製造物責任，専門職過失責任などがある。あまり一般的でない例として，プライバシー侵害，名誉毀損，不実表示，迷惑行為，脅迫と暴行，不法監禁などが挙げられる (Hoffman & Spiegel, 1989)。身体的傷害関連の法的請求には心理的もしくは感情的なトラウマの主張が伴う場合とそうでない場合がある。定義的基準は個々の不法行為によって異なるが，起訴可能な不正が行われたかどうかが，核となる概念の中で定義されている。これらは語呂合わせ的に「4つのD」として知られている。(1) 被告は原告に対して注意義務 duty を負っていなければならない，(2) その義務の放棄 dereliction または違反がなければならない，かつ (3) その違反が直接的に directly（近接的に proximately）(4) 補償可能と認められる損害 damages を引き起こさなければならない (Melton et al., 1997)。

PTSDは人身傷害が絡む事案においてしばしば主張されるが，PTSDに関するそれ以外の民法上の法理においてと同様に，その診断の要件となる「ストレス要因」の厳格性が見落とされていることが多い (Perr, 1992; Rosen, 1995)。体験，目撃，または直面したトラウマ的な出来事が，死，重症，身体の保全に迫るものであったという「客観的な」条件に加え，DSM-IVではそのような出来事によって，強い恐怖，無力感または戦慄という「主観的な」反応が引き起こされるという条件も追加されている。さらに，結果として生じる長期的な症状の種類と重症度が記録されていなければならない。これらの条件は精神傷害事案でのPTSDの適用性を大幅に制限するものである。

労災補償

ストレスによる労災補償の申請は，就労している組織における隠された感情的な実態への，社会と法医学による広汎な探索の一部と捉えることができる (Bale, 1990)。各州に独自の労災補償法令があるが，大部分は第一次世界大戦時の1900年台前半に成立したものである。基本的にどの州の法令も類似しており，就労傷害の特定の結果に対して労働者に補償を与えるものである。補償は，医療費，療養中に喪失した給与，就労能力の永久的な喪失に対するものである (Sersland, 1984)。

1911年に最初の労働者災害補償保険法が施行される前には，雇用者は過失の結果として起こった負傷に対してのみ法的責任を負っていた。したがって，被雇用者は職場で起こった負傷への補償を受けるために，雇用者側の責任を証明しなければならなかった。労働者災害補償保険法は，補償と早期の職場復帰を促進するために負傷した労働者を法的な立証責任から解放し，過失がなくとも雇用者は全ての負傷に対する医療費の責任を負うこととなった。代わりに被雇用者は雇用者を訴える権利を放棄することになった（ただし，就労中に使用された機材の欠陥製造の場合など，第三者への訴訟は除く）。不法行為法における直接的原

因の原則に類似させ，労働者災害補償保険法においては二段階の要件基準が定められた。負傷は就労の結果として，かつ就労の最中に，発生しなければならないという点である (London, Zonana, & Loeb, 1988)。推論された因果関係に基づく労災補償の主張を描写するために4通りの基本的用語が使われる。すなわち，身体－身体 physical-physical，精神－身体 mental-physical，身体－精神 physical-mental，精神－精神 mental-mental である。

精神－身体を事由とする請求では，診療記録にある身体的疾患や障害は心理的ストレスやトラウマによって引き起こされると主張される。そのような申請は，通常は因果関係で躓くことが多い。しかしPTSDが「身体的」(生物学的) であると裁定者を説得できれば，心理的にストレスとなる出来事の存在が前述した必要条件を満たすという前提に基づき，精神－身体に基づく請求を立証するのに有効であろう。これは民事訴訟において補償回収の可能性を高めるPTSDの影響力の一例である。身体－精神を事由とする請求では，身体的傷害が何らかの精神障害や損傷をもたらすものと主張される。例として，生命を脅かす傷害発生後のPTSDがある。精神－精神を事由とする請求では，精神的なストレスが精神的な問題をもたらすと主張される。例えば，実際には発生していないものの，深刻な身体的傷害が生じるという脅威によって引き起こされたPTSDである (Sparr & Boehnlein, 1990)。1960年ミシガン州で下され，重要な判例となった Carter v. General Motors 事件 (1961) 判決は，初めて精神的刺激のみによって引き起こされた精神障害に対し補償を認めたものである。

ストレスを事由とする請求の認定状況は州によって大きく異なる。特定の業務関連の精神障害に対してある州で補償が受けられた労働者がいたとしても，類似した障害をもつ別の労働者が他の州では補償を却下されることもある。米国の半数以上の州においては労災補償制度にて精神障害を補償対象とすることが何らかの形で認められている。何らかの種類の身体的接触または身体的障害が最初に発生したという証拠が求められる州もある。突然の，予期されなかった，衝撃的な出来事 (例：強い恐怖，絶望感，恐怖を引き起こした出来事であり，これもまたPTSDの司法における影響力の一例である) の結果として障害が発生した場合に限り，ストレスを事由とする請求を補償対象としている州もある。それ以外の州では，ストレスの原因が日常または業務の中で通常予想される以上の出来事であり，その出来事が精神傷害の重大な起因である場合補償が認められる。この種のストレスは，類似した状況にいる他の労働者においても重大な症状を引き起こすような，普段の業務体験を超える出来事から生じるものである。最後に，ストレスの原因が通常のものであり，または日常生活のストレスを上回るものでない場合でも，補償を認めている州もある。こうした州では，ストレスを事由とする請求はそれ以外の労災補償の請求と区別されていない (deCarteret, 1994)。

精神的ストレスを事由とする請求は，この数十年においてとりわけ急増しているため，職業病を再定義するか，労災補償システムからいくつかの精神障害を除外するかの両方またはいずれかを行っている州もある。1988年，オレゴン州議会において新しい労災補償の法案が可決され，以下の条件が定められた。すなわち，精神的ストレスをもたらしている勤務状態が「現実的かつ客観的に」存在すること，そしてその勤務状態が「日々の就労状態に常にあるものではないもの」であること，または「雇用者による妥当な懲戒・矯正的処置でなく，雇用者による勤務評価や雇用の終了でもないもの」であること。さらに，「就労によって，および就労の中でその精神障害が発生した」という明確で納得のできる証拠が存在しなければならない (Helmer, 1996)。これらの変更がオレゴンなどの州でなされた理由は，労災補償のための雇用者による支出の急激な増加のためである。1960年に20億ドルだった労災補償が，1970年に50億ドル，1980年に210億ドル，そして1992年には推定620億ドルに増加している (Skoppek, 1995)。労災補償の請求は，労働者の治療者が下

すPTSDの診断によって二次的に増大している。そのような請求が雇用者から受託された保険プログラムによって受理されるか否か，またはIMEにつながるのかは不明である。一般的にPTSDは事故や傷害と充分に関連づけられれば，補償可能である。労働者によるPTSDの主張の多くは十分な裏づけに基づいたものであるが，中には疑わしいものもある。イングランドでも，ストレスを事由とする請求について同様の議論がされるようになった。ただし，傷害を負った労働者に認められる救済は，今も不法行為法上の救済のみである（Adamou & Hale, 2003; McCulloch et al., 1995; Wheat, 2002）。

司法におけるPTSD評価

PTSDの司法的評価assessmentに関しては我々の先行発表の中で詳細に述べてある（Pitman & Orr, 2003; Pitman et al., 1996; Sparr, 1990; Sparr & Boehnlein, 1990; Sparr & Pitman, 1999）。多くの場合，トラウマ的出来事後に法的救済を求める者の主張は偽りではない。しかし，補償の請求において意図的にトラウマを誇張する者も存在する。特に司法の分野において，大きなストレスを受けた患者を鑑定する臨床家は鑑別診断として詐病を考慮にいれなければならない。前述したように，PTSDという診断そのものが，争点となっているトラウマ的出来事が症状の原因であるという証拠となるため，被告の弁護人はPTSD診断を強く好む。PTSDは様々な名称で描写されており，その多くは軽蔑的な呼称であって，詐病を示唆するものである（例：訴訟神経症 litigation neurosis, 補償神経症 compensation neurosis）（Resnick, 1998）。Lees-HaleyとDunn（1994）の研究では，訓練されていない大学生の大部分（86％）が，面接者に対してPTSD診断基準を満たす症状を作り出すことができた。

Resnick（1998）によってPTSDの詐病者を見極める手がかりを列挙した次のリストが作成された。

1. 詐病者は，他者とのつながりや，自宅の所有のような長期的な財政的責任への関わりがほとんどなく，社会の片隅に追いやられた者であることが多い。
2. 詐病者は，不定期な就業経験しかなく，身体機能を奪う負傷があり，長期の失業などの経歴があることが多い。
3. 詐病者は，しばしば自分自身について，あるいは自分の以前の役割について，称賛的な言葉のみで表現することが多い。
4. 詐病者は，勤務不可能であると強く主張するが，余暇を楽しむ能力は維持しているなど不一致があることが多い。対照的に，真性のPTSDの患者は，レクリエーション活動も止める可能性が高い。
5. 詐病者は，非常に執拗にPTSDに関する法的申し立てを行うが，別の申し立てをする際にはうつ病や心身の不調を主張することがある。
6. 詐病者は，通常身体的症状の主張に熱心であるが，性的機能障害に関する情報を自発的に述べる可能性は低い。
7. 詐病者は，PTSDの診断基準を読んだことがない限り，悪夢についての情報を自主的に述べる可能性は低い。悪夢が本当のPTSDで起こる場合，その主題はトラウマ的な出来事の主題に沿いつつも，色々な変化が見られる。これとは対照的に，詐病者はトラウマ的な出来事を全く同じ仕方で，繰り返し夢に見ると主張することが多い。

MMPI-IIには戦闘関連のPTSDを査定する2つの尺度がある（PKとPS尺度）。より頻繁に使われているPK尺度は，PTSDの診断を持つ者とそれ以外の診断を持つ者との区別をつけるためにKeane, MalloyとFairbank（1984）によって開発された。PK尺度の内容は感情的不安を示唆するものである。MMPIの結果は，金銭的補償目的にPTSDに罹患しているように装う退役軍人の虚偽の回答にも影響されやすいため，PK尺度を使用する際には注意が必要である，と作成者は

指摘する。

Raifman（1993）は，PTSDに関する専門家による証言は「実験に基づいた研究データによってもっと裏づけが行われるべき」である（p.115）と主張している。PTSD分野における専門家による証言が臨床実験から得られたデータによって強化されていく可能性は高い。この努力はまだ始まったばかりであるが，臨床研究において，構造化された文章を用いてトラウマ的な出来事を想起しているあいだの心理生理学的反応の客観的な測定によって，PTSDがあるトラウマ被害者とPTSDがない被害者とを高い信頼性をもって区別できるようになっており（Pitman et al., 1987），この方法は司法の中でも成功している（Pitman & Orr, 2003）。

結　論

我々が最初にこの問題に取り組んで以来（Pitman & Sparr, 1998; Pitman et al., 1996; Sparr, 1990, 1996; Sparr & Atkinson, 1986; Sparr & Boehnlein, 1990; Sparr & Pankratz, 1983; Sparr et al., 1987），PTSDは法に影響し，また法からも影響され続けている。最も大きな変化は民事訴訟におけるPTSDに基づく請求の加速度的な増加である。この増加の大部分は，一般的にはトラウマに対する社会的認知や受容，特異的にはDSM-IVのストレス要因基準の緩和の故である。原告や申立人に対し，感情的な問題について責任を否定して病気であり続けることへの経済的動機を与えるような法規制の存在は，継続的な問題である。このことは特に，労災補償や退役軍人に関する障害申請を処理するうえでの鍵である。こうした状況において，鑑定を行う専門家らは司法の場でPTSD診断が使用，乱用される状態について継続的に研究を重ねるだけでなく，PTSD患者の脆弱性や法的な過程の中で再びトラウマを受ける可能性について充分認識する義務を負っている。そして健全な懐疑主義は，PTSDを主張する者に対して正直で共感的な態度で対応するという倫理的義務によって，バランスを保たれなければならない。

文　献

Adamou, M. C., & Hale, A. S. (2003). PTSD and the law of psychiatric injury in England and Wales: Finally coming closer? *Journal of the American Academy of Psychiatry and the Law, 31*, 327-332.

American Psychiatric Association. (1980). *Diagnostic and statistical manual of mental disorders* (3rd ed.). Washington, DC: Author.

American Psychiatric Association. (1987). *Diagnostic and statistical manual of mental disorders* (3rd ed., rev.). Washington, DC: Author.

American Psychiatric Association. (1994). *Diagnostic and statistical manual of mental disorders* (4th ed.). Washington, DC: Author.

Appelbaum, P. S., Jick, R. Z., Grisso, T., Givelber, D., Silver, E., & Steadman, H. J. (1993). Use of post-traumatic stress disorder to support an insanity defense. *American Journal of Psychiatry, 150*, 229-234.

Bale, A. (1990). Medicolegal stress at work. *Behavioral Sciences and the Law, 8*, 399-420.

Battista, M. E. (1985). The disability benefits matrix: Medical legal issues of physician participation. In C. H. Wecht (Ed.), *Legal medicine* (pp. 367-393). New York: Praeger Scientific.

Blanchard, E. B., Hickling, E. J., Taylor, A. E., & Loos, W. (1995). Psychiatric morbidity associated with motor vehicle accidents. *Journal of Nervous and Mental Disease, 183*, 495-504.

Blowers, A. N., & Bjerregaard, B. (1994). The admissibility of expert testimony on the battered woman syndrome in homicide cases. *Journal of Psychiatry and the Law, 22*, 527-560.

Brakel, S. J., & Brooks, A. D. (2001). *Law and psychiatry in the criminal justice system*. Littleron, CO: Rothman.

Bremner, J. D., Vermetten, E., & Afzal, N. (2004). Deficits in verbal declarative memory function in women with childhood sexual abuse-related posttraumatic stress disorder. *Journal of Nervous and Mental Disease, 192*, 643-649.

Brown, D., Scheflin, A. W., & Hammond, D. C. (1998). *Memory, trauma treatment, and the law*. New York: Norton.

Calise, A. (1993, August 30). *Workers compensation mental stress claims in decline*. National Under-writer, pp. 3, 8, 31.

Carter v. General Motors, 106 NW 2d (361 Mich. 1961).

Daubert v. Merrill Dow Pharmaceuticals, Inc., 509 U.S. 579, 595 (1993).

Davies, J. A. (1992). Direct actions for emotional harm: Is compromise possible? *Washington Law Review, 67*, 1-53.

deCarteret, J. C. (1994). Occupational stress claims: Effects on workers compensation. *American Association of Occupational Health Nurses Journal, 42*, 294-498.

Dunn v. Roberts, 963 F2d 308, 1992 U.S. App. LEXIS 8783 (1992).

Edelman, P. S. (1990, June 1). Indemnity insurance policies. *New York Law Journal, 203*, 3.

Falk, P. J. (1996). Novel theories of criminal defense based upon the toxicity of the social environment: Urban psychosis, television intoxication, and black rage. *North Carolina Law Review, 74*, 731-811.

Federal Mental Health Parity Act, 25 U.S.C. § 1185a (1996).

Frueh, B. C., Elhai, J. D., Gold, P. B., Monnier, J., Magruder, K. M., Keane, T. M., et al. (2003). Disability compensation seeking among veterans evaluated for posttraumatic stress disorder. *Psychiatric Services, 54*, 84-91.

Frye v. United States, 293 F. 1013 (D.C. Cir. 1923).

Furrow, P. R. (1998). Regulating the managed care revolution: Private accreditation and a new system ethos. *Villanova Law Review, 43*, 361-407.

Gilbertson, M. W., Gurvits, T. V., & Lasko, N. B. (2001). Multivariate assessment of explicit memory function in combat veterans with PTSD. *Journal of Traumatic Stress, 14*, 437-456.

Goodstein, R. K., & Page, A. W. (1981). Battered wife syndrome: Overview of dynamics and treatment. *American Journal of Psychiatry, 138*, 1036-1044.

Gould, E. (2001 January 1). *Nine million gaining upgraded benefit for mental care.* New York Times, p. A1.

Gulf War Veterans draw disability compensation at a higher rate than those of any other conflict. (1999, October 27). *Wall Street Journal*, p. A1.

Gurheil, T. G. (1999). A confusion of tongues: Competence, insanity, psychiatry, and the law. *Psychiatric Services, 50*, 767-773.

Helmer, G. (1996, November). *Mental health stress claims, Oregon, 1991-1995.* Salem: Research and Analysis Section, Oregon Department of Consumer and Business Services.

Henderson, R., & Sparr, L. (1994). Psychiatric file reviews in the compensation and pension assessment process. *Federal Practitioner, 11*, 92-96.

Hoffman, B. F., & Spiegel, H. (1989). Legal principles in the psychiatric assessment of personal injury litigants. *American Journal of Psychiatry, 146*, 304-310.

Keane, T. M., Malloy, P. F., & Fairbank, J. A. (1984). Empirical development of an MMPI subscale for the assessment of combat-related posttraumatic stress disorder. *Journal of Consulting and Clinical Psychology, 52*, 888-891.

Lambert, T. F. (1978). Tort liability for psychic injuries: Overview and update. *Journal of the Association of Trial Lawyers of America, 37*, 1-31.

Lee, J. D., Lindahl, B. A., & Dooley, J. A. (2002). *Modern tort law: Liability and litigation.* St. Paul, MN: West Group.

Lees-Haley, P. R. (1986). Pseudo post-traumatic stress disorder. *Trial Diplomacy Journal, 9*, 17-20.

Lees-Haley, P. R., & Dunn, J. T. (1994). The ability of naive subjects to report symptoms of mild brain injury, posttraumatic stress disorder, major depression, and generalized anxiety disorder. *Journal of Clinical Psychology, 50*, 252-256.

Lesse, S. (1982). The psychiatrist in court: Theatre of the absurd [Editorial]. *American Journal of Psychotherapy, 36*, 287-291.

Lewis v. State, 595A0250 265 Ga. 451, 457 S.E.2d 173 (1995).

London, D. B., Zonana, H. V., & Loeb, R. (1988). Workers' compensation and psychiatric disability. In R. C. Larson & J. S. Felton (Eds.), *Occupational medicine: Psychiatric injury in the workplace* (pp. 595-609). Philadelphia: Hanley & Belfus.

Lustberg, L. S., & Jacoby, J. V. (1992). The battered woman as reasonable person: A critique of the appellate division decision in State v. McClain. *Seton Hall Law Review, 22*, 365-388.

Malt, U. (1988). The long-term psychiatric consequences of accidental injuries: A longitudinal study of 107 adults. *British Journal of Psychiatry, 153*, 810-818.

Malt, U. F., & Blikra, G. (1993). Psychosocial consequences of road accidents. *European Psychiatry, 8*, 227-228.

Mayou, R., Bryant, B., & Duthie, R. (1993). Psychiatric consequences of road traffic accidents. *British Medical Journal, 307*, 647-651.

Mayou, R., Tyndell, S., & Bryant, B. (1997). Long-term outcome of motor vehicle accident injury. *Psychosomatic Medicine, 59*, 578-584.

MeCulloch, M., Jones, C., & Bailey, J. (1995). Posttraumatic stress disorder: Turning the tide without opening the floodgates. *Medical Science Law, 35*, 287-293.

McNally, R. J. (1998). Experimental approaches to cognitive abnormality in posttraumatic stress disorder. *Clinical Psychology Review, 18*, 971-982.

Melton, G. B., Petrila, J., Poythress, N. G., & Slobogin, C. (Eds.). (1997). *Psychological evaluations for the courts: A handbook for mental health professionals and lawyers* (2nd ed.). New York: Guilford Press.

Modlin, H. C., & Felthous, A. (1989). Forensic psychiatry and private practice. *Bulletin of the American Academy of Psychiatry and the Law, 17*, 69-82.

Morrison, M. A. (2000). Changing perceptions of mental illness and the emergence of expensive mental health parity legislation. *South Dakota Law Review, 45*, 8-32.

Mossman, D. (1996). Veterans Affairs disability compensation: A case study in counter therapeutic jurisprudence. *Bulletin of the American Academy of Psychiatry and the Law, 24*, 27-44.

Murdoch, M., Nelson, D. B., & Fortier, L. (2003). Time, gender, and regional trends in the application for service-related posttraumatic stress disorder disability benefits, 1990-1998. *Military Medicine, 168*, 662-670.

Oboler, S. (2000). Disability evaluations under the Department of Veterans Affairs. In R. D. Rondinelli & R. T. Katz (Eds.), *Impairment ratings and disability evaluations* (pp. 187-217). Philadelphia: Saunders.

Okpaku, S. O., Sibulkin, A. E., & Schenzler, C. (1994). Disability determinations for adults with mental disorders: Social Security Administration v. independent judgments. *American Journal of Public Health, 84*, 1791-1795.

Oregon Revised Statues (2005 ed.). Volume 14, Chapter 656 (Workers' Compensation), Section 656.802 (Occupational disease; mental disorder; proof). Available at *www.leg.state.or.us/ors*

Orr, S. P., Metzger, L. J., & Lasko, N. B. (2000). De novo conditioning in trauma-exposed individuals with and without post-traumatic stress disorder. *Journal of Abnormal Psychology, 109*, 290-298.

Parry, J., & Drogin, E. Y. (2000). *Criminal law handbook on psychiatric and psychological evidence*. Washington, DC: American Bar Association.

Parry, J., & Drogin, E. Y. (2001). *Civil law handbook on psychiatric and psychological evidence and testimony*. Washington, DC: American Bar Association.

Parson, E. A. (1994). Inner city children of trauma: Urban violence traumatic stress response syndrome and therapists responses. In J. P. Wilson & J. D. Wilson (Eds.), *Countertransference and the treatment of PTSD* (pp. 151-178). New York: Guilford Press.

Perr, I. N. (1992). Asbestos exposure and psychic injury-a review of 48 claims. *Bulletin of the American Academy of Psychiatry and the Law, 20*, 383-393.

Pitman, R. K., & Orr, S. P. (2003). Forensic laboratory testing for post-traumatic stress disorder. In R. I. Simon (Ed.), *Posttraumatic stress disorder in litigation: Guidelines for forensic assessment* (2nd ed., pp. 207-223). Washington, DC: American Psychiatric Press.

Pitman, R. K., Orr, S. P., & Forgue, D. F. (1987). Psychophysiologic assessment of post-traumatic stress disorder imagery in Vietnam combat veterans. *Archives of General Psychiatry, 44*, 970-975.

Pitman, R. K., & Sparr L. F. (1998). PTSD and the law. *PTSD Research Quarterly, 9*, 1-6.

Pitman, R. K., Sparr, L. F., Saunders, L. S., & McFarlane, A. C. (1996). Legal issues in posttraumatic stress disorder. In B. A. van der Kolk, A. C. McFarlane, & L. Weisæth (Eds.), *Traumatic stress: The effects of overwhelming experience on mind, body, and society* (pp. 378-397). New York: Guilford Press.

Prosecutor v. Anto Furundzija. (1998). International Criminal Tribunal for Former Yugoslavia Case No. IT-95-17/1-T.

Raifman, L. J. (1993). Problems of diagnosis and legal causation in courtroom use of post-traumatic stress disorder. *Behavioral Sciences and the Law, 1*, 115-131.

Resnick, P. J. (1998). Malingering of posttraumatic stress disorders. *Journal of Practical Psychiatry and Behavioral Health, 4*, 329-339.

Rosen, G. M. (1995). The Aleutian Enterprise sinking and posttraumatic stress disorder: Misdiagnosis in clinical and forensic settings. *Professional Psychology: Research and Practice, 26*, 82-87.

Schnyder, U., Moergeli, H., Klaghofer, R., & Buddeberg, C. (2001). Incidence and prediction of post-traumatic stress disorder symptoms in severely injured accident victims. *American Journal of Psychiatry, 158*, 594-599.

Sersland, S. J. (1984). Mental disability caused by mental stress: Standards of proof in Workers Compensation cases. *Drake Law Review, 33*, 751-816.

Shuman, D. W. (2003a). Criminal proceedings: trial. In *Psychiatric and psychological evidence* (2nd ed., §12.01-§12.15). St. Paul, MN: West Group.

Shuman, D. W. (2003b). Personal injury litigation. In *Psychiatric and psychological evidence* (2nd ed., §14.01-§14.20). St. Paul, MN: West Group.

Sing, M., & Hill, S. C. (2001). Economic grand rounds: The costs of parity mandates for mental health and substance abuse insurance benefits. *Psychiatric Services, 52*, 437-440.

Skoppek, J. (1995). *Stress claims in Michigan: Workers Compensation entitlement for mental disability*. Mid-land, MI: Mackinac Center for Public Policy.

Slovenko, R. (1973). *Tort liability and claims of the mentally incompetent in psychiatry and law*. Boston: Little, Brown.

Slovenko, R. (1994). Legal aspects of posttraumatic stress disorder. *Psychiatric Clinics of North America, 17*, 436-439.

Social Security Administration Office of Policy. (2003, August). *SSI Annual Statistical Report for 2002* (SSA Publication No. 13-11827). Washington, DC: Author.

Sparr, L. F. (1990). Legal aspects of posttraumatic stress disorder: Uses and abuses. In M. E. Wolf & A. D. Mosnaim (Eds.), *Posttraumatic stress disorder: Ideology, phenomenality, and treatment* (pp. 239-264). Washington, DC: American Psychiatric Press.

Sparr, L. F. (1996). Mental defenses and posttraumatic stress disorder: Assessment of criminal intent. *Journal of Traumatic Stress, 9*, 405-425.

Sparr, L. F. (2003, May). *The uses and abuses of psychiatric independent medical examinations: An ethical dilemma?* Paper presented at the annual meeting of the American Psychiatric Association, San Francisco.

Sparr, L. F. (2005). Mental incapacity defenses at the War Crimes Tribunal: Questions and controversy. *Journal of the American Academy of Psychiatry and the Law, 33*, 59-70.

Sparr, L. F., & Atkinson, R. M. (1986). Posttraumatic stress disorder as an insanity defense: Medicolegal quicksand. *American Journal of Psychiatry, 143*, 608-613.

Sparr, L. F., & Bremner, J. D. (2005). Posttraumatic stress disorder and memory: Prescient medicolegal testimony at the International War Crimes Tribunal. *Journal of the American Academy of Psychiatry and the Law, 33*, 71-78.

Sparr, L. F., & Boehnlein, J. K. (1990). Posttraumatic stress disorder and tort actions: Forensic mine-field. *Bulletin of the American Academy of Psychiatry and the Law, 18*, 283-302.

Sparr, L. F., & Pankratz, L. D. (1983). Factitious posttraumatic stress disorder. *American Journal of Psychiatry, 140*, 1016-1019.

Sparr, L. F., & Pitman, R. K. (1999). Forensic assessment of traumatized adults. In J. D. Bremner & P. Saigh (Eds.), *Posttraumatic stress disorder: A comprehensive text* (pp. 284-308). Boston: Allyn & Bacon.

Sparr. L. F., Reaves, M. E., & Atkinson, R. M. (1987). Military combat. posttraumatic stress disorder, and criminal behavior in Vietnam veterans. *Bulletin of the American Academy of Psychiatry and the Law, 15*, 141-162.

Sparr, L. F., White, R., Friedman, M. J., & Wiles, D. B. (1994). Veterans psychiatric benefits: Enter courts and attorneys. *Bulletin of the American Academy of Psychiatry and the Law, 22*, 205-222.

Spaulding, W. J. (1988). Compensation for mental disability. In J. O. Cavenar (Ed.), *Psychiatry* (Vol. 3, pp. 1-27). Philadelphia: Lippincott.

State v. Grubbs, 353 S.C. 374, 381, 577 S.E.2d 493, 497 (Ct. App. 2003).

State v. Kelly, 97 N.J. 178, 478, A.2d 364 (1984).

State v. McClain, 248 N.J. Super. 409, 591 A. 2d 652 (N.J. Super. A.D. 1991).

State v. Necaise, 466 So. 2d 660 (La. Ct. App. 1985).

State v. Pascal, 736 P. 2d 1065 (Wash. 1987).

Steadman, H. J. (1985). Empirical research on the insanity defense. *Annals of the American Academy of Policy and Social Science, 477*, 58-64.

Sticking it to business: A company's struggle with an out-of-control workers compensation system. (1993, March 8). *U.S. News & World Report*, p. 59.

Stone, A. A. (1993). Posttraumatic stress disorder and the law: Critical review of the new frontier. *Balletin of the American Academy of Psychiatry and the Law, 21*, 23-36.

Summit, R. (1983). The child sexual abuse accommodation syndrome. *Child Abuse and Neglect, 7*, 177-193.

Tommasini, N. R. (1994). Private insurance coverage for the treatment of mental illness versus general medical care. *Archives of Psychiatric Nursing, 8*, 9-13.

Ursano, R. J., Fullerton, C. S., & Epstein, R. S. (1999). Acute and chronic posttraumatic stress disorder in motor vehicle accident victims. *American Journal of Psychiatry, 156*, 489-595.

U.S. Department of Veterans Affairs. (2003). *Annual Benefits Report of the Secretary of Veterans Affairs Fiscal Year 2003*. Washington, DC: Author.

Walker, L. E. (1980). *Battered woman*. New York: HarperCollins.

Walker, L. E. (2000). *The battered woman syndrome* (2nd ed.). New York: Springer.

Walters, K. S. (1984). The unhappy marriage of psychiatry and the law: Willard Gaylin's The Killing of Bonnie Garland. *Academy Forum, 28*, 15-17.

Wheat, K. (2002). Psychiatric injury and employment. In *Napier & Wheat's recovering damages for psychiatric injuries* (2nd ed., pp. 143-173). London: Oxford University Press.

第23章

PTSDの新しい治療

Stacy Shaw Welch and Barbara Olasov Rothbaum

　過去10年にわたる広範囲な研究と臨床の積み重ねによって，外傷後ストレス障害（PTSD）に対する数多くの効果的な治療が生み出されてきた。本書の他章では，強いエビデンスに裏打ちされた薬物療法および心理社会的治療について詳しく述べている。そうした治療は目を引くような臨床的効果が証明されているにも関わらず，適応外であったり，利便性の問題があったり，ドロップアウトや参加拒否，コンプライアンスのなさ，あるいは治療の失敗や不十分な効果等の理由で，なかなか患者が利用できないでいる。本章ではすでに試行された心理社会的治療を概観する。それらには有効性があるかもしれないが，実証研究はかぎられている。すべてを網羅できるわけではないが，次のような治療法について取り上げたい。(1) いわゆるパワー・セラピー以外の，悪夢に対するイメージ・リハーサル法やイメージ再記述法などイメージに基づく治療，(2) 新しい技術を用いた治療。例えばインターネット活用アプローチやバーチャル・リアリティエクスポージャー療法，(3) 集団療法や家族や夫婦療法を含む社会的支援を強調する治療，(4) 弁証法的行動療法やアクセプタンス＆コミットメントセラピーのような，エクスポージャー療法を拒否する，あるいは忍容性がない患者に有効であると考えられる治療，以上の4種である。

　数年前，FoaとMeadows（1997）はPTSD治療の文献に示されているそれぞれの研究の方法論的厳密さを評価するために，いくつかの「ゴールドスタンダード」を示した。それは次の7つの指標からなっている。(1) 明確に定義された症状群，(2) 信頼性と妥当性がある方法，(3) 独立した評価者の使用，(4) 訓練を受けた評価者，(5) マニュアル化され，再施行可能な，特化した治療プログラム，(6) 治療遵守性，(7) バイアスのない治療への割りつけ。我々はこれらの方法論的指標を用いて，本章で紹介する新しい治療法をそれぞれ評価する（表23-1参照）。もちろん，こうした新しい治療法を開発する際に，はじめからこのような厳格な研究を行うだけの費用をかけることがいつも適しているとか，あるいは正しいというわけではない。それゆえ我々は，少ないサンプルのパイロット研究，あるいは事例研究のような発展段階にある新しい治療法に対しても検討を加え，それらが有望かどうかは理論的原理rationaleやエビデンスに関連した適切さに基づいて評価した。PTSDに対する心理社会的治療を成功裏に終わらせるためには，2つの技法的要素が必要であることが広く知られている。1つは，トラウマ的な，あるいは回避されているような刺激への様々な暴露によってもたらされる嫌悪刺激への馴化である（Jacox, Foa, & Morral, 1998）。そしてもう1つは，トラウマ体験に対する認知的再評価である（Ehlers & Clark, 2000）。これらは，典型的には，患者に対しトラウマ記憶の詳細を語らせたり，あるいは書かせたりすることによって，あるいは

表23-1 最近の治療と関連したエビデンス

研究	N	症状を明確に定義している	信頼性・妥当性のある尺度	独立した評価者	訓練を受けた評価者	再現性のあるマニュアル化された治療	治療遵守性	治療バイアスの割りつけがない	全般的な特徴
イメージ再記述法（IR）									
Rusch, Grunert, Mendelsohn, & Smucker (2000)	11		1					2	人生体験に関連する。苦痛に満ちた反復性のイメージを有する人。ただし実際の記憶ではない（多くは産業事故に関連したイメージ）。 1. SUDS のみ 2. 非統制群研究
イメージ・リハーサル法（IRT）									
Forbes et al. (2003)	12	✓	✓	1	✓	✓		2	慢性の戦闘関連 PTSD に関連した悪夢を訴える退役軍人。ただし器質性疾患や精神病、アルコール乱用、非識字者は除く。 1. 自己報告 2. 対照群がいない
Krakow et al. (2001d)	19	✓	✓	1	1	✓		2	非自発的に判決を受けた思春期女性で、少なくとも週1回の悪夢、高率に犯罪の犠牲者となり、PTSD を有する者。 1. 自己報告 2. 非無作為抽出
Krakow et al. (2001b)	62	✓	✓	1	1	✓		2	毎週のように不眠・悪夢を訴える成人犯罪被害者。前例 PTSD 診断を満たし、ほとんどが虐待歴を有する。精神病やアルコール・薬物問題の再燃歴を除く。本研究6カ月以内のトラウマ歴を除外する。 1. 自己報告 2. 非対照群設定

第23章　PTSDの新しい治療

パワー・セラピー			
トラウマ・インシデント減少法 (TIR)、視覚的運動感覚分離 (VK/D)、思考場療法 (TFT)：(TIR)：Valentine & Smith (2001)	39	✓	参加者は1つのトラウマか、生活に支障を来す恐怖症かをはっきりとするよう求められた。トラウマは様々であり、児童期の虐待、戦闘体験、犯罪被害、自動車事故、誤射を含んでいる。
トラウマ・インシデント減少法 (TIR)：Valentine & Smith (2001)	123	✓ 1 ✓2	参加者は自己報告のトラウマ歴を持っており、不安症、うつ病、PTSDの症状の診断にて。過去3年以内に双極性障害や統合失調症の診断にて。薬物療法や入院加療を受けた者は除外されている。さらに幻覚、妄想、奇異な行動、薬物アルコール症、3カ月以内に犯罪に巻き込まれた人。 1. 自己報告のみ 2. 尺度はないが、テープによるセクションでは、TIR専門家がまとめた
思考場療法 (TFT)：Sakai et al. (2001)	714	✓	大手HMOであるKaiser Behavioral Medicine Servicesを受診した714名の患者。患者らはSUDSによって評価された。また診断として急性ストレス障害、不安症や抑うつを伴う適応障害、飲酒願望、怒り、不安、医学的状況に関する不安、死別反応、慢性疼痛、抑うつ、大うつ病、疲弊、過食傾向、吐き気、神経性皮膚炎、ニコチン依存、強迫傾向、強迫障害、空間恐怖を伴わないパニック障害、PTSD、社交不安、恐怖症、振戦、脱毛症など。標準化された尺度をまったく使用していないので、結果の一般化は不明。
思考場療法 (TFT)：Johnson, Shala, Seijdijaj, Odell, & Dabishevci (2001)	105	✓	コソボのアルバニア系住民、4-78才、多様なトラウマ、標準的症状評価なし。

(続く)

表 23-1（続き）

研究	N	明確に症状を定義している	信頼性・妥当性のある尺度	独立した評価者	訓練を受けた評価者	再現性のあるマニュアル化された治療	治療遵守性	治療の割りつけのバイアスのない	全般的な特徴
インテラピー									
Lange et al. (2003)	101		✓	1	1	✓	2	✓	重度の抑うつ気分，解離傾向，精神病理のリスク，物質依存，過去3カ月以内にトラウマ体験がある，近親姦，18歳未満などを除外．外傷性ストレスや悲嘆を持つコミュニティ・サンプル，中等度から重度のトラウマ症状を持つ． 1. 全ての評価はコンピュータで行う． 2. 治療者は標準化された教示法やフィードバックを用いる．さらにセラピストは週1回のスーパービジョンを受ける．
Lange, van de Ven, Schrieken, & Emmelkamp (2001)	25		✓	1	1	✓	2	✓	生徒は外傷性イベントを体験している．ただし物質依存，重度うつ病，解離，精神病や抗精神病薬の使用，全般的精神病理の尺度の点数が際立って高い，他の心理療法を受けているなどは除外． 1. 全ての評価はコンピュータで行う． 2. 治療者は標準化された教示法やフィードバックを用いる．さらにセラピストは継続的なスーパービジョンを受ける．
バーチャル・リアリティ									
Rothbaum, Hodges, Ready, Graap, & Alarcon (2001)	10	✓	✓	✓	✓	✓	1		慢性の治療抵抗性のPTSDを有するベトナム戦争帰還兵．ただし，嗜癖傾向，解離状態の悪化，精神病，双極性障害，薬物処方が不安定，希死念慮が制御できない，あるいは治療チームからの提案への不承認は除外する． 1. 手続制群研究
家族/夫婦療法									
家族行動療法 Glynn et al. (1999)	42	✓	✓	✓	✓	✓	✓	✓	戦闘関連PTSDを有するベトナム戦争帰還兵．薬物療法が安定している．家族も参加に同意．ただし疾患系疾患，器質性脳疾患，解離，精神病症状，薬物依存，過去に明らかな自身あるいは他者に対する身体的攻撃を有する者は除外．

第 23 章　PTSD の新しい治療

治療法 / 研究	N					特徴
認知行動的夫婦療法（CBCT）: Monson, Schnurr, Stevens, & Guthrie (in press)	7	✓	✓	✓	2	戦闘関連 PTSD を有する退役軍人とそのパートナー。ただし、少なくとも 3 カ月の離脱期間がない物質依存、離婚や別離の希望、カップル内で激しい暴力を経験、著者はとっていない。 1. 尺度はとっていない。 2. 非統制群研究
集団療法						
トラウマ焦点化・グループサポート Schnurr et al. (2003)	325	✓	✓	✓	✓	戦闘関連 PTSD を有する多男性退役軍人。研究に先立つ 2 週間は薬物処方が安定。ただし、精神病性障害、アルコール依存や薬物依存、認知障害、重度心血管系障害を有する者は除外。
DBT・弁証法療法（DBT）＋強化されたエクスポージャー						
Cloitre, Koenen, Cohen, & Han (2002)	46	✓	✓	2	✓	性的・身体的虐待に関連した PTSD 診断を DSM-IV で受けた者。ただし、器質性疾患、精神病、物質依存、摂食障害、解離障害、双極性障害、境界例人格障害、自殺企図を示した、3 カ月以内に精神科病院に入院した者は除外。 1. 治療前後で評価。ただし追跡はしない。 2. 報告はなし
Bradley & Follingstad (2003)	31	✓	1	1	✓[2]	中等度のセキュリティの監獄で収監されていた女性。性虐待や犯罪被害に巻き込まれた。 1. 自己報告 2. 治療者の記録やカルテ参照
アクセプタンス＆コミットメント・セラピー — 研究データなし						

1. 2 の数字の説明は全般的特徴の欄を参照

表23-2 治療エビデンスと推奨

治療	RCTの数	典型的セッション数	エビデンスベースの要素はあるか	推奨
イメージ再記述法 (IR)	0	1から9	ある（イメージ暴露、認知再構成）	PE、CPTなどの認知行動療法への反応がない、ただもっと研究が必要。人生体験に緩やかに関連しているイメージ暴露法がもっとも知られている治療法。
イメージ・リハーサル法 (IRT)	1	2～3時間のセッション	ある（認知再構成法、CBT、その他イメージ暴露法）	悪夢に効果的な治療法。概してPTSDに有効である可能性を有するが、研究がさらに必要。
トラウマ・インシデント減少法	1	1から10	ある（イメージ暴露法、認知再構成法）	推奨されない。
思考場療法	0	1	ある（イメージ暴露法）	推奨されない。
視覚的運動感覚分離	0	1から3	ある（イメージ暴露法）	推奨されない。
インプラクトラピー	2	10	ある（認知再構成と筆記を通した暴露）	PTSDに対するコンピューターを使った治療として大変期待できる。重度でない事例には効果が期待できるが、そうでない例に対してはより研究が必要。
バーチャル・リアリティ	0	13	ある（イメージ暴露法）	PTSDに対する治療として有望。ただしより研究が必要。
家族行動療法	1 (for PTSD)	18 エクスポージャーのみ/34 エクスポージャー＋家族療法	ある（イメージ暴露法、認知再構成法）	PTSD症状に対するさらなる効果がはっきりしない。標準的なPE治療でも満足な結果がある。
認知行動的夫婦療法	0	15	ある（認知再構成法）	いくらか有望。臨床家とパートナーが症状改善を評価。ただ退役軍人では効果がなかった。
トラウマ焦点化・グループサポート	1	30（5回までの補充セッション）	ある（イメージ暴露法、認知再構成法）	支持的精神療法より有効という根拠はない。
弁証法的行動療法（エクスポージャー療法に付加）	2	16から18	ある（イメージ暴露法、認知再構成法）	とても情動的に不安定な患者や暴露法をためらう治療者には有効かもしれない。もっと研究が必要。
アクセプタンス&コミットメント・セラピー	0	8から32	ある（イメージ暴露法、認知再構成法）	暴露法をいやがる回避的な患者には有効かもしれない。もっと研究が必要。

言語化された認知の再構築を通じて，トラウマ記憶と向かい合う作業を促していく。本章ではまず，確立されたPTSDの治療法を紹介するが，それらには程度の差はあるもののこれらの技法的要素が盛り込まれている。次いで，さほど確立されていない治療においてもこれらの要素が含まれていることに言及したい。

イメージに基づいた治療

　トラウマ記憶を反復して持続的にイメージさせる方法は，PTSDにもっとも有効な治療技法の1つである持続エクスポージャー療法 prolonged exposure（PE）の根幹である（Rothbaum, Meadows, Resick, & Foy, 2000）。Smuckerらによってはじめられたイメージ再記述法 imagery rescripting（IR）は，心の中で「イメージを再記述する rescripting」ことにより反復性の苦痛に満ちたイメージを患者が操作できるようになることを目指す方法で，PEとは若干異なっている（Smucker & Dancu, 1999; Smucker, Dancu, Foa, & Niederee, 1995; Smucker & Niederee, 1995）。それはイメージを修正し，トラウマに基づく考え，とりわけ無力であったり孤立無援であったりするような考えと闘うことを目指す。新たなイメージは患者自身によって作られていく。すなわち治療者は次のようなソクラテス的発問を通して治療を進める。「もし何らかの方法であなたの記憶が怖くなくなったり，驚愕しなくても済むように変えることができたとすると，あなたはどのような記憶を登場させますか」患者は，被害を受けたというイメージを他に置き換えるような技法習得を促される。例えば，患者がレイプ加害者の股間を蹴り上げ，無力化するといったイメージに置き換えるのである。この治療法は，もともと児童期性的虐待によるPTSDの治療技法として発展した。Smucker, GrunertとWeiss（2003）は最近になってIR使用のためのアルゴリズムを発表した。そのアルゴリズムの中で，彼らはまずは持続的な想像エクスポージャーを行い，罪責感や無力感，怒り，恥辱感が優位に出現した時のみIRのようなイメージに基づく認知再構成を追加して行うことを推奨している。

　IRは，PE単独では効果が得られなかった，労災被害者の治療に適用されてきた（Grunert, Smucker, Weis, & Rusch, 2003）。また実際の体験とは合致しないものの，人生体験とあいまいな関連がある，反復的で侵襲的な記憶に対する治療としても用いられた（Rusch, Grunert, Mendelsohn, & Smucker, 2000）。一例を挙げると，労災事故以来，自らが招いた負傷の苦痛に満ちた侵入的イメージが現れはじめた（実際には自傷歴も衝動性もない）患者の治療に用いられた。ある報告によると，こうした症状は，トラウマ例のうち11％にみられるという（Reynolds & Brewin, 1998）。患者によっては1回のセッションで終わることもあるが（Rusch et al., 2000），通常は1時間30分から2時間のセッションを9回以上行う。

　今のところIRに関するデータは，小規模のパイロット研究と症例報告にとどまっている。しかしながら，今のところ入手できるデータがかぎられているとはいえ，これらのエビデンスには希望が持てる。なぜならば，データから得られたしっかりとした治療理論（Smucker et al., 1995）があり，持続エクスポージャー療法では変化しなかったSUDs（主観的苦悩単位）評価がIRの施行後に劇的にSUDsが改善したという結果が見られるからである。Smuckerらは，その効果のメカニズムは根本的には認知面にあると考えた。例えばこの治療は，自己統制感覚の増強をもたらすだけでなく，虐待やその意味に関する患者のスキーマ schemaの変化をもたらしている。こうした認知面の変化は，思考やイメージ，あるいは他の刺激からの回避を減少させると考えられる。獲得された自己統制感覚によって，患者はトラウマの内容に関わることができるようになり，ひいてはよい転帰を導くであろう。PEの効果が乏しい患者にIRが役に立つのではないかと期待されていることに加え，認知療法 cognitive therapy（CT）や認知処理療法 cognitive processing therapy（CPT）のような言語的介入技法が有効でない患

者に対しても代替的な治療となるかもしれない（第12章を参照のこと，Kimerling, Ouimette, & Weitlauf）。IRが有効かどうかの結論を導くには，もっと多くのデータが必要だが，無作為比較試験（RCT）を行う機は熟しているように思われる。しかし実際にはこうしたRCTを行うことは簡単ではない。一般にPEのような普及した治療では，治療した患者のおよそ60から80％に効果がみられている（Foa, Rothbaum, & Furr, 2003）。それゆえ，もしPEの効果がなかった人に対してIRを行うという研究デザインを考えた場合，無作為化されたサンプルを集めるためには，きわめて多数の患者が必要となってしまう。その一方で，PEとIRのいずれかを受けるという無作為化された研究を考えた場合には，この両者の転帰や転帰予測要因の違いを明らかにするために，さらに莫大な数の研究参加者が必要となるであろう。なぜならばこの2つの治療は，互いの有効要因が数多く重複しているからである。IRはまた，より早期のトラウマ的な出来事に漠然と関連しているような記憶イメージに対する治療としても期待されており，こうした事象に対する治療が他に存在していないので，最善の治療といえるかもしれない。もちろんIRが有望であるという結論するためには，厳格な方法論に基づく研究が必要である。

イメージに基づく治療法の次の例は，Krakowらによって開発されたイメージ・リハーサル法 imagery rehearsal therapy（IRT）である（Krakow, Hollifield, et al., 2000; Krakow, Hollifield, et al., 2001）。もともとIRTは，特に悪夢に対する短期の集団療法として開発されたが，いくつかの臨床研究の結果では，睡眠障害全般，PTSD症状全般にもまた有効である可能性が示唆されている。PTSDに罹患した性暴力サバイバーに対して行われた最も規模の大きい無作為研究（N = 168）では，IRTは対照群（待機群）に比較して中等度のエフェクトサイズを有していた。治療効果は介入後3カ月と6カ月でも持続して認められ，対照群の69％がPTSD症状増悪あるいは変化なしであったのに対し，治療群の65％にPTSD症状の有意な減少が認められた（Krakow, Hollifield, et al., 2000, 2001）。さらに，2つの対照群非設定研究においては，12カ月間の追跡のあいだ，効果が維持・増強されたという，上記と似たような結果も見出された。それらは，男性戦闘帰還兵に対する小規模研究（N=12, Forbes et al., 2003; Forbes, Phelps, & McHugh, 2001）と，PTSDに罹患した犯罪被害者に対する研究（N = 62, Krakow, Johnston, et al., 2001）の2つである。また司法施設に収監されていて高率に性的虐待歴とPTSDを有する19名の青年期女性例に対する研究では，IRTは待機群に比べ悪夢を改善したものの，睡眠全般の質やPTSD症状には有効ではなかった（Krakow, Sandoval, et al., 2001）。69名の自然災害被災者に対する対照群非設定研究においては，（IRTを含む）包括的な睡眠療法である睡眠力動療法 sleep dynamic therapy は，睡眠とPTSD症状に有意に効果を示した（Krakow, Melendrez, et al., 2002）。

IRTは，典型的には，4人から8人の小グループに対して行われ，1週間おきに2回の3時間セッションを行い，3週間後には1時間のフォローアップ・セッションを行う。第一回目のセッションは基本的に心理教育的である。すなわち重要な概念は，たしかに悪夢はトラウマによって生み出されるが，それは学習された，習慣行動であり，コントロールが可能であるとみなされる。セッション1では，思考停止や呼吸法，グラウンディング，トーキング，ライティング，ありのままを認めて選択すること[*1]などによって，不快なイメージ出現に対処するための認知行動療法 cognitive behavioral therapy（CBT）的な対処方略を学ぶ。同時に，心地よいイメージ記憶の教示と練習を行う。参加者は，宿題として心地よいイメージ記憶想起の練習を課せられる。セッション2では，イメージ記憶の練習とその際に起こる様々な難しさについて，まとめて学習する。そして，ある1回の悪夢の際のイメージについて練習することになる。参加者はまず自分がみた悪夢を書き写すように求められ，その後「悪夢を自分の好きな夢に変えてみましょう」と教示される。その変化を書き記したのち，10分から15分の時間をかけて「新

しい夢」について想像するように求められる。さらに彼らは、そのような古い夢と新しい夢について、グループの中で語ることとなる。その後、参加者は（書くのではなく）心の中でその過程を繰り返すこと、1日に5分から20分間リハーサルすること、そしてその週には2つ以上の新しい夢については練習しないように求められる。Krakowらは、参加者に対して、まずは強度が低くトラウマと関連がないような悪夢から始めるように伝えて、悪夢のトラウマ的内容を描写することを促し、トラウマへの暴露を強調しすぎないようにした。3回目と最後のセッションは、進み具合を話し合ったり、疑問を皆で共有したり、質問をすることに充てられる。これは1回が6時間のセッション（Krakow, Sandoval, et al., 2001）や、6週間行われるセッションに改正され、これらのセッションでは、患者が選んだ悪夢は実際のトラウマを正確に再現しているようだ（Forbes et al., 2003）。

IRと同様にIRTは、他の有効な治療の持つ2つの大きな技法的要素を明らかに借用している。それは、トラウマに関連するイメージへの暴露と（あまり強調されてはいないが）ある種の認知再構成である。しかしながら一方で、IRTは、修正可能な学習行動としての悪夢に焦点を置いたことが目新しく、睡眠の質に焦点をあてたこともまた重要であるとされる。参加者の悪夢が減少し、睡眠の質が向上することによって、彼らの日中の意欲、問題への対処能力、それまで避けてきたトラウマを思い出させるものへの接近の仕方が、改善するのであろう。このような理論によって、なぜ患者の睡眠の質が改善しない場合には

PTSD症状もまた改善しないのかが、研究によって説明できるようになるかもしれない。大変興味深いことに、最近のデータでは、（PTSD例に出現した）睡眠時無呼吸に対する持続陽圧呼吸療法 continuous positive airway pressure（CPAP）による治療によって、悪夢や不眠、PTSD症状が改善した可能性がある（Krakow, Artar, et al., 2000; Krakow, Germain, et al., 2000, 2002; Krakow, Haynes, et al., 2004; Krakow, Lowry, et al., 2000; Krakow, Melendrez, et al., 2001）。

これまでのところIRTは、悪夢に対して非治療群と比較して有効な治療と考えられる。IRTはPTSDに対する短期治療として、さらに別の潜在的効果もあるかもしれないが、しかしここではこの治療に関する注意もまた指摘しなければならない。第一に、すべての研究がPTSD症状の改善を報告したわけではない。第二に、治療前後のPTSD症状の改善率は（統計学的に有意であるにも関わらず）他の確立されたPTSD治療に比べると一定していない（Foa et al., 1999; Resick, Nishith, & Griffin, 2003）。第三に、多くの人は睡眠障害を多彩なPTSD症状の1つと考えている。実際、PTSDに対する多くの効果的な治療によって、悪夢や睡眠障害もまた改善するのである。最も効果的で有効な治療手法とIRTを比較し、それぞれが治療に果たしている役割とを明らかにすることは非常に有用であろう。

パワー・セラピー

PTSDに対する新しい治療法の次のグループ

---

*1 ここで紹介しているのは、新しいポジティブなイメージを喚起するために、ネガティブなイメージの変化を促す技法である。思考中断法 Thought Stopping：手を叩いて、「ストップ！」ということなどにより、ネガティブな思考を中断させること。呼吸法 Breathing：深呼吸をして、特にゆっくりと大きく息を吐き出すことで身体の緊張をやわらげるとともに、不快なイメージを追い出すようにすること。グラウンディング Grounding：解離が生じた時などに、目を開けて、足で床を踏みしめ、周囲の環境に意識の焦点を合わせることで現実感を回復させること。トーキング Talking：イメージについて、友人や家族に話すこと。ライティング Writing：イメージについて書き出すこと。ありのままを認めて選択すること Acknowledging and choosing：肯定するか否定するかという評価を入れず、何が不快なイメージとなっているのかを同定し、それを意識的な選択によって好ましいイメージに変化させること（参考；Krakow, B. & Zadra, A.: Clinical Management of Chronic Nightmares: Imagery Rehearsal Therapy. Behavioral Sleep Medicine, 4; 45-70, 一部改）。

は,「パワー・セラピー power therapy」と呼ばれている（Commons, 2000）。これらの治療は従来型の治療よりもはるかに強力なので，より少ないセッションで（場合によってはたった1回で）症状が劇的に改善すると主張されている。最初に紹介するのは,「トラウマ・インシデント減少法 trauma incident reduction（TIR）」（Gerbode, 1985）と呼ばれているもので，PEのように直接的に暴露する治療よりも優れた方法を編み出すために，ロジャーズ派の考えとフロイド派の考えを折衷して作られたとされる。しかしながら，実際には患者に自身のトラウマ体験を反復して想像させるようなやり方も含まれている。TIRを支持する人々は，他のエクスポージャー療法との違いについて次のように語っている。この治療は患者の意向に焦点をあてており，治療者の役割は基本的なイメージ教示と，無条件にポジティブな配慮（受容）を行うという役割に限定されている。さらには患者の（ネガティブな気持ちの改善よりは）ポジティブな気持ちを高め，トラウマに対する洞察をより発展させるという。しかし次のような彼らの主張には誇張がある。

> 「大多数の患者に，TIRは間違いなく完璧で永続的なPTSD症状の改善をもたらした。さらにTIRは重要な洞察をもたらしたが，それらの洞察は，ファシリテーターからの特別な促しなしに，全く自発的な形で得ることができたし，それゆえに患者は自分自身を完全に取り戻すことができた。参加者につらい体験に敢然と向かい合うような方法を提示することによって，TIRは，その人が出来事の発生時に正面からトラウマに向かい合っていれば得ることができていたはずのものを与えることができるし，実際に与えているのである。(healing-art/irt/frametirfag.htm, September 2004)」

TIRに関するデータは，対照群を設けない症例研究や症例報告（Carbonell & Figley, 1999; Figley & Carbonell, 1999），出版されていない報告（Bisbey, 1995），そして対照群を設けた1つの研究から得られているのみである。その対照群設定研究とは，トラウマ体験を報告し，かつPTSDやうつ病，他の不安障害に関連した症状があった入院患者を，待機群と比較した研究である（Valentine & Smith, 2001）。何のアプローチもしていない待機群に比べると，TIRは，介入後と3カ月後の追跡期間において自己効力感の改善，抑うつ，不安，PTSD症状のいくつかの減少において有意に変化した。しかしながら，TIRの有効性が，この治療法が有する特別な効能によってもたらされたかどうかはかなり疑わしい。これらの研究結果は，PTSD治療においてすでに確立された治療要素であるところの，トラウマへのイメージ暴露や認知再構成によってもたらされただけと考えるべきかもしれない。たしかにTIRは，1回が3, 4時間の長さではあるものの，たった1回のセッションですむということは目を引く特徴であろう。しかしながら，治療前のPTSD症状重症度が比較的軽度であることを考えると，このような結果はそれほど不思議なことではないし，実際にサンプルの多くはPTSD診断基準を完全には満たしていないか，最小限の症状しか有していなかった。

2番目に紹介するパワー・セラピーは，視覚的運動感覚分離 visual kinesthetic dissassociation であり，VK/Dと略される（Bandler & Grinder, 1979, Cameron-Bandler, 1978）。本治療の支持者は，次のようにこの治療の特徴を述べている。「トラウマ的な出来事を，違った観点から視覚的に振り返ることによって」，トラウマ記憶に関連する嫌な感情を一時的に切り離す（Commons, 2000, p. 1）。これはまた「指示的メタ自己視覚化 directed meta-self-visualization」（Commons, 2000, p.1）を含んでいる。この方法は，患者にトラウマ場面での自分を想像するように指導するのであるが，その際，嫌な感情を分解したり減らしたりするために，記憶の内容（動きや身近さなど）を意図的に変えていく。その後，患者は「再び結びつけられた reassociated」状態になるが，記憶と感情を解離させた時期 dissociation phase にもたらされた学習効果は治療者の支援によって維持される（Gallo, 1996）。このVK/Dの支持者は，このよ

な「外部観察者 outside-observer」的視点を持つように促されることが、イメージに基づく他の治療とは異なる点であると主張している。ただし研究としては、1つの複数症例報告（Carbonell & Figley, 1999）と、1つの小規模な多層ベースライン法研究（Hossack & Bentall, 1996）しかない。それらはイメージ操作とリラクゼーションを含んでおり、VK/D 自体の有効性を強く支持する結果は認めなかった。この治療を推奨する主張からは、VK/D が持続エクスポージャー療法で得られる治療過程と実質的にどのように違うのかはよく分からない。患者に対する指示の仕方の細かな違いや、理論仮説についての違いにどれだけ意味があるのかを理解することは困難である。そのため、この治療法が PTSD 臨床研究にどれだけ重要な貢献をしたかは疑問と言わざるを得ない。

眼球運動による脱感作と再処理法 eye movement desensitization and reprocessing （EMDR）もまたパワー・セラピーの1つとして位置づけられているが、これについての文献展望は本書第17章で Resick らによってなされている。そこでパワー・セラピーの最後として、Callahan らによって、この20年間に発展し（1997）、積極的に市場展開をしている思考場療法 thought field therapy（TFT）を紹介する。この治療法は、不安を生むような、あるいはトラウマとなったような体験をイメージし、主観的苦痛を計測し、治療者が患者の身体の様々な部位を直接タッピングするというものである。これらの技法は、患者の主観的不安感が取れない場合には繰り返し行われる。Callahan によれば、TFT の効果は、中医学用語によるところの、体内の「経絡 meridian」と呼ばれる循環の場を用いることでもたらされるという。患者の症状（この治療法では「動揺 perturbation」と呼ばれる）を永遠に取り除くべく、様々な「思考場 thought field」に働きかけて効果が出現するものと推測される。前述の様々な治療技法とは違い、TFT は電話でも、あるいはオーディオテープやビデオテープを使ってもできるし、集団に対しても行うことができる（Callahan, 1985; Callahan & Callahan, 1997）。また Callahan は、思考場での様々な動揺に反応して、人間の声を通して現れる「コード code」を発見したと宣伝している。さらに「この治療で最高の効果をあげたいと思い、真剣に患者の苦痛を取り除きたいと考えている」臨床家で、3日間のトレーニングと教材あわせて10万ドルを支払う用意のある者は、Callahan のボイス・テクノロジー・トレーニングを受けることができる（*www.tftrx.com/training/6advance.html#vt_list*, September 2004）。TFT の効果として喧伝されるのは、PTSD の治療ばかりではない。嗜癖、摂食障害、さらには身体的問題ですら効果があるとされているのである。例えばあるボイス・テクノロジー・トレーニングの臨床家は次のように述べている。

「ダブリン島で教えている間、彼（臨床家）は、一人の TFT 診断専門家によって命を救われた。彼はちょうどその時、ピーナッツを食べたことによるアナフィラキシー反応（激しいアレルギー反応のこと）を起こし苦しんでいた。その専門家は彼の呼吸と急速に下降しつつあった血圧を素早く回復させた。そして数分ですべての症状は消失したのである……（*www.tftrx.com/vt_milbank.html*, September 2004）」

ところで、以上のような主張を裏づけるような、統制された研究に基づく科学的エビデンスは何もない。たしかに TFT には、数カ国語で訳された本やマニュアルがある。しかしながら、よく調べると統制されていない一連の症例報告があるだけで、しかもそれらは通常の査読があるような雑誌に投稿されたものではない。それらの報告は次のようなものである。TFT を多数の外来患者に用いた対照群を設定した研究（Sakai et al., 2001）、コソボでの TFT 使用の対照群非設定研究（それには遠方の村までチームで出向いて行ったものも含まれる）（Johnson, Shala, Sejdijaj, Odell, & Dabishevci, 2001）、大学でのデモンストレーションの際に行われた対照群非設定研究（Figley & Carbonell, 1999）、刊行されていない学位論文

(Wade, 1990), ラジオのトーク・ショーに集まった人々に行われた2つの研究（Callahan, 1987），そしてTFTをほめちぎってはいるが，洗練されていない（心拍数を転帰として用いている）いくつかの研究（Callahan & Callahan, n. d.）。これらの研究のすべては臨床研究のための最低の基準を満たしていないし，現在まで激しい批判にさらされている（Herbert & Gaudiano, 2001; Lohr, 2001; Rosen & Davidson, 2001; Rosner, 2001）。こうした批判に対してCallahanは，対照群を設けることや，統計学的検定，質問紙の使用，プラセボ効果の影響について完全に拒否している（Callahan, 2001）。彼は，対照群や統計学的検定の必要がないくらい，TFTは明らかに治療として優れていると主張するのである。彼は次のように断じているが，何の根拠も示していない。「TFTは馬や犬，猫や幼児など幼い子どもたちにも有効だったので（Callahan, 2001, p.1255)」，この治療に対する批判者が求めるようなニーズの特徴や（他の治療との）共通要素の検討は必要ないとした。しかしそれらは，どのような心理療法研究であっても通常考慮しなければならないものである。以上をまとめると，TFTの理論には，納得できるようなエビデンスは何もないということである。この方法を支持する人々の意見をみても，科学的な検討がなされておらず（Herbert & Gaudiano, 2001），現在のデータがあまりにも貧弱であり，方法論的にも有効性を説明できずにいる。TFTやV/KD，あるいはTIRは，すでに確立されたPTSD治療技法が有するような厳密に検討された治療要素をすでに内包している。それは，トラウマ記憶へのイメージ暴露，心理療法における普遍的要素，認知再構成などである。パワー・セラピーのメカニズムは，未だデータによって証明されていない状況であり，すでに証明されているCBTの治療要因による効果が，新しい治療法においてもそのまま現れている可能性が高い。様々なパワー・セラピーがうまくいったとする成功報告を多く出しているにも関わらず，それらを支持する実証的データが乏しい現状では，パワー・セラピーを利用することにはおおいに躊躇してしまう。現在は，PTSDに対して十分に確立された治療技法がある。そのような状況で，米国の大手保険会社であるカイザー・パーマネンテのような大手保険維持機構 Health Maintenance Organization（HMO）が，例えばTFTのような実証されていない治療を認めていることは強く懸念されると言わざるを得ない。

新しいテクノロジー

いくつかの最近の治療では，PTSD治療を行うための新しいテクノロジーを利用している。まず文献展望しなければならないものは，インターネットを用いた治療提供である。インターネットは世の中を大きく変えたが，心理介入法についても例外ではない。ただしインターネットを利用した治療には，多く賛否両論がある。例えば読者は，TateとZabinskiによる，この介入法の違いによるメリットや問題点をめぐる優れた議論（2004）をご存じであろう。ウェブを利用したPTSD治療は，アムステルダム大学のLangeらによって発展させられた（2000, 2003; Lange, van de Ven, Schrieken, & Emmelkamp, 2001）。この治療は「インテラピー Interapy」と呼ばれているが，伝統的なCBTの変法であり，次の4つに焦点を当てている。トラウマ記憶への自己直面化 self-confrontation（例えば記憶へのエクスポージャー），認知再評価，社会的な分かち合い，そして社会からの支援と共感である。これらはすべてトラウマ治療に有用だったというエビデンスがある（Lange, 1996; Rime, 1995）。

研究報告によると，インテラピーは5週間続けられた。参加者は，ウェブサイトに書き込む形で，1回45分の記述セッションを週2回，計10回受けた。治療者からの返信は，プライバシーを保護したウェブサイトを通して，それぞれのセッションごとに送られた。治療は次の3つの段階に分かれている。第一段階では，最初の4つの記述セッションがあり，自己直面化が行われた。参加者は，自らの恐怖感や出来事に関連した考えなど

を細かくトラウマ内容として書くように教示を受けた。それらの記述セッションでは、治療者は毎回フィードバックを返した。例えば治療者は参加者にトラウマ体験について、あるいは感覚や感情などを細かく記載するように指示をした。第二段階では、認知再構成に焦点が置かれた。参加者は、空想上の友人が、参加者自身が経験したのと同じ立場・状況にいたと仮定した時、その友人に行うべき助言を考えるよう求められた。つまり、参加者は、その友人がトラウマから何を学び得たかというテーマを考えさせられたのである。この段階では、参加者がトラウマ体験について新たな考え方を身につけたり、コントロール感を取り戻したりできるように、治療者は参加者にフィードバックを返した。こうしたやり取りを考えると、最初の2つの段階は、CPTにおけるトラウマ記憶へのエクスポージャーや認知再構成と同じような要素を持っていると考えられる（Resick & Schnicke, 1992）。第三段階、すなわち「分かち合いと別れの儀式 sharing and farewell ritual」では、まず「分かち合い」がどのような効果をもたらすのかについての心理教育が行われた。参加者は、自分自身や、何らかの形でトラウマに巻き込まれてしまった大切な人への手紙を書くことで、トラウマ体験からの「象徴的な旅立ち symbolic leave」を行うよう求められた。この段階でもフィードバックが行われ、参加者はトラウマ体験がどのような変化を自分に与えたか、あるいは今後どのようにトラウマに対処していくかについても記述するように求められた。ただこれらの手紙は、実際に治療者に送付しなくてもよかった。

このインテラピーに関する最も大きなコミュニティ・サンプル研究が、32名の待機群を含む69名の参加者に対して行われた（Lange et al., 2003）。スクリーニングやインフォームドコンセント、データ回収などはすべてオンラインで行われた。治療群の参加者は、待機群に比べ、トラウマ関連症状や全般的病理において大きなエフェクトサイズをもって有意に改善した（一部の症状は待機群の方が改善した）。多くの転帰評価項目の結果から分かったことは、治療群の約50％において、確かな変化と臨床的な改善が見られたことである（Jacobson & Truax, 1991）。媒介変数 mediating variables に対する検討からは、この治療は虐待のような意図的トラウマを受けた人や、トラウマ体験をほかの誰にも告白していないような人に対してもっとも有効であったと考えられる。治療効果は、6週間後のフォローアップまで維持されたようである。

インテラピーは、そのデータから見ると非常に有望である。今まで可能であったよりもずっと多くの治療が必要な人々に対してもアプローチできるかもしれないし、それはかなり魅力的である。他の複数の研究からも、コンピューターによる評価システムによって、より正確に症状が予測でき、患者もまた心を開くようになったことが分かる（Newman, 2004 参照）。このように、スティグマを受けるのではないかとか恥ずかしいことではないかと悩む多くの人はこの治療に関心を寄せるだろうし、いろいろと治療を探し求めている人の悩みを解決するだろう（Hoge et al., 2004）。さらに、行政サービスがあまり行き届いていない場所、あるいは不便な場所に住んでいる人々、また移動手段がかぎられている人々は、この治療にもっとアクセスするかもしれない。インテラピー研究のデータや結果を考えると、PTSD治療をウェブでも展開するという発想は、かなり将来性があると考えられる。しかしその一方で、この方法に対する批判やさらなる研究が必要だとする声もある。第一に、この方法の一般化可能性に疑問が残る。この研究では、様々な病態水準の患者や、DSM診断基準のA項目を満たさないような多くの「トラウマ」（愛する人の突然の死、健康・家屋・仕事の喪失、離婚などの家族内の出来事）が除外されていない。一方で、インテラピー研究の著者らの指摘によると、出来事インパクト尺度（IES）のスコアは、侵入症状と回避症状においてドイツのPTSD患者の標準データの平均よりは重症であること、さらに最終的には90％の参加者がドイツ人サンプルで得られたカットオフ値を超えていることも分かっている。ただし、インターネット上で治療を行うことへの、倫理的なジ

レンマが存在することもまた指摘しなければならない。この治療は，より軽症のトラウマ例に対して用いられるべきなのだろうか。インターネット治療には（プライバシー保護，切迫した問題や危機的状況への対応に関する）根本的な懸念があるが，より多くの患者にとって，こうした懸念の方が治療上の有益性より高いのではないか。そもそもコンピューターを利用する治療の方が，伝統的な治療よりも有効である可能性はあるのか。コンピューター治療のフィールドにおいては，今後このような疑問を解く必要性がますます高まるであろう。最近の多くの報告では，インターネット治療については治療関係が曖昧といった不安はあるものの，伝統的な治療とこうしたテクノロジーを駆使した方法を比較してみても，治療開始のしやすさ，満足度，治療の維持といった面で，同等かあるいはそれ以上の有効性を示している（Ghosh, Marks, & Carr, 1988; Newman, 2004）。これは将来的に期待できる結果でもある。

さて，次に紹介する新たなテクノロジーを用いた治療は，バーチャル・リアリティエクスポージャー療法 virtual reality exposure（VRE）という新たなタイプのエクスポージャー療法である。これは PTSD に罹患したベトナム戦争帰還兵に対して行われた。治療を受けた帰還兵たちは，コンピューターによって生み出された，頭部の動きにリアルタイムで反応する「バーチャルなベトナム戦争 virtual Vietnam」を経験した。VRE 治療を受けている間，彼らは 2 つのテレビスクリーンとステレオスピーカーからなる頭部装着式ディスプレイを付けた。それは，患者に視覚と音響の両面からベトナム戦争体験を忠実に再現して暴露するものである。VRE では 2 つのバーチャル・シーンが用意されていた。1 つはベトナムの様々な地形（ジャングル，河川，水田など）の上空を飛ぶヒューイ・ヘリコプター。もう 1 つは（ヘリ着陸用の）ジャングルを切り開いた空地のシーンである。この治療の間，実際の環境刺激はすべてカットされた中で，患者はコンピューター上の音響・視覚刺激のみを経験する。治療者は，コンピューターとヘッドフォンにつながっているマイクロフォンを使って患者と交信する。患者はこのようなバーチャル刺激の中にいて，通常の持続エクスポージャー療法と同様に，ベトナム戦争でのトラウマ記憶を細かく再現するように促される。ヘリコプターに乗っているシーンでは，患者は，触覚効果を得るために低音スピーカーが埋め込まれている特殊な椅子に座る。ジャングルの空地のシーンでは，患者は四周を手すりで囲まれたデッキに立つことになる。患者は，手に持ったジョイ・スティックのボタンを押しながら「歩く」。音響とヘッド・トラッキング，そしてリアルタイム映像が PC 上に現される。VRE の中では，治療者が操作して様々な刺激が加えられる。例えば，ヘリの回転翼音，銃声，「動け！」と叫ぶ男性兵士の声，無線音などがそうである。さらに，昼夜の違い，霧，ヘリコプターの離着陸，付近を飛ぶヘリコプター，様々な地形上の飛行などといった視覚効果もそれに加えられる。治療者は，音響効果や音量コントロールによって刺激の近接感を調整できるし，バーチャル・リアリティ空間の中で，患者が述べているようなトラウマ記憶に近いものにしようとする。

当初の評価では，この方法は PTSD 治療の成功モデルと考えられた（Rothbaum et al., 1999; Rothbaum, Hodges, Ready, Graap, & Alarcon, 2001）。Rothbaum ら（1999）の研究によると，10 人のベトナム戦争帰還兵が 2 つの戦争バーチャル・リアリティを用いた VRE 治療コースを修了した。平均して 13 回の，90 分間のエクスポージャーのセッションが 5 ～ 7 週続けられた結果，PTSD とその関連症状の有意な減少をみた。CAPS による評価が主要な転帰として用いられ，ベースラインに比べて 6 カ月後の追跡調査では，トラウマ体験に関連した症状全般が統計学的に有意に減少した。つまり，6 カ月後には 10 名の参加者のうち 8 名が，PTSD 症状の 15% ～ 67% の改善を報告したのである。このような有意な改善は，PTSD の 3 つの症状群すべてにおいて認められた。ただし IES を用いた患者の症状自己報告では，ベースラインに比べ 3 カ月後に認められた有意な改善は，6 カ月後には認められなかっ

た。ただし侵入症状や回避症状は改善傾向にあった。さて VRE に関する問題点は，(1) テクノロジーの限界，(2) 費用の高さ，(3) 患者の受け入れやすさの3つに集約される。テクノロジーに関しては，バーチャル・リアリティは，どこまでプログラム化できるかという点において限界がある。患者のニーズにある程度適合させることはできるだろうが，トラウマ状況を細かく再現することは難しい。したがって，多数例に適切に行える治療法とはいえないであろう。たしかに，航空機事故の結果 PTSD になった患者に対して飛行機のバーチャル・リアリティが臨床上用いられたことはあったし，現在イラク戦争用のバーチャル・リアリティが作られつつある。しかし現時点では，PTSD 患者の治療のために特化して作られたバーチャル・リアリティはベトナム戦争のみである。費用に関しても，バーチャル・リアリティを作る費用とそれを操作できる者を育てる費用の両面において，汎用化が妨げられている。最後に指摘しておきたいことは，患者や臨床家，あるいは退役軍人病院 VA hospital の一部では，この治療法の使用に根強い抵抗があることだ（こうした抵抗感はエクスポージャー療法全般にも認められ，このことは第17章で論じられている）。今のところ PTSD に対する VRE 治療に関しては，オープン試験によるエビデンスしかない。そのため，本治療に対するエビデンスに基づいた理解を得るためには，今後より多くの対照群設定研究が必要であることは言うまでもない。

社会的支援を利用した治療法

　夫婦や家族，そして集団のアプローチが，PTSD に対するよりよい治療法を求めている臨床家や研究者の興味を引いているのには，いくつかの理由がある。広義の社会的支援は，トラウマ後の PTSD 発症（総説として Bailham & Joseph, 2003; Tedstone & Tarrier, 2003; Resick, 1993; Steketee & Foa, 1988）および PTSD からの回復（Koenen, Stellman, Stellman, & Sommer, 2003; Mertin & Mohr, 2001）に強い影響を及ぼしていることがはっきりしている。何人かの臨床家は少なくとも CBT に付加する形での家族療法のような，もっと社会的支援に焦点をあてた PTSD 治療が必要だとしている（Tarrier & Humphreys, 2003）。

家族療法と夫婦療法

　家族そして配偶者は，社会的支援の最も重要な基盤をなしており（その基盤が欠如していることもあるが），PTSD の発症，持続，病状の強さに非常に大きな役割を果たしているであろう（Riggs, 2000; Solomon, Waysman, & Mikulincer, 1990）。PTSD に関連した特徴も家族に影響を与える（Figley, 1985; Riggs, 2000）。Riggs（2000）は PTSD の夫婦／家族療法に関連して，2つの主要な哲学についてまとめたが，それらは次に述べるような2つの論理の道筋にゆるやかにつながっている。1つ目は，彼が「システム治療」と呼ぶもので，PTSD 症状とトラウマそのものから生じる結婚関係や家族関係システムの崩壊を改善しようとするものである。強調されるのはストレスを減らすこと，そして家族システムの崩壊を個人の PTSD 症状の対極にもってくることである。介入例は普通家族療法／夫婦療法の文献に記載されている。2つ目の支援治療群は，家族の社会的支援力を最大化することを支援して，トラウマを負った個人の回復を図るもので，心理教育と技能訓練を強調することが多い。残念ながらこれらの介入にはエビデンスが非常に不足しているので，はっきりとした結論を導き出すことはできない。いくつかの治療アプローチがあることが示されており（Erickson, 1989; Figley, 1985），システム家族療法（Harris, 1991）や感情焦点化夫婦療法（Johnson, 1989; Johnson & Williams-Keeler, 1998）などもあるのだが，トラウマのサバイバーを扱ったというデータは全くない。実際，PTSD に対する夫婦を対象とした治療の疫学調査はごくわずかで，そのうちの2つは出版されていない博士論文である。それでも，対照群設定研究（Glynn et al., 19991; Sweany, 1987），あるいは対照群非設定研

究（Cahoon, 1984）では，夫婦での治療は結婚関係のストレスやPTSD症状を軽減する見込みがあるかもしれないというが，結果は弱いものでしかなかった。方法論的に最も優れた研究（Glynn et al., 1999）は，トラウマ題材への直接的・治療的なエクスポージャーという有効な治療に，家族療法を追加しても利点はないと報告した。

さらに最近は，PTSDに特化したシステム的夫婦治療として，PTSDに対する認知行動的夫婦療法 cognitive behavioral couple therapy（CBCT）がある（Monson, Schnurr, Stevens, & Guthrie, 2004）。CBCTの臨床試験では，他のⅠ軸障害に対しても効果が認められている（Daiuto, Baucom, Epstein, & Dutton, 1998; Jacobson, Dobson, Fruzzetti, Schmaling, & Salusky, 1991; O'Farrell & Fals-Stewart, 2000）。Monsonら（2004）はFoaとMeadows（1997）の定めた7項目のゴールドスタンダード基準のうち6項目を満たす臨床試験を行った。少なくとも夫婦のうち1人は戦争に関連したPTSDの基準を満たす，7組の夫婦がこの治療に参加した。この研究は対照群を設定していない試験である。CAPS得点，配偶者による退役軍人のPTSD症状評価，退役軍人自身のうつ病・不安に関する自記式評価について治療前後で有意な差があり，効果量も大きかった。しかしながら，退役軍人自身のPTSD症状評価と人間関係満足度評価は有意差を認めなかった。

PTSDに対する夫婦療法は理論上の原則が強固に存在するものの，データは弱い。Monsonら（2004）の試験は有望性を示したものの，研究結果は判然としていない。退役軍人自身のPTSD症状評価には改善がなかったが，二次疾病利得の可能性を除外できていない（退役軍人の中には，退役軍人としての利得を失うのではないかという恐れから，改善していないと報告する必要がある，と感じる者もいただろう）。さらに，Glynnら（1999）の研究結果をふまえれば，楽観的な考えは戒めるべきである。もっと踏み込んだ研究がない現時点では，我々はRiggs（2000）の結論を支持したい。治療者は家族が抱える苦痛のレベルと治療の必要性を評価すべきであるが，現時点での夫婦治療は確立されたPTSD治療を行ったうえで，それに付随して行われるべきである。

集団療法

PTSDに対する集団療法は新しいものではない。逆に，トラウマ治療においては最も広く普及した形式の1つである。特に退役軍人局での治療においてはそうである。集団療法は，トラウマを負った人々があふれて資源が制限されている，コミュニティーでの精神保健医療場面でもよく行われる。多くの異なった種類の集団療法が存在している。大まかに検索をかけてもPTSDの集団療法の件数は非常に多く，収監された若年犯罪者（McMackin, Leisen, Sattler, Krinsley, & Riggs, 2003）から，解離性障害の青年を対象とした支持的集団療法（Brand, 1996）まで，そしてその中間の形式のものも幅広く存在する。問題は，悲しいほどにPTSDの集団療法に関する研究が少ないことである。Foyら（2000）の優れた総説では，PTSD集団療法には主要な適用が3つあるとされた。すなわち支持的集団療法，精神分析的集団療法，そして認知行動療法的集団療法であり，それぞれの治療を支持するデータが示された。集団療法のデータは最初は有望にみえたが，第一選択として浮かび上がってきた治療はまだない。対照群でも何らかの治療を行った比較研究はほとんどなく，報告されている2本の研究では，比較した治療との差は認められなかった。例えば，Resick, Jordan, Girelli, Hutter, & Marhoefer-Dvorak（1988）は女性の性暴力サバイバーを対象にして，ストレス免疫訓練法 stress inoculation therapy，アサーション・トレーニングと支持的集団療法を行ってみたが，それぞれ同じだけの効果であり，対照群である待機群との差は認められなかった。しかしおそらく，治療による差をみるには検出力が不十分だったのかもしれない。

最もよく知られたトラウマ集団療法の1つが，トラウマ焦点化集団療法 trauma focused group therapy（TFGT）である。これはFoy, Ruzek, Glynn, RineyとGusman（2003）らによってベトナム戦争帰還兵に対する治療として開発された。

治療形式はマニュアル化，構造化されており，その点で集団療法の研究としては一歩先に進んでいる。この治療は有効だと仮定されている治療コンポーネントを組み合わせることになっており，PTSDに関する心理教育，対処および再発防止技能，個人の自叙伝，持続エクスポージャー，認知再構成，集団としての結束である。しかし残念ながらTFGTはVA（退役軍人管理局）関連の多施設研究（Schnurr et al., 2003）において有意な効果は認めなかった。対照されたのは，トラウマに焦点化をせず，認知再構成と他のTFGTのコンポーネントを組み入れた，現在に焦点をあてた集団療法である。TFGTは高いドロップアウト率を示し，対照治療群と比べてもわずかに良好であるにすぎなかった。両方の治療ともPTSD症状を軽減されたことは良かったが，どちらの集団療法を選ぶかという点で裏づけのあるデータが得られなかったというのは悪い知らせである。Schnurrらの考察によると，TFGTに動機づけを増すようなコンポーネントを追加することで効果の増幅が得られるかもしれないという。研究がさらに必要なことは明確であり，(1) 集団療法において効果的な要素は何か，(2) 持続エクスポージャーのような個人治療で効果が証明されている治療を集団モデルにどのように当てはめるのか，そして，実際のところそれは可能なのか，について考える必要がある。例えば，認知処理療法は集団，個人両方の設定で適用が成功している。この話題についての研究はもっと必要である。現在のところ集団療法はエビデンスの強さによって潜在的効果を考慮するべきである。将来的な研究においては，集団療法で報告される利点が，PTSDの個人治療で得られた実証的利点と同等かどうかを評価すべきである。

トラウマ場面へのエクスポージャーの忍容性と受容性を高めた治療法

持続エクスポージャー療法 prolonged exposure therapy（PE）は，PTSDにおいて確かに有効性が示されている最も優れた治療法の1つであるものの，感情調節技能に乏しい患者は治療に際して苦労するということが問題となってきた。こうした患者で懸念されることは以下の3点である。(1) 圧倒されるほどの不安は，エクスポージャー療法には有害である（Jaycox, Foa, & Morral, 1998）。(2) エクスポージャーに耐えることが難しく感じられて，治療コンプライアンスや治療転帰を低下させるような患者が存在する（Scott & Stradling, 1997; Tarrier & Humphreys, 2000）。これは決して確立された意見ではなく，議論がある。(3) 苦痛に対して許容することの困難（特に怒りと不安に関して），ストレス下で解離する傾向，治療関係上の問題といった要因は，エクスポージャー療法において好ましくない結果を予測した（Chemtob, Novaco, Hamada, Gross, & Smith, 1997; Cloitre & Koenen, 2001; Jaycox et al., 1998）。弁証法的行動療法 dialectic behavioral therapy（DBT）とアクセプタンス＆コミットメント・セラピー acceptance and commitment therapy（ACT）の2つの治療法は，これらの問題のいくつかを取り扱ってきた。

弁証法的行動療法

弁証法的行動療法（DBT）は，Linehan（1993）によって慢性的に自殺企図を行う境界性パーソナリティ障害（BPD）患者に対して開発された行動療法であり，感情調節がこれらの患者の機能障害の主要要因であるという理論に基づいている（DBTの理論については，Linehan, 1993参照）。この治療では，行動分析や変化を促す技術を構築することなど，従来からの教義を検証することが非常に強調されている。DBTにおける主要な「弁証（論理）」は受容と変化であり，治療を通じて両者がバランスをとっている。従来型のDBTはいくつかの要素の組み合わせであり，患者は毎週心理療法を受ける。治療者は患者の動機と関与を増す目的で，受容と変化に基づいた様々な方略を用いる。毎週開催のスキル・グループでは，マインドフルネス，感情調節，苦痛に耐えること，対人関係の有用性といった，強

い感情をコントロールするのに必要な技術を患者に教える。DBTはBPD治療において有効性が示されており（総説として，Koerner & Dimeff, 2000; Koerner & Linehan, 2000），感情調節が主な機能不全の要因と仮定されている対象，例えば摂食障害（Palmer et al., 2003; Telch, Agras, & Linehan, 2001; Wisniewski & Kelly, 2003），服役中の男性（McCann, Ball, & Ivanoff, 2000），自殺行為を行う青年（Katz, Cox, Gunasekara, & Miller, 2004），女性犯罪者（Trupin, Steward, Beach, & Boesky, 2002），老年期うつ病（Lynch, Morse, Mendelson, & Robins, 2003），物質使用障害合併のBPD（Linehan et al., 1999, 2002; van den Bosch, Verheul, Schippers, & van den Brink, 2002），に適用が広がっている。PTSD患者では，感情調節不全，治療コンプライアンス不良，ドロップアウトそして回避といった，DBTが特異的に標的とする領域と合致するパターンが存在することから，この治療の適用に関して関心が増している。このアプローチは一般的に2つの立場に分かれている。1つ目は，BPDを合併した「StageⅡ」段階の患者にDBTを用いる，とする立場である。重度の行動コントロール不全を治療するStageⅠを受け改善したが，感情調節や経験に問題がある者が対象となる。Linehanはこの段階を「静かな自暴自棄」と名づけた（Linehan, 1993; Wagner & Linehan, 2006）。BPD患者の多くがトラウマ歴を持ってPTSD診断を満たしていることから，患者が十分それに耐えられるスキルを持った後にトラウマ焦点化エクスポージャー療法が施行される。

WagnerとLinehan（2006）は，PTSDに有効とされる他の治療法よりもステージⅡのDBTが患者に推薦できる場合について記載した。彼らがステージⅡDBTを勧めている対象は，(1) 著しい自己の無価値化（BPDにおける無価値化の役割についての詳細な議論はLinehan, 1993参照），(2) 著しい感情調節不全，(3) 感情調節不全と関連した，最近の行動面での機能不全，である。彼らは，さらに次のように述べている。ステージⅡDBTは，トラウマや他の出来事に反応して引き起こされる感情をコントロールさせている様々な段階を取り扱っている。したがって，現状の急性PTSD理論（例：回避や誤った認知によって維持される，古典的条件づけによる恐怖反応）では適切に概念化されないような，感情体験上の問題を持つ者にも適用可能であると述べているのである。ステージⅡDBTはステージⅠDBTと同じ要素も組み込まれているが，公式のエクスポージャー，非公式のエクスポージャー，そして反応妨害の使用が増加する。例えば，怒鳴り声などのトラウマに関連したきっかけが提示された時に解離する患者では，治療者が段々と怒り声を大きくし，それでも注意力を保って現在に意識を向け続ける練習をする。目標は解離を防ぐことである（Wagner & Linehan, 2006参照）。ただし私たちの知るところでは，PTSDに対するステージⅡDBTのデータはない。

PTSDに対するDBT適用の第二のタイプはもっと一般的で研究もなされている。この場合，DBTはPTSD治療に追加するか，その前段階で用いられ，従来のエクスポージャー療法前あるいはエクスポージャー療法中に，強い感情を調節する能力を高める目的で用いられる（Becker & Zayfert, 2001で優れた議論がなされている）。BeckerとZayfert（2001）は，このスキルはエクスポージャー療法を有効に行うべき治療者にもスキルと自信を与えるかもしれないと指摘している。というのも，患者が関わり過剰でも関わり不足でもないバランスをとることを援助するということは，簡単ではないからである。

2つの対照群非設定研究（1つはVA病院で，もう1つは部分的入院プログラム）が行われ，重度PTSD患者へのDBT治療は有望とする結果が発表され（Simpson et al., 1998; Spoont, Sayer, Thuras, Erbes, & Winston, 2003），さらに2つのコントロール研究が出版された。Cloitre, Koenen, CohenとHan（2002）は児童期の性的虐待歴を持つPTSD患者を対象に，2段階で形成される治療を特徴づけるために，DBTの感情調節と対人スキルを用いた（このアプローチでは，認知スキーマに関する治療も含まれているが，これは一般的なDBTに含まれない）。これはSTAIR（skills training in affective and interpersonal regulation：感情と対人関係調整に関するスキルトレーニング）と称される。フェイズⅠ治療は8セッションで心理教育，スキルの獲得，適用と練習，そしてセッション間の宿題で構成される。フェイズⅡは，in vivo の要素を除いた持続エクスポージャー療法に，エクスポージャー後の対処，感情調節，認知再構成とスキルの振り返りが加えられる。対照群として，毎週15分間，評価者と電話連絡を12週間続ける群を設定した場合，この2段階治療を受けた患者はフェイズⅠにおいて感情調節問題と対人関係問題が有意な改善を示し，PE フェイズにおいて PTSD 症状の有意な改善を認めた。3カ月，9カ月後のフォローアップでもこの効果は維持された。2段階治療で DBT スキルを用いるアプローチに類似したものは，Bradley と Follingstad（2003）によっても採用されている。ここでは9セッションで対人虐待に関する心理教育，感情に名前をつけることと環境的なきっかけに対する感情調節，呼吸法が組み合わされる。これに次いで，構造化された9セッションの対人虐待を含む人生経験についての筆記課題が行われる。何のアプローチもしない対照群との比較で，PTSD 症状，気分および対人関係問題の有意な減少を認めた。筆記段階でのドロップアウト率が高かったことについて，著者らは筆記以前にもっとスキル訓練を積むことが役立つだろうと考察している。

このような研究はいくつかの理由から批判を受けてきた。例えば，Cahill, Zoellner, Feeny と Riggs（2004）は STAIR ＋エクスポージャー療法群とエクスポージャー療法単独群を比較することが必要であり，STAIR が待機群を用いた研究でエクスポージャー療法を増強する効果があると結論づけるのは時期尚早と指摘した。彼らはまた，このデータではエクスポージャーが症状を悪化させたことやドロップアウト率が他の治療法より高いこと，児童期の性的虐待被害者は他の PTSD 患者よりもエクスポージャーに際して問題を経験することがより多いことなどの結論を除外していると批判した。Cloitre らは最近 STAIR ＋改訂 PE 群を，支持的カウンセリング＋改訂 PE 群，支持的カウンセリング＋STAIR という2群と比較する研究を行った[*2]。この研究は，この分野に最も寄与する文献である。この治療を普及するためには，この治療が PE よりも有効であるかどうかを明確にすることが不可欠である。さらに，組み合わされた治療によって誰が最も利益を得るかを知るために，エクスポージャー療法に対する好ましくない反応としての感情的関わりの過剰や感情の調節不全を予測するのは，どのような特徴を持った患者なのかを明らかにする研究が求められている。

PTSD を治療する臨床家は，DBT によって，患者がエクスポージャー療法に耐えられるようになるための，わかりやすくマニュアル化された実証されたスキルを獲得できるかもしれない。Becker と Zayfert（2001）が強調するように，DBT によって臨床家は，無駄な労力を避けることができるであろう。非常に回避的な BPD 患者のドロップアウトを減らすために DBT の有効性を活用する時，個人治療コンポーネントで用いられるいくつかの技法は非常に役立つかもしれない。Cloitre の研究では STAIR 群のドロップアウト率は29％であったが[*3]，これによってドロップアウトを防げたと考えるべきかは議論の余地がある。この数字は，児童期の性的虐待被害者による PTSD 治療研究のドロップアウト率よりはよい（41％，McDonagh-Coyle et al., 2000）。しかし，12回のエクスポージャー療法での平均20.6％，認知療法またはストレス免疫訓練法単独の22.1％，12回のエクスポージャー療法と認知

[*2] 研究結果によれば STAIR ＋改訂 PE 群は，対照群と比べて PTSD の改善率，感情制御の向上ともに優れていた。Cloitre, M., et al.: Treatment for PTSD related to childhood abuse. Am. J. Psychiatry, 167; 915-924, 2010.

[*3] 上述の Cloitre ら（2010）の研究では，STAIR と改訂 PE 群のドロップアウト率は15.2％であり，支持的カウンセリングと改訂 PE 群の25％より低かった。

療法またはストレス免疫訓練法を組み合わせた群での26％よりも優れてはいない（Hembree et al., 2003）。これらのデータで，Hembreeらは治療がより複雑になるとドロップアウト率が上がり，悪化することになるだろうと指摘し，DBTスキルを追加することについても同様ではないかとしている。Foaら（2003）は，ほとんどの研究は2つかそれ以上の実際の治療同士の差を検出するには検出力が足りないものの，他のコンポーネントを追加しても，良好に行われたPEの有効性を上げなかった，と結論づけた。しかしこうした研究はまだ初期段階にある。どのような治療コンポーネントが必須なのか，どの程度の強度で行うのがよいのか，治療のどの時点で用いるのか，どのような患者に用いるのか，といった問いに答えは出ていない。PEの治療前または治療中に，ストレスに耐える技法やマインドフルネス技法を使えばPTSD患者の大きな支えになることが期待されるが，前述の研究ではそのような技法は用いていなかった。治療者は患者にエクスポージャーによって意図的に苦痛を与えているのではないかと心配するが，こうした技法を使えば，同時にその苦痛への対処法も提供しているのだという気持ちになれるかもしれない[*4]。そう問いかけることはよいことである。なぜなら，エクスポージャーを使用する際の最も大きな障害は，治療者がこの技法に対して抱いている懸念だと思われるからである。

アクセプタンス＆コミットメント・セラピー

アクセプタンス＆コミットメント・セラピー（ACT）はPTSD治療において非常に有望な治療法で，「機能的文脈主義」と関係フレーム理論を基盤とした行動療法である。ACT治療者は個人的体験（例：つらい考え，記憶，感情など）を避けたり変えようとする試みを，体験そのものと対立した，精神病理学の主要な決定要因とみなしている（興味を持つ読者には，Hayes, Strosahlと Wilson［1999］を参照すると，理論的背景がもっと論じられている）。この治療法の目的は，患者がもっと受容的になり，つらい個人的体験を自ら進んで体験することを援助することにある。また，患者が，症状軽減そのものではなく，自分の価値体系に根差した目標の形式的定型化を行うよう勧めている。患者は，もしその行動が感情的に困難なものであったり，以前避けていた体験に至るような場合でも，こうした目標に応じた行動の変化に関わるよう勇気づけられる。

治療者がエクスポージャー療法を用いることを躊躇していることに対して，OrsilloとBatten（2005）は，ACTがエクスポージャー療法を拒絶する患者へのPTSD治療として役立つのではないかと提案した。彼らはいくつかの理由からACTの有用性を提唱している。第一に，回避と感情麻痺はPTSDの鍵概念であるというエビデンスが存在している。この現象は，回避努力が不成功に終わった時に生じる激しい陰性感情から逃れるか，あるいはこれをコントロールすることを通じて，回避の別の意味を説明するかもしれない（Foa, Riggs, Massie, & Yarczower, 1995）。さらに多くのPTSD患者は，考えや感情を抑制したり，希望的観測を抱く（Amir et al., 1997）といった回避方略をとっており，それにより出来事を回避すること，苦痛，そして記憶障害の頻度が実際に増す（Gross, 2002; Gross & John, 2003; Roemer & Borkovec, 1994; Shipherd & Beck, 1999）。そして，回避方略はPTSDの症候学と特異的に結び付いてきた（Clohessy & Ehlers, 1999; Valentiner, Foa, Riggs, & Gershuny, 1996）。

トラウマに関する思考といった，つらい内的刺激の回避は，ACTでは直接の標的である。しかし，PEと比較するとこのアプローチは穏やかである。ACTでは，「創造的な絶望」感覚を患者に教えるようにデザインされた技法が治療初期に組まれている。例えばつらい記憶を避けるために仕事に

[*4] PEの目的が患者を苦痛な記憶にエクスポーズすることであるという誤解はしばしば見られるが，目標としているのは記憶に触れても安心，安全であることの確認である。そうしたポジティブな認知をもたらす介入は，付加的な技法を用いるまでもなく，PEの本来的な要素として含まれている。

行かなかったり今後も行かないとするような，苦痛を軽減するのに合理的だと思える試みについて言及する。理想的には，以前避けていた刺激の受容を増加させるように患者を支援する。仕事に行くことが患者の中核的な価値であると同定されれば，不安や抑うつを感じたとしても仕事に行くよう患者を促すことから治療が始まる（Orsillo & Batten, 2005 参照）。

トラウマ記憶へのエクスポージャーは治療の後半に行われるが，強調されることは，(1) トラウマに関連した思考を避けることが目標の妨げになっていることがはっきりとしている場合，患者の個人目標を達成させるために行うこと，(2) 考えや感情そのものよりも，考えや感情に関してもがき苦しんでいることが主要な問題であることを患者に示すこと，である。PTSD 症状を減らすことは，ゆえに，明確な目標ではない。Orsillo と Batten（2005）は，患者の QOL 全体に焦点をあてることは回避的な患者群を治療に導いて続けさせるのに特に適切だと論じている。彼らはまた，ACT は PE が主要な焦点とする恐怖や不安以外の感情に焦点をあてるという点，そしてエクスポージャーや感情処理が困難な，恐怖におびえ回避的な患者を援助するための多彩な方略を持つ点で有用だろうと提唱している。

PTSD に対する直接的な ACT の有効性に関するエビデンスはかぎられているが，他の障害に対しては効果があるとされている（Batten & Hayes, 2005 参照）。PTSD の入院治療においては，ACT の実行可能性と忍容性に関する予備的報告がいくつかあり（Walser, Loew, Westrup, Gregg, & Rogers, 2002; Walser, Westrup, Rogers, Gregg, & Loew, 2003），患者は ACT を役に立つもので，彼らの生活に適用可能だと評価した。彼らの初期の報告では，自動思考の存在は治療前，治療後の評価で変化していなかった。しかし，思考を信じる度合いとうつ病症状の強さは治療前後で有意に改善した。ACT は，エクスポージャー療法の置き換え，エクスポージャー療法への付加，あるいはエクスポージャー療法の前に行う治療としての有効性は確立されておらず，DBT の項での議論と同種の批判の対象となる。トラウマに関連した刺激の回避努力を減らすことと，症状そのものを回避する努力を減らすことを区別することがより良い結果を生むかどうかについてもはっきりしない。コントロール研究はここでも必要である。

現在の知見の一般化可能性

表 23-1 と表 23-2 にみられるように，上述した治療法の一般化可能性を考える際には，十分な注意を払わなけれなならない。家族，夫婦，集団を対象とした新しい治療法は，主に退役軍人を対象に行われた。DBT で強化したエクスポージャー療法は児童期の虐待に関連した女性 PTSD 患者に有望であるにも関わらず，STAIR 治療の一般化可能性には限界があるかもしれない。この治療は重症度がより高く，より脆弱な PTSD 群のために計画されたものの，臨床場面で典型的にみられる多くの併存疾患は除外されていた。イメージを基盤とした治療のうちでは，IRT が最も研究されている。この治療法は睡眠に関連した問題については，ほとんどのタイプの PTSD に一般化が可能であるようだ。しかしながら，先に述べたように，この治療法が，より一般的な PTSD 治療として有効かどうかについては，さらに研究が必要である。IR に関するデータはさらにかぎられている。概念上は従来型の持続エクスポージャーに置き換えて IR を使用することは理に叶っているものの，データでははっきりした結論は得られていない。PTSD に対する VRE は現在退役軍人に対してのみ一般化できるであろう。「パワー・セラピー」は，PTSD を含むほぼすべての心理的な障害に対して広い一般化可能性があると主張している。しかし前述のとおり，このデータは方法論的に問題をはらんでいるので，どのような人々にも有効であるとはいえない。我々は，しっかりとした実証的裏づけのない研究に関しては[*5]，それがどのようなものであれ，広く普及させることについて強い警告を与えるものである。

結 論

　PTSDやトラウマに関連した障害の治療にはまだ改善の余地があるものの，喜ばしい点も多々ある。本書のどこをみても，非常に成功した心理療法や薬物療法的介入が，よくコントロールされた研究による強いエビデンスとともに論じられている。しかしこの章では，有望であるとはいえ，あまりよく研究されてこなかった，PTSDや関連障害に対するいくつかの治療法も紹介した。総説であることを考慮して，将来に向けていくつかの推奨を述べたい。まず，我々はこの領域の努力を1つに統合しなくてはならない。PTSDに有効な治療法を新たに探す必要はない。それはもう見つけられている。必要なのは，もっと特異的に，これらの治療がどこで失敗するのか，どこを改善する必要があるのか，そしてこの治療が効かないのはどのような人なのかを特定することである。こうした作業のいくつかはすでに開始されているが，こうした作業を行うことによって，これらの治療はきわめて将来性のあるものとなる。エクスポージャー療法の強化または改善としてのバーチャル・リアリティ，エクスポージャーにあまり反応しない患者へのイメージ技法，そして治療へのアクセスを増加させるためのインターネット治療はこの領域を前進させるために理論的に求められる段階となる。有効性を裏づけるデータなしで新しい治療法を喧伝することは，いわゆる「パワー・セラピー」のように社会に混乱を招き，この領域を分断するだけである。第二に，DBTやACTのように，従来のエクスポージャー療法に別の治療を付加すべきかどうかを決定するための研究がさらに必要である。データでは，エクスポージャーを基盤とした治療は症状を悪化させず（Foa, Zoellner, Feeny, Hembree, & Alvarez-Conrad, 2002），複雑性PTSD，複数のトラウマ体験，BPDの特徴を持つ者，それ以外の合併症などを含むほとんどの患者はこの治療への耐容性を持つ（Feeny, Zoellner, & Foa, 2002; Hembree et al., 2003; Resick et al., 2003; Rothbaum & Schwartz, 2002）。しかしながら臨床家のあいだではエクスポージャー療法への懸念が広くあって，これを用いていない臨床家がほとんどである。効果のある治療を普及させること，そして最も効果的だと証明された治療法を地域の治療者に提供することこそ最も大きな挑戦なのかもしれない。データには埋めなければいけない欠落がいくつかある。例えば，BPD患者の研究（Feeny et al., 2002）では，急性の自殺関連行動を示す患者を除外しているので，このような患者がエクスポージャーに耐えられるのかということは，経験上は疑問が残る。エクスポージャー療法を拒否する患者は確かにおり，データ上も，患者が治療継続に困難を感じる患者が少なくないと報告されている。他の治療から得られた技法によってPE治療者のスキルを増強することの有用性も確かめる必要がある。どの点に努力を注ぐべきかを知るためには，さらなるデータが必要である。第三に，集団療法に関する一層の研究が必要である。データの数が少ないとしても，経済的事情から，特に退役軍人局においては集団療法は広く使われるであろう。汎用されている実態と比較してデータは不足しており，今後の研究が必要である。患者を個人治療と集団療法にランダムに割りつける研究も非常に有用であろう。社会的支援の役割を利用した治療法を新たに研究開発することや，PTSDの明確な経過予測要因を研究することも大変役に立つ。最後に，トラウマ体験への暴露の直後に介入することで，慢性障害に陥ることを防ぐ方法を発見することもまた，将来の大きな課題である。

文　献

Amir, M., Kaplan, Z., Efroni, R., Levine, Y., Benjamin, J., & Kotler, M. (1997). Coping styles in post-traumatic Stress disorder (PTSD) patients. *Personality and Individual Differences, 23*, 399-405.

Bailham, D., & Joseph, S. (2003). Post-traumatic stress following childbirth: A review of the emerging literature and

---

＊5　この部分は，先の脚注で紹介したCloitreらのSTAIRに関する2010年の研究論文の出版前に書かれたものである。

directions for research and practice. *Psychology Health and Medicine, 8*(2), 159-168.

Bandler, R., & Grinder, J. (1979). *Frogs into princes: Neurolinguistic programming*. Moab, UT: Real People Press.

Batten, S. V., & Hayes, S. C. (2005). *Acceptance and commitment therapy in the treatment of comorbid substance abuse and posttraumatic stress disorder: A case study*. Clinical Case Studies.

Becker, C., & Zayfert, C. (2001). Integrating DBT-based techniques and concepts to facilitate exposure treatment for PTSD. *Cognitive and Behavioral Practice, 8*, 107-122.

Bisbey, L. B. (1995). No longer a victim: A treatment outcome study for crime victims with post-traumatic stress disorder. *Dissertation Abstracts International, Section B: The Sciences and Engineering, 56*(3-B), 1692.

Bradley, R. G., & Follingstad, D. R. (2003). Group therapy for incarcerated women who experienced interpersonal violence: A pilot study. *Journal of Traumatic Stress, 16*(4), 337-340.

Brand, B. (1996). Supportive group psychotherapy for adolescents with dissociative disorders. In J. L. Silberg (Ed.), *The dissociative child: Diagnosis, treatment, and management* (pp. 219-234). Baltimore: Sidran Press.

Cahill, S. P., Zoellner, L. A., Feeny, N. C., & Riggs, D. S. (2004). Sequential treatment for child abuse related posttraumatic stress disorder: Methodological comment on Cloitre, Koenen, Cohen, and Han (2002). *Journal of Consulting and Clinical Psychology, 72*, 543-548.

Cahoon, E. P. (1984). *An examination of the relationship between post-traumatic stress disorder, marital distress, and response to therapy by Vietnam veterans*. Unpublished doctoral dissertation, University of Connecticut, Storrs.

Callahan, J., & Callahan, R. (n.d.). *Pre and post HRV measurements: Case studies*. Available at www.tftrx.com/ref.php?art_id=102&art_catid=1

Callahan, R. (1987). Snccessful psychotherapy by telephone and radio. Presented at the International College of Applied Kinesiology. Proprietary archive, as cited in J. D. Herbert & B. A. Gaudiano (2001). The search for the Holy Grail: Heart rate variability and thought field therapy. *Journal of Clinical Psychology, 57*(10), 1207-1214.

Callahan, R. (1995). *Five minute phobia cure*. Wilmington, DE: Enterprise.

Callahan, R. J. (2001). Thought field therapy: Response to our critics and a scrutiny of some old ideas of social science. *Journal of Clinical Psychotogy, 57*(10), 1251-1260.

Callahan, R. J., & Callahan, J. (1997). Thought field therapy: Aiding the bereavement process. In C. Figley, B. Bride, & N. Mazza (Eds.), *Death and trauma: The traumatology of grieving* (pp. 249-267). Washington, DC: Taylor & Francis.

Cameron-Bandler, L. (1978). *They lived happily ever after*. Cupertino, CA: Meta.

Carbonell, J. L., & Figley, C. (1999). A systematic clinical demonstration of promising PTSD treatment approaches. *Traumatology, 5*(1). Available at www.fsu.edu/-trauma/promising.html

Chemtob, C. M., Novaco, R. W., Hamada, R. S., Gross, D. M., & Smith, G. (1997). Anger regulation deficits in combat-related posttraumatic stress disorder. *Journal of Traumatic Stress, 10*, 17-35.

Clohessy, S., & Ehlers, A. (1999). PTSD symptoms, response to intrusive memories and coping in ambulance service workers. *British Journal of Clinical Psychology, 38*, 251-265.

Cloitre, M., & Koenen, K. (2001). Interpersonal group process treatment for CSA-related PTSD: A comparison study of the impact of borderline personality disorder on outcome. *International Journal of Group Ptychotherapy, 51*, 379-398.

Cloitre, M., Koenen, K. C., Cohen, L. R., & Han, H. (2002). Skills training in affective and interpersonal regulation followed by exposure: A phase-based treatment for PTSD related to childhood abuse. *Journal of Consulting and Clinical Psychology, 70*(5), 1067-1074.

Commons, M. L. (2000). The power therapies: A proposed mechanism for their action and suggestions for future empirical validation. *Traumatology, 6*(2).

Daiuto, A. D., Baucom, D. H., Epstein, N., & Dutton, S. S. (1998). The application of behavioral couples therapy to the assessment and treatment of agoraphobia: Implications of empirical research. *Clinical Psychology Review, 18*, 663-687.

Ehlers, A., & Clark, D. M. (2000). A cognitive model of posttraumatic stress disorder. *Behaviour Research and Therapy, 38*, 319-345.

Erickson, C. A. (1989). Rape and the family. In C. R. Figley (Ed.), *Treating stress in families* (pp. 257-289). New York: Brunner/Mazel.

Feeny, N. C., Zoellner, L. A., & Foa, E. B. (2002). Treatment outcome for chronic PTSD among female assault victims with borderline personality characteristics: A preliminary examination. *Journal of Personality Disorders, 16*(1), 30-40.

Figley, C. R. (1985). From victim to survivor: Social responsibility in the wake of catastrophe. In C. R. Figley, (Ed.), *Trauma and its wake: Volume II. The study and treatment of post-traumatic disorder* (pp. 39-54). New York: Brunner/Mazel.

Figley, C. R., & Carbonell, J. (1999). Promising treatment approaches. *Electronic Journal of Traumatology, 5*(1). Available at www.fsu.edu-trauma promising.html

Foa, E. B., Dancu, C. V., Hembree, E. A., Jaycox, L. H., Meadows, E. A., & Street, G. P. (1999). The efficacy of exposure therapy, stress inoculation training and their combination in ameliorating PTSD for female victims of assault. *Journal of Consulting and Clinical Psychology, 67*, 194-200.

Foa, E. B., & Meadows, E. A. (1997). Psychosocial treatments for posttraumatic stress disorder: A critical review. *Annual Review of Psychology, 48*, 449-480.

Foa, E. B., Riggs, D. S., Massie, E. D., & Yarczower, M. (1995).

The impact of fear activation aod anger on the efficacy of exposure treatment for posttraumatic stress disorder. *Behavior Therapy, 26*, 487-499.

Foa, E. B., Rothbaum, B. O., & Furr, J. M.(2003). Is the efficacy of exposure therapy for posttraumatic stress disorder augmented with the addition of other cognitive behavior therapy procedures? *Psychiatric Annals, 33*(1), 47-53.

Foa, E. B., Zoellner, L. A., Feeny, N. C., Hembree, E. A., & Alvarez-Conrad, J. (2002). Does imaginal exposure exacerbate PTSD symptoms? *Journal of Consulting and Clinical Psychology, 70*(4), 1022-1028.

Forbes, D., Phelps, A. J., & McHugh, A. F. (2001). Imagery rehearsal in the treatment of posttraumatic nightmares in combat-related PTSD. *Behaviour Research and Therapy, 39*, 977-986.

Forbes, D., Phelps, A. J., McHugh, A. F., Debenham, P., Hopwood, M., & Creamer, M. (2003). Imagery rehearsal in the treatment of posttraumatic nightmares in Australian veterans with chronic combat-related PTSD: 12-month follow-up data. *Journal of Traumatic Stress, 16*(5), 509-513.

Foy, D. F., Glynn, S. M., Schnurr, P. P., Jankowski, M. K., Wattenberg, M. S., Weiss, D. S., et al. (2000). Group therapy. In E. B. Foa, T. M. Keane, & M. J. Friedman (Eds.), *Effective treatments for PTSD: Practice guidelines from the International Society for Traumatic Stress Studies* (pp. 336-338). New York: Guilford Press.

Foy, D. W., Ruzek, J. I., Glynn, S. M., Riney, S. J., & Gusman, F. D. (2002). Trauma-focused group therapy for combat-related PTSD: An update. *Journal of Clinical Psychology, 58*(8), 907-918.

Gallo, F. P. (1996). Reflections on active ingredients in efficient treatments of PTSD, part 1. *Traumatology, 2*(1).

Gerbode, F. (1985). *Beyond psychology: An introduction to meta-psychology*. Palo Alto, CA: IRM Press.

Ghosh, A., Marks, I. M., & Carr, A. C. (1988). Therapist contact and outcome of self-exposure treatment for phobias: A controlled study. *British Journal of Psychiatry, 152*, 234-238.

Glynn, S. M., Eth, S., Randolph, E. T., Foy, D. W., Urbaitis, M., Boxer, L., et al. (1999). A test of behavioral family therapy to augment exposure for combat-related posttraumatic stress disorder. *Journal of Consulting and Clinical Psychology, 67*, 243-251.

Gross, J. J. (2002). Emotion regulation: Affective, cognitive, and social consequences. *Psychophysiology, 39*, 281-291.

Gross, J. J., & John, O. P. (2003). Individual differences in two emotion regulation processes: Implications for affect, relationships, and well-being. *Journal of Personality and Social Psychology, 85*, 348-362.

Grunert, B. K., Smucker, M. R., Weis, J. M., & Rusch, M. D. (2003). When prolonged exposure fails: Adding an imagery-based cognitive restructuring component in the treatment of industrial accident victims suffering from PTSD. *Cognitive and Behavioral Practice, 10*(4), 333-346.

Hayes, S. C., Strosahl, K. D., & Wilson, K. G. (1999). *Acceptance and commitment therapy: An experiential approach to behavior change*. New York: Guilford Press.

Hembree, E. A., Foa, E. B., Dorfan, N. M., Street, G. P., Kowalski, J., & Tu, X. (2003). Do patients drop out prematurely from exposure therapy for PTSD? *Journal of Traumatic Stress, 16*, 555-562.

Herbert, J. D., & Gaudiano, B. A. (2001). The search for the Holy Grail: Heart rate variability and thought field therapy. *Journal of Clinical Psychology, 57*(10), 1207-1214.

Hoge, C. W., Castro, C. A., Messer, S. C., McGurk, D., Cotting, D. I., & Koffman, R. L. (2004). Combat duty in Iraq and Afghanistan, mental health problems, and barriers to care. *New England Journal of Medicine, 35*(1), 13-22.

Hossack, A., & Bentall, R. P. (1996). Elimination of posttraumatic symptomatology by relaxation and visual-kinesthetic dissociation. *Journal of Traumatic Stress, 9*(1), 99-111.

Jacobson, N. S., Dobson, K., Fruzzetti, A. E., Schmaling, K. B., & Salusky, S. (1991). Marital therapy as a treatment for depression. *Journal of Consulting and Clinical Psychology, 59*, 547-557.

Jacobson, N. S., & Truax, P. (1991). Clinical significance: A statistical approach to meaningful change in psychotherapy research. *Journal of Consulting and Clinical Psychology, 59*, 12-19.

Jaycox, L. H., Foa, E. B., & Morral, A. T. (1998). Influence of emotional engagement and habituation on exposure therapy for PTSD. *Journal of Consulting and Clinical Psychology, 66*, 185-192.

Johnson, C., Shala, M., Sejdijaj, X., Odell, R., & Dabishevci, K. (2001). Thought field therapy-soothing the bad moments of Kosovo. *Journal of Clinical Psychology, 57*(10), 1237-1240.

Johnson, S. M. (1989). Integrating marital and individual therapy for incest survivors: A case study. *Psychotherapy, 21*(6), 96-103.

Johnson, S. M., & Williams-Keeler, L. (1998). Creating healing relationships for couples dealing with trauma: The use of emotionally focused marital cherapy. *Journal of Marital and Family Therapy, 24*, 25-40.

Katz, L. Y., Cox, B. J., Gunasekara, S., & Miller, A. L. (2004). Feasibility of dialectical behavior therapy for suicidal adolescent inpatients. *Journal of the American Academy of Child Psychiatry, 43*(3), 276-282.

Koenen, K. C., Stellman, J. M., Stellman, S. D., & Sommer, J. F. (2003). Risk factors for course of post-traumatic stress disorder among Vietnam veterans: A 14-year follow-up of American Legionnaires. *Journal of Consulting and Clinical Psychology, 71*(6), 980-986.

Koerner, K., & Dimeff, L. A. (2000). Further data on dialectical behavior therapy. *Clinical Psychology: Science and Practice, 7*(1), 104-112.

Koerner, K., & Linehan, M. (2000). Research on dialectical behavior therapy for patients with borderline personality disorder. *Psychiatric Clinics of North America, 23*(1), 151-167.

Krakow, B., Artar, A., Warner, T. D., Melendrez, D., Johnston, L., Hollifield, M., et al. (2000). Sleep disorder, depression, and suicidality in female sexual assault survivors. *Crisis, 21*(4), 163-170.

Krakow, B., Germain, A., Tandberg, D., Koss, M., Schrader, R., Hollifield, M., et al. (2000). Sleep breathing and sleep movement disorders masquerading as insomnia in sexual assault survivors with PTSD. *Comprehensive Psychiatry, 41*, 49-56.

Krakow, B., Germain, A., Warner, T., Schrader, R., Koss, M., Hollifield, M., et al. (2002). The relationship of sleep quality and posttraumatic stress to potential sleep disorders in sexual assault survivors with nightmares, insomnia and PTSD. *Journal of Traumatic Stress, 14*(4), 647-665.

Krakow, B., Haynes, P. L., Warner, T. D., Santana, E., Melendrez, D., Johnston, L., et al. (2004). Night-mares, insomnia, and sleep-disordered breathing in fire evacuees seeking treatment for posttraumatic sleep disturbance. *Journal of Traumatic Stress, 17*(3), 257-268.

Krakow, B., Hollifield, M., Johnston, L., Koss, M., Schrader, R., Warner, T. D., et al. (2001). Imagery rehearsal for chronic nightmares in sexual assault survivors with posttraumatic stress disorder: A randomized trial. *Journal of the American Medical Association, 286*, 537-545.

Krakow, B., Hollifield, M., Schrader, R., Koss, M., Tandberg, D., Lauriello, J., et al. (2000). A controlled study of imagery rehearsal for chronic nightmares in sexual assault survivors with PTSD: A preliminary report. *Journal of Traumatic Stress, 13*(4), 589-609.

Krakow, B., Johnston, L., Melendrez, D., Hollifield, M., Warner, T. D., Chavez-Kennedy, D., et al. (2001). A open-label trial of evidence-based cognitive behavior therapy for nightmares and insomnia in crime victims with PTSD. *American Journal of Psychiatry, 158*(12), 2043-2047.

Krakow, B., Lowry, C., Germain, A., Gaddy, L., Hollifield, M., Koss, M., et al. (2000). A retrospective study on improvements in nightmares and posttraumatic stress disorder following treatment for co-morbid sleep-disordered breathing, *Journal of Psychosomatic Research, 49*(5), 291-298.

Krakow, B., Melendrez, D., Johnston, L., Clark, J., Santana, E., Warner, T., et al. (2002). Sleep dynamic therapy for Cerro Grande fire evacuees with posttraumatic stress symptoms: A preliminary report. *Journal of Clinical Psychiatry, 63*(8), 673-684.

Krakow, B., Melendrez, D., Pedersen, B., Johnston, L., Hollifield, M., Germain, A., et al. (2001). Complex insomnia: Insomnia and sleep-disordered breathing in a consecutive series of crime victims with nightmares and PTSD. *Biological Psychiatry, 49*(11), 948-953.

Krakow, B., Sandoval, D., Schrader, R., Keuhne, B., McBride, L., Yau, C. L., et al. (2001). Treatment of chronic nightmares in adjudicated adolescent girls in a residential facility. *Journal of Adolescent Health, 29*, 94-100.

Lange, A. (1996). Using writing assignments with families managing legacies of extreme traumas. *Journal of Family Therapy, 18*, 375-388.

Lange, A., Rietdijk, D., Hudcovicova, M., van de Ven, J. P., Schrieken, B., & Emmelkamp, P. M. G. (2003). Interapy: A controlled randomized trial of the standardized treatment of posttraumatic stress through the Internet. *Journal of Consulting and Clinical Psychology, 71*(5), 901-909.

Lange, A., Schrieken, B., Van de Ven, J.-P., Bredeweg, B., Emmelkkamp, P. M. G., van der Kolk, J., et al. (2000). "Interapy": The effects of a short protocolled treatment of posttraumatic stress and pathological grief through the Internet. *Behavioral and Cognitive Psychotherapy, 28*, 175-192.

Lange, A., van de Ven, J. P., Schrieken, B., & Emmelkamp, P. M. G. (2001). Interapy treatment of post-traumatic stress through the internet: A controlled trial. *Journal of Behavior Therapy and Experimental Psychiatry, 32*, 73-90.

Linehan, M. M. (1993). *Cognitive-behavioral treatment for borderline personality disorder.* New York: Guilford Press.

Linehan, M. M., Dimeff, L. A., Reynolds, S. K., Comtois, K. A., Welch, S. S., Heagerty, P., et al. (2002). Dialectical behavior therapy versus comprehensive validation therapy plus 12-step for the treatment of opiod dependent women meeting criteria for borderline personality disorder. *Drug and Alcohol Dependence, 67*(1), 13-26.

Linehan, M. M., Schmidt, H., Dimeff, L. A., Craft, C. J., Kanter, J., & Comtois, K. A. (1999). Dialectical behavior therapy for patients with borderline personality disorder and drug-dependence. *American Journal on Addictions, 8*(4), 279-292.

Lohr, J. M. (2001). Sakai et al. is not an adequate demonstration of TFT effectiveness. *Journal of Clinical Psychology, 57*(10), 1229-1235.

Lynch, T. R., Morse, J. Q., Mendelson, T., & Robins, C. J. (2003). Dialectical behavior therapy for depressed older adults: A randomized pilot study. *American Journal of Geriatric Psychiatry, 11*(1), 33-45.

McCann, R. A., Ball, E. M., & Ivanoff, A. (2000). DBT with an inpatient forensic population: The CMHIP forensic model. *Cognitive and Behavioral Practice, 7*(4), 447-456.

McDonagh-Coyle, A., Friedman, M. J., McHugo, G., Ford, J., Mueser, K., Demment, C. C., et al. (2000, Novemher). Cognitive restructuring and exposure treatment for CSA survivors with PTSD. In M. Cloitre (Chair), *Empirically based treatments for childhood abuse and the multiply traumatized.* Symposium conducted at the meeting of the International Society for Traumatic Stress Studies, Miami, FL.

McMackin, R. A., Leisen, M. B., Sattler, L., Krinsley, K., & Riggs, D. S. (2002). Preliminary development of trauma-focused treatment groups for incarcerated juvenile offenders. In R. Greenwalk (Ed.), *Trauma and juvenile delinquency: Theory, research, and interventions* (pp. 175-199). Binghamton, NY: Haworth Maltreatment and Trauma Press/Haworth Press.

Mertin, P., & Mohr, P. B. (2001). A follow-up study of posttraumatic stress disorder, anxiety, and depression in Australian victims of domestic violence. *Violence and Victims, 16*(6), 645-654.

Monson. C. M., Schnurr. P. P., Stevens, S. P.. & Guthrie. K. A. (2004). Cognitive-behavioral couple's treatment for posttraumatic stress disorder: Initial findings. *Journal of Traumatic Stress, 17*, 341-344.

Newman, M. G. (2004). Technology in psychology: An introduction. *Journal of Clinical Psychology, 60*(2), 141-145.

O'Farrell, T. J., & Fals-Stewart, W. (2000). Behavioral couples therapy for alcoholism and drug abuse. *Journal of Substance Abuse Treatment, 18*, 51-54.

Orsillo, S. M., & Batten, S. V. (2005). Acceptance and commitment therapy in the treatment of post-traumatic stress disorder. *Behavior Modification, 29*, 95-129.

Palmer, R. L., Birchall, H., Damani, S., Gatward, N., McGrain, L., & Parker, L. (2003). A dialectical behavior therapy program for people with an eating disorder and borderline personality disorder-description and outcome. *International Journal of Eating Disorders, 33*(3), 281-286.

Resick, P. A. (1993). The psychological impact of rape. *Journal of Interpersonal Violence, 8*(2), 223-255.

Resick, P. A., Jordan, C. G., Girelli, S. A., Hutter, C. K., & Marhoefer-Dvorak, S. (1988). A comparative outcome study of behavioral group therapy for sexual assault victims. *Behavior Therapy, 19*, 385-401.

Resick, P. A., Nishith, P., & Griffin, M. G. (2003). How well does cognitive-behavioral therapy treat symptoms of complex PTSD?: An examination of child sexual abuse survivors within a clinical trial. *CNS Spectrums, 8*(5), 351-355.

Resick, P. A., & Schuicke, M. K. (1992). Cognitive processing therapy for sexual assault victims. *Journal of Consulting and Clinical Psychology, 60*, 748-756.

Reynolds, M., & Brewin, C. R. (1998). Intrusive cognitions, coping strategies, and emotional responses in depression, post-traumatic stress disorder and a non-clinical population. *Behaviour Research and Therapy, 36*, 135-147.

Riggs, D. S. (2000). Marital and family therapy. In E. B. Foa, T. M. Keane, & M.J. Friedman (Eds.), *Effective treatments for PTSD: Practice guidelines from the International Society for Traumatic Stress Studies* (pp. 354-355). New York: Guilford Press.

Rime, B. (1995). Mental rumination, social sharing, and the recovery from emotional exposure. In J. W. Pennebaker (Ed.), *Emotion, disclosure, and health* (pp. 271-291). Washington, DC: American Psychological Association.

Roemer, L., & Borkovec, T. D. (1994). Effects of suppressing thoughts about emotional material. *Journal of Abnormal Psychology, 103*, 467-474.

Rosen, G. M., & Davison, G. C. (2001). "Echo attributions" and nther risks when publishing on novel therapies without peer review. *Journal of Clinical Psychology, 57*(10), 1245-1250.

Rosner, R. (2001). Between search and research: How to find your way around?: Review of the article "Thought field therapy: Soothing the bad moments of Kosovo." *Journal of Clinical Psychology, 57*(10), 1241-1244.

Ruthbaum, B. O., Hudges, L., Alarcon, R., Ready, D., Shahar, F., Graap, K., et al. (1999). Virtual reality exposure therapy for Vietnam veterans with posttraumatic stress disorder. *Journal of Traumatic Stress, 12*, 263-271.

Ruthbaum, B. O., Hudges, L. F., Ready, D., Graap, K., & Alarcon, R. D. (2001). Virtual reality exposure therapy for Vietnam veterans with posttraumatic stress disorder. *Journal of Clinical Psychiatry, 62*(8), 617-622.

Rothbaum, B. O., & Schwartz, A. C. (2002). Exposure therapy for posttraumatic stress disorder. *American Journal of Psychotherapy, 56*(1), 59-75.

Rusch, M., Grunert, B., Mendelsohn, R., & Smucker, M. (2000). Imagery rescripting for recurrent, distressing images. *Cognitive and Behavioral Practice, 7*, 173-182.

Sakai, C., Paperney, D., Matthews, M., Tanida, G., Boyd, G., Simmons, A., et al. (2001). Thought field therapy clinical applications: Utilization in an HMO in behavioral medicine and behavioral health sciences. *Journal of Clinical Psychology, 57*(10), 1215-1227.

Scott, M. J., & Stradling, S. G. (1997). Client cumpliance with exposure treatments for posttraumatic stress disorder. *Journal of Traumatic Stress, 10*, 523-526.

Schnurr, P., Friedman, M. J., Foy, D. W., Shea, T. M., Hsieh, F. Y., Lavori, P. W., et al. (2003). Randomized trial of trauma focused group therapy for post-traumatic stress disorder: Results from a Department of Veteran's Affairs cooperative study. *Archives of General Psychiatry, 60*(5), 481-489.

Shipherd, J. C., & Beck, J. G. (1999). The effects of suppressing trauma-related thoughts on women with rape-related posttraumatic stress disorder. *Behaviour Research and Therapy. 37*, 99-112.

Simpson, E. B., Pistorello, J., Begin, A., Costello, E., Levinson, J., Mulberry, S., et al. (1998). Focus on women: Use of dialectical behavior therapy in a partial hospitalization program for women with borderline personality disorder. *Psychiatric Services, 49*, 669-673.

Smucker, M. R., & Dancu, C. V. (1999). *Cognitive behavioral treatment for adult survivors of childhood trauma: Rescripting and reprocessing*. Northvale, NJ: Aronson.

Smucker, M. R., Dancu, C., Foa, E. B., & Niederee, J. L. (1995). Imagery rescripting: A new treatment for survivors of childhood sexual abuse suffering from posttraumatic stress. *Journal of Cognitive Psychotherapy: An International Quarterly,*

9, 3-17.

Smucker, M. R., Grunert, B. K., & Weis, J. M. (2003). Posttraumatic stress disorder: A new algorithm treatment model. In R. L. Leahy (Ed.), *Roadblocks in cognitive-behavioral therapy: Transforming challenges into opportunities for change* (pp. 175-194). New York: Guilford Press.

Smucker, M. R., & Niederee, J. (1995). Treating incest-related PTSD and pathogenic schemas through imaginal exposure and rescripting. *Cognitive and Behavioral Practice, 2*, 63-93.

Solomon, Z., Waysman, M., & Mikulincer, M. (1990). Family functioning, perceived social support, and combat-related psychopathology: The moderating role of loneliness. *Journal of Social and Clinical Psychology, 9*, 456-472.

Spoont, M. R., Sayer, N. A., Thuras, P., Erbes, C., & Winston, E. (2003). Adaptation of dialectical behavior therapy by a VA medical center. *Psychiatric Services, 54*(5), 627-629.

Steketee, G., & Foa, E. B. (1988). Rape victims: Post-traumatic stress responses and their treatment: A review of the literature. *Journal of Anxiety Disorders, 1*(1), 69-86.

Sweany, S. L. (1987). *Marital and life adjustment of Vietnam combat veterans: A treatment outcome study*. Unpublished doctoral dissertation, University of Washington, Seattle.

Tarrier, N., & Humphreys, A. L. (2000). Subjective improvement in PTSD patients with treatment by imaginal exposure or cognitive therapy: Session by session changes. *British Journal of Clinical Psychology, 39*, 27-34.

Tarrier, N., & Humphreys, A. L. (2003). PTSD and the social support of the interpersonal environment: The development of social cognitive behavior therapy. *Journal of Cognitive Psychotherapy, 17*(2), 187-198.

Tate, D. F., & Zabinski, M. F. (2004). Computer and Internet applications for psychological treatment: update for clinicians. *Journal of Clinical Psychology, 60*(2), 209-220.

Tedstone, J. E., & Tarrier, N. (2003). Posttraumatic stress disorder following medical illness and treatment. *Clinical Psychology Review, 23*(3), 409-448.

Telch, C. F., Agras, S. W., & Linehan, M. M. (2001). Dialectical behavior therapy for binge eating disorder. *Journal of Consulting and Clinical Psychology, 69*(6), 1061-1065.

Trupin, E. W., Stewart, D. G., Beach, B., & Boesky, L. (2002). Effectiveness of dialectical behaviour therapy program for incarcerated female juvenile offenders. *Child and Adolescent Mental Health, 7*(3), 121-127.

Valentine, P. V., & Smith, T. E. (2001). Evaluating traumatic incident reduction therapy with female inmates: A randomized controlled clinical trial. *Research on Social Work Practice, 11*(1), 40-52.

Valentiner, D. P., Foa, E. B., Riggs, D. S., & Gershuny, B. S. (1996). Coping strategies and posttraumatic stress disorder in female victims of sexual and nonsexual assault. *Journal of Abnormal Psychology, 105*, 455-458.

Van den Bosch, L. M., Verheul, R., Schippers, G. M., & van den Brink, W. (2002). Dialectical behavior therapy of borderline patients with and without substance use problems: Implementation and long-term effects. *Addictive Behaviors, 27*(6), 911-923.

Wade, J. F. (1990). *The effects of the Callahan phobia treatment technique on self concept*. Unpublished doctoral dissertation, Professional School of Psychological Studies.

Wagner, A. W., & Linehan, M. M. (2006). Applications of dialectical behavior therapy to PTSD and related problems. In V. M. Follette & J. I. Ruzek (Eds.), *Cognitive-behavioral therapies for trauma* (2nd ed., pp. 117-146). New York: Guilford Press.

Walser, R. D., Loew, D., Westrup, D., Gregg, J., & Rogers, D. (2002). *Acceptance and commitment therapy: Theory and treatment of complex PTSD*. Paper presented at the annual meeting of the International Society of Traumatic Stress Studies, Baltimore.

Walser, R. D., Westrup, D., Rogers, D., Gregg, J., & Loew, D. (2003, November). *Acceptance and commitment therapy for PTSD*. Presented at the annual meeting of the International Society of Traumatic Stress Studies, Chicago.

Wisniewski, L., & Kelly, E. (2003). The application of dialectical behavior therapy to the treatment of eating disorders. *Cognitive and Behavioral Practice, 10*(2), 131-138.

第24章
リスク，脆弱性，ストレス抵抗性，そしてレジリエンス
――トラウマ後適応についての統合的概念化に向けて――

Christopher M. Layne, Jared S. Warren,
Patricia J. Watson, and Arieh Y. Shalev

10年ほど前に国際トラウマティック・ストレス学会（ISTSS）で行われた基調講演で，発達精神病理学 developmental psychopathology[*1]の創始者である Garmezy は，驚くほど深刻な口調で，学会員たちがレジリエンス resilience（回復力）についてあまりに単純な研究手法を採っていることを批判した。方法論が洗練されていないことにより，トラウマ後ストレス研究者は関連領域の成果に触れ自らの専門領域の研究を豊かにすることができなかった。Garmezy は特に，「保護要因 protective factor」や「リスク要因 risk factor」，「脆弱性 vulnerability」，「レジリエンス」といった用語を定義し，科学的に検証し，関連する情報を適用するための体系的な概念的枠組みが欠如していることを指摘し，これを批判した。当時のトラウマ後ストレスの分野では「おなじみの」保護要因やリスク要因のリストが広く使用されており，しかもこれらの要因は，どのように，なぜ，どういった状況で作用するのかについての明瞭な理解もされぬままに，主として臨床的観察やエピソード的な情報から引き出されたものにすぎなかった。彼は学会員に対し，15年以上にわたる発達精神病理学研究の成果を活用するとともに，他分野からも知識を学ぶように呼びかけた。彼の厳しい戒めと，それ以来もたらされた多くの成果を考えると，レジリエンスに関する用語，概念，知見，応用成果に関するトラウマ後ストレス研究の一端を展望し，「10年目の定期検診」を行うことが適切なように思われる。

Garmezy の忠告はどのような点で時宜に適ったものだったのだろうか

この10年で，「レジリエンス」というキーワードを用いたトラウマ後ストレス研究は爆発的に増加した（Layne et al., 2004）。1990年半ばからこの主題に関連する公開論文が急激に増加したことからも，この傾向を明白に見て取ることができる。この研究領域には莫大な資金と労力が投入されており，他の研究領域から転向した研究者も少なくはない。これまでの文献を詳細に検討することで，

[*1] 発達心理学と臨床医学にまたがる学問分野。定型的，適応的な発達と，非定型的，不適応的な発達を対比させることにより，精神疾患や症状の発生の経路を，心理，社会，遺伝，文化，認知など多方面から解明しようとする。

多くの基本的な論点を明らかにしたい。

1) 私たちは，社会科学者として，レジリエンスに関連する諸概念をどのように定義し，互いに意見を交わしているのだろうか。また，こうした諸概念について，これまでに学んだことは何か。
2) 近年爆発的に増加したレジリエンスに関する研究は，科学者とユーザーの双方にとって適切なものとして正当化され得るだろうか。それとも「一時的な流行に過ぎない」主題を追っているだけなのだろうか。
3) この10年の間，Garmezyの忠告にどの程度従うことができただろうか。つまり私たちが現在用いているレジリエンス関連の研究方法には，研究の努力を水泡に帰するような問題がまだ残されているだろうか。そして，もしそのような問題が見出されたとすれば，どのようにすれば現在の理論的，実験的手法の弱点を是正できるだろうか。PTSDへのリスクを持つ人々に対してできるかぎり効果的かつ効率的，持続可能な方法で介入するために必要な基礎的知識は，どのようにすれば産み出せるのだろうか（Kazdin, 1999; Kazdin & Nock, 2003 参照）。

本章では，レジリエンスに関連した概念を扱っているトラウマ後ストレスに関する文献を展望する。この展望を通じて，トラウマに暴露された人々を対象とした調査やその臨床応用に関する研究領域について幅広く概観し，今後の研究の道標となる概念枠を提示したい。その概念枠を用いることで，先行研究の批評を建設的かつ豊かなものとし，理論的説明力を向上させ，方法論を精密化し，臨床介入との関連性を深めたい。本章ではまず，レジリエンスについての現在の知見を概観する。同様に，発達精神病理学やトラウマ後ストレスの文献におけるレジリエンスと，それに関連する現象の定義と概念も展望する。同時に，トラウマ後ストレス領域の研究が全体としてGarmezyの忠告にどの程度従うことができたかを検討し，特に，レジリエンス関連現象の効率的な研究を阻害したり，その知見の応用を妨げたりしかねない，私たち社会科学者の重大な弱点や問題を発見したい。これらの研究から得られた臨床的示唆については個別の項目を設けて記載する。最後に今後のトラウマ後ストレス研究に関して，先行文献にみられた弱点を補強するための勧告を述べて本章を閉じたい。特に概念的明晰性と情報発信に関する提言を行うつもりである。

レジリエンス関連概念と研究の知見に関する展望

発達精神病理学とトラウマ後ストレス研究分野はどのようにレジリエンスについて概念化し，意見交換をしているのだろうか

筆者らは以前に，トラウマ後ストレスと発達精神病理学の文献展望によって，**レジリエンス，リスク要因，脆弱要因，ストレス抵抗性 stress resistance** といった用語の意味が多様化してきたことを明らかにした（Layne et al., 2004）。当然のことながら，こうした多様性により，同じ名前で呼ばれている概念の意味にも多くの食い違いが生じている。例えば筆者らの展望では，**レジリエンス**という用語には少なくとも8つの異なる意味が含まれていた。こうした意味の中には，「慢性的ストレスや逆境を経験したり，あるいは長期的または深刻なトラウマに暴露された後でも，うまく環境に適応し，十分に機能するうえでの個々人の能力」（Cicchetti & Rogosch, 1997, p.797）というものもあれば，「喪失が反復される悪循環を予防し，食い止めるための鍵となるリソース resource（資源）を所有し続けること」（Hobfoll, Ennis, & Kay, 2000, p.277）というものもある。他の例では，「逆境に屈したり活力や能力を失うことはあっても，ストレスが減少したり解決すれば，元の適応水準にまで回復し，戻ることができる」（Garmezy, 1993, p.132）とか，「不遇な状況に暴露されても，十分な適応状態へと至る」（Cicchetti, 1996, p.255）といったものもある。残

念なことに，こうした意味の多くは，広く用いられているにも関わらず，研究や臨床応用に必要な正確さを欠いている。あるいは専門的にみて内容が不正確だったり，ストレス抵抗性などの別の用語の意味を示しているものもある。こうした多くの意味がレジリエンスという1つの用語にこめられているために，この用語の意味は「病理が存在しないこと」から「英雄的資質」，果ては「発達上の差異」にまで広がっている。したがってレジリエンスに関連した現象を概念化し，定義し，測定し，応用するための，より正確で専門的な用語が必要である。実際に，こうした多義性のために専門家の語法や概念枠に合意や正確さを欠き，結果として曖昧なものになっていることが懸念されている。

このようなレジリエンス関連概念の意味や意義の曖昧さをふまえて，以下ではレジリエンス関連用語について筆者らの暫定的な定義を提示する。この定義にしたがって，過去25年のあいだに発達精神病理学分野で公開されたレジリエンスに関する文献について展望したい。

レジリエンス関連概念に関する作業的定義

この分野の代表的な理論家の業績をふまえて（Kraemer et al., 1997; Kraemer, Stice, Kazdin, Offord, & Kupfer, 2001; Masten & Gewirtz, 2006; Pine, Costello, & Masten, 2005; Steinberg & Ritzmann, 1990），「リスクマーカー risk marker」という用語を，個人，対人関係，社会的物理的環境における測定可能な特性であって，次の少なくともいずれかに該当する特性として定義する。すなわちそれが存在するか，その程度が増すにつれて，(1) 現在または将来のネガティブもしくは望ましくない転帰をたどる見込みが統計的に有意に増加すること（例：学校を中退すること），(2) 現在または将来のポジティブもしくは適応的な転帰をたどる見込みが有意に減少すること（例：大学に入学すること）。リスクマーカーは，因果的なリスク要因を構成することもあるが，根底にある測定不能な因果的変数の代理指標 proxy（例：相関，転帰，副産物）にすぎないこともあり得る。「原因リスク要因」とは，個人，対人関係，社会的物理的環境における測定可能な特性で，現在または将来においてネガティブあるいは望ましくない転帰をもたらす公算を明らかに増加させるものをいう。「脆弱要因」とは，個人，対人関係，社会的物理的環境における測定可能な特性で，その作用によりストレス抵抗性を減じ，ストレス暴露による個体への悪影響を生じやすくするものをいう。同様に「保護要因」とは，個人，対人関係，社会的物理的環境における測定可能な特性で，その作用によりストレス抵抗性を高め，ストレスによる個体への悪影響を生じにくくするものをいう。定義によれば脆弱要因と保護要因は特定のリスク要因と相互作用する調整変数 moderator variable である。脆弱要因は特定の転帰に対するリスク要因の影響を増悪させ，保護要因は緩和させる。「適応の促進要因 promotive factor」（または「防御的特性 protective assets」）とは，個人，対人関係，社会的物理的環境における測定可能な特性で，逆境やリスクの程度いかんに関わらず，(1) 有害な転帰に至る経路から**遠ざけ**たり，2) ポジティブあるいは適応的な転帰への経路に**向かわせる**ものをいう。

「介在変数 intervening variables」とは，トラウマへの暴露からトラウマ後適応という因果的な関係の「あいだに介在する」変数群の総称をいう。これには，調整変数（例：重要な他者の喪失を過去に経験していること）や媒介変数 mediator variable（例：トラウマ体験後に二次的な逆境が続き，そのことが1つ以上の重要な転帰変数に因果的影響を及ぼす）も含まれる[*2]。「発達課題 developmental task」とは，何らかの発達段階にある個人に対して，文化や社会集団から期待されるような心理社会的な適応に関する標準的な行為，達成，能力のことである。理論的には，発達課題は，文化や性差，身体状態，歴史的時代によって変化する。「メカニズム mechanism」とは，因

[*2] 調整，媒介の概念については本書第6章を参照のこと。

果的な影響を行使する諸変数から成る。そうした変数は，有益であれ中立的であれ不利益であれ，他の変数に影響を及ぼすことで，原因と結果の間に因果関係を産み出す。「過程 process」とは，複数の出来事がつながって生起することである。過程を通じてメカニズムは時間的な機能を持ち，他の諸変数にも影響を及ぼす。過程は何らかのメカニズムに即して，例えば家族内での支持的な相互作用を精査することで，概念化し，測定することもできる。また，複数のメカニズムの関係に即して，例えばうつ病の場合であれば，第一のメカニズムである社会的支援が第二のメカニズムであるうつ病の原因となる思考をどのように抑制し，抑うつ気分を緩和させるという転帰につながるのかを精査することにより，その過程を概念化し，測定することもできる。

「影響経路 pathways of influence」とは，相互に連関したメカニズム，それらが互いに関連しあう過程，そして転帰に関する変数のことである。これらは相互連関を通じて，2つ以上の変数間に因果的連鎖を形成する。影響経路は，一方向性の場合もあるし（2つ以上の変数間が一方向的な矢印「原因→結果」によって示される），より複雑なシステムにおいては，双方向性の場合もある（2つ以上の変数間が双方向的な矢印によって示される）。「ストレス抵抗性」とは，ホメオスタシス的バランスを効果的に**維持**するための適応過程を動員する生体の能力をいう。これにより，ストレスに暴露されているあいだ，または暴露された後でも，心理社会的な適応が維持される。最後に，「レジリエンス」とは，ストレス暴露によって生じた緊張を効果的に緩和させるための適応過程を早期に発動させる能力である。これにより，一時的な混乱の後で，ホメオスタシス的バランスや心理社会的な適応が効果的に取り戻される。ストレス抵抗性とレジリエンスという概念は多次元的な過程である。つまり，個人はある生活領域ではストレス抵抗性を示すかもしれないが（例：学校で銃撃事件があっても安定した健全な友人関係を保つこと），それ以外の領域ではレジリエンスを示すかもしれない（例：素早く回復した後で一時的に学業成績が低下すること）（Kraemer et al., 1997, 2001; Masten & Gewirtz, 2006; Pine et al., 2005; Steinberg & Ritzmann, 1990 参照）。

レジリエンス関連概念について現在どのようなことが知られているのか

著しい困難のもとでも良好な適応をたもつという主題は，30年以上にわたって研究者の関心を惹きつけてきた（Garmezy, 1971, 1974; Luthar, 2006; Masten, 2001; Werner, Bierman, & French, 1971; Werner & Smith, 1982）。歴史的にはレジリエンスに関する研究は，Garmezy と Werner らによるパイオニア的な業績を初めとして，主として子どもと青年に焦点をあててきた。Garmezy（1974）による初期の研究は，統合失調症の母親を持つ子どもたちを扱ったものである。こうした子どもたちは，不利な転帰に対するリスクを強く有しているにも関わらず，その多くが良好な適応を示したことが報告された（Garmezy, 1987 参照）。さらにリスクを保有する子どもたちを対象としたハワイにおける縦断研究（Werner et al., 1971; Werner & Smith, 1982）は，ストレスフルまたはハイリスクな条件を調整する諸要因を特定し，研究者らの関心を惹きつけるという成果を挙げた。こうした一連の研究によって，非常にストレスフルな状況下にあっても適応的な機能状態を維持し回復させるための，個人や家族，コミュニティの力を促進するメカニズムを同定することについて，様々な分野からの関心が急速に高まった。

その後の数十年間で，研究者は主に，ストレス抵抗性やレジリエンスと結びついた「防御特性 protective attributes」を同定しようと追求してきた。これには，子どもの持つ内的特性や家族特性，より広範な社会的環境の特性なども含まれる。子どもや青年を対象とした文献でよく報告されている「防御特性」は，おだやかな気質であること，高い知的能力を持つこと，ポジティブな家庭環境にあること，内的統制[*3]，社会経済的に恵まれていること，同胞や家族，他の大人たちから支援が得られることなどである（Cowen, Wyman, & Work, 1996; Garmezy, 1985; Grossman et al., 1992; Luthar, 1991; Luthar & Zigler, 1991; Masten, Best, & Garmezy, 1990; Masten et al., 1988; Parker, Cowen, Work, & Wyman, 1990; Rutter, 1987; Werner, 1989)。こうした研究が概して、「レジリエンスのある」グループと「レジリエンスのない」グループとを弁別する特性を同定するために、相関分析法や、半ば実験的な手法を用いていることは重要である（つまり、「ストレスが高い状況でも良い学業的パフォーマンスを上げられた」というように、すでに存在している特性に基づいた研究をしている）。

こうした研究で明らかに不利な点は、研究によって得られる介入のための知識が、「レジリエンスのある」グループと「レジリエンスのない」グループとを弁別するうえで信頼性の高い、比較統計学的な変数のリストにかぎられてしまうことである。とはいえこのような弁別変数をもたらす研究は、たとえ背後にあるメカニズムや過程が明らかにならなくても、大変役に立つことは確かである。こうした研究により、著しい持続的苦痛や機能障害、発達障害を生じるリスクを持った個人を同定したり、他方ではその個人が適切に養育されて能力を発達させている場合には、本人や周囲の環境に備わった長所を同定したりすることができる。そのことによって、リスクや介入を効果的かつ効率的に同定しやすくなる。しかしながら、こうした利点は方法論的な弱点によって相殺されてしまう。というのもこれらの研究の方法論は、メカニズムや過程、鍵となるリスク、脆弱性、保護要因、そして促進要因と転帰変数とを結びつける影響経路を解明するうえで必要な説明力を欠いているからである。これは致命的な弱点であり、この弱点がもたらす結果については後述する。

こうした弱点をふまえて、研究者はより洗練された研究デザインによって、抵抗性やレジリエンスが望ましい転帰をもたらす背景にある、防御的メカニズムや過程を精査するようになった（Cowen et al., 1997; Luthar, Cicchetti, & Becker, 2000)。その結果、個人や社会的物理的環境における比較的静的な「レジリエンス」関連**特性**（例：魅力的なパーソナリティや知性）から、レジリエンスに関連した動的な**メカニズム**や**過程**の経時的な作用や、それらの相互の結びつきによる**影響経路**（例：特定のストレス要因に対処するためにどのように社会的支援を利用するのか）に焦点があてられるようになった。この動きの背景にあったのは、リスク、脆弱性、防御メカニズム、そして関連する諸過程がどのようにして互いに関わり、心理社会的な適応と不適応に影響を及ぼすのかを正確に調査することによって、様々な予防や介入方法の開発につながるのではないかという考えである（Masten & Coatsworth, 1998; Rolf & Johnson, 1999)。

もう1つの特筆すべき傾向は、ストレス抵抗性やレジリエンスが以前よりも幅広い現象として概念化されていることである。初期の研究者は、適応的な転帰をしめす個人を「驚くべき」とか「普通ではない」と形容したが（ときには「傷つかない」とか「無敵の」といった誤解を招く英雄的な形容詞が用いられることもあった）、最近の文献では、ストレスフルな状況下でポジティブな適応を示すことは比較的よくみられる現象であり、正常の発達過程から生じることが示唆されている（Masten, 2001)。特に、ストレス抵抗性やレジリエンスは今や、極端な逆境下だけではなく通常の日常的ストレスや緊張の下においてもポジティブな適応を促進するような、発達における通常の調整過程（例：対処スキル、社会的支援、自己についての概念、自己効力感、自制心）の転帰であることが広く認識されている（Masten, 2001参照)。したがって、著しい逆境下でのストレス抵抗性やレジリエンスの研究は、通常の適応に関する研究と質的に異なったものではなく、こうした研究を著しいストレスや逆境へと**拡張**したものである。極度のストレス状況でのレジリエンスと、日常的ストレスに対する基本的な適応過程とが結びつい

＊3　内的統制 internal locus of control：自分の行動への結果を自分自身の力でコントロールしているという感覚。外的力でコントロールされている感覚は外的統制 external locus of control と呼ばれる。

たことは，2つの事態をもたらした。第一は，障害モデルによって不適応を説明し（例：知能の低さや魅力的でないパーソナリティ），機能不全を改善するために伝統的な心理療法を用いてきた精神病理学的手法の適切さが改めて問われるようになったことである。第二は，日常的ならびに極度のストレスのいずれにおいても発動する基本的な防御系の強化を目指した予防法，介入法の開発が推進されたことである。近年では，こうした予防および介入プログラムの主眼は，適応的な対処の種類を増やすことに置かれることが多い。例えば問題解決スキルや援助希求スキルの習得，親としてのスキルの改善，広く存在するソーシャルネットワークの補強などである（Luthar et al., 2000; Masten, 2001; Masten & Coatsworth, 1998）。こうした試みの明らかな利点は，著しいストレスや逆境以外にも，日常ストレスや通常の発達課題をも含む多様な状況下でポジティブな適応が促進されることである。レジリエンスを促進する諸要因が極端なストレス下だけで効果をあらわすわけではないことを考えると，こうした諸要因は，本質的には，防御的というよりはむしろ適応促進的な性質を持つのかもしれない。こうしたスキルが極端にストレスフルな状況下だけで「時々ほこりを払いながら」用いられるのではなく，多くは普段から使われて日常生活に良い効果をもたらすことを考えれば，上記の取り組みを行うことは，労力に見合った効率的，効果的，持続的な見返りを生みだすものと期待される。

発達精神病理学によるトラウマ後適応の捉えかた

ストレス抵抗性やレジリエンスに対する関心の増大により，幅広い集団における適応的な転帰と相関する変数の調査が盛んになった。対象となった集団は，不遇なライフイベント life event に暴露された人々（Parker et al., 1990），両親が離婚した子どもたち（Wolchik, Ruehlman, Braver, & Sandler, 1989），大虐殺を経験した子どもたち（Baron, Eisman, Scuello, Veyzer, & Lieberman, 1996），性的虐待の被害者（Valentine & Feinauer, 1993），アルコールまたは薬物乱用の親を持つ子どもたち（Johnson, Glassman, Fiks, & Rosen, 1990; Roosa, Beals, Sandler, & Pillow, 1990）などである。しかし，回復へと至るような転帰に対して広く注目が集まる一方，理論上の防御メカニズムや，その過程がどのようにしてトラウマ後適応につながるのかについては，リスクや脆弱性，保護要因，促進要因といった共通用語はあるものの（Kraemer et al., 1997, 2001），ほとんど分かっていない。発達精神病理学の研究で特定された保護要因の少なくともいくつか（例：社会的支援やポジティブな育児行動）は頑健 robust であり一般化できるので，トラウマに暴露された人々においても防御効果をあらわすかもしれない（Brewin, Andrews, & Valentine, 2000 参照）。

トラウマ後の適応の重要な予測要因として，回復過程に介在する変数を同定した最近の文献展望では，トラウマに暴露された人々を理解するうえでレジリエンスに関する概念が重要であることが明らかになっている（Brewin et al., 2000; Silverman & La Greca, 2002）。なかでも成人の PTSD 発症へのリスク要因に関する Brewin ら（2000）のメタ分析は特筆すべきである。社会的支援の欠如とストレスフルな生活状況はリスク要因の上位を占め，児童期の被虐待経験や知的能力，社会経済的地位，教育機会の欠如，性別といった，従来からリスクや調整要因として重視されてきた変数よりも，大きな効果量を示していた。重要なことは，この2つの介在変数の効果量は，リスク変数の「ゴールドスタンダード」であるトラウマへの暴露の効果量と同等，あるいはそれ以上に大きかったことである。

トラウマ後ストレス研究においてレジリエンスを扱った質の高い研究はまだ少ないが，トラウマに暴露された人々の多様な転帰を説明するために，介在変数への関心が高まっている。Garbarino（2001）は，暴力が子どもたちに及ぼす影響を理解するうえで，長期的な転帰の予測と理解のためにはリスクや脆弱要因の評価だけではなく「**機会 opportunity**」（例：社会的支援，ポジティブな家庭環境，経済的資源，高等教育を受けやすい環境にあること）も評価すべきであると述べて

いる。Garbarinoによれば，リスクや脆弱要因があったとしても，ほとんどの子どもにおいては防御ならびに促進要因は，負の影響を少なくとも部分的には打ち消すという。この主張は，個人が示すトラウマ後適応の軌跡は既存のリソース，リソースを枯渇させる喪失サイクル，リソースを補給する取得サイクルとの相互作用によって決定されるというHobfoll (1998)の議論と一致している。また他の研究者らは，従来の研究の多くが心理学的科学分野の中の精神病理学というごく狭い領域だけに焦点をあててきたことをふまえ，レジリエンスのような適応的な現象に注目すべきであると主張している（Masten, 2001; Shakoor & Fister, 2000; Witmer & Culver, 2001）。McFarlane (1996)が強調しているように，トラウマに暴露されたとしても臨床的に重要な苦痛や機能障害を起こさない人々が多い。このことは，トラウマ体験後に慢性的かつ深刻な不適応状態を生じることは普通ではなく，むしろ例外的であることを示唆している。リスク，脆弱性，防御および回復の促進メカニズムとその過程を重点的に取り扱うことによって，どのようにして，なぜ，いつ，適応的なトラウマ後適応や回復が生じるのか，あるいは生じないのかが説明できる。

前述の通り，従来のトラウマ研究の多くはごく最近まで専らトラウマによる後遺症に焦点をあててきたため，トラウマに暴露された人々におけるリスク，脆弱性，防御および促進要因に関する実証的研究は，増えてきているとはいえ（Layne et al., 2004），依然として乏しい（Witmer & Culver, 2001）。しかし今後の発展を促すと思われる知見が得られつつある。1990年の湾岸戦争を体験したクウェートの子どもたちを対象とした研究で，LlabreとHadi (1997)は，社会的支援，PTSD症状，そしてうつ病症状との関連を探査した。対象となったのは9～13歳の子どもたちで，父親や親族の多くが殺害されたり逮捕されたり，あるいはまだなお行方不明であるという状況であった。この子どもたちを対象に，調整要因と媒介要因の双方に関する仮説が検証された結果，女児では，情緒的支援が得られていると自覚していることがトラウマ的出来事の影響を調整していたことが示された。つまり，重要なトラウマを体験し，かつ情緒的社会的支援が少ないと感じていた女児は，PTSD症状を最も多く報告したのである。論文の結論によれば，女児はトラウマにより心理的苦痛を生じるリスクが男児よりも大きく，手厚い社会的支援が与えられることで女児のリスクが有意に軽減されるであろう。同様にFerren (1999)は，ボスニアとクロアチアでトラウマに暴露された青年期の難民は暴露されなかった対照群よりも自己効力感が高かったという予想外の結果が，社会的支援によって説明されるかもしれないと推測した（ただし，この研究では社会的支援が直接に調査されたわけではない）。

さらにベトナム戦争帰還兵の適応状態に関する大規模調査では（King, King, Fairbank, Keane, & Adams, 1998），トラウマによるネガティブな影響を軽減するうえで社会的支援が重要であるというエビデンスが示された。この研究では，**構造的**な社会的支援（帰還兵士間の連帯の程度と複雑さにより測定）と**機能的**な社会的支援（情緒的，実務的な援助により測定）の双方が評価された。その結果，両方のタイプの支援が戦争への暴露とPTSDとを媒介していた。これとは対照的に，社会的支援については，調整的な役割があるものと仮定されていたが，それは見出せなかった。この結果について，戦闘地域のストレス要因の範囲を，参加者が自ら報告したものにかぎったことによる統計上のアーティファクト artifact [4] が生じたのではないかと著者らは考えている。

他にも多くの研究がトラウマに暴露された人々の適応的な転帰と相関する変数を調べているが，転帰という変数に対する媒介または調整モデルはほとんど検証されていない。そのため，「ストレス緩衝 stress-buffering」的な効果について，はっきりとした結論（つまり相互作用的か調整的なのか）を下すことは困難である。例えば，ボスニア

---

[4] 人工産物，偽所見ともいう。意図せずに，人工的に生じた所見のこと。

避難民の家族におけるトラウマとレジリエンスに関する文献展望では（Witmer & Culver, 2001），家族や文化に関する強いアイデンティティ，文化的伝統の維持，社会的支援の自覚がポジティブな転帰を予測するものとして同定された。しかしながら，こうした諸要因は明らかに主効果モデルだけを使って検証されたものであり，相互作用効果（つまり，ストレス緩衝的もしくは保護的な効果）が働いていたのかどうかについては疑問が残る。確かに，単純な直接効果モデルについて調べる研究は，対象集団が暴露されているストレスの強さいかんに関わらず，その集団内の個人にとって重要な要因を同定するうえで役立つかもしれない。しかしながら，こうした研究は，強力なストレス要因に暴露された個人にとって特に重要な防御および促進要因を特定しようとする際には，あまり役立たないのである。

レジリエンスに関連する生物学的要因

ストレス抵抗性やレジリエンスの研究は，心理的，環境的，社会的要因だけではなく，生物学的メカニズムや過程についても目を向けなければならないことが多くのエビデンスによって示されている。トラウマ反応の個人差は，心理的，行動的，社会的，そして生物学的要因間の複雑な相互作用によって決まるものである。したがって，トラウマ的出来事に対する個々人の反応を説明し予測するうえでは，レジリエンス関連現象に関わる生物学的相関変数が果たす役割について理解することが不可欠である。この点を扱った文献を展望しながら，ここでは2つの生物学的な概念に焦点をあてることとする。それは，**アロスタティック負荷 allostatic load**と素因としての**遺伝的要因 genetic factor**である。

ストレスに暴露された時，生体は自然な反応として，生体の安定性または**ホメオスタシス homeostasis**を維持しようと試みる。SterlingとEyer（1988）は，変化にあっても安定性を保とうとする生体の試みをあらわす用語として「アロスタシス allostasis」を初めて用いた。この定義にしたがえば，アロスタシスによるストレス反応パターンは，トラウマ的出来事や環境により生じた外的要求に応じるために起こる生物学的な変化である。「アロスタシス」とはつまり，特定の状況（例：その強度，持続時間，反復性）や有機体によって使われるエネルギーの程度に応じて，適応的にも，最終的には不適応的にもなりうる進行中の過程と定義される。特にアロスタシスは，生命を脅かすような状況で生体の安定性を促すように働く場合は，短期的には適応的なものとみなされるかもしれない。逆に，もし急性の心理生物学的反応パターンと結びついた神経伝達物質やニューロペプチド，ホルモンのレベルが，トラウマを受ける前のレベルにまで戻らなければ，アロスタシスによる過程は，時間が経つにつれて生体にとって有害な影響を及ぼす可能性がある。とりわけアロスタシスを介して誘発された，急性の心理生物学的反応に対するホメオスタティックな反応が，生体をトラウマへの暴露以前のレベルに戻すまで十分に働かなかったとしたら，アロスタシスは心理学的および生理学的な機能に悪影響を及ぼすかもしれない。アロスタシスによる急性期の適応の神経生物学的影響について幅広く展望した文献の中でCharney（2004）は，「アロスタティック負荷」という用語を，特にストレスにより課せられた変化に対して生体が何度も適応しようとした結果として生じる，生理学的かつ心理学的な負荷を表すものとして用いた。トラウマへの暴露は，感覚神経系神経ホルモンのストレス反応メカニズムの一部としてのアロスタティックなストレス反応パターンを活性化させるのである。アロスタシスやアロスタティック負荷という概念は，自己を守り生存可能性を高めるうえで重要な生体の急性ストレス反応と，その反応が持続した場合に生じるネガティブな結果とに，それぞれ結びついている。

ストレスホルモンであるコルチゾルに関するCharney（2004）の展望では，この現象をトレード・オフとして記述している。様々なタイプの心理的ストレスがコルチゾルの合成や分泌を増加させることを多くのエビデンスが示している。コル

チゾルの分泌は，急性ストレス反応を促す。この急性ストレス反応には，覚醒水準や警戒心，注意の焦点化，記憶の形成が増強されるほか，エネルギーの動員と充填，生殖と成長システムの抑制，免疫反応の抑制が含まれる。こうした影響により生存可能性が高まるにも関わらず，ストレスによって増加したコルチゾルは，グルココルチコイドやミネラルコルチコイド受容体を駆動するネガティブ・フィードバックによって抑制されなければ，身体的健康に深刻な悪影響を及ぼす（Charney, 2004; Friedman & McEwen, 2004; 以下も参照 Boyce & Ellis, 2005; Curtis & Cicchetti, 2003; Ellis, Essex, & Boyce, 2005）。こうした観察をもとに Charney (2004) は，レジリエンスの神経化学的プロファイルの特徴について提唱した。特に，レジリエントな人は，DHEA やニューロペプチド Y，ガラニン，テストテロン，セロトニン受容体（5-HT$_{1A}$），ベンゾジアゼピン受容体の機能の測定指標値が最も高い範囲に入り，視床下部—下垂体—副腎皮質（HPA）系，コルチコトロピン放出ホルモン（CRH），青斑核のノルエピネフリン活動の測定指標値が最も低い範囲に入るだろうと予測した。そして，ストレスに対して最も脆弱な人は，これとは全く逆のプロファイルを持つとした。

遺伝子研究もまた，特定の遺伝子多型が適応的なストレス反応に及ぼす影響について明らかにし始めている。こうしたことは，最終的には，PTSD の発症を予防する遺伝的介入の開発につながるかもしれない。Caspi ら（2003）は，セロトニントランスポーター（5-HTT）のプロモーター領域に存在する遺伝子多型の短いタイプの対立遺伝子を 1 つ以上持つ人は，その両方が長いタイプの対立遺伝子を持つ人と比較して，ストレスフルライフイベントに応じて，よりうつ病症状，うつ病，自殺傾向を呈したことを見出している。また，双生児研究も行われている。True ら（1993）は，ベトナム帰還兵双生児登録 the Vietnam Twin Registry を用いた研究で，PTSD 症状の全分散のうち遺伝要因が 32% にまでのぼる説明率を示したことを見出した。

ここまではレジリエンスに関する重要な知見を展望してきた。以下では心理的トラウマに関するストレス研究分野がどの程度 Garmezy による戒めに応えられたかについて，10 年目の定期検診を行いたい。

過去 10 年の間，Garmezy の教えはどれほど守られてきたのか

トラウマおよび発達精神病理学研究に関する筆者らの文献展望によれば（Layne et al., 2004），リスクやレジリエンスという用語を扱った精神保健医療の研究は近年になって急激に増加しており，Garmezy の忠告は先見の明を持っていたことが示された。こうした増加傾向が顕著になったのは，トラウマ前 pretrauma やトラウマ後 posttrauma のリスクや，リスクと転帰の間に介在する変数（つまり，媒介または調整変数）を検討する研究が重視されるようになって以降のことである。ただしリスクやレジリエンスに対する関心が著しく高まったとはいえ，展望によって筆者らが得た知見では，研究の成果が有望であったとはいえない。それは先行研究において用語や理論，方法論上の精緻化がなされておらず，こうした研究から介入のためにどのような臨床的示唆が得られるのかが記述されていないためである。こうした問題は，互いに関連する 4 つのカテゴリーに分類できる。

• 問題 1：トラウマおよび発達精神病理学分野では，研究者は概して，ごく基本的な概念や用語，方法論のみを用いる傾向にあり，より正確で，（全員の共有見解であったならば）包括的となるような概念，用語，方法論を用いてこなかった。私たちが現在用いている用語や概念的枠組み，研究方法，介入が適切なものであれば，トラウマに暴露された人々の回復を導いたり促したりできる。しかし実際には，先行研究にはそうしたことを可能にするような正確さや視野の広さ，説明力が認められない。筆者らの文献展望によれば，特にトラ

ウマ研究分野では，レジリエンスという用語が，深刻な逆境下でのあらゆる種類のポジティブな適応や，不適応状態の欠如などの内容を指し示している。この用語の範囲が広がり，内容が曖昧になってしまったために，重要な事実が隠され，考察ができなくなっている。隠されている事実としては，例えば，適応的過程が多軸的性質を持っていること（例：学校，家庭，仲間といる時などの適応）や現在も発達が進行の途上にあること，主要なストレス要因に初めて暴露されてからの経時的な適応経過（例：ストレス要因を経験しても高く安定した機能状態にある，一時的に機能が低下するが回復する，機能低下が長引くが回復する，良い適応と悪い適応とのあいだを周期的に揺れ動く）などが挙げられる。

この問題は以下の修辞的な問いによく表われている。「雪を説明するのに，どれくらいの数の単語が必要だろうか」(S. Hobfoll, 私信, 2005年4月)。低地に住み，遠く離れた山頂にしか雪を見ない文化では，雪という1つの単語だけで十分である。対照的に，雪という対象に頻繁かつ直接的に関わるような文化では，より豊かな細分化された用語が必要になる。筆者らは1980年〜2005年の間に出版されたトラウマに関する文献を展望したが，それによると，381本の論文に**トラウマ**や**レジリエンス**というキーワードが含まれていた。これに対して**レジリエンス**と同程度に重要な**抵抗性**という用語がトラウマとともに含まれていた論文数は，215本であった。さらに**トラウマ**と**発達的軌跡**という用語が含まれていた論文は，8本のみであった。近年トラウマならびに発達精神病理学研究においてレジリエンスについての研究が急増しているが，この用語が過剰に使用されており，同様に重要かつ内容的に明確に区別される他の用語はあまり使用されていない。**レジリエンス**を扱った研究を目にする機会は増えているが，用語が細分化され精緻なものとなってはいるわけではない。その結果，この研究分野は自分たちが作り出した曖昧でとらえどころのない知見の中で空回りしている。

・**問題2**：レジリエンスやその関連概念を扱ったトラウマおよび発達精神病理学研究はともに，多くの用語の意味が一貫せず，不正確である。そのことが読者を混乱させ，重要な情報を不明瞭なものにしている。リスクや脆弱性，抵抗性，他の関連概念を理解し，測定するためには，研究間で共通した用語や概念的枠組みが必要である。しかし筆者らの展望によれば，これまでの多くの研究は，この共通の枠組みを欠いている。このことは，用いられている基本用語やそれと関連した概念の意味が一貫性や明晰さを欠いている事実からも明らかである。用語上の誤りは次の3点に大別される。(1) 同一の概念を定義するのに2つの異なる用語を用いること（例：**ストレス抵抗性**や**レジリエンス**という用語を互換性のあるものとして使用していると思われる研究者がいる）。(2) 2つの異なる概念について同一の用語を用いていること（例：前述の通り，**レジリエンス**という用語は少なくとも8つの異なった概念を表すのに用いられている）。(3) ある用語を定義する際に，それとは異なる概念的意味を持つ用語を使用していること（例：レジリエンスを定義するのに**ストレス抵抗性**という言葉を用いる）。

こうした問題と関連して，鍵となる用語の誤用を指摘したい。**抵抗性**と**レジリエンス**という用語は工業技術分野で金属の主要特性を記述するために用いられており，それが社会科学へと持ち込まれたのだが，その意味や適用範囲には，**ストレス**と**緊張**という用語と同じような重要な相違がある（同様のおぞましい混乱は，ずっと以前，**ストレス**という用語が意味を良く検討されずに急速に使用されるようになった時にも生じた。Mercier, 1904を参照のこと）。**抵抗性**という用語は，金属に**ストレス（圧力）**をかけても，伸び縮みせずに抵抗するという能力を表すものであった。対照的に**レジリエンス**は，金属がストレスを受けて一度たわんでも，そこから「伸びて戻る」，つまりずっと曲がったままではなく元の状態に戻る能力を表していた。この用語は様々な物質に適用されており，例えば鉄のような金属は非常に抵抗性があるがレジリエントではなく，ゴムは非常にレジリエ

第Ⅳ部　未踏の領域

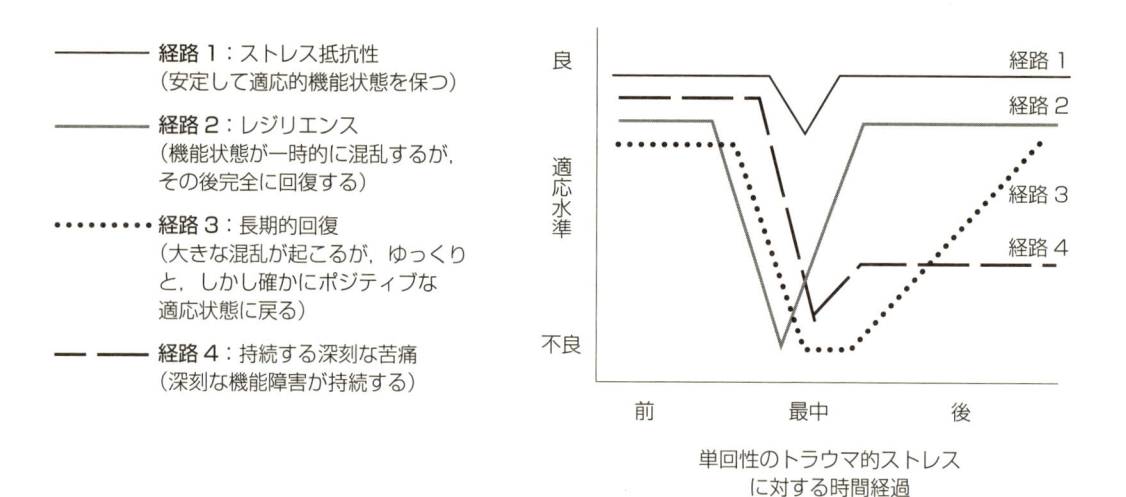

——— 経路1：ストレス抵抗性
（安定して適応的機能状態を保つ）

――― 経路2：レジリエンス
（機能状態が一時的に混乱するが，その後完全に回復する）

……… 経路3：長期的回復
（大きな混乱が起こるが，ゆっくりと，しかし確かにポジティブな適応状態に戻る）

― ― 経路4：持続する深刻な苦痛
（深刻な機能障害が持続する）

図24-1　適応へと至る時間的軌跡の違いによって区別された抵抗性，レジリエンス，長期的回復，そして慢性的ストレス

ントではあるが抵抗性はないということになる。社会科学分野にも適用されており，**ストレス抵抗性のある**個人や他のシステムは，ストレス状況下にあってもホメオスタティックな（つまり適応的な）機能を維持し，ストレス暴露の前，最中，後も，一貫して高い適応状態を保つことができる。一方，**レジリエント**な個人やシステムは，ストレス状況下で，一過性ではあっても有意な機能の低下を示すが，その後回復する。適応的な水準にまで機能が「伸びて戻る」のである（Steinberg & Ritzmann, 1990；この定義はGarmezy (1993) が初期に用いたものと一致することに注意）。まとめると，抵抗力のある個人や他のシステムは，特定の心理社会的領域において，トラウマを受ける前，受けている間，受けた後，それぞれの時点を通じて，相対的に平坦で，高い機能を保ち続ける。これに対し，レジリエントな個人は，はっきりとした「V字」型の軌跡を示す（図24-1参照）。

上述の2つに加えて，**回復が長引いている**，**深刻な苦痛が持続している**という表現があるが，それぞれ，大きな混乱の後で回復曲線は見られているがそれが長期にわたっていることと，著しい機能低下が持続していることを指す。

• **問題3：レジリエントな若者の特徴を突き止めようとする基礎研究は非常に多いが，レジリエンスと結びついた転帰の基礎となるメカニズムや過程，影響経路を解明するような洗練された研究は乏しい。**トラウマおよび発達精神病理学の研究分野ではストレス抵抗性やレジリエンスを持つ人間とそうでない者を区別するような特性（例：楽観主義，忍耐力，魅力的なパーソナリティ，統制感，問題解決型対処スタイル，親友の存在，平均以上の知能）が同定されてきたが，その知見はせいぜい，こうした特性についての「買い物リスト」的な一覧表の作成や，どれか1つの特徴についての介入を考える程度といった役にしか立っていない（Rutter, 1996）。とりわけ，ストレス状況下での適応的なメカニズムや過程が，**なぜ**，**いつ**，**どのようにして**機能するのかが正確に分かっていない以上，臨床家には主に2つの選択肢しかない。その1つは，いくぶん表面的ではあるが，発達そのものを促進したり，あるいは抵抗性やレジリエンスのある人の特徴を参考にして，患者に対して「楽観的で」「忍耐強く」「有益なリソースを増やし」「統制感や自己効力感を持ち」「有能であり」「友人に話しかけ」「賢明である」ように勧めるというものである（American Psychological Association,

2004参照)。

　他方で，善意はあっても適切な情報を持たない臨床家たちは，回復の根底にあるメカニズムや過程を単に推測したり，自分たちに「なじんでいる」証明されていない理論や臨床経験，直感などに基づいて介入プログラムを作成するしかない。残念ながらこのアプローチには多くの問題点がある。介入の適切な適用範囲や効果，効率性が不明であったり，治療的な効果が得られないことが多く，また有害な介入プログラムを作り上げてしまう可能性も高い。介入に理論的一貫性がなく，基礎となる信頼できるエビデンスも欠けているために，介入方法の正しい普及や厳密な評価，追試も困難になるであろう。臨床家がこうした方法を取ってしまうと，介入計画を必要に応じて適切に変更できないことがある。例えば患者の治療経過が思わしくなかったり，充分に強力な介入が行えなかったり，効果が一定しなかったり弱かったり，有害であった場合などである（Kazdin, 1999; Kazdin & Nock, 2003 参照）。

　理論的に洗練された研究が必要な理由は2つある。まず，レジリエントなグループとそうでないグループとを統計的に区別する変数は，個人をレジリエントにする実際の**原因**ではないかもしれない。つまりこれらの特徴は「能動的な要素」として機能しているのではなく，誤解され，見逃され，知られていない別のメカニズムの顕在化していないマーカー（例：相関，転帰，副産物）なのかもしれない。次に，トラウマへの暴露時に，仮にいくつかのレジリエンスの関連変数が将来のストレス抵抗性やレジリエンスに因果的な影響を及ぼすことが実証されたとしても，根底にあるメカニズムの作用過程や経路が理解できたことにはならない。つまり，強力な防御的メカニズムを効果的に促進して活用する方法や，リスクや脆弱性を高めるメカニズムの働きを理解し，そうした結果を予防，阻害，緩和するための方法が分かったことにはならない。ある介入プログラムが一般論としては効果的であったとしても，プログラムの評価者からみれば，以下のようなことは分からない。**なぜ，どのようにして**，良い変化が生じたのか，ど

のようにしたらプログラムの効果や影響が（効果の強い要素を加えることによって）強化されうるのか，プログラムの効率性，効果，持続性，消費者にとっての魅力を高めるためには，どのようにしたら余分な要素（冗長だったり，効果が弱いか全くない，あるいは有害な要素）を取り除いて簡潔にできるのか（Kazdin, 1999; Kazdin & Nock, 2003）。

　・**問題4：レジリエンス関連概念から臨床に何が提言できるのかということが，はっきりと体系的に呈示されていない。**

　現在のトラウマ研究（および相当数の発達精神病理学研究）は，リスクや脆弱性，保護要因の作用の基礎的メカニズムや過程を解明していないため，介入に役立つような情報をあまりもたらしていない（Rutter, 1996）。プログラム開発者や臨床家，行政官，政策立案者は，どこで，いつ，どのように正確に介入すればよいのか，治療経過中に何をモニターするのか，どのようにプログラムの効果や効率，持続性を評価するのか，といった判断のために必要な情報を得ることができない。

　要約すると，この研究分野で皆が直面している問題は，以下のような格言に集約されるかもしれない。「同じことしかしなければ，同じものしか得られない」。概してトラウマの分野では，発達精神病理学の基本用語が一貫性や厳密さ，正確さ，介入への明確な示唆を欠いたかたちで使われてきた。**レジリエンス**という用語はトラウマ研究で盛んに用いられるようになってきたにも関わらず，それがどのような厳密な意味を持っているのか，他にも正確で適切な情報を伝える用語がないのかということは，不明確である。さらに社会的支援や統制感，楽観性といった要因がポジティブな転帰と**結びついている**ことは分かっているが（例えばBrewin et al., 2000），**なぜ，どのようにして，どのような状況で**，そうした要因が作用し，ポジティブな転帰を促進，あるいは抑制するのかは分かっていない。

　総合的に考えると，トラウマ後のストレス分野は多くの重要な点でGarmezyによる忠告に従っ

て来なかったといえる。これは学者たちの些細な対立ではなく，この研究分野全体に広く関わる問題である。このままでは，私たちの大多数が採用している方法論のためにこの分野の科学研究は様々な領域で妨げられるであろう。例えば科学的探求が十分に進まないために，自分たちに何が分かっていて何が分かっていないのかも理解できず，全体としてどの方向に研究を進めるべきかも決められない。またこの分野には，創造的で有益な情報を生みだす研究方法を導き出すような説得力のある理論がない。もしトラウマの分野で，効果的で効率的，持続可能な予防や介入プログラムを作成したいのなら，リスクや脆弱性，防御を促進するメカニズム，これらが互いに関連する実際の過程を研究する必要がある。そのためには，レジリエンスに関する研究成果の発表を増やすだけではなく，より明確で正確な，そして洗練された用語や理論，研究方法，介入を発展させることが求められる。

　この結論からはさらに大きな疑問が生じる。「**誰に対して**，**何を得るために**，**なぜ**，**どのようにして**，**どこで**，**いつ**，介入をすればよいのか，を明確にするような研究を，どのように計画して実施すればよいのだろうか」。以下では，今後の研究とその応用に関する2つの主要な方向を検討したい。まずは，上記の問題1から3をふまえて，この研究分野全体として，研究から効率的に学ぶ力を高めるための提言を行う。次に問題4を検討することによって，リスクのある集団への介入プログラムを理論的に計画，実施，評価することの重要性を示したい。

どのようにしたら，私たちの研究分野は全体として，リスクのある集団への介入を強化できるだろうか

　この課題を探索するうえで最初に考えるべき重要な疑問は「発達精神病理学の概念や定義，方法論をそのまま取り入れれば解決するのか」ということである。確かにこの方法は便利であるが，かなりの修正や補足を行わないかぎり推奨されない。文献を詳しく検討すれば分かるが，その理由は2つある。第一の理由は，筆者らの発達精神病理学の用語の展望が示すように，この分野において，トラウマの分野と同じような用語の非一貫性や不正確さといった問題があるためである。そのために，得られた知見には明確さや厳密さ，一般的な有用性が不足している。第二の理由は，筆者らの別の展望が示しているように，双方の分野が研究の対象としている現象や集団の特性には著しい相違があるので，発達精神病理学の多くの用語，概念，主要な研究方法は，トラウマ分野のニーズを満たしていないことである（Layne et al., 2004）。

　発達精神病理学の典型的な論文の多くは，慢性ストレスに暴露された集団を対象としている。代表的な例としては，貧困，持続する重大な夫婦間の不和，親の刑務所収容，あるいは精神障害と診断された親との同居の影響などがある。対照的にトラウマの研究文献は，当然のことながらトラウマに暴露された集団を研究する傾向がある。これらには，急性トラウマ acute trauma（例：交通事故），慢性または進行性トラウマ chronic or ongoing trauma（例：戦争の捕虜），反復性トラウマ serial trauma（例：繰り返される児童期の性的虐待），あるいは連続性トラウマ sequential traumas（例：児童期の身体的虐待に続き，青年期にギャングによる暴力に暴露され，成人期初期に戦闘に暴露される）がある（Casey & Nurius, 2005; Layne et al., 2006 も参照）。こうしたトラウマが生じる状況では，急性および／または持続性の二次的ストレス要因が同時に発生していることが多い。例えば親が殺害された後に短期および長期的な生活苦が生じているような状況である（Kaslow, Kingree, Price, Thompson, & Williams, 1998）。

　この2つの研究分野の論文が互いにもっとも異なっているのは，**時間軸**の取り扱い方である。発達精神病理学研究では，主として長期間にわたる個体発生的な発達に焦点があてられており，慢性あるいは断続的な逆境の中での様々な心理社会的

な発達の軌跡が浮き彫りにされる（Cicchetti & Hinshaw, 2003）。この分野のレジリエンス研究では，進行しつつある重大な逆境下での適応が重視されている。それとは対照的に，トラウマ研究ではトラウマ的出来事が生じたことに関連した適応が研究されることが多い。この2つの研究分野は，ともに慢性ストレス要因への暴露後の適応を扱っている。例えば貧困や失業，身体的な疾病や障害，トラウマ的ストレス要因（繰り返される性的あるいは身体的児童虐待）などである。しかし**急性の**トラウマ的出来事（例：限局性かつ単回性の事件）に関する適応はトラウマ研究に固有の対象といってよい（Layne et al., 2004）。中でもトラウマ的なライフイベントや環境の**前**，**最中**，**後**といった期間は，多くのトラウマ研究者や臨床家にとって第一の関心事である。しかもトラウマの前，最中，直後，あるいは次のトラウマまでの間，もしくは長期の時間経過の**どこで**適応状態を測定するかによって，何をどのように測定するかが決定される。それに対して発達精神病理学分野では研究される現象は進行性であることが多く，開始，中間，終了といった時点を分離できないことが多いので，出来事に関する正確な時期という視点は，さほど重要視されていない。

トラウマ研究と発達精神病理学研究のあいだには明らかな理論上の相違もある。レジリエンスに関する発達精神病理学研究は，有意なストレス状況下でのハイリスク集団の不適応に関する前向きの縦断研究を重視している（Werner, 2005）。対照的にトラウマ研究者は，戦場やテロの現場，被災地などのトラウマ状況でのフィールド研究に際して現実の困難に直面することが多い。破滅的な出来事の多くは予測不能であり，トラウマへの暴露以前のデータを体系的に収集することはしばしば極めて困難か，不可能である。そのために研究者は，トラウマ以前やトラウマ関連の暴露について，たまたま協力の得られた対象者からの回顧的報告を用いて研究をせざるをえない（例えばPfefferbaum, Call, & Lensgraf, 2001）。

要約すると，トラウマとその周囲の状況は本来的に複雑で特異な性格を持っており，専ら慢性的苦難の影響を研究する場合よりも幅広く厳密な方法論が必要とされ，本質的に異なった理論や用語，方法，介入が求められる。したがってトラウマの領域においては，他の分野の用語や概念，方法，介入をトラウマ研究それ自体の対象者や状況，疑問，課題にふさわしいように作り変えるか，あるいは独自に作り上げる必要がある。

こうした観点をふまえて，以下ではトラウマ研究の効率性や情報生産，有用性を高めるための4つの提案をしたい。

トラウマ研究の明確化と質的向上：
4つの提案

・**提案1**：「**抵抗性，レジリエンス，長期的回復，深刻な持続的苦痛」を異なる過程として定義し，概念化すること**。図24-1に示されている通り，抵抗性やレジリエンス，長期的回復，深刻な持続的苦痛はトラウマ後の適応へと至る別々の進行性の力動的過程であり，適応へと至る変化の速度や程度，道筋が異なっているものとして定義できる。このような概念の整理によって，トラウマへの暴露やその後の出来事による多くの変化を厳密かつ明確，詳細に記述することが可能となる。トラウマ研究分野でのレジリエンスという概念は「ひどい逆境にあってもそれなりに好調を保つ」ことのすべてを含んできたために，意味が広すぎて不明瞭になり，さほど役に立たなくなってしまったが，それを克服して研究を進展させるためにはこうした概念枠が有用であろう。

・**提案2**：「**抵抗性，レジリエンス，長期的回復，そして持続的苦痛」を，トラウマに特異的な現象として論じること**。発達精神病理学の指導者たちが助言したように（Luthar et al., 2000; Masten & Coatsworth, 1998），レジリエンスの持つ，この領域に**特有の**意義を豊かに詳細に描き出すような概念枠があれば，トラウマ領域の研究者たちの大きな助けになるであろう。実際，トラウマへの暴露の影響を経時的に調査するうえでは，適応を多次元的な構造として理解することが不可欠であ

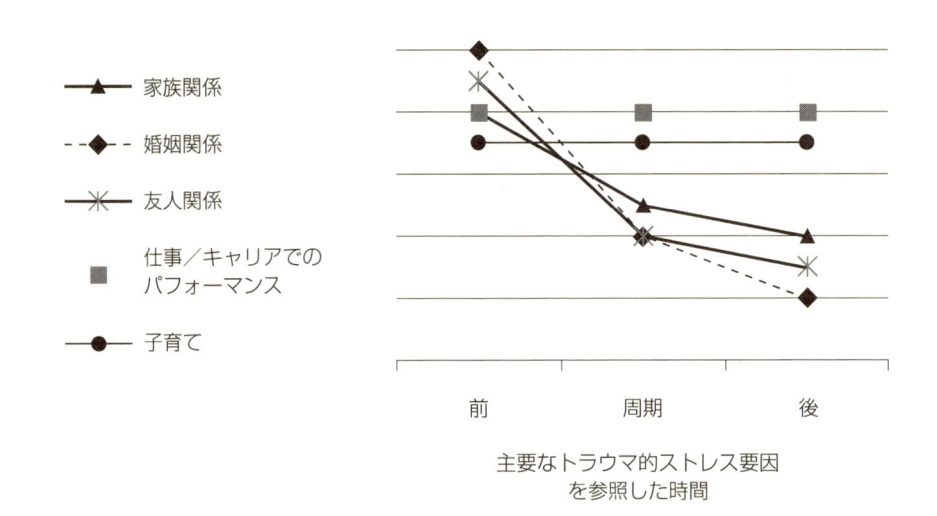

図 24-2　領域固有的な現象としてのストレス抵抗性，レジリエンス，回復，そして慢性的苦痛

る。トラウマのサバイバーは，心理社会的領域によってうまく機能していたり困難を抱えていたりするが，このように適応の仕方が領域特異的に細分化されていることを考察するうえでも，多次元的な概念は役に立つ。例えば図24-2は，レイプ被害に遭った女性が適応へと至る軌跡を仮定して描いたものである。この女性は仕事や子育てでは比較的高い機能水準を維持しているが，結婚生活や出身家族や友人との関係においては深刻な持続的困難を抱えていることが分かる。

　トラウマ研究者がストレスへの抵抗性やレジリエンスを概念化する際には，これらの適応には単に精神症状がないという以上の意味があることに留意すべきである。ある個人がストレスについて抵抗力やレジリエンスを持っていることは，以下の2点が評価されたうえで判断される。(1) 極度の逆境的な出来事，あるいは状況に暴露されていること，(2) 発達段階にふさわしい能力を取り戻したことが明確に示されている（Masten & Gerwirtz, 2006）。単回性または反復性のトラウマに暴露された人々の場合は，単に精神症状が存在しないことではなく，ポジティブ，健康的な適応が生じていることを評価すべきである。しかし慢性的なストレスやトラウマ状況にある人々の場合，ポジティブな適応すなわち「望ましい能力」

とは何か，それをどのように概念化し，測定すればよいのかということは分かっていない。確かに，ある年齢までに友人との健康な関係を作り上げるといったような，年齢に応じた明確な発達課題が存在するという西欧的概念にしたがって，子どもや青年の適応を評価することはできる（その際の注意点については Summerfield, 1999 参照）。しかしながらこうした発達課題が，**中等度ないし重度のストレスを受けた人々**（例：慢性的な貧困状態や親の刑務所収容）と**トラウマに暴露された**人々とのあいだで似ているのかどうかは分からない。トラウマの中に現在も続いている性的，身体的虐待といった反復性のトラウマが含まれている場合にはなおさらである。このような場合も含めて考えると，ポジティブな適応とは状況特異的なもの——ストレス要因のタイプや文化，防御リソースの利用可能性，それ以外の状況要因に左右されるもの——として考えるべきなのであろう（J. Obradovic, 私信，2005 年7月）。

・**提案3：ストレス抵抗性，レジリエンス，その他の転帰についての影響経路を発見するための研究と分析手法を洗練させること**。学会の権威者たちも近年，この点に注意を喚起しており，ストレス状況下における良好な適応や，不良な適応の背景にある力動的な過程を解明するために，レ

ジリエンスに焦点をあてた研究の理論や方法論を洗練しなくてはならないと述べている（Luthar et al., 2000; Luthar & Zelazo, 2003; Masten & Coatsworth, 1998）。研究者自身もこの点を強調しており，様々な領域の機能に関するリスク測定や適応状態の検討，また適応の正確なメカニズムを詳細に検証するための縦断研究の洗練，特に縦断研究では適応をもたらすと想定されたメカニズムの変化の後に転帰が変化したことの証明を求めている（Cicchetti & Hinshaw, 2003; Kazdin & Nock, 2003; Luthar & Zelazo, 2003）。トラウマに暴露された人々の縦断研究は，実施上に大きな困難があるにも関わらず次第に増えている。トラウマへの暴露後の健康的な適応の背景にあるメカニズム，過程，影響の経路を適切に明らかにするためには，（少なくともトラウマへの暴露後の2年以上の）長期にわたって，少なくとも4時点でのデータ収集を行う必要がある（Ferrer & McArdle, 2003；以下も参照 Brookmeyer, Henrich, & Schwab-Stone, 2005; Raudenbush, 2001）。

- 提案4：臨床介入にとってのレジリエンス理論の意義を調べ，普及させること。「概念や用語を区別することが，リスクをもつ患者に対する介入について実際上の違いを生むのだろうか」というもっともな問いに対しては，少なくとも3つの答えがある。第一には理論を特異的に細分化したほうが用語は単純化され，レジリエンスといった言葉に多くの異なった意味を押しつけられているような状況は改善される。異なった概念に異なった用語を用いることで，臨床家は様々な転帰のリスクを持った個人やグループについて正確に，体系的に，総合的に意見交換をすることが可能となる。第二には様々な変数の相違を正確に把握することで，リスク要因や脆弱要因，保護要因，促進要因が時間経過の中で作用し，相互に影響し合う複雑な経路を描き出すことができるようになり，臨床家たちはトラウマを受けた人々の行動をよりよく理解できるようになる（Luthar et al., 2000）。またこうした知識によって，トラウマを受けた人々の行動を記述し，説明し，予測し，制御するための強力な理論が生まれやすくなる。第三には，

こうした強力な理論によって，臨床家は適応的あるいは不適応的な転帰が生じる可能性を正確に予見ないし予測できるようになる。つまりこうした理論は次のような疑問に答えながら，エビデンスに基づいた治療対応の戦略を立てることを可能にするのである。「どのようなリスクや脆弱性があるとトラウマを受けた青年は不適応的な転帰へのリスクが増すのか，あるいは適応的な転帰の可能性が減るのはどのような経路によるのか」，「どのような保護要因や促進要因があると青年の不適応的な転帰へのリスクは減るのか，あるいは適応的な転帰の可能性が増すのはどのような経路によるのか」，「ある保護要因はどのようなリスク要因や転帰の変数をもっとも強く保護するのか」，「ある脆弱要因はどのようなリスク要因や転帰の変数にもっとも影響を与えるのか」。例えばSmith, Perrin, YuleとRabeHesketh（2001）によれば，ボスニアの若者では戦争トラウマへの暴露がトラウマ後ストレス反応や不安症状を最もよく説明していた。これに対して抑うつを最も説明していたのは，母親の精神健康，特に抑うつとトラウマ関連の侵入性症状であった。

レジリエンスに基づく理論は，介入に対して，どのような具体的な示唆を持つだろうか

トラウマに焦点をあてた介入と「レジリエンス」に焦点をあてた介入の長所と短所をみると，これらの治療は互いに補い合うと考えられる。集団的被害が生じた後でのトラウマ焦点型の介入は，適用の幅が狭く，汎用性が低く，文化的かつ発達的な問題への敏感さが乏しく，生態学的妥当性に欠けるとして批判されてきた。対照的に，同様の状況で実施される「レジリエンス」焦点型の介入は，これとは全く異なる短所により批判されてきた。すなわち効果について信頼できるエビデンス，極度のストレス要因に対する妥当性，トラウマ理論やトラウマ後適応の過程についての理解，介入の優先的ニーズや目的の整理，これらがすべて不足

しているとされてきた（Norris, Murphy, Baker, & Perilla, 2003）。

こうした諸問題は，適切なモデルを作成することによって，リスクの同定や対処アルゴリズムを向上させるとともに，**どのような**不良の転帰に対して，**どのような**影響経路を経由したどのようなリスクや脆弱性や防御的，促進的なメカニズムの布置を通して，**誰の**リスクが高くなっているのかに関する理解を促進することによって，軽減できるだろう。こうしたモデルに導かれれば，臨床家たちは，理論とエビデンスに基づいて，リスク同定や事例概念化，治療計画とモニタリング，プログラム評価をよりよく行うことができるのである。モデルが正確なものになっていけば，事例の概念化が促され，治療の目的や介入方略を，治療を行う時期，場所，方法，目的に応じてより明確で理論的に，優先順位を考慮して柔軟に決定することができるようになる。介入では，次のような課題から1つかそれ以上をシステマティックに取り上げ，優先順位をつけることになるだろう。(1) リスクマーカーを用いて，高いリスクを有する下位集団を同定すること，(2) **リスク要因**の影響を予防し，緩和すること，(3) **脆弱要因**の影響を妨害し，あるいはまた軽減させること，(4) 自然発生的な**防御および促進要因**の活用可能性や有効性，効率の利用を高めること，が含まれる。こうした選択肢は「生態学に基づく介入」を重要視かつ焦点化しており，必要な時に必要な場所で，専門的治療介入によって補強されることもある。また，こうしたモデルにより，標準的な介入ではほとんど効果が得られないような個人に対して「介入の軌道修正 course corrections」が可能になることもある。強い苦痛を抱いていて治療に反応し難いクライエントは，効果の高いマルチシステマティックな介入を必要とするかもしれない。そうした介入では，様々なリスクや脆弱性，防御および促進要因を長期間にわたり体系的に治療標的として設定するとともに，既存の防御および促進要因の効果を高めるための様々な取り組みと専門的治療介入とを織り交ぜることができる（Gottlieb, 1996）。このように，こうしたアプローチは効果

や効率性，影響力，介入効果の持続性を高め，ネガティブな転帰へのリスクを最小限に抑制する。

1つの事例として，武力衝突によって父親を殺害された若者に対する介入プログラムは，トラウマ的喪失と結びついた**病理を招くリスク変数**に直接焦点をあてるかもしれない（例：トラウマの処理と治療的な悲嘆作業）。またこの介入では，リスクと脆弱性変数の影響を予防・緩和するとか，防御・促進変数の影響を高めるといった目的で，（ネガティブおよびポジティブな）転帰に至る影響経路の一部を形成する，それぞれの**介在**変数に焦点をあてるかもしれない。介在変数には，家族機能の障害や不適切な生活環境，苦痛を想起させる事柄に対する非治療的暴露が含まれるかもしれないし，同胞や親族成員間の支持的なやり取りを促したり適応的な対処スキルを高めたりすることも含まれるかもしれない。さらにこの介入では，症状のマネジメント方略や学力の向上，学校やコミュニティでの社会貢献的活動への従事などを介して，不適応的，適応的な**転帰**変数の両方に直接焦点を当てるかもしれない。**活動のモニタリング**では，機能状態の変化を導くとされるメカニズム（例：不適応的な認知の変容）だけでなく，治療標的となった転帰（例：苦痛反応や学業成績）にも焦点があてられるかもしれない。**サーベイランス**では，新たなあるいは進行中のストレスフルライフイベントや環境に対する暴露状況，不適応的な対処反応などについての定期的な評価が行われるかもしれない。どのようにして介入で働きかけうる箇所に優先順位が付けられアプローチされるかは，理論や実証的エビデンス，社会的および文化的な価値観，論理的および実際的な考慮によって決定されるべきである（Saltzman, Layne, Steinberg, & Pynoos, 2006）。

2つめの事例として，主要なトラウマ的出来事について体験前，周期，後と時間的に区分化することは，それぞれの時期における介入方法についてはっきりと優先順位を付けるうえで役立つことが挙げられる。これには，1) **ストレスが生じる前**のいずれかの時点でトラウマ要因を防ぐこと，2) **ストレスが生じる前に**，暴露される可能性が

高い人々のストレス抵抗性を促進すること，3) **ストレスが生じた直後**に，苦難に陥った人々においてレジリエントな回復を促進すること，4) **トラウマ要因が起こった後**，深刻な持続的苦痛と機能障害を予防する目的で，レジリエントな回復を示さない被害者の長期的回復を促進すること，が含まれる。もっと幅広くいえば，時期によって区分化することは，ストレス要因が生じる**前**に，可能であればストレス要因の発生予防，物資や専門家間のネットワーク，災害計画の強化を目指した体系的な介入プログラムの開発に役立つ（例：地震，竜巻，ハリケーンに備えた安全訓練）。またストレス要因が生じた**後**では，多段階的な介入プログラム開発にも役立つ（例：可能なら現在あるストレス抵抗性を促進し，必要であればレジリエントな回復や長期的回復を促すこと）。

　そうした理論に基づく介入の効果評価を行う際には，目的に沿って，介入標的とされた転帰について調査すべきである。例えば，戦闘による消耗を減らすために２日間のあいだ，休息・避難して食物を摂るというのは，疾病の過程を予防するというよりはむしろ，ストレス抵抗性を促進することを意図したものである。このため，この介入は素早く戦力を安定化させ保持するという効力について評価されるべきである。一方，急性ストレス障害（ASD）をすでに発症してしまったトラウマ被害者に対する臨床的介入は，レジリエントな回復を高めるという目的を持っている。したがって，この介入は後続するPTSDや他の障害の発生率や機能障害の程度により適切に評価されうる（Watson, Ritchie, Demer, Barton, & Pfefferbaum, 2006）。

　最後に，発展中の概念モデルは主要なトラウマ的出来事に続く学習と適応の変化を説明するものでなければならないことを特筆しておく。多くの事例では，以前の機能状態にまで戻ることは難しく，究極的に言ってしまえば，それは望ましいことではない。トラウマへの暴露は，内的なものであれ（例：世界観の変化），外的なものであれ（例：自然災害後の転居），不可避的に変化を生じさせる。この観点から，以前の状態に戻ることと定義される「完全な」回復という考えは，現実的ではないことが多い。したがって理論を洗練するのであれば，「適応的機能状態へと戻ること」といった概念を越え，喪失の受容や現在も続く変化へのポジティブな適応，「満足すべき程度に」生きていくこと，そしてトラウマ後成長といった要素を含めるように理論を拡げなくてはならない（Tedeschi, 1999）。レジリエンスそれ自体の概念と同様に，トラウマ後適応が，より豊かで多面的な概念的枠組みを必要とすることは間違いない。

結　論

　本章では，レジリエンスに関する研究の知見を整理するとともに，これを批判的に展望した。トラウマ後ストレス分野にとってのレジリエンス関連概念の重要性について強調し，知見の発見や解釈，普及，活用を妨げる諸問題について議論した。私たちの分野の研究が，明晰さや効率性，情報産出量を増すことができるように，いくつかの勧告を行った。たとえて言えば，私たちが現在産業時代にいるとして，そこから情報時代へと移り変わったのと同じくらいの規模で，レジリエンス関連現象の経過に関する記述と説明力，予測力，影響力を前進させたいと願うのなら，この分野全体としてより洗練されたツール――とりわけ用語や概念，研究手法，理論に関するもの――を作り出し，選択し，用いていかなければならない。トラウマ研究の**学会**として私たちが進化してゆく速度や程度は，私たち皆が使用している用語と密接に関係している（Diamond, 1997）。筆者らは，ここで提案した用語と概念の細分化が，トラウマに暴露された人々がポジティブな適応へと進める可能性を高め，不適応状態に陥ってしまう可能性を減じるうえで，新たな貢献となることを期待している。

謝　辞

　本課題の支援は，ボスニアとヘルツェゴヴィ

ナの UNICEF, Christopher M. Layne (Brigham Young University School of Family Life, the BrighamYoung University Kennedy International Studies Center, and the UCLA) に対する研究資金, そして Trauma Psychiatry Bing Fund. によって提供された.

筆者らは, 研究室員である, Bradley Cohn, Nicole Niebaur, Benjamin Carter, JacobTanner, Paul McClaren, Richard Hagen, Callie Beck, Brendan Rowlands, Sarah Turner, BenjaminWalser, Joshua Downs, John-Paul Legerski, Kristy Money, Marko Moreno, Stephanie Donnely, そして Ryan Curtis の補助に心からの謝意を表明する. また, 本章の冒頭部分について建設的なフィードバックを与えてくれた Jelena Obradovic の補助に心から感謝する.

文　献

American Psychological Association. (2004). *Fostering resilience in response to terrorism: For psychologists working with children.* Retrieved November 5, 2004, from www.apa.org/psychologists/pdfs/children.pdf

Baron, L., Eisman, H., Scuello, M., Veyzer, A., & Lieberman, M. (1996). Stress resilience, locus of control, and religion in children of Holocaust victims. *Journal of Psychology, 130*, 513-525.

Boyce, W. T., & Ellis, B. J. (2005). Biological sensitivity to context: I. An evolutionary-developmental theory of the origins and functions of stress reactivity. *Development and Psychopathology, 17*, 271-301.

Brewin, C., Andrews, B., & Valentine, J. (2000). Meta-analysis of risk factors for posttraumatic stress disorder in trauma-exposed adults. *Journal of Consulting and Clinical Psychology, 68*, 748-766.

Brookmeyer, K. A., Henrich, C. C., & Schwab-Stone, M. (2005). Adolescents who witness community violence: Can parent support and prosocial cognitions protect them from committing violence? *Child Development, 76*, 917-929.

Casey, E. A., & Nurius, P. S. (2005). Trauma exposure and sexual revictimization risk: Comparisons across single, multiple incident, and multiple perpetrator victimizations. *Violence Against Women, 11*, 505-530.

Caspi, A., Sugden, K. Moffitt, T. E., Taylor, A., Craig, I. W., Harrington, H., et al. (2003). Influence of life stress on depression: Moderation by a polymorphism in the 5-HTT gene. *Science, 301*, 386-389.

Charney, D. S. (2004). Psychobiological mechanisms of resilience and vulnerability: Implications for successful adaptation to extreme stress. *American Journal of Psychiatry, 161*, 195-216.

Cicchetti, D. (1996). Developmental theory: Lessons from the study of risk and psychopathology. In S. Matthysse, D. L. Levy, J. Kagan, & F. M. Benes, (Eds.), *Psychopathology: The evolving science of mental disorder* (pp. 253-284). New York: Cambridge University Press.

Cicchetti, D., & Hinshaw, S. (Eds.). (2003). Conceptual, methodological, and statistical issues in developmental psychopathology: A special issue in honor of Paul E. Meehl. *Development and Psychopathology, 15*.

Cicchetti, D., & Rogosch, F. A. (1997). The role of self-organization in the promotion of resilience in maltreated children. *Development and Psychopathology, 9*, 797-815.

Cowen, E. L., Wyman, P. A., & Work, W. C. (1996). Resilience in highly stressed urban children: Concepts and findings. *Bulletin of the New York Academy of Medicine, 73*, 267-284.

Cowen, E. L., Wyman, P. A., Work, W. C., Kim, J. Y., Fagen, D. B., & Magnus, B. B. (1997). Follow-up study of young stress-affected and stress-resilient urban children. *Development and Psychopathology, 9*, 565-577.

Curtis, W. J., & Cicchetti, D. (2003). Moving research on resilience into the 21st century: Theoretical and methodological considerations in examining the biological contributors to resilience. *Development and Psychopathology, 15*, 773-810.

Diamond, J. (1997). *Guns, germs, and steel: The fates of human societies.* New York: Norton.

Ellis, B. J., Essex, M. J., & Boyce, W. T. (2005). Biological sensitivity to context :II. Empirical explorations of an evolutionary-developmental theory. *Development and Psychopathology, 17*, 303-328.

Ferren, P. M. (1999). Comparing perceived self-efficacy among adolescent Bosnian and Croatian refugees with and without posttraumatic stress disorder. *Journal of Traumatic Stress, 12*, 405-420.

Ferrer, E., & McArdle, J. J. (2003). Alternative structural models for multivariate longitudinal data analysis. *Structural Equation Modeling 10*, 493-524.

Friedman, M. J., & McEwen, B. S. (2004). Posttraumatic stress disorder, allostatic load, and medical illness. In P. P. Schnurr & B. L. Green (Eds.), *Trauma and health: Physical health consequences of exposure to extreme stress* (pp. 157-188). Washington, DC: American Psychological Association.

Garbarino, J. (2001). An ecological perspective on the effects of violence on children. *Jourual of Community Psychology, 29*, 361-378.

Garmezy, N. (1971). Vulnerability research and the issue of primary prevention. *American Journal of Orthopsychiatry, 41*, 101-116.

Garmezy, N. (1974). The study of competence in children at risk for severe psychopathology. In E. J. Anthony & C.

Koupernik (Eds.), *The child in his family: Vol. 3. Children at psychiatric risk* (pp. 77-97). New York: Wiley.

Garmezy, N. (1985). Stress-resistant children: The search for protective factors. In J. E. Stevenson (Ed.), *Recent research in developmental psychopathology: Journal of Child Psychology and Psychiatry* (Book Suppl. No. 4, pp. 213-233). Oxford, UK: Pergamon Press.

Garmezy, N. (1987). Stress, competence, and development: Continuities in the study of schizophrenic adults, children vulnerable to psychopathology, and the search for stress-resistant children. *American Journal of Orthopsychiatry, 57*, 159-174.

Garmezy, N. (1993). Children in poverty: Resilience despite risk. *Psychiatry: Interpersonal and Biological Processes, 56*, 127-136.

Gottlieb, B. H. (1996). Theories and practices of mobilizing support in stressful circumstances. In C. L. Cooper (Ed.), *Handbook of stress, medicine, and health* (pp. 339-356). Boca Raton, FL: CRC Press.

Grossman, F. K., Beinashowitz, J., Anderson, L., Sakurai, M., Finnin, L., & Flaherty, M. (1992). Risk and resilience in young adolescents. *Journal of Youth and Adolescence, 21*, 529-550.

Hobfoll, S. E. (1998). *Stress, culture, and community: The psychology and philosophy of stress*. New York: Plenum Press.

Hobfoll, S. E., Ennis, N., & Kay, J. (2000). Loss, resource, and resiliency in close interpersonal relationships. In H. J. Harvey & D. E. Miller (Eds.), *Loss and trauma: General and close relationship perspectives* (pp. 267-285) New York: Brunner-Routledge.

Johnson, H. L., Glassman, M. B., Fiks, K. B., & Rosen, T. S. (1990). Resilient children: Individual differences in developmental outcome of children born to drug abusers. *Journal of Genetic Psychology, 151*, 523-539.

Kaslow, N. J., Kingree, J. B., Price, A. W., Thompson, M. P., & Williams, K. (1998). Role of secondary scressors in the parental death-child distress relation. *Journal of Abnormal Child Psychology, 26*, 357-366.

Kazdin, A. E. (1999). Current (lack of) status of theory in child and adolescent psychotherapy research. *Journal of Clinical Child Psychology, 28*, 533-543.

Kazdin, A. E., & Nock, M. K. (2003). Delineating mechanisms of change in child and adolescent therapy: Methodological issues and research recommendations. *Journal of Child Psychology and Psychiatry, 44*, 1116-1129.

King, L. A., King, D. W., Fairbank, J. A., Keane, T. M., & Adams, G. A. (1998). Resilience-recovery factors in post-traumatic stress disorder among female and male Vietnam veterans: Hardiness, post-war social support, and additional stressful life events. *Journal of Personality and Social Psychology, 74*, 420-434.

Kraemer, H. C., Kazdin, A. E., Offord, D. R., Kessler, R. C., Jensen, P. S., & Kupfer, D. J. (1997). Coming to terms with the terms of risk. *Archives of General Psychiatry, 54*, 337-343.

Kraemer, H. C., Stice, E., Kazdin, A. E., Offord, D. R., & Kupfer, D. J. (2001). How do risk factors work together?: Mediators, moderators, and independent, overlapping, and proxy risk factors. *American Journal of Psychiatry, 158*, 848-856.

Layne, C. M., Steinberg, A., Warren, J., Cohn, B., Neibauer, N., Carter, B., et al. (2004, November). Risk, resistance, and resilience following disaster. In R. Pynoos (Chair), *Risk, Resistance, and Resilience in Trauma-Exposed Populations: Emerging Concepts, Methods, and Intervention Strategies*. Invited symposium at the annual meeting of the International Society for Traumatic Stress Studies, New Orleans, LA.

Layne, C. M., Warren, J. S., Saltzman, W. R., Fulton, J., Savjak, N., Popovic, T., et al. (2006). Contextual influences on post-traumatic adjustment: Retraumatization and the roles of distressing reminders, secondary adversities, and revictimization. In L. A. Schein, H. I. Spitz, G. M. Burlingame, & P. R. Muskin (Eds.), *Group approaches for the psychological effects of terrorist disasters* (pp. 235-286). New York: Haworth Press.

Llabre, M. M., & Hadi, F. (1997). Social support and psychological distress in Kuwaiti boys and girls exposed to Gulf Crisis. *Journal of Clinical Child Psychology, 26*, 247-255.

Luthar, S. S. (1991). Vulnerability and resilience: A study of high-risk adolescents. *Child Development, 62*, 600-616.

Luthar, S. S. (2006). Resilience in development: A synthesis of research across five decades. In D. Cicchetti & D. J. Cohen (Eds.), *Developmental psychopathology: Risk, disorder, and adaptation* (2nd ed., Vol. 3, pp. 739-795). New York: Wiley.

Luthar, S. S., Cicchetti, D., & Becker, B. (2000). The construct of resilience: A critical evaluation and guidelines for future work. *Child Development, 71*, 543-562.

Luthar, S. S., & Zelazo, L. B. (2003). Research on resilience: An integrative review. In S. S. Luthar (Ed.), *Resilience and vulnerability: Adaptation in the context of childhood adversities* (pp. 510-549). Cambridge, UK: Cambridge University Press.

Luthar, S. S., & Zigler, E. (1991). Vulnerability and competence: A review of research on resilience in childhood. *American Journal of Orthopsychiatry, 61*, 6-22.

Masten, A. S. (2001). Ordinary magic: Resilience processes in development. American Psychologist, 56, 227-238.

Masten, A. S., Best, K. M., & Garmezy, N. (1990). Resilience and development: Contributions from the study of children who overcome adversity. *Development and Psychopathology, 2*, 425-444.

Masten, A. S., & Coatsworrh, J. D. (1998). The development of competence in favorable and unfavorable environments: Lessons from research on successful children. *American Psychologist, 53*, 205-220.

Masten, A. S., Garmezy, N., Tellegen, A., Pellegrini, D. S., Larkin, K., & Larsen, A. (1988). Competence and stress in school children: The moderating effects of individual and family qualities. *Journal of Child Psychology and Psychiatry, 29*, 745-764.

Masten, A. S., & Gewirtz, A. H. (2006). Vulnerability and resilience in early child development. In K. McCartney & D. Phillips (Eds.), *Handbook of early childhood development* (pp. 22-43). New York: Blackwell.

McFarlane, A. C. (1996). Resilience, vulnerability, and the course of posttraumatic reactions. In B. A. van der Kolk, A. C. McFarlane, & L. Weisæth (Eds.), *Traumatic stress: The effects of overwhelming experience of mind, body, and society* (pp. 155-181). New York: Guilford Press.

Mercier, C. (1904). Stress. *Journal of Mental Science, 50*, 281-283.

Norris, F. H., Murphy, A. D., Baker, C. K., & Perilla, J. L. (2003). Severity, timing, and duration of reactions to trauma in the population: An example from Mexico. *Biological Psychiatry, 53*(9), 769-778.

Parker, G. R., Cowen, E. L., Work, W. C., & Wyman, P. A. (1990). Test correlates of stress resilience among urban school children. *Journal of Primary Prevention, 11*, 19-35.

Pfefferbaum, B., Call, J. A., & Lensgraf, S. J. (2001). Traumatic grief in a convenience sample of victims seeking support services after a terrorist incident. *Annals of Clinical Psychiatry, 13*, 19-24.

Pine, D. S., Costello, J., & Masten, A. (2005). Trauma, proximity, and developmental psychopathology: The effects of war and terrorism on children. *Neuropsychopharmacology, 30*, 1781-1792.

Raudenbush, S. W. (2001). Comparing personal trajectories and drawing causal inferences from longitudinal data. *Annual Review of Psychology, 52*, 501-525.

Rolf, J. E., & Johnson, J. L. (1999). Opening doors to resilience intervention for prevention research. In M. D. Glantz & J. L. Johnson (Eds.), *Resilience and development: Positive life adaptations* (pp. 229-249). New York: Plenum Press.

Roosa, M. W., Beals, J., Sandler, I. N., & Pillow, D. R. (1990). The role of risk and protective factors in predicting symptomatology in adolescent self-identified children of alcoholic parents. *American Journal of Community Psychology, 18*, 725-741.

Rutter, M. (1987). Psychosocial resilience and protective mechanisms. *American Journal of Ortho-psychiatry, 53*, 316-331.

Rutter, M. (1996). Stress research: Accomplishments and tasks ahead. In R.J. Haggerty, L. R. Sherrod, N. Garmezy, & M. Rutter, (Eds.), *Stress, risk, and resilience in children and adolescents: Processes, mechanisms, and interventions* (pp. 354-385). New York: Cambridge University Press.

Saltzman, W. R., Layne, C. M., Steinberg, A. M., & Pynoos, R. S. (2006). Trauma/grief-focused group psychotherapy with adolescents. In L. A. Schein, H. I. Spitz, G. M. Burlingame, & P. R. Muskin (Eds.), *Group approaches for the psychological effects of terrorist disasters* (pp. 731-786). New York: Haworth Press.

Shakoor, M., & Fister, D. L. (2000). Finding hope in Bosnia: Fostering resilience through group process intervention. *Journal for Specialists in Group Work, 25*, 269-287.

Silverman, W. K., & La Greca, A. M. (2002). Children experiencing disasters: Definitions, reactions, and predictors of outcomes. In A. M. La Greca, W. K. Silverman, E. M. Vernberg, & M. C. Roberts (Eds.), *Helping children cope with disasters and terrorism* (pp. 11-33). Washington, DC: American Psychological Association.

Smith, P., Perrin, S., Yule, W., & Rabe-Hesketh, S. (2001). War exposure and maternal reactions in the psychological adjustment of children from Bosnia-Hercegovina. *Journal of Child Psychology and Psychiatry and Allied Disciplines, 42*(3), 395-404.

Steinberg, A., & Ritzmann, R. F. (1990). A living systems approach to understanding the concept of stress. *Behavioral Science, 35*, 138-147.

Sterling, P., & Eyer, J. (1988). Allostasis: A new paradigm to explain arousal pathology. In S. Fisher & J. Reason (Eds.), *Handbook of life stress, cognition and health* (pp. 629-649). Oxford, UK: Wiley.

Summerfield, D. (1999). A critique of seven assumptions behind psychological trauma programmes in war-affected areas. *Social Science and Medicine, 48*, 1449-1462.

Tedeschi, R. G. (1999). Violence transformed: Posttraumatic growth in survivors and their societies. *Aggression and Violent Behavior, 4*, 319-341.

True, W. R., Rice, J., Eisen, S. A., Heath, A. C., Goldberg, J., Lyons, M. J., et al. (1993). A twin study of genetic and environmental contributions to liability for posttraumatic stress symptoms. *Archives of General Psychiatry, 50*, 257-264.

Valentine, L., & Feinauer, L. L. (1993). Resilience factors associated with female survivors of childhood sexual abuse. *American Journal of Family Therapy, 21*, 216-224.

Watson, P. J., Ritchie, E. C., Demer, J., Barton, P., & Pfefferbaum, B. J. (2006). Improving resilience trajectories following mass violence and disaster. In E. C. Ritchie, P. J. Watson, & M. J. Friedman (Eds.), *Interventions following mass violence and disasters: Strategies for mental health practice* (pp. 37-53). New York: Guilford Press.

Werner, E. E. (1989). High-risk children in young adulthood: A longitudinal study from birth to 32 years. *American Journal of Orthopsychiatry, 59*, 72-81.

Werner, E. E. (2005). What can we learn about resilience from large-scale longitudinal studies? In S. Goldstein & R. B. Brooks (Eds.), *Handbook of resilience in children* (PP. 91-105). New York: Kluwer Academic/Plenum Press.

Werner, E. E., Bierman, J. M., & French, F. E. (1971). *The children of Kauai*. Honolulu: University of Hawaii Press.

Werner, E. E., & Smith, R. S. (1982). *Vulnerable but invincible: A study of resilient children*. New York: McGraw-Hill.

Witmer, T. A. P., & Culver, S. M. (2001). Trauma and resilience among Bosnian refugee families: A critical review of the literature. *Journal of Social Work Research, 2*, 173-187.

Wolchik, S. A., Ruehlman, L. S., Braver, S. L., & Sandler, I. N. (1989). Social support of children of divorce: Direct and stress buffering effects. *American Journal of Community Psychology, 17*, 485-501.

第25章
災害および集団暴力後の
パブリック・メンタルヘルス的介入

Patricia J. Watson, Laura Gibson, and Josef I. Ruzek

本章では，災害および集団暴力後の地域社会レベルでのパブリック・メンタルヘルス public mental health 的介入を取り上げる。この分野では実証的研究が不足していることから，以下の議論および提言は，専門家による公開討論会やコンセンサス会議に大きく依拠している。章末では，集団暴力および災害に対するパブリック・メンタルヘルス的介入のさらなる発展と改良に向けて必要となる次の段階について議論する。

効果的なパブリック・メンタルヘルス的な災害対応のためのコンセンサス

いくつかのコンセンサス会議 (National Institute of Mental Health, 2002; Watson, 2004) に出席した研究者，臨床および政策の専門家は，効果的な災害精神保健計画の立案者に求められる取り組みのあり方を以下のように提言している。

1. **予防的であること**：集団暴力が生じるような地域社会のメンタルヘルス[*1]には多くの変数（すなわち，対応者間のコミュニケーションと連携の質，リーダーに対する国民の信頼，公衆に伝達されるリスクおよび適切な対策措置に関する情報の精度と有効性）が影響しており，この点では専門家の意見は一致している。したがってパブリック・メンタルヘルス的介入は，他の活動から切り離されて考えたり実行すべきではなく，むしろ，地域社会全体の災害対応の他の構成要素とともに整備するべきである。パブリック・メンタルヘルス的な災害対応は，地方，州および連邦の緊急事態準備対応団体（危機管理団体，精神保健部局，病院，宗教団体，法執行機関など）に統合されるべきである。精神保健部局 Department of Mental Health (DMH) の施策立案者は，前述の機関だけでなく，精神保健専門家，メディア，政府，公共機関，教育機関に対しても事前に研修を提供しておくべきであり，常に最新の情報を提供

[*1] 原語は mental health である。この用語は施策や公的組織の名称としては精神保健という訳が定着しており，たとえば Institute of Mental Health は精神保健研究所である。個人の状態や臨床活動を示す場合にも精神保健と訳されることが多いが，一部ではメンタルヘルスという訳が用いられている。psysical health と対比されるときには，精神健康と訳されることがある。他方，かつての公衆衛生 public hygiene から発展した概念である public health はパブリックヘルスと仮名表記をされることが多く，その派生概念である public mental health はパブリック・メンタルヘルスと訳される。本書では原則として精神保健という訳を用いたが，例外的に身体健康と対比されている場合には精神健康，パブリック・メンタルヘルスと対比されている場合にはメンタルヘルスという訳を用いている。

すべきである。地域社会のリーダーと施策の立案者の間で，災害対応のそれぞれの活動が地域社会の精神健康に影響を与え得るという認識を共有しなくてはならない。その共通認識の上に立つことによって，集団暴力の発生後に精神医療従事者が多くの役割を果たすことができる。そのためには，専門家にはその技能に合致した職務を割り振るべきであり，地域社会の専門家たちを災害後の急性期に殺到させるよりは，その一部を，回復のすべての発達段階を通じてサービスを提供できるように留保しておくべきである。

2. **保護的であること**：災害や集団暴力の後，精神保健部局は，専門家からの不適切な介入を制限して，必要とする人にはサイコロジカル・ファーストエイド（心理的応急処置 psychological first aid : PFA）を開始し，長期間の追加的観察やエビデンスに基づく介入を必要とする個人のニーズを特定すべきである。これまでほとんどのパブリック・メンタルヘルス的な取り組みは外傷後ストレス障害（PTSD）の予防に焦点をあててきたが，専門家はそれ以外の問題の悪化を予防することを目的としたプログラムの導入を提唱している。そこに含まれるものは，アルコール乱用，（処方薬の不適切な使用を含む）薬物乱用，うつ病，適切な発達と対人および職業機能の障害，不安障害，および既存の精神疾患の悪化などである。

3. **実用的であること**：プログラムは，実用的かつ文化適合的であるべきで，本来のレジリエンス resilience を強化し，レジリエンスの低い個人がトラウマ的な出来事に備えて耐える力を増強できるようなツールを提供すべきである。パブリック・メンタルヘルス的対応は，個人への介入を超えて，レジリエンスを高め，回復を促進するような地域社会固有の力を構築するのを支援したり，研修を組織したり，また自然発生的な地域団体の自助活動を支援したりする。

4. **原則に基づいていること**：災害精神保健医療プログラムは，以下で詳述するように，安全，効力感，希望，人との絆，落ち着きという，エビデンスに基づいた原則を増強するための方法をすべての事業に組み込むべきである（Hobfall, personal communication, November 2004）。

5. **証明されること**：最後に，プログラムは，リスクのある個人を定期的にモニターするとともに，将来的な介入に向けて地域社会からのフィードバックやエビデンスの基礎を確立するために，自らのサービスを評価すべきである。

パブリック・メンタルヘルス的介入の主要構成要素

メンタルヘルス的介入という概念には，集団暴力後の個人および社会全体の回復の促進に関わる多くの重要な要素が含まれている。これらの構成要素は，時間経過の中では重複しており，様々な個人，組織，専門家によって提供され，集団暴力からの回復を最大化できるような全体的な枠組みを作り出す。集団暴力とメンタルヘルス的介入に関する専門家委員会は，関連する一連の重要な要素について提言を行った（National Institute of Mental Health, 2002）。最近の専門家委員会では，それらの構成要素が若干修正され，以下のようにとりまとめられている。

体制の課題／プログラム管理方法
1. 能力およびレジリエンスの準備／育成
2. ニーズ評価の実施
3. 救助と回復環境のモニタリング
4. 回復の促進
5. 成果の評価

介入／サバイバーの直接的ケア
1. 基本的ニーズの提供
2. トリアージ[*2]
3. サイコロジカル・ファーストエイド

[*2] トリアージ triage：非常事態において，全体としての最善の結果を得るために，治療やケアなどに関して，個別の対象者の優先度を決定して選別を行うこと。

4. アウトリーチおよび情報発信
5. 技術支援，コンサルテーション，研修
6. 治療

体制の課題／プログラム管理方法

　集団暴力後のパブリック・メンタルヘルス体制の計画にあたっては，段階的ケアのアプローチが専門家によって推奨されている。すなわち，早期には大半の人を支援するようなケアを届け，時間の経過とともに，より個別的で時間を要する介入を，それを必要とする少数の人のために備えておくというものである。このアプローチは，傷害や暴行による個別的トラウマの状況においては，ある程度の成功を収めている（Zatzick et al., 2004）。ケアの継続を確保するためには，適切なトリアージと長期的経過観察とともに，サービスの種類と方法を連動させることに注目が向けられる。発達的観点からは，人生の発達段階に適合したサービスを提供し，一般的なストレスを受けた人と重度のトラウマ的ストレスを負った人に提供するサービスを区別すべきである。人の反応は，個々人の脅威の体験や生い立ちによって異なるので，専門家の推奨した計画には，幅広いサービスおよび潜在的なリスクを持つ人を特定する方法が組み込まれている。個人レベルと地域社会レベルの介入の両方を計画する。例えば，社会全体の備えのためのメディアやインターネットの利用に含まれる要素（例：レジリエンスの育成）は，個人を支援するプログラムの要素（例：対処スキルの指導）とは異なるであろう。計画のすべての構成要素は全体として以下の目標を目指すべきである。

1. 人々の能動性を高め，活動に参加させ，情報を絶やさないこと
2. 文化的多様性に敬意を払うこと
3. 自己と共同体の効力感を育成すること
4. プログラムの多様性を保つこと
5. 経過中の変化に柔軟に対応すること
6. 各段階でトップダウンおよびボトムアップのコミュニケーションや問題解決を促進すること
7. 介入のあらゆる段階で，安全感，人との絆，落ち着き，希望，効力感を育成すること

　これらの目標を達成するために，災害時の精神健康の回復に関わるすべての体制に以下の構成要素を取り入れることが望ましい。

対応能力およびレジリエンスの準備と育成

　災害や集団暴力に先立って災害の準備をし，対応能力とレジリエンスを育成しておくことはきわめて重要な作業である。専門家が推奨しているのは，地域のサーベイランスを続けることで基本的なデータベースを作成し，それに基づいたプログラムを開発することによって，災害後の好ましくない転帰についてもっとも高いリスクを持つ人を同定したり，出来事の最中や後で人々のニーズに適した資金と資源を決定することである。さらに，災害の前からサーベイランス・システムを持つことは，(1) 精神症状の有病率に関して，地域住民における基準値と，集団間（例：人種・民族集団）の差異の両方を確定して，災害後の心理的負荷評価の解釈を容易にすることができる。(2) 災害後の精神症状の変化を迅速かつ確実に算出して，パブリックヘルス的介入が役立つような，災害に起因する症例数を推計することができる。そして(3) 災害後の精神症状を明確に理解し，パブリックヘルスの専門家が災害後の介入の費用対効果を推測できるようにする。

　加えて，対応能力とレジリエンスを構築するための地域社会全体の多様な取り組みは，災害の前に確立しておく必要がある（Galea & Norris, 2006）。例えば，Adger, Hughes, Folke, Carpenter と Rockstrom (2005) は，災害復興における社会生態学的レジリエンス，とりわけ災害を予見して対応するための，資産，ネットワーク，社会資本を動員できる地域社会の力が重要な決定要因であると指摘している。例えば，ハリケーン・アンドリュー Hurricane Andrew からの復興は，早期警戒システムや連邦援助プログラムなどの強力な社会制度によって促進された。エキスパート・コンセンサスでは，さらに，安全についてのメッ

セージを伝えたり，地域社会のニーズに関するフィードバックを受けたりする手段として，多様なレベルでのコミュニケーションの方法を持つことを推奨している。地域社会と地域社会が必要とする資源（一般開業医，病院，ソーシャルワーカー，警察，学校など）を持っている官公庁や組織との関係を構築，強化するために，地域の安全と対応スキルの構築にも事前に取り組むのがよい。

ニーズ評価の実施

集団や近隣住民，および被災地域全体の現状に関する系統的評価は，効果的なパブリック・メンタルヘルス対応を実施するうえで決定的に重要な意味を持つ。評価には，暴露と影響の程度，サバイバーのニーズへの適切な対応，回復からみた環境の特性，さらなる介入や資源の必要性が盛り込まれるべきである。

救助と回復環境のモニタリング

災害後の環境の継続的なモニタリングとサーベイランスには，新たに出現する社会的側面，行動面，機能的側面における変化と，それに対する直接的なサービス提供についての量的推計を含める必要がある。他方で災害後に出現する不安，資源不足，持続的なストレス要因や有毒物質，マスコミ報道や噂，資源配分をめぐる不公平感やスティグマに対しては，質的配慮を払わなければならない。特に出来事の影響を最も受けた人については，行動および身体的健康への影響を，観察ないしモニターすべきである。

回復の促進

回復の促進には，災害からの地域社会の自然な回復の支援のために計画された，個人ならびに地域社会への介入の両方が必要である。どのような災害精神保健体制であっても，予防的介入を強化して，自己効力感，安全行動，安心感の増加や，長期的苦痛の低下につながるような予防的かつ実際的な措置を講ずるべきである。

Adgerらの指摘によれば，社会レベルでは，「障害に対処するための適応能力を高め，変化や不確実性を受け入れて生活していく心構えを築くことが課題となる」(2005, p.1038)。彼らの見解では，社会的なレジリエンスには，「豊富な知識と準備体制があり，対応の早い……集団的対応のための機関，強固な統治体制，多様な生活の選択肢」，「市民社会および民間企業における自己判断による行動の促進」，「環境や社会情勢の急激な変化への対応力がある公的ならびに民間の機関」が含まれる。このような対応が，2004年のスマトラ沖地震・津波後の広範囲に及ぶ感染症や疾患の予防，2004年のハリケーン・アイバン Hurricane Ivan 後の公共インフラの急速な再建につながったとされる。

地域社会レベルでは，社会的支援の不足がトラウマ的体験後の PTSD の予測要因であることが判明しているので（Brewin, 2001），サバイバーと関わる者は，彼らがどの程度社会的支援にアクセスしてそれを利用しているのかを積極的に調査することが推奨されている。そのためには，向社会的行動 prosocial behavior や，個人と地域社会サバイバーにとってどのような場合に有益だと感じられるのかに注目するのもよいであろう。介入を実現可能で，住民個々人から望まれるものにするためには，地域内のより公的な支援ネットワーク（例：プライマリ・ケア医療者，聖職者）のほか，家族，友人，職場の同僚を加えるように計画する。地域社会のさらなる回復のためには，どのような集団であれ，その中の多様性を認めるとともに，地域の人から，今，最も関心が高い事柄についての意見を引き出すことが有益である。リーダーが個々の住民や地域集団の価値観を知れば知るほど，比喩やたとえ話，物語などを作り上げて，圧倒されるような混乱した状況を彼らが理解するのを助けることができる。

個人レベルでの回復は，社会的，教育的，支持的介入によって促進されることを示す論文が増えている。そうした実証的文献が回復を促進することとして挙げているのは，現在も進行しているストレス要因を減らすこと，神との関係という意味での恩恵を見いだすこと，認知行動療法 cognitive behavioral therapy（CBT）型のト

ラウマ治療，個人の選択に基づいた被災者であることの開示と社会的支援，社会環境が自分の反応を受け入れて被災者であることの開示を歓迎してくれるという認識，自分自身を被害者というよりむしろ英雄的であるとか，サバイバーだと思うことなどである（Bonanno, 2004）。介入にあたっては，本来の強さを評価，支援，促進するとともに，回復に貢献するような要因を増進すべきである。「トラウマ的体験」を本人の対処手段を越えた出来事と定義することもできるが，個々人の反応それ自体よりは，回復のための努力によって，課題指向的な活動の継続，感情の制御，ポジティブな自己評価の維持，実りある対人関係の維持と享受のための能力が育まれることの方が重要である。（Shalev, 私信, 2004 年 4 月）。

転帰の評価

災害精神保健医療サービスは，多くの場合，混乱した，急激に変化する環境の中で提供され，そこではかぎられた情報に基づいた迅速な意思決定をせざるを得ない。その結果として，プログラム活動の実施は非効率的になり介入は部分的にしか成功しないか，または意図しない結果をもたらすことになろう（Rosen, Young, & Norris, 2006）。危機の最中には，プログラムがどのように機能しているかについての情報を系統的に収集する時間がなく，あるいはそうしたことに関心が向かないので，プログラムの進行状況のモニタや成果の評価が困難となる。系統的評価がなければ，どの介入が有効または無効であったか，そのプログラムをもとに外部に報告することはできない。評価によって，対処すべき主要な課題を同定することもできよう。加えて，最良の臨床についての実証的知識はまだ非常に少ないので，効果のないカウンセリングが継続され，革新的な，あるいは改良された臨床活動が広まらないこともある。このような問題は，将来的には新たな革新的治療法のパイロット試験を促進することによって回避することができる。専門家委員会は，介入のすべての期間にわたってプログラムの影響を追跡し，そうしたプログラムの評価データを複合的な経路を介し

て広く普及させることによって，将来のプログラムを立案することを勧めている。

介入の成功を評価する過程では，災害の影響に関する先行研究をふまえて，多くの変数を用いるのがよい（Norris et al., 2002）。転帰の指標は，支援の提供者と地域の成員からの情報に基づいて選ぶべきである。これらの指標に含まれる個人変数としては，特定の精神症状や精神状態，苦痛，あるいは身体健康の不安，行動面での健康問題（物質使用，セルフケアの低下など），生活面での慢性的な問題（既存の機能障害の悪化，慢性的なストレス要因），心理社会的資源の損失（災害に連動した希望の損失，および人間関係や安心感の喪失，地域社会資源が十分ではないと感じること），対処するための自己効力感，社会的支援を求めたり受けるためのスキル，機能障害の軽減，宗教や霊の力を借りた対処などがある。また集団変数としては，家族機能，共同体の統制／効力感，地域社会の凝集性／支援，地域社会資源についての知識，人種関連のストレス（例：2001 年 9 月 11 日のテロ以降，イスラム共同体が支援を受ける際にみられる緊張）などがある。

介入／サバイバーの直接的ケア

現在まで，集団暴力後の 14 日間に提供すべき介入を裏づける実証研究はほとんどない（Watson et al., 2003）。個別のトラウマに関する治療試験では，CBT も眼球運動による脱感作と再処理法（EMDR）のいずれも，トラウマの直後（0～14 日間）には実証的検討がなされていない。傷害事件や事故の被害者についての最近の研究では，出来事後の急性期におけるサービスを評価する努力がなされており，一般論としてほとんどの介入はトラウマから 14 日以後に行われている（Bisson, 2003; Bisson et al., 2004; Zatzick & Roy-Byrne, 2003; Zatzick et al., 2004）。多くの展望論文が結論づけているように，緊急事態ストレス・デブリーフィング critical incident stress debriefing（CISD）という，トラウマ後の事実，思考，反応，対処方法を探索することを目的として構造化されたグループモデルが，長期間にわたる負の転

帰を予防するというエビデンスはない。さらに，2件のCISDのランダム化比較試験（RCT）からは，CISDを受けた人は，受けなかった人と比べて好ましくない転帰の発生率が高いという報告がなされている（Bisson, 2003; Litz, Gray, Bryant, & Adler, 2002; McNally, Bryant, & Ehlers, 2003; Watson et al., 2003の総説参照）。多くのCISD研究には，特に好ましくないの転帰を示しているものには方法論的な欠陥が認められることを考えると，感情処理を必要とするすべての1セッションだけの介入は，トラウマ後のルーティーンとして実施する以前に，まずは十分に研究される必要がある（Watson, 2004）。今後の研究によっては，CISDはある集団や特定の状況では有用であったり，社会的支援を感じやすくさせるといったような，微妙な効果があることが実証される可能性がある。他方で，最良のコントロール研究に関する多くの文献展望は，研究の現状を考えると，CISDは長期的な苦痛や精神症状の予防的介入としては認められないと結論づけている（Gray & Litz, 2005; McNally et al., 2003; Rose, Bisson, & Wessely, 2003）。集団的トラウマを生じる災害後の状況においては，環境が混乱し，実際的な物質的ニーズを考える必要があり，文化的問題や死別に関する問題が生じる可能性があり，また様々な回復への道筋において複雑な変数が絡み合っていることを考えると，そうした場面でCISDを用いることには，特に強い反対意見がある（Watson, Friedman, Ruzek, & Norris, 2002; Litz & Maguen, 本書第16章）。急性ストレス反応に対する精神薬理学的介入に関しては，これまでにわずか1件のRCTしか公開されていない。Pitmanら（2002）は，（投薬によって恐怖条件づけおよびトラウマ的記憶の記銘の両方を阻害できるという仮説を立てて）予備的な無作為二重盲検研究を行い，トラウマ体験後6時間以内に，βアドレナリン受容体遮断薬であるプロプラノロールを投与した。プロプラノロールを投与されたグループでは，3カ月後のPTSD症状の重症度は軽減しなかったものの，生理的反応は大幅に減少した。これらの結果は刺激的ではあるが，この知見をよりよく理解するためにはより大規模なサンプルを伴ったさらなる研究が必要である。

トラウマ後の急性期に精神薬理学的介入を行った研究は他にもいくつかあるが，重大な方法論的な弱点のために，結果の解釈と一般化には制約がある。トラウマ後の急性期における薬物療法に関するエビデンスが不十分であることをふまえて，薬物の使用は，生活機能が損なわれるような重度の精神症状（長期にわたる不眠，自殺傾向，精神障害，強い不安，躁病など）を示した場合において，その症状緩和だけを目的として行うように専門家は勧めている。

災害あるいは集団暴力後の急性期介入を支持する実証的研究が不足しているので，エキスパート・コンセンサスとして次節の重層的アプローチによる災害への介入が推奨されている。そこでは介入のための多くの主要な構成要素が掲げられており，中には重複もみられるが，効果的な介入プログラムのためには，地域社会と災害の状況に基づいた調整を行い，各々の構成要素を組み合わせて取り込む努力が求められる。

基本的ニーズの提供

直後の対応に際しては，（精神医療従事者を含む）すべての対応者が，サバイバーの気持ちを落ち着かせるように接することはもちろんのこと，サバイバーの基本的ニーズ（例：安全，避難所，食糧，休息）を満たす支援を行うことを主眼とすべきである。災害対策本部による支援としては，広報活動，出来事の事実に関する情報収集，必要とする人への情報開示の許諾の取得，対応全体の中での行動医学と保健学の役割を見出すとともに，その限界にも留意すること，などがある。対策本部のスタッフは，行動医学と保健学の専門家と連携して，現場に受け入れられ，利用しやすいような家族支援センター family assistance center（FAC）を設置することが望ましい。行動医学と保健学の専門家は，この段階では被災者や救助隊員に定型的な治療対応は行わないとしても，FACに参加していることが望ましい。その一方で，サバイバー，家族，目撃者，子どもたち，

それ以外の影響を受けた人に対しては、トラウマの直後にサイコロジカル・ファーストエイドを行うことが適しているであろう。これには、避難所、食糧、医学的処置などの基本的ニーズに対する具体的支援の提供が含まれる。この時点では、通常の「治療」は、適切な介入でも目標でもない。

トリアージ

集団暴力の直後から、サバイバーのトリアージを行い、適応となる場合には、緊急入院や精神保健医療に紹介をする必要がある。この段階で個人の対処能力の機能評価を行うことが望ましい。以下はその一例である。

1. サバイバーは、課題指向的な活動を継続することができるか
2. そのような活動を行っているとして、それはどの程度組織化され、目標を指向しており、有効か
3. サバイバーは、ほぼ常に強い感情に圧倒されているか
4. 必要に応じて感情の調節ができるか
5. サバイバーは、どの程度、孤立し、疎外され、引きこもっているか（Watson & Shalev, 2005）

評価のもう1つの目標は、時間経過とともに問題が生じるリスクの高い個人や集団を同定することである。「スクリーニングと治療」モデルでは、即時介入は情報、支援、教育の提供にかぎられるべきだと提案されているが、サバイバーを追跡評価することによって、持続的症状のある個人を同定して実証的に支持された介入による治療につなげるべきだとしている（Brewin, 2005）。研究からは、災害直後に評価された症状の重症度は、将来疾患の経過をさほど予見しないことが示されている（McNally et al., 2003）。したがって、集団暴力の直後（数日間）に、将来的な適応を予見するために症状のスクリーニングをするのは適切ではない。

しかしながら、数週間後の症状からは、将来のPTSDのリスクに関する優れた手がかりが得られる（McNally et al., 2003）。これは、症状に基づく評価方法が、トラウマ関連の諸症状を特定するのには最も有望なアプローチだということを示唆しており、とりわけ以下のような最もハイリスクの人に対しては、そのことがあてはまる。すなわち、トラウマの現場に直接に巻き込まれるか、間近に目撃したり、現場に物理的に近かった人／自分自身や自分の愛する人の死亡や重症について恐怖を抱くべき理由があった人／負傷した人／災害で親しい友人や家族を失った人／極度の反応を示した人／遭遇した出来事や、その際の自分の役割や反応について、ひどくネガティブな考えを抱いたままの人／後に他人から批判されたり、欠陥があるとみなされた人である（Brewin, 2005）。

専門家は、種々の状況、暴露のタイプ、ニーズに対して、評価やスクリーニングを柔軟に実施するよう勧めている。トラウマを負った人の体験を考慮して、スクリーニングをできるだけ受け入れられやすくし、追跡評価の適応がある場合には、そのような人との関わりを続けることが重要である。例えば、混乱した状況で簡略化して行われるスクリーニングとしては、筆記よりは形式張らない対話形式で質問をする方が適している。また、トラウマ後の急性期には、ニーズ評価の質問を最小限の必須項目に制限するのが最善策である（表25-1参照）。さらに、スクリーニング手順を設定する際には、発達と文化的側面にも留意しなくてはならない。すべての評価は、地域において実用的で達成可能かつ実行可能であるべきで、ケアシステム全体における支援組織や担当者からも情報を得る必要がある。可能な場合はいつでも、トラウマ的出来事に先立って、連邦、区域、州、地域レベルで計画を調整して、体制を整備しておくことが明らかに最良の手段である。

サイコロジカル・ファーストエイド

事故現場で即時に開始された早期介入は、数日から数週間継続されるうちに、「サイコロジカル・ファーストエイド（PFA）」と総称される一連の活動の周囲に組織化されることになる。これらの

第25章 災害および集団暴力後のパブリック・メンタルヘルス的介入

表25-1 段階別のスクリーニング・カテゴリー

急性期におけるスクリーニング内容	回復・復帰期におけるスクリーニング内容
・基本的ニーズ（食糧，住居，医療，情報） ・生命と自殺に関する差し迫ったリスク ・さらなる回復のために必要だと思うものに関する患者の立場からの自己報告 ・機能的な能力と障害 ・回復を妨げる要因 　・逆境の継続 　・二次的ストレス要因（資源の喪失） 　・コントロールできない自分自身の反応 　・主要なリスク要因（すなわち，過去のトラウマ，死別，暴露レベル） ・個人の強さと資源（社会的支援，対処スキル，資金など） ・情報の入手可能性（テレビ，新聞，インターネット接続，輸送） ・スティグマに対する姿勢 ・慢性的機能障害の予見	・慢性的機能障害の予見を除き，急性期と同じ ・症状尺度を追加する： 　・PTSD 　・死別 　・うつ病 　・不安障害 　・心身症スペクトラム 　・薬物乱用と依存 　・アルコール乱用と依存 ・職場・学校・家庭での機能的な「萎縮」に注目する ・ポジティブな結果（すなわち，トラウマ後成長，道徳的機能の促進，レジリエンスなど）を追加する

活動の多くは，特に心理に関わるという性質のものではないが，住民の機能や精神保健的対応を改善するうえでは非常に重要である。それらが重点的に取り組んでいるのは，身体的安全，連帯，保安，生存の基本的ニーズを満たすことである。PFAにはまた，サバイバーを災害対応現場に順応させて，サバイバーが利用可能なサービスにアクセスする手助けをすることも含まれる。考え，感情，経験を分かち合いたいと望むサバイバーには，その機会を提供する。一方，PFAは強制ではないことから，トラウマに関する話し合いを望まない人には，それを避けることを認めている。このように，PFAは，サバイバーに個別のトラウマ体験を話してもらうことについては柔軟である。

PFAモジュールを開発して[*3]いる最近の米国の専門家グループは，研究のエビデンスと一致し，現場環境で適用可能であらゆる発達年齢にふさわしく改変され，文化的な情報を取り入れたPFAを策定している。PFAには様々な構成要素が含まれているが，それらは多様な環境（避難所，学校，職場など）でトラウマ後の緊急援助を提供する精神保健または非専門家の支援者によって実施

されうる。それよりも後の，二次的心理援助（SPA）と呼ばれる介入は，緊急事態後の最初の数週間または数カ月間から，より長期的な回復期にわたって実施される。次に掲げるPFAおよびSPAの目標のために，下記の介入が推進される。

PFAの目標

1. **被災者に近づき，活動を始める Contact and Engagement**
   目的：被災者の求めに応じる。あるいは，被災者に負担をかけない共感的な態度でこちらから手をさしのべる。

2. **安全と安心感 Safety and Comfort**
   目的：当面の安全を確かなものにし，被災者が心身を休められるようにする。

3. **安定化 Stabilization**
   目的：圧倒されている被災者の混乱を鎮め，見通しがもてるようにする。

4. **情報を集める――いま必要なこと，困っていること Information Gathering：Current Needs and Concerns**
   目的：周辺情報を集め，被災者がいま必要

[*3] PFAは一般的な名称であり，世界には20以上のPFAが存在する：Schultz & Forbes (2013). Psychological First Aid. *Disaster Health*, 1 : 2, 1er. 本書で紹介されている以外にも2011年にWHOおよび実際にアフリカなどで難民支援をしているNGO，国連関係機関が協力して，新しいPFAが作成された。その日本語訳は以下を参照されたい。http://saigai-kokoro.ncnp.go.jp/

としていること，困っていることを把握する。そのうえで，その人にあったPFAを組み立てる。
5. **現実的な問題の解決を助ける Practical Assistance**
   目的：いま必要としていること，困っていることに取り組むために，被災者を現実的に支援する。
6. **周囲の人々との関わりを促進する Connection with Social Supports**
   目的：家族・友人など身近にいて支えてくれる人や，地域の援助機関との関わりを促進し，その関係が長続きするよう援助する。
7. **対処に役立つ情報 Information on Coping**
   目的：苦痛をやわらげ，適応的な機能を高めるために，ストレス反応と対処の方法について知ってもらう。
8. **紹介と引き継ぎ Linkage with Collaborative Services**
   目的：被災者がいま必要としている，あるいは将来必要となるサービスを紹介し，引き継ぎを行う。

SPAの目標
1. **接触と関与**：おしつけがましくない，思いやりある態度で人間関係を築く。
2. **情報収集**：サバイバーが現在のニーズや心配事を明確にできるよう手助けし，災害後の対処スキル，資源，リスク要因などの追加情報を集める。
3. **安心感と支援**：人が未知の，絶えず変化する状況に耐えられるよう手助けして，積極的な対処方法を支持し，忍耐力を育成し，苦痛を軽減する。
4. **実際的援助**：当面の実際的ニーズに対する援助を提供し，サバイバーが資源ネットワークにアクセスできるよう手助けする。
5. **社会的支援との連結**：自然発生的な支援体制に権限を与え・動員し，単純なタスクグループを促進する。
6. **対処情報**：トラウマ後反応およびリマインダー，積極的対処，ネガティブな認知の再構成，家族内の多様な回復軌道への対処，および回避，経験，侵入思考に対処するための不安管理に関する情報を提供する。
7. **問題解決**：当面のニーズ，心配事，目標に関して，効果的な問題解決を促進する。
8. **リスク削減**：災害後・テロのリスク関連情報の理解と効果的利用を促進する。
9. **レジリエンスと回復**：適応力のある若者，家族，成人の発展的な前進を促進する。
10. **共同事業との連携**：サバイバーが地域社会の資源や提供者に確実につながるように，あらゆる努力をする。

上記の活動は，集団暴力や災害後にますます一般的に用いられるようになっているが，その理由の1つは，このような活動が有害となる可能性がほとんどなく，またトラウマ直後に人によっては有害となるような要素（例：系統的な感情処理）を含んでいないからである。サバイバーの中には，本格的な精神医学的または心理学的な介入のためにただちにトリアージすべき者もいるが，疫学調査および事例によるエビデンスからは，ほとんどの者は適切な教育，情報，および社会的，実際的な支援があれば，災害や集団暴力への暴露後のごく初期のうちにトラウマ的ストレスから回復することが示されている。現場からの観察によれば，ほとんどの者は集団暴力や災害後のごく初期のうちは正式な精神保健的介入に関心がなく，トラウマ体験の後では回復することが普通であるので，集団災害などのすべてのサバイバーに特定の回復モデルや予定表を押しつけるような方法は推奨されない。

PFAについてはまだ体系的研究はなされていないが，現場での経験からは，一般に受け入れられ，好ましいものと受け止められていることが示唆されている。多くの専門家はPFAの実践がエビデンスに基づいているとまではいえないとしても，エビデンスと一致していると考えている(National Child Traumatic Stress Network and National Center for PTSD, 2005)。マニュアルは，

www.ncptsd.va.gov/pfa/pfa.html から入手可能である[*4]。

アウトリーチおよび情報発信

教育は，災害後に個人や集団，地域社会に提供される介入の重要な構成要素であると広く考えられている。災害後の教育は，比較的に短期間の，スティグマをもたらさない，低コストのケアとして，一般的にサバイバーに対して以下のことを支援する。(1) 災害後の様々な反応をよりよく理解すること，(2) 災害後の自分の反応が（その反応に対して恐怖を感じたり，個人的な失敗や弱さ，精神疾患の兆候として考えるのではなく）当然の，理解し得るものであると考えること，(3) トラウマ後反応を引き起こす可能性があるリマインダーを認識して対処すること，(4) さらに相談を求めるべき状況を理解すること，(5) 精神保健相談などの追加的支援にアクセスする方法と場所を知ること，(6) 社会的支援などの，トラウマとその影響に対処するための適応的な方法の利用を増やすこと，(7) 問題のある対処方法（例：過度のアルコール摂取，極端な社会的孤立）を減らすこと，(8) 家族がトラウマに対処するのを助けられるようにすること（例：起こったことをどのように子どもに話せばよいのかについての情報）。次々に進行する災害についての正確で遅滞のない情報もまた，教育の重要な一部である。トラウマを受けたサバイバーにとっては自助教育は正式な認知行動療法の介入ほどには効果的ではないのに対し，非トラウマ的な不安に対しては認知行動療法的自助介入が有効であることは多くの比較対照研究（Gould & Clum, 1995; Lidren et al., 1994）によって示されている。しかし集団的トラウマを負ったサバイバーに関してはさらなる調査が必要である。

教育資料の効果的な普及は，災害精神保健対応にとって重要な目標である。テロ攻撃や災害の影響を受けた人の多くは，精神保健ケアを求めたり，利用することのできるサービスを使わない（Smith, Kilpatrick, Falsetti, & Best, 2002）。例えば，ニューヨーク市の世界貿易センターへの攻撃の3～6カ月後には，重度の精神症状を訴えた人のうち精神保健医療を受けていたのは，わずか27％であった（Delisi et al., 2004）。一般的に，本格的なカウンセリングについて，サバイバーがどのようにして自発的な受診，サービスの利用，紹介の受け入れをしているのかは，ほとんど分かっていない。トラウマを負ったサバイバーの多くは精神保健医療サービスを利用しようとはしないので，災害精神保健医療プログラムでは，多くの支援サービスを提供するだけではなく，効果的な自己回復や仲間同士の支援についても，サバイバーを教育することが望ましい。具体的なアウトリーチの進め方は，既存の精神保健のインフラや被害を受けた地域や個人によって異なる。サービスを計画する際には文化的感受性が，自発的な受診率，ケアへの参加率，相談サービスの継続に影響を及ぼすと思われる。

情報の普及とアウトリーチのもう1つの構成要素は，メディアを活用して地域社会に情報や行動指針を提供することである。メディアに資料（例：インタビュー，報道発表，プログラム）を提供し，自己防衛，睡眠衛生，自発的な対処行動，社会とのつながりなどに関する情報を含めた，トラウマと回復についての知識を高めることが望ましいとされている。地域のリーダーの中には，人々の心配を鎮めることができ，災害にどのように対応すべきかを教え，時間経過に応じた，正確で配慮のある対話をすることができるような，落ち着いた，誠実な人物がいることであろう。そうした人によって，上記の様な情報がしっかりと伝達されれば，一般社会全体の不安を鎮めることに役立つと思われる。ホットラインの番号，相談や援助の連絡先，および社会教育についての情報は，メ

[*4] 日本語訳は兵庫県心のケアセンターHPからダウンロード可能である。また上述のPFA8原則の訳文は，同センターの好意によって，日本語訳の中から抜粋した。
http://www.j-hits.org/psychological/index.html

ディアを通じて，被災した地域社会の幅広い人に普及させることができる。例えば，プロジェクト・リバティ（2001年9月11日の同時多発テロ後にニューヨークに設立されたパブリック・メンタルヘルスプログラム）では，有名な俳優を起用して，救命ホットラインについて社会に周知した。電話をかけた人は，プログラムに電話をしようという呼びかけに直接反応していた（例：「アラン・アルダが電話をかけるように言っていました」）。そこで災害ホットラインのスタッフは，電話をかけてきた人を，情報，教育，介入サービスへつなぐことができた。加えて，災害支援を要請すると個人が特定されたり，スティグマを受けたり，入院させられるとの不安を感じていた人に対しては「ライン」に待機していた非専門家によるアウトリーチのスタッフが，支援や情報提供を行った。

インターネットを使ったサービスは，災害対応や利用可能な支援の資源援助に関する社会教育と情報普及に効果的かつ効率的な方法である。2001年9月11日後にニューヨークで立ち上げられたウェブサイトの目的は，情報の提供や専門医の紹介であったが，かなりの数の被災者が災害対応プログラム担当者に電子メールを送り，緊急の危機対応カウンセリングを受けたいと伝えてきた。支援を求めてウェブサイトにアクセスした多くの人（特に救援職の人）が，守秘義務について心配しており，電話よりは電子メールでのやりとりの方が機密性は高いと感じていた。このようにインターネットを使った危機カウンセリングの提供は，それ以外の方法では支援を受け入れないような人に関わるためには効果的であろう。以下（および本書の第16章）で述べるように，CBTに基づく新しい介入の手順を，現在，インターネットによる介入として試験中である。さらに，トラウマと回復に関する役立つ情報を求めている人にとっては，ウェブサイトは，ニュースメディアで見つけられるよりも詳細な情報を提供する優れた情報源である。例えば，米国国立PTSDセンターのウェブサイト（www.ncptsd.va.gov）では，2001年9月11日以降，情報を求めるユーザーが10倍に増加した。

最後に，災害後，望ましい診療に関する知識を地域の臨床医に普及させることが，地域社会，一般市民，および精神保健の現場で，ニーズが急激に高まりかねない可能性に対処するうえできわめて重要である。したがって災害後の初期段階においては，トリアージ，緊急介入，専門医への紹介に関する情報の迅速な普及が必要であり，その後の長期的影響に関しては，より詳しい研修とエビデンスに基づいた臨床活動を展開する必要がある（次節を参照）。

技術支援，コンサルテーション，研修

組織，リーダー，支援対応者，およびケアの提供者は，地域社会の再構築，家族の回復／レジリエンスの促進，地域社会の保護のために必要なものを提供するために，災害後のすべての段階を通じて支援されなくてはならない。そのためには，知識，コンサルテーション，研修を，様々な時期において，また形式を換えながら普及することが必要である。

急性期から長期までの災害復興において，様々なレベルの研修を，幅広い専門家を対象に定期的に実施することが重要であり，通常の意味での精神保健の領域外にも広げる必要がある。例えば，特に郊外においては聖職者，看護師，教師といった専門家も研修を受けることができる。身体的病状を抱えるサバイバーの多くは災害に対応した精神保健医療機関を訪れるよりもかかりつけ医の助けを求めるため，プライマリ・ケア医も研修を実施すべき重要なグループである。また，病院の救急治療室の医療関係者も，サバイバー（例：重傷を負ったサバイバーとその家族，生物剤や化学剤への暴露を心配している人）に接触する最前線にあるため，同様に重要な研修対象者である。急性期のコンサルテーションやPFA研修，トリアージ，基本的ニーズの支援を，可能なかぎり迅速に幅広い職種に実施し，その後により詳しい研修を行う必要がある。

長期間にわたる研修については，知識管理knowledge management（KM; Ruzek, Friedman, & Murray, 2005）と呼ばれる課題があるが，そ

れはエビデンスに基づいた治療が単に普及されるだけでなく，臨床医が活用するような手続きを計画して実施することである。コミュニティ・サービス提供者を対象とした，実証的に支持されているPTSDの治療法については，ワークショップによる研修と継続的なスーパービジョンを組み合わせることが成功を収めている（Gillespie, Duffy, Hackmann, & Clark, 2002; Levitt, Davis, Martin, & Cloitre, 2003; Marshall, Amsel, Neria, & Suh, 2006）。最近のエビデンスと経験からは，精神医療の専門家は，研修を受ければエビデンスに基づいたトラウマ治療を迅速に実施できることが示されている。2001年9月11日後，精神医療従事者を対象に，エビデンスに基づく治療の研修を実施しようとする取り組みがいくつかなされた。Neria, SuhとMarshall（2003）は，ニューヨーク市のトラウマ治療専門家を対象とした，PTSDの持続エクスポージャー治療（Foa & Rothbaum, 1998）に関して，体系的な研修とスーパービジョンを提供する取り組みを報告している。研修はテロ攻撃の約2カ月後に開始され，500人以上の地域の臨床医が12カ月間にわたって研修を受けた。この比較的短期の研修によって知識や意欲は高まったが，治療の実施能力に対する自信は向上しなかった。これに対して，講義だけではなくロールプレイ，専門家による実際の治療の呈示，その後のスーパービジョンを活用した研修は効果的であった。この研修の取り組みによって，十分な訓練を受けた臨床医の数が大幅に増加し，トラウマ後の幅広い臨床的問題に対して効果的な地域対応が提供できるようになった。

治 療

集団暴力や災害を経験した後，サバイバーには様々な問題（例：うつ病，睡眠障害，恐怖，罪悪感，物質乱用）が現れるため，現時点での臨床活動としては，個々人のニーズに向けた様々な要素を取り入れた，柔軟で個別の要素がモジュール化された，エビデンスに基づいた介入を含めることがもっともよいとされている（NIMH, 2002）。PTSD，不安，パニック，うつ，罪悪感など，集団暴力への暴露後に出現ないしは悪化する可能性のある問題に対しては，西欧文化圏では今までのところ，CBTによる治療が実証研究によってもっとも支持されている（第16章，第17章）。EMDRおよび選択的セロトニン再取り込み阻害薬（SSRI）を用いたRCTは，CBTほどの有効性は示していない（Brady et al., 2000; Davidson, Rothbaum, van der Kolk, Sikes, & Farfel, 2001; Rothbaum, 1997）。EMDRへの支持は高まりつつあるものの，EMDRとCBTを比較した臨床試験では，CBTの方が持続的な効果を示した。したがって，EMDRは，CBTが行えない場合にかぎり，推奨されうる。

集団暴力後のCBTの有効性については，RCTによるエビデンスはほとんどないが，1件のRCTでは，ガザ地区の子どもたちに対して，15セッションの認知行動療法的介入（待機対照群との比較）を行った。6～11歳の女子において，より効果的なコミュニケーションや，多動，覚醒，破壊的な行動の減少，およびコントロール感，効力感，向社会的行動の増加といった際立った心理社会的効果が報告された（Khamis, Macy, & Coignez, 2004）。また，1件の非対照研究が，北アイルランドでのテロ後に行われたCBTの有効性を支持している（Gillespie et al., 2002）。（エクスポージャーよりは認知再構成に焦点をあてた）平均8セッションのCBTを受けた患者の97％が様々な度合いの改善を示し，そのうち70～90％の改善を示した者がもっとも多かったが，これはトラウマを負った他の集団についての比較研究で報告された調査結果と同等である。

うつ病やPTSDに対するSSRIの使用を支持する研究もあるが，これは，患者が投薬によるアプローチを好む場合，あるいは心理療法的なアプローチができない場合には適するかもしれない（Friedman & Davidson, 本書19章参照）。また，SSRIには，CBTなどの心理療法的介入を補完する可能性も考えられる。これまでの研究成果や，回復環境が混沌としており多くの要求があること，災害後の初期段階では現実的問題に力を注ぐことが必要であること，災害後の初期段階の症

状を病的なものと見なすのを差し控える必要性を考えると，一般論としてこれらの介入は，トラウマから少なくとも3週間を経過した後に行うことが望ましい（Watson, 2004）。初期の精神薬理学的介入は，対症療法的（例：不眠症）に行うべきである。

過去数十年にわたる災害後の事例報告によれば，多くの人にとって，通常の精神医療を受けようと思うのは何カ月も経ってからのことである。愛する者を失った人が，記念日反応や休日がきっかけとなって，喪失後数カ月ないし数年も経ってから，治療を受けようと思うこともある。

米国連邦緊急事態管理庁（FEMA）の財政援助による，2001年9月11日テロ後のニューヨークにおけるプロジェクト・リバティの危機カウンセリングプログラムの一環として，より集中的な「高度サービス」（10～12セッションのCBTに基づく個別介入）が一部の人に利用可能となった（Hamblen et al., 2003）。非常に強い悲嘆反応は「病的」ではなく，死別から何カ月間も続く激しい悲嘆はよく起こることだという認識を前提として，外傷性悲嘆 traumatic grief に特化したサービスが設けられた（www.projectliberty.state.ny.us/enhanced%20services/esadult_factsheet.htm）。ほとんどの人が介入なしでも時間とともに適応することをふまえ，この高度サービスの対象となったのは，悲嘆反応が特に長期にわたる，あるいは破壊的である人であった。この高度サービスの全プログラムが，ニューヨーク市による対応の一環としては初めて，連邦政府による財政援助を受けた。その結果，適切な精神医療保険やサービスの料金を支払う経済力を持たない者でも，すべての被災者に対して，実証的に支持されているサービスを提供することが可能となった。

民族文化的問題

人が身を置いている家族，対人，社会的状況は非常に多様であるので，サービスは，できるだけ多くの地域社会のメンバーのニーズを満たすように調整すべきである。以下の理由から，マイノリティには，特別な注意が必要である。(1) マイノリティは，災害後に精神健康状態が悪化しやすく，より長期にわたって災害の影響を保持する可能性が高い（Norris et al, 2002），(2) 病理や健康の概念は，マイノリティの地域集団ごとに異なる，(3) 災害それ自体が，地域社会に存在する格差を強調するような一時的な文化状況を創り出す（Ursano et al., 2004），(4) 被災者は，自分の民族性や，暴露された内容の相違，平等な介入が提供されなかったことによって，差別を受けた，またはサービスを拒絶されたと感じることがある，(5) マイノリティにはサービスを求めるうえでの多くの障壁があることに注意し，マイノリティの人の基本的ニーズ，ケアを受けにくい理由，回復の概念について，彼らがもっともよく理解できる表現や言語を用いて情報収集すべきである。

マイノリティにサービスを提供するためには，プライマリ・ケア，すでに存在している社会制度，自然発生的な指導者，宗教家と協力することが望ましい。マイノリティは症状が重度になるまで援助を求めず，精神保健医療の専門家からの助けは求めようとしない傾向にある。サービスは，可能なかぎり無料で利用しやすく，自宅に近く，地域密着型で，他の活動と協調して提供されるべきである。苦痛を感じたり援助を求めることへの偏見を軽減し，本人の強さを強調し，支えあうことと自分を支えることの両方に目標としての価値を認めることが重要である。可能な場合はいつでも，すでに地域社会に存在する自発的な支援体制を活用すべきであり，決められた方法でサービスを求めようとしない人にはアウトリーチを提供すべきである。

進行中の脅威下におけるサービス提供

テロが生じた後では，多くの場合，次の攻撃の可能性が継続している。こうした状況が不安反応を引き起こし，あるいは維持することになる（Silver, Holman, McIntosh, Poulin, & Gil-Rivas, 2002）。またこのような状況下で日々の営みが

破壊されることで，症状が増悪することもある (Shalev, Tuval, Frenkiel, Hadar, & Eth, 2006)。災害後の精神保健ケアは，ある程度の安全が確保されたうえで実施されるものだとされたこともあったが，進行中の，あるいは続発する攻撃への暴露の可能性が現実的である場合，精神医療従事者は，以前のトラウマ的な暴露から引き起こされる苦痛だけではなく，差し迫った，あるいは将来の攻撃の脅威についての予期不安に対しても，サバイバーが対処できるような援助をする必要がある。ある研究では，2003年の米国によるイラク侵攻以前に，イスラエルにおいて，ホットラインによる認知行動療法的介入（例：呼吸リラクゼーション法と，非適応的思考への対処）が用いられた（Somer, Tamir, Maguen, & Litz, 2005 参照）。その結果として，いくつかの評価基準で不安の減少が示された。Shalev ら（2003）は，イスラエルにおけるテロ攻撃に関連したPTSDへのCBTを実施する際に，テロが頻発する環境を考慮した修正を行った。例えば現実エクスポージャーでは，サバイバーは，住民の大半が危険と見なして避ける状況（例：繰り返し爆撃が発生していた都心部）ではなく，明らかに安全な状況でエクスポージャーを行うように勧められた。進行中の危険や，テロ後の様々な困難な環境の中でケアを提供するうえでは，このような実際的な修正をすることが必要である。

出来事によっては，当局による移動の制限や現場で進行中の危険があるために，精神医療従事者がサバイバーと対面することが難しいこともある。そのような状況では，電話やインターネットでサービスを提供することも有益である。電話による認知行動療法（Greist, Osgood-Hynes, Baer, & Marks, 2000; Mohr, Lutz, Fantuzzo, & Perry, 2000; Somer, Buchbinder, Peled-Avram, & Ben-Yizhack, 2004），およびインターネットによる介入（Gega, Marks, & Mataix-Cols, 2004）はともに，様々な精神健康上の問題に対して役立つことが実証されている。

2001年9月11日後のニューヨークにおいて，プロジェクト・リバティの一環として設置されたライフネット・ホットラインは多くの人によって利用され，24時間の精神保健カウンセリング，情報提供，専門機関への紹介といった支援が複数の言語で行われた。Gidronら（2001）による研究では，CBTに基づく電話介入を実施した後，3～4カ月後の追跡調査でPTSD症状が減少していた。さらに，すでに指摘したように，電話サービスは，将来的なテロ攻撃を恐れる人の不安レベルを軽減するためにも使用された。

最後に，インターネットは大きな潜在的可能性を秘めた伝達システムであり，今後，トラウマのサバイバーのニーズを満たすために，より効果的な活用を考えなくてはならない。「インテラピー interapy」と呼ばれる，筆記による認知行動プロトコルをインターネットを介して学生に提供したところ，待機群と比較して，精神症状が全般に軽減し，特に気分症状の改善，PTSD，不安，うつ，身体化，睡眠障害の症状が大幅に減少した。Litzら（B. Litz, 私信, 2005年11月6日）は，トラウマを受けた多くの人を治療するために，治療者が補助をしながら本人が自分で使用する，インターネットによる認知行動療法を作成し，PTSDの二次予防と慢性的精神疾患の二次予防のために，ストレス免疫訓練法を取り入れている。

結　論

本章では集団暴力後の介入に関する実証論文についての展望を行ったが，そこから明らかなように，この状況でのどのような介入についても，対照群を用いた質の高い研究はほとんど存在しない。実証研究と臨床経験とに基づくエキスパート・コンセンサスは，災害や集団暴力後のトラウマ的ストレスへの対応として，特定の1つの介入というよりは多面的なアプローチを支持している。今もなおこの分野の専門家たちは，集団暴力が生じる数多くの状況や背景に取り組みつつ成果を挙げており，進行中の脅威や民族文化的な背景，感染症の発生などにも対応している。介入には多くの特異的な要素があることを考えれば，介入プログ

ラムの評価にあたって各要素の有効性を評価する必要があることは明らかである。集団トラウマ後の心理的介入と地域支援については，最適の時期と他の支援とどのように調整すべきかを見定める必要がある。中でもとりわけ必要となるのは，非西欧文化圏や複雑な多文化環境において，どの構成要素が最も効果的なのかを特定することである。PTSDだけでなく，薬物乱用，うつ病，怒りと暴力，対人機能や役割機能，身体健康などの幅広い健康指標の転帰についての研究が必要である。このような個人の転帰に加えて，集団や組織，地域の転帰を扱った研究も必要である。たとえば行動や感情，人々の機能への影響は，学校や職場で現れることが最も多いが（例：スタッフの入れ替わり，組織の凝集性，士気，欠勤の傾向，労働損失，医学的症状を通じて），これらについても研究をする必要がある。

研究だけではなく，専門的対応者の経験と知識の集積を統合し，普及させることも重要である。そのことによって率先して実際的な戦略を立て，介入計画についてのエビデンスに基づいた情報を政策立案者や現場の臨床家に伝えなくてはならない。このような活動が科学からサービスへの，またサービスから科学へのコミュニケーションを促し，災害という非常に複雑な設定において最善の研究と臨床を推進するのである。

文 献

Adger, W. N., Hughes, T. P., Folke, C., Carpenter, S. R., & Rockstrom, J. (2005). Social-ecological resilience to coastal disasters. *Science, 309*, 1036-1039.

Bisson, J. I. (2003). Single-session early psychological interventions following traumatic events. *Clinical Psychology Review, 23*, 481-499.

Bisson, J. I., Shepherd, J. P., Joy, D., Probert, R., & Newcombe, R. G. (2004). Early cognitive-behavioural therapy for post-traumatic stress symptoms after physical injury: Randomised controlled trial. *British Journal of Psychiatry, 184*, 63-69.

Bonanno, G. (2004). Loss, trauma and human resilience: Have we underestimated the human capacity to thrive after extremely aversive events? *American Psychologist, 59*(1), 20-28.

Brady, K., Pearlstein, T., Asnis, G. M., Baker, D., Rothbaum, B., Sikes, C. R., et al. (2000). Double-blind placebo-controlled study of the efficacy and safety of sertraline treatment of posttraumatic stress disorder. *Journal of the American Medical Association, 283*, 1837-1844.

Brewin, C. R. (2005). Risk factor effect sized for PTSD: What this means for intervention. *Journal of Trauma and Dissociation, 6*(2), 123-130.

Davidson, J. R. T., Rothbaum, B. O., van der Kolk, B. A., Sikes, C. R., & Farfel, G. M. (2001). Multicenter, double-blind comparison of sertraline and placebo in the treatment of posttraumatic stress disorder. *Archives of General Psychiatry, 58*, 485-492.

Delisi, L. E., Maurizio, A. Y., Yost, M., Papparozzi, C. F., Fulchino, C., Katz, C. I., et al. (2003). A survey of New Yorkers after the Sept. 11, 2001, terrorist attacks. *American Journal of Psychiatry, 160*(4), 780-783.

Foa, E. B., & Rothbaum, B. O. (1998). *Treating the trauma of rape: Cognitive-behavioral therapy for PTSD*. New York: Guilford Press.

Galea, S., & Norris, F. (2006). Public mental health surveillance and monitoring. In F. H. Norris, S. Galea, F. Friedman, & P. J. Watson (Eds.), *Methods for disaster mental health research* (pp. 177-193). New York: Guilford Press.

Gega, L., Marks, I. M., & Mataix-Cols, D. (2004). Computer-aided CBT self-help for anxiety and depressive disorders: Experience of a London clinic and future directions. *Journal of Clinical Psychology, 60*, 147-157.

Gidron, Y., Gal, R., Freedman, S. A., Twister, I., Lauden, A., Snir, Y., et al. (2001). Translating research findings to PTSD prevention: Results of a randomized-controlled pilot study. *Journal of Tcaumatic Stress, 14*, 773-780.

Gillespie, K., Duffy, M., Hackmann, A., & Clark, D. M. (2002). Community based cognitive therapy in the treatment of post-traumatic stress disorder following the Omagh bomb. *Behaviour Research and Therapy, 40*, 345-357.

Gould, R. A., & Clum, A. A. (1995). Self-help plus minimal therapist contact in the treatment of panic disorder: A replication and extension. *Behavior Therapy, 26*, 533-546.

Gray, M. J., & Litz, B. T. (2005). Behavioral interventions for recent trauma: Empirically informed practice guidelines. *Behavior Modification, 29*(1), 189-215.

Greist, J. H., Osgood-Hynes, D. J., Baer, L., & Marks, I. M. (2000). Technology-based advances in the management of depression: Focus on the COPE Program. *Disease Management and Health Outcomes, 7*(4), 193-200.

Hamblen, J., Gibson, L. E., Mueser, K., Rosenberg, S., Jankowski, K., Watson, P., et al. (2003). *The National Center for PTSD's Brief Intervention for continuing postdisaster distress*. New York: Project Liberty.

Khamis, V., Macy, R., & Coignez, V. (2004). *The impact of the classroom/community/camp-based intervention (CBI) program* (U.S. Agency for International Development [USAID/WBG] technical report). Retrieved June 2005, from *www.usaid.gov/wbg/reports/Save2004_eng.pdf*

Lange, A., Rietdijk, D., Hudcovicova, M., van de Ven, J. Q. R., Schrieken, B., & Emmelkamp, P. M. G. (2003). Interapy: A controlled randomized trial of the standardized treatment of posttraumatic stress through the Internet. *Journal of Consulting and Clinical Psychology, 71*(5), 901-909.

Lange, A., van de Ven, J. Q. R., Schrieken, B., & Emmelkamp, P. M. G. (2001). Interapy: treatment of posttraumatic stress through the Internet: A controlled trial. *Journal of Behavior Therapy and Experimental Psychiatry, 32*(2), 73-90.

Levitt, J. T., Davis, L., Martin, A., & Cloitre, M. (2003, November). *Bringing a manualized treatment for PTSD to the community in the aftermath of 9/11.* Paper presented at the annual meeting of the Association for Advancement of Behavior Therapy, Boston.

Lidren, D. M., Watkins, P. L. Gould, R. A., Clum, G. A., Asterino, M., & Tulloch, H. L. (1994). A comparison of bibliotherapy and group therapy in the treatment of panic disorder. *Journal of Consulting and Clinical Psychology, 62,* 865-869.

Litz, B. T., Gray, M. J., Bryant, R. A., & Adler, A. B. (2002). Early intervention for trauma: Current status and future directions. *Clinical Psychology: Science and Practice, 9,* 112-134.

Marshall, R. D., Amsel, L., Neria, Y., & Suh, E.J. (2006). Strategies for dissemination of evidence-based treatments: Training clinicians after large-scale disasters. In F. H. Norris, S. Galea, M. J., Fried-man, & P. J. Watson (Eds.), *Methods for disaster mental health research.* New York: Guilford Press.

McNally, R., Bryant, R., & Ehlers, A. (2003). Does early psychological intervention promote recovery from posttraumatic stress? *Psychological Science in the Public Interest, 4,* 45-79.

Mohr, W. K., Lutz, M. J. N., Fantuzzo, J. W., & Perry, M. A. (2000). Children exposed to family violence: A review of empirical research from a developmental-ecological perspective. *Trauma, Violence, and Abuse: A Review Journal, 1*(3), 264-283.

National Child Traumatic Stress Network and National Center for PTSD. (2005). *The psychological first aid field operations guide* (2nd edition). Retrieved August 17, 2006, from *www.ncptsd.va.gov/pfa/pfa.html*

National Institute of Mental Health. (2002). *Mental health and mass violence: Evidence-based early psychological intervention for victims/survivors of mass violence.* A workshop to reach consensus on best practices (NIH Publication No. 02-5138). Washington, DC: U.S. Government Printing Office.

Neria, Y., Suh, E. J., & Marshall, R. D. (2003). The professional response to the aftermath of September 11, 2001, in New York City: Lessons learned from treating victims of the World Trade Center attacks. In B. T. Litz (Ed.), *Early intervention for trauma and traumatic loss* (pp. 201-215). New York: Guilford Press.

Norris, F. H., Friedman, M. J., Watson, P. J., Byrne, C. M., Diaz, E., & Kaniasty, K. (2002). 60,000 disaster victims speak: Part I. An empirical review of the empirical literature, 1981-2001. *Psychiatry, 65,* 207-239.

Pitman, R. K., Sanders, K. M., Zusman, R. M., Healy, A. R., Cheema, F., Laski, N. B., et al. (2002). Pilot study of secondary prevention of post-traumatic stress disorder with propranolol. *Biological Psychiatry, 51,* 189-192.

Rose, S., Bisson, J. I., & Wessely, S. C. (2003). A systematic review of single-session psychological interventions ("debriefing") following trauma. *Psychotherapy and Psychosomatics, 72*(4), 176-184.

Rosen, C. S., Young, H. E., & Norris, F. H. (2006). On a road paved with good intentions, you still need a compass: Monitoring and evaluating disaster mental health services. In E. C. Ritchie, P. J. Watson, & M. J. Friedman (Eds.), *Interventions following mass violence and disasters: Strategies for mental health practices* (pp. 206-223). New York: Guilford Press.

Rothbaum, B. O. (1997). A controlled study of eye movement desensitization and reprocessing in the treatment of posttraumatic stress disordered sexual assault victims. *Bulletin of the Menninger Clinic, 61,* 317-334.

Ruzek, J. I., Friedman, M. J., & Murray, S. (2005). Toward a knowledge management system for post-traumatic stress disorder. *Psychiatric Annals, 35*(11), 911-920.

Shalev, A. Y.. Addesky, R., Boker, R., Bargai, N., Cooper, R.. Freedman. S. A.. et al. (2003). Clinical intervention for survivors of prolonged adversities. In R. J. Ursano, C. S. Fullerton, & A. E. Norwood (Eds.), *Terrorism and disaster: Individual and community mental health interventions* (pp. 162-188). Cambridge, UK: Cambridge University Press.

Shalev, A. Y., Tuval, R., Frenkiel-Fishman, S., Hadar, H., & Eth, S. (2006). Psychological responses to continuous error: A study of two communities in Israel. *American Journal of Psychiatry, 163*(4), 667-673.

Silver, R. C., Holman, E. A., McIntosh, D. N., Poulin, M., & Gil-Rivas, Y. (2002). Nationwide longitudinal study of psychological responses to September 11. *Journal of the American Medical Association, 288,* 1235-1244.

Simon, A., & Gorman, J. M. (2004). Psychopharmacological possibilities in the acute disaster setting. *Psychiatric Clinics of North America, 27*(3), 425-458.

Smith, D. W., Kilpatrick, D. G., Falsetti, S. A., & Best, C. L. (2002). Post-terrorism services for victims and surviving family members: Lessons from Pan Am 103. *Cognitive and Behavioral Practice, 9,* 280-286.

Somer, E., Buchbinder, E., Peled-Avram, M., & Ben-Yizhack, Y. (2004). The stress and coping of Israeli emergency room social workers following terrorist attacks. *Qualitative Health Research, 14*(8), 1077- 1093.

Somer, E., Tamir, E., Maguen, S., & Litz, B. T. (2005). Brief cognitive-behavioral phone-based intervention targeting anxiety about the threat of attack: A pilot study. *Behaviour*

Research and Therapy, 43(5), 669-679.

Ursano, R. J., Bell, C. C., Eth, S., Friedman, M. J., Norwood, A. E., Pfefferbaum, B. C., et al. (2004). *American Psychiatric Association Work Group on ASD and PTSD: Practice guidelines for the treatment of acute stress and posttraumatic stress disorder* (American Psychiatric Association Steering Committee on Practice Guidelines). Washington, DC: American Psychiatric Association.

Watson, P. (2004). Mental health interventions following mass violence. *Stresspoints, 12*(2), 4-5.

Watson, P. J., Friedman, M. J., Gibson, L. E., Ruzek, J. I., Norris, F. H., & Ritchie, E. C. (2003). Early intervention for trauma-related problems. *Review of Psychiatry, 22*, 97-124.

Watson, P. J., Friedman, M. J., Ruzek, J. I., & Norris, F. H. (2002). Managing acute stress response to major trauma. *Current Psychiatry Reports, 4*(4), 247-253.

Watson, P. J., & Shalev, A. Y. (2004). Assessment and treatment of adult acute responses to traumauc stress following mass traumatic events. *CNS Spectrums, 10*(2), 123-131.

Zatzick, D. F., & Roy-Byrne, P. P. (2003). Developing high-quality interventions for posttraumatic stress disorder in the acute care medical setting. *Seminars in Clinical Neuropsychiatry, 8*(3), 158-167.

Zatzick, D. F., Roy-Byrne, P. P., Russo, J. E., Rivara, F. P., Droesch, R., Wagner, A. W., et al. (2004). A randomized effectiveness trial of stepped collaborative care for acutely injured trauma survivors. *Archives of General Psychiatry, 61*(5), 498-506.

第26章

今後の研究のための鍵となる問いと課題

Matthew J. Friedman, Patricia A. Resick, and Terence M. Keane

　過去25年間に外傷後ストレス障害（PTSD）の概念と臨床の理解はめざましく進歩した。本章では，トラウマ関連刺激の処理を媒介し，調整する[*1]心理学的および精神生物学的なメカニズムについて，科学的研究が厚みと広がりを増してきたというエビデンスを示したい。また臨床家が現在利用できる，エビデンスに基づいたPTSDの心理社会的および薬理学的治療についても，その開発や検証における数多くの重要な進歩を記述する。さらに科学と実践に重要な意味を持つ，分野横断的な13の基本問題を簡潔に展望したい。

問題1．科学的なエビデンスは，PTSDを「ストレス関連恐怖回路障害 stress-related fear circuitry disorder」として分類しようとするAPA／WHOの構想を支持するのか。

　米国精神医学会（American Psychiatric Association: APA）と世界保健機関（World Health Organization: WHO）は，精神医学診断についての重複はあるものの異なる疾病分類スキーマである，DSMとICDを統合しようという，重要で素晴らしい構想を立ち上げた。現在のところ，DSM-ⅣとICD-10のPTSDの診断基準には相違があり，ICD-10のPTSDの診断閾値はかなり低くなっているが，これは，ICD-10ではDSM-ⅣのF基準（機能不全）とC基準（麻痺症状）の両方を欠いていることが主な理由である（Peters, Slade & Andrews, 1999参照）。

　DSM-5／ICD-11において現在検討されている提案には，ストレス関連恐怖回路障害という新たなカテゴリーがある。PTSDの他に，パニック障害，単一恐怖，および社交恐怖がこの診断のグループに含まれる。この提案の根拠である，共通の神経回路，認知的変化，神経ホルモンの変化については最近の書籍の中で詳しく展望されている（Andrews, Charney, Sirovatka & Regier, 印刷中）。もしこの提案が採用されれば，これら4つの診断はこの新しいカテゴリーの典型的診断として一緒に分類されるであろう。

　PTSDに関する主要な議論で強調されているのは，脅威あるいは恐怖刺激の処理における扁桃体の役割の重要性である。扁桃体の賦活は，海馬，内側前頭前皮質，青斑核，視床，視床下部，線条体への出力を引き起こす。この神経回路は，トラウマ関連の情報の求心性の処理，意味評価，記銘，想起を媒介し，調整し，そのような刺激に対する脳の反応を調節する（Davis & Whalen,

---

[*1] 媒介，調整の概念については第6章参照のこと。

2001)。PTSD では，内側前頭前皮質（PFC），特に前帯状皮質と眼窩前頭皮質の正常な抑制作用が強く阻害される（Charney, 2004；Vermetten & Bremner, 2002; Woodward et al., 2006）。その結果として起こる扁桃体の脱抑制は，反復性の恐怖条件づけ fear conditioning の可能性を高める。これは，あいまいな刺激が，脅威として誤って解釈される傾向がより強まるためである——平衡を保つ PFC の正常な抑制は機能せず，主要な辺縁系の核は敏感になるかもしれず，その結果，恐怖に対する反応の閾値が下がるのである（Charney, 2004; Charney, Deutch, Krystal, Southwick, & Davis, 1993）。

恐怖条件づけは，動物研究や脳画像研究の他にも PTSD それ自体のモデルとして（Kolb et al., 1989），あるいは2要因理論モデルの構成要素として（Keane, Zimering, & Caddell, 1985），または活性化された恐怖ネットワークの認知的文脈の枠内で繰り返し提案されている（Foa & Kozak, 1986; Lang, 1977; Monson, Friedman と La Bash による本書第3章と Cahill と Foa による第4章を参照）。

人間のストレス反応についての非常に豊富なデータも，アドレナリン性の反応性亢進と視床下部－下垂体－副腎皮質（HPA）の調節障害の点から，PTSD の病態生理を詳しく説明する重要な理論的および臨床的基盤を提供してきた（Charney, 2004; Friedman & McEwen, 2004；本書第10章参照）。このことからは，PTSD は典型的なストレス関連の恐怖回路障害の一例であるとも考えられる。

しかしながらこうした定式化の問題点は，PTSD は恐怖以外の，悲しみ，悲嘆，怒り，罪悪感，羞恥，嫌悪感のような他の感情も伴っていることである。DSM／ICD 分類の考え方からすれば，疾病分類学上の目標は診断を共通項にしたがってクラスター化することなので，この点は問題とならないかもしれない。しかし PTSD を理解するためには，この障害をもっぱら恐怖に基づく意味づけと反応という文脈だけで概念化することは賢明ではないだろう。PTSD はいかなる不安障害よりもうつ病と合併することが多いことは一貫している（Kessler, Sonnega, Bromet, Hughes, & Nelson, 1995; Kilpatrick et al., 2003; Nixon, Resick, & Nishith, 2004; Resick, Nishith, Weaver, Astin, & Feuer, 2002）。実際, Cox, Clerk と Enns（2002）が，全米併存疾患調査（NCS）の評価データを用いて精神障害の因子分析を実施したところ，PTSD は，不安障害ではなくうつ病の方に，弱いながらも因子負荷を持っていた。Keane, Brief と Miller（第15章参照）によって指摘されているように，ほとんどの精神障害が，基盤にある外在化サブタイプと内在化サブタイプに結びつけられるというエビデンスが増えている。Miller, Kaloupek, Dillon と Keane（2004）は，PTSD を持つ人々に3つのタイプを見出した。単純な PTSD を持つ人々，抑うつや不安の反応を示す内在化サブタイプを持つ人々，より衝動的，怒りっぽく，物質乱用の傾向がある外在化サブタイプを持つ人々，である。PTSD を恐怖回路の問題として概念化することは，フラッシュバック，悪夢，羞恥，怒りに対して，物質乱用や攻撃性という形で反応する人々を無視することになるかもしれない。そして，もし恐怖に基づく障害を持つ人々にのみ PTSD の診断を下すのであれば，看護師，救急医療スタッフ，遺体安置業務を行う人々，災害時の初期救援者 first responder，殺人被害者の家族のように，自分自身の安全は心配していないが戦慄と無力感に圧倒されている人々のためには，別の診断を作り出すことが必要になるであろう。こうした所見は，この障害に対して生物学的もしくは条件づけによる原因のみを求めることや，PTSD の基準を満たす人の一部にのみ適用できる理論を作り上げることに対して疑問を投げかける。少なくとも，トラウマ後の精神症状が生じる，もしくは初期の正常な苦痛からの回復に失敗する様々な経路と，症状が軽減する様々な経路について，我々は検討する必要がある。

問題2. PTSD という構成概念は適切なのか。

全体としては，PTSD という構成概念が適切

であると考えられるエビデンスが存在する（第15章のKeaneらの心理測定法についての文献展望を参照）。心理測定法の研究では，PTSDの測定が非常に高い内的一貫性を示すことが繰り返し明らかにされている（Kilpatrick et al., 1998; Weathers, Ruscio, & Keane, 1999）。仕事や家庭での適応（Kulka et al., 1990），健康（第20章のSchnurr, Green, & Kaltmanを参照）といった予後と，PTSDが予想通りに相関するという点で，構成概念妥当性は確立されている。またPTSDは，関連がないはずの事柄（例：過去にトラウマ的な出来事がない）とは相関しない（Kilpatrick et al., 1998; Orsillo et al., 1996; Weathers et al., 1999）。最後に，PTSDは経過についての予測妥当性は良好であり，長期予後を予測する（Kessler et al., 1995; Kulka et al., 1990）。しかしながら，この概念に改善の余地がないとはいえない。

内容妥当性については，いくつかの点で疑問の余地がある。症状クラスターclusterといくつかの項目は，厳密な検討には耐えていない。ここで問題とされているのは，この障害を持つ人々を同定するために最適な症状の組み合わせを我々が選んでいるのかということである。理想的には，可能性のある症状すべての網羅的なリストではなく，この障害を同定するための最も効率的な症状の組み合わせが望ましい。例えば，集中力や睡眠についての問題は多くの障害に共通している。一方で，トラウマと関連した悪夢は，PTSDに特異的である。トラウマ的出来事の重要な側面を思い出せないということは，心因性の健忘，すなわち解離の過程を反映しているかもしれず，この場合は治療に反応することもある。他方で，トラウマ的出来事とともに頭部損傷が生じた場合にも，この項目を肯定する返答がなされるかもしれない。しかしこの場合には，記憶の長期貯蔵庫から読み込むべき記憶がないのであるから，この場合は治療では決して改善しない[*2]。因子分析を行ったいくつかの研究では，健忘の項目の負荷は弱いか全くないことが明らかにされている（Buckley, Blanchard, & Hickling, 1998; Foa, Riggs, & Gershuny, 1995; King, Leskin, King, & Weathers, 1998; Taylor, Kuch, Koch, Crockett, & Passey, 1998）。

各クラスターがそれぞれ1，3，2個の症状の存在を必要とするような構成を持つ，PTSDの3症状クラスターが導入されてから，多くの因子分析研究は，この障害の基盤にある構造を確証しようと試みてきた（Amdur & Liberzon, 2001; Asmundson et al., 2000; Buckley et al., 1998; Foa et al., 1995; King et al., 1998; Simms, Watson, & Doebbeling, 2002, Taylor et al., 1998）。これまでのところ，現行の17の項目を用いて，再体験，回避，過覚醒というDSMの3つのクラスターを見つけた者は誰もいない。ほとんどの研究は，2要因（侵入／回避と過覚醒／麻痺）か4要因のいずれかを認めており，4要因の場合は積極的な回避と麻痺とを区別することが最も多い。麻痺症状はないが積極的に回避する人や，その逆の組み合わせの人は，4要因の解に基づいた場合のこの障害の基準を満たさず，また，7つの症状項目のうち3つの存在を必要とする，DSM-Ⅳの回避の診断基準をも満たさないかもしれない。これは，その人が再体験や過覚醒の症状や機能の障害による著しい苦痛を経験していないということではない。回避と麻痺の症状リストがあまりにも限定されているため，人々がフラッシュバック，思考，感情を止めるために行っている様々な回避性の対処をとらえ切れていないのかもしれない。例えばトラウマを抱えた人々に回避について質問する際に，PTSDの基準の一部として，悪夢を抑えるために，あるいは，動揺した際の強い感情を遮断するために，就寝前にアルコールを摂取するかどうかという具体的な質問をすることはない（Nishith, Resick, & Mueser, 2001; Sharkansky,

---

＊2　PTSDではトラウマ記憶は記銘されているが想起（取り出すこと）が回避されていると考えられているのに対して，頭部外傷ではトラウマを受けたときに脳損傷あるいは脳震盪などが生じるため，記銘それ自体が行われていない場合がある。

Brief, Peirce, Meehan, & Mannix, 1999)。おそらく必要なことは，症状をより機能的に評価し，それらがどのように相互作用するのか，という方向に進むことであろう。

問題3．亜症候性のPTSDを明確な診断単位とするエビデンスは何かあるのか。PTSDはカテゴリー的な障害というよりは，次元的な障害とみなすべきなのか。

全米ベトナム退役軍人再適応研究 National Vietnam Veterans Readjustment Study (NVVRS) の結果が初めて公表された時，完全なPTSDと「部分」PTSDの双方についての結果が報告された。ここで用いられた判定方法で部分PTSDとされたのは，完全なPTSDの診断基準（再体験症状クラスター項目が1，回避が3，過覚醒が2）をほぼ満たし，さらにMissisippi Scale と MMPI PTSD Scale において症状全体の重症度が高い人々である。(Weiss et al., 1992)。実際には，部分PTSDと診断された退役軍人のほとんどが，完全なPTSDの診断基準を満たすには回避症状のクラスターの項目が1つ足りないだけだった。この手法の理論的根拠は，部分PTSDを持つ退役軍人たちが，著しいトラウマ後の苦痛を示し，その多くが臨床的関与を必要としたという点にある。実際，部分PTSDを持つ患者の治療を受け入れてきた臨床家の多くは，この印象に同意している。

この研究以来，他の研究者も調査研究において部分あるいは亜症候性のコホートを同定してきた。多くの場合，一貫性を欠くような判定方法を除外するために，診断基準はNVVRSにおけるよりも明確に規定された（Breslau, Lucia & Davis, 2004; Friedman, Schnurr, Sengupta, Holmes, & Ashcraft, 2004; Schnurr et al., 2000)。Breslauら（2004）は，症状の重症度と機能障害の両方を評価したが，評価したすべての機能領域において，部分／亜症候性PTSDは，健常対照被検者よりも障害が有意に多く，完全なPTSDよりは有意に少なかった。

このことから示唆されるのは，PTSDはスペクトラム性の障害であり，トラウマ後のストレス症状は，軽度から重度までの連続体continuumに沿って分布するということである。この考えにしたがえば，PTSDの診断基準を満たす人々は，一般的に最も重度に障害されている人々であり，完全なPTSDと部分／亜症候性PTSDを区別する境界線は，恣意的なものでしかない。

DSM-IVには，亜症候性の単位を，それ自体を認定された診断として追加した先例がある。例えば，気分変調性障害は亜症候性の大うつ病性気分障害であり，気分循環性障害は亜症候性の双極性感情障害である。したがって，議論を進めると，部分／亜症候性PTSDをDSM-5に加えれば，トラウマ後の苦痛には次元的dimensional性質があることが認められ，完全なPTSDの診断基準は満たさないが臨床的関与を必要とする人々のための診断上の領域を提供することになるであろう。

部分／亜症候性PTSDについて検討する場合には，かつて完全なPTSDの基準を満たしたが現在は部分的に寛解している人々と，完全なPTSDの閾値を一度も超えたことのない人々とを区別することは重要かもしれない（Zlotnick et al., 2004）。また，部分／亜症候性の診断的決定は，症状の重症度と機能障害のためのF基準を満たす人々に限定すべきであるという提案もある（Mylle & Maes, 2004）。

この問題に取り組むためにはさらに多くの研究が必要なことは確かである。まずはこの部分／亜症候性PTSDという障害を推定して行われてきたすべての研究が，同じ診断基準を満たす人々に対して実施されるように，この診断クライテリアの同じ組み合わせを一貫して採用すべきである。次に，部分／亜症候性PTSDが，症状の重症度と機能障害の点で臨床的に意味があることを示す研究が必要である。最後に，部分／亜症候性PTSDが，完全なPTSDに対して有効な治療に反応するのか，あるいは異なる治療アプローチによってより良い結果がもたらされるのかどうかを明らかにすることが重要であろう。

問題4. 心理社会的治療については，どのような新しい方向が検討されるべきか。

認知行動療法（CBT），特に，認知療法 cognitive therapy，認知処理療法 cognitive processing therapy（CPT）持続エクスポージャー療法 prolonged exposure therapy（PE）は，PTSDに対して非常に有効性が高い治療法であることが実証されてきた。あらゆる主要な臨床ガイドラインにおいて，これらはエビデンスに基づくアプローチであると認められている。これらのCBTアプローチの各々は，持続エクスポージャー療法のようにトラウマ関連の恐怖ネットワークの消去を通して，あるいは，認知療法のようにトラウマ関連の誤った認知の修正を通して，トラウマの素材に焦点をあてるための技法を提供する。こうしたトラウマに焦点をあてた様々なアプローチの成功により，トラウマの素材を処理することが，有効な心理社会的治療の理論的基盤にあるという考えが一般的となっている（CahillとFoaによる第4章，Resick, MonsonとGutnerによる第17章参照）

一方で，この考えに反するエビデンスもある。最も知られているのは，ストレス免疫訓練法 stress inoculation training（SIT）というCBTアプローチで，これは，トラウマの処理よりもむしろ症状のマネジメントに焦点を当てる。最近は効果研究が行われていないが，以前の研究では，性的トラウマに関連したPTSDの被検者においてストレス免疫訓練法と持続エクスポージャー療法は同等の成績を示している（Foa et al., 1999; Foa, Rothbaum, Riggs, & Murdock, 1991）。それ以外の研究では，トラウマの内容を避け，代わりに現在の症状や問題解決技法に焦点をあてる支持的治療あるいは現在中心療法 present-centered therapyが，治療前後において有意な効果を示すことが確認されている（必ずしもCBTによって達成されるものと同等の効果ではないが）（McDonagh-Coyle et al., 2005; Schnurr et al., 2007）。

現在中心療法がCBT，特に持続エクスポージャー療法よりも優れている点として考えられるのは，被検者のリクルートと維持が容易になる点であろう。ランダム化試験の枠組みでCBTを提案される患者の中には，トラウマの内容のためにPTSDに耐えるのがつらくなり，これに直面することが嫌なために治療参加をためらう人もいる。また，支持的，あるいは現在に焦点をあてた治療法を比較条件にしたCBTのランダム化試験では，CBT条件の方が，治療（通常10～12セッション）を完遂できない参加者の割合が高かったこともある。現在のところ，CBTが有効である可能性が最も高い人と，現在に焦点をあてたアプローチが有効である可能性が最も高い人との間に違いがあるのかどうかは分かっていない。これは，成果の期待できる研究領域であろう。

次の重要な研究上の焦点である，眼球運動による脱感作と再処理法 eye movement desensitization and reprocessing（EMDR）が，PTSDに対して効果的なエビデンスにもとづく治療法であることは確かである（第3章のMonsonらと第17章のResickらを参照）。しかしこの治療になぜ効果があるのかということは明確になっていない。これは，CBTと同様のものなのだろうか（Lohr, Tolin, & Lilienfeld, 1998）。あるいは実証されている患者中心のアプローチを融合した独特なものなのだろうか（Hyer & Brandsma, 1997; Lohr et al., 1998）。それとも，支持者たちが主張するように，その効果は眼球運動という，新たな仕組みの行動を通して得られるものなのだろうか（Shapiro & Maxfield, 2002）。解体研究 dismantling studiesによれば，反復性の眼球運動は必ずしもEMDRの成功に必要ではないが（Pitman et al., 1996; Renfrey & Spates, 1994），ではなぜ効果があるのかは分かっていない。EMDRがCBTとは異なった形で効果を発揮するのであれば，その有効な構成要素を解明することによって，新たな効果的な心理社会的アプローチの開発につながるかもしれない。

過去10年の間に，トラウマの受容を強調する東洋的態度とマインドフルネスアプローチに影響を受けた認知行動主義の「第三の波」が登場してき

たが，これらを用いることを支持する厳密なエビデンスは現在のところ不足している。これらの中には，弁証法的行動療法，マインドフルネス認知療法，アクセプタンス＆コミットメント・セラピーが含まれる（第3章と第23章を参照）。もちろん，こうした治療法は，現在の高い評判が正当化されるのか否かを明らかにするために，ランダム化対照臨床試験において評価されるべきである。

PTSDに効果のある治療法を見いだした第一の研究の波に引き続いて，多くの課題が次の研究の波で検討され始めた。すなわちこれらの成果は臨床場面で通用するのか（Foa et al., 2005），これらの治療法を用いる臨床家を広め，トレーニングするための最良の方法は何か，治療のための必要十分条件をどのように見つけ出すのかという課題である。研究者たちは，PTSD治療の効果を，異なる物質乱用の集団（Brady, Dansky, Beck, Foa, & Carrol, 2001; Najavits, 2004）や重度の精神疾患（Mueser, Rosenberg, Goodman, & Trambetta, 2002; Rosenberg, Mueser, Jankowski, Salyers, & Ackers, 2004），あるいはパーソナリティ障害（Feeny, Zoellner, & Foa, 2002）を持つ人々で検討することによって，PTSD治療の限界に挑んでいる。PTSDと身体疾患あるいは神経疾患を合併している人々については，また別の臨床的課題がある。例えば，イラクにおける戦争では爆傷が注目されたが，このために大勢の兵士がPTSDと外傷性脳損傷の両方を抱えて帰還した。また，難治性の患者や治療を中断する患者についても，次世代の研究が行われるべきであろう。難しい集団に対する治療をどのように修正していくのかを明らかにするためには，治療結果の予測要因についてのさらなる研究や，最終的には，患者と治療法を適合させるための研究が重要となるであろう。

心理社会的治療の新しい方向として最後に挙げるのは，新しいテクノロジーの応用と，治療を提供する方法についての限界に挑むことである。これらの中には，インターネットを用いた治療，バーチャル・リアリティ，遠隔医療も含まれる（第23章のWelchとRothbaumを参照）。この非常に刺激的な領域が近いうちにかなり大きな注目を集めることは確実と思われる。

問題5．PTSDに関連した生物学的変化についてはどのような重要な課題があるのか，そして，それらは心理的過程とどのように関係しているのか。

PTSDに関連した生物学的変化を詳しく説明するという点で大きな進歩が認められたにも関わらず（第9章のNeumeister, Henry, & Krystalならびに第10章のSouthwickらを参照），有効な薬物療法の開発の進歩は後れを取っている（第19章のFriedmanとDavidsonを参照）。このことから言えるのは，我々はセロトニン作動性あるいはアドレナリン作動性の受容体系以外のメカニズム，例えば，副腎皮質刺激ホルモン放出要因（CRF），神経ペプチドY（NPY），グルタミン酸塩，γ-アミノ酪酸（GABA）などの要因などに主に作用する薬剤を開発し，検証する必要があるかもしれないということである（Charney, 2004参照）。調節異常が起こっている重要な薬理学的メカニズムに効果的に標的を絞っていくためには，PTSDに関わる神経生物学的異常を包括的かつ綿密に理解することが必要であろう。

歴史的に見ればPTSDは，この診断に先立つ多彩な症候群の中から立ち現われてきたが，そうした症候群のそれぞれは病因として想定されたトラウマ体験に基づいて名づけられていた。例えば，軍人心臓，鉄道脊髄症，砲弾恐怖症，戦闘疲労，強制収容所症候群，レイプ・トラウマ症候群，ベトナム後症候群などである（第2章のvan der Kolkならびに第3章のMonsonらを参照）。現在では，PTSDを持つ人々には，引き金となったトラウマ体験の性質に関係なく，神経生理学，神経生物学，脳機能画像における同様の変化が検出されるというエビデンスが圧倒的多数である。

しかしながら，興味深い例外がSouthwickら（1997）によって報告されている。彼らは，PTSDに対する2つの異なる生物学的エンドフェノタイプを提案した。1つはアドレナリン作動性のサブタイプで，アドレナリン作動性α_2アンタ

ゴニストであるヨヒンビンの静脈注入に感受性があり，もう1つはセロトニン作動性のサブタイプで，セロトニン 5HT₂ アゴニストである metachlorophenylpiperazine（MCPP）に感受性がある。最初のグループは，ヨヒンビン yohimbine によってパニック発作，侵入性想起，フラッシュバックを現したが，MCPP ではそのようなことはなかった。一方で，2番目のグループは MCPP によって同様の症状を呈したが，ヨヒンビンではそうならなかった。こうした結果から考えられるのは，PTSD は，複数の生物学的システムのいずれかの変化によって発症する最終段階の症候群なのかもしれないということである。それは，ちょうど発熱や浮腫が，多くの異なった独立した異常の結果によって起こるのと同様である。PTSD に至るこのような様々な病態生理学的経路を詳しく説明することは，この障害についての現在の我々の理解を深めてくれるだけではなく，我々がより効果的に治療を適合させていくストラテジーを発展させることを可能にしてくれるかもしれない。例えば，MCPP サブタイプは，5-HT 受容体に作用する薬剤に選択的に反応するかもしれず，ヨヒンビン・サブタイプは，アドレナリン作動性の薬剤により効果を示すかもしれない。

エンドフェノタイプについて検討すると，必然的に PTSD を持つ人々の中での遺伝子型の違いについての推論へと結びつく（第11章の Segman, Shalev と Gelernter 参照）。別のところでも議論されるが（問題13参照），遺伝研究によって，トラウマ的出来事への暴露の後にレジリエンス resilience のある人々と脆弱な人々との間にどのような違いがあるのかについての理解が進むかもしれない。遺伝子型を判定することで，どの人がどの薬物に，あるいはどの心理社会的介入に最も反応する可能性が高いのかを予測することが可能になるかもしれない。例えば，5HT トランスポーター遺伝子の2つの短いアレルがホモ接合している人では，セロトニン作動性の薬剤での治療が他の薬剤よりも適しているかもしれない。最後に，薬物代謝についての情報を提供することができる遺伝子型の判定は，重要な手段になるこ

とが証明されるであろう。特定の薬剤が有効なのか，無効なのか，あるいは有毒なのかが代謝能の個体差によって規定されることはしばしばある。PTSD の患者に最も有効な薬剤を選択するうえでこのような情報が役立つのは，他の障害における場合となんら変わりはないであろう。

問題6. 薬物療法に関してどのような新しい目標を検討すべきか。

PTSD と関連する心理生物学的異常を媒介し，調整すると思われる多くの受容体の介入部位の候補を，正当に評価する薬剤を開発することによって検証することは，今後の重要な課題である。現在の研究のほとんどは，セロトニン作動性のメカニズムと，それよりは少ないがアドレナリン作動性システムに焦点をあてている。新しい抗けいれん薬，気分調整薬が数多く出現したことで，グルタミン作動性と GABA 作動性のメカニズムに関心が移ってきた。今後の薬物療法の目標は明確であり，それは PTSD と関連する特異的な病態生理学的異常を標的にすることである。現在のところ，薬物試験の大半は，概念的というよりはむしろ経験的に後押しされたアプローチを用いることが典型であり，抗うつ薬，抗アドレナリン作動薬，抗けいれん薬，非定型抗精神病薬など，他の障害で効果が確立された薬剤を使用してきた。

主に PTSD のために作られている薬には，CRF アンタゴニスト，NPY のエンハンサー，より特異的なセロトニン作動薬，グルタミン作動薬，GABA 作動薬が含まれる。ニューロン新生を促進する薬剤も今後の研究の焦点である（Friedman, 2002）。恐怖の条件づけ，消去への抵抗，感作／キンドリング（Charney, 2004）の潜在的重要性からは，D-cycloserine, lamotrigine, それ以外の抗けいれん薬のようなグルタミン作動性の薬剤とこのメカニズムを調整することができる薬剤に対して関心が向けられる。解離についての心理生物学的な知識が明らかになってくることで，N-メチル-D-アスパラギン酸（NMDA），α-アミノ-3-ヒドロキシ-5-メチル-4-イソキサゾールプ

ロピオン酸（AMPA），$α_2$アドレナリン作動性，5-HT_2受容体に作用する薬剤が関与する可能性が指摘されている（Chambers et al., 1999）。有望であるにも関わらず不十分にしか検証されていない領域の薬剤を対象とした今後の研究に含まれるのは，特に，抗アドレナリン作動薬と抗けいれん薬のRCTsであろう。

臨床的立場からみた薬物療法の問題は，完全寛解に至るのは一部の少数事例でしかないということである。実際，米国食品医薬品局がsertralineとparoxetineにPTSDの治療適応を承認する際の基になった多施設試験では，寛解率はおよそ30％だったと報告されている。残りの20％は改善がほとんどないか全くないかであり，およそ50％は顕著な改善を認めたが部分寛解のみであった。最後に，選択的セロトニン再取り込み阻害薬（SSRI）と関連するPTSDの改善は，うつ病症状の改善からは独立していた（Brady et al., 2000; Davidson, Rothbaum, van der Kolk, Sikes, & Farfel, 2001; Marshall, Beebe, Oldham, & Zaninelli, 2001; Tucker et al., 2001）。このため，薬物療法の効果に対する強化ストラテジーに新たな関心が集まっており，例えば，sertralineやparoxetineの部分反応者には（服用中の薬剤は継続しながら），抗アドレナリン作動薬，抗けいれん薬，非定型抗精神病薬，その他の薬剤を追加投与されるということが試みられてきた。すでに文献展望された通り（第19章のFriedmanとDavidsonを参照），非定型抗精神病薬を用いた2, 3の小さなRCTは有望であるが，さらに多くの研究が必要である。

実のところ，部分反応者に対してより成功が望める強化ストラテジーはCBTの追加である。なぜなら，単独治療の臨床研究を比べた場合，CBTは薬剤よりも成績が良好だからである。以上をまとめると，有効性の高い薬物を同定するまでは，別の薬剤やCBTを用いて薬物療法を強化する治療法を体系的に調べることがまず優先されるべきであろう。

今後の研究におけるこれ以外の重要な領域としては，子どもの治療（下記，問題9を参照），トラウマ後の急性反応に対する薬物療法と，トラウマ後のPTSDの予防がある。これまでのpropranolol, hydrocortisone, imipramineについてのわずかな研究によれば（Pitman et al., 2002; Robert, Blakeney, Villarreal, Rosenberg, & Meyer, 1999; Schelling et al., 2001），早期の薬理学的介入はトラウマ後の症状を軽減するために役立つようである。そのようないわば「事後的避妊薬」（Friedman, 2002）を考案することは優先事項であり，CRF, NPY, アドレナリン作動薬，グルタミン作動薬，そしておそらく抗炎症薬に焦点をあてるべきである。

問題7. 脳神経画像によってCBTの作用メカニズムを知ることができるのか。

生物学的研究において，おそらく最も興味深く，概念的にも豊かな領域は，効果的な心理社会的治療の基盤にあるメカニズムを解明することであろう。候補となる研究領域はいくつかある。有効な心理社会治療と薬物治療の作用部位の比較，異なるCBT治療によって引き起こされる異なる生物学的変化，EMDRに関連する生物学的変化がそれである。

脳機能画像を利用し，Maybergら（Goldapple et al., 2004）は，CBTもしくは薬物療法を受けて治療が成功したうつ病患者において，治療ごとに異なる作用部位を同定した。つまり，CBT治療に反応したうつ病患者において，「トップダウン型」の皮質，特に前頭前皮質の標的領域を報告したのである。これは，薬物療法に反応したうつ病患者の作用部位が「ボトムアップ型」の皮質下の部位であったことと対照的である。このような異なる治療アプローチに対応して異なる標的領域が存在するということからは，CBTと薬物療法の併用療法の方が，どちらかの単独療法よりも有効性が高いのは，なぜ，どのようにしてなのかという疑問についての示唆が得られる。これは非常に面白い研究領域であり，この領域がうつ病からPTSDへと広げられることに期待したい。

それ以外にも，このような研究によって取り組

むことができる課題には，うつ病とPTSDの合併に有効な治療と，それに関連する脳機能があるであろう。この2つの障害は同時に起こることがよくあるので，治療前後の脳機能画像を比較することによって，PTSDとうつ病の合併は，2つの異なるDSM-ⅣのⅠ軸障害が同時に起こったものなのか，それともPTSD－うつ病は，実際は単一の存在（PTSDのうつ病サブタイプ，もしくは，大うつ病のPTSDサブタイプ）なのかを解明するのに役立つかもしれない。

　生物学とCBTを結合した研究を行うことで，多くの興味深い課題に取り組むことができるかもしれない。第一に，CBT治療が成功した後に，PTSDに関連したどのような生物学的変化が正常化されるのかを見出すことは有用であろう。この領域に関する研究は非常に少ないが，心拍数，皮膚コンダクタンス，HPA機能についての研究が見られる（Friedman, McDonagh-Coyle, Jalowiec, McHugo & Wang, 2006; Griffin, Nishith, Resick, & Yehuda, 1997; Heber, Kellner, & Yehuda, 2002）。

　しかしながら，理論的に最も興味が集まるのは，様々なCBTアプローチの前後の脳機能画像であろう。異なったCBTアプローチごとに異なる作用メカニズムがこれまでに仮定されてきた（上記の問題4；本書第3章のMonsonら，第4章のCahillとFoa，第17章のResickら，第23章のWelchとRothbaumを参照）。例えば，Resickら（2002）は，大規模な無作為化比較試験を実施し，持続エクスポージャー療法と認知処理療法とを比較した。予測とは異なり，どちらの治療法も，PTSDとうつ病症状を軽減する効果が同等にみられた。こうした結果からは，どちらの治療法にも共通する神経認知的な作用部位があるのかもしれないし，異なる経路を通じて同じ結果が得られるのかもしれない。治療前，中，後の脳機能画像は，この問題に取り組むための優れた方法と思われる。また，過去の試験において持続エクスポージャー療法とよく比較されてきたということを考慮して（上記の問題4；Foa et al., 1999; Foa, Rothbaum, Riggs, & Murdock, 1991を参照），例えばSITのように，トラウマの内容の処理ではなく現在に焦点をあてた症状緩和と問題解決技法を強調する心理社会的治療を受けたPTSDの患者に対して，このようなアプローチを用いることも非常に興味深いであろう。

　最後に，脳機能画像はEMDRの作用メカニズムについての疑問を解決するのに役立つかもしれない（上記の問題5参照）。EMDRによる治療成功後の脳機能画像の変化が，CBTの成功後に観察されるものと共通点があるならば，EMDRがCBTの一種であることが示唆されるであろう。一方で，もしもEMDRとCBTが異なる脳メカニズムによって媒介，調整されているならば，EMDRの信奉者たちが主張しているようにPTSDに対する独自の治療アプローチがあるということが支持されるであろう。

問題8. 記憶と解離についての研究では何が重要な課題なのか，そうした課題についての知見は臨床上あるいは司法精神医学上の実践にどのように影響するのか。

　何よりもPTSDは記憶の障害である。PTSDを持つ人々の中には，耐えがたい，侵入的なトラウマ体験の想起から逃れられない人々もいる。その一方で，そうした体験を生き抜いた人々の中には，その出来事の一部，もしくはすべての記憶を思い出すことができない人々もいる。こうした臨床的観察によって，過去10年の間に，認知や記憶の基本メカニズムについて，そして，トラウマ的出来事に暴露された人々やPTSDを発症した人々において，そのメカニズムがどのように変化するのかということについて，多数の研究が生み出されてきた。

　感情負荷のある情報の獲得，記銘，想起の基盤には，より中立的な入力の場合とは異なる認知的および神経生物学的メカニズムがあることは，一般に受け入れられている。また，PTSDを持つ人々では，このような認知処理過程に変化が起こっているようである。このような認知や記憶の異常は，再体験，断片的思考，健忘，解離などの臨床症状

の発現に関わっているようだ（第7章Brewinを参照）。実際，トラウマと関連した解離や解離性健忘は，PTSDなどのトラウマ関連障害において際立っているため，新たに関心が寄せられているテーマである（第8章のDePrince & Freydを参照）。

PTSDが引き起こす記憶の変化と解離についての疑問は，革新的な基礎研究や臨床研究を促してきた。洗練された認知心理学パラダイムや，こうした疑問を念頭においてデザインされた脳機能画像のプロトコルを活用する研究者のおかげで，情報処理，記銘，記憶想起を媒介，調節する基本メカニズムについての我々の理解は広がり始めている。PTSDにおいてこうしたメカニズムがどのように変化しているのかを我々が理解し，この障害の精神病理や病態生理を詳しく説明するためには，さらに多くの研究が必要である。こうした研究によって得られる知識が，この障害に取り組み，改善させるための治療技法に有益な情報をもたらすことが望まれる。

問題9. 児童，青年，高齢者については，発達に関してどのような新しい方向が検討されるべきか。

近年，若年者や年配者がトラウマへの暴露によって受ける衝撃について関心が高まっている。30歳の成人における知見を，子ども，青年，高齢者に一般化すべきではないということを我々は学んできた。それぞれの年齢層は，トラウマ的出来事への暴露に対して，異なる反応を示すと思われる。したがって人生の様々な時期についてのトラウマの理論や実践は，発達的な観点を持たなくてはならない。

正常な発達に伴う認知，感情，行動上の課題の多くは，若者におけるトラウマへの暴露の衝撃を媒介し，調整する（第13章参照）。この過程に影響を与える重要な軌跡としては，神経生物学的成熟，感情制御，認知と感情の発達，対処能力，自己と環境についての信念，社会への定着，家庭における安心と安全，そして重度あるいはトラウマ的ストレスへの以前および現在進行中の暴露がある。こうした点についての発達上の差異はトラウマの内容の意味評価，認知処理，記銘，想起に影響するだけではなく，トラウマ後に生じる心理的，感情的，行動的なトラウマの表現にも影響するかもしれない。したがって，治療は，発達的側面に対して鋭敏かつ適切なものでなければならない。1つの治療法が誰にでも当てはまることなどありえない。

児童と青年に対して有効なエビデンスに基づく治療があることを示す臨床研究が数多く出てきていることは喜ばしい。これらの治療には，個人療法，親子への同時的アプローチ，学校での治療，社会環境に働きかける介入が含まれる（第18章のSaxe, MacDonald & Ellisを参照）。今後の課題は，あらゆる発達段階の児童や青年向けのエビデンスに基づいた治療が確固とした形で発展するように，こうした研究を加速させることである。

子どもに対する薬物療法の研究はまだ初期段階にあり，RCTもほとんど報告されていない。熱傷治療ユニットに入院している急性ストレス障害（ASD）の子どもに対するimipramineの有効性を示した試験（Robert et al., 1999）は重要な知見であるが，さらなる研究が必要である。SSRIを処方されたうつ病の子どもの自殺念慮に関する最近の懸念（U.S. Food and Drug Administration, 2004）は研究の障壁となっており，打開が必要であるが，これは慎重な取り組みによって克服されるであろう。

年齢の連続体のもう一方の端に位置するのが，前期，中期，後期の高齢者であるが，概念的にも，基礎，臨床研究においても，この世代はほとんど注目されていない。実際，投薬試験では，高齢者は参加者から除外されるのが一般的であり，高齢者のPTSD治療についての我々の知識は，この制約に影響を受けている。十分な高齢者サンプルを含む研究があれば，年齢を関数にして治療の結果を解析することができるかもしれず，文献上空白となっているこの重要な領域に体系的に取り組むことができる。PTSDを持つ高齢者に特有な課題には，退職，身体能力の衰え，併存する身体

疾患，正常な加齢や神経変性過程によって引き起こされる認知と記憶の障害，死別や病気のために失われる社会的支援，そして薬物療法に影響を与える代謝の変化などがある（第 14 章の Cook & Niederehe を参照）。最後に，トラウマの内容の処理は，人生を振り返る文脈の中で進められることが多いので，高齢者の治療は，心理学的治療における年齢特異的な要素を発展させるための刺激的な挑戦と機会を与えてくれる。

問題 10. トラウマ後反応という点でジェンダーの違いについての重要な課題は何か，それは研究と実践の中でどのように取り組まれるべきか。

疫学的研究ではジェンダー gender は重要な役割を担っているが，実験室内での男女の比較，情報処理，リスク要因についての研究は全般に不足している。治療についての研究でも，ジェンダーの比較はやはり不十分である。米国での治療に関する研究は，何らかのタイプのトラウマに焦点があてられがちであったため（すなわち，戦闘なのかレイプなのか），結果としてジェンダーの問題は分離されてきた。例えば，女性における戦闘によるトラウマや男性におけるレイプによるトラウマは十分に研究されてこなかった。英国やオーストラリアにおける，種々のトラウマの混合サンプルを含んだ臨床試験の中には両方のジェンダーを検討したものもあるが，しかしながら，サンプルのサイズが小さかったため，ジェンダーの比較はなされなかった。したがって，一般論として 2 つのジェンダーが PTSD の治療に対して異なった反応を示すかどうかは分からない。それ以外にも情報が欠乏している大きな領域としては，ジェンダーに関連する PTSD の生物学的基盤に関わるものがある（第 12 章の Kimerling, Ouimette と Weitlauf を参照）。

問題 11. 多文化的な PTSD 理解を進めるような新しい研究や実践上の方向は何か。

PTSD は，世界中のトラウマを抱えた人々において確認されてきた。民族，文化，その他の違いがコホート間で存在するにも関わらず，DSM-IV で操作的に定義されたトラウマ後の症状のパターンは，西洋的に工業化された環境および世界中の伝統文化のいずれにおいても認められている。トラウマの重症度と PTSD の有病率の間の用量反応曲線に示される両者の関係は頑健 robust であることが証明されている。したがって，PTSD が欧米だけの文化結合症候群で他の人々には関係がないのかということが問題なのではなく，伝統的な文化を背景に持つ人々にとって PTSD がトラウマ後の苦悩を表わす最良の用語なのかどうかが問題なのである。

この問題に体系的に取り組んでいる研究者はほとんどいないので，現在のところ，これは答えることのできない問題である。様々なトラウマ的出来事に暴露されたメキシコの人々は，PTSD と文化固有の用語（神経発作 ataques de nervios など）の両方を用いて苦悩を報告した（Norris, Murphy, Baker & Bravo, 1993）。1980 年にプエルトリコで起きた洪水と土石流のサバイバーでは，神経発作を訴えた人々の 17% が PTSD の基準を満たした（Guarnaccia, Canino, Rubio-Stipec, & Bravo, 1993）。PTSD とトラウマ後の苦悩を表す様々な文化特有の用語との間の重なりの程度を調べるためには，さらなる研究が必要である。

North ら（2005）は，ナイロビで起きた米国大使館爆破事件に暴露されたアフリカ人とオクラホマ・シティで起きた連邦政府ビルの爆破事件に暴露された米国人を比較したが，これは類似したトラウマに暴露された異なる民族文化グループを直接比較した唯一の研究である。彼らによればこの 2 つの事件に暴露された人々の結果は同じようなものであった。PTSD 症状や機能障害の罹患率はアフリカ人と米国人とで非常に似通っていた。こうした量的データから考えると，この 2 つのコホートにおけるアフリカ人と米国人を代表する人々の間の異同を理解するためには，質的研究（例：フォーカス・グループやキー・インフォーマント法など；Palinkas, 2006 参照）を実施していれば非常に興味深かったに違いない。この非常

に重要な課題からは，量的なアプローチと質的なアプローチを組み合わせることで，異文化についての重要な疑問についての我々の理解が深まることが示唆される。

PTSDの再体験や過覚醒の症状は，研究室において心理学的（例：文章で誘発されるイメージ）または薬理学的（例：ヨヒンビン）な実験用プローブで引き起こすことができるため，かねてからトラウマ後反応の中では普遍的な特徴であると提案されてきた。この考えによると，回避／麻痺症状はさほど不変なものではなく，ある状況についてそれが耐えられるものか，あるいは脅威なのかといった意味評価に影響を与えるのと同じ，文化的要因に強く左右される（Friedman & Marsella, 1996）。また，回避／麻痺症状は再体験や覚醒の症状に対処しようとする試みを反映しているのかもしれないが，対処行動は文化的な慣習に大きく影響されている。この議論を拡大すれば，恐怖，無力感，戦慄の主観的体験というA2基準も文化的影響に著しく左右されると考えられる。このような定式化の問題としては，同じ文化の中でも個人の脅威に対する意味評価の閾値には大きなばらつきがあることが挙げられるかもしれない。そうであったとしても，この疑問を体系的に研究することは可能である。

このような推論から必然的に湧いてくる疑問は，PTSDおよびトラウマ後の苦悩についての文化固有の用語の各々に関連する心理生物学的反応に民族文化的違いがあるのかということである。この点に関しては，2つの疑問に注目したい。第一に，工業化された文化と伝統的文化の出身者でPTSDと診断された人々は，同じパターンの生物学的変化を示すのだろうか。第二に，例えば，同じトラウマ的出来事に遭ったメキシコ人で，PTSDと診断された場合と，神経発作と診断された場合とで，現れる生物学的変化のパターンは類似しているのか，異なるのか。このような疑問に取り組むための研究を計画することは簡単である。難しいのは，異なる民族文化的な環境におけるトラウマ後反応をより深く理解させてくれるような状況で，このような研究計画を実際に行うことである。

問題12. PTSDと身体疾患との関連について新たに理解が進んできているが，これは研究と臨床にどのように影響するのか。

PTSDは身体疾患の主要なリスク要因である。PTSDを持つ人々は，そうでない人々と比較して，広範囲な医学的問題を起こしやすい（Schnurr & Green, 2004；本書第20章のSchnurrらを参照）。この関連の基盤にあるメカニズムは明らかではないが，様々な心理学的（例：抑うつ，敵意），行動学的（例：危険な行動，物質乱用），生物学的変化（例：アドレナリン作動性，HPA，免疫学的調整障害）が提案されてきた（Friedman & McEwen, 2004; Friedman & Schnurr, 1995; Schnurr & Jankowski, 1999）。

この領域において観察された例として重要なものには，(1) PTSDを持つベトナム戦争帰還兵の特徴的な心電図異常（Boscarino & Chang, 1999）；(2) PTSDを持つ第二次世界大戦と朝鮮戦争帰還兵の末梢血管疾患の早期発症（Schnurr, Spiro, Vielhauer, Findler & Hamblen, 2002）；(3) PTSDを持つベトナム戦争帰還兵の心血管疾患とがんによる死亡率の増加（Boscarino, 2006）がある。さらに，慢性疲労症候群や繊維筋痛症のように，ストレスに影響されることが分かっている医学的問題は，トラウマ的状況に暴露された後に悪化する（Ciccone, Elliott, Chandler, Navak, & Raphael, 2005; Eisen et al., 2005; Kang, Natelson, Mahan, Lee, & Murphy, 2003; Raphael, Janal, & Navak, 2004）。

トラウマ的ストレスに暴露された後に身体医学的な問題が観察されることは新しい話ではない。軍人心臓，ダ・コスタ症候群のようなストレスと関連した心血管症候群と神経循環性無力症は，南北戦争以来の退役軍人に診断されてきた（Pizarro, Silver, & Prause, 2006；本書第2章のvan der Kolk，第3章のMonsonらを参照）。最近の新しい発見としては，トラウマ的ストレスへの暴露それ自体は，そのような医学的結果と関連せず，

トラウマ的ストレスと身体疾患との結びつきは，PTSDによって介在されているらしいという知見がある（Schnurr & Green, 2004）。この領域の研究は興味深いが，現時点では決定的なものではない。したがって最初に着手すべき仕事は，この関連を記述し，PTSDと関連した病態生理学的変化がなぜ身体疾患のリスクを増大させるのかを明らかにするためのさらなる研究である。

科学を臨床実践へと翻案するという点で，こうした知見から示唆されるのは，臨床医，特にプライマリ・ケアの提供者は，患者に対してPTSD症状のスクリーニングをルーチンに行うべきであるということである。喫煙，アルコール乱用，肥満について現在の医学が関心を示すのと同じくらいに，このような情報が有効な治療や健康管理に関連する可能性がある。PTSDが身体疾患の原因と治療の両方に影響を与えるかもしれないと認識されたことで，退役軍人局は新たな政策の制定を促した。それはプライマリ・ケアで治療を受ける退役軍人すべてが，年1回PTSD症状についてのスクリーニングを受けるというものである。それ以外の治療的課題は，PTSDなどの心理学的障害を持つ患者のほとんどが治療されているプライマリ・ケアの現場に，精神保健医療の専門家を取り入れることである。

PTSDを持つ患者のほとんどは，精神保健的援助を直接求めるのではなく，まずプライマリ・ケアや身体医学的な専門治療機関を通して医療を受ける。この理由にはいくつかの可能性がある。身体疾患とPTSDが併存するために，そのような形で治療を求めるのかもしれない。精神的苦痛を受け入れることについてのスティグマが，臨床的治療の最初の選択肢を決めるのかもしれない。理由が何であれ，退役軍人局の治療施設では，PTSDを持つ患者の11.5～36.0％が，自分たちの症状に対する治療を，精神保健ではなくプライマリ・ケアに求めている。

身体疾患と精神疾患の関係について最初に注目したのは，プライマリ・ケア施設でのうつ病についての研究が最初である。これによって，プライマリ・ケアと行動学的ケアの統合的治療モデルが誕生したが，このモデルでは，うつ病は最初のうちはプライマリ・ケアの現場で発見され，治療される。またプライマリ・ケアの環境では，薬理学的介入とCBTの両方が用いられる。うつ病に対するプライマリ・ケアと行動学的ヘルスケアの統合的治療をプライマリ・ケア施設で行った試験については，現在のところおよそ15の試験が成功を収めている（Dietrich et al., 2004参照）。今のところ，PTSDではそのようなアプローチを体系的に研究したものはない。このような研究の重要性が認識されたことで，米国陸軍と退役軍人局によって2, 3のパイロット研究が開始されている。

身体疾患と精神疾患の関連を科学から実践へと移すための最後の領域は，PTSDと身体疾患を合併した人々に対する治療ストラテジーである。もしPTSDと関連した病態生理学的変化が，併存する医学的症状の現れ方にも影響するのであれば，PTSDに対する有効な治療は，併存する医学的症状も軽減するかもしれない。例えば過敏性腸症候群 irritable bowel syndrome（IBS）はストレスによって悪化し，PTSDと関連することが知られている身体疾患である（Blanchard, Keefer, Payne, Turner, & Galovski, 2002; Irwin et al., 1996）。したがってPTSDとIBSを合併した患者の中で，IBSの通常の治療だけを受けた者は，IBS治療と同時にPTSDの治療を受けた者と比べて予後が明らかに悪いことが予測される（Weaver, Nishith, & Resick, 1998）。この予測が確認されれば，PTSDを併存する他の身体疾患においてもこのことを検証できるであろう。身体疾患とPTSDの同時治療の方が良い結果をもたらすことが明らかになれば，心理学的疾患との関連で起こる身体的健康問題に対する医療行為全般に影響を与えるかもしれない。ただし我々が提案しているのは，身体疾患を合併するPTSDを治療するためのエビデンスに基づいた治療アルゴリズムを開発する数多くの研究デザインの1つにすぎない。身体疾患とPTSDとの相互関係を調べるためには，それ以外の一般的な実験アプローチを用いるのも良いかもしれない。

問題13. 大惨事や大規模災害後の予防とパブリックヘルス的介入に関する研究と実践上の優先事項として重要なものは何か。

疫学的研究からは，大惨事や大規模災害に遭った後，大部分の人々にはレジリエンスがあり，PTSDなどの精神医学的な症候群を発症しないことが示されている。また，ほとんどすべての人はトラウマを受けた直後の期間は動揺するため，脆弱な人々とレジリエンスのある人々とを衝撃直後の時期に見分けることは非常に難しい。したがって，「健康推進」のためのパブリックヘルス的取り組みでは，レジリエンス，予防，リスクを持つ人々の発見，早期介入，コミュニティーへの介入，個々の患者に対する伝統的な臨床活動を重視する必要がある（Friedman, 2005）。

レジリエンスは，遺伝的，分子的，行動的，社会的な領域において，多様な形で表現されるかもしれない（第24章のLayne, Warren, WatsonとShalevを参照）。うつ病の子どもについての研究によると，遺伝領域での脆弱性（5HTトランスポーター遺伝子の短いアレルのホモ接合）は他の領域のレジリエンス（例：社会的支援；Kaufman et al., 2004）で相殺されるかもしれない。トラウマ的ストレスに暴露された人々のレジリエンスについての我々の理解は，まだ初期段階にすぎない。こうした研究に要請されている重要な課題は，リスク要因と保護要因を同定するという伝統的なアプローチ（第6章のVogt, KingとKingを参照）を乗り越えて，レジリエンスを媒介し，調整する動的な生物心理社会的なメカニズムを見つけることである。

そのようなメカニズムの発見は，子どものスクリーニング（鎌状赤血球症におけるような），反復的なモニタリング（子どもと大人の定期健康診断のような），すべての学童に対するストレス・対処についての定期的なスキル・トレーニング，リスクの高い人々に対する集中的なモニタリング（予防的な検査や予防治療開始の指標としての胸部X線や血清コレステロール値のモニタリングのような；Friedman, 2002）などのパブリックヘルス的な戦略へと転換されるかもしれない。

このような健康推進を指向する予防パブリックヘルス的アプローチの目標には2つの要素がある。第一に，米国の人口の半分以上は，生涯に少なくとも1つ以上のトラウマ的ストレスに暴露される可能性があり（Kessler et al., 1995），しかも，それが戦争や内戦に暴露されている国で予測されるよりも割合が高い。したがって，そのような出来事に暴露される前に全国民にできるだけ準備をさせることは理にかなっている。このようなストラテジーは，次のような期待に基づいている。すなわち，ほとんどの人々はレジリエンスをもっているが，人々が生来もっているレジリエンスの強化とトラウマ的ストレスへの新たな対処ストラテジーを促すことで，トラウマ的出来事による衝撃からの心理的回復が加速化するはずだという期待である。

予防的パブリックヘルスの第二の目標は，レジリエンスが深刻に不足している人々を同定することである。そのような人々には，事前に同定された不足を補うスキルを獲得することが役立つであろう。例えば遺伝的な脆弱性は，行動的（例：条件づけられやすさの軽減），社会的（例：社会的支援を獲得し利用する能力の増強），あるいは薬理学的（例：NPYのエンハンサー）介入によって埋め合わされるかもしれない。

国民全体への心理教育は，レジリエンスを持つ人々にも脆弱な人々にも同様に大切な予防的な精神保健ストラテジーかもしれない。全国的な禁煙への取り組みのように，そのようなアプローチは，トラウマ的ストレスに暴露された後に何が予測されるのか，自身や最愛の人々に起こるトラウマ後の正常な反応と異常な反応とをどのように区別するのか，そのような出来事が起こったら何をすべきか，どのような精神保健上の資源が利用できるのかについて重要な情報を市民に提供できるであろう。そのような情報は，インターネット，身近な環境（学校，教会，職場など），公的サービスによる通知などを通して入手し，利用できるであろう。

イラク戦争では，派遣前に数多くのストレス免疫的な取り組みがなされたが，このストラテジー

は，心理学的強化，恐怖条件づけ，トラウマに誘発された認知の歪みに関する確立した知見を利用している。もしこれらに有効性があるのであれば，どのような人に効果があり，どのように作用するのかを知る必要がある。軍事的状況での有効性が示されれば，一般人のコホートにおいて同様なストレス免疫訓練法についての効果試験が行われるに違いない。手始めとして考えられるのは，都市部での暴力や家庭内暴力に高い確率で暴露される子どもや，自然災害の可能性が高い地域に住む人々であろう。トラウマについての領域が，慢性PTSDに対する診断と治療への限られた関心から，レジリエンスと予防への関心へと移行していることは，時代の動向として非常に期待できる。

考えられる最良の予防を行ったとしても，トラウマ的ストレスはやはり起こる。したがって，包括的な精神保健医療的ストラテジーとしては，レジリエンスの育成と被害の予防だけではなく，トラウマ後の慢性的な問題を発症するリスクのある人々の早期発見と介入へと範囲を拡げる必要がある。深刻な影響を受けた人々（例：急性ストレス障害の人々）へのCBTは，トラウマへの暴露から数週間後に実施された場合，非常に成功するようである（Bryant, Moulds, & Nixon, 2003；本書第16章を参照）。未回答の問題には，適した時期の選択（トラウマ的出来事の後どのくらい早く），用量（どのくらいの量の治療か），発達や文化などの違いがあり，これらに体系的に取り組む必要がある。トラウマ的出来事を思い出させるすべてのものを避けたり逃げようとしたり，忘れたい，あるいは，「とにかくやりすごそう」と望む傾向が強い場合に，どのようにして人々を早期介入プログラムに導入するのかという問題は，今後の研究で取り組まれることになるであろう。早期介入研究のほとんどは非常に小さいサンプルサイズで行われており，参加者をリクルートすることに苦労している。トラウマを引き起こす出来事が起こった状況の中には，心理学的ケアが適切ではない，あるいは，しばらくの間はそのような贅沢なことは言っていられない場合があり，そうした現場の現実も早期介入の障壁である。例えば，ハリケーン・カトリーナ Hurricane Katrina の後には，安全，避難所，食料，最愛の人の捜索の方が，カウンセリングによって苦痛をやわらげることよりもずっと重要であった。災害後の救援は，Maslowの欲求段階説でいえば，より低い段階に焦点をあてることが適切であるため，早期介入に適した機会は過ぎ去ってしまうかもしれない。とはいえ，最も壊滅的な災害の後でさえ，喪失に対する人々の短期あるいは中期的な反応に対処する機会はある。基本的な心理学的介入と基本的なニーズを組み合わせることが，緊急管理ストラテジーの今後の動向であろう。そのようなアプローチとしてはサイコロジカル・ファーストエイド（心理的応急処置 psychological first aid: PFA）が良い例である（下記参照）。

災害後の薬理学的介入試験は，心理社会的介入から大きく後れを取っている。この理由の一部は，衝撃直後の時期は，未治療の人々が数日から数週間のうちにトラウマ後反応からすっかり回復すると思われるので，多くの臨床家はこの時期の心理的反応を「病理」として扱うことに気が進まないためである。この不確実性は，軍事的状況での急性戦闘ストレス反応の管理の場合だけではなく，大惨事や大規模災害に突然遭遇した一般市民にも当てはまる。

この課題について，通常の臨床医療の中で取り組んだとしても，全国民に対する精神保健介入への準備ができたことにはならない。他でも述べられているように（Friedman, 2005；Ritchie et al., 2006；第25章のWatson, GibsonとRuzekを参照），介入ストラテジーは，近所，学校，宗教コミュニティ，職場，様々な民族文化的集まりのような実在する社会的およびコミュニティのインフラや機関の中に組み込まれる必要がある。そのようなアプローチを実施するために必要な手段には，法律，治安，公教育，家族向け自助ネットワーク，地域のアウトリーチ，インターネットでの情報，公的サービスの通知，メディアなどがある。社会，地域，家族，個人の4段階の介入を強調する心理社会的な逆ピラミッドが，こうした多層的，多角的なアプローチを理解するために役立つ文脈である

と強調する人々もいる (de Jong, 2002; Green et al., 2003; Marsella, 1998)。

このようなアプローチも，心理社会的介入や薬理学的介入と同様に，トラウマ後の結果を改善する効果の点で厳密に検証される必要がある。別の文献で述べたことだが，主要なパブリックヘルス上の成果は，以下のようなものでなくてはならない。一般の人々が利用できる，比較的安価である，多方面にわたるトラウマ前後の公教育を構成要素に含む，トラウマ後のリスクに関する効果的な情報提供によって蔓延する苦悩を緩和する，一過性のトラウマ後の苦悩を経験したレジリエンスのある人々の正常な回復経過を促進する，有効なアウトリーチを，特にリスクが非常に高いコミュニティに対して提供する，家族とコミュニティが回復するように力を与える，臨床介入を必要とする人々にはスクリーニングや紹介，治療サービスを提供する (Friedman, 2005)。

発達的側面にも対応しているサイコロジカル・ファーストエイド[*3]が，ハリケーン・カトリーナの直後の時期に完成し，利用可能となったことは心強い (Ritchie et al., 2006；本書第25章のWatsonらを参照)。このアプローチは，米国国立PTSDセンターと米国国立子どもトラウマティックストレス・ネットワークが合同で開発し，一般市民における状況と軍事的状況の両方の指導者の意見の一致と心理社会介入のRCTからの推定に基づいている (Watson et al., 2003参照)。心理的デブリーフィングは，直近のトラウマ的出来事の感情処理を促進するものであるが，これは効果がないか有害な可能性がある (第16章参照)。他方で，これとは異なり，サイコロジカル・ファーストエイドは，安全，安心，コミュニケーション，親しい人々の再統合，心理教育，使用可能な資源についての情報を強調するものであり，もし臨床的評価が保証されるようであれば，きわめて実践的なアプローチである。このアプローチは，理にかなっているようではあるが，その有効性は実証試験によって評価されなければならない。災害急性期の精神保健介入についての厳密な研究は確かに困難な課題であるが，サイコロジカル・ファーストエイドの有効性を評価するために，ランダム化対照デザインよりも容易に実施できる数多くの方法論的アプローチ，例えば，解体研究，組み合わせコホートの比較，（擬似的な前方視的研究のために）進行中の調査データの利用などのストラテジーがある (Norris, Friedman, Reisman, & Watson, 2006参照)。

まとめ

PTSDが，独自の，普遍的に認められ，機能障害を来しうる精神医学的診断として妥当であることは，25年間の研究と臨床における経験によって支持されている。さらにPTSDは，分子的，神経生物的，認知的，行動的，社会文化的レベルでトラウマ的ストレスの衝撃を理解するための，有益で科学的な発見的枠組みを提供してくれる。それぞれのレベルでの分析を統合することは，この領域にとって素晴らしい進歩になるであろう。トラウマ的ストレスがこうした基礎的メカニズムにどのように影響するかについて我々は多くを学んだので，次の課題は，そのような変化が遺伝子の発現，脳機能，心理学的過程，臨床的異常にどのように影響するのかを理解することである。しかしながら，最終的な目標は，そのような科学的成果を，PTSDを持つ人々に対する効果的で広く普及したエビデンスに基づく実践へと移し替えていくことであり，もし可能であるならば，この障害に対して早期に介入し，さらには発症を予防することである。

[*3] ここで述べられているのは米国国立子どもトラウマティックストレス・ネットワークなどが開発したPFAであり，以下から日本語訳を見ることができる。www.j-hits.org
第16章の心理的応急処置の節の脚注にも記したように，各種のPFAが世界には存在しており，WHOなどが開発したPFAは日本にも導入されている。http://saigai-kokoro.ncnp.go.jp

文　献

Amdur, R. L., & Liberzon, I. (2001). The structure of posttraumatic stress disorder symptoms in combat veterans: A confirmatory factor analysis of the impact of event scale. *Journal of Anxiety Disorders, 15*, 345-357.

Andrews, G., Charney, D., Sirovatka, P., & Regier, D. (Eds.). (in press). *Stress-indnced fear cicuitry disorders: Refining the research agenda Jbr DSM-V.* Washington, DC: American Psychiatric Association.

Asmundson, G. J. G., Frombach, I., McQuaid, J., Pedrelli, P., Lenox, R., & Stein, M. B. (2000). Dimensionality of posttraumatic stress symptoms: A confirmatory facror analysis of DSM-IV symptom clusters and other symptom models. *Behaviour Research and Therapy, 38*, 203-214.

Blanchard, E. B., Keefer, L., Payne, A., Turner, S. M., & Galovski, T. F. (2002). Early abuse, psychiatric diagnoses and irritable bowel syndrome. *Behaviour Reseanh and Therapy, 40*, 289-298.

Boscarino, J. A. (2006). Posttraumatic stress disorder and mortality among U.S. Army veterans 30 years after military service. *Annals of Epidemiology, 16*, 248-256.

Boscarino, J. A., & Chang, J. (1999). Electrocardiogram abnormalities among men with stress-related psychiatric disorders: Implications for coronary heart disease and clinical research. *Annals of Behavioral Medicine, 21*, 227-234.

Brady, K., Pearlstein, T., Asnis, G. M., Baker, D., Rothbaum, B., Sikes, C. R., et al. (2000). Efficacy and safety of sertraline treatment of posttraumatic stress disorder. *Journal of the American Medical Association, 283*, 1837-1844.

Brady, K. T., Dansky, B. S., Back, S. E., Foa, E. B., & Carroll, K. M. (2001). Exposure therapy in the treatment of PTSD among cocaine-dependent individuals: Preliminary findings. *Journal of Substance Abuse Treatment, 21*, 47-54.

Breslau, N., Lucia, V. C., & Davis, G. C. (2004). Partial PTSD versus full PTSD: An empirical examination of associated impairment. *Psychological Medicine, 34*, 1205-1214.

Bryant, R. A., Moulds, M. L., & Nixon, R. D. V. (2003). Cognitive therapy of acute stress disorder: A four-year follow-up. *Behaviour Research and Therapy, 41*, 489-494.

Buckley, T. C., Blanchard, E. B., & Hickling, E. J. (1998). A confirmatory factor analysis of posttraumatic stress symptoms. *Behaviour Research and Therapy, 36*, 1091-1099.

Chambers, R. A., Bremner, J. D., Moghaddam, B., Southwick, S., Charney, D. S., & Krystal, J. H. (1999). Glutamate and PTSD: Toward a psychobiology of dissociation. *Seminars in Clinical Neuropsychiatry, 4*, 274-281.

Charney, D. S. (2004). Psychobiological mechanisms of resilience and vulnerability: Implications for the successful adaptation to extreme stress. *American Journal of Psychiatry, 161*, 195-216.

Charney, D. S., Deutch, A. Y., Krystal, J. H., Southwick, S. M., & Davis, M. (1993). Psychobiologic mechanisms of posttraumatic stress disorder. *Archives of General Psychiatry, 50*, 295-305.

Ciccone, D. S., Elliott, D. K., Chandler, H. K., Navak, S., & Raphael, K. G. (2005). Sexual and physical abuse in women with fibromyalgia syndrome: A test of the trauma hypothesis. *Clinical Journal of Pain, 21*, 378-386.

Cox, B. J., Clark, I. P., & Enns, M. W. (2002). Posrrraumatic stress disorder and the structure of common mental disorders. *Depression and Anxiety, 15*, 168-171.

Davidson, J. R., Rothbaum, B. O., van der Kolk, B. A., Sikes, C. R., & Farfel, G. M. (2001). Multicenter, double-blind comparison of sertraline and placebo in the treatment of posttraumatic stress disorder. *Archives of General Psychiatry, 58*, 485-492.

Davis, M., & Whalen, P. J. (2001). The amygdala: Vigilance and emotion. *Molecular Psychiatry, 1*, 13-34.

de Jong, J. T. V. M. (2002). Public mental health, traumatic stress and human rights violations in low-income countries: A culturally appropriate model in times of conflict, disaster and peace. In *Trauma, war and violence: Public mental health in sociocultural context* (pp. 1-91). New York: Kluwer Academic/Plenum Press.

de Jong, J. T. V. M., Komproe, I. H., Van Ommeren, M., El Masri, M., Mesfin, A., Khaled, N., et al. (2001). Lifetime events and posttraumatic stress disorder in four postconflict settings. *Journal of the American Medical Association, 286*, 555-562.

Dietrich, A. J., Oxman, T. E., Williams, J. W., Jr., Schulberg, H. C., Bruce, M. L., Lee, P. W., et al. (2004). Re-engineering systems for the treatment of depression in primary care: Cluster randomized controlled trial. *British Medical Journal, 329*, 602.

Dobie, D. J., Maynard, C., Kivlahan, D. R., Johnson, K. M., Simpson, T. L., David, A. C., et al. (2006). Posttraumatic stress disorder screening status is associated with increased VA medical and surgical utilization in women. *Journal of Internal Medicine, 21*, s58-s64.

Eisen, S. A., Kang, H. K., Murphy, F. M., Blanchard, M. S., Reda, D. J., Henderson, W. G., et al. (2005). Gulf War veterans' health: Medical evaluation of a U.S. cohort. *Annals of Internal Medicine, 142*, 881-890.

Feeny, N. C., Zoellner, L. A., & Foa, E. B. (2002). Treatment outcome for chronic PTSD among female assault victims with borderline personality characteristics: A preliminary examination. *Journal of Personality Disorders, 16*, 30-40.

Foa, E. B., Cahill, S. P., Boscarino, J. A., Hobfoll, S. E., Lahad, M., McNally, R. J., et al. (2005). Social, psychological, and psychiatric interventions following terrorist attacks: Recommendations for practice and research. *Neuropsychopharmacology, 30*, 1806-1817.

Foa, E. B., Dancu, C. V., Hembree, E. A., Jaycox, L. H., Meadows, E. A., & Street, G. P. (1995). A comparison of exposure therapy, stress inoculation training, and their combination for reducing post-traumatic stress disorder in

female assault victims. *Journal of Consulting and Clinical Psychology, 67*, 194-200.
Foa, E. B., & Kozak, M. J. (1986). Emotional processing of fear: Exposure to corrective information. *Psychological Bulletin, 99*, 20-35.
Foa, E. B., Riggs, D. S., & Gershuny, B. S. (1995). Arousal, numbing and intrusion: Symptom structure of PTSD following assault. *American Journal of Psychiatry, 152*, 116-120.
Foa, E. B., Rothbaum, B. O., Riggs, D. S., & Murdock, T. B. (1991). Treatment of posttraumatic stress disorder in rape victims: A comparison of cognitive-behavioral procedures and counseling. *Journal of Consulting and Clinical Psychology, 59*, 715-723.
Friedman, M. J. (2002). Future pharmacotherapy for post-traumatic stress disorder: Prevention and treatment. *Psychiatric Clinics of North America, 25*, 427-441.
Friedman, M. J. (2005). Toward a public mental health approach to survivors of terrorism. *Journal of Aggression, Maltreatment, and Trauma, 10*, 527-539.
Friedman, M. J., & Karam, E. G. (in press). PTSD: Looking toward DSM-V and lCD-11. In G. Andrews, D. Charney, P. Sirovatka, & D. Regier (Eds.), *Stress-induced fear circuitry disorders: Refining the research agenda for DSM-V.* Washington, DC: American Psychiatric Association.
Friedman, M. J., & Marsella, A. J. (1996). Post-traumatic stress disorder: An overview of the concept. In A. J. Marsella, M. J. Friedman, E. T. Gerrity, & R. M. Scurfield (Eds.), *Ethnocultural aspects of post-traumatic stress disorder: Issues, research and applications* (pp. 11-32). Washington, DC: American Psychological Association.
Friedman, M. J., McDonagh-Coyle, A., Jalowiec, J. J., McHugo, G., & Wang, S. (2006). Urinary neurohormone levels in women with PTSD due to childhood sexual abuse: The effect of cognitive-behavioral therapy. *Journal of Clinical Psychiatry*.
Friedman, M. J., & McEwen, B. S. (2004). PTSD, allostatic load, and medical illness. In P. P. Schnurr & B. L. Green (Eds.), *Trauma and health: Physical health consequences of exposure to extreme stress* (pp. 157-188). Washington, DC: American Psychological Association.
Friedman, M. J., & Schnurr, P. P. (1995). The relationship between trauma and physical health. In M. J. Friedman, D. S. Charney, & A. Y. Deutch (Eds.), *Neurobiological and clinical consequences of stress: From normal adaptation to post-traumatic stress disorder* (pp. 507-526). Philadelphia: Lippincott-Raven.
Friedman, M. J., Schnurr, P. P., Sengupta, A., Holmes, T., & Ashcraft, M. (2004). The Hawaii Vietnam Veterans Project: Is minority status a risk factor for posttraumatic stress disorder? *Journal of Nervous and Mental Disease, 192*, 42-50.
Goldapple, K., Zindel, S., Garson, C., LaU, M., Bieling, P., Kennedy, S., et al. (2004). Modulation of cortical-limbic pathways in major depression: Treatment-specific effects of Cognitive Behavior Therapy. *Archives of General Psychiatry, 61*, 34-41.
Green, B. L., Friedman, M. J., de Jong, J., Solomon, S., Keane, T., Fairbank, J. A., et al. (2004). *Trauma interventions in war and peace: Prevention, practice, and policy.* Amsterdam: Kluwer Academic/Plenum Press.
Griffin, M. G., Nishith, P., Resick, P. A., & Yehuda, R. (1997). Integrating objective indicators of treatment outcome in posttraumatic stress disorder. *Annals of the New York Academy of Sciences, 821*, 388-409.
Guarnaccia, P. J., Canino, G. J., Rubio-Stipec, M., & Bravo, M. (1993). The prevalence of ataques de nervios in the Puerto Rico Disaster Study: The role of culture in psychiatric epidemiology. *Journal of Nervous and Mental Disease, 181*, 157-165.
Heber, R., Kellner, M., & Yehuda, R. (2002). Salivary cortisol levels and the cortisol response to dexa-methasone before and after EMDR: A case report. *Journal of Clinical Psychology, 58*, 1521-1530.
Hyer, L. A., & Brandsma, J. M. (1997). EMDR minus eye movements equals good psychotherapy. *Journal of Traumatic Stress, 10*, 515-522.
Irwin, C., Falsetti, S. A., Lydiard, R. B., Ballenger, J. C., Brock, C. D., & Brener, W. (1996). Comorbidity of posttraumatic stress disorder and irritable bowel syndrome. *Journal of Clinical Psychiatry, 57*, 576-578.
Kang, H. K., Natelson, B. H., Mahan, C. M., Lee, K. Y., & Murphy, F. M. (2003). Post-traumatic stress disorder and chronic fatigue syndrome-like illness among Gulf War veterans: A population-based survey of 30,000 veterans. *American Journal of Epidemiology, 157*, 141-148.
Kaufman, J., Yang, B.-Z., Douglas-Palumberi, H., Houshyar, S., Lipschitz, D., Krystal, J. H., et al. (2004). Social supports and serotonin transporter gene moderate depression in maltreated children. *Proceedings of the National Academy of Sciences USA, 101*, 17316-17321.
Keane, T. M., Zimering, R. T., & Caddell, J. M. (1985). A behavioral formulation of posttraumatic stress disorder in Vietnam veterans. *Behavior Therapist, 8*, 9-12.
Kessler, R. C., Sonnega, A., Bromet, E., Hughes, M., & Nelson, C. B. (1995). Posttraumatic stress disorder in the National Comorbidity Survey. *Archives of General Psychiatry, 52*(12), 1048-1060.
Kilpatrick, D. G., Resnick, H. S., Freedy, J. R., Peleovitz, D., Resick, P. A., Roth, S. H., et al. (1998). Post-traumatic stress disorder field trial: Evaluation of the PTSD construct criteria A through E. In T. A. Widiger (Ed.), *DSM-IV sourcebook* (Vol. 4, pp. 803-838). Washington, DC: American Psychiatric Association.
Kilpatrick, D. G., Ruggiero, K. J., Acierno, R., Saunders, B. E., Resnick, H. S., & Best, C. L. (2003). Violence and risk of PTSD, major depression, substance abuse/dependence, and comorbidity: Results from the National Survey of

Adolescents. *Journal of Consulting and Clinical Psychology, 71*(4), 692-700.

King, D. W., Leskin, G. A., & King, L. A. (1998). Confirmatory factor analysis of the Clinician-Administered PTSD scale: Evidence for the dimensionality of posttraumatic stress disorder. *Psychological Assessment, 10,* 90-96.

Kolb, L. C. (1989). Heterogeneity of PTSD [Letter]. *American Journal of Psychiatry, 146,* 811-812.

Kulka, R. A., Schlenger, W. E., Fairbank, J. A., Hough, R. L., Jordan, K. B., Marmar, C. R., et al. (1990). *Trauma and the Vietnam War generation: Report of findings from the National Vietnam Veterans Read-justment Study.* New York: Brunner/Mazel.

Lang, P. J. (1977). Imagery in therapy: An information processing analysis of fear. Behavior Therapy, 8, 862-886.

Lohr, J. M., Tolin, D. F., & Lilienfeld, S. 0. (1998). Efficacy of eye movement, desensitization, and reprocessing: Implications for behavior therapy. *Behavior Therapy, 29,* 123-156.

Magruder, K. M., Frueh, B. C., Knapp, R. G., Johnson, M. R., Vaughan, J. A., Carson, T. C., et al. (2004). PTSD symptoms, demographic characteristics, and functional status among veterans treated in VA primary care clinics. *Journal of Traumatic Stress, 17,* 293-301.

Marsella, A. J. (1998). Toward a "global-community psychology": Meeting the needs of a changing world. *American Psychologist, 53,* 1282-1291.

Marshall, R. D., Beebe, K. L., Oldham, M., & Zaninelli, R. (2001). Efficacy and safety of paroxetine treatment for chronic PTSD: A fixed-dose-placebo-controlled study. *American Journal of Psychiatry, 158,* 1982-1988.

McDonagh-Coyle, A. S., Friedman, M. J., McHugo, G., Ford, J., Sengupta, A., Mueser, K., et al. (2005). Randomized trial of cognitive behavioral therapy for chronic PTSD. *Jourual of Clinical and Consulting Psychology, 73,* 515-524.

Miller, M. W., Kaloupek, D. G., Dillon, A. L., & Keane, T. M. (2004). Externalizing and internalizing subtypes of combat-related PTSD: A replication and extension using the PSY-5 scales. *Jourual of Abnormal Psychology, 113,* 636-645.

Mylle, J., & Maes M. (2004). Partial posttraumauic stress disorder revisited. *Journal of Affective Disorders, 78,* 37-48.

Najavits, L. M. (2004). Treatment of posttraumatic stress disorder and substance abuse: Clinical guidelines for implementing "Seeking Safety" therapy. *Alcoholism Treatment Quarterly, 22,* 43-62.

Nixon, R. D. V. Resick, P. A., & Nishith, P. (2004). An exploration of comorbid depression among female victims of intimate partner violence with posttraumatic stress disorder. *Journal of Affective Disorder, 82*(2), 315-320.

Norris, F. H., Friedman, M. J., Reisman, D., & Watson, P. J. (2006). *Clinical research in the wake of disasters and terrorism.* New York: Guilford Press.

Norris, F. H., Murphy, A. D., Baker, C. K., & Perilla, J. L. (2003). Severity, timing and duration of reactions to trauma in the population: An example from Mexico. *Biological Psychiatry, 53,* 769-778.

North, C. S., Pfefferbaum, B., Narayanan, P., Thielman, S. B., McCoy, G., Dumont, C. E., et al. (2005). Comparison of post-disaster psychiatric disorders after terrorist bombings in Nairobi and Oklahoma City. *British Journal of Psychiatry, 186,* 487-493.

Palinkas, L. A. (2006). Qualitative approaches to studying the effects of disasters. In F. Norris, S. Galca, M. J. Friedman, & P. Watson (Eds.), *Research methods for studying mental health and disasters* (pp. 158-173). New York: Guilford Press.

Peters, L., Slade, T., & Andrews, G. (1999). A comparison of lCD-10 and DSM-IV criteria for posrtraumatic stress disorder. *Journal of Traumatic Stress, 12,* 335-343.

Pitman, R. K., Orr, S. P., Altman, B., Longpre, R. E., Poiré, R. E., & Macklin, M. L. (1996). Emotional processing during eye movement desensitization and reprocessing therapy of Vietnam veterans with chronic posttraumatic stress disorder. *Comprehensive Psychiatry, 37,* 419-429.

Pitman, R., Sanders, K. M., Zusman, R. M., Healy, A. R., Cheema, F., Lasko, N. B., et al. (2002). Pilot study of secondary prevention of posttraumatic stress disorder with propranolol. *Biological Psychiatry, 51,* 189-192.

Pizarro, J., Silver, R. C., & Prause, J. (2006). Physical and mental health costs of traumatic war experiences among Civil War veterans. *Archives of General Psychiatry, 63,* 193-200.

Raphael, K. G., Janal, M. N., & Navak, S. (2004). Comorbidity of fibromyalgia and posttraumatic stress disorder symptoms in a community sample of women. *Pain Medicine, 5,* 33-41.

Renfrey, G. S., & Spates, C. R. (1994). Eye movement desensitization: A partial dismantling study. *Journal of Behavior Therapy and Experimental Psychiatry, 25,* 231-239.

Resick, P. A., Nishith, P., Weaver, T. L., Astin, M. C., & Feuer, C. A. (2002). A comparison of cognitive processing therapy with prolonged exposure and a waiting condition for the treatment of chronic posttraumatic stress disorder in female rape victims. *Journal of Consulting and Clinical Psychology, 70,* 867-879.

Ritchie, E. C., Friedman, M. J., & Watson, P. J. (2005). *Interventions following mass violence and disasters: Strategies for mental health practice.* New York: Guilford Press.

Robert, R., Blakeney, P. E., Villarreal, C., Rosenberg, L., & Meyer, W. J., III. (1999). Imipramine treatment in pediatric burn patients with symptoms of acute stress disorder: A pilot study. *Journal of the American Academy of Child and Adolescent Psychiatry, 38,* 873-882.

Rosenberg, S. D., Mueser, K. T., Jankowski, M. K., Salyers, M. P., & Acker, K. (2004). Cognitive-Behavioral Treatment of PTSD in severe mental illness: Results of a pilot study. *American Journal of Psychiatric Rehabilitation, 7,* 171-186.

Schelling, G., Briegel, J., Roozendaal, B., Stoll, C., Rothenhäusler, H-B., & Kapfhammer, H.-P. (2001). The effect of stress doses of hydrocortisone during septic shock on posttraumatic stress disorder in survivors. *Biological Psychiatry, 50*, 978-985.

Schnurr, P. P., Ford, J. D., Friedman, M. J., Green, B. L., Dain, B. J., & Sengupta, A. (2000). Predictors and outcomes of posttraumatic stress disorder in World War II veterans exposed to mustard gas. *Journal of Consulting and Clinical Psychology, 68*, 258-268.

Schnurr, P. P., Friedman, M. J., Engel, C. C., Chow, B., Foa, E. B., Resick, P. A., et al. (2007). Randomized clinical trial of cognitive-behavioral therapy for posttraumatic stress disorder in women in VA and DoD settings. *Journal of the American Medical Association, 297*, 820-830.

Schnurr, P. P., & Green, B. L. (Eds.). (2004). *Trauma and health: Physical health consequences of exposure to extreme stress.* Washington, DC: American Psychological Association.

Schnurr, P. P., & Jankowski, M. K. (1999). Physical health and posy-traumatic stress disorder: Review and synthesis. *Seminars in Clinical Neuropsychiatry, 4*, 295-304.

Schnurr, P. P., Spiro, A., Vielhauer, M. J., Findler, M. N., & Hamblen, J. L. (2002). Trauma in the lives of older men: findings from the Normative Aging Study. *Journal of Clinical Geropsychology, 8*, 175-187.

Shapiro, F., & Maxfield, L. (2002). Eye movement desensitization and reprocessing (EMDR): Information processing in the treatment of trauma. *Journal of Clinical Psychology, 58*, 933-946.

Sharkansky, E. J., Brief, D. J., Peirce, J. M., Meehan, J. C., & Mannix, L. M. (1999). Substance abuse patients with posttraumatic stress disorder (PTSD): Identifying specific triggers of substance use and their associations with PTSD symptoms. *Psychology of Addictive Behaviors, 13*, 89-97.

Simms, L. J., Watson, D., & Doebbeling, B. N. (2002). Confirmatory factor analyses of posttraumatic stress symptoms in deployed and nondeployed veterans of the Gulf War. *Journal of Abnormal Psychology, 111*, 637-647.

Southwick, S. M., Krystal, J. H., Bremner, J. D., Morgan, C. A., Nicolaou, A. L., Nagy, L. M., et al. (1997). Noradrenergic and serotonergic function in posttraumatic stress disorder. *Archives of General Psychiatry, 54*, 749-758.

Taylor, S., Kuch, K., Koch, W. J., Crockett, D. J., & Passey, G. (1998). The structure of posttraumatic stress symptoms. *Journal of Abnormal Psychology, 107*, 154-160.

Tucker, P., Zaninelli, R., Yehuda, R., Ruggiero, L., Dillingham, K., & Pitts, C. D. (2001). Paroxetine in the treatment of chronic posttraumatic stress disorder: Results of a placebo-controlled, flexible-dosage trial. *Journal of Clinical Psychiatry, 62*, 860-868.

U.S. Food and Drug Administration. (2004). *Worsening depression and suicidalily in patients being treated with antidepressant medications.* Washington, DC: Author.

Vermetten, E., & Bremner, J. D. (2002). Circuits and systems in stress: II. Applications to neurobiology and treatment in posttraumatic stress disorder. *Depression and Anxiety, 16*, 14-38.

Watson, P. J., Friedman, M. J., Gibson, L., Ruzek, J. I., Norris, F., & Ritchie, E. C. (2003). Early intervention for trauma-related problems. In R. Ursano & A. E. Norwood (Eds.), *Trauma and disaster responses and management.* Washington, DC: American Psychiatric Press.

Weathers, F. W., Ruscio, A. M., & Keane, T. M. (1999). Psychometric properties of nine scoring rules for the Clinician-Administered Posttraumatic Stress Disorder scale. *Psychological Assessment, 11*, 124-133.

Weaver, T. L., Nishith, P., & Resick, P. A. (1998). Prolonged exposure therapy and irritable bowel syndrome: A case study examining the impact of a trauma-focused treatment on a physical condition. *Cognitive and Behavioral Practice, 5*, 103-122.

Weiss, D. S., Marmar, C. R., Schlenger, W. E., Fairbank, S. A., Jordan, K. B., Hough, R. L., et al. (1992). The prevalence of lifetime and partial post-traumatic stress disorder in Vietnam theater veterans. *Journal of Traumatic Stress, 5*, 365-376.

Woodward, S. H., Kaloupek, D. G., Streeter, C. C., Martinez, C., Schaer, M., & Eliez, S. (2006). Decreased anterior cingulate volume in combat-related PTSD. *Biological Psychiatry, 59*, 582-587.

Zlotnick, C., Rodriguez, B. F., Weisberg, R. B., Bruce, S. E., Spencer, M. A., Culpepper, L., et al. (2004). Chronicity in posttraumatic stress disorder and predictors of the course of posttraumatic stress disorder among primary care patients. *Journal of Nervous and Mental Disease, 192*, 153-159.

あとがきにかえて

── DSM-5 と本書の意義 ──

はじめに

　本書『Handbook of PTSD』は 2010 年に米国で発売され，その優れた内容と網羅的な編集方針によって，ただちに外傷後ストレス障害 posttraumatic stress disorder（PTSD）の標準的な参照文献となった。原書の出版から日本語での翻訳書の出版までのあいだに，米国精神医学会の診断基準である Diagnostic and Statistical Manual が第 5 版に改訂され（DSM-5），PTSD の診断基準も変更された。言うまでもなく，研究そのものは常に進歩し，批判を受けるものであるが，新しい診断基準を用いた研究結果が集積され，これまでの知見に検討が加えられるには今少しの年月を要するであろう。また DSM-IV と DSM-5 の PTSD 診断基準の整合性は高いので，DSM-IV 基準に基づいた PTSD 研究成果のほとんどは今後も継承され，研究の礎になると思われる。さらに本書に収められている多くの知見は，診断基準に関わらないトラウマ被害全般に関するものであり，また生物学的，社会学的，心理学的知見の多くはトラウマ反応の基礎理論に関わるものであるから，その多くは今後の継続研究に引き継がれるであろう。

　本稿の執筆時点で DSM-5 の日本語訳は出版されていないが，以下では読者の便宜のために DSM-5 における PTSD の診断基準について簡単に解説を加えることとしたい。

DSM-Ⅲ以来の PTSD 診断への批判

　Spitzer によれば，PTSD は 1980 年に初めて DSM-Ⅲ登場して以来，多くの批判を受けてきた。特に診断基準，中心症状，臨床的有用性，多様な人口集団における有病率などが熱心に論じられてきたという。そして DSM-IV の PTSD 診断基準には曖昧さがあり，多くの擬陽性を生じたことを指摘している。そうした批判を受け止めて DSM-5 の PTSD 診断基準が作成され，出来事基準に加えて症状クラスターが 4 つとなった。このため PTSD 診断基準の症状数は DSM-Ⅲの 12 から DSM-5 では 20（基準 B から D の合計）に増加しており，それぞれの症状クラスターごとに診断を満たすために必要とされる症状の個数を勘案すると，全体の症状の組み合わせは 5,250 通りになる。Rosen によればこのような診断基準はほかには存在せず，PTSD には異なった病因が潜在している可能性があり，診断的な均一性を疑問視されるという。

　こうした批判の一方で DSM-5 の PTSD は臨床家にとっては使いやすい信頼性の高いものになっている可能性もある。周知のように DSM-5 の診断基準の多くは，臨床家による検討がそれまでの版に比べて不十分だったこともあり，多くの批判を受けており，米国とカナダで行われた field trial では大うつ病の診断の一致率が 0.25 であったことが多くの物議を醸した。しかし同じ field trial の中で PTSD については 0.69 という良好な一致率が示されている。このことの背景として，

DSM-5基準は認知，感情変化の症状などが取り入れたことによって臨床家にとっての疾患理解が容易となり，またこうした認知，感情症状はPTSDに有効とされる認知行動療法の基礎理論ともよく合致するために，表面妥当性 face validityが向上したということがある。他方で外的基準を用いた妥当性検定は乏しいが，これはPTSD以外の多くの診断基準についても同様である。ただしDSM-5のPTSD診断基準では後述の認知，感情の症状基準がうつ病などとの鑑別を困難にする可能性は否定できない。

DSM-5のPTSD診断基準項目

DSM-5のPTSD診断基準の構成は以下の通りである（私訳，以下同じ）。

A基準：重度のストレスへの暴露
B基準：侵入症状
C基準：持続的回避
D基準：トラウマ的出来事に関連した認知と気分の否定的変化
E基準：過覚醒
F基準：持続期間（1カ月以上）
G基準：機能障害（臨床的に有意な苦痛や，社会，職業などの重要な領域の機能障害を生じていること）と除外基準（物資や医学的状態の生理的作用に依らないこと）

出来事基準

DSM-Ⅲ以降のPTSD診断基準の変更においてもっとも注目すべきは出来事基準の拡大であった。DSM-Ⅲでは通常人が体験することがない出来事とされており，日常的に遭遇することの珍しくない交通事故などは該当しないとされていたが，DSM-Ⅳではそのような限定がなくなり，「身体の統合への脅威」という抽象的な表現が用いられたために，比較的頻度の高い出来事に関してもPTSD診断が下されるようになった。DSM-5ではこの点が整理され，出来事基準は「死または死の脅威，重度の負傷またはその脅威，性的暴行またはその脅威」を直接，あるいは身近な目撃，あるいは近親者や親友への被害の伝聞として体験することと限定されている。なおメディアによる暴露は，職業的に反復して暴露される場合を除いては含められない。このため，911テロの後で主張されたような，子どもが事件映像を視聴したためにPTSDになったということは，今後は主張できなくなる可能性が高い。

このような出来事基準の限定が生じた背景にあるのはKilpatrickら，Brewinらによるトラウマ体験後の追跡研究の変化に基づいた，PTSD症状の病理性に対する考え方の変化である。これらの研究に依れば，体験後の急性期に生じたPTSD症状の多くは半年以内に自然に軽快する。他方，その後の自然回復はほとんど見られなくなる。したがってPTSD（症状）は発症することが異常なのではなく，慢性化することに異常性のある病態と考えるべきである。そこで様々なトラウマ的出来事について6カ月後のPTSD症状との関連性の高いものが選び出された。あわせて，体験直後の反応を規定したDSM-ⅣのA2基準は6カ月後の症状と関連しないことと，急性期の感情表現は人によって様々であり，特定の表現に合致しない場合の多いことから削除されている。

このような立場から選ばれた具体的な出来事は次のようなものである。

戦争体験（兵士であると民間人であるとを問わず），身体的暴力またはその脅威（暴力，強奪，強盗，児童の身体的虐待など），性暴力またはその脅威（強制された性交，アルコールないし薬物で抵抗力を奪われた性交，虐待的な性的接触，身体接触を伴わない性的虐待，性的人身売買など），誘拐，人質，テロリストの襲撃，拷問，戦争捕虜としての監禁，自然および人為災害，重度の交通事故など。

子どもへの性的虐待には，発達年齢にとってふさわしくない性的接触が含まれる。生命を脅かすような疾病は必ずしもトラウマ的とは限らないが，突然の破局的な医学的体験はトラウマとなり得る（手術中の覚醒，アナフィラキシーショックなど）。目撃がトラウマとなり得るのは，重度の

負傷またはその脅威を目の当たりにすること，身体的暴行，家庭内暴力，事故，戦争，災害，自分の子どもへの破局的な医学的疾病（致死的出血など）などである。

　間接的暴露の取り扱いにも工夫が見られる。基本的に出来事基準としては，トラウマ的出来事への暴露は自分自身が直接体験するか，目撃するかということに限られている。伝聞によるトラウマ被害は，近親者，もしくは親しい友人への暴力や事故の場合にのみ（自然死は含まれない）認められている。すなわち個人への身体的暴行，自殺，重度の事故，重症の疾患などである。人為的なトラウマの場合はPTSDが重症になったり長期化する（拷問，性被害など）。さらにメディア，画像を通じてのトラウマへの暴露は，業務に関連したものでない限り除外されている。他方で職務上のトラウマ暴露は出来事基準を満たすとされており，トラウマの細部にわたって職業的に暴露される場合，すなわち警察官が児童虐待の細部を何度も聞かされたり，遺体収集にあたる場合などが含まれる。

　子どもの出来事基準については別に記載が設けられているが，そこでも成人の場合と同じように，死亡や死の恐怖，また重症を負う体験，性的被害が挙げられており，伝聞によるトラウマ体験は，近親者，あるいは養育者に生じたものに限られている。

再体験症状

　DSM-5での再体験症状の定義の特徴は，DSM-Ⅳで見られていた思考thoughtという用語が削除されていることと，解離が重視されていることである。

　従来のPTSDの診断基準では再体験症状の中にthoughtという用語が含まれていたために，合併するうつ病などによって過去についての否定的な想起が亢進して何度も事件のことを思い出す（反芻的思考）場合でも侵入症状と見なされる可能性があった。また被害感情や報復感情によって被害のことを考えてしまう場合などでも同様であった。この用語が侵入症状の解説から姿を消したことで，侵入症状の輪郭は明確になったものと考えられる。

　このこととあわせてDSM-5では再体験の本質が解離症状であることがDSM-Ⅳよりも強調されている。DSM-Ⅳの侵入症状の定義では，解離という用語は「その出来事が再び起こっているかのように行動したり，感じたりする」という症状項目の中で解離性フラッシュバックという表現においてのみ用いられていたが，DSM-5ではこの症状項目それ自体が解離反応であると位置づけられている。おり，再体験症状の中核となる現象は，解離性のフラッシュバック，もしくは悪夢である。

　また子どもの場合には，必ずしも外傷とトラウマとの関連が明らかではなくても，全般的な活気の乏しさ，あるいはトラウマに特徴的な遊びの存在を通じて再体験症状を評価することができるとされている。また子どもにおいてもやはり解離の重要性が認められていることが特徴である。すなわち侵入性想起の表現から思考をはずすことによってより定義を明確化したこと，さらに再体験症状の中核症状としてフラッシュバックと悪夢に言及していることが特徴といえる。

回避症状

　回避，麻痺症状はDSM-Ⅳでは同じ症状項目の中に含まれていたが，DSM-5では回避は独立した症状となっている。症状の定義としてはトラウマ的出来事の記憶を喚起するような自分の内面的な記憶，思考，感情への回避と，外的な想起刺激の回避が挙げられている。この回避は意図的intentionalなものであり，解離が関与したものではない。

認知と気分の否定的な変化

　DSM-Ⅳの麻痺症状については相当に大きな変更が加えられている。DSM-Ⅳと同じように，記憶の重要な側面を想起できないという体験が挙げられているが，それ以外にも自分自身や周囲の世界に対する否定的な認知，また自分や他者を責めたり，あるいは恐怖，怒りなどの否定的な感情の存在，生き生きとした感情を体験できないことな

どが挙げられている。麻痺症状については，従来より不安・気分症状と関連しており，うつ病との鑑別診断上は削除しても影響は少ないとされていた。今回この症状を認知と感情の変化といった広いカテゴリーの中で存続させた理由は，臨床的な疾病理解の上で重要であること，また認知行動療法などの臨床上の指標としての意義が大きいためである。しかし DSM-Ⅲ で挙げられていた「サバイバーの罪責感 survivor's guilt」は，うつ病との鑑別が難しくなるために DSM-Ⅲ R 以降は削除されたままであった。この事情を考え合わせると，今回，これは従来の麻痺症状の体験領域をはるかに超えており，またうつ病などとの鑑別に関する疑問は完全には払拭されていない。

過覚醒

これまでとはあまり大きな変更はないが，DSM-5 では落ち着かなさと自己破壊的な行動が診断基準に含まれている。これは，一見すると境界性パーソナリティ障害との鑑別を困難にするかのようであるが，今後の議論が待たれるところである。

その他

下位カテゴリーとして，解離症状が顕著な PTSD という範疇が用意されている。これはひとつには離人症状 depersonalization が顕著であること，また非現実感覚 derealization が存在していることによって特徴づけられる。言うまでもなくこうした解離症状は，アルコールや薬物による生理学的な影響として生じるものであってはならない。こうしたサブカテゴリーが用意されていることにも，DSM-5 の PTSD における解離優位の志向を見ることができる。

DSM-5 での PTSD 概念の特徴

1980 年に登場した DSM-Ⅲ は従来の心因概念を払拭し，生物学的な新クレペリン主義に立脚していたが，その中で PTSD はアルコール薬物関連障害とならんで，例外的に原因的出来事の存在を認めていた。ちなみにフラッシュバックという症状名が登場するのも，PTSD とアルコール薬物関連障害のみである。

周知のように DSM-5 はフィールドトライアルを一度しか実施しておらず，また DSM-Ⅳ の監修責任者一人であった Francis からその商業主義を厳しく批判されるなど，これまでの版の DSM と比べてその船出は順風満帆とは言いがたい面がある。同氏が懸念している過剰診断，過剰治療に関しては，PTSD 診断の場合には上述のように出来事基準が具体化され，狭められたことと，再体験症状から思考が除外されたこと，フィールドトライアルでの信頼性が良好であったことにより，むしろ好ましい方向に改善されたと感じられる。

しかし認知と感情の変化という症状が重視されたことは，疾患理解の上では前進であるとしても，診断的信頼性，妥当性の上ではまだ十分に証明されたとは言いがたい。また症状の慢性化の背景として解離を前景に出しているが，このことは解離性障害との異同に疑問を抱かせるだけではなく，単なる症状ではなく心理的メカニズムとしての解離を想定することによって，DSM-Ⅲ 以来の，非成因論的立場を揺るがせることにもなりかねない。

DSM-5 の PTSD 診断基準では，出来事基準と再体験症状が疾患の外的な境界を意識した限定的な定義であるのに対して，認知と感情の変化という症状項目は，疾患の内実への理解のための記述的定義であるといえる。もともと外因による疾患定義と言うだけで，PTSD はすでに DSM-Ⅲ の指導原理であった新クレペリン主義的な分類原理の例外であったのだが，DSM-5 で異なった定義的な意味を持つ症状項目が追加されたことで，疾患の分類原理に対してさらにどのような意味が生じるのか，興味深いところである。同じ意味で，心理的メカニズムとしての解離の重視，その背景としての持続エクスポージャー療法などの，PTSD に効果のある認知行動療法の治療理論との整合性の重視もまた，診断分類の原理そのものに再考を迫る可能性がある。

また今回の DSM-5 では再体験症状の成立に解

離が関与することを認めたことによって，PTSDは外因的出来事を契機として発症し，解離によって慢性化する病態として認識されたことになる。その背景としては出来事基準の妥当性の基準を6カ月後のPTSD症状に置いたため，急性期に見られやすい，Da Costa症候群のような過覚醒優位の病状が後景に退き，解離によって6カ月以降も慢性化した症例が前景に浮かび上がったためではないかと推測される。したがって慢性PTSDは精神の外部にトラウマ的出来事を，内部に解離という要因を持つ。過覚醒症状がトラウマ的出来事に対する比較的単純な帰結であるのに対し，解離は帰結としての症状であると同時に病状を維持するメカニズムでもあるという点が複雑である。出来事の影響力を大きくみる立場からは，解離は調整要因 moderator ということになるが，シャルコー Jean Martin Charcot（1825-1893）が外傷ヒステリーにおいて想定したように，解離の方が主要な病態であるという事例も，臨床的にはあり得る。DSM-5のPTSD診断で出来事基準が限定的，明確になっていることは，軽微な出来事に対して解離を主たる動因としてPTSD症状を発症させる症例を除外すると思われる。しかし重度の体験が確認されたとしても，本来は早期に自然回復すべき経過が解離によって遷延している場合まで除外できるとは限らない。

複雑性 PTSD

複雑性 PTSD complicated PTSD とは幼児期のトラウマ体験のために成人後も感情制御，対人関係などに不安定さを残し，かつPTSD症状を有するという病態である。ICD-11ではこの診断カテゴリーが採用される見込みであるが，DSM-5での採用は見送られている。そのために複雑性PTSD患者は通常のPTSD診断を下されることになる。DSM-5の過覚醒症状の中に一見すると境界性パーソナリティ障害とも思われる自己破壊的な行動が含まれていることや，認知感情の持続的変化という症状が加えられたことは，複雑性PTSDに相当する患者の診断を容易にしているものと考えられる。

終わりに

DSM-IVからDSM-5にかけてのPTSD診断基準の変更は，様々なトラウマ的体験の精神的影響についての実証的な追跡研究の成果と，エビデンスの示されている認知行動療法の心理理論が反映されており，より日常的な臨床に即したものとなっている。出来事基準と再体験症状の明確化は，鑑別診断の上で有利であるが，認知，感情症状の操作診断上の意義は不明である。この変化はPTSD診断の心理社会化ともいうべきもので，DSM-III以来一貫して目指されてきた生物学主義な精神疾患概念の再構築の流れとは矛盾する可能性もある。

金　吉晴

文　献

American Psychiatric Association. (2000). Diagnostic and Statistical Manual of Mental Disorders: Text Revision American Psychiatric publication, Washington DC, 2000.

American Psychiatric Association. Diagnosis and Statistical Manual of Mental Disorders.

Brewin, C. R., Andrews, B., Rose, S. (2000). Fear, helplessness, and horror in posttraumatic stress disorder: investigating DSM-IV criterion A2 in victims of violent crime. J Trauma Stress, 13, 499-509.

Brewin, C. R., Lanius, R. A., Novac, A., Schnyder, U., Galea, S. (2009). Reformulating PTSD for DSM-V: life after Criterion A. J Trauma Stress, 22, 366-373.

Bryant, R. A., Friedman, M. J., Spiegel, D., Ursano, R., Strain, J. (2011). A review of acute stress disorder in DSM-5. Depress Anxiety, 28, 802-817.

Clarke, D. E., Narrow, W. E., Regier, D. A., Kuramoto, S. J., Kupfer, D. J., Kuhl, E. A., et al. (2013). DSM-5 field trials in the United States and Canada, Part I: study design, sampling strategy, implementation, and analytic approaches. Am J Psychiatry, 170, 43-58.

Eftekhari, A., Ruzek, J. I., Crowley, J. J., Rosen, C. S., Greenbaum, M. A., Karlin, B. E. (2013). EFfectiveness of national implementation of prolonged exposure therapy in veterans affairs care. JAMA Psychiatry, 70, 949-955.

Friedman, M. J., Resick, P. A., Bryant, R. A., Brewin, C. R. (2011). Considering PTSD for DSM-5. Depress Anxiety, 28, 750-769.

Friedman, M. J., Resick, P. A., Bryant, R. A., Brewin, C. R. (2011). Considering PTSD for DSM-5. Depress Anxiety, 28, 750-769.

Friedman, M. J., Resick, P. A., Bryant, R. A., Strain, J., Horowitz, M., Spiegel, D. (2011). Classification of trauma and stressor-related disorders in DSM-5. Depress Anxiety, 28, 737-749.

Friedman, N., Sadhu, J., Jellinek, M. (2012). DSM-5: implications for pediatric mental health care. J Dev BehavPediatr, 33, 163-178.

Friedman, R. A. (2012). Grief, Depression, and the DSM-5. New England Journal of Medicine, 366, 1855-1857.

Kilpatrick, D. G., Resnick, H. S., Acierno, R. (2009). Should PTSD Criterion A be retained? J Trauma Stress, 22, 374-83.

Narrow, W. E., Clarke, D. E., Kuramoto, S. J., Kraemer, H. C., Kupfer, D. J., Greiner, L., et al. (2013). DSM-5 field trials in the United States and Canada, Part III: development and reliability testing of a cross-cutting symptom assessment for DSM-5. Am J Psychiatry, 170, 71-82.

Regier, D. A., Narrow, W. E., Clarke, D. E., Kraemer, H. C., Kuramoto, S. J., Kuhl, E. A., et al. (2013). DSM-5 field trials in the United States and Canada, Part II: test-retest reliability of selected categorical diagnoses. Am J Psychiatry, 170, 59-70.

Spitzer, R. L., First, M. B., Wakefield, J. C. (2007). Saving PTSD from itself in DSM-V. J Anxiety Disord, 21, 233-41.

Stein, D. J., Craske, M. G., Friedman, M. J., Phillips, K. A. (2011). Meta-structure issues for the DSM-5: how do anxiety disorders, obsessive-compulsive and related disorders, post-traumatic disorders, and dissociative disorders fit together? Curr Psychiatry Rep, 13, 248-250.

Stein, D. J., Koenen, K. C., Friedman, M. J., Hill, E., McLaughlin, K. A., Petukhova, M., et al. (2013). Dissociation in posttraumatic stress disorder: evidence from the world mental health surveys. Biol Psychiatry, 73, 302-312.

Strain, J. J., Friedman, M. J. (2011). Considering adjustment disorders as stress response syndromes for DSM-5. Depress Anxiety, 28, 818-823.

人名索引

【A】
Abel, G. G., 67
Abelson, J. L., 172
Abrahamson, D. J., 54
Abram, K. M., 38
Abueg, F. R., 411
Acierno, R., 246, 247, 248, 251, 257
Acker, K., 512
Adamou, M. C., 433, 436
Adams, B. G., 95
Adams, D. M., 250
Adams, G. A., 107, 474
Adams, H. E., 166
Adger, W. N., 492, 493
Adler, A. B., 48, 495
Afzal, N., 427
Agaganian, G. K., 168
Agartz, I., 156
Agras, S. W., 458
Ahern, J., 166, 293
Aheto, D. W., 403
Ahluwalia, P., 177
Ahrenfeldt, R. H., 39
Aisenberg, E. F., 234
Alam, S., 388
Alarcon, R. D., 212, 214, 444, 454
Alavi, A., 370
Albizu-Garcia, C. E., 216
Aldwin, C. M., 91, 97, 246, 248, 387
Alegria, M., 88, 216
Alexander, C. M., 299
Alexander, J., 316
Alexander, P. C., 401
Alford, C. F., 30
Allain, A. N., Jr., 251, 283
Allard, C. B., 145
Allden, K., 409
Allen, D. M., 233
Allen, I. M., 411
Allers, C. T., 245
Allers, N. T., 245
Alonso-Llosa, G., 361
Altman, B., 317
Alvarado, C. S., 141
Alvarado, J. S., 145
Alvarez, W., 69, 272, 274

Alvarez-Conrad, J., 462
Amaral, D. G., 153
Amaya-Jackson, L., 343, 344
Ambadar, Z., 127
Amdur, R. L., 509
Amir, M., 110, 460
Amir, N., 72
Amsel, L., 501
Anand, A., 153, 168, 361
Anda, R. F., 144, 224, 232
Anderson, E., 254, 290, 333
Anderson, G., 138, 146
Anderson, J. C., 224
Andreasen, N. C., 41, 190
Andreski, P., 88, 95, 203, 204, 205, 234, 267, 290, 391
Andrews, B., 20, 105, 107, 123, 127-128, 191, 207, 208, 209, 250, 293, 299, 473
Andrews, G., 507
Andrykowski, M. A., 107
Angell, R. H., 408
Anglin, T. M., 91, 339
Angold, A., 91, 226
Anisman, H., 177
Anthony, J. C., 225
Antony, M. M., 269
Appelbaum, P. S., 424
Arata, C. M., 274
Archibald, H., 15, 40
Ardon, A. M., 147
Areán, P. A., 250
Arellano, M. A., 271, 279, 280
Arias, I., 20
Armanini, M. P., 167
Armenian, H. K., 388
Armony, J. L., 155
Armour, M. P., 297
Armstrong, J. G., 142
Armstrong, M. S., 318
Arnow, B., 211
Arnsten, A. F. T., 170, 177, 355, 359, 362, 370
Arntz, A., 129, 290
Arora, R. C., 168
Asendorpf, J. B., 282

Ashcraft, M., 96, 510
Askenasy, A. R., 99
Askevold, F., 40
Asmundson, G. J. G., 148, 387, 389, 509
Astin, M. C., 56, 111, 214, 311, 322, 326, 508
Aston-Jones, G., 170
Astrachan, D. L., 168
Atkinson, R. M., 424, 437
Averill, P. M., 246
Avitzur, E., 107
Axelrod, R., 67
Ayuku, D., 403

【B】
Ba, P., 413
Babinski, J., 33
Back, S. E., 281, 328
Baer, L., 503
Baghai, T. C., 176
Bagley, J., 160
Bahk, W. M., 369
Baider, L., 107, 249
Bailey, J., 433
Bailham, D., 455
Baker, C. K., 98, 100, 174, 210, 484, 517
Baker, D. G., 359
Balaban, V. F., 237, 238
Bale, A., 434
Ball, E. M., 458
Ballenger, J. C., 407
Baltes, M. M., 244
Baltes, P. B., 244
Bandler, R., 450
Bannon, W., 350
Barbaccia, M. L., 167, 175
Bardgett, M. E., 360
Barenbaum, J., 225
Barlow, D. H., 21, 67, 68, 75, 82, 269, 273, 281, 328, 407
Barnes, J., 52
Barnett, D., 233
Baron, L., 473
Baron, R. M., 113, 114

Barone, M., 388
Barrett, D. H., 388
Barrett-Connor, E., 250
Barron, J. L., 158, 170
Bartlett, F., 53
Barton, P., 485
Bartucci, R. J., 370
Bartzokis, G., 372
Basoglu, M., 411
Bassuk, E. L., 99, 393
Bassuk, S. S., 99
Bastiaans, J., 40
Batten, S. V., 57, 460, 461
Battista, M. E., 433
Battle, C. L., 210
Baucom, D. H., 456
Baudry, M., 158
Baulieu, E., 174
Baum, A. S., 107, 233, 294
Baum, M., 68
Beach, B., 458
Beals, J., 96, 473
Bechtle-Higgins, A., 246
Beck, A. T., 21, 54, 75, 76, 319, 340
Beck, J. G., 246, 391, 392
Becker, A. E., 401
Becker, B., 512
Becker, C. B., 254, 281, 290, 472
Becker, J. V., 67
Becker, L. A., 333
Becker-Blease, K. A., 141, 145, 146
Beckham, J. C., 368, 386, 389, 391
Bedard, M. A., 296
Beebe, K. L., 364, 514
Beers, S. R., 233
Begg, C., 314
Behrman, R., 224
Belenky, G., 39
Bell, C. C., 339
Bell, I., 171
Belli, R. F., 122
Belzberg, H., 142
Bemak, F., 412
Ben, R., 408
Ben-Yizhack, Y., 295, 503
Bender, M. E., 269
Bendiksen, M., 127
Bengston, V. L., 249
Benjack, K. J., 245
Benke, D., 158
Bennett, A. L., 167, 361
Benson, S., 392
Bentall, R. P., 451
Berglund, P., 94
Bergson, H., 34
Berigan, T. R., 370
Berlant, J. L., 360, 370, 371

Berliner, L., 303, 339, 350
Bernard, R. H., 402
Bernat, J. A., 20
Bernstein, D. P., 205, 211
Bernstein, E., 142
Berntsen, D., 124, 125, 142, 205, 211
Berridge, C. W., 174, 177
Berry, E. H., 209
Bertolino, A., 170
Besson, J., 370
Best, C. L., 19, 66, 105, 383, 499
Best, K. M., 472
Best, S. R., 20, 106, 124, 140, 207
Beutler, L. E., 412
Bierman, J. M., 471
Biernacki, P., 403
Bilbija, L., 360
Bird, C. E., 216
Birmaher, B., 233
Birman, D., 349
Birmes, P., 110
Birt, A. R., 123
Bisbey, L. B., 450
Bisson, J. I., 298, 299, 494, 495
Bjerregaard, B., 425
Blake, C., 412
Blake, D., 247, 271, 280
Blakeney, P. E., 368, 514
Blanchard, D. C., 158
Blanchard, E. B., 68, 166, 171, 172, 431, 509, 519
Blanchard, R. J., 158
Blazer, D. G., 88, 211
Bleakman, D., 361
Bleich, A., 389
Blier, P., 170
Blikra, G., 430
Bloom, S. L., 15
Blount, A., 393
Blowers, A. N., 425
Blyta, A., 413
Boehnlein, J. K., 253, 412, 424, 435, 436, 437
Boesky, L., 458
Bolin, R., 107
Bollen, K. A., 112
Bollinger, A., 280
Bolton, E. E., 292
Bolton, P., 402, 404
Bonanno, G., 494
Boney-McCoy, S., 91
Bonhoeffer, D., 33
Bonne, O., 156, 159, 170, 371
Bonsall, R., 359
Borduin, C. M., 347
Boring, A. M., 156
Borkovec, T. D., 66, 460

Boscarino, J. A., 22, 164, 388, 389, 391, 518
Boudewyns, P. A., 279, 316
Bouton, M. E., 54, 57
Boyce, W. T., 476
Boyd, H., 49
Boyko, E. J., 192
Boyle, C., 388
Bracken, P. J., 407
Bradley, R., 214, 215, 315, 325, 331, 445, 459
Brady, K., 364, 373, 501, 514
Brady, K. L., 279
Brady, K. T., 281, 328, 512, 514
Brailey, K., 251
Brakel, S. J., 426
Bramsen, I., 247
Brand, B., 456
Brandes, D., 208, 294, 371
Brandsma, J. M., 56, 511
Brannon, N., 371
Braun, B. G., 143
Braun, P., 371
Braver, S. L., 473
Bravo, M., 88, 517
Bremner, J. D., 105, 106, 107, 124, 131, 132, 142, 147, 156, 157, 158, 160, 167, 168, 169, 170, 172, 173, 177, 251, 355, 359, 360, 361, 414, 427, 508
Bremner, J., 171, 174
Breslau, N., 65, 87, 88, 89, 90, 91, 92, 93, 94, 95, 96, 97, 100, 106, 107, 174, 175, 203, 204, 205, 206, 207, 210, 212, 213, 227, 228, 229, 234, 267, 290, 293, 510
Breslau, N., 225, 391
Breslow, M. F., 371
Brett, E. A., 106, 142, 143
Breuer, J., 35, 36, 47
Brewin, C. R., 18, 20, 55, 77, 78, 80, 81, 105, 106, 107, 109, 114, 115, 121, 122, 124, 125, 126, 127, 128, 131, 132, 139, 143, 191, 194, 207, 208, 209, 250, 254, 293, 294, 299, 331, 447, 473, 479, 493, 496, 516, 528
Brief, D. J., 213, 508, 510
Briere, J., 128, 208, 327
Briquet, P., 32
Brislin, R. W., 404, 405, 406
Britton, N. R., 107
Brodrick, P. S., 371, 372
Brom, D., 316
Bromet, E., 19, 65, 88, 106, 107, 189, 203, 227, 267, 290, 328, 374, 385, 508

Brookmeyer, K. A., 483
Brooks, A. D., 318, 426
Brown, D., 138, 413
Brown, E., 303
Brown, E. B., 364, 427
Brown, E. J., 225
Brown, G. K., 273
Brown, J., 211
Brown, P., 35
Brown, P. J., 213, 390
Brown, T. A., 280
Browne, K., 232, 233
Brunner, R., 413
Bryant, B., 110, 431
Bryant, R. A., 71, 73, 126, 129, 139, 143, 146, 147, 207, 208, 232, 289, 291, 294, 298, 300, 314, 323, 326, 331, 332, 495, 521
Buchbinder, E., 295, 503
Buchel, C., 155
Buckley, T. C., 270, 296, 384, 509
Buckner, J. C., 99
Buddeberg, C., 431
Buhrich, N., 99
Bullman, T. A., 389, 390
Burgess, A. W., 16, 41, 107
Burgess, P. M., 73, 211
Burling, T. A., 390
Burns, B. J., 233, 339, 348
Burris, B. C., 370
Buschke, H., 244
Bustamante, V., 371
Butler, L. D., 128, 140
Butler, P. D., 177
Butler, R. N., 244, 254
Butterfield, M. I., 372
Butters, N., 153
Byers, J. G., 346
Byrne, C. A., 19, 123, 407, 410
Bytyqi, M., 413

【C】
Caddell, J. M., 51, 66, 253, 269, 274, 293, 311, 317, 508
Cahill, L., 370
Cahill, S. E., 329
Cahill, S. P., 54, 65, 73, 77, 327, 328, 369, 459
Cahoon, E. P., 456
Cain, K. C., 301
Cairney, J., 250
Calais, L. A., 364, 369, 370
Calhoun, K. S., 20, 292, 295, 391
Calise, A., 429
Call, J. A., 481
Callahan, C. M., 386
Callahan, J., 451

Callahan, R. J., 452
Cameron, C., 144
Cameron, R. P., 209
Cameron-Bandler, L., 450
Campbell, L. A., 273, 280
Canetti, L., 106, 294
Canino, G. J., 88, 411, 517
Canive, J. M., 364, 369, 370
Cantor, D. W., 250
Caplan, G., 100
Capstick, C., 324, 328
Carbonell, J. L., 450, 451
Cardon, L. R., 192
Carlier, I. V. E., 143, 321
Carlin, L., 127
Carlson, C. S., 189,
Carlson, E. B., 138, 142, 147
Carlson, J. G., 316, 343, 413
Carlson, S. M., 147
Carmen, E., 41
Carmichael, S. T., 153
Carpenter, S. R., 492
Carr, A. C., 454
Carr, V. J., 410
Carroll, E. M., 106
Carroll, K. M., 328
Carson, M. A., 166
Carter, L., 224
Caruth, C., 30
Casas, J. M., 401
Casey, E. A., 480
Cashman, L., 55, 72, 126, 274
Cason, D., 214
Caspi, A., 20, 170, 197, 233, 281, 282, 476
Cassidy, E. L., 251, 252, 374
Catlin Boehmer, T. K., 388
Celano, M., 303, 341
Cervantes, R. C., 99
Cetinkaya, P., 368
Challis, B. G., 176
Chalmers, D. T., 168
Chambers, R. A., 361, 514
Chandler, H. K., 518
Chang, C. M., 410
Chang, I., 167
Chantarujikapong, S. I., 190, 193, 194, 195
Charcot, J. M., 32, 34, 531
Chard, K. M., 324, 327
Charley, C. M., 147
Charney, D. S., 3, 22, 43, 49, 105, 107, 124, 126, 165, 167, 168, 170, 173, 175, 251, 355, 361, 362, 363, 374, 475, 476, 507, 508, 512, 513
Charney, M. E., 275, 280
Chavoya, G. A., 107

Cheasty, M., 233
Cheit, R. E., 128
Chemtob, C. M., 316, 324, 328, 330, 343, 344, 345, 413, 457
Chen, Q. C., 196
Chester, B., 411
Chevron, E., 254
Chichon, J., 67
Chilcoat, H. D., 89, 90, 91, 92, 94, 96, 204, 267, 391
Chiu, W. T., 97
Choi, L., 176
Chomsky, N., 52, 53
Chong, M. Y., 234
Chrisp, P., 361
Christman, J. C., 145
Chu, J. A., 128, 144
Chun, K. M., 411
Chung, R. C. Y., 412
Cicchetti, D., 233, 347, 469, 472, 476, 481, 483
Cicchetti, P., 153
Ciccone, D. S., 518
Ciechanowski, P., 393
Ciraulo, D. A., 372
Claiborn, J. M., 166
Clancy, C., 349
Clancy, S. A., 129
Clara, I. P., 281, 389
Clark, D., 49, 55
Clark, D. M., 65, 76, 77, 81, 82, 108, 121, 125, 131, 281, 408, 441
Clark, F. M., 153
Clark, I. P., 501
Clark, R. D., 369, 370
Clarke, D. E., 250
Clarke, L., 411
Clary, C. M., 281, 364
Classen, C., 107, 142
Cleary, P. D., 386, 387
Clipp, E. C., 248, 249
Clohessy, S., 460
Cloitre, M., 58, 139, 211, 214, 233, 281, 324, 327, 330, 332, 370, 445, 457, 458, 459, 462, 501
Clower, M. W., 254
Clum, A. A., 499
Clum, G. A., 316, 391
Coatsworth, J. D., 235, 472, 473, 481, 483
Coe, C. L., 359, 362
Cohen, D., 225, 305
Cohen, D. J., 315
Cohen, E. A., 107
Cohen, G., 350
Cohen, J., 269, 302, 363
Cohen, J. A., 232, 301, 303, 304, 324,

327, 342, 343, 346
Cohen, L. R., 58, 214, 328, 339, 340, 445, 458
Cohen, P., 211
Coignez, V., 501
Coleman, P. G., 254
Collins, A. M., 53
Collins, C., 233
Colombo, G., 408
Comijs, H. C., 246, 249, 251
Comings, D. E., 197
Commons, M. L., 450
Compton, N. C., 225
Conlon, A., 292
Conlon, L., 299
Connor, K. M., 192, 290, 410
Conroy, R., 299
Conway, M. A., 131
Cook, E. W., 279
Cook, J. M., 250, 251, 252, 253, 254, 255, 256, 374, 517
Cook, M., 57
Coons, M. J., 387
Cooper, N. A., 316
Cordi, A. A., 371
Cordova, M. J., 107
Cortina, L. M., 208
Corwin, D. L., 128
Costa, P. T., Jr., 244
Costello, E. J., 91, 92, 97, 226, 229, 235, 238
Costello, J., 228, 470
Cowen, E. L., 471, 472
Cox, B. J., 281, 389, 458, 508
Craske, M. G., 328
Crayton, J. W., 168
Creamer, M., 73, 90, 97, 105, 106, 111
Crockett, D. J., 509
Crocq, L., 32
Cuffe, S. P., 227
Culver, S. M., 474, 475
Cunningham, P. B., 347
Curran, B., 192
Curtis, T., 209
Curtis, W. J., 476
Cusack, K., 271, 272, 280
Czeh, B., 160
Czirr, R., 246

【D】
D'Augelli, A. R., 251
D'Sa, C., 156
Dabishevci, K., 443, 451
Da Costa, J. M., 31, 48, 531
Dahl, S., 409
Daiuto, A. D., 456

Dalgleish, T., 54, 55, 75, 79, 82, 131
Dan, E., 368
Danckwerts, A., 252
Dancu, C. V., 214, 272, 340, 447
Danesh, J., 408
Dang, S. T., 300, 323, 326, 331
Danieli, Y., 249
Dansky, B. S., 19, 293, 328, 383, 512
Dasberg, H., 371
Dautzenberg, F. M., 174
David, D., 371
Davidson, J. R. T., 88, 169, 192, 247, 269, 272, 273, 283, 362, 364, 368, 369, 373, 410, 411, 452, 501, 512, 514
Davidson, R. J., 168
Davies, J. A., 154, 355, 433
Davis, G. C., 88, 95, 97, 106, 107, 203, 204, 205, 213, 247, 267, 290, 501, 510
Davis, J., 212, 324, 328
Davis, J. M., 166
Davis, K. E., 53
Davis, L., 507
Davis, L. L., 368
Davis, M., 22, 154, 166, 168, 175, 355, 360, 508
Davis, M. J., 234
Davis, R. C., 20,
Davis, W. W., 281
Dawson, R., 393
De-Nour, A. K., 107, 249
Deahl, M., 298, 299
Dean, J. G., 16
de Arellano, M., 271, 279, 280
Deater-Deckard, K., 281
DeBellis, M. D., 205, 233, 359, 360
Deblinger, E., 57, 303, 339, 340, 341, 342, 343, 346
De Boer, M., 364
De Bruyn, R., 403
deCarteret, J. C., 429, 435
de Corral, P., 316
de Decker, A., 128
Deering, C. G., 212
Defares, P. B., 316
De Girolamo, G., 279
Deitsch, S. E., 372
de Jong, J. B., 166, 267
de Jong, J. T. V. M., 19, 25, 93, 96, 402, 403, 404, 405, 406, 407, 408, 409, 410, 411, 412, 414, 522
Dekkers, T., 129
Delahanty, D. L., 107, 294
Delaney, R. L., 177
Delaney-Black, V., 232
Del Ben, K., 276

DeLisi, L. E., 407, 499
Dell, P. F., 142
Demer, J., 485
Demler, O., 94, 97
Dennis, M. L., 236
Dennison, J., 369
Densen, T. F., 372
DePrince, A. P., 124, 144, 145, 146, 210, 211, 516
Descamps, M., 55
de Torres, I. R., 141
Deutch, A. Y., 3, 43, 49, 355, 508
Deutsch, S. I., 22, 371
De Verbizier, J., 32
Devilly, G. J., 316, 322, 326
Devlin, B., 187
De Vries, M. W., 403, 411
Dewulf, A. C., 296
Deykin, E. Y., 389
Diamond, B. I., 362
Diamond, J., 485
Dickman, H. R., 248
Dietrich, A. J., 392, 394, 395, 519
Dijkstra, T., 126
Dill, D. L., 144
Dillon, A. L., 281, 508
Dimeff, L. A., 458
DiNardo, P. A., 273
Ding, Y., 403
Dinwiddie, S., 235
Disterhoft, J. F., 371
Djavadian, R. L., 178
Dobie, D. J., 296, 393
Dobson, K., 456
Doebbeling, B. N., 509
Dohrenwend, B. P., 27, 95, 97
Dohrenwend, B. S., 97, 99, 100
Dolan, R. J., 132, 155
Dolatabadi, S., 346
Dollard, J., 66
Donahoe, C. P., 106
Donahoe, D. P., Jr., 106
Donnelly, P., 187
Dooley, J. A., 434
Dorahy, M. J., 147
Dougall, A. L., 107, 294
Downing, J., 346
Dragus, J. G., 401
Drake, B., 233
Drake, R. G., 371
Drell, M., 346
Drescher, K. D., 390
Drevets, W. C., 165
Droegmueller, W., 229
Drogin, E. Y., 425, 428, 430
Drozdek, B., 412
Drugan, R. C., 361

Drummond, P. D., 215, 322, 326
Druss, B. G., 392, 394
Druzin, M. Y., 362
Drye, R. C., 40
Duan, J., 198
Duan, N., 216
Dube, S. R., 232, 235
Duffy, M., 501
DuHamel, K., 276
Duman, R. S., 156, 362
Dums, A. R., 391
Duncan, D. F., 347
Dunmore, E., 108
Dunn, A. L., 174, 177
Dunn, J. T., 425, 436
Dunn, N. J., 281
Durand, D. B., 294, 387
Duthie, R., 431
Dutra, L., 214
Dutton, S. S., 456
Dwight-Johnson, M., 216
Dyregrov, A., 93

【E】
Eaton, W., 249
Eaves, L. J., 186, 193
Eberle, M. A., 189
Eberly, R. E., 248
Ebert, L., 236, 293
Ebstein, R. P., 369
Echeburua, E., 316
Eddleman, H. C., 212
Edelman, P. S., 430
Edelstein, W., 282
Edleson, J., 224
Edmunds, C., 267
Edwards, G., 407
Edwards, V. J., 144, 224, 232, 235, 386
Edwards, W. S., 389
Eelen, P., 128
Egeland, B., 142
Egendorf, A., 107, 112
Ehlers, A., 55, 65, 68, 76, 77, 81, 82, 108, 110, 121, 124, 125, 126, 131, 215, 289, 299, 322, 326, 441, 460, 495
Eich, E., 125
Eisen, S. A., 193, 518
Eisenberg, L., 402
Eisenbruch, M., 402, 404
Eisman, H., 473
Eitinger, L., 40
Elam, M., 153
Elbert, T., 320, 321, 413
Elder, G. H., Jr., 244, 248, 249
Elhai, J. D., 238

Elkit, A., 91, 95
Ellason, J. W., 138
Ellenberger, H. F., 33
Elliott, D. K., 518
Elliott, D. M., 127, 128, 208
Ellis, A., 75
Ellis, B. H., 348, 476
Ellis, B. J., 516
Elzinga, B. M., 145, 146, 147
Emery, G., 21, 54, 75
Emery, P. E., 107
Emery, V. O., 107
Emmelkamp, P. M. G., 444, 452
Endicott, J., 364
Engdahl, B. E., 248
Engel, C. C., 298
Enns, M. W., 281, 508
Epstein, J. N., 20
Epstein, N., 456
Epstein, R. S., 431
Epstein, S., 69, 70
Erbaugh, J., 319
Erbes, C., 458
Erichsen, J. E., 31
Erickson, C. A., 390, 455
Erickson, D. J., 109, 116
Erikson, E. H., 244, 254
Erkanli, A., 91, 186, 226
Escalona, R., 364
Essex, M. J., 476
Eth, S., 503
Ever-Hadani, P., 107, 249
Everly, G. S., 297, 298, 299
Ewens 187
Eyer, J., 475

【F】
Fahy, T. J., 299
Fairbank, D. W., 236
Fairbank, J. A., 51, 91, 106, 107, 166, 223, 226, 235, 236, 237, 269, 271, 290, 294, 311, 317, 436, 474
Fairbrother, G., 305
Falk, B., 246, 247
Falk, P. J., 425
Falls, W. A., 360
Fals-Stewart, W., 456
Falsetti, S. A., 213, 271, 277, 280, 324, 328, 499
Famularo, R., 370
Fantuzzo, J. W., 224, 503
Faragher, B., 329
Farfel, G. M., 364, 501, 514
Favaro, A., 407, 408
Fazel, M., 216, 408, 409
Fecteau, G., 319, 321
Feenstra, M. G., 360

Feeny, N. C., 327, 328, 329, 459, 462, 512
Feinauer, L. L., 473
Feldman, D., 392
Feldman, M. E., 368
Feldman-Summers, S., 127, 128, 144
Feldner, M. T., 57
Felitti, V. J., 144, 224, 232, 233, 234, 235, 383, 388
Felthous, A., 434
Fenton, T., 370
Ferenczi, S., 37
Ferguson, R. J., 391
Ferren, P. M., 474
Ferrer, E., 483
Feske, U., 54
Fesler, F. A., 370
Feuer, C. A., 111, 214, 311, 322, 508
Feusner, J., 199
Fichtner, C. G., 168
Field, A., 408
Figley, C. R., 41, 42, 450, 451, 455
Fiks, K. B., 473
Filipas, H. H., 209
Findler, M. N., 518
Finkelhor, D., 91, 209, 226, 231, 232, 238, 246, 251
Fins, A. I., 371
First, M., 95, 270, 278, 281
Fischer-Homberger, E., 33
Fisher, G. L., 121, 346
Fisler, R., 124, 143
Fister, D. L., 474
Fivush, R., 144
Flagel, S. B., 172
Flaherty, J. A., 404, 405
Flanagin, A., 414
Flanders, D., 388
Flannery, R. B., 298
Fleischman, A. R., 305
Fletcher, A., 388
Flett, R. A., 387
Floyd, M., 252
Flum, H., 107
Foa 448
Foa, E. B., 19, 21, 43, 51, 52, 54, 55, 57, 65, 66, 67, 71, 72, 73, 74, 75, 76, 77, 78, 80, 81, 82, 126, 214, 215, 253, 254, 269, 272, 274, 275, 276, 278, 283, 290, 291, 300, 311, 312, 314, 315, 316, 317, 318, 323, 327, 328, 329, 330, 331, 332, 333, 340, 391, 393, 407, 441, 447, 449, 455, 456, 457, 460, 462, 501, 508, 509, 511, 512, 515
Fogler, J., 348
Folke, C., 492

Follette, V. M., 56, 57, 246, 316, 388
Follingstad, D. R., 445, 459
Fontana, A., 99, 107, 247, 254, 258, 290
Foote, S. L., 177
Forbes, D., 282, 442, 448, 449, 497
Ford, D., 383, 384, 388, 390
Ford, J. D., 390
Forgue, D. F., 166, 427
Forneris, C., 291
Forrest, C. B., 349
Fortier, L., 432
Foster, J. D., 92, 206, 207, 210
Fouwels, A. J., 143
Fox, C., 369
Fox, S. H., 409
Foy, D. W., 106, 107, 142, 293, 294, 296, 390, 447, 456
Frances, A., 281
Francia-Martinez, M., 141
Frank, E., 301, 311
Frank, J. B., 368
Frankenburg, F. R., 211
Franklin, C. L., 238
Franowicz, J. S., 370
Frayne, S. M., 391
Frazier, P. A., 208, 248, 292
Freedman, A. M., 41
Freedman, S. A., 208, 294
Freedy, J. R., 72, 97
Freeman, D., 216
Freeman, J. B., 391
Freiman, M. P., 216
French, F. E., 471
Freshman, M. S., 72
Freud, S., 35, 36, 37, 47, 128, 253
Freuh, B. C., 216
Freund, B., 320, 322
Frey, L. M., 128
Frey-Wouters, E., 106
Freyd, J. J., 124, 126, 129, 140, 144, 145, 146, 147, 210, 211, 516
Friedman, B., 35
Friedman, M. J., 3, 4, 15, 19, 21, 22, 23, 25, 26, 43, 49, 57, 96, 164, 169, 170, 178, 208, 209, 214, 253, 254, 258, 279, 294, 315, 318, 347, 355, 362, 364, 367, 368, 370, 371, 372, 373, 374, 375, 383, 384, 385, 387, 391, 393, 402, 404, 405, 407, 410, 411, 431, 476, 495, 500, 501, 508, 510, 512, 513, 514, 515, 518, 520, 521, 522
Friedman, R. M., 359
Friedman, Z., 226
Frisch, A., 198
Frisman, L., 99

Friston, K. J., 155
Froment, J., 33
Frueh, B. C., 279, 431, 432, 433
Frustaci, K., 156, 233
Fruzzetti, A. E., 456
Fuchs, E., 360
Fujii, S., 407
Fujino, D. C., 412
Fujita, M., 167
Fullerton, C. S., 207, 431
Furey, J., 390
Furr, J. M., 448
Furrow, P. R., 430

【G】
Gagnon, M., 245
Galea, L. A. M., 19, 20, 97, 98, 248, 293, 296, 305, 360, 410, 411, 492
Galina, H., 251
Gallagher, N. G., 324, 328
Gallagher-Thompson, D., 253, 255, 256, 257
Gallelli, K., 276
Gallers, J., 106
Gallo, F. P., 450
Gallo, J. J., 257
Gallops, M. S., 106
Gallup, P., 99
Galovski, T. E., 519
Ganzel, B. L., 128
Garbarino, J., 347, 473, 474
Garcia, R., 158, 216
Garmezy, N., 468, 469, 471, 472, 476, 478, 479
Gatenby, J. C., 155
Gates, S., 171
Gatz 256
Gatz, M., 249
Gaudiano, B. A., 452
Gavriel, H., 215, 322, 326
Gavrilovic, J. J., 216
Gaw, A., 407, 411
Gbesemete, K. P., 403
Gearhart, L. P., 318
Gega, L., 503
Gelernter, J., 20, 176, 189, 197, 513
Gelles, R. J., 41, 347
Gelpin, E., 371
Geltman, P. L., 409
Gentillelo, L., 389
George, L. K., 88, 259
Gerardi, R. J., 68, 166, 270, 273
Gerbode, F., 450
Gernaat, H. B. P. E., 403, 408
Gerow, L., 147
Gerrity, E. T., 25, 279, 298, 407
Gershuny, B. S., 139, 291, 460, 509

Gersons, B. P. R., 143, 319, 321, 331
Geschwind, N., 153
Gewirtz, A. H., 470, 471
Ghosh, A., 454
Giaconia, R. M., 95
Gibbon, M., 95, 270
Gibbons, R., 412
Gibson, L. E., 20, 55, 521
Gidron, Y., 503
Gifford, E. V., 57
Gil, E., 346
Gil-Rivas, V., 502
Gilbertson, M. W., 157, 190, 195, 196, 427
Giller, E. L., 171, 359, 368
Giller, J. E., 407
Gillespie, K., 501
Gillette, C., 318
Ginzburg, K., 249
Girelli, S. A., 311, 317, 456
Gjone, H., 281
Glantz, M. D., 256
Glaser, T., 292
Glassman, M. B., 473
Gleaves, D. H., 129, 130
Gleser, G. C., 106, 383
Glover, S. G., 212
Glynn, S. M., 444, 455, 456
Goa, K. L., 361
Goddard, A. W., 159
Godeau, E., 411
Goenjian, A. K., 43, 232, 248, 343, 345, 410
Gold, R., 318
Goldapple, K., 514
Goldberg, J., 192, 193
Goldberg, J. F., 370
Goldenberg, E., 408
Goldfarb, J., 106
Golding, J. M., 388
Goldman, D., 411
Goldsmith, R. E., 145
Goldstein, R. D., 93
Golier, J. A., 156, 251, 252
Gonzalez-Gay, M. A., 176
Good, B., 401, 402
Goodman, G. S., 145
Goodman, L. A., 403
Goodman, R., 303
Goodman, R. F., 225
Goodstein, R. K., 425
Goodwin, M. L., 391
Göran, R., 408
Gordis, E. B., 235
Gordon, J. S., 413
Gordon, L. T., 328
Gore, J. C., 155

Gorst-Unsworth, C., 408
Gosh Ippen, C., 225
Götestam, K. G., 296
Gottlieb, B. H., 484
Gould, E., 156, 360, 430
Gould, R. A., 499
Graap, K., 214, 444, 454
Grace, M. C., 106, 279, 383
Graham-Bermann, S. A., 227, 232, 235
Grant, S. J., 92, 361
Gray, J. D., 16
Gray, M. J., 238, 246, 251, 289, 290, 291, 292, 299, 300, 495
Gray, S., 254
Green, B. L., 19, 22, 25, 106, 138, 250, 279, 374, 383, 384, 385, 386, 387, 391, 392, 394, 395, 407, 411, 509, 518, 519
Green, J. A., 522
Greenberg, D., 371
Greenberg, L. S., 54
Greenberg, M., 49
Greenberg, M. S., 107, 164
Greenberg, P. E., 369
Greenberg, R. L., 75
Greene, J., 214
Greenwald, R., 215, 322, 326, 345, 346
Gregg, J., 57, 461
Greif, J. L., 281, 296
Greist, J. H., 503
Griffin, M. G., 124, 276, 278, 327, 333, 449, 515
Griffiths, S., 370
Grillon, C., 166, 170
Grimley, P., 370
Grinder, J., 450
Grinker 40
Grinker, R. R., 39, 40
Grisham, J. R., 280
Groleau, D., 412
Gross, D. M., 324, 457
Gross, J. J., 460
Grossman, A. H., 251
Grossman, F. K., 471
Groves, B. M., 232, 347
Grubaugh, A. L., 214, 216
Gruber, G., 235
Grundemann, D., 177
Grunert, B. K., 442, 447
Guarnaccia 517
Guarnaccia, P. J., 88
Gudanowski, D. M., 106, 107, 293
Gudjonsson, G. H., 127
Guillermo, T., 87
Gunasekara, S., 458

Gupta 152
Gurvits, T. V., 156, 427
Gusman, F. D., 411, 456
Gutheil, T. G., 424
Guthrie, K. A., 71, 73, 326, 331
Guthrie, R. M., 445, 456
Guyre 173
Guzder, J., 412
Gysin, R., 197

【H】
Habib, K. E., 372
Hackmann, A., 121, 126, 501
Hadar, H., 503
Hadi, F., 474
Hagan, R. M., 361
Hagenaars, M., 330
Hale, A. S., 433, 436
Haley, S., 41, 423
Halgin, R. P., 297
Hall 52
Hall, J., 156
Halligan, S. L., 121, 123, 125, 126
Hamada, R. S., 324, 457
Hamblen, J. L., 55, 502, 518
Hamby, S. L., 209, 226
Hammond, C., 212
Hammond, D. C., 427
Hamner, M. B., 362, 371, 372
Han, H., 58, 214, 233, 324, 327, 370, 445
Han, L., 233
Handelman, G. E., 371
Handelsman, L., 169
Hankin, C. S., 254, 256
Hanna, C., 156
Hansen 348
Hanson, R. F., 97, 350
Hare, R. M., 52
Harel, Z., 249
Harley, C. W., 177
Harris, W. W., 223, 224, 225, 228, 234, 235, 236, 238, 455
Harrison, B., 299
Hart, D., 282
Hart, J., 53, 66, 279
Harter, S., 316
Harvey, A. G., 126, 139, 143, 147, 207, 208, 291, 294, 300, 314, 387
Harvey, M., 100
Hashtroudi, S., 371
Hasler, G., 165
Hauff, E., 408
Hauger, R. L., 174
Hautzinger, M., 74
Hayes, A. E., 145
Hayes, S. C., 56, 57, 460, 461

Hazen, A. L., 90
Hazzard, A., 303, 341
Hearst-Ikeda, D., 300
Heath, A. C., 193
Heber, R., 515
Hedlund, N. L., 316
Heflin, A. H., 303, 340, 343, 346
Hegel, M. T., 391
Heider, F., 53
Heim, C., 174, 359
Hein, D. A., 324, 328
Heisler, L. K., 158
Hellawell, S. J., 81, 121, 125, 128
Heller, K., 249
Helmer, G., 435
Helmers, K., 142
Helzer, J. E., 88, 205, 213
Hembree, E. A., 214, 328, 329, 330, 340, 460, 462
Henderick, H., 296
Henderson, R., 431
Henderson, W. G., 192, 193
Henggeler, S. W., 347
Hennen, J., 211
Hennessy, R. G., 81, 121
Henrich, C. C., 483
Henry, D. E., 251, 341, 512
Henson, R. N. A., 132
Hepple, J., 253, 255, 256
Herberman, H. B., 107, 294
Herbert, J. D., 31, 39, 452
Herbison, G. P., 224
Heresco-Levy, U., 371
Herman, D. S., 253, 272, 275
Herman, J. L., 31, 41, 54, 126, 137, 143, 210
Hermans, D., 128
Hernandez-Avila, C. A., 176
Herron, N., 38
Hersen, M., 245, 246, 254
Herting, R. L., 371
Hertzberg, M. A., 368, 370
Herz, L. R., 166
Hickling, E. J., 291, 431, 509
Hicks, C. A., 361
Hidalgo, R., 368
Higgins, A. B., 388
Hilgard, E. R., 35, 137
Hill, E. E., 319
Hill, S. C., 430
Hinshaw, S., 481, 483
Hinton, D., 408, 412, 413
Hinton, W. L., 408
Hitchens, D. J., 236
Hoagwood, K., 339, 348, 349, 350
Hobbs, M., 299
Hoberman, H. M., 74

Hobfoll, S. E., 106, 209, 296, 469, 474, 477
Hodder, T., 99
Hodges, L. F., 214, 444, 454
Hoffman, B. F., 434
Hoge, C. W., 19, 394, 453
Hokanson, M., 298
Holbrook, N. J., 173
Holden, G. W., 224
Hollifield, M., 403, 448
Holman, D., 293, 404, 502
Holmes, E. A., 77, 78, 96, 124
Holmes, T., 81, 391, 510
Holmstrom, L. L., 16
Holstrom, L., 41
Holzgang, A., 370
Hommer, D. W., 156
Hon, W., 360
Hood, W. F., 371
Hopper, J. W., 121, 124
Hopwood, M., 172
Horowitz, M. J., 42, 69, 70, 272, 274
Horselenberg, R., 141
Hossack, A., 451
Hostetler, A., 38
Hou, Y. T., 175
Houck, P. R., 301
Hough, R. L., 411
Hoven, C. W., 226, 234
Hoyle, R. H., 112
Hoyt, D. R., 250
Hsu, C. C., 234
Hu, L., 412
Huang, Y. H., 361
Huber, M., 371
Hudcovicova, M., 306
Hughes, D. C., 88
Hughes, H. M., 235, 236
Hughes, M., 19, 65, 88, 106, 189, 203, 227, 235, 267, 290, 328, 374, 385, 508
Hughes, T. P., 492
Hull, A. M., 131
Hull, C., 49, 50
Hulsizer, M. R., 209
Humphreys, A. L., 455, 457
Humphreys, L., 214
Hunsley, J., 268, 269
Hunt, T., 253
Hunter, E. C. M., 123
Huntjens, R. J. C., 147
Husain, S. A., 235
Huska, J. A., 253, 272
Hutchins, D., 167
Hutter, C. K., 311, 317, 456
Hyer, L. A., 56, 254, 279, 316, 511
Hyman, S. E., 168

【I】
Iacono, W. G., 281
Ibanez, G. E., 204
Inamdar, S. C., 339
Inslicht, S. S., 107, 294
Ironson, G., 320, 322
Irwin, C., 519
Irwin, H. J., 141, 147
Irwin, J., 177
Ivanoff, A., 458
Iwata, J., 153

【J】
Jaberghaderi, N., 346
Jackson, A. P., 296
Jacobson, N. S., 453, 456
Jacoby, J. V., 425
Jakupcak, M., 211
Jalowiec, J. E., 164
Jalowiec, J. J., 515
Janal, M. N., 518
Janca, A., 404, 406
Janet, P., 32, 34, 35, 36, 47, 48, 137, 138
Jang, K. L., 195
Jankowski 383
Jankowski, M. K., 55, 383, 385, 386, 387, 512, 518
Jannes, C., 297
Janoff-Bulman, R., 54, 65, 69, 70, 71
Jarvis, E., 412
Jassani, A. K., 107
Jaycox, L. H., 72, 73, 76, 80, 142, 214, 274, 330, 333, 457
Jenkins, E. J., 339
Jenkins, P. L., 299
Jenkins, S. J., 346
Jensen, J. A., 348
Jensen, P. S., 350
Jensen, P., 317
Jeste, D. V., 258
Jin, R., 94
John, O. P., 282, 460
Johnson, C., 301, 443, 451, 455
Johnson, D. R., 107
Johnson, H. L., 473
Johnson, J. G., 211
Johnson, J. L., 473
Johnson, S. M., 472
Johnstone, E. C., 197
Jones, C., 126, 433
Jones, E. E., 53
Jones, E. G., 153
Jones, L. M., 231, 232
Jones, N., 298
Jones, R. W., 371
Jonker, C., 251

Jonson-Reid, M., 233
Joosten, R. N., 360
Jordan, B. K., 237
Jordan, C. G., 311, 317, 456
Joseph 274
Joseph, S., 33, 55, 77, 131, 455
Joslyn, S., 127
Judson, P. L., 208
Jurkovich, G. J., 389

【K】
Kadushin, C., 107
Kahana, B., 249
Kahana, E., 249
Kahn, A. S., 204
Kalivas, P. W., 176
Kaloupek, D. G., 51, 88, 270, 278, 281, 283, 311, 508
Kameoka, V., 404
Kamin, L. J., 68
Kaminer, D., 368
Kang, H. K., 19, 97, 389, 390, 518
Kaniasty, K. Z., 226, 248
Kaplan, A. S., 277
Kaplan, C., 403
Kaplan, H. I., 41
Kaplow, J., 348
Kardiner, A., 38, 39, 48, 49
Karel, M. J., 247
Karmarcy, N. R., 177
Karunakara, U., 320, 321, 413
Kashdan, T. B., 238
Kasl-Godley, J., 256
Kaslow, N. J., 480
Kaspersen, M., 296
Kasprow, W. J., 247, 390
Kass, E., 168
Kassam-Adams, N., 302
Kataoka, S., 350
Kato, H., 410
Katon, W. J., 393, 394
Katz, C. L., 407
Katz, J., 387
Katz, L. Y., 458
Kaufman, J., 20, 199, 520
Kawai, T., 361
Kay, J., 469
Kaysen, D., 236
Kazantzis, N., 387
Kazdin, A. E., 105, 469, 470, 479, 483
Keane 275, 278
Keane, T. M., 4, 21, 27, 43, 51, 66, 67, 68, 69, 75, 82, 88, 106, 107, 112, 166, 214, 253, 254, 268, 269, 270, 271, 272, 273, 274, 275, 278, 280, 281, 283, 294, 311, 315, 317, 318,

362, 372, 405, 407, 474, 508, 509
Keefer, L., 519
Keijsers, G. P. J., 290
Keller, M., 282
Kelley, H. H., 53
Kellner, M., 333, 515
Kellogg, S., 328
Kelly, E., 458
Kelly, M. P., 277
Kelly, V., 208
Kempe, C. H., 16, 41, 229
Kendler, K. S., 193, 234, 235, 281
Kenny, D. A., 113, 114
Kerich, M. J., 156
Kerns, R. D., 387
Keshavan, M. S., 205, 233
Kessler 90
Kessler, R. C., 19, 20, 65, 70, 71, 73, 88, 89, 90, 91, 92, 93, 94, 95, 96, 97, 100, 105, 106, 107, 109, 186, 189, 193, 203, 204, 205, 206, 207, 212, 213, 227, 267, 280, 290, 328, 374, 375, 385, 387, 389, 390, 395, 407, 508, 509, 520
Khamis, V., 228, 229, 234, 501
Kigamwa, P., 411
Kilic, C., 411
Killeen, T., 281
Kilpatrick, D. G., 15, 17, 18, 19, 20, 42, 50, 52, 66, 67, 72, 91, 95, 97, 106, 210, 226, 232, 234, 248, 267, 272, 274, 293, 328, 383, 499, 508, 509, 528
Kilpatrick, D., 277, 302, 311
Kilpatrick, G. J., 174
Kilts, C., 369
Kim, J., 3, 233
Kimerling 387
Kimerling, R., 114, 205, 208, 210, 211, 383, 389, 391, 392, 448, 517
Kindt, M., 109
King, D. W., 106, 107, 109, 111, 112, 114, 116, 204, 205, 209, 270, 293, 294, 390, 474, 509, 520
King, L. A., 106, 107, 109, 111, 112, 114, 116, 204, 205, 209, 270, 293, 294, 3390, 474, 509
King, N. J., 303, 343
Kingree, J. B., 480
Kinscherff, R., 370
Kintsch, W., 53
Kinzie 408
Kinzie, J. D., 99, 370, 408
Kirby, J., 371
Kirk, M., 107, 299
Kirmayer, L. J., 88, 412
Kiser, L., 339

Klaghofer 431
Klap, R., 216
Klaric, J. S., 235
Klaschik, C., 320, 321, 413
Kleber, R. J., 316
Klein, R. J., 189
Kleinman, A. M., 401, 402, 404
Klerman, G. L., 254
Klest, B., 145
Kline, N. A., 372
Knapp, C., 372
Knapp, M., 153
Knight, B. G., 245, 249, 255
Knipscheer, K. P. M., 246
Knobler, H. Y., 226
Knudsen, K., 303, 342
Knudson, K. H., 294, 387
Ko, G. N., 166
Koch, W. J., 509
Koenen 214, 457
Koenen, K. C., 58, 107, 169, 190, 194, 211, 233, 281, 296, 324, 327, 388, 445, 455, 458
Kokai, M., 407, 410
Koke, S. C., 364, 413
Kolb, L. C., 21, 39, 49, 68, 166, 171, 273, 370, 508
Komproe, I. H., 403, 406, 408
Koopman, C., 107, 142
Kopiec 231
Koretzky, M. B., 275
Koss, M. P., 123, 210, 388
Kostelny, K., 347
Kosten, T. R., 368, 369
Koverola, C., 156
Kowalski, J. M., 126
Kozak, M. J., 21, 51, 54, 57, 66, 71, 78, 278, 508
Kozlov, A. P., 362
Kraemer 108, 111, 112, 115
Kraemer, H. C., 105, 108, 109, 110, 111, 112, 113, 114, 115, 270, 362, 363, 470, 471, 473
Kraepelin, É., 15, 34
Kram, M. J., 167
Kramer, G. L., 167, 368
Kranzler, H. R., 176
Krasner, L., 52
Krasnoff, L., 99
Krause, N., 250
Kremers, I. P., 129
Krenz, S., 370
Kringlen, E., 195
Krinsley, K., 276, 456
Kroenke, K., 392
Kroll, J., 408
Krueger 281

Krueger, R. A., 403
Krueger, R. F., 281, 282
Kruglyak, L., 189
Krupitsky, E. M., 371
Kruse, A., 254
Krystal, H., 40, 42
Krystal, J. H., 124, 167, 168, 170, 251, 355, 361, 508, 512
Kubany 331
Kubany, E. S., 277, 319, 321, 330
Kuch, K., 509
Kudler, H. S., 247, 272
Kulenovic, A. D., 412
Kulick-Bell, R., 171
Kulka 91
Kulka, R. A., 95, 97, 212, 213, 267, 271, 279, 290, 328, 374, 383, 388, 509
Kulkosky, P. J., 317
Kuller, F., 370
Kumar, A., 171
Kumar, M., 171
Kupfer, D. J., 105, 470
Kurzina, N. P., 362
Kuterovac, G., 93
Kuyken, W., 128

【L】
Laban, C. J., 403, 408, 409
LaBar, K. S., 155, 157
Labbate, L. A., 371
Labbate, L., 371
Lackner, J. M., 391
La Greca, A. M., 473
Lai, T. J., 410
Lamb, J. M., 225
Lambert, T. F., 433
Lamberts 143
Lamberts, R. D., 319, 321
Lamparski, D. M., 107
Lang, A. J., 393,
Lang, P. J., 21, 53, 54, 66, 277, 452, 508
Lange, A., 306, 444, 452, 453
Lanius, R. A., 132
Laor 235, 302
Laor, N., 226, 235, 302
Lappalainen, J., 198
Larson, C. L., 168
Lasko, N. B., 128, 166, 427
Laufer, R. S., 106, 107
Lavik, N. J., 408
Lavin, J., 209
Lavizzo, E. A., 226
Lavori, P. W., 364
Lawford, B. R., 198
Layer, R. T., 360

Layne, C. M., 23, 303, 468, 469, 474, 476, 480, 481, 484, 486, 520
Learman, L. A., 208
Leathem, J., 252
Leavitt, F., 129
Lebowitz, B. D., 257
Lebron, K., 158
Leda, C., 99
LeDoux 154
LeDoux, J. E., 152, 153, 154, 155, 158, 170, 361, 414
Lee, C., 322, 326
Lee, C. W., 215
Lee, J. D., 434
Lee, K. Y., 19, 97, 518
Lee, L. C., 410
Lee, R. T., 372
Lee, T., 208
Lee, Y., 154
Lees-Haley, P. R., 423, 436
Lefter 233
Lehman, C. L., 273, 280
Lehnert, K. L., 250
Leisen, M. B., 277, 456
Lemieux, A. M., 359, 362
Lenox, R., 389
Lensgraf, S. J., 481
Leon, F. G., 395
Leonard, A., 279, 383
Lepore, S. J., 73
Lerer, B., 369, 371
Lerner, M. J., 54
Leskin, G. A., 16, 209, 509
Lesse, S., 423, 428
Lev-Wiesel, R., 110
Levenson, M. R., 248
Leverich, G. S., 360
Levin, D. N., 279
Levinson, C. M., 392
Levitan, R. D., 233
Levitt, J. T., 501
Levy, M., 225
Lew 257
Lewin, T. J., 410
Lewinsohn, P. M., 74
Lewis, J. D., 369
Li, B. M., 359, 360, 370
Liang, K. C., 360
Libero, D. Z., 142
Liberzon 160
Liberzon, I., 157, 160, 172, 509
Lichtenberg, P. A., 253, 256
Lidren, D. M., 499
Lieberman 233
Lieberman, A. F., 223, 225, 232, 233, 235, 236
Lieberman, M., 473

Liebling, D. S., 254
Lilienfeld, S. O., 511
Lin, H. K., 175
Lindahl, B. A., 434
Lindley, C. J., 253
Lindsay, D. S., 122, 130
Lindy, J. D., 279, 383
Linehan, M. M., 56, 457, 458
Lipper, S., 370
Lippmann, J., 57, 340, 341
Lipsey, T. L., 20, 105, 124, 140, 207
Lipton, M. I., 253
Litt, L. C., 324, 328
Little, K. Y., 168
Litz, B. T., 23, 82, 253, 270, 272, 275, 289, 290, 291, 292, 294, 295, 297, 298, 299, 300, 306, 495, 503
Livanou, M., 77, 317, 411
Livesley, W. J., 195
Llabre, M. M., 474
Lockhart, R., 368
Loeb, R., 435
Loew, D., 461
Loftus, E. F., 53, 127
Logsdon, R. G., 256
Lohr, J. M., 452, 511
Londborg, P. D., 364
London, D. B., 435
Long, N. R., 15, 387
Longpre, R. E., 317
Lonner, W. J., 401, 404
Loof, D., 370
Loos, W., 431
Lopes, A. D., 267
Lopez, J. F., 168
Lovell, K., 77, 317
Lowe, D., 57
Lu, P. H., 372
Lucia, V. C., 204, 225, 267, 510
Lund, M., 106
Lunghofer, L., 91
Lunney, C. A., 20, 107, 248, 290
Luo, X., 176
Lurigio, A. J., 20
Lustberg, L. S., 425
Luthar, S. S., 471, 472, 473, 481, 483
Lutz, M. J. N., 503
Lygren, S., 195
Lynch, M., 235, 347
Lynch, T. R., 458
Lynn, S. J., 122
Lyons, J. A., 275
Lyons, M. J., 193

【M】
MacDonald, C., 387, 516
Machado, P. P., 412

Maciejewski, P., 290
Mack, C. N., 369
Mackay, P. W., 274
Macklin, M. L., 112, 128, 294
Mackowiak, M., 361
Macleod, A. D., 371
MacMillan, M., 35
Macy, R., 501
Maercker, A., 254, 296
Maes, M., 171, 510
Magruder, K. M., 216
Maguen, S., 23, 297, 495, 503
Maguire, K., 172
Mahan, C. M., 19, 97, 518
Mahwah, R. R., 54
Maier, S. F., 361
Main, T., 40
Maiorani, M., 408
Malas, K. L., 271
Malberg, J., 362
Maldonado, J. R., 140, 143
Malek-Ahmadi, P., 371
Malenka, R. C., 168
Malik, M. A., 273
Malik, M. L., 65, 290, 391
Malinina, E. P., 362
Mallay, J. N., 346
Malloy, P. F., 106, 166, 271, 436
Malt, U. F., 430, 431
Malwand, A. D., 403
Mancill, R. B., 280
Manetta, A. M., 250
Manicavasagar, V., 403, 408
Manji, H. K., 165, 370
Manly, J. T., 233
Mannarino 342
Mannarino, A. P., 225, 302, 303, 339, 340, 342, 343, 346
Manne, S. L., 276
Mannix, L. M., 213, 510
Manson, S. M., 88, 405, 411
Manuck, S. B., 170
Mao, Z. M., 370
Marans, S., 223, 232
Maratos, E. J., 132
March, J. S., 106, 343, 344, 345
Marcus, S. V., 317
Margolin, G., 235
Marhoefer-Dvorak, S., 317, 456
Maring, B. L., 147
Marks, I. M., 77, 81, 301, 317, 454, 503
Marmar, C. R., 139, 142, 274, 364
Marquis, P., 317
Marsella, A. J., 25, 279, 402, 404, 405, 407, 411, 518, 522
Marshall, A., 268

Marshall, G. N., 142,
Marshall, R., 95
Marshall, R. D., 364, 373, 501, 514
Marsteller, F., 56, 322, 326
Martenyi, F., 364, 373, 413
Martin, A., 224, 294, 296, 370, 387, 501, 531
Martinez-Taboas, A., 141
Martorello, S. R., 145
Marx, B. P., 295
Mash, E. J., 268, 269
Massie, E. D., 66, 328, 460
Masson, J., 36, 38
Masten 472, 474
Masten, A. S., 226, 235, 470, 471, 472, 473, 481, 482, 483
Mastnak, J., 236
Mataix-Cols, D., 503
Mathew, R. G., 362
Matloff, J. L., 372
Matthews, J. A., 128
Matthiesen, S. B., 296
Mattson, M. P., 167
Mawson, D., 301
Maxfield, L., 511
May, F. S., 196
Mayou, R., 110, 299, 431
McAdams, D. P., 404
McArdle, J. J., 483
McCahill, M. E., 389
McCall, C., 341
McCall, G. J., 405
McCann, I. L., 54, 65, 69, 70, 71
McCann, R. A., 458
McCarthy, P. R., 54
McCaul, M., 176
McClarty, B., 156
McClearn, G. E., 190
McCoy, G. C., 171
McCrae, R. R., 244
McCulloch, M., 433, 436
McCurry, S. M., 256
McDonagh-Coyle, A., 164, 459, 511, 515
McDonald, A. J., 153
McDonald, R., 410
McDougle, C. J., 368
McEvoy, L., 88, 205
McEwen, B. S., 156, 158, 160, 170, 178, 360, 361, 384, 385, 476, 508, 518
McFall, M. E., 166, 171, 172, 190, 271, 274, 275
McFarlane, A. C., 43, 228, 234, 279, 298, 424, 474
McGaugh, J. L., 155, 177, 359, 369
McGee, H., 388

McGeehin, M. A., 388
McGinnis, R. E., 187
McGue, M., 281
McGuire, T., 88
McHugh, A. F., 448
McHugo, G. J., 164, 515
McIntosh 293
McIntosh, D. N., 502
McIsaac, H. K., 125
McKay, M., 350
McKittrick, C. R., 158
McLeer, S. V., 341
McLeod, D. S., 195
McMackin, R. A., 456
McNally 128
McNally, R. J., 54, 121, 126, 127, 128, 129, 166, 289, 298, 427, 495, 496
McQuaid, J. R., 389
McReynolds, J. R., 359
Meadows 314
Meadows, E. A., 72, 311, 312, 441, 447, 456
Mechanic 276
Mechanic, M. B., 123, 278
Meehan, J. C., 213, 510
Meeren, M., 129
Meesters, C., 123
Mei, Z. T., 359
Meichenbaum, D., 52
Melamed, B. G., 53, 66, 279
Melchert, T. P., 127
Melhem, N. M., 303
Mellman 171
Mellman, T. A., 169, 364, 371
Melnik, T. A., 295
Melton, G. B., 229, 428, 429, 434
Mendelsohn, R., 442, 447
Mendelson, M., 319
Mendelson, T., 458
Mendez, C. M., 318
Mercier, C., 477
Merckelbach, H., 125, 128, 129, 141, 345
Merskey, H., 31, 38
Mertin, P., 455
Mesulam, M. M., 153
Metzger, L. J., 166, 278, 294, 427
Metzler, T. J., 139, 142
Meyer, W. J., III, 369, 514
Michael, T., 121, 125
Middleton, W., 147
Miele, G. M., 324, 328
Mikulincer, M., 106, 107, 112, 455
Milanes, F. J., 369
Millar, M., 387
Miller, A. H., 458

Miller, A. L., 359
Miller, B. C., 209
Miller, M., 270
Miller, M. D., 254
Miller, M. W., 153, 270, 278, 281, 282, 294, 508
Miller, N. E., 66
Mineka, S., 57, 281
Minor, T. R., 361
Mintz, J., 372
Miranda, J., 394
Miranda, R., 233, 330
Mischel, W., 204
Miserendino, M. J., 360
Mishkin, 153
Mishkin, M., 152
Mitchell, J. T., 298, 299
Miyake-Takagi, K., 361
Mizuta, I., 227
Mock, J., 319
Modlin, H. C., 434
Moeller, F. G., 168
Moergeli, H., 431
Moffitt, T. E., 233, 281, 282
Moghaddam, B., 361
Mohlen, H., 413
Mohr, P. B., 224, 503
Mohr, W. K., 455
Mok, D. S., 208
Molinari, V., 253
Mollica, R. F., 93, 96, 99, 280, 408, 409
Mollon, P., 126
Molnar, C., 55, 72, 126
Momartin, S., 403
Momenan, R., 156
Monahan, J. B., 371
Monnelly, E. P., 372
Monnier, J., 216
Monson, C. M., 15, 21, 57, 215, 216, 319, 321, 445, 456, 508, 511, 512, 515, 518
Moore, M. K., 316
Moore, S. D., 368
Moos, R. H., 204
Moran, C., 32, 107
Moras, K., 273
Moreau, J. L., 174
Morgan, A. C., 123, 126
Morgan, C. A., III, 123, 166, 170, 171, 173, 174, 175, 359, 361
Morgan, D. L., 403
Morgan, M. A., 158
Moritz, G., 156
Moroz, K. J., 224
Morral, A. R., 330
Morral, A. T., 441, 457

Morris, J. S., 132, 158
Morris, M., 172
Morrison, M. A., 430
Morse, J. Q., 458
Morton, J., 127
Moskal, J. R., 371
Mosnaim, A. D., 370
Moss, S. A., 211
Mossman, D., 433
Moulds, M. L., 129, 146, 323, 326, 331, 521
Moye, J., 247
Mozley, S. L., 296
Mueser, K. T., 55, 509, 512
Muhleman, D., 197
Mullen, P. E., 211, 224, 303
Müller, J., 296
Munck, A., 173
Muraoka, M. Y., 316
Murburg, M. M., 166, 171
Murdoch, M., 432, 433
Murdock, T. B., 19, 51, 54, 65, 311, 317, 340, 511, 515
Muris, P., 345
Murphy, A. D., 98, 100, 484, 517
Murphy, A. E., 204
Murphy, F. M., 19, 97, 518
Murphy, S. A., 301
Murray, C. J., 267
Murray, J., 368
Murray, M., 344
Murray, M. C., 343
Murray, S., 500
Murrell, S. A., 107, 244, 249
Mutapcic, A., 409
Myers, A. B. R., 31
Myers, C. S., 31, 137, 139
Myers, J., 281
Myers, L. B., 124
Mylle, J., 510

[N]

Nacher, J., 361
Nader, K. O., 237, 238
Najavits, L. M., 512
Nakagawa, S., 156, 362
Nakashima, J., 343, 413
Nakatani, E., 333
Nakazawa, K., 360
Natelson, B. H., 97, 518
Nauta, W. J. H., 153
Navak, S., 518
Nayak, M. B., 224
Neal, L. A., 274, 275, 369
Neale, M. C., 192, 193, 281
Neiderhiser, J. M., 190
Neimeyer, R. A., 316

Neisser, U., 52
Nelson, B. H., 229
Nelson, C. B., 19, 65, 88, 106, 189, 203, 267, 290, 328, 374, 385, 508
Nelson, D. B., 432
Nemeroff, C. B., 177, 359
Nemiah, J. C., 42
Neria, Y., 295, 388, 501
Nestler, E. J., 168
Neufeldt, S. A., 412
Neugarten, B. L., 245
Neumeister, A., 152, 156, 170, 251, 512
Neuner, F., 320, 321, 413
Neville, M. J., 197
Newman, E., 283, 388, 393
Newman, M. G., 453
Newport, J. D., 359
Ng, A., 407
Nich, C., 328
Nicholls, P. J., 411
Nichols, B. L., 246
Nickerson, D. A., 189
Nicki, R., 319, 321
Nicolaou, A. L., 126
Niederee, J. L., 447
Niederehe, G., 243, 255
Nielsen, D. A., 170
Nies, A. S., 362, 363
Nijenhuis, E. R. S., 124, 141, 142
Nimmer, C., 392
Nishith, P., 111, 214, 311, 322, 327, 333, 449, 508, 509, 515, 519
Nixon, R. D. V., 294, 323, 331, 508, 521
Njenga, F. G., 411
Nock, M. K., 469, 479, 483
Nolan, B., 171
Nonne, M., 33
Nordenberg, D. F., 144, 232
Norman, S., 255
Norman, T., 172
Norris, F. H., 19, 55, 86, 88, 90, 92, 94, 95, 96, 97, 98, 100, 107, 204, 205, 206, 207, 208, 209, 210, 226, 246, 248, 249, 267, 283, 293, 294, 407, 410, 484, 492, 494, 495, 502, 517, 522
North, C. S., 25, 99, 294, 411, 517
Noshirvani, H., 77, 317
Novaco, R. W., 52, 324, 457
Nowak, G., 360
Nugent, A. L., 368
Nurius, P. S., 480

[O]

Obenchain, J., 318

Oboler, S., 432
O'Brien, G. T., 273
Ochberg, R. L., 404
O'Connor, F., 168
O'Connor, N., 318
O'Dekirk, J. M., 235
Odell, R., 443, 451
Odero, W., 403
O'Donnell, J., 49
O'Donnell, M., 105, 106, 111
O'Donohue, W., 52
O'Farrell, T. J., 456
Offord, D. R., 105, 470
Ogawa, J. R., 142
Okpaku, S. O., 429
Okuyama, N., 361
Olafson, E., 128
Oldham, M., 364, 514
Olin, S., 339, 349
Olympia, J., 370
O'Neill, M. J., 361
Onken, L. S., 312
Onstad, S., 195
Oppenheim, H., 31
Orcutt, H. K., 204
Orlando, M., 142
Ormrod, R., 209, 226
Ornitz, E. M., 43
Orr, S. P., 160, 164, 166, 190, 196, 278, 317, 427, 436, 437
Orsillo, S. M., 57, 212, 213, 280, 460, 461, 509
Osgood, N. J., 250
Osgood-Hynes, D. J., 503
Osofsky, J. D., 92, 223, 224, 228, 232, 346, 347
Öst, L. G., 77, 81, 323, 327, 331, 413
Osterman, J. E., 25, 124, 401
Osuch, E. A., 131
Oswald, L. M., 176
Otis, J. D., 387
O'Toole, B. I., 95
Otto, M. W., 139, 412, 413
Ouimette, P., 203, 213, 448, 517
Overmeier, J. B., 68
Owens, J. A., 319
Oxman, T. E., 392, 396
Ozer, E. J., 20, 105, 106, 107, 124, 140, 207

[P]

Padilla, A. M., 99
Padin-Rivera, E., 253, 254
Padron, E., 235
Page, A. W., 425
Page, H., 31
Palesh, O. G., 143

Palinkas, L. A., 517
Pallmeyer, T. P., 68, 166
Palmer, R. L., 458
Panasetis, P., 139
Pandya, A., 407
Pandya, D. N., 153
Paniagua, F. A., 88
Pankratz, L. D., 424, 437
Papageorgiou, C., 123
Paris, A. H., 249, 389, 390
Park, S. B., 169
Parker, G. R., 472, 473
Parks, C. L., 158
Parry, J., 425, 428, 430
Parson, E. A., 425
Parzer, P., 413
Passey, G., 509
Passmore, J., 144
Paterson, M. D., 147
Pattison, P., 73
Paul, G. L., 331
Paul, I. A., 360
Paunovic, N., 77, 81, 323, 327, 331, 413
Pavkovic, I., 412
Pavlides, C., 158
Payne, A., 519
Payne, J., 370
Pearlman, L. A., 54, 65, 69, 70, 71
Pearlman, M. Y., 225
Pears, K. C., 146
Pearson, J. L., 250
Peck, A. H., 275
Pedersen, P. B., 401, 411
Pedrelli, P., 389
Peeters, F., 129
Peirce, J. M., 213, 510
Peled-Avram, M., 295, 503
Pelton, L. H., 347
Peniston, E. G., 317
Penk, W. E., 270
Pennebaker, J. W., 384, 386
Penning, T. M., 175
Penninx, B. W. J. H., 246
Peretz, T., 249
Peri, T., 106, 160, 208, 294, 346, 371
Perilla, J. L., 98, 100, 204, 226, 484
Perkonigg, A., 91, 94, 95, 97, 206, 227, 229, 234, 236
Perloff, J. N., 99, 393
Perr, I. N., 434
Perrin, S., 483
Perry, B. D., 171
Perry, K. J., 274, 300
Perry, M. A., 503
Pert, A., 360
Peskind, E. R., 190

Peters, L., 507
Peters, M. L., 147
Peterson, E. L., 88, 95, 107, 203, 204, 205, 213, 234, 267, 388
Petrila, J., 428
Petti, T., 348, 350
Petty, F., 167, 368, 370
Pfefferbaum, B. J., 226, 296, 305, 481, 485
Phaf, R. H., 145, 146, 147
Phelps, A. J., 448
Phelps, E. A., 155
Phifer, J. F., 248
Phillips, M. A., 244
Phillips, R. G., 154
Piaget, J., 53, 54
Pickrel, S. G., 347
Pilgrim, H., 214, 290, 318, 320, 329
Pillemer, K., 246, 251
Pillow, D. R., 473
Pimlott-Kubiak, S., 208
Pincus, H. A., 281
Pine, D. S., 226, 470, 471
Pitanken, A., 153
Pitman, R. K., 26, 56, 66, 128, 131, 155, 164, 166, 196, 278, 279, 317, 370, 374, 423, 424, 427, 436, 437, 495, 511, 514
Pizarro, J., 23, 518
Plant, E. A., 211
Plattner, B., 144
Pless, A. P., 114, 209
Plomin, R., 190, 281
Polusny, M. A., 236
Ponterotto, J. G., 401
Poole, C., 93, 96
Pope, K. S., 127, 128, 144
Popik, P., 360
Port, C. L., 248
Porter, S., 123
Porterfield, S., 233
Post, R. M., 176, 360, 370
Postma, A., 147
Pot, A. M., 251
Poulin, M., 502
Powell, T. P. S. S., 153
Power, K., 215, 322, 326
Power, M. J., 75, 79, 124
Poythress, N. G., 428
Prager, E., 249
Prakash, A., 364, 413
Prassas, A., 128
Prause, J., 24, 518
Prescott, C. A., 281
Price, A. W., 480
Price, D., 392
Price, J. L., 153, 216

Priebe, S., 216
Prigerson, H., 290
Prins, A., 171, 208, 393
Prinstein, M. J., 235
Pritchard, J. K., 187
Proctor, L. J., 233
Proudfit, H. K., 153
Pumariega, A. J., 347
Purcell, S., 233
Putnam, F. W., 35, 137, 138, 140, 141, 142, 143, 147, 223
Putnam, J. J., 32
Putnam, K. M., 168
Pylyshyn, Z. W., 53
Pynoos, R. S., 43, 226, 234, 484

【Q】
Qualls, C. R., 369, 370
Qualls, S. H., 255
Quarantelli, E. L., 107
Quiana, N. A., 107
Quirk, G. J., 158
Quirox, J., 370

【R】
Rabalais, A. E., 276
Rabinowitz, J., 392
Rabins, P. V., 257
Radant, A., 190
Raes, F., 128
Raifman, L. J., 437
Ramboz, S., 158
Ramm, E., 301
Ranslow, E., 216
Rapaport, M. H., 364, 368
Rapee, R. M., 273, 316
Raphael, B., 292
Raphael, K. G., 518
Rappold, G. A., 177
Raskind, M. A., 369
Raskind, W., 190
Rasmusson, A. M., 164, 170, 173, 174, 175, 177, 178, 198, 359
Rauch, S. L., 131, 155, 157, 158, 160
Raudenbush, S. W., 483
Rawlings, R. R., 156
Rayner, R., 50, 51
Raz, J., 172
Read, J. D., 122, 130
Ready, D., 212, 214, 444, 454
Reaves, M. E., 424
Rechtschaffen, A., 253
Redd, W. H., 276
Redmond, D. E., 361
Regier, D., 507
Reich, M. R., 225
Reis, D. J., 153

Reisman, D., 522
Reist, C., 368, 372
Rellini, A., 208
Renfrey, G. S., 56, 317, 511
Resch, F., 413
Rescorla, R. A., 54
Resick, P. A., 15, 21, 50, 52, 54, 55, 66, 70, 71, 106, 111, 214, 215, 236, 276, 277, 278, 282, 311, 315, 317, 318, 322, 327, 333, 340, 405, 413, 447, 449, 451, 453, 455, 456, 462, 507, 508, 509, 511, 515, 519
Resnick, H. S., 19, 72, 90, 94, 97, 106, 213, 248, 257, 277, 293, 311, 324, 328, 383, 384, 387, 392
Resnick, P. J., 436
Reynolds, C. F., III, 301
Reynolds, M., 124, 125, 126, 447
Reynolds, V., 344
Rheingold, A. A., 257, 384, 392
Riad, J. K., 226, 283
Rice, J., 252
Richards, J., 215, 322, 326
Rietdijk, D., 306
Riggs, D. S., 19, 51, 65, 66, 72, 74, 76, 209, 272, 280, 290, 291, 311, 317, 327, 328, 330, 340, 455, 456, 459, 460, 509, 511, 515
Rime, B., 452
Riney, S. J., 456
Ringeisen, H., 339
Ritchie, E. C., 23, 485, 521, 522
Ritter, C., 209
Ritzmann, R. F., 470, 471, 478
Rivara, F. P., 389
Robel, P., 174
Robert, R., 368, 374, 514, 516
Robin, R. W., 411
Robins, C. J., 458
Robins, L. N., 88, 205
Robins, R. W., 282
Robinson, P. S., 158
Rockstrom, J., 492
Rodriguez, N., 106
Roeder, K., 187
Roelofs, K., 126
Roemer, L., 460
Rogal, S., 346
Rogers, D., 57, 461
Rogosch, F. A., 469
Rohrbaugh, R. M., 392
Rolf, J. E., 472
Romans, S. E., 224
Romanski, L. M., 158
Ronan, P. J., 167
Ronfeldt, H. M., 20, 139
Roodenrijs, T. C., 408

Roosa, M. W., 473
Roozendaal, B., 155, 359
Rose, S., 107, 207, 209, 298, 299, 495
Rosell, D. R., 361
Rosen, C. S., 254, 333, 390, 494, 527
Rosen, G. M., 18, 434, 452
Rosen, L. N., 294, 387
Rosen, T. S., 473
Rosenberg, L., 368, 514
Rosenberg, N. A., 187
Rosenberg, S. D., 55, 294, 512
Rosenheck, R., 99, 107, 247, 254, 258, 290, 390, 392
Rosner, R., 452
Ross, C. A., 138
Ross, S. P., 361
Rosser-Hogan, R., 142, 147
Roszell, D. K., 271, 274
Roth, S., 26
Rothbart, G., 107
Rothbaum, B. O., 19, 51, 52, 56, 65, 66, 71, 72, 73, 75, 214, 272, 290, 291, 311, 312, 315, 317, 318, 322, 326, 332, 340, 364, 373, 441, 444, 447, 448, 454, 462, 501, 511, 512, 514, 515
Rotnitsky, A., 390
Rounsaville, B. J., 254, 312, 328
Rowa, K., 269
Rowland, M. D., 347
Roy, J. L., 402
Roy-Byrne, P. P., 494
Rubin, A., 346
Rubin, D. C., 124
Rubio-Stipec, M., 88, 517
Ruchkin, V., 225
Rueger, D., 293
Ruehlman, L. S., 473
Rugg, M. D., 132
Ruggiero, K. J., 276
Rusch, M. D., 442, 447
Ruscio, A. M., 271, 509
Rush, A. J., 21, 75, 364
Ruskin, P. E., 245, 249, 258
Rusnak, K., 316
Russ, E., 214
Russo, G. K., 158
Russo, S. A., 254
Rutter, M., 115, 472, 478, 479
Ruzek, J. I., 20, 251, 252, 280, 374, 456, 490, 495, 500
Ryan, N. D., 233
Ryan, P., 68, 166
Ryan, S. M., 361

【S】

Sabol, E. U., 368

Sack, W. H., 93, 408
Sachs-Ericsson, N., 211
Saddock, B. J., 41
Saigh, P. A., 15, 234, 339, 340, 341
Sakai, C., 317, 443, 451
Sakai, R. R., 158
Sala, M., 252
Saladin, M. E., 328
Salcioglu, E., 411
Salgado de Snyder, V. N., 99
Salmon, K., 232
Salter, E., 110
Salthouse, T. A., 244
Saltzman, W. R., 484
Salusky, S., 456
Salyers, M. P., 512
Sameroff, A. J., 223, 228, 232, 234, 235
Samson, A. Y., 392
Sanders, B., 138
Sandler, I. N., 473
Santonastaso, P., 408
Saper, C. B., 153
Sapolsky, R. M., 156, 167, 196, 251, 360
Sarasua, B., 316
Sareen, J., 389
Sartorius, N., 404, 406
Satre, D. D., 245, 255, 256
Sattler, L., 456
Saunders, B. E., 19, 97, 106, 274, 303, 350, 383
Saunders, C. S., 372
Saunders, J., 121, 124
Saunders, L. S., 424
Savoca, E., 290
Sawchenko, P. E., 153
Saxe, G. N., 225, 339, 348, 350, 516
Sayer, N. A., 458
Sayers, S., 141
Saygin, M. Z., 368
Schaeffer, J. A., 318
Schaffer, W. R., 253
Schauer, M., 320, 321, 413
Schechinger, B., 177
Scheck, M. M., 318
Scheeringa, M. S., 305, 347
Scheflin, A. W., 427
Schei, B., 409
Schelling, G., 373, 374, 514
Schenzler, C., 429
Scher, C. D., 236
Scherpenzeel, R. P., 408
Schippers, G. M., 458
Schlenger, W. E., 19, 237, 290, 293, 297
Schmaling, K. B., 456

Schmidt, H., 141
Schmitt, B. D., 16
Schmitt, E., 254
Schnicke, M. K., 54, 55, 70, 71, 318, 340, 413, 453
Schnurr, P. P., 19, 22, 91, 96, 97, 107, 214, 246, 248, 249, 250, 254, 258, 290, 294, 320, 321, 373, 383, 386, 387, 388, 389, 390, 391, 395, 445, 456, 457, 509, 510, 518, 519
Schnurr, P. S., 374
Schnyder, U., 431
Schoenbaum, M., 392, 396
Schoenwald, S. K., 339, 347
Schomig, E., 177
Schooler, J. W., 122, 127
Schreiber, M. D., 226
Schreiber, S., 106
Schrieken, B., 444, 452
Schroeder, J. M., 236
Schuff, N., 156
Schulte, A., 343
Schultz, L., 213
Schultz, T. M., 144
Schutzwohl, M., 216
Schwab-Stone, M., 93, 225, 483
Schwartz, A. C., 462
Schwartz, B. L., 371
Schwartz, D. R., 233
Schwartz, P., 371
Schwartz, T. L., 371
Schwartzberg, S. S., 297
Schwarz, E. D., 126
Schwarz, N., 122
Schweitzer, I., 172
Scott, M. J., 457
Scott, W. O., 107
Scotti, J. R., 276
Scuello, M., 473
Scurfield, R. M., 25, 279, 407
Seedat, S., 364
Segal, D. L., 255
Segal, Z. V., 56
Segman, R. H., 185, 197, 198
Sejdijaj, X., 443, 451
Seng, J. S., 227, 232
Sengupta, A., 20, 96, 107, 248, 290, 391, 510
Sergeant, J. A., 146
Sersland, S. J., 434
Seymour, A., 267
Shakoor, M., 474
Shala, M., 443, 451
Shalev, A. Y., 19, 20, 23, 40, 106, 110, 160, 185, 195, 208, 212, 254, 278, 292, 294, 298, 371, 389, 468, 494, 496, 503, 513, 520

Shapiro, D. A., 129
Shapiro, F., 55, 56, 346, 511
Shapland, W., 369
Sharkansky, E. J., 109, 116, 213, 509
Sharma, D. K., 107
Sharp, T. J., 387
Shaw, B. A., 250
Shaw, B. F., 75
Shaw, J., 225
Shay, J., 15, 30
Shear, K., 301
Shearer, D. K., 281
Sheikh, J., 250
Shemesh, Z., 369
Shenk, T., 158
Shenton, M. E., 196
Sherbourne, C. D., 216
Shestatzky, M., 369
Shin, L. M., 128, 131, 155, 157, 160, 414
Shinfuku, N., 407
Shipherd, J. C., 391, 460
Shonk, S. M., 233
Shore, J. H., 97
Shrestha, N. M., 409
Shuman, D. W., 425, 429
Sibai, A. M., 388
Sibille, E., 158
Sibulkin, A. E., 429
Sides, J. K., 66
Siegel, J. M., 387
Siegfried, C. B., 236
Sigal, J., 249
Sikes, C. R., 364, 501, 514
Silk, K. R., 211
Silove, D., 403, 408
Silva, P. A., 281
Silver, H. K., 229
Silver, R. C., 24, 73, 502, 518
Silver, R., 293, 295, 297
Silver, S. M., 318, 412
Silverman, F. N., 229
Silverman, W. K., 235, 473
Simms, L. J., 509
Simon, G. E., 396
Simpson, E. B., 458
Simpson, L., 349
Sines, L., 405
Sing, M., 430
Singer, M. I., 91, 339
Sinnerbrink, I., 408
Sipprelle, C., 106
Sipprelle, R., 293
Sireling, L., 301
Sirovatka, P., 507
Sivayokan, S., 409
Sjahid, S. I., 386

Skinner, B. F., 50, 52
Skinner, L. J., 67
Skolnick, P., 360, 361
Skoppek, J., 435
Skre, I., 195
Slade, T., 507
Slater, V. L., 369
Slawik, M., 176
Sliwinski, M., 244
Sloan, L., 107
Slobogin, C., 428
Slovenko, R., 423, 429, 434
Smailes, E. M., 211
Smit, H. H., 251
Smith, A. A., 281
Smith, D. E., 271
Smith, D. W., 499
Smith, D., 274
Smith, E. M., 99
Smith, G., 457
Smith, M. A., 176, 360
Smith, P., 345, 483
Smith, R. D., 247
Smith, R. S., 471
Smith, R., 272
Smith, S. M., 128
Smith, S. R., 142
Smith, T. E., 443, 450
Smoller, J. W., 176
Smucker, M. R., 442, 447
Smyke, A. T., 236
Snell, F. I., 253, 254
Sokolski, K. N., 372
Solberg, O., 408
Solomon, Z., 106, 107, 112, 249, 455
Solvig, E., 408
Somasundaram, D. J., 402, 409
Somer, E., 295, 297, 503
Sommer, J. F., 107, 455
Sommerfield, C., 214, 290, 320, 323, 329
Song, L. Y., 91, 339
Sonne, S. C., 281
Sonnega, A., 19, 65, 88, 106, 107, 189, 203, 227, 267, 290, 328, 374, 385, 508
Sorg, B. A., 176
Sorgen, K., 276
Sorkin, B., 348
Southwick, S. M., 105, 107, 124, 126, 142, 164, 165, 166, 167, 168, 169, 170, 171, 172, 173, 175, 176, 177, 251, 355, 359, 361, 362, 414, 508, 512
Spain, E. H., 402, 405
Sparr, L. F., 253, 423, 424, 427, 430, 431, 432, 433, 435, 436, 437

Spataro, J., 211
Spates, C. R., 56, 317, 511
Spaulding, W. J., 423
Spence, S. H., 316, 322, 326
Spencer, H., 254
Spiegel, D., 128, 140, 142, 143
Spiegel, H., 434
Spiegel, J. P., 39, 40
Spielman, R. S., 187
Spinazzola, J., 42, 224, 225, 228, 406
Spinhoven, P., 129, 141, 142
Spiriman, S., 226
Spiro, A., 91, 97, 246, 248, 249, 258, 387, 389, 390, 518
Spitzer, R. L., 95, 270, 527
Spitznagel, E. L., 99
Spoont, M. R., 458
Spooren, D. J., 296, 302
Srinivasan, M., 298
Srinivasan, S., 87
Sroufe, L. A., 142
Stafford, J., 72
Stallard, P., 110
Stapleton, J. A., 148
Stara-Riemer, W., 257
Steadman, H. J., 424
Steciuk, M., 167
Steel, Z., 403, 408
Steele, B. F., 229
Steele, K., 138
Steer, R. A., 57, 303, 340, 341
Steil, R., 124, 126
Stein, B. A., 167
Stein, B. D., 233, 343, 344, 345
Stein, D. J., 368
Stein, M. B., 90, 97, 98, 156, 195, 250, 372, 389, 393
Stein-Behrens, B., 167
Steinberg, A. M., 43, 226, 470, 471, 478, 484
Steketee, G. S., 66, 455
Stellar, E., 384
Stellman, J. M., 107, 296, 455
Stellman, S. D., 107, 296, 455
Stephens, M., 187
Sterling, P., 475
Stern, A. S., 390
Stevens, S. J., 236
Stevens, S. P., 445, 456
Stevenson, J., 281
Steward, J. T., 370, 458
Stewart, B. D., 311
Stewart, S. H., 213
Stice, E., 105, 470
Stierlin, E., 34
Stiles, W. B., 129
Stokou, L., 122

Stoler, L. R., 144
Stone, A. A., 423
Storr, C. L., 225
Storz, S., 97, 206, 227
Stout, J. C., 177
Stouthamer-Loeber, M., 282
Stovall-McClough, C., 233
Stovall-McClough, K. C., 330
Strachan, A., 106
Stradling, S. G., 457
Strauss, J. L., 320, 322
Strauss, M. A., 41
Street, G. P., 214, 330
Stretch, R. H., 294
Stricker, B. H. C., 386
Strøm, A., 40
Strosahl, K. D., 56, 57, 460
Stroul, B. A., 347
Stuber, J., 305
Stukel, T. A., 97, 387
Stump, T. E., 386
Stutzmann, G. E., 170
Stuvland, R., 93
Sue, S., 412, 414
Suffoletta-Maierle, S., 216
Suh, E. J., 501
Summerfield, D. A., 25, 407, 482
Summit, R., 425
Sunday, S., 42
Sunders, W. B., 247
Sundet, J. M., 281
Sungur, M. Z., 368
Sutherland, S. M., 290
Sutker, P. B., 166, 251, 283
Suzuki, L. A., 401
Svensson, T. H. E., 153
Swanson, L. W., 153
Sweany, S. L., 455
Szymanski, H. V., 370

【T】
Taft, C. T., 209, 268, 390
Takagi, N., 361
Takeo, S., 361
Takeuchi, D. T., 92, 412
Tamir, E., 297, 503
Tanapat, P., 360
Tang, A. M., 402, 404
Tardieu, A., 32
Tarnowski, K. J., 233
Tarrier, N., 214, 215, 290, 314, 318, 320, 323, 329, 455, 457
Tarver, D. J., 271, 274
Tate, D. F., 452
Tatum, E. L., 97
Taubman-Ben-Ari, O., 392
Taylor, A. E., 166, 233, 431

Taylor, B., 20
Taylor, C. W., 52
Taylor, F. B., 370, 371
Taylor, J. T., 389
Taylor, K. L., 253, 274, 283
Taylor, M., 147
Taylor, N., 236
Taylor, S., 195, 311, 330, 323, 326, 387, 509
Taylor, T. R., 362
Teasdale, J. D., 56
Tedeschi, R. G., 292, 485
Tedstone, J. E., 455
Teesson, M., 99
Telch, C. F., 458
Teri, L., 74, 256
Thoennes, N., 208, 210
Thome, J., 156
Thompson, L. T., 371
Thompson, L. W., 255, 256
Thompson, M. P., 100, 480
Thompson, R. F., 158
Thoren, P., 153
Thorndike, E. L., 49, 50
Thorndike, R. M., 404
Thrasher, S. M., 54, 77, 317
Thuras, P., 458
Tichenor, V., 139
Tinker, R. H., 318
Tjaden, P. G., 208, 210
Tolin, D. F., 65, 511
Tommasini, N. R., 430
Tonge, B. J., 303
Tor, S., 93
Torchia, M. G., 156
Torgesen, S., 195
Toth, M., 158
Trautman, R. P., 296
Travers, J., 273
Trickett, P. K., 142, 233
Triffleman, E., 328
Trimble, J. E., 401
Trowell, J., 346, 347
Truax, P., 453
True, W. R., 189, 190, 193, 235, 476
Trupin, E. W., 458
Tsuang, D., 190
Tuason, V. B., 369, 370
Tucker, P., 364, 373, 514
Tuddenham, R., 15, 40
Tuorila, J. R., 318
Turner, B. H., 152
Turner, H., 209, 226
Turner, J. B., 95
Turner, J., 372
Turner, S. M., 519
Turse, N., 95

Tuval, R., 503
Tyler, K. A., 250
Tyndell, S., 431

【U】

Uddo, M., 166
Uddo-Crane, M., 283
Uhlmansiek, M., 276
Ullman, S. E., 209, 387
Ulmer, H. G., 372
Ulusoy, M., 411
Um, K., 413
Unger, D. L., 281
Uomoto, J., 256
Ursano, R. J., 40, 389, 431, 502

【V】

Vaiva, G., 167, 361, 370
Valentine, J. D., 20, 105, 191, 208, 250, 291, 293,
Valentine, L., 473
Valentine, P. V., 443, 450
Valentiner, D. P., 291, 460
Valentino, R. J., 177
van Aken, M. A., 282
van de Put, W. A. C., 402, 404
van de Ven, J. P., 444, 452
van den Brink, W., 458
Van der Does, A. J. W., 129
van der Hart, O., 34, 35, 36, 121, 137, 138, 139, 140, 141, 142, 143, 147
van der Kolk, B. A., 15, 30, 34, 35, 36, 38, 39, 42, 43, 47, 49, 107, 121, 124, 126, 137, 143, 164, 211, 319, 321, 364, 406, 501, 512, 514, 518
van der Linden, P. D., 386
van der Meulen, J. A., 360
van der Ploeg, H. M., 247
Van der Tweel, I., 408
van Dyck, R., 141, 142, 145, 146
Van Hasselt, V. B., 246, 254
Van Hoesen, G. W., 153
Van Horn, P., 225, 232, 235, 236
van Kammen, D. P., 371
van Minnen, A., 126, 290, 330
Van Ommeren, M. H., 403, 404, 405, 406, 412
van Tilburg, W., 246
Vanderbilt, D., 225
Vanderlinden, J., 141, 142
Vasterling, J. J., 121, 166, 251
Vaturi, R., 392
Vaughan, K., 318
Vedantham, K., 390
Veith, R. C., 166
Veltman, M., 232, 233

Venzlaff, U., 33, 40
Vera, M., 216
Verheul, R., 458
Vermetten, E., 170, 355, 360, 361, 368, 427, 508
Vernberg, E. M., 235
Vernon, P. A., 195
Veronen, L. J., 50, 52, 66, 311
Veyzer, A., 473
Vickers, K. S., 318
Vielhauer, M. J., 518
Villarreal, C., 368, 514
Vinekar, S. S., 296
Vinton, L., 257
Viola, J., 370
Visintainer, P. F., 388
Vitek, M. E., 192
Vogt, B. A., 153
Vogt, D. S., 19, 86, 105, 106, 114, 209, 520
Vollmer, W. M., 97
Vouimba, R. M., 158
Vreven, D. L., 106
Vythilingam, M., 165, 170, 173, 174

【W】

Waddell, M. T., 273
Wade, J. F., 452
Wagner, A. W., 458
Waldorf, D., 403
Walker, D. L., 154, 175, 360
Walker, E. A., 388, 389, 391, 393, 394
Walker, J. R., 90
Walker, J. U., 369
Walker, L. E., 16, 41, 425, 426
Waller, N. G., 138
Wallihan, D. B., 386
Walling, S. G., 177
Walser, R. D., 57, 461
Walsh, W., 19, 65
Walters, E. E., 94, 97
Walters, K. S., 423
Walton, R. T., 197
Wampler, N. S., 93
Wand, G. S., 176
Wang, J., 298
Wang, S., 164, 515
Ward, C. H., 319
Warheit, G. T., 107
Warlock, P., 299
Wasserman, L., 187
Watanabe, Y., 156
Watson, C. G., 318
Watson, D., 281, 386, 509
Watson, J. B., 50, 51
Watson, P. J., 19, 20, 23, 281, 407, 410, 468, 485, 490, 495, 496, 522

Watson, P., 494, 502
Watson, S. J., 168
Wayment, H. A., 73
Waysman, M., 455
Weathers, F. W., 16, 88, 128, 253, 269, 270, 271, 272, 274, 275, 276, 283, 362, 405, 509
Weaver, T. L., 111, 214, 311, 322, 508, 519
Webb, C., 303, 341
Webster, R. A., 410
Weine, S. M., 408, 412
Weinfeld, M., 142, 249
Weinreb, L., 393
Weintraub, D., 245, 249, 258
Weis, J. M., 447
Weiss, D. S., 20, 124, 139, 140, 142, 206, 510
Weiss, D., 105, 274
Weiss, J. M., 177
Weiss, R., 216
Weiss, S. R. B., 176, 360
Weissharr, D. L., 206, 207, 210
Weissman, M. M., 254
Weithorn, L., 224
Wells, A., 123
Wells, D. L., 211
Wells, K. B., 216, 350
Werble, B., 40
Werner, E. E., 471, 472, 481
Wesnes, K. A., 371
Wessel, I., 126, 128, 129
Wessely, S. C., 298, 495
West, J. A., 251
Westen, D., 214
Westermeyer, J., 405, 411
Westrup, D., 57, 208, 461
Whalen, P. J., 22, 158, 355, 360, 507
Wheat, K., 436
Wheeler, J., 408
White, H. R., 388
White, R., 431
Whiteside, J. E., 370
Whitlock, D. G., 153
Widiger, T. A., 281
Widom, C. S., 388
Wilcox, H. C., 225
Wiles, D. B., 431
Willert, M., 124
Williams, J. B. W., 95
Williams, J. M. G., 56, 129
Williams, J. W., 392
Williams, J., 270, 320, 322
Williams, K., 480
Williams, L. M., 128, 144
Williams, L., 298
Williams, W., 253

Williams-Keeler, L., 455
Williamson, D. F., 232
Wilner, N., 69, 272, 274
Wilson, A. E., 295
Wilson, I. B., 385, 386, 387
Wilson, J. P., 27, 283
Wilson, J., 99, 283
Wilson, K. G., 56, 57
Wilson, S. A., 318
Winker, M. A., 414
Winkielman, P., 122
Winston, E., 458
Winston, F. K., 302
Winters, N. C., 347
Wirth, B., 298
Wise, P. H., 93
Wisner, D., 389
Wisniewski, L., 458
Witmer, T. A. P., 474, 475
Wittchen, H. U., 91, 94, 95, 97, 206, 227
Wittrock, D. A., 166
Woertman, L., 147
Wolchik, S. A., 473
Wolfe, J., 109, 114, 116, 209, 283, 390
Wolfe, M. E., 370
Wolmer, L., 226, 302
Wolpe, J., 51
Woods, M. G., 254
Work, W. C., 471
Wortman, C. B., 73
Wrenn, G., 402
Wright, K. D., 205
Wust, S., 176
Wyman, P. A., 471

【X】
Xie, X., 361

【Y】
Yang, J., 244
Yang, P., 234
Yang, X., 176
Yarczower, M., 66, 328, 460
Yeh, M., 167
Yehuda, R., 43, 107, 142, 143, 171, 173, 174, 190, 248, 249, 333, 359, 360, 362, 414, 515
Yoder, C. Y., 144
Yoder, J. D., 204
Young, B. H., 298
Young, E. A., 172, 174, 175
Young, H. E., 494
Young, K., 414
Young, R. M., 197
Yule, W., 54, 339, 345, 483

【Z】
Zabinski, M. F., 452
Zahrt, J., 362
Zanarini, M. C., 211,
Zand, S. O., 346
Zane, N., 412, 414
Zaninelli, R., 364, 514
Zarate, C. A., 370
Zarkin, G. A., 236
Zarowsky, C., 402
Zatzick, D. F., 389, 391, 492, 494
Zayfert, C., 254, 281, 290, 333, 391, 458, 459
Zeanah, C. H., Jr., 236, 305
Zeiss, A. M., 250, 257
Zeiss, R. A., 248
Zelazo, L. B., 483
Zhang, H., 364, 413
Zhang, L., 350
Zheng, Y. P., 88
Zimering, R. T., 21, 51, 66, 269, 311, 317, 508
Zinbarg, R., 75
Zlotnick, C., 281, 318, 510
Zoellner, L. A., 327, 328, 391, 459, 462, 512
Zuckerman, B., 225, 232
Zullino, D. F., 370
Zungu-Dirwayi, N., 368
Zurbriggen, E. L., 144, 145
Zuvekas, S. H., 216

事項索引

[記号]
α-アミノ-3-ヒドロキシ-5-メチル-4-イソオキサゾールプロピオン酸（AMPA） 360
γアミノ酪酸（GABA） 164, 199

[アルファベット]
ANKK1 197
CONSORT 314
DESNOS 211
DSM 15, 41-42, 65, 88-89, 205, 267, 428, 507
Expanded Grief Inventory（EGI） 303
ITT 原則（治療意図原則） 314
Keane PTSD 尺度 275
m-クロロフェニルピペラジン（MCPP） 362
N-メチル-D-アスパラギン酸（NMDA） 167
PTSD 構造化面接（SIP） 272
PTSD 症状面接尺度（PSS-I） 272
PTSD チェックリスト（PCL） 253, 276, 393
PTSD 臨床診断面接尺度（CAPS） 271, 362
Short Form-36 Health Survey（SF-36） 391
STAIR（感情と対人関係調整に関するスキルトレーニング） 327, 458
SUDs（主観的苦悩単位） 447

[かな]
【あ】
アーティファクト 474
諦め 40
アクセプタンス＆コミットメント・セラピー（ACT） 56, 457, 460
亜症候群性 431
アドヒアランス 255
アナログ 79
アレル 186
　——頻度 186
アロスタティック負荷 384
安全性 70

イーミック 401
意識下 34
異常な悲嘆 254
一卵性双生児 186
遺伝子型頻度 186
遺伝子と環境との相互作用 191
遺伝的多様性 191
意図的 121
　——想起 126
イメージ・リハーサル法（IRT） 448
イメージ再記述法（IR） 447
イメージを再記述する 447
インテラピー 452
美しき無関心 37
裏切りトラウマ理論 140, 144
影響経路 471
疫学的キャッチメントエリア調査 88
エティック 401
エビデンスに基づく治療 354
縁前方質 158
殴打 16, 224
オーストラリア精神保健福祉全国調査 90
大人と子どもの間の言葉の混乱：優しさと情熱の言葉 37
愚か者たちの劇場 423
お別れの儀式 319

【か】
快感原則の彼岸 37
外在者 282
介在変数 470, 484
外傷神経症 24, 30, 48, 75
外傷性喪失 225, 297
外傷性ヒステリー的自己暗示 32
外傷性悲嘆 225, 295, 502
　子どもの——（CTG） 303
解体研究 312, 511
改訂不安障害面接尺度（ADIS） 273
介入の軌道修正 484
回避 50, 300
外部観察者 451
回復した記憶プロジェクト 128

解離される 34
解離性同一性障害（DID） 147
解離体験尺度（DES） 138
学習性無力感 425
家族支援センター（FAC） 495
家族の暴力 41
偏りのない 313
語り 72
価値 70
合併標準偏差 319
仮定 69
過程 471
家庭内虐待 224
カテゴリー錯誤 402
過度に汎化された記憶 128
過敏性心臓 31
過敏性腸症候群（IBS） 519
可変的リスク要因 108
考え 26, 206
眼球運動による脱感作と再処理法（EMDR） 55-56, 215, 311, 345, 451, 494, 511
頑健 126, 388, 473, 517
観察者的な記憶 125
環状アデノシン一リン酸（cAMP） 362
感情処理理論 21
感情表出 329
完遂傾向 69
完遂／統合 78
記憶すること 38
記憶と感情を解離させた時期 450
記憶への恐怖症 35
機会 473
危険範囲 433
帰属理論 53
拮抗制止 51
機能的磁気共鳴画像（fMRI） 155
義務 434
記銘 26, 78, 176
逆条件づけ 51
虐待的体罰 91
急襲的な 68
急性ストレス障害（ASD） 18, 139, 302, 368
急性トラウマ 480

驚愕神経症　15, 34
驚愕反応　27, 48, 68, 177, 196
強制収容所症候群　40
恐怖　67
恐怖条件づけ　49, 154, 355, 508
共優性　112
虚偽記憶症候群　26
　——財団　127
曲線下面積（AUC）　363
巨細胞性網様体傍核（PGI）　152
緊急事態ストレス・デブリーフィング（CISD）　298, 494
緊急事態ストレスマネジメント（CISM）　299
近親姦　32
近接，即時，予期（PIE）　39
近接的に　434
空想的虚言症　32
区画化　140
苦悩の慣用表現　401
クラスター　17, 75, 271, 509
繰り返し配列多型（VNTR）　198
グルココルチコイド（GCs）　359
群　230
軍人心臓　24, 31, 48, 137
軍務関連障害　431
経絡　451
ケース・コントロール相関解析　187
結果　108
結晶性知能　255
原因意志療法　33
原因リスク要因　108
健康への欲求　33
言語行動　52
言語的に利用可能な記憶（VAM）　77
顕在記憶　252
現在中心療法　511
現実および想像エクスポージャー　300
検証型治療継続アルゴリズム（STAR*D）研究　363
限定責任能力　424
強姦被害者保護法　16
向社会的行動　493
公正世界仮説　54
構造的な分割性　139
後天性免疫不全症候群（AIDS）　109
項目法　129
合理的な信念　425
合理的な人間　425
高齢期　244
高齢者への心理臨床のためのガイドライン　255
コーカサス系　279

コード　451
凍りつく　67
　——反応　124
ゴールドスタンダード　229, 269, 312, 362, 441
国民健康聞き取り調査　389
ココナッツ・グローヴ火災　42
固着　35
国家健康保険法（RVO）　33
固定的指標　108
子ども中心療法（CCT）　303
子どものマルトリートメント　224
　——報告　224
コルチコトロピン（ACTH）　359
婚姻内強姦防止法　16
困難出来事質問紙（DEQ）　276
コンプライアンス　255
混和　187

【さ】
再演　36
サイコロジカル・ファーストエイド（PFA：心理的応急処置）　237, 292, 491, 521
再評価　249
最頻性格　48
作業記憶　175
サクセスフル・エイジング（成功加齢）　244
差し迫った危害　425
サバイバー　16, 40, 54, 66, 140, 165, 204, 223, 243, 267, 383, 407
　トラウマ体験の——　198
サバイバーの罪責感　16, 530
残遺ストレスモデル　249
三環系抗うつ薬（TCAs）　364
参照枠　70
残存機能的能力（RFCs）　430
シーシュポスの夢　38
ジェンダー　203, 517
　——に敏感な　215
視覚的運動感覚分離　450
閾値下　247
刺激汎化　49
次元的　510
　——評価尺度　27
思考場　451
思考場療法（TFT）　451
事後解析　156
事後覚知バイアス　54
自己直面化　452
自己と他者への依存／信頼　70
自己の視点に立った記憶　124
指示的メタ自己視覚化　450
視床下部－下垂体－副腎（HPA）　157
視床下部－下垂体－副腎皮質系　190

自叙伝研究　36
持続エクスポージャー療法（PE）　21, 47, 72, 290, 311, 447, 457, 511
持続的　171
持続陽圧呼吸療法（CPAP）　449
膝下部前頭前皮質　158
疾患　402
失感情症　41, 147
自動化　140
児童期トラウマ質問票（CTQ）　205
児童期の不遇な体験（ACE）　232
児童虐待症候群　16, 425
自動車事故（MVA）　387, 430
児童青年サービスシステムプログラム（CASSP）　347
自動的行動　43
児童保護局（CPS）　230, 236
自発的回復　49
自発的な働きかけ　50
自発的に働きかける　50
社会的支援　107, 197, 294, 404, 441, 471, 493
社会保障庁（SSA）　429
集団の階層化　187
重度ストレス障害（DES）　406
重度ストレス反応　15
周トラウマ期解離　124, 139
周トラウマ期の感情　207
重複リスク要因　112
馴化　340
障害　402
障害者　429
生涯有病率　86
消去　49
状況的に利用可能な記憶（SAM）　77
条件刺激（CSs）　67, 154
条件反応（CR）　68
条件抑制　49
象徴的な旅立ち　453
初期救援者　508
処理　123, 298, 340
新クレペリン主義者　281
神経循環性無力症　24, 31, 48
神経症の遺伝と病因　36
神経衰弱　88, 410
神経性ショック　32
神経ペプチドY（NPY）　173, 198, 359
神経発作　88, 517
人生展望療法　254
心臓神経症　31
深層面接　403
身体－身体　435
身体－精神　435
身体表現性解離質問票（SDQ）　141

診断面接票（DIS）402
浸透率 185
信念構造 54
人物中心民族誌学 404
親密さ 70
親密なパートナーからの暴力（IPV）224
信頼性 269
信頼による 68
心理的傷害 433
心理的デブリーフィング（PD）40, 297
心理的表象 79
随意記憶 121
睡眠力動療法 448
スキーマ 34, 53, 69, 79, 447
スチーム・バス 412
ストレス緩衝 474
ストレス関連恐怖回路障害 507
ストレス蒸発モデル 249
ストレス抵抗性 469
ストレス反応症候群 42
ストレス免疫 23
　―訓練法（SIT）21, 52, 215, 302, 311, 456, 511
スノーボール・サンプリング 402
生活の質 386
制限酵素断片長多型（RFLP）197
清算 35
脆弱性 30, 106, 167, 248, 468
精神科診断面接マニュアル（SCID）95, 270, 402
精神健康調査票（GHQ）199
精神自動症 32
精神状態を事由として免罪された者 424
精神－身体 435
精神－精神 435
精神的危害 428
精神的傷害 429
精神的損傷 428
精神的破綻 433
精神分析入門 37
精神保健部局（DMH）490
成人保護サービス 251
生物学的指標 157, 190
性別 86, 204
生理神経症 38, 48
説明モデル 402
セロトニン・トランスポーター 197
全国有病率研究（NIS）229
前前頭皮質（PFC）154
戦争関連PTSD用ミシシッピー尺度（MPTSD）274
戦争神経症 31, 48
戦争水夫症候群 40

戦争精神医学 15
戦争による外傷神経症 38
戦争の元捕虜（POWs）248
選択的セロトニン再取り込み阻害剤（SSRI）159
戦闘衰弱症 48
戦闘疲労 24, 48
全般性不安障害（GAD）190, 248
全米子どもの虐待とネグレクトデータシステム（NCANDS）224
全米女性機構 15
全米女性調査 86, 94
全米女性への暴力調査（NVAWS）208
全米退役軍人調査（NSV）91
全米併存疾患調査（NCS）88, 205, 226
全米ベトナム退役軍人再適応研究（NVVRS）27, 87, 212, 510
相加的 189
相関研究 186
想起 26, 78, 120, 126
想像フラッディング療法 340
相的 171
疎遠化 140
ソーシャル支援 20
促進的な直面化 48
訴訟神経症 436
損害 434

【た】
ダ・コスタ症候群 48
大うつ病性気分障害（MDD）156, 190, 212, 248, 363, 408
退役軍人病院 455
体外視体験 124
対処方略 108, 248
対人関係の欠如 254
対人関係療法（IPT）254
代理指標 470
代理リスク要因 112
多チャンネルエクスポージャー療法（M-CET）328
妥当性 269
　基準関連―― 269
　校正概念―― 270
　収束的―― 271
　内的―― 269
　判別的―― 274
　表面―― 528
多面的システム療法（MST）347
多面的トラウマ治療（MMTT）343
単一塩基多型（SNP）186, 188
単光子放出コンピュータ断層撮影（SPECT）155
力 70
知識管理（KM）500

チャウチラ 42
中核信念 55
中心核（CE）154
中脳水道周囲灰白質（PAG）153
調整 113
　―変数 470
　―要因 531
調節 53
直接的原因 433
直接的に 434
治療完遂者の分析 314
治療的司法 433
治療必要数（NNT）363
陳述記憶 121
手がかり 213
適応の促進要因 470
出来事インパクト尺度 69, 274
適用四半期（QC）429
鉄道脊椎症 31
デトロイト地域でのトラウマ調査 89
テレビ中毒 425
テレヘルス 257
てんかん様障害 38
伝達不平衡テスト（TDT）187
展望的記憶 252
デンマーク青少年調査 95
動因軽減理論 49
同化 53
動機づけ理論 49
統合国際診断面接法（CIDI）406
動作記憶 78
闘争か逃走か 67
同等に影響する 193
動揺 451
独立医学検査（IME）430
独立したリスク要因 113
独立性 70
都市反応症候群 425
ドパミン・トランスポーター 198
ドパミンD2受容体遺伝子（DRD2）197
ドメスティックバイオレンス（DV）224
トラウマ・インシデント減少法（TIR）450
トラウマ記憶 17, 32, 54, 72, 120
トラウマ後 476
　―診断尺度（PDS）275
　―成長（PTG）110, 292
トラウマシステムセラピー（TST）348
トラウマ症状尺度（TSI）327
トラウマ焦点化集団療法（TFGT）456
トラウマ前 476
トラウマと感情 42

トラウマフォーカスト認知行動療法
　（TF-CBT）302, 341
トリアージ 491
努力症候群 24
トレイルメイキングテスト（TMT）
　128

【な】
内在者 282
内的統制 472
ナラティブ・エクスポージャー療法
　（NET）413
ナラティブ記憶 34
二重表象理論 55, 131
乳幼児突然死症候群（SIDS）73
2 要因説 50, 67
二卵性双生児（DZ）186
認知行動の夫婦療法（CBCT）456
認知行動療法（CBT）21, 65, 111,
　214, 279, 302, 339, 412, 448, 493
認知再構成療法 21
認知処理療法（CPT）21, 70, 215,
　311, 413, 447, 511
認知的対処 340
認知療法（CT）21, 48, 75, 214, 340,
　447, 511
脳由来神経栄養要因（BDNF）159,
　361
ノスタルジア 24, 48

【は】
バーチャル・リアリティエクスポー
　ジャー療法（VRE）454
バーチャルなベトナム戦争 454
ハーバード・トラウマ質問紙（HTQ）
　280
ハイウェイ催眠 138
バイオマーカー 190
媒介 113
　―変数 453, 470
　―要因 114
賠償神経症 33
激しい感情 34
バタード・ウーマン症候群 16, 41,
　424-6
発達課題 470
発達精神病理学 468
パニック障害（PD）190, 213, 312
パブリック・メンタルヘルス 20,
　490
ハプロタイプ相対危険率解析
　（HRR）187
ハリケーン・アイバン 493
ハリケーン・アンドリュー 492
ハリケーン・カトリーナ 18, 521
ハリケーン・ヒューゴ 207
ハリケーン・ミッチ 410

パワー・セラピー 450
犯意・心神耗弱 424
汎化 39, 130
反芻的想起という症状 301
反治療的法学 433
反復性トラウマ 480
番兵 230
被害者 17, 30, 47
被虐待高齢者 257
被虐待児症候群 41, 229
非現実感覚 530
ヒステリー 32
　―研究 36
　―現象の身体的メカニズム 35
　―の原因論 36
　―の主要症状 32
非相加的 189
被包化 402
肥満指数（BMI）389
評価 76, 87, 108, 210, 267, 436
表現型の異なる双生児ペア 190
標準的加齢研究（NAS）246
表象 71
　―システム 79
表情隠蔽法 157
表情非隠蔽法 158
品質保証確認者 432
不安定心臓 31
不一致の一卵性双生児研究 190
不規則性心臓 31
複雑性 PTSD 211, 531
複雑性死別 297
複雑性トラウマ 224
複雑性悲嘆 297, 301
不幸せな結婚 423
不十分な段階での処理の抑制 78
不随意記憶 121
不随意的 121
付随的 108
再び結びつけられた状態 450
2 つのアレルからなる多型 188
物質使用障害（SUD）213, 312
物品法 146
不法行為責任 433
分界条の床核（BNST）154
文化的能力 401
分類群（タクソン）138
平衡 364
米国高齢者法 251
米国国立 PTSD センター 43
米国国立子どもトラウマティックス
　トレス・ネットワーク 22
米国国立精神保健研究所 43
　―面接診断票（DIS）88
米国食品医薬品局（FDA）354
米国全国保健統計センター 386
米国退役軍人援護局 43

米国退役軍人局（VA）256, 320,
　431
米国保健社会福祉省 43, 224
ベイジアン法 187
併存的関連 270
ヘテロシス 199
ベトナム戦争期間双生児登録
　（VET）192
ベトナム戦争帰還兵症候群 24, 41
ベトナム体験調査 388
弁証法的行動療法（DBT）56, 457
扁桃体の基底外側核（BLA）154
包括的同等法 430
放棄 434
防御の特性 470
防御特性 471
砲弾恐怖症 24, 31, 48, 137
法律が宿命神経症の原因である 33
暴力とトラウマ的ストレス 43
保険維持機構（HMO）92, 386, 430,
　452
保護要因 468
補償可能傷害 428
補償神経症 436
補償を伴う選択的最適化理論 244

【ま】
麻痺 17, 67, 405
マルトリートメント 127
慢性的感情処理 78
慢性または進行性トラウマ 480
ミシシッピ尺度（M-PTSD）253
ミネソタ多面パーソナリティ目録
　433
民族誌学 402
無条件刺激（UCSs）67, 154
無条件反応（UCR）68
むち打ち症 31
無痛覚症 75, 82
無力感 65
命題 79
メカニズム 470
メキシコ系米国人有病率研究 87
メタ記憶 122
メッシーナ地震 34
メディケア 429
メディケイド 429
メリー・エレンちゃん 229
メンタルトラッキング 251
モノアミン酸化酵素 A（MAO-A）
　197
モノアミン酸化酵素阻害薬
　（MAOIs）364

【や】
役割移行 254
役割不和 254

病い 402
陽電子放出断層撮影（PET） 155
用量反応 19
翌日緊急ピル 374
予測指標 17
予測的関連 270
予測要因 106
予測力 20
ヨヒンビン 27, 168, 355, 513

【ら】
ライフイベント 17, 99, 204, 234, 248, 294, 473
ラップグループ 41
ラップセッション 41
離散的行動状態（DBS） 140
離人症状 530
リスクマーカー 470
リスク要因 468
リスト法 146
リソース（資源） 469
流動性知能 255
理論的原理 441
類催眠 32
　　―ヒステリー 36
レイプ・トラウマ症候群 16, 41
レジリエンス（回復力） 22, 100, 234, 244, 249, 289, 369, 468, 491, 513
連合 79
連鎖解析 186
連鎖不平衡 188
連続性トラウマ 480
連続体 138, 510
連邦精神保健同等法 430

【わ】
分かち合いと別れの儀式 453
ワーキングメモリー（作業記憶） 252

訳者一覧

序　文	金　吉晴	(監訳者紹介参照)
第 1 章	和田　信	(大阪府立成人病センター)
第 2 章	大沼麻実	(国立精神・神経医療研究センター)
第 3 章	木村美也子	(聖マリアンナ医科大学)
第 4 章	伊藤正哉	(国立精神・神経医療研究センター)
第 5 章	堤　敦朗	(国際連合大学グローバルヘルス研究所)
第 6 章	西　大輔	(国立精神・神経医療研究センター)
第 7 章	大矢　大	(京都女子大学大学院)
第 8 章	野間俊一	(京都大学大学院医学研究科)
第 9 章	栗山健一	(国立精神・神経医療研究センター)
第 10 章	荒川亮介	(国立精神・神経医療研究センター)
第 11 章	富田博秋	(東北大学災害科学国際研究所)
第 12 章	加茂登志子	(東京女子医科大学附属女性生涯健康センター)
	細金奈奈	(総合母子保健センター　愛育病院)
第 13 章	元村直靖	(大阪医科大学看護学部)
第 14 章	石丸径一郎	(東京大学大学院教育学研究科)
第 15 章	伊藤大輔	(琉球大学教育学部)
第 16 章	重村　淳	(防衛医科大学校)
第 17 章	中島聡美	(国立精神・神経医療研究センター)
第 18 章	長沢　崇	(青渓会駒木野病院)
	笠原麻里	(青渓会駒木野病院)
第 19 章	堀　弘明	(国立精神・神経医療研究センター)
第 20 章	臼杵理人	(独立行政法人国立病院機構災害医療センター)
第 21 章	井筒　節	(世界銀行　東京開発ラーニングセンター)
第 22 章	玉村あき子	(性障害専門医療センター)
	福井裕輝	(犯罪精神医学研究機構)
第 23 章	前田正治	(福島県立医科大学医学部)
第 24 章	袴田優子	(東京大学大学院教育学研究科)
第 25 章	渡　路子	(国立精神・神経医療研究センター)
第 26 章	松本和紀	(東北大学大学院医学系研究科)
	上田一気	(東北大学大学院医学系研究科)

[編者紹介]

マシュー・J・フリードマン Matthew J. Friedman, MD, PhD
米国国立PTSDセンター長,ダートマス大学医学部精神薬理学教授,国際トラウマティック・ストレス学会特別功労賞など受賞多数。

テレンス・M・キーン Terence M. Keane, PhD
米国国立PTSDセンター行動科学部長,ボストン退役軍人健康システム研究開発副部長,ボストン大学医学部教授兼副主任,国際トラウマティック・ストレス学会特別功労賞など受賞多数。

パトリシア・A・レシック Patricia A. Resick, PhD
デューク大学医学部精神医学および行動科学教授,国際トラウマティック・ストレス学会より傑出した科学的貢献に対してローファー記念賞など,受賞多数。

[監訳者紹介]

金　吉晴（きん・よしはる）
昭和59年　京都大学医学部卒　医学博士
国立精神神経医療研究センター精神保健研究所　成人精神保健研究部長ならびに災害時こころの情報支援センター長。
平成9年　ペルー大使公邸人質占拠事件での活動に対して厚生大臣表彰。
国際トラウマティック・ストレス学会ならびに日本トラウマティック・ストレス学会理事,「トラウマティック・ストレス」誌編集委員長をはじめ各種学会役員,編集委員,政府委員など。
著作:『心的トラウマの理解とケア』(じほう)など,論文「Persistent distress after psychological exposure to the Nagasaki atomic bomb explosion. Br J Psychiatry. 199: 411-6. 2011」など多数。

PTSDハンドブック
科学と実践

2014年5月20日　印刷
2014年5月30日　発行

著　者……………マシュー・J・フリードマン,
　　　　　　　　テレンス・M・キーン,
　　　　　　　　パトリシア・A・レシック
監訳者……………………金　吉晴
発行者……………………立石正信
印刷・製本………………音羽印刷
発行所……………………株式会社　金剛出版
　　　　　　〒112-0005　東京都文京区水道1-5-16
　　　　　　電話 03-3815-6661　振替 00120-6-34848

ISBN978-4-7724-1367-1　C3011　©2014

PTSD治療ガイドライン 第2版

[編]=エドナ・B・フォア　テレンス・M・キーン　マシュー・J・フリードマン　ジュディス・A・コーエン
[監訳]=飛鳥井望
●B5版　●並製　●552頁　●定価7,400円+税　●ISBN978-4-7724-1312-1 C3011

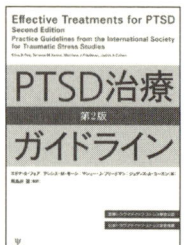

初版で好評を博したPTSD治療ガイドライン待望の新版!
本書は，国際トラウマティック・ストレス学会の特別作業班が中心となって作成し，PTSDと診断された患者に対して提供し得る，エキスパートが考えるところの最良の治療法を提示する。全体は二つの部分から構成され，前半は代表的文献の紹介を含むポジションペーパー，後半はそれを要約した治療ガイドラインである。
改訂版の最大の変更点は，子どものトラウマ治療に関して大幅な記述が追加され，充実した内容となっている。
本書は，PTSDに関わる多くの臨床家の方に手にとっていただきたい。

精神疾患診断のエッセンス
DSM-5の上手な使い方

[著]=アレン・フランセス　[訳]=大野 裕　中川敦夫　柳沢圭子
●四六版　●並製　●280頁　●定価3,200円+税　●ISBN978-4-7724-1352-7 C3047

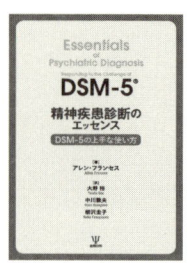

本書は，各精神疾患のスクリーニングのための質問例と診断典型例の簡潔な記述から始まる。各疾患の本質を捉えやすくするために診断典型例を挙げ，より記憶に留められるような工夫がなされている。典型症例の記述に続いて，筆者が長年にわたり行ってきた診療，若手医師への指導内容，そしてDSM-III，DSM-III-R，DSM-IVの作成にかかわってきた経験を踏まえ，包括的な鑑別診断を示し，除外すべき状態や「各診断のコツ」も明示している。また各精神疾患に対応するISD-9-CM分類コードも示している。
過剰診断を減らすための注意と，流行の診断による影響・その対策，DSM-5を読み解く上での注意点も書かれているので，是非診断基準と合わせサブテキストとして活用していただきたい。

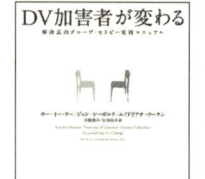

DV加害者が変わる
解決志向グループセラピー実践マニュアル

[著]=モー・イー・リー　ジョン・シーボルド ほか　[訳]=玉真慎子　住谷祐子
●A5版　●上製　●288頁　●定価4,200円+税　●ISBN978-4-7724-1267-4 C3011

DV加害者が暴力とは別の意義ある何かを目標として設定するのを助け，支援する。罪の反省，暴力構造の教育，衝動的な行動の抑制が主流のDV加害者治療・処遇プログラムに代わる，解決志向グループワークによる新しいDV加害者治療・処遇プログラム。

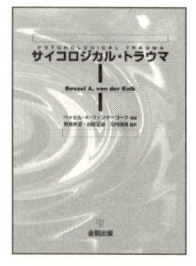

サイコロジカル・トラウマ

[編著]=ベッセル・A・ヴァンダーコーク　[監訳]=飛鳥井望　前田正治　元村直靖
●A5版　●上製　●230頁　●定価3,400円+税　●ISBN978-4-7724-0810-3 C3011

トラウマ体験に焦点をあてた治療が真に効果があるのか，PTSDの精神療法においてトラウマ体験をどのように扱うべきなのか，社会的支援のあり方とは何か。暴力の世代間伝達としての家族内トラウマ，さらに，ナチス強制収容所の生存者研究の結果が例としてあげられ，極限状況の中で生き残るための集団の役割が詳しく解説される。

ナラティヴ・エクスポージャー・セラピー
人生史を語るトラウマ治療

[著]=マギー・シャウアー　フランク・ノイナー　トマス・エルバート　[監訳]=森 茂起

●A5版　●上製　●176頁　●定価2,800円＋税　●ISBN978-4-7724-1125-7 C3011

Narrative Exposure Therapy（NET）とは，PTSDを抱える難民治療のために考案された短期療法である。複雑性PTSDを対象に，短期間で，十分な研修を受ければ治療専門家以外でも実施可能なことから，わが国では児童福祉領域や医療領域での，虐待や外傷的別離，死別等体験者への適用が期待される。本書はNETの理論的背景や方法に加え，PTSDの基本知識や個人情報の扱い方，インフォームド・コンセントにまで言及した，初のNETマニュアル本である。

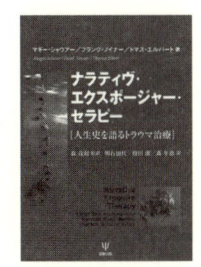

DVにさらされる子どもたち
加害者としての親が家族機能に及ぼす影響

[著]=ランディ・バンクロフト　ジェイ・G・シルバーマン　[訳]=幾島幸子

●A5版　●上製　●230頁　●定価2,800円＋税　●ISBN978-4-7724-0831-8 C3011

これまで個別の問題として扱われてきたDVと児童虐待を包括的に捉え，DV加害者の親としての態度や行動に注目することで，それがどのように子どもの日常生活を侵食し，家族機能全般にいかなる波紋を及ぼすかを浮き彫りにしている。さらに，子どもが被る短期的・長期的影響を詳細に分析し，加害者が子どもに与えるリスクの評価と，加害者の変化を判定するための実用的な指針を提示したうえで，子どもの回復には母親である被害女性のエンパワメントが必要であると説く。DVや児童虐待に関わる相談機関のカウンセラーやソーシャルワーカーはもとより，児童福祉，司法や警察，医療機関の関係者などにとって，今後の支援の重要な方向性を指し示す一書である。

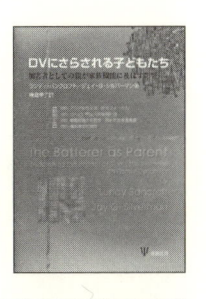

トラウマとPTSDの心理援助　心の傷に寄りそって

[編]=杉村省吾　本多 修　冨永良喜　高橋 哲

●A5版　●並製　●280頁　●定価3,800円＋税　●ISBN978-4-7724-1020-5 C3011

「トラウマ」をキーワードに，自然災害や犯罪，児童虐待や性被害，いじめや不登校を考える，DVDつき緊急支援実践マニュアル。
未曾有の自然災害は私たちに何をもたらし，私たちはそこから何を学びとったのか。
本書にはその問いかけの応えが，豊富な実践報告とともにあざやかに描き出されている。

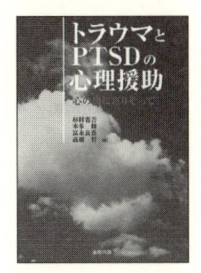

PTSDの臨床研究　理論と実践

[著]=飛鳥井望

●A5版　●上製　●176頁　●定価3,000円＋税　●ISBN978-4-7724-1038-0 C3011

「日本におけるPTSD研究勃興期の記録」そのものでもある本書は，阪神淡路大震災や地下鉄サリン事件，和歌山毒物混入事件やえひめ丸事故などの臨床事例を取りあげながら，疫学研究，うつ病との合併例，診断基準，薬物療法，脳科学，トラウマ記憶，複雑性悲嘆と認知行動療法，偽記憶をめぐる司法論争など，複眼的にPTSDへとアプローチする。

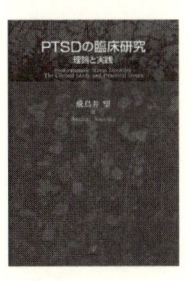

リジリエンス
喪失と悲嘆についての新たな視点
[著]=ジョージ・A・ボナーノ　[監訳]=高橋祥友
●四六版　●上製　●304頁　●定価2,800円＋税　●ISBN978-4-7724-1287-2 C3011

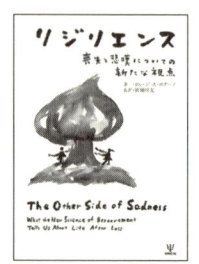

本書の著者ボナーノ（Bonanno, G.）は，リジリエンス（resilience）を「極度の不利な状況に直面しても，正常な平衡状態を維持することができる能力」と定義している。
ボナーノ博士の研究は従来の悲嘆に関する理論に素朴に疑問を感じるところから出発し，悲嘆や死別の理論として有名なキューブラー・ロスの五段階理論を批判し，9・11同時多発テロ，ココナッツグローブ火災などを例に，心的外傷とリジリエンスについて詳細な考察を展開する。本書をグリーフワークに関心のある人にぜひ一読をお勧めしたい。また，愛する人との死別に苦しむ人自身にとっても，そして，そのような人のケアに当たる人にとっても，死にゆくことや死についての肯定的な視点が得られる必読の書といえるだろう。

サバイバーと心の回復力
逆境を乗り越えるための七つのリジリアンス
[著]=スティーヴン・J・ウォーリン　シビル・ウォーリン　[訳]=奥野光　小森康永
●A5版　●上製　●284頁　●定価4,200円＋税　●ISBN978-4-7724-0741-0 C3011

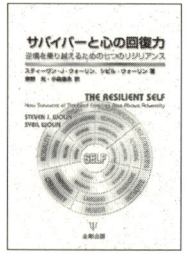

問題の多い家族の中で生き抜くサバイバーたちのために書かれた，セラピストとクライエントのための強さと勇気の本。
ウォーリン夫妻のこの本は，学術的要素も紹介しつつ，身体的・性的虐待を受けたり，ネグレクトされたサバイバーのためのセルフヘルプをわかりやすく述べたものであり，クライエントを立ち直りの早いresilientとして想定して，個人や家族が逆境に立ち向かう能力を強化する鍵となる過程を詳しく紹介している。さらに，自分自身の中に変化する力を発見し，人生のストーリーを再構成するために，リフレイミングの技法を提示する。

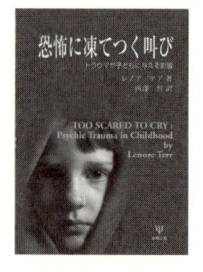

恐怖に凍てつく叫び
トラウマが子どもに与える影響
[著]=レノア・テア　[訳]=西澤哲
●A5版　●上製　●440頁　●定価5,800円＋税　●ISBN978-4-7724-0930-8 C3011

トラウマ性の体験をした人々の夥しい「物語」と，芸術作品におけるトラウマ性のテーマを探索したトラウマ研究の原典。

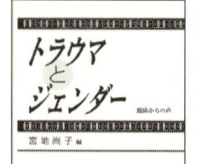

トラウマとジェンダー
臨床からの声
[編]=宮地尚子
●A5版　●上製　●276頁　●定価3,800円＋税　●ISBN978-4-7724-0815-8 C3011

トラウマをめぐる臨床にジェンダーの視点を導入し，臨床にすぐ役立つ，ジェンダー・センシティブなアプローチの要点が提示される。